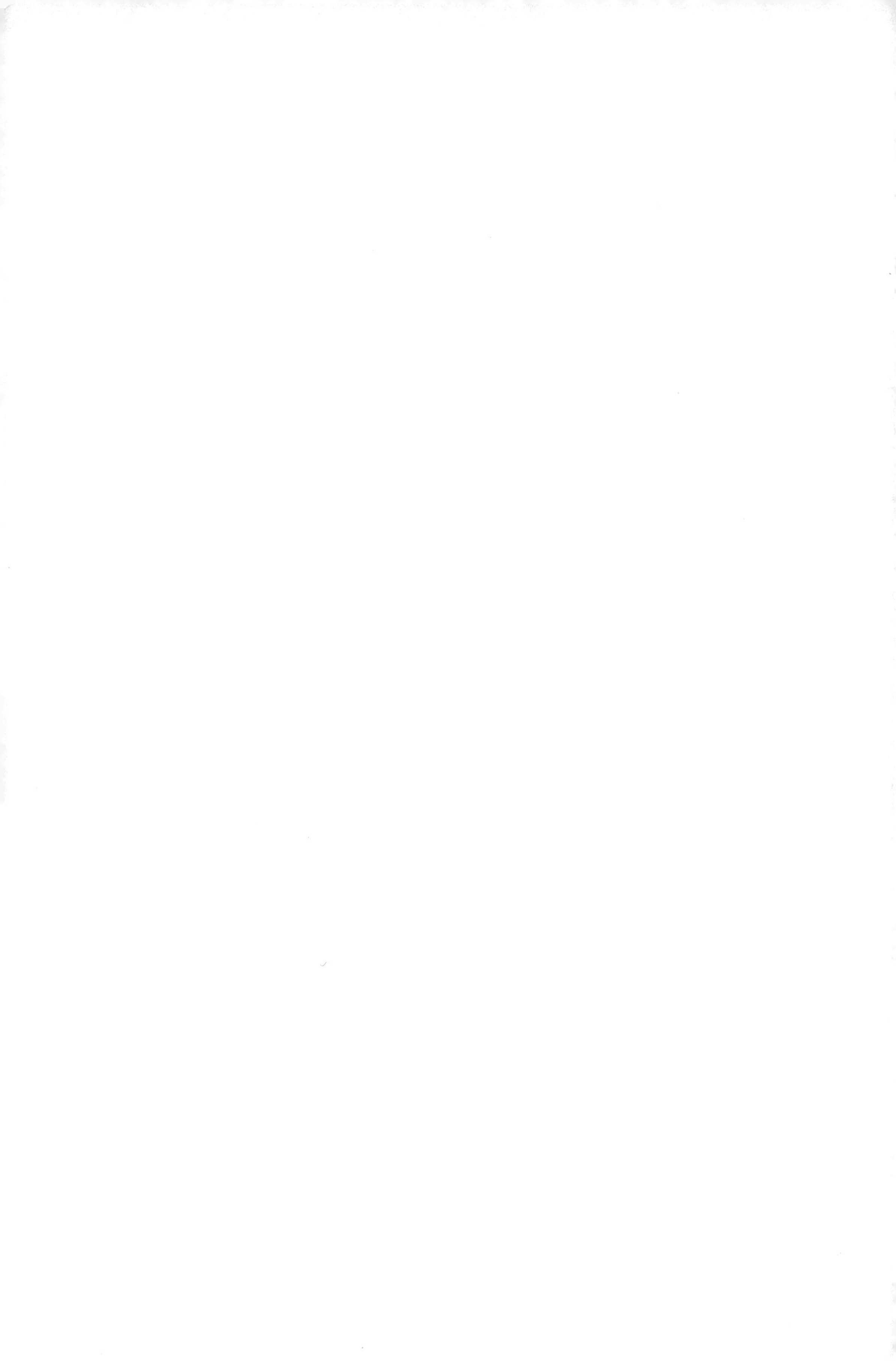

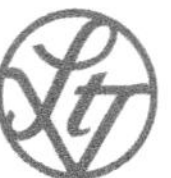

Aaron Pfaff

GESCHICHTE DER VERFASSTEN ÄRZTESCHAFT AUF DEM GEBIET DES HEUTIGEN BUNDESLANDES BADEN-WÜRTTEMBERG VON 1920 BIS 1960

Franz Steiner Verlag

Gedruckt mit freundlicher Unterstützung der Robert Bosch Stiftung GmbH

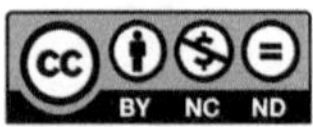

Umschlagabbildung: Einladung der württembergischen Ärztekammer zu einer Veranstaltung über ‚Eugenische Fragen und Maßnahmen' im November 1932 und die daraus entstandene Eingabe an die württembergische Staatsregierung, in der auch Zwangssterilisationen befürwortet wurden.
LABW HStAS E 151/54 Bü 3, pag. 18; LABW HStAS E 151/54 Bü 284, pag. 142.

Bibliografische Information der Deutschen Nationalbibliothek:
Die Deutsche Nationalbibliothek verzeichnet diese Publikation in der Deutschen Nationalbibliografie; detaillierte bibliografische Daten sind im Internet über dnb.d-nb.de abrufbar.

Veröffentlicht im Franz Steiner Verlag, Stuttgart
www.steiner-verlag.de

Dissertation an der Universität Stuttgart, D93
Layout und Herstellung durch den Verlag
Satz: DTP + TEXT Eva Burri, Stuttgart
Druck: Beltz Grafische Betriebe, Bad Langensalza
Gedruckt auf säurefreiem, alterungsbeständigem Papier.
Printed in Germany.
ISBN 978-3-515-13648-8 (Print)
ISBN 978-3-515-13652-5 (E-Book)
DOI 10.25162/9783515136525

Zusammenfassung

Ziel der vorliegenden Dissertation ist es, die Geschichte der Ärzteschaft auf dem Gebiet des heutigen Bundeslandes Baden-Württemberg vom Ende des Ersten Weltkrieges über die Zeit des Nationalsozialismus und der ersten Nachkriegsjahre bis in das Jahrzehnt des Wirtschaftswunders aufzuarbeiten. Dabei stehen insbesondere die Hinwendung der Ärzteschaft zur nationalsozialistischen Ideologie und die daraus resultierende weitreichende Integration in die Gesundheitspolitik der NS-Zeit im Fokus. So wird aufgezeigt, wie rassenhygienisches Denken in der Weimarer Zeit zunehmend Eingang in die wissenschaftlichen und standespolitischen Diskurse fand und den Weg für die weitreichende Beteiligung badischer und württembergischer Ärzte an den Medizinverbrechen des Nationalsozialismus bereitete. Ebenso wird der Umgang der Ärzteschaft mit jüdischen bzw. „nicht arischen" Kollegen vor und während der NS-Zeit aufgearbeitet. Für die Zeit nach Ende des Zweiten Weltkrieges liegt besonderer Fokus auf der Entnazifizierung und welche Rolle belastete Ärzte beim Wiederaufbau der Standesvereinigungen spielten bzw. spielen konnten.

Innerhalb des sich über vier Jahrzehnte und mehrere politische Zäsuren erstreckenden Untersuchungszeitraumes war es darüber hinaus möglich, zentrale Themen ärztlicher Standespolitik wie Aus- und Weiterbildung, den Generationenkonflikt zwischen etablierten Ärzten und dem aufstrebenden Nachwuchs, aber auch die zunehmende Bedeutung von Ärztinnen in einer Zeit, in der das Feld fast ausschließlich männlich dominiert war, über unterschiedliche politische Systeme hinweg zu analysieren.

Als vornehmliche Quellen wurden die Bestände im Bundesarchiv in Berlin, insbesondere die dort lagernde Reichsärztekammerkartei, die Akten der Innenministerien im Hauptstaatsarchiv Stuttgart bzw. im Generallandesarchiv Karlsruhe und die Akten der Spruchkammerverfahren in den Staatsarchiven in Ludwigsburg, Sigmaringen, Karlsruhe und Freiburg im Breisgau herangezogen. Hinzu kommen die Bestände der ärztlichen Selbstverwaltungen, also der Bezirksärztekammern Nord- und Süd-Württemberg sowie Nord- und Süd-Baden, der Landesärztekammer Baden-Württemberg und der Bundesärztekammer, sowie medizinische Fachzeitschriften und Ego-Dokumente.

In den vier Jahrzehnten des Untersuchungszeitraumes wird immer wieder deutlich, wie sehr die Ärzteschaft getrieben war von dem Wunsch, aber auch der Überzeugung der übrigen Bevölkerung sowohl in ideeller als auch materieller Hinsicht überlegen zu sein bzw. überlegen sein zu müssen. Insbesondere in der Krisenzeit der Weimarer Republik klafften Anspruch und Wirklichkeit aber weit auseinander, ein Umstand, der zu wachsender Unzufriedenheit innerhalb der Ärzteschaft führte. Zudem zeigen die Debatten in den Standesvereinigungen, dass die Ärzteschaft keineswegs unpolitisch war, im Gegenteil eine Politisierung mitunter gar gewünscht war, um mehr Einfluss auf die politischen Entscheidungsträger gewinnen zu können. Insbesondere die Konflikte mit den Krankenkassen und der als ärztefeindlich empfundenen Sozialdemokratie trugen dazu bei, dass zunehmend radikale Positionen innerhalb des Standes salonfähig wurden. Auch bei wissenschaftlichen Fragen war dies der Fall und große Teile der Ärzteschaft vertraten bei eugenischen und rassenhygienischen Themen verstärkt Positionen, die den Wert eines Menschlebens immer mehr zugunsten des Konstruktes einer ,Volksgemeinschaft' bzw. eines ,Volkskörpers' herabsetzten.

Sowohl in Baden als auch in Württemberg standen die Ärzte den neuen Machthabern überwiegend aufgeschlossen gegenüber, war doch die Aussicht, als ,Gesundheitsführer' in der neuen nationalsozialistischen Gesundheitspolitik bisher ungekannte Bedeutung erlangen zu können, zu verlockend. Entsprechend verlief die ,Gleichschaltung' derart reibungslos, dass vielmehr von einer Selbstgleichschaltung gesprochen werden muss.

Zu erkennbarem Widerstand in ärztlichen Kreisen kam es weder in Baden noch in Württemberg. Im Gegenteil, die Ärzteschaft zeigte, wie keine andere Profession, einen ausgeprägten Opportunismus, der sich insbesondere in einer wahren Welle an Eintritten in die NSDAP und den ihr angeschlossenen Organisationen niederschlug. Dies wird nicht zuletzt im Hinblick auf den Umgang mit ihren jüdischen bzw. ,nichtarischen' Standeskollegen deutlich, blieben doch die meisten Ärzte ob des Unrechts stumm. Andere wiederum beteiligten sich aktiv an der Verfolgung und Vertreibung oder versuchten sich in diesem Zuge wirtschaftlich zu bereichern. An den zahlreichen nationalsozialistischen Medizinverbrechen beteiligte sich ebenfalls eine erhebliche Anzahl an Ärzten; auch hier war Widerstand kaum erkennbar.

Von einem Unrechtsbewusstsein konnte auch nach dem Ende des Zweiten Weltkrieges keine Rede sein. Ärztliche Unterstützungsnetzwerke trugen in dieser Zeit in Baden und Württemberg maßgeblich dazu bei, dass zahlreiche Täter mit geringer oder ohne Strafe davonkamen. Die Standesvereinigungen zeigten nach 1945 kaum Interesse an der Aufarbeitung ihrer NS-Vergangenheit. Dabei wurde die Zeit des Nationalsozialismus rückblickend als großes Unglück dargestellt, an dem die Ärzteschaft aber ohne große Schuld gewesen sei. In diesem Umfeld konnte deshalb eine erhebliche Zahl an Ärzten mit nationalsozialistischer Vergangenheit ihren Weg in die Standespolitik zurückfinden und wieder maßgebliche Positionen einnehmen.

Abstract

The aim of this dissertation is to examine the history of the medical profession in what is now the state of Baden-Württemberg from the end of the First World War through the Nazi era and the first post-war years to the decade of the economic miracle. Particular attention is paid to the medical profession's embrace of Nazi ideology and the resulting far-reaching integration into Nazi health policy. It will be shown how racial hygiene thinking increasingly found its way into scientific and professional discourse, paving the way for the extensive involvement of doctors from Baden and Württemberg in the medical crimes of National Socialism. Furthermore, the treatment of Jewish and "non-Aryan" colleagues by the medical profession before and during the Nazi era is also examined. For the period after the Second World War, special attention is placed on denazification and the role played by incriminated doctors in the rebuilding of professional associations.

The period covered by the study, which spans four decades and several political turning points, also allows for the analysis of key issues in the politics of the medical profession across different political systems. These include education and training, the generational conflict between established doctors and the younger generation, and the increasing importance of women doctors at a time when the profession was almost exclusively male-dominated.

The primary sources used were the records in the Federal Archives in Berlin, in particular the Reich Medical Association, the files of the Ministries of the Interior in the State Archives in Stuttgart and Karlsruhe and the files of the trial chamber proceedings in the State Archives in Ludwigsburg, Sigmaringen, Karlsruhe and Freiburg im Breisgau. In addition, there are the holdings of the medical self-governments, i. e. the District Medical Associations of North and South Württemberg and North and South Baden, the State Medical Association of Baden-Württemberg and the German Medical Association, as well as medical journals and ego documents.

Throughout the four decades of the study, the extent to which the medical profession was driven by the desire and conviction to be, or to have to be, superior to the rest of the population, both ideally and materially, was evident. However, especially during the crisis period of the Weimar Republic, there was a wide gap between aspiration and reality, which led to growing dissatisfaction within the medical profession. Furthermore, the debates in the professional associations show that the medical profession was by no means apolitical; on the contrary, politicisation was often even desired in order to gain more influence on political decision-makers.

In particular, conflicts with health insurance funds and social democracy, which was perceived as hostile to doctors, contributed to the increasing acceptance of radical positions within the profession. This was also the case on scientific issues, and large sections of the medical profession increasingly adopted positions on eugenic and racial hygiene issues that increasingly degraded the value of human life in favour of the construct of a 'national community' or 'national body'.

In both Baden and Württemberg, doctors were largely open to the new rulers, as the prospect of gaining unprecedented importance as a 'health leader' in the new National Socialist health policy was too tempting. Accordingly, the 'Gleichschaltung' or 'coordination' went so smoothly that it is more accurate to speak of a 'Selbstgleichschaltung'.

There was no discernible resistance in medical circles, neither in Baden nor in Württemberg. On the contrary, the medical profession showed a pronounced opportunism unlike that of any other profession, which was reflected in particular in a huge wave of accessions to the NSDAP and its affiliated organisations. This was particularly evident in the treatment of their Jewish or 'non-Aryan' colleagues, as most doctors remained silent in the face of injustice. Others took an active part in the persecution and expulsion or tried to enrich themselves financially. A significant number of doctors were also complicit in the many Nazi medical crimes; here too, resistance was hardly recognizable.

Even after the end of the Second World War, there was no awareness of any wrongdoing. During this period, medical support networks in Baden and Württemberg were instrumental in ensuring that many perpetrators got away with little or no punishment. After 1945, the professional associations showed little interest in coming to terms with their Nazi past. In retrospect, the Nazi era was portrayed as a great misfortune for which the medical profession was not to blame. In this environment, a considerable number of doctors with a Nazi past were able to find their way back into professional politics and take up leading positions again.

Inhaltsverzeichnis

Einleitung

> Der Arzt muß nun einmal nach dem bekannten Wort Homers mehr sein als sonst die Menschen.[1]

Diese Aussage von Hans Neuffer, dem damaligen Präsidenten der Landesärztekammer Baden-Württemberg, aus dem Jahr 1955 beschreibt sowohl den Wunsch als auch die Selbstwahrnehmung eines großen Teils der Ärzteschaft im Untersuchungszeitraum. Dieser erstreckt sich für den vorliegenden Bericht zur Aufarbeitung der Geschichte der verfassten Ärzteschaft in Baden und Württemberg vom Ausgang des Ersten Weltkrieges bis zum Ende der 1950er Jahre.

In den untersuchten 40 Jahren tritt der Wunsch, aber auch das Gefühl, mehr sein zu können bzw. mehr sein zu müssen als der Rest der Bevölkerung, immer wieder deutlich zu Tage. Dabei bezieht sich dies sowohl auf den ideellen als auch den materiellen Status. Die Diskrepanz zwischen dem Ansehen, welches in den Augen vieler Ärzte ihnen selbst zustehen sollte, und der oft als gegensätzlich empfundenen Realität führten vor allem in den ersten Jahrzehnten des Untersuchungszeitraums vielfach zu Enttäuschung und Verbitterung unter den Ärzten. Nach der Niederlage im Ersten Weltkrieg sah die Ärzteschaft das Deutsche Reich zunehmend im Niedergang begriffen. Einer der Gründe dafür wurde in einer Degeneration der Gesellschaft gesehen. Über akademische Kreise hinaus fand diese These Verbreitung und Anerkennung, diente sie doch gleichzeitig als Begründung für die zahlreichen Missstände der Weimarer Republik. In der Ärzteschaft fiel diese Erklärung auf umso fruchtbareren Boden, da viele von ihnen glaubten, über das Wissen und die Mittel zu verfügen, diesen empfundenen Niedergang aufhalten zu können bzw. der deutschen Gesellschaft und daraus resultierend auch dem eigenen Stand wieder zu Größe und Anerkennung zu verhelfen.

Dabei wähnten sich nicht nur nationalistische Kreise in einem über Nationen hinausgehenden Konflikt, der überwiegend auf rassistischen und xenophob motivierten Stereotypen fußte. Aus den Erfahrungen des Massensterbens des Ersten Weltkrieges

1 O. V.: 58. Deutscher Ärztetag (1955), S. 221.

wurden dabei die Lehren gezogen, dass derjenige siegreich sein würde, der über die größte und ‚wehrhafteste' Bevölkerung verfügen würde. Dabei trat der Mensch als Individuum immer mehr zurück zugunsten des Konstruktes einer ‚Volksgemeinschaft' bzw. eines ‚Volkskörpers', für dessen Gesundung schwächere Glieder geopfert werden mussten, und vor allem geopfert werden durften. Die oftmals spürbare Hybris, über die Lösung für die zahlreichen Probleme der Weimarer Zeit zu verfügen, war eine der Ursachen für die immer stärker werdende Zuwendung der Ärzteschaft zu eugenischen und rassenhygienischen Themen und die spürbare Abwendung von demokratischen Grundwerten. Diese Gedankenwelt und die vermeintlich wissenschaftlichen Begründungen dafür bestimmten entsprechend auch das Verhalten der Ärzteschaft im Nationalsozialismus.

So sehr in der Zeit des Nationalsozialismus nach einer noch nie dagewesenen Bedeutung und Handlungsmacht gestrebt wurde, so bemühten sich die Standesvereinigungen nach dem Ende des ‚Dritten Reiches' darum, die Ärzteschaft als einen unbedeutenden Akteur im großen Geschehen darzustellen, der sich nur auf seine ärztliche Tätigkeit konzentriert hätte. Die Schuld an den zahlreichen Medizinverbrechen wollte man nur bei einzelnen Tätern verortet wissen, die ohnehin nie für den Beruf des Arztes geeignet gewesen seien. Das Gros der Ärzteschaft wurde hingegen als moralisch standhaft dargestellt, weshalb auch eine Kollektivschuld vehement abgelehnt worden war. Wie wenig Berechtigung dieses Narrativ hatte, wird auch am Beispiel der Ärzteschaften in Baden und Württemberg deutlich.

Zentrale Untersuchungsgegenstände

Das übergeordnete Ziel des Projektes zur Geschichte der verfassten Ärzteschaft ist die Aufarbeitung dieses Verhaltens der organisierten Ärzteschaft auf gruppendynamischer und persönlicher Ebene vor, während und nach der Zeit des Nationalsozialismus. Entsprechend ist es nicht das Ziel, eine reine Geschichte der Landesärztekammer bzw. ihrer Vorgängerinstitutionen zu schreiben, sondern auch die wirkmächtigsten Gruppierungen und Persönlichkeiten näher zu beleuchten, die in den verschiedenen Standesvereinigungen tätig waren und die Geschichte der verfassten Ärzteschaft maßgeblich prägten.

Deshalb stehen vor allem die Auseinandersetzungen und wechselseitigen Beeinflussungen zwischen den einzelnen Gruppierungen und Persönlichkeiten innerhalb der Ärzteschaft sowie die sukzessive Erosion ärztlicher Moral- und Wertvorstellungen, die zentral für das Verständnis ärztlichen Handelns in der Zeit des Nationalsozialismus sind, im Fokus. Dabei ist es wichtig, die Ursprünge erster ärztlicher Vereinsgründungen in der ersten Hälfte des 19. Jahrhunderts im Hinterkopf zu behalten.[2] Denn

2 Zu den Ursprüngen einer organisierten Ärzteschaft siehe vor allem Jütte (1997).

auch in Baden und Württemberg beinhalteten die Ziele der 1831 (Württembergischer Ärztlicher Verein) und 1844 (Allgemeiner Ärztlicher Verein für Baden) gegründeten Vereinigungen vor allem eine Hebung des wissenschaftlichen Standards sowie eine Hochhaltung ärztlicher Ethik, um ein hohes Ansehen des Arzttums gewährleisten zu können. Dabei wurde großen Wert auf die Unabhängigkeit von staatlicher Aufsicht gelegt, weshalb es sich zunächst um private Zusammenschlüsse handelte.

Es wurde aber deutlich, dass dies nicht reichte, um berufsständische Interessen gegenüber staatlichen Akteuren durchsetzen zu können, entsprechend ging die Entwicklung hin zu staatlich anerkannten Berufsvertretungen. In Baden erfolgte dies schon 1864 mit der Gründung eines Ärztlichen Ausschusses, Württemberg folgte 1875 mit dem Ärztlichen Landesverein. Einen ersten Zusammenschluss auf Reichsebene bildete der 1873 ins Leben gerufene Ärztevereinsbund.[3] Insbesondere nach Einführung der Sozialversicherung rückten zunehmend wirtschaftliche Interessen und die Auseinandersetzung mit den Krankenkassen in den Fokus. Insbesondere Klagen über sinkende Honorare und weitere Problemfelder wie die Überfüllung des Arztberufes infolge steigender Studentenzahlen führten zu einer Reihe von Gründungen ärztlicher Vereinigungen mit explizit wirtschaftlichem Fokus. Auf Reichsebene war dies der Leipziger Verband später nach seinem Gründer Hermann Hartmann in Hartmannbund benannt. In Württemberg wurde mit demselben Fokus auf wirtschaftliche Fragen 1900 der Esslinger Delegierten Verband gegründet, und Baden folgte 1911 mit der Schaffung einer Ärztlichen Landeszentrale.

Dadurch existierten vereinfacht dargestellt zwei Arten von Vereinen. Diejenigen, deren Ziel die Vertretung wirtschaftlicher Interessen war, und diejenigen, die sich mit wissenschaftlichen und ethischen Themen befassten. Letztere verloren in dieser Zeit zunehmend an Einfluss, und so finden sich zahlreiche Klagen von Standespolitikern, dass nur die Versammlungen der wirtschaftlichen Vereinigungen gut besucht seien, wohingegen Veranstaltungen mit wissenschaftlichen und ethischen Inhalten lediglich auf geringes Interesse stoßen würden. Vielfach wurde daraus ein ethischer und moralischer Niedergang der Ärzteschaft abgeleitet und dass das Bild des Arztes in der Bevölkerung Schaden genommen hätte und er nur noch als Gewerbetreibender wahrgenommen werden würde.

Nach Ende des Ersten Weltkrieges verschärften sich viele dieser schon bestehenden Konflikte noch drastisch, und zu wirtschaftlichen Problemen kam eine Vielzahl desillusionierter Ärzte hinzu. Diese hatten im Krieg gedient und standen vielfach in Opposition zur Sozialdemokratie, wurde diesen Parteien doch häufig vorgeworfen, die Ärzte gering zu schätzen und sich auf die Seite der Krankenkassen zu stellen. In Verbindung mit einer Hybris, dass die medizinische Wissenschaft auch die Lösung

---

3 Zur Entwicklung der organisierten Ärzteschaft in der Zeit des Kaiserreichs siehe unter anderem Herold (1997).

sozialer Probleme ermöglichen würde, zeigten sich entsprechend immer größere Teile einer unzufriedenen Ärzteschaft offen für radikale Alternativen.

Für die Ärzteschaften von Baden und Württemberg soll insbesondere die Entwicklung von einer Profession, deren Aufgabe das Heilen ist, hin zu einer, deren Vertreter oftmals ohne erkennbare Gewissensbisse über die Verstümmelung von Patienten bis hin zu deren Ermordung entschieden hat, analysiert werden.

Um diesen Wandel und die Entwicklungen auf dem Weg dahin verstehen zu können, ist es unerlässlich, auch die Zeit vor 1933 zu betrachten. Bereits seit der Jahrhundertwende gab es eugenische und rassenhygienische Diskurse, die sich in den 1920er Jahren durch weitere Forschungen ausbreiteten. Diese im negativen Sinne wegweisenden Forschungen und daraus resultierenden Publikationen, oftmals aus ärztlichen Kreisen, ebneten den Weg zu einer Gesundheitspolitik, deren Ziel die ‚Ausmerze' der Schwächsten war.

Maßgeblich befeuert durch die Niederlage des Ersten Weltkrieges und die nachfolgenden Krisenereignisse (Novemberrevolution, Bürgerkrieg und Putschversuche, Hyperinflation) setzte sich die Überzeugung durch, dass sich das deutsche Volk in einem Niedergang befände und nur radikale Maßnahmen dies stoppen bzw. umkehren könnten.

Zentrale Werke, die dies postulierten und auch in ärztlichen Kreisen in Baden und Württemberg breit rezipiert wurden, sind das 1920 von dem Psychiater Alfred Hoche und dem Juristen Karl Binding veröffentlichte Buch „Die Freigabe der Vernichtung lebensunwerten Lebens. Ihr Maß und ihre Form"[4] sowie der 1921 von den Ärzten und Eugenikern Erwin Baur, Eugen Fischer und Fritz Lenz veröffentlichte Buch „Grundriß der menschlichen Erblichkeitslehre und Rassenhygiene"[5]. Letzteres sollte nicht nur in akademischen Fachkreisen zum Standardwerk werden, sondern ging auch durch die Hände vieler niedergelassener Ärzte. Aber auch Fachgesellschaften wie die Gesellschaft für Rassenhygiene und ihren regionalen Ablegern oder Neugründungen wie die Badische Gesellschaft für Eugenik und das 1927 geschaffene Kaiser-Wilhelm-Institut für Anthropologie, menschliche Erblehre und Eugenik und die in diesem Zusammenhang organisierten Vortrags- und Fortbildungsveranstaltungen trugen zur Verbreitung bei und beeinflussten mehrere Generationen von Ärzten.

Dabei war die Eugenik keineswegs ein auf das Deutsche Reich oder die Ärzteschaft beschränktes Phänomen. Ähnliche Debatten fanden auch in anderen europäischen Nationen und den Vereinigten Staaten von Amerika statt. In der Weimarer Republik beschränkte sich die Akzeptanz der Eugenik als mögliche Lösung für zahlreiche Probleme des Sozialstaates nicht nur auf ein politisches Spektrum, sondern war parteien-

4 Binding/Hoche (1920). Siehe auch: Müller-Seidel, Walter: Alfred Erich Hoche. Lebensgeschichte im Spannungsfeld von Psychiatrie, Strafrecht und Literatur. Vorgetragen in der Gesamtsitzung vom 30. Oktober 1998. Sitzungsberichte der Bayerischen Akademie der Wissenschaften, Philosophisch-Historische Klasse 1999, H. 5. München 1999.

5 Baur/Fischer/Lenz (1921).

übergreifend. Es wird zu analysieren sein, in welchem Umfang dies auch unter den badischen und württembergischen Ärzten der Fall war.

Nach der Niederlage im Ersten Weltkrieg wurde in zunehmendem Umfang ein Konflikt zwischen Nationen und deren Bevölkerungen postuliert. Resultierend aus den Massenschlachten des Ersten Weltkrieges wurde in akademischen und politischen Kreisen angenommen, dass zukünftige Konflikte v. a. über die Bevölkerungszahl und deren Qualität entschieden werden würden. Entsprechend fokussierten sich die Bemühungen darauf, einen entsprechenden Geburtenüberschuss zu erzeugen. Insbesondere in nationalistischen Kreisen wurden zukünftige Konflikte nicht nur zwischen einzelnen Nationen vermutet, sondern zwischen ganzen Völkern bzw. ‚Rassen'. In diesem Umfeld fiel die Idee der Rassenhygiene auf fruchtbaren Boden, bot sie doch eine vermeintlich wissenschaftlich fundierte Erklärung und auch eine Lösung für die vorherrschenden Probleme in der Weimarer Republik.

Insbesondere die Ärzteschaft sah sich selbst als die dazu berufene Profession, den Prozess der ‚Degeneration' aufzuhalten und zukünftig eine ‚erbgesunde' Bevölkerung aufzubauen. Wie sehr diese Debatten über die Anwendung der Erkenntnisse eugenischer Forschungen in der Praxis auch ärztliche Versammlungen wie die badischen oder württembergischen Ärztetage bestimmten, gehört zu den zentralen Fragen für diesen Abschnitt des Projektes.

In einem Umfeld, in dem sich die Ärzteschaft als ein von allen Seiten gering geschätzter und von der Sozialdemokratie und den Krankenkassen gegängelter Berufsstand wahrnahm, sahen führende ärztliche Kreise in diesem neuen Aufgabenfeld eine Chance, die Bedeutung und das Ansehen des ärztlichen Berufsstandes substanziell zu steigern. Diese Sehnsuchtsvorstellungen spiegelten sich in der Hoffnung wider, eine Art ‚Gesundheitsführer' parallel zu den politischen ‚Führern' sein zu können.

Dabei stellt sich die Frage, inwiefern die Krisen der Weimarer Republik katalysierend wirkten, dass auch in Baden und Württemberg binnen kürzester Zeit konkrete gesetzliche Regelungen zur ‚Ausmerze' von Personen, die als ‚untüchtig', ‚asozial', oder ‚gemeinschaftsfremd' tituliert wurden, breite Zustimmung finden konnten. Beginnend mit der Zwangssterilisation Hunderttausender auf Basis des ‚Gesetzes zur Verhütung erbkranken Nachwuchses' wurden die dabei eingesetzten Mittel immer radikaler und unmenschlicher, und gipfelten letztlich in den ‚Euthanasie'-Verbrechen im Rahmen der ‚Aktion T4' und weiterer Medizin-Verbrechen. Oftmals waren Ärzte diejenigen, die eine Ausweitung der Maßnahmen forderten und sich aktiv an deren Umsetzung beteiligten. In welchem Umfang dies auch innerhalb der badischen und württembergischen Ärzteschaften der Fall war, gehört zu den zentralen Fragen dieses Projektes.

Eugenisches Gedankengut war aber nicht nur in der Weimarer Zeit und der des Nationalsozialismus wirkmächtig. Auch nach Ende des Zweiten Weltkrieges blieb es weiterhin in den Köpfen vieler Ärzte präsent und oftmals bemühten sich ärztliche Kreise, die in der NS-Zeit eingeschlagenen Wege zu verteidigen und aus der Eugenik gezogene Lehren erneut in gesetzliche Maßnahmen zu verwandeln.

Neben diesem Schwerpunkt sollen aber auch zahlreiche andere offene Fragen bezüglich der Geschichte der verfassten Ärzteschaften in Baden und Württemberg beleuchtet werden. Ein weiterer Punkt ist die organisatorische und personelle Entwicklung der Standesvereinigungen innerhalb der betrachteten vier Jahrzehnte. Dabei sind vor allem die Zäsuren von 1933 und 1945 relevant. Im Kontext der Selbst-‚Gleichschaltung' der ärztlichen Standesvereinigungen wird besonders die Ausgrenzung, Verdrängung und Verfolgung der jüdischen und ‚nicht-arischen' Ärzte im Untersuchungsraum berücksichtigt. Für die Zeit nach 1945 werden der Umgang mit der Frage der eigenen Schuld und die Reaktionen auf die Entnazifizierung untersucht. Hier sind neben den Nachkriegsprozessen und den Spruchkammerverfahren vor allem die ärztlichen Netzwerke von Bedeutung und inwiefern diese dazu beitrugen, dass auch in Baden und Württemberg belastete Ärzte wieder in standespolitisch bedeutsame Stellungen gelangen konnten.

Ein Punkt, der für den gesamten Untersuchungszeitraum zu analysieren ist, sind die Entwicklungen auf organisatorischer Ebene. Dies beginnt bei den Bestrebungen, eigene Kammern zu gründen, und geht über ihre Auflösung und Neuorganisation während der NS-Zeit bis hin zu ihrer Wiedererrichtung und den dabei entstehenden Konflikten um ihre Rechtsform in der Zeit nach 1945.

Bei fast allen Fragen ist dabei die wirtschaftliche Situation der Ärzteschaft zu berücksichtigen, und inwiefern sich diese auf ihr Verhalten und ihre Entscheidungen auswirkte. Dabei werden sowohl die Konflikte mit externen (Krankenkassen, Regierungsparteien, Behörden) als auch internen Akteuren (vor allem ärztliche Interessensgruppen) und ihre mittel- und langfristigen Auswirkungen näher zu beleuchten sein.

Untersuchungszeitraum

Obwohl der Schwerpunkt des Projektes auf der Zeit des Nationalsozialismus lag, wurde als Startzeitpunkt der Untersuchung das Ende des Ersten Weltkrieges gewählt. Dies hat neben der bereits erwähnten Untersuchung des Aufkommens und der Verbreitung eugenischen Gedankenguts in der Ärzteschaft weitere wichtige Gründe.

Zum einen bedeutete der Erste Weltkrieg eine gewaltige Zäsur für die Ärzteschaften und brachte die standespolitischen Bemühungen fast vollständig zum Erliegen. Aufgrund des erheblichen Bedarfs an Ärzten wurde eine große Zahl an Medizinstudenten notapprobiert. Diese Jungärzte gerieten nach Kriegsende verstärkt in Konflikte mit etablierten Ärzten. Zudem hatten viele der Notapprobierten durch ihr verkürztes Studium kaum praktische Erfahrungen vorzuweisen und waren oftmals nur im Militär ärztlich tätig gewesen. In diese Konkurrenzsituation hinein drängte zudem eine immer größer werdende Zahl an Ärztinnen, die auf erhebliche Ablehnung ihrer männlichen Kollegen stießen.

Ein weiteres Themenfeld, das die ersten Jahre nach dem Ersten Weltkrieg so bedeutend für die Geschichte der verfassten Ärzteschaft macht, sind die beständigen Spannungen zwischen den Ärzten auf der einen und den Krankenkassen und Regierungsparteien auf der anderen Seite. Die Auseinandersetzungen wurden dabei sowohl auf wirtschaftlicher als auch politischer Ebene geführt, trafen doch neben unterschiedlichen finanziellen Interessen auch verschiedene politische Vorstellungen aufeinander. In diesem Kontext sind auch nationalistische und antisemitische Tendenzen innerhalb der Ärzteschaft von großer Bedeutung, wurden doch vielfach ausländische und jüdische Ärzte als Sündenböcke ausgemacht. Hyperinflation und Weltwirtschaftskrise verschärften die internen und externen Probleme zudem erheblich.

Ein in der Forschung wenig beachteter, aber enormer Streitfaktor innerhalb der organisierten Ärzteschaft war die Frage der Alters-, Invaliden- und Hinterbliebenenversorgung. Dabei herrschte der große Wunsch innerhalb der Standesvereinigungen, die Umsetzung selbst regeln zu dürfen. Über die Umsetzung bestand aber selten Einigkeit. All diese Themen veranschaulichen das Bild eines Berufsstandes und der zugrunde liegenden Verhältnisse in den 1920er und 1930er Jahren, die die Radikalisierung und Hinwendung zum Nationalsozialismus erst erklärbar machen.

Aus ähnlich vielfältigen Gründen wurde der Endzeitpunkt der Untersuchung erst auf 1960 und nicht auf das Ende des Zweiten Weltkrieges oder den Wiederaufbau der ärztlichen Standesvereinigungen gelegt. Denn genauso wenig wie die Durchdringung der Ärzteschaft mit nationalsozialistischem Gedankengut sowie die daraus resultierende, und oft bereitwillige Mitwirkung an den Verbrechen des Nationalsozialismus plötzlich erfolgt war, verschwand dieses mit dem Ende des Zweiten Weltkrieges aus den Köpfen der Ärzte. Insbesondere der Umgang der sich neuorganisierenden Standesvereinigungen mit dieser Vergangenheit, über die unmittelbare Nachkriegszeit und auch über den Abschluss der Entnazifizierungsmaßnahmen hinaus, sind auch für die badische und württembergische Ärzteschaft kaum erforscht. Durch die Verlängerung des Untersuchungszeitraums bis zum Jahr 1960 können sowohl Kontinuitäten im Hinblick auf die NS-Vergangenheit als auch auf genuin konfliktbeladene ärztliche Themen, wie die Versorgungseinrichtungen oder Verhältnisse zu den Krankenkassen, für einen längeren Zeitraum betrachtet werden.

Untersuchungsraum

Eine Besonderheit im Vergleich zu anderen Arbeiten mit ähnlichem thematischem Hintergrund stellt der Untersuchungsraum dar. Es werden im vorliegenden Fall zwei für große Teile des Untersuchungszeitraums getrennte Länder und Ärzteschaften betrachtet, die erst in den letzten Jahren des Untersuchungszeitraums eine Vereinigung fanden. Für den größten Teil des betrachteten Zeitraums sind aus diesem Grund zwei voneinander unabhängige Ärzteschaften zu untersuchen.

Während in Baden schon vor dem Ersten Weltkrieg eine Ärztekammer existierte, war dies in Württemberg nicht der Fall. Die Bemühungen zur Errichtung einer Kammer wurden erst nach 1918 wieder aufgenommen. Zudem existierten in Baden mehrere wirkmächtige Ärzteschaften, insbesondere in Karlsruhe, Mannheim und Heidelberg. In Württemberg hingegen dominierte die Stuttgarter Ärzteschaft die Standespolitik.

Auch in anderer Hinsicht unterschieden sich Aufbau, Interessen und Konflikte der Ärzteschaften in Baden und Württemberg, weshalb in diesem Projekt zwei für lange Zeit meist voneinander losgelöste historische Entwicklungen aufgearbeitet werden müssen.

Eine weitere Besonderheit, die für zusätzliche Komplexität der Aufarbeitung sorgt, sind die verschiedenen Besatzungszonen nach 1945. Die zuvor auf einer Nord-Süd-Achse getrennten Ärzteschaften im zukünftigen Bundesland Baden-Württemberg waren plötzlich auf einer Ost-West-Achse getrennt, mit erheblichen Auswirkungen für die Ärzteschaft.

Forschungsstand

Die Geschichte der Medizin im Nationalsozialismus erfährt im Hinblick auf übergreifende Themen insbesondere seit den 1980er Jahren große Aufmerksamkeit. Zu den frühen und besonders bedeutsamen Publikationen zählen hier die Werke von Ernst Klee, aber auch Fridolf Kudlien, Robert J. Lifton und Michael H. Kater.[6] Seitdem ist eine derartige Vielzahl von Publikationen zu dem Themenkomplex Medizin im Nationalsozialismus erschienen, dass an dieser Stelle vor allem auf die Forschungsberichte von Robert Jütte und Wolfgang U. Eckart und deren Bibliographien zu verweisen ist.[7] Im Folgenden sollen deshalb nur auszugsweise Publikationen mit für dieses Projekt relevanten Schwerpunktsetzungen erwähnt werden.

Innerhalb der Ärzteschaft tat man sich lange schwer mit der Thematik, aber auch hier begann in zunehmendem Umfang die Auseinandersetzung mit der eigenen Rolle, beispielsweise mit der 1988 im *Deutschen Ärzteblatt* begonnenen und später als Sammelband publizierten Reihe Medizin im Nationalsozialismus.[8] Eine Überblicksdarstellung über die Entwicklung der organisierten Ärzteschaft auch mit Blick auf die Zeit des Nationalsozialismus liefert der 1997 erschienene und von Robert Jütte herausgegebene Sammelband zur Geschichte der deutschen Ärzteschaft.[9]

In der Folge haben sich in zunehmendem Umfang auch die Universitäten bzw. deren Fakultäten und Verbände einzelner Fachrichtungen sowie der öffentliche Gesund-

6 Klee (1983), Klee (1986), Klee (2003), Kudlien (1985), Lifton (1986), Kater (1989).
7 Jütte (2011) und Eckart (2012).
8 Erstmals 1989 veröffentlicht. Bleker/Jachertz (1993).
9 Jütte (1997).

heitsdienst mit der Aufarbeitung ihrer NS-Vergangenheit befasst.[10] Für die Aufarbeitung der Zeit des Nationalsozialismus an den Universitäten seien hier beispielhaft die 2006 bzw. 2010 von Wolfgang U. Eckart für Heidelberg und Urban Wiesing für Tübingen herausgegeben Arbeiten genannt. Während für Heidelberg jede Fakultät und jede Fachrichtung gesondert betrachtet wurde, wird in der Tübinger Arbeit ein separater Blick auf den Alltag, die Personen und die Aufarbeitung der NS-Zeit geworfen.[11]

Zu den frühen Arbeiten mit Fokus auf die medizinischen Fakultäten gehört beispielsweise die 1991 von Eduard Seidler veröffentlichte Geschichte der medizinischen Fakultät der Universität Freiburg. Darin wird die Geschichte der Medizin in Freiburg vom Mittelalter bis in zweite Hälfte des 20. Jahrhunderts betrachtet. Besonderen Fokus auf die Verwicklung der medizinischen Fakultät im Nationalsozialismus legen die von Sigrid Oehler-Klein für die Universität Gießen herausgegebene Arbeit oder die von Karl-Werner Ratschko verfasste Studie zur medizinischen Fakultät an der Kieler Universität.[12] Dass dieser Prozess bei weitem noch nicht überall abgeschlossen ist, zeigt beispielsweise die für Anfang 2023 angekündigte Arbeit zur medizinischen Fakultät der Universität Köln im Nationalsozialismus von Ralf Forsbach.[13]

Letzterer ist auch maßgeblich an der Aufarbeitung der NS-Vergangenheit einzelner Fachgesellschaften in den letzten Jahren beteiligt gewesen.[14] Diese verhältnismäßig neue Entwicklung hat seit 2010 eine ganze Reihe von Publikationen hervorgebracht. Einen guten Überblick gibt der 2016 von Matthis Krischel, Mathias Schmidt und Dominik Groß herausgegebene Sammelband zu medizinischen Fachgesellschaften im Nationalsozialismus. Dieser befasst sich unter anderem mit den Tropenmedizinern, Anatomen, Neurochirurgen, Gynäkologen, Zahnärzten, Ophthalmologen, Urologen, Röntgenologen und der Kinderheilkunde. Einzelne Fachgesellschaften haben ihre Geschichte auch in eigenständigen Projekten aufarbeiten lassen.[15] So geschehen in der 2011 erschienenen Aufarbeitung zur Geschichte der Urologen in der NS-Zeit oder die 2018 von Robert Loddenkemper, Nikolaus Konietzko und Vera Seehausen herausgegebenen Arbeit zur Lungenheilkunde im Nationalsozialismus.[16] Während diese Arbeiten sich vor allem auf die Zeit des Nationalsozialismus konzentrierten und nur kursorisch auf die Zeit nach 1945 eingehen, liegt der Fokus beispielsweise bei den Arbeiten zur Kinder- und Jugendpsychiatrie sowie zu den Internisten sowohl auf der NS- als auch der Nachkriegszeit.[17]

---

10 Zur Aufarbeitungspraxis allgemein siehe auch den Sammelband von Braese/Groß (2015).
11 Eckart/Selling/Wolgast (2006) und Wiesing (2010).
12 Seidler (1991), Oehler-Klein (2007) und Ratschko (2014).
13 Forsbach (2023).
14 Forsbach/Hofer (2015) und Forsbach/Hofer (2018).
15 Krischel/Schmidt/Groß (2016).
16 Loddenkemper/Konietzko/Seehausen (2018) und Krischel (2011).
17 Fangerau/Topp/Schepker (2017) und Forsbach/Hofer (2018).

Aber nicht nur die Fachgesellschaften haben sich in den letzten Jahren intensiv mit ihrer nationalsozialistischen Vergangenheit auseinandergesetzt, sondern auch der Öffentliche Gesundheitsdienst und die kassenärztlichen Vereinigungen. So geschehen durch die 2016 abgeschlossene Untersuchung von Sabine Schleiermacher und Sven Kinas oder das Forschungsprojekt unter der Leitung von Stefanie Schüler-Springorum und Samuel Salzborn.[18] Ebenfalls verstärkt in den Fokus gerückt ist die Geschichte jüdischer Ärzte und Ärztinnen. Neben Überblicksdarstellungen, wie dem von Thomas Beddies, Susanne Doetz und Christoph Kopke 2014 herausgegebenen Sammelband, sind es vor allem Untersuchungen mit lokalem oder regionalem Fokus, die Aufschluss über das Schicksal der jüdischen Ärzte geben. Beispiele hierfür sind die Arbeiten von Rebecca Schwoch zum Schicksal jüdischer Kassenärzte in Berlin oder Birgit Drexler-Gormann für Frankfurt am Main.[19] Für den vorliegenden Untersuchungsraum ist besonders die Arbeit von Susanne Rueß hervorzuheben. Neben einer kurzen Einführung in die Thematik hat Rueß die Biographien von 89 jüdischen Ärzten aus Stuttgart herausgearbeitet, und damit mehr als die Hälfte aller jüdischen Ärzte in Württemberg.[20] Vielfach erfolgte die Aufarbeitung aber auch aufgrund lokaler Initiativen und im Rahmen des Stolperstein-Gedenkprojektes mit vielfach online einsehbaren Resultaten.[21]

Regionale Untersuchungen zur Ärzteschaft und den Standesvereinigungen gehörten lange Zeit zu den Forschungsdesideraten. In zunehmendem Maße stellen sich aber auch die Ärztekammern ihrer Vergangenheit und geben die Aufarbeitung in Auftrag. Inzwischen liegen beispielsweise Untersuchungen zu den Ärzteschaften bzw. Ärztekammern Nordrhein, Baden, Saarland, Hessen, Bayern und Sachsen vor.

Dabei haben die Arbeiten teils sehr unterschiedliche Schwerpunkte. Den Anfang machte Gerhard Vogt mit seiner 1998 erschienenen Publikation zur Ärztekammer Nordrhein. Seine Arbeit besticht durch einen enormen Detailgrad mit dem Fokus auf den Aufgaben, dem Organisationsaufbau und der Funktionsweise ärztlicher Standesvereinigungen.[22]

2001 erschien die Aufarbeitung der Geschichte der badischen Ärzteschaft von Cécile Mack. Nach einer kursorischen Behandlung der Weimarer Zeit werden vor allem die ‚Gleichschaltung', der Wandel bzw. die Umstrukturierung des Gesundheitswesens sowie die Zwangssterilisierungen und die Umsetzung der ‚Aktion T4' behandelt.[23]

---

18 https://www.bvoegd.de/oegd-1933-45/ (letzter Zugriff: 08.12.2022) und https://www.kbv.de/html/1150_37413.php (letzter Zugriff: 08.12.2022).

19 Schwoch (2009) und Drexler-Gormann (2009).

20 Rueß (2009).

21 https://www.stolpersteine.eu/ (letzter Zugriff: 13.12.2022). https://www.stolpersteine-stuttgart.de/ (letzter Zugriff: 15.12.2022). https://stolpersteine-ludwigsburg.de/ (letzter Zugriff: 15.12.2022). https://gedenkbuch.karlsruhe.de/start (letzter Zugriff: 15.12.2022).

22 Vogt (1998).

23 Mack (2001).

Einen ähnlichen Untersuchungszeitraum wie das vorliegende Projekt hat die Arbeit von Gisela Tascher. Von 1920 bis 1956 untersucht sie die Veränderung des Gesundheitswesens im Saarland und betrachtet damit zwei der maßgeblichsten Zäsuren in der neueren deutschen Geschichte. Da der Hauptteil der Arbeit keinen ausgeprägten biographischen Fokus hat, finden sich im Anhang die Kurzbiographien der wichtigsten Akteure und auch von jüdischen Ärzten.[24]

Ähnlich geht auch Annette Eberle in ihrer 2017 veröffentlichten Geschichte der bayerischen Ärzteschaft im Nationalsozialismus vor. Nach einem kurzen Überblick über die Weimarer Zeit werden die ‚Gleichschaltung', der Alltag der Standesvereinigungen sowie die Täter und Opfer unter den Ärzten betrachtet. In einem eigenen Kapitel werden anhand von 18 Biographien die Verflechtungen von Ärzten auf Reichs-, Landes- und Bezirksebene betrachtet, bevor ein Blick auf die Entnazifizierung in Bayern die Arbeit abschließt.[25]

Den größten Untersuchungszeitraum der vorgestellten Arbeiten hat die Geschichte der hessischen Ärztekammern von Benno Hafeneger, Marcus Velke und Lucas Frings. Von 1887 bis 1956 wird hier die Entwicklung der Ärzteschaft über die Kaiserzeit, Weimarer Republik, Nationalsozialismus und Nachkriegszeit betrachtet. Der Fokus liegt dabei deutlich auf den beiden letztgenannten Perioden. Besondere Erwähnung verdient der empirische Teil der Arbeit, wurden hier doch die Reichsärztekammerkartei ähnlich wie in der vorliegenden Arbeit ausgewertet und dadurch wichtige Vergleichsgrößen geliefert.[26]

Die zuletzt erschienene Arbeit ist ein Sammelband über die Geschichte der Sächsischen Ärztekammer aus dem Jahr 2020. In insgesamt sieben Kapiteln wird die Zeit von 1830 bis in die 2000er Jahre betrachtet. Dabei stellt die Zeit des Nationalsozialismus nur einen geringen Teil der gesamten Arbeit dar, ein erheblicher Teil befasst sich mit der Zeit nach 1945. Abgerundet wird die Arbeit durch ein achtes Kapitel, welches statistische Details für den gesamten Untersuchungszeitraum beinhaltet.[27]

Für die Zeit nach 1945 liegen insgesamt aber nur wenige Untersuchungen zur Geschichte der organisierten Ärzteschaft vor. Eine der wichtigsten Publikationen stellt die Dissertation von Thomas Gerst zur Entwicklung der Standesorganisationen und deren Politik für den Zeitraum von 1945 bis 1955 dar.[28] Für Baden-Württemberg existiert die Arbeit von Gundula Zierock zur ärztlichen Berufspolitik über den Zeitraum von 1945 bis 1970.[29] Darüber hinaus erschien eine Chronik zum 50-jährigen Bestehen der Bezirksärztekammer in Nord-Württemberg sowie eine neue Arbeit zur Bezirksärz-

---

24 Tascher (2010).
25 Eberle (2017).
26 Hafeneger/Velke-Schmidt/Frings (2016).
27 Sächsische Landesärztekammer (2020).
28 Gerst (2004).
29 Zierock (1975).

tekammer in Süd-Baden.[30] Für die Landesärztekammer Baden-Württemberg existiert zudem eine Festschrift.[31]

Anknüpfend an zahlreiche der genannten Arbeiten werden in der vorliegenden Untersuchung nicht nur einzelne in sich überwiegend kohärente Zeiträume betrachtet. Vielmehr liegt der Fokus auf den Veränderungen über die Zäsuren und Brüche hinweg, welche die gesamte Ärzteschaft und nicht nur die Standesvereinigungen umwälzten. Zu diesem Zweck wird das Augenmerk nicht nur auf einzelne Ereignisse bzw. wichtigen Daten, sondern auch auf die Personen, die in den verantwortlichen Positionen tätig waren, gerichtet.

Eingesehene Quellen und Quellenlage

Für die Bearbeitung des Projektes wurde auf eine Vielzahl archivalischer Quellen zurückgegriffen, die wichtigsten sollen im Folgenden kurz erwähnt und deren Bedeutung sowie Problematik umrissen werden. Für eine detaillierte Auflistung der in der Arbeit verwendeten Bestände siehe die Bibliographie im Anhang.

Bundesarchiv Berlin-Lichterfelde

Sowohl für den empirischen als auch den biographischen Teil der Arbeit maßgeblich war die Kartei der Reichsärztekammer. Der 1936 errichteten Reichsärztekammer unterstanden mit Ausnahme der aktiven Sanitätsoffiziere alle Ärzte im Reich. In der Reichsärztekammerkartei wurde jeder dieser Ärzte mittels einer Karteikarte erfasst. Den Ärztekammern und Bezirksvereinigungen als Untergliederungen auf Landes- und Bezirksebene oblag die Sammlung und Weitergabe der Daten der Ärzte in ihrem Aufsichtsbereich. Ehemals im Berlin Document Center, befinden sich die rund 79.000 Karteikarten von Ärzten nun unter dem Bestand R 9345 auf zu Sicherungszwecken erfolgten Verfilmung auf 50 Mikrofilmen im Bundesarchiv in Berlin-Lichterfelde. Der Bestand umfasst die Karteikarten aller der in der Reichsärztekammer gemeldeten Ärzte bis kurz vor dem Ende des Zweiten Weltkrieges. Die Kartei gibt unter anderem Aufschluss über die Mitgliedschaft in der NSDAP und ihr angeschlossene Organisationen, Nachweis über die ‚Abstammung', Konfession, Geburts- und Approbationsdatum, Adressen sowie Wohnortswechsel, Zugehörigkeit zu Ärztekammern und Bezirksvereinigungen, Spezialisierungen und Art der ärztlichen Tätigkeit, um nur die wichtigsten zu nennen.

Bei der Auswertung sind aber einige Besonderheiten bzw. Schwierigkeiten zu beachten. Insbesondere die nach 1945 von den Alliierten vorgenommene Sortierung, die

30 Dietrich (1997) und Schwamm (2021).
31 Landesärztekammer/Wiesing/Seidler (2002).

aufgrund der amerikanischen Phonetik vorgenommen wurde, führte dazu, dass die Reihenfolge nicht mehr dem deutschen Alphabet entspricht. Zudem wurden gleichklingende Nachnamen (bspw. Mayer, Maier, Meyer, Meier, Mair, Mayr) ohne Unterscheidung zusammengelegt. Dabei wurden entweder im Rahmen der Sortierung oder bei der später erfolgten Verfilmung größere Fehler gemacht, es fehlen immer wieder Blöcke von Dutzenden oder Hunderten Karten. In einigen Fällen tauchen diese auf anderen Filmrollen wieder auf, häufig ist deren Verbleib aber nicht zu klären. Zudem wurden immer wieder einzelne Karteikarten aufgrund ihres schlechten Überlieferungszustandes nicht verfilmt, Namenslisten der betreffenden Ärzte befinden sich aber am Ende einer jeden Filmrolle. In einigen Fällen fehlen jedoch einzelne Karteikarten, deren Verbleib nicht dokumentiert ist.

Ein weiteres Problem stellt die Qualität der Aufnahmen auf den Filmrollen dar, befinden sich die Karteikarten doch aufgrund ihres schlechten Überlieferungszustandes in Klarsichthüllen, die zu Reflexionen führen und ganze Karteikarten oder Teile von ihnen unlesbar machen. Ohnehin ist die Belichtung häufig derartig schlecht, dass große Teile der Karteikarten nicht lesbar sind.

Zudem nehmen die Aktualität und der Umfang der Eintragungen mit dem Kriegsverlauf ab, sodass bei jüngeren Ärzten häufig nur noch Daten wie Name, Geburtsdatum, Adresse und ihre aktuelle Tätigkeit vermerkt sind. Karteikarten von verstorbenen oder gefallenen Ärzten wurden in der Regel ausgesondert, ab Ende 1944 wurde dies aber vielfach nicht mehr durchgeführt. Jüdische und ‚nicht-arische' Ärzte waren aufgrund der nationalsozialistischen Gesetzgebung aus den Arztregistern zu streichen, entsprechend sind auch ihre Karteikarten in den meisten Fällen (Ausnahmen sind vor allem ‚Mischlinge' und ‚Krankenbehandler') ausgesondert worden. Trotz dieser Probleme stellt die Reichsärztekammerkartei eine der zentralen Quellen dar, insbesondere für das Kapitel zur Statistik der Ärzteschaft im Nationalsozialismus und darüber hinaus für biographische Details für die standespolitisch relevanten Ärzte im Nationalsozialismus und nach 1945.

Darüber hinaus wurden im Bundesarchiv Berlin-Lichterfelde unter anderem Bestände zur Reichsärztekammer, dem Nationalsozialistischen Deutschen Ärztebund (NSDÄB), der Deutschen Arbeitsfront (DAF), dem Reichsgesundheitsamt, dem Reichsministerium des Innern, der Reichsarbeitsgemeinschaft für Heil- und Pflegeanstalten sowie dem Reichsärzteführer und Hauptamt für Volksgesundheit eingesehen.

Bundesarchiv Koblenz

In Koblenz wurde vor allem der Bestand der Bundesärztekammer gesichtet. Insbesondere für den Zeitraum nach 1945 relevant sind die zahlreichen Protokolle von Vorstandssitzungen. Darüber hinaus lassen sich dort aber noch Bestände der Reichsärztekammer finden, insbesondere Rundschreiben und Telegramme, die Einblick über die Behandlung organisatorischer Fragen im Zweiten Weltkrieg geben.

Landesarchiv Baden-Württemberg, Hauptstaatsarchiv Stuttgart

Hier wurden vor allem die Bestände des Ministeriums des Innern und der Abteilung X für das Gesundheitswesen eingesehen. Für die standespolitische Entwicklung besonders relevant sind dabei die Akten zur Aufsicht über die Ärztekammer und weitere ärztliche Vereinigungen, die im Gegensatz zu Baden hier in größerem Umfang überliefert sind und Aufschluss über die Zeit bis 1933 geben. Für die Zeit des NS existieren nur noch wenige Schreiben, weshalb von gezielten Aktenvernichtungen ausgegangen werden muss. Dokumentiert sind derartige Vernichtungen für die Geheimakten der Abteilung X, insbesondere im Hinblick auf die Umsetzung der ‚Aktion T4'. Deutlich umfangreicher überliefert sind die Akten zur Neuordnung und Vereinheitlichung des Gesundheitswesens und damit einhergehend der Umsetzung des ‚Gesetzes zur Verhütung erbkranken Nachwuchses' inklusive der ‚Erbgesundheitsakten'. Ebenso umfangreich überliefert sind die Akten zur ärztlichen Versorgung der Zivilbevölkerung während des Zweiten Weltkrieges.

Landesarchiv Baden-Württemberg, Staatsarchiv Ludwigsburg

In Ludwigsburg sind vor allem die Entnazifizierungsakten zu nennen, die hier in einer sechsstelligen Zahl für Nord-Württemberg überliefert und inzwischen frei zugänglich sind.[32] Zudem befinden sich hier auch Akten von Ärzten, die nach 1945 in den amerikanischen Internierungslagern einsaßen. Darüber hinaus sind noch einige Bestände zu württembergischen Krankenanstalten und den dort beschäftigten Anstaltsärzten vorhanden.

Landesarchiv Baden-Württemberg, Staatsarchiv Freiburg

Auch in Freiburg sind vor allem die Akten zu den Spruchkammerverfahren relevant, die hier für Süd-Baden überliefert sind. Hinzu kommen Bestände zur Umsetzung des ‚Gesetzes zur Verhütung erbkranken Nachwuchses'. Besonders hervorzuheben sind die teils digitalisiert vorliegenden Akten zum Freiburger ‚Euthanasie'-Prozess um Ludwig Sprauer und Arthur Schreck.

In puncto ärztliche Vereinigungen finden sich Unterlagen zur Freiburger Ärzteschaft und frühen ärztlichen Vereinigungen sowie zum Wiederaufbau der ärztlichen Standesvertretung nach Ende des Zweiten Weltkrieges.

Landesarchiv Baden-Württemberg, Generallandesarchiv Karlsruhe

Neben den Entnazifizierungsakten für Nord-Baden gehören in Karlsruhe vor allem Akten zur Umsetzung des ‚Gesetzes zur Verhütung erbkranken Nachwuchses', politische Beurteilungsbögen einer Vielzahl der wichtigsten Ärzte und Unterlagen zu frühen SA- und SS-Ärzten zu den relevanten Beständen. Besonders hervorzuheben ist

32 Für die Relevanz und die Problematik der Akten der Spruchkammerverfahren, siehe den Abschnitt im Kapitel Entnazifizierung.

auch das Archiv der Bezirksärztekammer Nord-Baden, welche als einzige Bezirksärztekammer diesen für die Überlieferung vorbildlichen Weg gegangen ist. Das Findbuch ist über die Homepage des Landesarchivs Baden-Württemberg durchsuchbar.

Landesarchiv Baden-Württemberg, Staatsarchiv Sigmaringen

Neben den Entnazifizierungsakten für Süd-Württemberg und einigen Akten zum Gesundheitswesen sind hier vor allem die Akten zum Grafeneck-Prozess zu nennen. Zu großen Teilen sind diese Unterlagen digitalisiert und beinhalten neben dem Prozess selbst auch die zahlreichen Zeugenaussagen im Prozess gegen die acht Täter, darunter den vier Ärzten Otto Mauthe, Max Eyrich, Martha Fauser und Alfons Stegmann.

Stadtarchiv Stuttgart

Hier sind vor allem die Bestände des Gesundheitsamtes hervorzuheben, die sowohl Aufschluss über die Umsetzung der NS-Gesundheitspolitik als auch über den höchst fragwürdigen Umgang mit Tätern wie beispielsweise dem in der ‚Kindereuthanasie' involvierten Karl Lempp geben. Zudem liegt im Stadtarchiv der Nachlass von Robert Eugen Gaupp.

Archiv der Landesärztekammer Baden-Württemberg

Die Bestände der Landesärztekammer sind überwiegend verfilmt und beschränken sich auf den Zeitraum unmittelbar vor der Gründung der Kammer und die Folgezeit. Diese umfassen vor allem Vorstands- und Delegiertenprotokolle. Unterlagen der Vorgängerinstitutionen existieren nicht oder nicht mehr.

Archiv der Bezirksärztekammer Nordwürttemberg

Aufgrund eines Wasserschadens sind die Bestände der Bezirksärztekammer nur noch lückenhaft überliefert. Es existieren noch einige Ordner mit Protokollen von Vorstandssitzungen und Delegiertenversammlungen sowie Unterlagen zur Kooperation mit der nordbadischen Bezirksärztekammer aus der Zeit der amerikanischen Besatzung.

Archiv der Bezirksärztekammer Südwürttemberg

Die Bestände der Bezirksärztekammer wurden von einem externen Dienstleister gespeichert und waren deshalb nicht ohne Weiteres vor Ort einsehbar. Die für den Untersuchungszeitraum relevante Überlieferung beschränkt sich aber überwiegend Protokolle von Vorstandssitzungen und Delegiertenversammlungen.

Archiv der Bezirksärztekammer Südbaden

Ursprünglich wurde für die Bezirksärztekammer eine Fehlanzeige bezüglich relevanter Bestände gemeldet. Im Rahmen eines eigenen Forschungsprojektes konnten aber noch einige wohl vergessene Unterlagen gefunden werden.

Gedruckte Quellen

Unter den gedruckten Quellen sind vor allem die Standeszeitschriften auf Landesebene relevant.

Dabei handelt es sich zum einen um die *Ärztlichen Mitteilungen aus und für Baden* und zum anderen um das *Medizinische Korrespondenz-Blatt für Württemberg*. Ab 1934 wurden die Zeitschriften zunächst unter dem Titel *Ärzteblatt für Württemberg und Baden* und ab 1938 als *Ärzteblatt für Südwestdeutschland* zusammengefasst. 1941 wurde die Zeitschrift kriegsbedingt eingestellt, was das *Deutsche Ärzteblatt* für diese Jahre des Zweiten Weltkrieges zur einzigen ärztlichen Standeszeitschrift im Untersuchungsraum macht. Dieses wurde inklusive dessen Vorgänger, dem *Aerztlichen Vereinsblatt für Deutschland,* für den ganzen Untersuchungszeitraum gesichtet.

Ärztliche Mitteilungen aus und für Baden

Für den Zeitraum von 1918 bis 1933 stellt es eine der wichtigsten Quellen für die Geschichte der badischen Ärzteschaft dar, insbesondere da im Hinblick auf die Gegenüberlieferung in den staatlichen Archiven nur wenige Unterlagen existieren.

Bezüglich des Umfangs bleiben die *Ärztlichen Mitteilungen* hinter ihrem württembergischen Pendant zurück. Aus der Berichterstattung wird zudem deutlich, dass das Zentrum der ärztlichen Standespolitik für diese Zeit bei den Bezirksvereinigungen in Karlsruhe und Mannheim lag und die Berichterstattung über Vorgänge in den anderen Bezirksvereinigungen nur sporadisch zu finden sind.

Zudem fällt auf, dass in den *Ärztlichen Mitteilungen* verhältnismäßig wenig über eugenische und rassenhygienische Themen berichtet wurde. Hier steht zu vermuten, dass die Auseinandersetzung mit dieser Thematik vor allem in den Fachgesellschaften und bei deren zahlreichen Veranstaltungen stattfand.

Medizinisches Korrespondenz-Blatt für Württemberg

Wie für Baden gilt auch für Württemberg, dass die Zeitschrift eine der zentralen Quellen darstellt. Erheblich detaillierter als in Baden werden im *Korrespondenzblatt* die zahlreichen internen und externen Konflikte bis Ende 1933 behandelt. Insbesondere wirtschaftliche Fragen werden in großer Ausführlichkeit dargestellt und verdeutlichen, dass gerade diese Themen zu den größten internen Streitpunkten gehörten. Darüber hinaus werden eugenische und rassenhygienische Themen in deutlich größerem Umfang thematisiert. Ein möglicher Erklärungsansatz wäre der Stuttgarter Zentrismus, denn fast alle derartigen Veranstaltungen fanden hier oder seltener in Tübingen statt und waren entsprechend für viele Ärzte aus den ländlichen Teilen von Württemberg nur mit einigem Aufwand erreichbar gewesen. Um auch diese Ärzte ausreichend zu informieren, erfolgte auch die Berichterstattung über Versammlungen der Standesvereinigungen in oft umfangreichen und häufig mehrteiligen Beiträgen.

Ärzteblatt für Württemberg und Baden und Ärzteblatt für Südwestdeutschland

Ab 1934 stellte das *Ärzteblatt für Württemberg und Baden* die gemeinsame Standeszeitschrift dar. Einen großen Teil der Zeitschrift nehmen die reichsweiten Entwicklungen und insbesondere die zahlreichen Verordnungen durch die Reichsärzteführer Gerhard Wagner und seinem Nachfolger Leonardo Conti. Obwohl die Schriftleitung in Karlsruhe saß, fällt auf, dass unter den Landesteilen die Berichterstattung über württembergische Themen dominiert. Großen Raum nehmen Artikel über Tagungen und Versammlungen ein, diese umfassten zunehmend auch Veranstaltungen der NS-Parteiorganisationen wie dem Nationalsozialistischen Deutschen Ärztebund, den Ämtern für Volksgesundheit, der Deutschen Arbeitsfront oder der Nationalsozialistischen Volkswohlfahrt. Mit der Einstellung der Zeitschrift im Jahr 1941 fällt auch eine maßgebliche Quelle für die Vorgänge in den beiden Ärzteschaften weg. Ein Umstand, der nur zum Teil über die Berichterstattung im *Deutschen Ärzteblatt* aufgewogen werden kann.

Aerztliches Vereinsblatt für Deutschland und Deutsches Ärzteblatt

Für eine ausführlichere Behandlung der reichsweiten Entwicklungen, die in den badischen und württembergischen Standeszeitschriften nur in gekürzter Form stattfindet, stellt das *Vereinsblatt* bzw. *Ärzteblatt* eine wichtige Quelle dar. Besondere Bedeutung kommt der Zeitschrift auch im Hinblick auf die Debatte auf Reichsebene um Eugenik und Rassenhygiene in der Weimarer Republik zu.

Ziel und Weg

Der Zeitschrift des Nationalsozialistischen Deutschen Ärztebundes kommt insofern verhältnismäßig geringe Bedeutung zu, als dass die Artikel badischer oder württembergischer Autoren ohnehin meist auch in den dortigen Standeszeitschriften abgedruckt worden sind. Darüber hinaus lassen sich viele Artikel mit NS-Propaganda finden, die sich sowohl in ihrem Inhalt als auch ihrer Rhetorik zunehmend gleichen.

Württembergisches Ärzteblatt, Südwestdeutsches Ärzteblatt und Ärzteblatt für Baden-Württemberg

Ab 1946 zunächst für ein Jahr als *Württembergisches Ärzteblatt* erschienen, wurde das *Südwestdeutsche Ärzteblatt* zunehmend zum gemeinsamen Blatt für die damals durch die Besatzungszonen aufgespaltenen Ärzteschaften (Nord- und Süd-Baden sowie Nord- und Süd-Württemberg). Nach Gründung der Landesärztekammer wurde die Zeitschrift erneut umbenannt.

Insbesondere für die ersten Jahre der Nachkriegszeit sind die oft umfangreichen Tätigkeitsberichte der Vorsitzenden der vier Ärzteschaften wichtige Quellen. Artikel zu Vorstandssitzungen und Delegiertenversammlungen sowie die Bekanntgabe der Ergebnisse von Wahlen und Urabstimmungen sind ebenfalls bedeutsam, wenn auch hier oftmals schon eine Überlieferung in den Archiven der Landes- und Bezirksärztekammern vorliegt.

Amts- und *Regierungsblätter*
Neben den Standeszeitschriften wurden noch die *Amtsblätter* der verschiedenen relevanten Ministerien (Inneres, Justiz, Kultus) sowie die *Regierungsblätter* für Baden und Württemberg gesichtet. Ihnen kommt insbesondere im Hinblick auf die Verordnungen und Gesetze, welche die Ärzteschaft betrafen, Bedeutung zu. Hinzu kommen in der Zeit des Nationalsozialismus die Veröffentlichung der Besetzung der Erbgesundheitsgerichte und Gesundheitsämter.

Aufbau

Der Aufbau der Arbeit folgt insbesondere bei der Betrachtung der Standesvereinigungen und den standespolitischen Themen einer chronologischen Struktur, um diese in ihrem zeitlichen Kontext darstellen zu können. Gerade während der Weimarer Zeit ziehen sich einige standespolitische Fragestellungen über mehrere Jahre und stehen nur in unregelmäßigen Abständen im Fokus, sodass eine separate Behandlung der Themen, ohne jeweils ihren zeitlichen Kontext auszuführen und damit redundante Inhalte zu generieren, nicht praktikabel erscheint. Redundanz lässt sich aber insbesondere aufgrund der parallel erzählten Geschichte in Baden und Württemberg nicht vermeiden, insbesondere wenn reichsweite Entwicklungen zu berücksichtigen sind. Eine Ausnahme bildet die Verbreitung von Eugenik und Rassenhygiene in den beiden Ärzteschaften. Während in Württemberg diese Themen im Rahmen einer Tagung und Veröffentlichungen im *Medizinischen Korrespondenzblatt für Württemberg* großen Raum erhielten, war dies in Baden nicht der Fall. Eine mögliche Erklärung ist, dass diese Themen in Baden überwiegend innerhalb von mehreren eigens gegründeten Fachgesellschaften diskutiert wurden, die insbesondere im universitären Umfeld größere Aufmerksamkeit erfuhren, während in Württemberg nur die Gesellschaft für Rassenhygiene in Erscheinung trat. Aufgrund der deutlich besseren Überlieferungssituation wird deshalb der Verbreitung von eugenischem Gedankengut in Württemberg ein eigenes Kapitel gewidmet, während dies in Baden nur als Teilkapitel sinnvoll erscheint.

Anders stellt sich die Situation bei der NS-Zeit dar. Hier wird für die Entwicklung der Standesvereinigungen ebenfalls eine chronologische Struktur gewählt, ansonsten aber der Fokus auf einzelne Themen gelegt. Insbesondere die Umsetzung des ‚Gesetzes zur Verhütung erbkranken Nachwuchses' in Baden und Württemberg, die Mitwirkung von Ärzten bei Medizinverbrechen und das Schicksal der jüdischen und ‚nichtarischen' Ärzte werden aufgrund der Bedeutung und der Komplexität dieser Themen in separaten Kapiteln behandelt.

Ähnlich erfolgt das Vorgehen bei der Untersuchung des Umgangs nach 1945 mit der NS-Vergangenheit, weshalb die ‚Euthanasie'-Prozesse und die Entnazifizierung eigene Kapitel erhalten, bevor die Entwicklung der Standesvereinigungen wieder in ihrer zeitlichen Abfolge analysiert wird. Um die Konflikte auf dem Weg zur Landesärztekammer besser verstehen zu können, wird auch die Entwicklung der vier Bezirksärztekammern in Unterkapiteln angeschnitten. In diesem Zusammenhang werden auch hier die personellen Kontinuitäten und Verflechtungen im Hinblick auf die nationalsozialistische Vergangenheit der Standespolitiker in Bezirks- und Landesärztekammer betrachtet. Im abschließenden Kapitel wird sowohl die ereignisreiche erste Wahlperiode und darüber hinaus der vorläufige Abschluss der über den ganzen Untersuchungszeitraum konfliktbehafteten Frage der Versorgungskassen beleuchtet.

Hingewiesen werden muss auch auf gewisse Eigenheiten der Arbeit, die sowohl deren Genese als auch formalen Vorgaben hinsichtlich der Reihe, in der die Arbeit erscheinen wird, geschuldet sind. Dies betrifft insbesondere die nicht unbedingt den Konventionen der Geschichtswissenschaften entsprechende Kurzzitation und die jeweils jedem Kapitel einzeln nachgeschaltete Bibliographie. Um dahingehend mögliche Einschränkungen im Hinblick auf die Handhabbarkeit der Arbeit zu reduzieren, ist begleitend zur gedruckten Publikation aber eine Open Access Veröffentlichung inklusive Volltextsuche fest vereinbart.

Sprachliche Anmerkungen

Da fast alle Ärzte im Untersuchungszeitraum promoviert sind, wird auf die Schreibung des Titels Dr. med. im Sinne der Lesefreundlichkeit verzichtet.

Aus demselben Grund wird auch auf die durchgehende Schreibweise Ärzte und Ärztinnen verzichtet. Dies erscheint zudem auch für die Zeit bis 1945 eher verfälschend, war die Standespolitik doch in dieser Zeit ein rein männlich dominiertes Feld. Ein Umstand, der sich auch nach Ende des Zweiten Weltkrieges nur langsam ändern sollte. An relevanten Stellen werden aber die Ärztinnen und ihre allgemeine sowie standespolitische Situation explizit aufgegriffen und behandelt.

Bibliographie

Gedruckte Quellen

Baur, Erwin; Fischer, Eugen; Lenz, Fritz: Grundriss der menschlichen Erblichkeitslehre und Rassenhygiene. Bd. 1 u. 2. München 1921.

Binding, Karl; Hoche, Alfred: Die Freigabe der Vernichtung lebensunwerten Lebens. Ihr Maß und ihre Form. Leipzig 1920.

O. V.: 58. Deutscher Ärztetag. In: Südwestdeutsches Ärzteblatt 10 (1955), S. 219–223.

Literatur

Bleker, Johanna; Jachertz, Norbert (Hg.): Medizin im „Dritten Reich". Köln 1993.

Braese, Stephan; Groß, Dominik (Hg.): NS-Medizin und Öffentlichkeit. Formen der Aufarbeitung nach 1945. Frankfurt/Main 2015.

Dietrich, Susanne: 50 Jahre Bezirksärztekammer Nordwürttemberg. Chronik. Stuttgart 1997.

Drexler-Gormann, Birgit: Jüdische Ärzte in Frankfurt am Main 1933–1945. Isolation, Vertreibung, Ermordung. Frankfurt/Main 2009.

Eberle, Annette: Die Ärzteschaft in Bayern und die Praxis der Medizin im Nationalsozialismus. Berlin 2017.

Eckart, Wolfgang U.; Sellin, Volker; Wolgast, Eike (Hg.): Die Universität Heidelberg im Nationalsozialismus. Heidelberg 2006.

Eckart, Wolfgang U.: Medizin in der NS-Diktatur. Ideologie, Praxis, Folgen. Wien/Köln/Weimar 2012.

Fangerau, Heiner; Topp, Sascha; Schepker, Klaus (Hg.): Kinder- und Jugendpsychiatrie im Nationalsozialismus und in der Nachkriegszeit. Zur Geschichte ihrer Konsolidierung. Berlin 2017.

Forsbach, Ralf: Die Medizinische Fakultät der Universität zu Köln in der NS-Zeit. Köln 2023.

Forsbach, Ralf; Hofer, Hans-Georg: Die Deutsche Gesellschaft für Innere Medizin in der NS-Zeit. Ausstellung aus Anlass des 121. Kongresses der Deutschen Gesellschaft für Innere Medizin 18.–21. April 2015 in Mannheim. Wiesbaden 2015.

Forsbach, Ralf; Hofer, Hans-Georg: Internisten in Diktatur und junger Demokratie. Die Deutsche Gesellschaft für Innere Medizin 1933–1970. Berlin 2018.

Gerst, Thomas: Ärztliche Standesorganisation und Standespolitik in Deutschland 1945–1955. (= MedGG Beiheft 21) Stuttgart 2004.

Hafeneger, Benno; Velke-Schmidt, Marcus; Frings, Lukas: Geschichte der hessischen Ärztekammern 1887–1956. Schwalbach 2016.

Herold-Schmidt, Hedwig: Ärztliche Interessensvertretung im Kaiserreich 1871–1914. Jütte, Robert (Hg.): Geschichte der deutschen Ärzteschaft. Organisierte Berufs- und Gesundheitspolitik im 19. und 20. Jahrhundert. Köln 1997, S. 43–96.

Jütte, Robert (Hg.): Geschichte der deutschen Ärzteschaft. Organisierte Berufs- und Gesundheitspolitik im 19. und 20. Jahrhundert. Köln 1997.

Jütte, Robert (Hg.): Medizin und Nationalsozialismus. Bilanz und Perspektiven der Forschung. 2. Aufl. Göttingen 2011.

Kater, Michael H.: Doctors under Hitler. Chapel Hill/London 1989.

Klee, Ernst: „Euthanasie" im Dritten Reich. Die „Vernichtung lebensunwerten Lebens". Frankfurt/Main 1983.

Klee, Ernst: „Was sie taten – was sie wurden." Ärzte, Juristen und andere Beteiligte am Kranken- oder Judenmord. Frankfurt/Main 1986.

Klee, Ernst: Das Personenlexikon zum Dritten Reich. Frankfurt/Main 2003.

Krischel, Matthis u. a. (Hg.): Urologen im Nationalsozialismus. Zwischen Anpassung und Vertreibung. Bd. 1 u. 2. Berlin 2011.

Krischel, Matthis; Schmidt, Mathias; Groß, Dominik (Hg.): Medizinische Fachgesellschaften im Nationalsozialismus. Bestandsaufnahme und Perspektiven. Berlin/Münster 2016.

Kudlien, Fridolf (Hg.): Ärzte im Nationalsozialismus. Köln 1985.

Landesärztekammer Baden-Württemberg; Wiesing, Urban; Seidler, Eduard (Hg.): Fünfzig Jahre verfasste Ärzteschaft Baden-Württemberg. Stuttgart 2002.

Lifton, Robert Jay: The Nazi doctors. Medical killing and the psychology of genocide. New York 1986.
Loddenkemper, Robert; Konietzko, Nikolaus; Seehausen, Vera (Hg.): Die Lungenheilkunde im Nationalsozialismus. Berlin 2018.
Mack, Cécile: Die badische Ärzteschaft im Nationalsozialismus. (= Medizingeschichte im Kontext 6) Frankfurt/Main 2001.
Oehler-Klein, Sigrid (Hg.): Die Medizinische Fakultät der Universität Gießen im Nationalsozialismus und in der Nachkriegszeit. Personen und Institutionen, Umbrüche und Kontinuitäten. Stuttgart 2007.
Ratschko, Werner: Kieler Hochschulmediziner in der Zeit des Nationalsozialismus. Die Medizinische Fakultät der Christian-Albrechts-Universität im „Dritten Reich". Essen 2014.
Rueß, Susanne: Stuttgarter jüdische Ärzte während des Nationalsozialismus. Würzburg 2009.
Sächsische Landesärztekammer (Hg.): Sachsen. Wiege der ärztlichen Selbstverwaltung in Deutschland. Dresden 2020.
Schwamm, Christoph; Bezirksärztekammer Südbaden (Hg.): Medizingeschichte im Südwesten. Eine kritische Chronik der Bezirksärztekammer Südbaden. Stuttgart 2021.
Schwoch, Rebecca (Hg.): Berliner jüdische Kassenärzte und ihr Schicksal im Nationalsozialismus. Ein Gedenkbuch. Berlin 2009.
Seidler, Eduard: Die Medizinische Fakultät der Albert-Ludwigs-Universität Freiburg im Breisgau. Grundlagen und Entwicklungen. Berlin 1991.
Tascher, Gisela: Staat, Macht und ärztliche Berufsausübung 1920–1956. Gesundheitswesen und Politik. Das Beispiel Saarland. Paderborn 2010.
Vogt, Gerhard: Ärztliche Selbstverwaltung im Wandel. Eine historische Dokumentation am Beispiel der Ärztekammer Nordrhein. Köln 1998.
Wiesing, Urban u. a. (Hg.): Die Universität Tübingen im Nationalsozialismus. (= Contubernium 73) Stuttgart 2010.
Zierock, Gundula: Ärztliche Berufspolitik in Baden-Württemberg 1945–1970. Diss. Heidelberg 1975.

Internet

https://gedenkbuch.karlsruhe.de/start (letzter Zugriff: 15.12.2022).
https://stolpersteine-ludwigsburg.de/ (letzter Zugriff: 15.12.2022).
https://www.bvoegd.de/oegd-1933-45/ (letzter Zugriff: 08.12.2022)
https://www.kbv.de/html/1150_37413.php (letzter Zugriff: 08.12.2022).
https://www.stolpersteine.eu/ (letzter Zugriff: 13.12.2022).
https://www.stolpersteine-stuttgart.de/ (letzter Zugriff: 15.12.2022).

1. Die württembergischen Standesvereinigungen und ihre Politik
Der Weg zur ersten Ärztekammer (1918–1926)

1.1 Die Neuordnung des Gesundheitswesens nach dem Ersten Weltkrieg

Ein halbes Jahr nach Ende des Ersten Weltkrieges wurden im württembergischen Staatswesen lange aufgeschobene und durch den Krieg unterbrochene Reformbestrebungen wiederaufgenommen. Diese betrafen auch das Gesundheitswesen, in dem eine ganze Reihe von – nicht nur kriegsbedingten – Problemen eine Lösung erforderte. Neben der grassierenden Tuberkulose und dem Umgang mit Tausenden von Kriegsversehrten standen vor allem strukturelle Neuerungen ganz oben auf dem Programm.

Bereits unmittelbar nach der Jahrhundertwende[1] war eine Reform des Gesundheitswesens sowohl seitens der Ärzteschaft als auch der Behörden als dringend notwendig empfunden worden[2]. In einem Schreiben des Medizinalkollegiums[3] aus dem Jahre 1903 drängten dessen Vertreter auf eine Vereinfachung des Geschäftsganges, da die Verfahren zu umständlich und langwierig in ihrer Bearbeitung wären. Anstatt die Vorgänge allein im Kollegium zu behandeln, sollte vieles nun vorab durch die Verwaltungsangestellten erledigt werden.

Die Zahl der Abteilungen sollte auf eine ärztliche und eine tierärztliche Stelle reduziert werden. Eine gesetzliche Neuregelung der Belange der Oberamtsärzte stand ebenfalls zur Debatte. Bis zur Verabschiedung dieses Gesetzes im Jahre 1912 wurden

---

1 Zur Geschichte der deutschen Ärzteschaft und von deren Standesvereinigungen im 19. Jahrhundert siehe auch Graf (1890), Herold-Schmidt (1997), und Jütte (1997). Zur Geschichte der württembergischen Ärzteschaft im 19. Jahrhundert siehe beispielsweise Langbein (1949), Sommer (1968) und Speidel (1962).

2 So heißt es: „Bald nach der Jahrhundertwende wurde das Bedürfnis nach einer Aenderung der organischen Bestimmungen für das Medizinalkollegium d. h. der K. V. [königlichen Verordnung, A. P.] vom 21. Oktober 1880 Reg. Bl. 1881 S. 3. lebhaft empfunden." LABW HStAS, E 151/54 Bü 332, Pag. 371 zu 369.

3 Zur Geschichte des Medizinalkollegiums siehe auch die Einführung in den Bestand beim Staatsarchiv Ludwigsburg: https://www2.landesarchiv-bw.de/ofs21/olf/einfueh.php?bestand=17489 (letzter Zugriff: 22.9.2020).

interne Reformen des Medizinalkollegiums[4] aber aufgeschoben. 1907 war zudem noch die Hinzuziehung von Vertretern der Universität Tübingen beschlossen worden. Dadurch wurde das Kollegium noch weiter vergrößert und die Einberufung der Sitzungen noch aufwendiger. Die Gründung eines Landesgesundheitsrates[5] – als neu zu schaffendes Expertengremium[6] – war ebenfalls geplant[7].

Infolge der zunehmend offenkundig werdenden Unzulänglichkeiten der Kollegialbehandlung (d.h. der Besprechung von Themen durch regelmäßig einzuberufende Beratungen des gesamten Kollegiums) wandte sich auch die württembergische Ständeversammlung[8] mit dem Ersuchen um eine Vereinfachung der Gesundheitsverwaltung an die Staatsregierung. Dies hatte zur Folge, dass durch einen Ministerialerlass vom Dezember 1909 das Medizinalkollegium mittelfristig aufgelöst werden und seine Aufgaben in den Bereich des Ministeriums des Innern übergehen sollten.[9] In einer Stellungnahme des Ministerialdirektors Sigmund von Rembold[10] wurde auch die Bildung eines Landesamtes für das Gesundheitswesen angeschnitten. Im September und Dezember 1910 folgten ein erster Entwurf und eine Denkschrift zur Neuordnung, zusammen mit einem Bericht über die *„Tätigkeit und Entwicklung des Medizinalkollegiums in den letzten 30 Jahren“*[11]. Darin wurden zwei mögliche Wege diskutiert: eine Entlastung des Kollegiums durch Übernahme einiger Aufgaben durch das Ministerium des Innern oder die Auflösung und die Übernahme der Mitarbeiter in eine neu zu schaffende Abteilung im Ministerium.[12] In diesem Zusammenhang hoben vor allem Ärzte hervor, dass es größerer Expertise bei den jeweiligen Vorgängen bedürfe:

> Als einen besonderen Vorzug würden sie [die Mitglieder des Kollegiums, A.P.] es aber betrachten, wenn, wie das in allen anderen Deutschen Bundesstaaten der Fall ist, technische, d.h. ärztliche und tierärztliche Erfahrungen und Erwägungen in den entscheidenden Behörden selbst und unmittelbar zur Geltung kämen; sie sind der festen Ueberzeugung,

---

4 Zu den ärztlichen Mitgliedern des Medizinalkollegiums siehe LABW StAL, E 162 I 4.3.

5 In Baden existierte ein derartiges Gremium schon länger, war aber wesentlich straffer organisiert. LABW StAF, A 96/1 Bü 1034, o. Pag.

6 Dabei handelte es sich um ein Expertengremium, welches die Regierung bei Themen des Gesundheitswesens beraten sollte.

7 LABW HStAS, E 151/54 Bü 332, Pag. 371 zu 369.

8 Zur Zusammensetzung der Ständeversammlung siehe Grube (1957).

9 „Infolge des Ersuchens der Ständeversammlung an die Staatsregierung eine Vereinfachung der Verwaltung usw. in die Wege zu leiten, erging ein Ministerialerlaß vom 4./8. Dezember 1909 Nr. 12237 an das Medizinalkollegium, in dem ebenfalls die Aufhebung des Medizinalkollegiums und Uebernahme der laufenden gesundheitspolizeilichen Angelegenheiten in das Ministerium berührt wurde.“ LABW HStAS, E 151/54 Bü 332, Pag. 371 zu 369.

10 Siehe dazu LABW StAL, E 162 I Bü 236.

11 LABW HStAS, E 151/54 Bü 332, Pag. 371 zu 369.

12 „Das eine würde eine Uebernahme der bisher von den Kreisregierungen besorgten Geschäfte auf dem Gebiet des Medizinalwesens durch das Ministerium des Innern, das andere Aufhebung des Medizinalkollegiums und Aufnahme ärztlicher und tierärztlicher Räte in das Ministerium des Innern bedeuten.“ LABW HStAS, E 151/54 Bü 332, Pag. 371 zu 369.

> daß in zahlreichen Fragen dies für die Medizinalverwaltung nur von größtem Nutzen sein würde, nicht zum Mindesten auch dadurch, daß […] ein schnelles, sachgemäßes, durch keinerlei formale Einrichtungen gehemmtes Eingreifen jederzeit ermöglicht wäre.[13]

Nachdem das Oberamtsarztgesetz[14] im Juli 1912 schlussendlich erlassen worden war, sollte das Gesundheitswesen als Nächstes eine neue rechtliche Grundlage erhalten. Infolge des Ausbruchs des Ersten Weltkrieges kam es dazu aber nicht mehr, unter anderem auch durch den zeitweiligen Kriegseinsatz einiger Kollegiumsmitglieder.[15]

Bereits wenige Monate nach Kriegsende wurden die Bemühungen um eine Neuordnung wiederaufgenommen, der Entwurf von 1910 im Januar 1919 überarbeitet.[16] In einer Sitzung am 12. Juni 1919 wurde dieser dann besprochen.[17] Die Bedenken und der Beratungsbedarf in den beiden betroffenen Berufsständen der Ärzte und Tierärzte waren zu diesem Zeitpunkt aber noch derart groß, dass man sich nicht auf konkrete Pläne zur Neuordnung einigen konnte.

1.2 Die Forderungen des Ärztlichen Landesvereins und des Esslinger Delegiertenverbandes

Der Ausschuss des Württembergischen Aerztlichen Landesvereins hatte sich im Jahr 1918 nur einmal versammelt (77. Sitzung am 23. Mai 1918). In dieser Sitzung standen jedoch vor allem kriegsbedingte Probleme und deren Lösung (Rückkehr der Ärzte und Wiederaufnahme ihrer Praxis[18], Versorgung von Versehrten, Witwen und Angehörigen, Seuchenbekämpfung u. v. m.) im Vordergrund. Die Frage der Neuordnung des Gesundheitswesens wurde folglich zurückgestellt. Darüber hinaus bestand innerhalb der ärztlichen Vereinigungen, wie bei den Behörden auch, erheblicher Reformbedarf. So stand die Frage im Raum, ob es nicht sinnvoller wäre, die beiden parallel existie-

13 LABW HStAS, E 151/54 Bü 332, Pag. 371 zu 369.

14 Siehe dazu *Regierungsblatt für das Königreich Württemberg* (1912), S. 270.

15 „Daß während der Kriegsjahre die Organisationsfrage auf sich beruhen blieb, bedarf einer weiteren Erklärung nicht; waren doch der Vorstand und zwei ärztliche Mitglieder des Kollegiums während der ganzen Zeit im Feld." LABW HStAS, E 151/54 Bü 332, Pag. 371 zu 369.

16 LABW HStAS, E 151/54 Bü 332, Pag. 371 zu 369.

17 Anwesend waren dabei neben zwei Vertretern des Ministeriums des Innern die Repräsentanten der Universität Tübingen, die Professoren Otfried Müller und Robert Eugen Gaupp, der Vorsitzende des ärztlichen Landesausschusses, der Geheime Sanitätsrat Gustav Mandry, und der Vorstand der Haut- und Geschlechtskrankenabteilung des Stuttgarter Katharinenhospitals, Sanitätsrat Friedrich Hammer, sowie jeweils ein Vertreter des tierärztlichen und pharmazeutischen Landesvereins und alle Mitglieder des noch bestehenden Medizinalkollegiums. LABW HStAS, E 151/54 Bü 332, Pag. 371 zu 369.

18 Hier existierten zahlreiche Konflikte mit den Vertretern, welche oft die Praxis nicht wieder abtreten wollten. Aufrufe an die Patienten, doch den vorherigen Praxisinhabern das Vertrauen zu schenken, schufen häufig keine Besserung: Kohlhaas (1918) und Schickler (1918).

renden Vereinigungen, den ärztlichen Landesausschuss und den wirtschaftlichen Arm der Ärzteschaft, den Esslinger Delegiertenverband (EDV), zusammenzulegen. Diese Verschmelzung stieß nicht überall auf Zustimmung. Viele Ärzte befürchteten einen Verlust der Schlagkraft in den Auseinandersetzungen mit den Krankenkassen, sollte es wieder zu einer Vermischung von wissenschaftlichen, ethischen und wirtschaftlichen Fragen kommen. Ähnlich dem Verhältnis von Leipziger Verband (Hartmannbund) und Ärztevereinsbund auf Reichsebene lagen Jahre, die durch zahlreiche Konflikte geprägt waren, zwischen den beiden Vereinigungen. Waren Anfang des 20. Jahrhunderts vor allem persönliche Differenzen und der Wunsch nach einer stärkeren Behandlung wirtschaftlicher Fragen ausschlaggebend für die Aufspaltung und die daraus hervorgehende Neugründung des EDV, so waren es nun viele Ärzte leid, zu den Versammlungen zweier Organisationen zu gehen. Innerhalb der Standeszeitschriften wurde der zunehmende Fokus der Ärzteschaft auf wirtschaftliche Fragen zwar beständig kritisiert[19], jedoch waren die Versammlungen des EDV und seiner Lokalvereine weitaus besser besucht als die auf Wissenschaft und Hebung bzw. Erhaltung einer hohen Standesethik bedachten Zusammenkünfte des ärztlichen Landesausschusses. Die parallele Existenz zweier ärztlicher Organisationen, mit nur in der Theorie klar abgegrenzten Arbeitsgebieten, trug dazu bei, dass die Ärzteschaft sowohl nach außen als auch nach innen selten mit einer Stimme sprach. In Verhandlungen mit den Behörden und den Krankenkassen konnte sie ihre Positionen oft nicht durchsetzen, woraus weitere Konflikte und Forderungen nach einer geeinten Ärzteschaft resultierten.

Zudem war nach Ende des Ersten Weltkrieges die finanzielle Situation vieler Ärzte problematisch. Dies lag nicht zuletzt am Überangebot von Medizinern, das insbesondere durch die zahlreichen notapprobierten jungen Ärzte bedingt war.[20] Viele der in den Kriegsjahren nur notdürftig ausgebildeten Ärzte waren nun aus dem Militärdienst entlassen worden und drängten auf den Arbeitsmarkt. Da diese Ärzte in den Lazaretten oft nur chirurgisch tätig gewesen waren, bestanden auf vielen anderen medizinischen Gebieten erhebliche Defizite.[21] So hatten in Preußen beispielsweise von 1911 bis 1913 87 Prozent der Kandidaten die ärztliche Hauptprüfung bestanden, während des Weltkrieges lag die Quote bei 98 Prozent.[22]

Im Juni 1918 hatte der Reichsausschuss für das ärztliche Fortbildungswesen[23] noch versucht, das Militär zur Bewältigung dieser Frage heranzuziehen. So sollten die Ärzte zu den notwendigen Fortbildungen abkommandiert werden. Eine auf Freiwilligkeit

19 O. V.: Württ. ärztlicher Landesverein (1920).

20 Für die reichsweite Situation siehe beispielsweise Vollmann (1919).

21 „Zu Punkt 5 der Tagesordnung: Hier wurde eingehend auf die üblen Folgen der Notapprobationen, die ausserordentlich in Bausch und Bogen gegangen sind und grosse Bildungslücken gelassen haben, hingewiesen; auch die Erfahrungen mit dem Notexamen seien sehr schlechte und aus den Kreisen der Studierenden selbst werde jetzt das Notexamen verworfen." LABW HStAS, E 151/54 Bü 262, Pag. 182.

22 LABW HStAS, E 151/54 Bü 285, Pag. 50.

23 Siehe auch O. V. (1918).

basierende Teilnahme wurde als nicht erfolgversprechend verworfen, zudem sollte der Eintritt dieser jungen Ärzte in die Kassenpraxis verzögert werden.[24] Denn auch in der württembergischen Ärzteschaft bestanden große Sorgen, dass die jungen Ärzte die Konkurrenzsituation erheblich verschärfen würden, was zu signifikanten Einkommenseinbußen bei den ansässigen Ärzten führen könnte.[25]

Zudem ging auch die Angst vor einer drohenden Verstaatlichung und dem Verlust von Privilegien des freien Berufes um.[26] In erster Linie wurden die Anhebung der Versicherungsgrenzen und die Ausweitung der Pflichtversicherung (gesetzliche Krankenversicherung) und der damit einhergehende Verlust vieler Patienten als existentielle Probleme für die Privatpraxis erachtet. Die Option des Streiks oder zumindest eines vertragslosen Zustandes wurde vor allem in den Standeszeitschriften ausführlich diskutiert[27], meist gespickt mit verbalen Attacken gegen die Krankenkassen, den ‚Urfeind' der Ärzte[28]. Die Folge davon war, dass wirtschaftliche (Einzel-)Interessen und nicht politische Fragen die höchste Priorität in der Ärzteschaft besaßen.

Auf einer außerordentlichen Mitgliederversammlung des EDV am 16. Februar 1919 wurden diese drängenden Probleme diskutiert, von der Frage der Verschmelzung über die Unterbringung der zahlreichen ärztlichen Kriegsteilnehmer bis hin zu den Verhandlungen mit den Krankenkassen über einen neuen Landesarztvertrag.[29] Von beiden Seiten wurden Kommissionen bestimmt, welche in gemeinsamen Sitzungen zu einem Kompromiss kommen sollten. Der Aushandlungsprozess sollte sich über Monate hinziehen.[30]

Im April versammelte sich auch der Ausschuss des Ärztlichen Landesvereins (ÄLV) zu seiner ersten Sitzung im Jahr 1919. Im Vordergrund standen hierbei die Vorstandswahlen für den Zeitraum bis 1922. Bei insgesamt 756[31] wahlberechtigten Mitgliedern in acht Bezirksvereinigungen wurden als Vorstand der Geheime Sanitätsrat Gustav Mandry, als Stellvertreter der HNO-Arzt und Sanitätsrat Karl Bok[32] und als Schriftführer Sanitätsrat Friedrich Hammer gewählt.

Gegen die zu diesem Zeitpunkt stattfindenden Generalstreiks bezog der Vorstand Stellung und lehnte zudem bis auf eine Ausnahme eine Beteiligung an aktivem Einschreiten bis hin zu Kampfhandlungen ab. Sanitätsrat Rudolf Emil Göller[33] aus Ludwigsburg sprach sich als Einziger gegen den passiven Widerstand und für ein aktives

24 LABW HStAS, E 151/54 Bü 262, Pag. 182.

25 Beispielsweise O. V.: Württ. ärztlicher Landesverein (1920) und Pursche (1924).

26 Weiss (1919), S. 26.

27 Heymann (1919).

28 Beispielsweise Oppenheimer (1919), Zitat S. 51.

29 Siehe dazu Schlottmann (1914).

30 Brommer: Esslinger Delegiertenverband. Außerordentliche Mitgliederversammlung 16. Februar 1919 (1919).

31 320 allein in Stuttgart, der größten Vereinigung: Hammer (1919).

32 Ärzte-Adressbuch (1920), S. 18.

33 Reichs-Medizinal-Kalender (1926), S. 575.

militärisches Vorgehen und später auch für die „Belehrung von irregeführten Ärzten"[34] aus. Als Göllers Wunsch abgelehnt wurde, legte er sein Amt als Delegierter des Landesausschusses unter Protest nieder. Seitens des Ausschusses wurde nur die Option eines Streiks der Ärzteschaft[35] erwogen, falls dies als Abwehrmaßnahme auf lokaler Ebene sinnvoll erscheinen könnte. Die Ausführung und Verantwortung wurde den Bezirks- und Ortsvereinen überlassen.[36]

Langfristig bedeutsamer erschien auch hier die Frage nach einer Zusammenlegung der beiden ärztlichen Organisationen. Die Redundanz zahlreicher Arbeitsfelder und die daraus resultierende Doppelarbeit hatten beim ÄLV zu einem spürbaren Nachlassen des Besuchs bei den Vereinssitzungen geführt. Die wenigen, die sich zur Vereinsarbeit bereit erklärten, klagten über den zu hohen Aufwand für die ehrenamtliche Arbeit. Zudem wurde vielen ein zu starker Fokus auf Stuttgart, die mit Abstand größte Bezirksvereinigung, gelegt. Die meisten Versammlungen fanden hier statt und waren für Mitglieder weiter entfernter Vereine oft nur mit großem Aufwand zu erreichen. Neben der Zusammenlegung wurde auch die Möglichkeit der Zwangsmitgliedschaft im ÄLV für jeden Arzt oder, falls dies nicht möglich wäre, zumindest jeden Kassenarzt diskutiert. Dadurch erhoffte man sich nicht nur höhere Beiträge, sondern auch eine bessere Beteiligung an den standespolitischen Aufgaben. Friedrich Langbein, praktischer Arzt aus Pfullingen, äußerte diesbezüglich die leise Hoffnung, dass die neue Regierung hierbei der Ärzteschaft gegenüber offen eingestellt sei und sich ansonsten bei Konflikten mit den Krankenkassen zurückhalten würde. Diese Ansicht wurde bei weitem nicht von allen geteilt. Insbesondere die Sozialdemokratische Partei Deutschlands (SPD) wurde von einigen Ärzten als maßgeblicher Teil einer „mit den Krankenkassen vielfach liierte[n] Regierung"[37] kritisiert, da hier Widerstand gegen die Schaffung einer Ärztekammer verortet wurde. Bis zur Klärung der Verschmelzungsfrage wurden Vorstöße im Hinblick auf eine eigene Kammer aber noch zurückgestellt.[38]

Wenn auch der ÄLV sich von Vorstandsseite aus nicht an Streiks oder gar Gewalt beteiligen wollte, so zeigte sich in den nächsten Monaten die Zerrissenheit des ärztlichen Lagers in Württemberg, das nach dem verlorenen Krieg seine Stellung in der Republik noch suchte. So finden sich Artikel in der Standeszeitschrift, in denen die

34 Er wiederholte seine Forderungen in Göller (1919), Zitat S. 216.

35 Auch auf Reichsebene war man unentschlossen. Während in einigen Städten gestreikt wurde, verhielt sich das Gros abwartend: „Die Frage, ob sich Aerzte aus irgendeinem Grunde an einer Arbeitseinstellung beteiligen sollen, beantwortet sich nach dem zu erwartenden Erfolge. Nur wenn ein solcher sicher oder wenigstens wahrscheinlich ist, darf ein Aerztestreik in Erwägung gezogen werden." Der Autor vertrat dabei die Auffassung, dass man sich dem Streik nur anschließen sollte, wenn man bereit sei, diesen mit der „grössten Rücksichtslosigkeit durchzuführen". Heymann (1919), Sp. 39.

36 Hammer (1919), S. 173.

37 Hammer (1919), S. 174.

38 „Der ärztliche Landesausschuß bittet, die Frage der Errichtung der ärztlichen Ehrengerichte bis zum Abschluß der Beratungen wegen Abänderung der Standesorganisation zurückstellen zu wollen." LABW HStAS, E 151/52 Bü 29, Pag. 321.

schwindende Wertschätzung der Patienten für ihren Arzt einerseits bemängelt[39], auf der anderen Seite aber auch mangelnder Idealismus und zu starke wirtschaftliche Interessen einzelner Ärzte angeprangert wurden. Erste Forderungen nach stärkerer politischer Einflussnahme wurden ebenfalls im *Correspondenz-Blatt* geäußert. So sollten Ärzte als Abgeordnete in die Landtage oder in den Reichstag gewählt werden. Auch über einen gesamtdeutschen Ärzteverband ähnlich einer Gewerkschaft (im Sinne der späteren Reichsärztekammer) wurde diskutiert, denn:

> Wenn wir Aerzte wirklich davon überzeugt sind, dass wir zu den wichtigsten Führern der Menschheit, vor allem unseres deutschen Volkes gehören, dann müssen wir in ganz anderer Weise die heute noch so weitverbreitete Auffassung verlassen, als ob der Arzt ganz allein die Aufgabe habe, ‚seine Kranken' zu behandeln.[40]

Derselbe Autor sprach sich auch deutlich dafür aus, dass die Ärzteschaft mit der neuen Regierung keine Kompromisse eingehen solle: „Ich denke, wir machen unsere Vereinsform, wie wir sie für gut halten, und sagen dann zur Regierung: ‚Hier bin, hier bleib' ich!'"[41] Es finden sich noch einige weitere einflussreiche Ärzte, die ein derart forsches Vorgehen befürworteten. So äußerten sich Ende 1919 auch zunehmend aktive und ehemalige Militärärzte. Paul Hocheisen[42], zu diesem Zeitpunkt Oberstabsarzt der Versorgungsabteilung des Kriegsministeriums[43], forderte beispielsweise dazu auf, der Regierung „die Waffe des Streiks"[44] zu zeigen, um die so empfundene „Vergewaltigung der Ärzte"[45] zu beenden, denn: „Die einige Aerzteschaft ist eine unbesiegliche Macht."[46]

War zuvor das Verhältnis zwischen Militär- und Zivilärzten meist nicht gut gewesen, so näherte man sich in der Krise an, und es wurde diskutiert, ob und inwiefern der Bund der Sanitätsoffiziere dem ÄLV beitreten könnte.[47] Ähnliches überlegte man beim Verein der Medizinalbeamten. Diese waren in Fragen der Gesundheitsverwaltung und damit bei der Zusammenarbeit mit den Behörden quasi unersetzbar.[48]

Auch beim EDV bemühte man sich, diese Vielzahl an divergierenden Interessenverbänden und damit die Ärzteschaft als solche zu vereinen und auf eine neue Basis zu stellen. So sollten zuallererst die eigenen Strukturen verbessert, d. h. professionalisiert werden.

---

39 Bernhard: Sind wir noch Idealisten? (1919).
40 Pfleiderer: Schlagfertige Organisation (1919), S. 238.
41 Pfleiderer: Vereinfachung (1919), S. 278.
42 Späterer SA-Obergruppenführer und Chef des Sanitätswesens der SA. Lilla/Döring/Schulz (2004), S. 251 f.
43 Ärzte-Adressbuch (1920), S. 9.
44 Hocheisen (1919), S. 327.
45 Hocheisen (1919), S. 327.
46 Hocheisen (1919), S. 327.
47 Hocheisen (1919).
48 Köstlin (1919).

Dafür schaute man sich auch bei der verhassten Konkurrenz von den Krankenkassenverbänden um; deren System mit einem Syndikus/Juristen in beratender Funktion erschien vielen als nachahmenswert. Entgegen der bisherigen ehrenamtlichen Besetzung der Positionen sollte diese Stelle hauptamtlich von einem Arzt übernommen werden. Einen Verwaltungsfachmann oder Juristen lehnte man ab. Diese hätten zu wenig Kenntnisse von den Problemstellungen der Ärzteschaft. Auf der anderen Seite traute man einem Arzt diese Aufgabe durchaus zu: „der Mangel formaljuristischer Fachkenntnisse wiegt demgegenüber federleicht [...] [ein Arzt wird] dem Heer der Juristen ‚über' sein."[49] Entsprechend schrieb man die Stelle für einen geschäftsführenden Arzt anstatt einen reinen Geschäftsführer aus. Dieser sollte neben den täglichen Geschäften auch die Schriftleitung des *Correspondenz-Blattes* übernehmen und zu einer besseren Kommunikation innerhalb der Ärzteschaft beitragen.[50]

Nachdem die Tendenz dahin ging, dass eine Verschmelzung langfristig das Beste wäre und man die Ärzteschaft in der Sache (fälschlicherweise) vereint wähnte, sollten nun die ärztlichen Forderungen dem Ministerium des Innern gegenüber mit umso mehr Nachdruck vertreten werden.

So wurde vom ärztlichen Landesausschuss im September 1919 der Antrag gestellt:

> 1. an der Spitze des Gesundheitswesens (Medizinalkollegium, Medizinalabteilung beim Ministerium oder ähnliches) soll ein Arzt stehen,
> 2. der oberste Medizinalbeamte soll Vorstand des Landesgesundheitsrates bezw. seiner ärztlichen Abteilung sein; seine ärztlichen Mitglieder werden vom Landesausschuss bezw. der ärztlichen Landesvertretung gewählt,
> 3. der oberste Medizinalbeamte bezw. wenn keine Medizinalabteilung errichtet wird, die einzelnen Medizinalreferenten sollen das Recht direkter Berichterstattung an den Minister ohne Zwischenschaltung eines Verwaltungsbeamten haben.[51]

Damit wären sowohl dem ärztlichen Leiter als auch der Standesvertretung erhebliche Befugnisse in der gewünschten Ministerialabteilung zuteilgeworden. Das Ministerium und auch die bisherigen Mitglieder des Medizinalkollegiums zeigten sich allerdings wenig aufgeschlossen, den Ärzten derartig weitreichende Befugnisse zuzugestehen. Zudem wurden erhebliche Konflikte innerhalb der Ministerialbürokratie befürchtet, wenn verwaltungstechnisch nicht geschulte Ärzte mit Verwaltungsbeamten und Juristen zusammenarbeiten müssten oder diesen gar vorgesetzt sein könnten.[52]

Aber auch die anderen am Gesundheitswesen beteiligten Berufsgruppen ließen durchblicken, dass sie ein ärztliches Primat nicht dulden wollten. So äußerte sich der tierärztliche Landesverein dahingehend, er würde „jedem Versuch einer solchen Re-

---

49 Bernhard: Vorschläge (1919), S. 339.
50 Bernhard: Vorschläge (1919).
51 LABW HStAS, E 151/54 Bü 332, Pag. 387.
52 LABW HStAS, E 151/54 Bü 332, Pag. 391.

gelung mit äusserster Entschiedenheit entgegentreten, wie auch umgekehrt die Aerzte niemals einen Tierarzt als Leiter jener Medizinal-Abteilung ertragen würden"[53].

Dieselbe Position nahmen auch die Behörden ein. So sei es bei den kleinen württembergischen Verhältnissen unmöglich, „einen Arzt etwa als Ministerialdirektor innerhalb des Ministeriums zu bestellen"[54].

1.3 Die Beratungen im Landtag

Ohne eine grundsätzliche Einigung mit Ärzten und Tierärzten erzielt zu haben, gingen die bisherigen Entwürfe des Ministeriums des Innern an den Württembergischen Landtag. So fand in dessen 60. Sitzung am 2. Oktober 1919 eine erste Beratung statt. Eine der Stimmen für die Belange der Mediziner gehörte dem Abgeordneten und Arzt Hermann Etter von der Deutschen Demokratischen Partei (DDP).[55] Er sah grundsätzlich die Wünsche der Ärzteschaft in dem neuen Gesetz als erfüllt an, wenn ein Arzt an die Spitze des neuen Amtes gesetzt werden würde.[56] Damit dies in den Entwurf Eingang finden könnte, schlug er dessen Überweisung an eine neu zu bildende Kommission vor. Der Minister des Innern, Hugo Lindemann (SPD)[57], lehnte dies mit dem Verweis auf die schon 1910 geführten Verhandlungen ab. Seitens zahlreicher Redner wurde die Eile, mit der der Entwurf beraten und darüber beschlossen werden sollte, kritisiert. So war er erst am Vormittag den Abgeordneten zugegangen, und dementsprechend bestand keine Möglichkeit, die Protokolle über die Beratungen von vor dem Kriege einzusehen.[58] Dieses übereilte Vorgehen führte während der Verhandlungen auch zu einigen Missverständnissen bzw. Verständnisproblemen, und die Beratung wurde am darauffolgenden Tag fortgesetzt.

Aufgrund der zahlreichen Klagen[59] rekapitulierte der Berichterstatter Immanuel Herrmann (SPD)[60] den bisherigen Verlauf der Beratungen und hob erneut hervor, dass es hauptsächlich darum ginge, eine Vereinfachung des Geschäftsbetriebs zu er-

53 LABW HStAS, E 151/54 Bü 332, Pag. 387.

54 LABW HStAS, E 151/54 Bü 332, Pag. 391.

55 Raberg (2001), S. 186.

56 Verhandlungen der verfassunggebenden Landesversammlung beziehungsweise des Landtags des freien Volksstaates Württemberg in den Jahren 1919 und 1920 [im Folgenden: Verhandlungen des Württembergischen Landtags (1920)], 60. Sitzung, 2. Oktober 1919, S. 1356.

57 Raberg (2001), S. 506.

58 Verhandlungen des Württembergischen Landtags (1920), 60. Sitzung, 2. Oktober 1919, S. 1356 f.

59 Beispielsweise von dem Abgeordneten Karl Walter: „Diese Vorberatung hat vor etwa 8 Jahren stattgefunden in einer ganz anderen Zusammensetzung des Hauses als heute [...] Ich bitte, die Sache doch nicht so sehr zu übereilen, da ja das Gesetz erst am 1. Januar nächsten Jahres in Kraft treten soll und es sich im großen und ganzen nur um eine Verschiebung innerhalb des Ministeriums handelt." Verhandlungen des Württembergischen Landtags (1920), 60. Sitzung, 2. Oktober 1919, S. 1356; zu Karl Walter: Raberg (2001), S. 984.

60 In den Protokollen des Landtages als Herrmann Immanuel geführt. Raberg (2001), S. 349 f.

reichen. Allerdings wurde vom Plenum erneut bemängelt, dass „dieser Gesetzentwurf so rasch verabschiedet werden soll“[61]. Etter kritisierte entgegen seiner ursprünglichen Zustimmung in der ersten Beratung nun auch den Entwurf und sah die Wünsche der Ärzteschaft als nicht erfüllt an.[62]

Noch entschiedener kritisierte Clara Zetkin von der Unabhängigen Sozialdemokratischen Partei Deutschlands (USPD) die Eile, mit der über den Entwurf entschieden werden sollte:

> auch wir protestieren auf das entschiedenste dagegen, daß die Regierung uns zumutet, im Wettrennentempo von Kraftfahrern Gesetzentwürfe zur Entscheidung zu bringen. [...] Hand aufs Herz! Wie viele oder wie wenige sind hier unter uns, die sagen können, sie hätten von gestern früh bis heute auch nur die Protokolle nachgelesen, auf die sich die Begründung der Vorlage beruft.[63]

Ebenso wie Etter war auch sie der Meinung, dass der Entwurf nicht den Wünschen und Bedürfnissen der Ärzteschaft entsprach und dass ein Arzt an die Spitze der neu zu schaffenden Institution gehöre.[64] Als Erwiderung auf die Vorwürfe verwies Lindemann erneut auf die vor dem Krieg geführten Verhandlungen und die damals gehörten Vertreter der Ärzteschaft. Des Weiteren betonte er, dass der Entwurf, entgegen seinem Namen, „überhaupt keine Neuregelung des Gesundheitswesens bringen“[65] solle, sondern nur eine Neuverteilung der Aufgaben des Medizinalkollegiums. Nach einer letztmaligen Betonung Etters, dass ein Arzt und kein Verwaltungsbeamter an die Spitze des neuen Amts gehöre, und da außer ihm keine weiteren Wortmeldungen vorhanden waren, wurde die zweite Sitzung beendet. Abschließend hielt man fest, dass der Gesetzentwurf[66] „unver-

---

61 Verhandlungen des Württembergischen Landtags (1920), 61. Sitzung, 3. Oktober 1919, S. 1388.

62 „Es ist nun so, daß wir an Stelle des Medizinalkollegiums eine eigene medizinische Zentralbehörde nicht mehr haben. Das entspricht nicht gerade dem Wunsche der Aerzteschaft. Denn dieser Wunsch hat sich früher in anderen Richtungen bewegt. Man wollte an der Spitze dieser Behörde einen Arzt haben; ich kann mich einer gewissen Verwunderung nicht enthalten, daß wie wir gestern von der Regierung gehört haben, das Medizinalkollegium hier seine Zustimmung gegeben hat: Ich weiß nicht, ob es damit die Wünsche der Aerzteschaft voll zur Geltung gebracht hat.“ Verhandlungen des Württembergischen Landtags (1920), 61. Sitzung, 3. Oktober 1919, S. 1391.

63 Verhandlungen des Württembergischen Landtags (1920), 61. Sitzung, 3. Oktober 1919, S. 1391.

64 „Auch wir sind der Meinung, daß nicht ein Verwaltungsbeamter, sondern daß ein Arzt an der Spitze der Institution zu stehen hat, die als Zentralinstanz das öffentliche Gesundheitswesen zu überwachen und zu fördern hätte.“ Verhandlungen des Württembergischen Landtags (1920), 61. Sitzung, 3. Oktober 1919, S. 1392.

65 Verhandlungen des Württembergischen Landtags (1920), 61. Sitzung, 3. Oktober 1919, S. 1393.

66 „Gesetz betreffend die Neuordnung des Gesundheitswesens im Geschäftskreis der inneren Verwaltung. Der Landtag hat am 3. Oktober 1919 das folgende Gesetz beschlossen, das hiemit verkündet wird: § 1. Das Medizinalkollegium wird aufgehoben. Soweit in dem Oberamtsgesetz vom 10. Juli 1912 (Reg.Bl. S. 270), in dem Ausführungsgesetz zum Viehseuchengesetz vom 8. Juli 1912 (Reg.Bl. S. 279) oder in andern Gesetzen das Medizinalkollegium genannt ist, tritt an seine Stelle das Ministerium des Innern. Es kann einzelne Befugnisse andern Behörden seiner Verwaltung übertragen.§ 2. In Angelegenheiten der Gesundheitspolizei unterstehen die Bezirksstellen der innern Verwaltung dem Ministerium des Innern unmittel-

ändert aus unseren Beratungen hervorgegangen“[67] war, also trotz der Einwände keine nennenswerten Änderungen erfahren hatte. Dennoch wurde der Entwurf mit großer Mehrheit angenommen.[68]

ÄLV und EDV waren mit dem Ergebnis erwartungsgemäß nicht zufrieden. Da sie jedoch weiterhin vor allem mit der Verschmelzung der beiden Organisationen beschäftigt und darüber mitunter heillos zerstritten[69] waren, blieb eine größere Reaktion auf das Gesetz zunächst aus[70]. Immerhin konnte man beim EDV die Anstellung eines geschäftsführenden Arztes vermelden.[71] Unter 26 Bewerbern, ein weiteres Indiz für die wirtschaftlich schwierige Situation in der Ärzteschaft, war Franz Koebner[72] aus Hannover ausgewählt worden[73].

Nicht zuletzt aufgrund der irreführenden Benennung und der dadurch ausführlicher gewordenen Debatte um eine eigene Ministerialabteilung mit einem Arzt an der Spitze wurde der Gedanke einer tiefgreifenden Änderung des Gesundheitswesens über das Gesetz vom 3. Oktober 1919 hinaus weiterverfolgt. Insbesondere der schon erwähnte Abgeordnete Etter befasste sich mit der Angelegenheit im Sinne seines Berufsstandes weiter.

Zusammen mit dem Abgeordneten Albert Rapp vom Württembergischen Bauern- und Weingärtnerbund (WBWB)[74] stellte er eine Anfrage an den Landtag, betreffend den „Aufbau der Ministerialabteilung für das Gesundheitswesen“[75]. In deren Beantwortung wurde nochmals hervorgehoben, dass fälschlicherweise davon ausgegangen worden sei, dass „auf Grund des Gesetzes, betreffend die Neuordnung des Gesundheitswesens, vom 15. Dezember 1919 eine ‚Ministerialabteilung für das Gesundheitswesen‘ aufgebaut worden sei“[76], und Württemberg zu klein wäre, um sich den Luxus[77]

---

bar. Ausnahmen können im Verordnungswege bestimmt werden. § 3. Dieses Gesetz tritt am 1. Januar 1920 in Kraft. Blos. Bolz. Graf. Heymann. Hieber. Liesching.“ LABW HStAS, E 151/54 Bü 332, Pag. 428 und Pag. 431.

67 Verhandlungen des Württembergischen Landtags (1920), 61. Sitzung, 3. Oktober 1919, S. 1393.

68 Verhandlungen des Württembergischen Landtags (1920), 61. Sitzung, 3. Oktober 1919, S. 1393.

69 So drohten einige Mitglieder (Langbein, Bok und Karl Mangold) der Kommission zur Verschmelzung wiederholt mit der Niederlegung ihrer Mandate, was aufgrund ihrer Bedeutung vermutlich zum vorläufigen Scheitern der ganzen Angelegenheit geführt hätte. Brommer: Esslinger Delegiertenverband. Ausserordentliche Mitgliederversammlung 12. Oktober 1919 (1919).

70 Langbein (1919).

71 Bis dato hatte die meisten dieser Aufgaben der in Stuttgart niedergelassene praktische Arzt Adolf Brommer erledigt. Brommer: Esslinger Delegiertenverband. Ausschusssitzung 14. September (1919) und Reichs-Medizinal-Kalender (1926), S. 577.

72 Vor dem Ersten Weltkrieg noch in München tätig. Reichs-Medizinal-Kalender (1914), S. 407.

73 Brommer: Esslinger Delegiertenverband. Ausschusssitzung 14. September (1919).

74 Raberg (2001), S. 689.

75 LABW HStAS, E 151/54 Bü 332, Pag. 452 zu 451.

76 LABW HStAS, E 151/54 Bü 332, Pag. 462.

77 Dies war zumindest erörtert worden; hierbei war insbesondere die Denkschrift „Verstaatlichung des Gesundheitswesens“ von Magnus Hirschfeld diskutiert worden. Dieser sprach sich neben der Verbeamtung der Ärzte deutlich gegen eine Berufsgerichtsbarkeit aus und stand somit im Kontrast zu den Forderungen der württembergischen Standesvereinigungen: „Vor allem sind die Standesgerichte der Ärztekammern

zu leisten, eine eigene Abteilung zu unterhalten[78]. Es seien nach wie vor nur die Aufgaben des Medizinalkollegiums und der Kreisregierungen auf das Innenministerium übergegangen. Trotzdem wäre man den Wünschen der Ärzteschaft weitestgehend entgegengekommen und die ärztlichen Berichterstatter mit größeren Befugnissen (vor allem das Recht, direkt dem Minister vortragen zu können) ausgestattet worden.

Aufgrund des Widerstandes der tierärztlichen und pharmazeutischen Landesvereine hätte nicht mehr erreicht werden können, da diese keinen Arzt als übergeordnete Instanz akzeptieren würden. So zeigten sich auch, im Gegensatz zu den Ärzten, die Tierärzte zufrieden mit der neuen Lösung[79] – insbesondere da sie für sich als Fortschritt verbuchen konnten, dass künftig ein Verwaltungsbeamter und kein Arzt über die sie betreffenden Fragen mitentscheiden sollte[80].

Erwartungsgemäß wurde das Gesetz in der nächsten Sitzung des ÄLV am 22. April 1920 zwar kritisiert und mit einer Nichtnominierung von ärztlichen Experten für den kommenden Landesgesundheitsrat gedroht, allerdings bestanden auch in der Ärzteschaft zahlreiche Unklarheiten über die genauen Auswirkungen des Gesetzes.[81] Letztendlich erfolgte eine Aussprache zwischen Minister Lindemann und dem Abgeordneten Etter sowie dem Vorsitzenden des ÄLV, dem Geheimen Sanitätsrat Mandry. Dabei wurde seitens der Ärzte ihre Kritik an dem Gesetz und dem Vorgehen des Ministeriums wiederholt. Nachdem jedoch die Missverständnisse ausgeräumt waren, erklärten sich die ärztlichen Vertreter zu einer Zusammenarbeit im Landesgesundheitsrat bereit.[82]

Damit sah das Ministerium des Innern die Sache vorerst als erledigt an, und auch seitens der Ärzteschaft sollten weitere Vorstöße in diese Richtung erst nach der geplanten Organisationsänderung erfolgen.

---

zu beseitigen. Fort mit den ärztlichen Ehrengerichten! Es gibt nur eine allgemeine menschliche und keine Standesehre." Hirschfeld (1919), S. 14.

78 Siehe dazu „Beantwortung der in eine kleine Anfrage umgewandelten Anfrage der Abgeordneten Etter und Rapp, betreffend den Aufbau der Ministerialabteilung für das Gesundheitswesen, vom 11. März 1920". LABW HStAS, E 151/54 Bü 332, Pag. 462.

79 „Die seit 1. Jan. 1920 getroffene Regelung des Gesundheitswesens, bei der als Vertreter des Ministers ein Verwaltungsbeamter bestellt ist, wird den praktischen Notwendigkeiten am besten gerecht. Wir richten an den Herrn Minister die ganz ergebene Bitte, dafür eintreten zu wollen, dass keine Aenderung der Organisation des Gesundheitswesens getroffen wird, unter gar keinen Umständen aber eine solche, bei der einem Arzt die Vertretung des Veterinärswesens zukommen würde." LABW HStAS, E 151/54 Bü 332, Pag. 455.

80 „Die Unterstellung unter einen ärztlichen Vorstand würde für die Tierärzte nicht nur keinen Fortschritt, sondern geradezu einen Rückschritt bedeuten, nachdem erst vor kurzem durch die Aufhebung des Medizinalkollegiums die Mitentscheidung des Arztes bei Veterinärsfragen endlich beseitigt worden war." LABW HStAS, E 151/54 Bü 332, Pag. 462 und Pag. 455.

81 Hammer: Württ. ärztlicher Landesverein (1920).

82 Mandry (1920).

1.4 Zwei ärztliche Standesorganisationen – eine zu viel?

Die schnelle Erledigung der Frage nach Organisationsänderung erschien inzwischen umso drängender, als zahlreiche Probleme eine Lösung verlangten und die berechtigte Befürchtung innerhalb der Standesvereinigungen bestand, dass eine gespaltene Ärzteschaft die eigene Verhandlungsposition weiterhin schwächen würde. Anfang 1920 wurde weiter über den neuen Landesarztvertrag[83] mit den Krankenkassen verhandelt[84] und im Reichstag gab es Bestrebungen der Regierung für eine Ausdehnung der Versicherungspflicht auf 20.000 Mark Jahreseinkommen. Letzteres hätte zur Folge gehabt, dass der lukrativen Privatpraxis Patienten verlorengegangen wären, da weitere Teile der Bevölkerung unter die gesetzliche Krankenversicherung gefallen wären.[85]

Bei der Behandlung dieser Themen in der Presse tat sich insbesondere der neue geschäftsführende Arzt hervor. Die scharfe Rhetorik von Koebner traf allerdings nicht nur die Vertreter der Regierung oder der Krankenkassen. Auch Ärzte mit anderen Ansichten bezüglich der zukünftigen Ausrichtung ärztlicher Standesorganisation und -politik wurden zum Ziel zahlreicher Artikel im *Korrespondenz-Blatt*. Insbesondere die freie Arztwahl im Krankenhaus war zu einer Streitfrage geworden, die monatelang intensiv diskutiert wurde.

Der Tonfall der Debatte überschritt dabei so manches Mal die Grenze des guten Geschmacks, so dass der Verband der Krankenhausärzte sich gezwungen sah, mit der Bitte an den EDV heranzutreten, „die Veröffentlichungen des Geschäftsführers des EDV. sowohl in der Württembergischen Aerztezeitung als besonders in der Tagespresse über diese Frage vorläufig einzustellen“[86]. Aber auch andere Autoren beanspruchten im Brustton der Überzeugung für sich, die Meinung der Ärzteschaft zu vertreten. Die Gegenseite wurde dabei nicht selten als kleine Gruppe unverbesserlicher Unruhestifter dargestellt.[87]

Um die eigene Ansicht zu untermauern, wurden häufig abwegige oder kaum nachprüfbare Beispiele genutzt, wie etwa Vergleiche mit den Gesundheitssystemen anderer Staaten oder auf persönlichen Anekdoten und Hörensagen beruhende Vorgänge. Nach mehrfacher Berichtigung seiner oft anklagenden Artikel änderte auch der geschäftsführende Arzt des EDV seine Meinung im Streit um die freie Arztwahl im Krankenhaus vollständig. Diese Wankelmütigkeit fiel aber nicht allein auf ihn zurück, sondern richtete sich nun gegen den ganzen Verband.[88] Auch im ÄLV wurde mit Kritik an

---

83 Vollmann (1920).
84 Koebner: Mitteilungen (1920).
85 Koebner: Die 20 000 Mark-Grenze (1920).
86 Werner (1920), S. 71.
87 Hövel (1920).
88 „Wenige Wochen darauf geben Funktionäre des EDV. eine so ziemlich entgegengesetzte Meinungsäußerung ab, ohne daß die übrige Aerzteschaft des Landes Gelegenheit hat, sich zu dieser Schwenkung zu äußern.“ Sick (1920), S. 132.

den gewählten Vertretern nicht gespart. Als Erfolg konnte hingegen der Abschluss des Landesarztvertrages im Juni des Jahres 1920 verkündet werden.[89] Das Verhandlungsergebnis wurde überwiegend als positiv für die Ärzteschaft angesehen.[90] Im Hinblick auf die Konflikte mit den Krankenkassenverbänden auf Reichsebene führte der Alleingang der württembergischen Ärzteschaft aber zu fortwährender Kritik.[91]

Nach genau sechs Jahren Unterbrechung fand am 29. Juni 1920 erstmals nach dem Krieg wieder eine Landesversammlung des ÄLV statt. Sie wurde jedoch von nur 108 der zu diesem Zeitpunkt über 800 Mitglieder des Landesvereins besucht.[92] Dies lag unter anderem daran, dass die Zuschüsse zu den Reise- und Übernachtungskosten sowie ein reichhaltiges Rahmenprogramm in Anbetracht der angespannten finanziellen Situation vieler Ärzte und ihrer Familien nicht ausreichten, die Standeskollegen aus den entfernteren Bezirken nach Stuttgart zu locken. Die dortige Bezirksvereinigung stellte erwartungsgemäß die meisten Teilnehmer, die Abstimmungsergebnisse spiegelten infolgedessen häufig die Wünsche und Ansichten der Stuttgarter Kollegen wider. Ohnehin hatten die Versammlungen des ÄLV in den Augen vieler nur einen verhältnismäßig geringen Stellenwert, da die Klärung wichtiger wirtschaftlicher Fragen Sache des EDV war.

So reichten beispielsweise die Themengebiete der Landesversammlung von der Erinnerung an die Toten[93] des Ersten Weltkrieges – neun Ärzte des ÄLV waren gefallen[94] – über Kritik an der Regierung und der allgemeinen Situation bis hin zur Finanzierung des *Korrespondenz-Blattes*. Auch die Forderung nach mehr Ärzten in der Politik[95] wurde wiederholt. Am Ende seines Geschäftsberichtes fasste Mandry zusammen: „Sie sehen, es ist nur wenig positiv Erreichtes und Abgeschlossenes, mit dem der LA [Landesausschuss, A. P.] heute vor Sie hintreten kann."[96]

Wenige Monate später, im Oktober 1920, waren zumindest die Pläne für die Umstrukturierung des ÄLV fortgeschritten. So wurde angeregt, die Zahl der Bezirksvereinigungen von acht auf zwölf zu vergrößern, um dadurch eine bessere Einteilung der Gebiete zu erreichen. Vor allem im ländlichen Bereich sollten so die Distanzen ver-

---

89 Dörfler: Der neue Landesarztvertrag (1920).

90 Der Schriftleiter des Aerztlichen Vereinsblattes, Siegmund Vollmann, berichtete über den Vertrag und äußerte auch Verständnis für den württembergischen Alleingang, da die Vertragsbedingungen so günstig waren: „Wer den Vertrag studiert, wird nachträglich verstehen, dass die württembergischen Aerzte die Bedenken gegen einen schroffen Abbruch der Verhandlungen mit den Kassen in den bewegten Maitagen nicht überwinden konnten." Vollmann (1920), Sp. 146.

91 Siehe etwa O. V.: Zwischen Aerzten (1921).

92 O. V.: Württ. ärztlicher Landesverein (1920) und Bok (1921).

93 Am 9. Mai 1929 wurde ein Gedenkstein für die Gefallenen des württembergischen Sanitätskorps im Ehrenhain des Waldfriedhofs in Stuttgart errichtet. Durch Spenden hatte sich die Ärztekammer daran beteiligt. Denkmal-Ausschuß (1929).

94 Hammer: Aerztlicher Landesverein (1920).

95 Weckerling/Schriftleitung (1919).

96 Hammer: Aerztlicher Landesverein (1920), S. 151.

ringert werden, welche die Ärzte zu den jeweiligen Vereinssitzungen zurückzulegen hatten. Eine Anlehnung an den EDV mit seiner noch kleinteiligeren Struktur von Lokalvereinen (1920 existierten 58 lokale Vertretungen des EDV) lehnte man als nicht erfolgversprechend und auch nicht durchführbar ab. Denn „entsprechend dem mehr auf das Materielle gerichteten Sinn der Zeit“[97] hätte dies nur einen Nutzen gehabt, wenn im ÄLV auch wirtschaftliche Fragen diskutiert werden könnten. Dies widersprach jedoch der Aufgabenteilung zwischen ÄLV und EDV. Mandry betonte dabei erneut, dass die Teilung von ÄLV und EDV ein Fehler gewesen sei, der nicht zuletzt auf persönlichen Differenzen beruht habe.[98]

Dabei war der EDV auf wirtschaftlichem Gebiet sehr erfolgreich. Zwei ärztliche Organisationen in einem so kleinen Staat wie Württemberg erschienen aber weder notwendig noch zur Koexistenz befähigt. Insbesondere der auf Wissenschaft und Hebung der Standesethik bedachte ÄLV schien zu diesem Zeitpunkt mit inneren Erodierungserscheinungen zu kämpfen, wohingegen der EDV vor allem als Verhandlungspartner bzw. Gegenspieler zu den Krankenkassen eine erheblich größere Legitimationsgrundlage hatte. Zudem kämpfte der ÄLV mit erheblichen Verlusten durch das *Korrespondenz-Blatt* (trotz nach dem Krieg verdoppelter Bezugspreise) und einer mangelhaften Organisationsstruktur. So wurde erwogen, ob nicht der EDV das Blatt übernehmen und damit die Kosten[99] tragen könnte. Ebenso sollten im Hinblick auf die Verschmelzung einige Geschäftsgänge durch Koebner durchgeführt werden, der ÄLV sozusagen über den geschäftsführenden Arzt des EDV mitverfügen dürfen.[100]

Die Folge aus diesem Dilemma war das Wiederaufflammen von Forderungen nach einer Zwangsorganisation: einer Ärztekammer.

1.5 Die Gründung des Württembergischen Aerzteverbands

In einigen der anderen deutschen Staaten existierten bereits Ärztekammern, welche als Vorbild für Württemberg dienen sollten. Nicht nur auf gemeinsamen Veranstaltungen wie dem Deutschen Ärztetag, sondern auch mit den direkten Nachbarn aus Baden und Bayern fand ein reger Austausch über die Entwürfe für eine erste Satzung statt.

In den letzten beiden Monaten des Jahres 1920 sollten dann einige lang diskutierte Änderungen im Hinblick auf eine Neuorganisation der bisherigen Standesvertretungen in die Tat umgesetzt werden.

---

97 O. V.: Württ. ärztlicher Landesverein (1920), S. 175.
98 O. V.: Württ. ärztlicher Landesverein (1920).
99 Die jährliche Belastung durch das *Medizinische Korrespondenz-Blatt* belief sich 1920 auf 45.000 Mark. LABW HStAS, E 151/53 Bü 82, Pag. 51 mit 52.
100 O. V.: Württ. ärztlicher Landesverein (1920).

So verkündete der EDV am 13. November 1920, dass die Vereinigung von nun an unter der Bezeichnung Württembergischer Aerzteverband (WAV) firmieren würde. Diese Änderung wurde mitunter augenzwinkernd begrüßt, da nun keine Missverständnisse mehr bezüglich der Anschrift der Geschäftsstelle auftreten könnten; entgegen der Vermutung vieler war diese schon lange in Stuttgart und nicht in Esslingen.[101]

Im Zuge der Änderungen wurden auch die Beitragsgebühren für den WAV und den ÄLV neu festgesetzt, was eine „lebhafte Debatte"[102] zur Folge hatte, da insgesamt vier Prozent des Kasseneinkommens einbehalten werden sollten. Ebenfalls als zu teuer und in seiner Organisation zu umständlich wurde der Landesgesundheitsrat stark kritisiert und gar als „Totgeburt bezeichnet"[103].

Einen Monat später, am 9. Dezember 1920, beschloss der ärztliche Landesausschuss die angedachte Umstrukturierung der Bezirksvereinigungen; entgegen dem ersten Entwurf wurden es aber 13 anstatt der geplanten zwölf. Von der als zu groß empfundenen Bezirksvereinigung Stuttgart spaltete man Böblingen ab. Die Änderung der alten Ministerialverfügungen von 1875[104] und 1903[105] wurde beim Ministerium beantragt, die neuen Bezirke sollten ab dem 1. Januar 1921 Gültigkeit haben[106]. Dies geschah rückwirkend durch eine Verfügung des Ministeriums des Innern vom 24. Januar 1921.[107]

Nach diesen Änderungen sollten erstmals nach dem Ende des Krieges wieder Wahlen stattfinden. Die Mitglieder für die Ausschüsse von WAV, ÄLV sowie der Bezirke sollten zeitnah, spätestens bis zum 26. Februar 1921, gewählt sein.[108] Dadurch wurden insgesamt 21 Delegierte für die Ausschüsse des ÄLV und WAV bestimmt.

Auf der ersten Sitzung des ärztlichen Landesausschusses für die Wahlperiode 1921 bis 1924 wurde Bok als neuer Vorsitzender gewählt, Mandry trat nach fast 20 Jahren nicht mehr an. Als Stellvertreter wurde Friedrich Langbein und als Schriftführer der Stuttgarter Arzt Richard Schwarz[109] gewählt[110]. Beim WAV votierten die Delegierten für den Chefarzt des Krankenhauses in Biberach, Wilhelm Dörfler[111], als ersten, Langbein als zweiten und den Sanitätsrat Karl Ries, Facharzt für Haut- und Geschlechtskrankheiten in Stuttgart, als dritten Vorsitzenden. Im Hinblick auf die noch ausstehende Verschmelzung der beiden Vereinigungen war ausdrücklich erwünscht, dass einige

---

101 O. V.: Eßlinger Delegiertenverband (1920).
102 Opp (1920), S. 211.
103 Opp (1920), S. 211.
104 *Regierungsblatt für das Königreich Württemberg* (1876), S. 5.
105 *Regierungsblatt für das Königreich Württemberg* (1903), S. 7.
106 LABW HStAS, E 151/52 Bü 29, Pag. 334.
107 LABW HStAS, E 151/52 Bü 29, Pag. 339.
108 O. V.: Die Wahlen (1921).
109 Ärzte-Adressbuch (1920), S. 12.
110 O. V.: Württembergischer Aerzte-Verband (1921) und Koebner: Württ. ärztlicher Landesverein (1921).
111 Reichs-Medizinal-Kalender (1926), S. 575.

Ärzte in beiden Gremien vertreten waren. In diesem Fall war es Langbein, der im Vorstand von WAV und ÄLV saß.[112]

Im Vorfeld der nächsten Landesversammlung, von beiden Vereinigungen gemeinsam durchgeführt, richtete sich der Fokus wieder auf das Ministerium des Innern und die seit Januar 1920 per Gesetz durchgeführte Neuordnung des Gesundheitswesens. Die Ärzteschaft, nun besser organisiert, wurde in ihrer Kritik zunehmend schärfer. So wurde verlautbart, dass durch das Gesetz nichts gewonnen und der Landesgesundheitsrat ein „Ungeheuer“[113] sei und insgesamt zu viel Dilettantismus[114] am Werk wäre[115]. Zwar war das vorherige Medizinalkollegium auch von ärztlicher Seite als „bestgehaßte Behörde Württembergs“[116] bezeichnet und im Zuge dessen deren Auflösung gefordert worden[117]. Andererseits wurden nun aber auch erste Stimmen laut, welche das neue Gesetz als noch schlechter für die Ärzteschaft ansahen. Es wurde beschlossen, dass eine Beschwerde beim Landtag dagegen eingereicht werden sollte.[118] Damit entzündeten sich an diesem auf dem Papier kleinen Gesetz und seinen im Ministerium als geringfügig wahrgenommenen Änderungen auch weiterhin zahlreiche Unmutsbekundungen württembergischer Ärzte.

So waren dystopische Beschreibungen der Zukunft der Ärzteschaft zwar nach dem verlorenen Krieg in zahlreichen Artikeln zu finden, Mitte 1921 malten aber auch führende Standespolitiker, etwa Mandry, ein zunehmend düsteres Bild. Auf der Landesversammlung wurden viele Missstände von ihm angesprochen, die einerseits im Zusammenhang mit dem Gesetz standen. Andererseits ließe sich Mandrys Aussage auch als eine Generalkritik an den Zuständen in der Ärzteschaft verstehen. So bemängelte er die Fixierung seines Standes auf wirtschaftliche Fragen. Während früher Wissenschaft den höchsten Stellenwert gehabt hätte, wären nun fast ausschließlich Vorträge und Artikel zu monetären Themen in den Standeszeitschriften zu finden. Dies machte er auch an der schwachen Beteiligung am ÄLV fest, wohingegen dieselben Ärzte im EDV/WAV sehr viel aktiver wären und regelmäßig an den Veranstaltungen teilnähmen. Ähnlich klang die Kritik bei Langbein, der einen Vortrag zu den ärztlichen Wohlfahrtseinrichtungen unter dem Dach des ÄLV hielt und diese Rede zu einer ausführlicheren Kritik an seinen Standeskollegen nutzte. So prangerte er die „Selbstsucht vieler

112 Koebner/Ries (1921).

113 Wörner (1921), S. 105.

114 Zu diesem Zeitpunkt waren auch Impfgegner und weitere Vertreter von Gruppierung mit singulären Interessen im Landesgesundheitsrat vertreten. HSTA E 151 54 bü 327. pag. 56.

115 Maisch (1921).

116 Wörner (1921), S. 105.

117 Knapp zehn Jahre später stellte sich die Situation wiederum anders dar und einige Ärzte bedauerten die Auflösung des „zu Unrecht gelästerten guten alten Medizinalkollegiums lebhaft“. Langbein (1930), S. 431.

118 Bok (1921).

Aerzte und Aerztekreise"[119] an. Die Folge davon wären auf der einen Seite die wenigen wohlhabenden, häufig als ‚Kassenlöwen' bezeichneten Ärzte, während der Rest in die Verarmung getrieben würde. Dabei bemühte er auch das in den folgenden Jahren gerne verwendete Bild eines proletarisierten Ärztestandes.[120] Mindestens ebenso negativ belegt war eine mögliche Verstaatlichung des Gesundheitswesens, in dem der Arzt zum Beamten ohne Freiheiten werden würde. In den Augen vieler Ärzte wäre man dann auf der Stufe eines Verwaltungsbeamten gelandet.[121] Diese Schreckgespenster wurden auf den Versammlungen der Standesorganisationen in zunehmendem Maße beschworen. Eines der Hauptanliegen war es, eine innere Einigkeit zu erreichen, um gegenüber den äußeren Gegnern (Kassen[122], Regierung) bestehen zu können. Zu häufig hatten interne Konflikte die ärztliche Verhandlungsposition geschwächt – eine Tatsache, die die Vorsitzenden nur zu gerne hervorhoben.

1.6 Die Notwendigkeit einer Ärztekammer

Im April 1921 waren schon konkretere Lösungsvorschläge für die zahlreichen Probleme gemacht; die Gründung einer Ärztekammer mit Zwangsmitgliedschaft für alle (Kassen-)Ärzte war vor allem von Mandry als Notwendigkeit ausgemacht worden.[123]

Nach Ansicht Langbeins sollte der Mitgliedszwang aber nicht nur für die Ärztekammer gelten, sondern auch für die angeschlossenen Wohlfahrtseinrichtungen. Letztere sollten über die bisher bestehende Unterstützungskasse[124] (v. a. für Witwen und Angehörige von Ärzten[125]) hinausgehen und um eine Versorgungskasse erweitert werden. Ähnliches wurde bei der im Oktober 1921 stattfindenden Ausschusssitzung des WAV wiederholt. Bis zur Gründung der Ärztekammer sollte der WAV die Schaffung der

---

119 Langbein (1921), S. 122.

120 Bok (1921).

121 Langbein (1921).

122 Aufgrund der „Teuerungswelle" war seitens des WAV schon am 13. August 1921 die Abmachung mit den Krankenkassen über Honorare und Wegegelder aufgekündigt worden und man deshalb zu neuerlichen Verhandlungen gezwungen – welche durch Schiedsspruch einen 25-prozentigen Teuerungszuschlag für die Ärzte einbrachten. Koebner: Mitteilung (1921), S. 145, und Koebner: Württ. Aerzteverband (1921).

123 Koebner: Württ. ärztlicher Landesverein (1921), S. 52.

124 Diese wurde 1875 als juristische Person durch das Ministerium des Innern anerkannt und erhielt 1900 die Eigenschaft als Stiftung. LABW HStAS, E 151/54 Bü 288, Pag. 181.

125 Über den Gründungszweck der Unterstützungskasse: „Unterstützung, wo immer eine der Abhilfe bedürftige und derselben würdige Not unter den Mitgliedern des ärztlichen Standes und deren Familien im Lande Württemberg sich vorfindet. – Der Wirkungskreis erstreckt sich auf sämtliche Ärzte Württembergs. Die Mittel schöpft sie aus freiwilligen Beiträgen und Zuwendungen, vorzugsweise aus beliebigen Jahresbeiträgen der württembergischen Ärzte. Ein Zwang zur Leistung von Jahresbeiträgen ist ausgeschlossen. Die Unterstützung wird nicht an die Leistung von Beiträgen gebunden. Andererseits gibt aber auch die Beitragsleistung keinen rechtlichen Anspruch auf Unterstützung solange eine solche nicht durch einen Notstand gerechtfertigt ist." LABW HStAS, E 151/54 Bü 288, Pag. 181.

neuen Wohlfahrtseinrichtungen übernehmen, im Raum stand dabei ein mindestens fünfprozentiger Abzug vom kassenärztlichen Einkommen.[126]

Dies führte dazu, dass zahlreiche Ärzte sich gegen eine Ärztekammer mit dieser finanziellen Belastung aussprachen. Um die dabei geäußerten Vorwürfe der Unverhältnismäßigkeit der Abzüge zu entkräften, sah man sich seitens der Geschäftsleitung des WAV zu einer detaillierten Aufschlüsselung der Verwendungszwecke der Mitgliedsbeiträge gezwungen.[127] Um die Regierung für den Plan zu gewinnen, sollte dem Ministerium des Innern eine Denkschrift überreicht werden. In dieser wurde die Schaffung einer Ärztekammer gefordert und erste Vorschläge gemacht, wie sie in den Augen der Ärzte aussehen sollte.

In einer Besprechung mit dem neuen Minister des Innern, Eugen Graf von der Deutschen Zentrumspartei (Zentrum), wurde die Errichtung der Ärztekammer erörtert. Das Treffen wurde ebenfalls dazu genutzt, die vorangegangenen Reformen zu rekapitulieren und damit auch die ärztliche Kritik zu erneuern. Dabei stimmte Graf laut den anwesenden Bok und Obermedizinalrat Karl Köstlin[128] (Vorsitzender des württembergischen Medizinalbeamtenvereins) zu, dass die Neuordnung des Gesundheitswesens in überstürzter Weise erfolgt und noch stark verbesserungsbedürftig sei. Ebenso kritisierte der Minister den Landesgesundheitsrat. Dieser „sei in seiner jetzigen Zusammensetzung eine unbrauchbare Einrichtung, die umgestaltet werden müsse“[129].

Die Denkschrift der Ärzteschaft ging neben dem Ministerium noch den jeweiligen Fraktionen im Landtag zu, mit einigen Abgeordneten wurden die Vorschläge persönlich diskutiert. Insbesondere auf die Schaffung einer Ehrengerichtsbarkeit im Rahmen der Ärztekammer wurde dabei Wert gelegt. Die Forderungen nach einer derartigen Einrichtung nahmen in der Folgezeit weiter zu, da sich auch die Fälle von standesunwürdigem Verhalten häuften. Insbesondere die Klagen über die sich für Ärzte nicht geziemende Werbung für die eigene Praxis und das Abhalten von Sprechstunden in anderen Arztbezirken (beispielsweise im Urlaub oder während einer eigenen Kur) nahmen im Rahmen des wirtschaftlichen Konkurrenzkampfes immer mehr zu.[130]

Die Bemühungen um die Ärztekammer wurden auf der Hauptversammlung des WAV am 6. November 1921 in Stuttgart nochmals zusammengefasst.[131] Insbesondere die Vorwürfe des Vorsitzenden der Heidenheimer Ärzteschaft, Karl Bernhard[132], dass der Vorstand des WAV in Verhandlungen mit Krankenkassen und dem Ministerium eigenmächtig handeln würde und dies nun auch in der Frage der Wohlfahrtseinrich-

126 Koebner: Niederschrift (1921).
127 Detaillierte Auflistung in Ries (1921).
128 Ärzte-Adressbuch (1920), S. 10.
129 Schwarz (1921), S. 165.
130 Schwarz (1921).
131 Koebner/Dörfler (1921).
132 Reichs-Medizinal-Kalender (1926), S. 591.

tungen so handhaben würde, sorgten für Aufregung. Deshalb sah sich Dörfler genötigt, eine Vertrauenserklärung aller anwesenden Mitglieder zu fordern.

Diese fiel eindeutig aus: Einstimmig wurde sowohl dem Vorsitzenden als auch dem Vorstand und dem geschäftsführenden Arzt das Vertrauen und im Gegenzug das Misstrauen gegenüber Bernhard ausgesprochen.[133] Damit war nun der Weg in Richtung der vor allem von Langbein geforderten Versorgungskasse für Witwen, Waisen und invalide Ärzte frei.[134] Dazu wurden zwei Sachverständige (die Sanitätsräte Friedrich Prinzing[135] aus Ulm und Wilhelm Weinberg[136] aus Stuttgart) gehört. Deren Berechnungen wurden für jeden verfügbar im *Medizinischen Korrespondenz-Blatt für Württemberg* (MKB) abgedruckt.[137] Nach der öffentlichen Misstrauenserklärung gegenüber Bernhard schienen sich weitere Kritiker vorerst zurückzuhalten, und so wurde auf den zweiten Weihnachtsfeiertag 1921 zur Ausschusssitzung und nachfolgend erneuten Hauptversammlung des WAV in die Stuttgarter Liederhalle geladen. Dort beschloss man die Beitragspflicht zur Versorgungskasse für jedes Mitglied mit kassenärztlicher Tätigkeit. Dabei sollten zehn Prozent des Bruttokasseneinkommens eines jeden Arztes für die Versorgungskasse abgezogen werden, weit mehr als ursprünglich veranschlagt.[138] Um dies durchzusetzen, war eine Satzungsänderung erforderlich, zu welcher der Ausschuss des WAV laut Satzung berechtigt war.[139]

1.7 Konflikte um die ärztlichen Wohlfahrtseinrichtungen

Dass dies nicht ohne erheblichen Widerspruch bleiben würde, war erwartet und deshalb vorsorglich ein Anwalt hinzugezogen worden. Dem juristischen Gutachten zufolge verstieß auch der Beitrittszwang zur Versorgungskasse nicht gegen die guten Sitten und es wurde vermutet, dass kein Gericht etwas dagegen einzuwenden haben würde.[140] Ortsvereine, die sich weigern sollten, die Änderungen vorzunehmen, drohte der

133 Koebner/Dörfler (1921).

134 Auch auf Reichsebene hatte es Bestrebungen in Richtung einer Versorgungseinrichtung gegeben. Diese wurde aber nach der Gründung von eigenen Institutionen in Baden, Bayern und Württemberg als gescheitert betrachtet: „Die Begründung einer Versorgungseinrichtung für die bayerischen Ärzte ist deshalb von allgemeiner Wichtigkeit, weil mit ihrer Verwirklichung der Plan einer zentralen Versorgungsanstalt für das ganze Reich wohl endgültig als gescheitert zu betrachten wäre, nachdem Baden und Württemberg mit der Schaffung von Sondereinrichtungen vorangegangen sind." Vollmann (1922), Sp. 248.

135 Reichs-Medizinal-Kalender (1926), S. 597. Siehe dazu auch Tutzke (1967).

136 Reichs-Medizinal-Kalender (1926), S. 580.

137 Prinzing (1921).

138 Kommission (1921).

139 „Die Ortsvereine sind gemäß § 3 der Satzungen des WAV. zur Vornahme dieser Satzungsänderung gebunden." Koebner (1922), S. 5. Trotz der Konflikte wurde dieser Paragraph auch weiterhin beibehalten. Siehe dazu O. V. (1930), S. 199, § 8 (Befugnisse des Vorstands und Ausschusses), Absatz 2 h): „Aenderung der Satzungen, unbeschadet der Bestimmungen in § 12 Absatz 2."

140 Koebner/Ries (1922).

Ausschluss aus dem WAV und damit auch aus dem Landesarztvertrag (Krankenkassen). Dies hätte schwerwiegende Folgen für die betroffenen Ärzte gehabt, vergleichbar mit einem vertragslosen Zustand. Anträge, die Satzungsänderung erst nach der nächsten Hauptversammlung zu verabschieden und damit überhaupt erst zur Diskussion außerhalb des Ausschusses zu stellen, wurden abgelehnt.[141]

Besser eingebunden waren die Bezirksvereine hingegen bei den Entwürfen für das Gesetz zur Schaffung einer Ärztekammer. Der zuletzt im September 1921 diskutierte Entwurf wurde nach umfangreicher Überarbeitung durch den zuständigen Ministerialrat Gustav Spindler[142] in der zweiten Sitzung (der Wahlperiode) des Landesausschusses am 7. April 1922 erneut besprochen. Für seine Mitarbeit wurde Spindler ausdrücklich gelobt. So seien „gegenüber den früheren Entwürfen die Wünsche der württ. Aerzte in weitestgehendem Maße berücksichtigt"[143]. Vom Landesausschuss und den Bezirksvereinen wurde der Entwurf einstimmig angenommen und sollte zeitnah dem Ministerium zugehen. Die Hoffnung, dass das Gesetz ohne große Änderungen noch im selben Jahr verabschiedet werden könnte[144], sollte aber schnell verfliegen.

Da es auch andere Ministerien betraf, mussten diese zu dem neuen Entwurf zunächst gehört werden. Meist gab es nur geringfügige Änderungen oder Einsprüche gegenüber den vom Innenministerium gemachten Vorschlägen. Diese Geschäftsgänge benötigten allerdings erhebliche Zeit. Innerhalb der Ministerialbürokratie vergingen meist mehrere Wochen, bis ein Schreiben von allen zu informierenden Stellen gelesen und abgezeichnet worden war.

Als der Entwurf dem Ministerium des Innern im Juni 1922 zuging, waren zudem die maßgeblichen zuständigen Bearbeiter im Urlaub. In diesen Wochen hatte aber auch die württembergische Apothekerschaft einen Entwurf für eine eigene Kammer eingereicht. Beide Vorhaben sollten im Ministerium gemeinsam diskutiert und überarbeitet werden, was wiederum dazu führte, dass der deutlich früher eingegangene Entwurf der Ärzteschaft bis dahin zurückgestellt wurde.

1.8 Die Teuerungskrise

Im Oktober 1922 hatte sich die ohnehin schlechte wirtschaftliche Situation noch weiter verschlimmert und traf sowohl Ärzte als auch Krankenkassen stark.[145] Bereits das ganze Jahr hindurch hatten sich die Verhandlungen zwischen den beiden Parteien zu-

141 Koebner/Ries (1922).

142 Spindler war vor seiner Tätigkeit im Ministerium des Innern praktischer Arzt im Kreis Böblingen gewesen. LABW HStAS, E 151/54 Bü 332, Pag. 363.

143 O. V.: 35. Versammlung (1922), S. 127.

144 O. V.: 35. Versammlung (1922), S. 127.

145 Zu den Auswirkungen der Inflation auf das Verhältnis zwischen Ärzteschaft und Krankenkassen siehe auch Speidel (1962), S. 41–50.

nehmend schwieriger gestaltet. Mit der immer extremer werdenden Inflation eskalierte die Situation in den letzten Monaten des Jahres 1922 endgültig. Dabei erwies sich die Anpassung des ärztlichen Honorars an die Teuerung als Knackpunkt. Auf der einen Seite erhielten die Ärzte ihr Honorar erst mit der jeweiligen Abrechnung am Ende des Quartals, das durch die Inflation dann nur noch einen erheblich geringeren Wert hatte. Ebenso erging es den Finanzen der Kassen, deren nominelles Vermögen durch die Inflation ebenfalls weitgehend vernichtet wurde. Einen Mittelweg zu finden, gelang nur selten, da jede weitere Verschärfung der Inflationskrise neue Anpassungen und damit neue Verhandlungsrunden erforderte.

Diese gestalteten sich zunehmend schwieriger, und erste Forderungen der Ärzte nach einer automatischen Anpassung an den Reichsteuerungsindex[146] führten zu weiterer Verstimmung bei den Kassen. Diese klagten insbesondere über die hohen Ausgaben für das Krankengeld und die vielen Krankschreibungen durch die Ärzte. Die hierzu durchgeführten Überprüfungen durch die Vertrauensärzte der Kassen ergaben über 50 Prozent revidierte Gutachten. Dabei versuchten sowohl der Vorsitzende des WAV, Dörfler, als auch sein Pendant bei den Krankenkassen, Verwaltungsdirektor Karl Gamer[147], die Situation möglichst zu entschärfen. Während Dörfler um eine sparsame Verschreibungspraxis und sorgfältige Überprüfung bei Arbeitsunfähigkeitsbescheinigungen bat, setzte sich Gamer dafür ein, dass die Ärzte ihr Honorar pünktlich erhalten sollten. Durch die quartalsweise Auszahlung war die Inflation schon vor 1923 für Ärzte besonders schmerzhaft spürbar. In ihren Vereinigungen schlug den beiden Vorsitzenden aufgrund dieser Bitten zum Wohle des jeweiligen Kontrahenten teilweise offene Ablehnung entgegen. So hieß es mitunter, „Gamer sei der beste Anwalt der Ärzte."[148] Zum gemeinsamen Feindbild wurden aber immer mehr die Arbeiter. Diese würden den Versuch unternehmen, sich aufgrund der schlechten wirtschaftlichen Situation krankschreiben zu lassen, um Krankengeld kassieren zu können. Ärzte, die dem nicht Folge leisteten, würden diese Patienten verlieren. Trotz der Kritik Dörflers würden die meisten Ärzte sich diesem „Terror der Arbeiter"[149] beugen und damit sowohl das Ansehen des Ärztestandes als auch die Finanzen der Krankenkassen schädigen[150]. Somit wurde der Arbeiterschaft unterstellt, das System derart auszunutzen, dass sie die Krise erheblich verschärft hätte. Es sei zudem die Pflicht der Ärzte, dass „die soziale Fürsorge der Krankenkassen nicht zur Ausbeute seitens der Kranken wird"[151].

146 Dörfler: Bericht (1922), S. 117.
147 LABW StAL, E 180 b I Bü 405.
148 Dörfler: Bericht (1922), S. 111.
149 Dörfler: Bericht (1922), S. 112.
150 Dörfler: Bericht (1922), S. 109.
151 Dörfler: Bericht (1922), S. 117 f.

Nachdem die württembergische Ärzteschaft als eine der ersten in der Weimarer Republik die Teuerungsindexziffer als Instrument für die Anpassung des ärztlichen Einkommens forderte, zerbrach der labile Frieden mit den Kassen.

Im Existenzkampf gegen die Krankenkassen sah sich die Ärzteschaft auf sich allein gestellt. Den Leipziger Verband betrachtete sie als zu schwach, um ihre Interessen durchzusetzen. In seiner Rede auf dem zweiten Württembergischen Ärztetag bedauerte Dörfler, dass, „und ich sage das ohne Bedenken, der uns so nötige rücksichtslose, energische Führer"[152] fehlen würde. Als einen solchen sah er sich offenkundig nicht, wohingegen Koebner rhetorisch deutlich schärfer agierte. Dieser hatte sich, nicht zuletzt aufgrund seines energischen Auftretens, aber zahlreiche Feinde in der Ärzteschaft gemacht. Keine drei Jahre nach seiner Einstellung wurde bei der Ausschusssitzung am 10. September 1922 verkündet, dass sein Vertrag aufgelöst worden sei.[153] Als Begründung wurde eine Vielzahl an unerledigten Anfragen und Beschwerden über seine Geschäftsführung genannt.

Koebner wollte allerdings diese fristlose Kündigung nicht akzeptieren und klagte dagegen. Somit kam auf den WAV neben allen anderen Aufgaben noch ein Gerichtsverfahren hinzu, auf das die Organisation in keiner Weise vorbereitet schien. Zwar zeigte man sich anfangs zuversichtlich, dass die fristlose Entlassung juristisch vollauf gerechtfertigt[154] sei, vergaß dabei allerdings, dass man nicht über die notwendigen Beweise für Koebners Fehlverhalten verfügte[155]. So entwickelte sich die Trennung zu einer langwierigen gerichtlichen Auseinandersetzung, bei der der WAV sich gezwungen sah, einen Aufruf im MKB zu schalten, damit Belege gesammelt werden konnten, um einen juristisch haltbaren Kündigungsgrund zu finden. So heißt es unter dem Aufmacher „Prozeß Dr. Koebner gegen den Württ. Aerzteverband"[156]:

> In dem Rechtsstreit des Württ. Aerzteverbands gegen Herrn Dr. Koebner wegen fristloser Entlassung ist von Erheblichkeit, den Nachweis zu erbringen, daß Dr. Koebner eine große Anzahl von Anfragen und Beschwerden von Mitgliedern, und zwar mehrfach trotz zahlreicher Monitorien, unerledigt gelassen hat. Die betr. Anfragen, Beschwerden und Monitorien finden sich heute in der Registratur des Verbands nicht mehr vor. Auf Anraten unseres Rechtsbeistands bitten wir diejenigen Herrn Verbandsmitglieder, welche in der obengenannten Richtung unliebsame Erfahrungen mit der Geschäftsführung des Herrn Dr. Koebner gemacht haben, um tunlichst genaue umgehende Mitteilung an das Büro des Württ. Aerzteverbands, womöglich unter Uebersendung von Kopien, andernfalls unter Angabe der Zeit und des Gegenstands.
> Dr. Dörfler, I. Vorsitzender.[157]

152 Dörfler: Bericht (1922), S. 111.
153 Dörfler: Die Hauptversammlung (1922).
154 Daiber/Dörfler (1922) und Dörfler: Die Hauptversammlung (1922).
155 Bernhard (1922).
156 Dörfler: Prozeß (1923), S. 37.
157 Dörfler: Prozeß (1923), S. 37.

Die ganze Auseinandersetzung beschäftigte den WAV noch bis Juni 1923, als das Gericht zuungunsten Koebners entschied.

Sein Nachfolger wurde Eduard Hailer[158], bis dahin geschäftsführender Arzt in Straubing (Bayern). Verständlicherweise benötigte der neue Geschäftsführer eine gewisse Einarbeitungszeit und fehlte damit der württembergischen Ärzteschaft zunächst als Hauptverhandlungsführer in den Auseinandersetzungen mit den Krankenkassen einerseits und dem Innenministerium über den nur schleppend vorankommenden Entwurf für die Ärztekammer andererseits.

Hailer trat in der Folgezeit, zumindest in seinen veröffentlichten Aussagen, sehr viel zurückhaltender als sein Vorgänger auf. Dass der unfreiwillige Wechsel in der Geschäftsführung unmittelbar mit dem Beginn der Hyperinflation und damit einer wesentlichen Verschärfung des ‚Existenzkampfes' zusammenfiel, erwies sich in den in ihrer Häufigkeit und Vehemenz noch zunehmenden Verhandlungen über die Honorarauszahlung mit den Kassen tatsächlich als Bedrohung. Während die Ärzteschaft sich mit inneren Konflikten schwächte, drohte die Gefahr eines Anschlusses der württembergischen Krankenkassen an den Krankenkassenhauptverband. Damit hätten die Verhandlungen statt wie bisher auf Landesebene auf Reichsebene zwischen dem Hauptverband und dem Leipziger Verband stattfinden müssen. Dort war die Lage aber noch verfahrener als in Württemberg. So führten die beiden Parteien schon seit Monaten einen erbitterten Kampf über die Presse, der, für jeden nachvollziehbar, sehr persönliche Angriffe[159] enthielt[160].

Entsprechend war man in Stuttgart darauf bedacht, das noch intakte Verhältnis zu Verwaltungsdirektor Gamer zu erhalten. Doch der Spielraum für Zugeständnisse wurde immer geringer, denn die Kassen waren zunehmend abhängig von Krediten durch die Reichsregierung, um überhaupt noch überlebensfähig zu sein.[161]

Die Ärzte konnten dagegen nicht auf Unterstützung durch die Regierung hoffen, und so wurden viele unter ihnen abhängig von der Hilfe von Kollegen. Aufrufe für Spenden[162], insbesondere von Lebensmitteln[163], die direkt an die Geschäftsstelle des WAV gesendet werden sollten und von dort zur Verteilung kamen, fanden sich in zunehmendem Umfang während der Phase der Hyperinflation[164]. Besonders willkom-

---

158 Reichs-Medizinal-Kalender (1926), S. 578.

159 Als größte Gegner wurden der Vorsitzende und der Geschäftsführer des Hauptverbandes der Ortskrankenkassen, Karl Julius Fräßdorf und Helmut Erich Johannes Lehmann, ausgemacht und entsprechend besonders scharf bekämpft. Siehe dazu auch Hansen/Tennstedt (2010), S. 48 und S. 95.

160 Hailer: Ausserordentliche Hauptversammlung (1923) und Dörfler: Zur Kenntnisnahme (1923).

161 Württ. Aerzteverband (1923) und Hailer: Der derzeitige Stand (1923).

162 Schriftleitung: Kollegen (1923) und Württ. Aerzteverband (1924).

163 So hatten sich beispielsweise die Großhandelspreise für Fette, Zucker, Fleisch und Fisch vom September 1922 bis September 1923 um den Faktor 50.000 erhöht. Statistisches Reichsamt (1925), S. 17.

164 Zu den einzelnen Stadien der Krise Statistisches Reichsamt (1925), S. 4–6, und weiterführend Holtfrerich (1980).

men war aber die Unterstützung aus dem Ausland in wertbeständigeren Währungen. So wurde im *Korrespondenz-Blatt* immer wieder über größere Spenden aus den USA berichtet, meist mit namentlicher Nennung und Dankesworten für die Unterstützer. Diese waren meist selbst Ärzte oder Angehörige von Ärzten mit deutschen Wurzeln.[165]

Eine temporäre Erleichterung brachte die in Verhandlungen mit den Krankenkassen erreichte schnellere Auszahlung des ärztlichen Honorars. Anstatt am Quartalsende wurden die Abrechnungen nun monatlich gemacht und möglichst binnen weniger Tage ausgezahlt, um den Effekt der Inflation auf das Honorar zu minimieren.[166]

Der Kopplung an den Reichsteuerungsindex, wie von den Ärzten gefordert, stimmten die Kassen jedoch nach wie vor nicht zu.[167] Letztlich mussten zahlreiche Mediziner Ende des Jahres 1922 anderweitige Arbeitsstellen annehmen, um sich und ihre Familien versorgen zu können. So waren bereits sechs Ärzte halbtags in der Geschäftsstelle des WAV mit Schreib- und anderen Verwaltungsarbeiten angestellt.[168] Diese Zahl sollte in den folgenden Wochen noch erheblich ansteigen. Auch eine Anfrage bezüglich weiterer Stellen bei der Staatsregierung brachte nur eine unbefriedigende Antwort. So könne man eventuell Ärzte mit gut leserlicher Handschrift für Schreibarbeiten heranziehen, darüber hinaus wäre wenig zu machen.[169]

1.9 „Die Ursachen der Not des Aerztestandes und ihre Behebung"[170]

Eine Kommission unter Sanitätsrat Weinberg sollte die Gründe für die katastrophale Lage der Ärzteschaft genauer untersuchen und kam zu dem Ergebnis, dass die Inflationskrise nur zum Teil daran schuld sei. So seien auch die enorme Überfüllung des Arztberufes und die damit einhergehenden langen Wartezeiten, bevor eine Zulassung zu den Kassen erteilt werden konnte, ursächlich für die schwierige Lage. Zudem würden in den nächsten Jahren noch viel mehr Medizinstudierende nach dem Abschluss auf den Markt drängen und die Situation weiter verkomplizieren. Die nachlassende Privatpraxis, bedingt durch die Anhebung der Versicherungsgrenzen und die damit verbundene Zwangsversicherung von etwa 80 Prozent der Bevölkerung, sowie die nicht ausreichend geklärte Frage der Facharzttitel standen ebenso auf der Liste der von Weinberg ausgemachten Ursachen.[171] Konflikte zwischen den Krankenhaus- und den

165 Hailer: Spenden (1923). Auch reichsweit wurden ausländische Spenden immer bedeutsamer für die Ärzteschaft. Siehe dazu unter anderem O. V.: Drohender Zusammenbruch (1923) und Schwalbe (1925).
166 Ries: Ausserordentliche Hauptversammlung (1922).
167 Ries: Ausserordentliche Hauptversammlung (1922) und O. V.: 3. Außerordentliche Landesversammlung (1922).
168 O. V.: 3. Außerordentliche Landesversammlung (1922).
169 Ries: Arbeitsnachweis (1923).
170 Hailer (1922), S. 191.
171 Hailer (1922).

niedergelassenen Ärzten sowie das empfundene Zunehmen der ‚Kurpfuscherei' taten ihr Übriges, dass von manchem Arzt die Zukunft in dunkelsten Farben gemalt wurde.

Nicht weniger dramatisch fielen der Rückblick auf das vergangene und der Ausblick auf das kommende Jahr im *Korrespondenz-Blatt* aus. Unter dem Titel „Gedankensplitter beim Jahreswechsel"[172] setzte sich der dritte Vorsitzende des WAV, Ries, mit den wichtigsten Fragen der Ärzteschaft auseinander. Die schon 1919 geführte Diskussion, ob Ärzte demonstrieren oder streiken sollten, sah er immer noch als eine „Entwürdigung"[173] an. Der Arzt sei früher etwas „Verehrungswürdiges"[174] gewesen, allein schon durch Kleidung und Auftreten, und aus diesem Grund sollten sich die Ärzte seiner Ansicht nach wieder an die früheren Ideale erinnern. Dass ihr Ansehen insgesamt schwer gelitten hatte, war auch das Thema weiterer Gedanken. Insbesondere die Überfüllung des Arztberufes machte er dafür verantwortlich und sah die Krise gar als „ungerufenen Bundesgenossen"[175], da so viele Ärzte sich nach einer anderen Betätigung umsehen mussten und der Beruf erheblich an Attraktivität eingebüßt hatte. Selbstverständlich waren auch die Krankenkassen und die Regierung schuld an der Misere, da vor allem Letztere in seinen Augen den notwendigen Fokus auf die wichtigen Probleme vermissen ließe. Gemeint war die Untätigkeit im Hinblick auf weitere Reformen im Ministerium des Innern. So stelle sich die Frage, „ob der Landesgesundheitsrat auch offiziell entschlafen [sei] und ob die Aussicht eines Gesundheitsministeriums mit einem Arzt an der Spitze in Württemberg überhaupt nicht mehr erörtert wird"[176]. Entgegen diesen Vorwürfen seitens des MKB beurteilte man einige Dinge im Ministerium durchaus ähnlich. Der Landesgesundheitsrat wurde in seiner Form als quasi unbrauchbar angesehen[177] und der hauptverantwortliche Bearbeiter des Ärztekammergesetzes, Ministerialrat Spindler, zeigte mehrmals seine Frustration über die ständigen Verzögerungen des Gesetzes innerhalb des behördlichen Schriftwechsels[178].

Derweil wurde ein fortgeschrittener „Entwurf eines Gesetzes über die berufliche Vertretung der Aerzte (Aerzteordnung.)" im MKB veröffentlicht. Dieser enthielt 32 Artikel. Die Bedeutung und Komplexität der Ehrengerichte (Berufsgerichtsbarkeit) für die Ärzteschaft wird in der Ausarbeitung deutlich, da sich allein die letzten 14 Artikel mit dieser Frage befassten.[179]

---

172 Ries: Gedankensplitter (1922), S. 205.
173 Ries: Gedankensplitter (1922), S. 205.
174 Ries: Gedankensplitter (1922), S. 205.
175 Ries: Gedankensplitter (1922), S. 205.
176 Ries: Gedankensplitter (1922), S. 206.
177 Auszug aus den Verhandlungen des Württembergischen Landtags, 112. Sitzung, 12. Juni 1926, Dr. Max Schermann: „Es wurde Klage geführt darüber, daß man den Landesgesundheitsrat und den Landesbeirat für Jugendfürsorge so gut wie gar nicht einberufe. Es scheine, daß diese Körperschaften nur dekorativen Wert hätten." LABW HStAS, E 151/54 Bü 327, Pag. 156.
178 Vor allem in LABW HStAS, E 151/54 Bü 282.
179 O. V.: Entwurf (1922).

Die Zwangsmitgliedschaft aller Ärzte in der Kammer (oder zumindest, wie schon häufig diskutiert, aller Kassenärzte) wurde dabei noch gar nicht behandelt. Dies hätte vor allem die Ärzte in den größeren Städten betroffen, da nur noch dort genügend zahlungskräftige Patienten vorhanden waren, um überhaupt eine reine Privatpraxis betreiben zu können. In Württemberg war dies vor allem in Stuttgart möglich.

Bei einer statistischen Erhebung aller in Württemberg tätigen Ärzte wurden 1460 erfasst. Davon waren 1152[180] im ÄLV Mitglied, also fast 80 Prozent[181]. Während in den kleineren, überwiegend ländlichen Bezirken nur wenige nicht Mitglied im Landesverein waren, boten Stuttgart und Tübingen ein anderes Bild. Von 414 im Bezirksverein I Gross-Stuttgart erfassten Ärzten waren nur 217, also etwas mehr als die Hälfte, im ÄLV. In Tübingen waren es mit 113 von 168 Ärzten immerhin noch knapp zwei Drittel. In den Städten gab es im WAV eine wesentlich größere Beteiligung. Hier waren, abgesehen von den Medizinalbeamten, fast alle württembergischen Ärzte vertreten. Um die Verhandlungen mit den Krankenkassen effizienter führen zu können, hatten sich 1279 Mitglieder (88 Prozent der Ärzte Württembergs)[182] in 57 Ortsvereinen zusammengeschlossen und finanzierten aus ihren Beiträgen die Geschäftsstelle in Stuttgart[183].

Im Ministerium des Innern wurden Anfang 1923 eigene Erhebungen bezüglich der vom Gesetz betroffenen Berufsgruppen gemacht. Dabei waren auch Zahnärzte, Apotheker und approbierte Gehilfen erfasst worden.[184] Hiermit wird deutlich, dass im Ministerium zu diesem Zeitpunkt der Entschluss gereift war, die Gründung der Kammern der vier Gesundheitsberufe in einem Gesetz zu erledigen. Die gleichzeitige Arbeit an vier Kammern und die Involvierung weiterer Ministerialabteilungen führten aber zu erneuten Verzögerungen und entsprechend zu wiederholten Klagen seitens der Ärzteschaft, mit denen sie Mitte des Jahres auch an die Öffentlichkeit ging. Die Kritik wurde nicht mehr nur im Standesorgan, sondern auch in der Stuttgarter Tagespresse (beispielsweise im *Stuttgarter Neuen Tagblatt*) geäußert. So heißt es dort im Juni 1923 unter der Aufmachung

> Wo bleibt die Aerztekammer?
> Der Württ. Aerzteverband schreibt: ‚Seit mehr als Jahresfrist werden die ‚Vorarbeiten' zur Errichtung einer Aerztekammer besprochen, und noch immer ist kein Ende abzusehen. Im Ministerium des Innern scheint Friedhofsruhe zu herrschen. Man sollte doch denken,

---

180 In der originalen Auflistung befinden sich zahlreiche Bleistiftnotizen und die Addition der Summen ist teilweise fehlerhaft. LABW HStAS, E 151/52 Bü 29, Pag. 359.

181 LABW HStAS, E 151/54 Bü 282, Pag. 53.

182 Allein der Medizinalbeamtenverein umfasste 1923 64 Ärzte, welche nicht im WAV Mitglied waren. O. V.: Württembergischer Medizinalbeamtenverein (1923).

183 LABW HStAS, E 151/54 Bü 282, Pag. 53.

184 1478 Ärzte, 178 Zahnärzte, 286 Apotheker, 179 approbierte Gehilfen. LABW HStAS, E 151/54 Bü 282, Pag. 4.

> daß das Ministerium allen Grund hätte, damit zufrieden zu sein, daß die Aerzteschaft eine staatlich geordnete Kammer haben will, die der Regierung Gewähr dafür bietet, daß Standesangelegenheiten, Umlagerecht, Ehrengerichtsbarkeit usw. einheitlich und organisch aufgebaut sind und zur Ausführung kommen.'[185]

Auf dem wenige Wochen später stattfindenden dritten Württembergischen Ärztetag, an dem 277 Ärzte teilnahmen[186], wurde diese Kritik öffentlich wiederholt. Insbesondere monierte man, dass der Entwurf längst fertig sei und dem Landtag schon vorgelegt werden könnte.[187]

1.10 Der drohende Zusammenbruch und die Notverordnungen

Abgesehen von diesen Äußerungen stand das Jahr 1923 sowohl in den ärztlichen Vereinigungen als auch im Ministerium eindeutig im Schatten der sich immer mehr verschärfenden Inflationskrise. Die schon im Vorjahr getätigten Spendenaufrufe und die Suche nach alternativen Beschäftigungsmöglichkeiten wurden ausgeweitet. Die wissenschaftliche Ausgabe des MKB wurde aufgrund der Druckkosten eingestellt, der wirtschaftliche Teil erschien in stark eingeschränkter Form.[188] Im September und Oktober 1923 standen Ärzteschaft und Krankenkassen erneut kurz vor dem Eintritt in den vertragslosen Zustand, Abkommen wurden teilweise nur noch auf die Dauer von 14 Tagen getroffen.[189] Die Angriffe in der Tagespresse und den jeweiligen Standeszeitschriften richteten sich beinahe wahllos gegen Regierung, Arbeiterschaft, Krankenkassen, Apotheker, aber auch gegen die „Vielgeschäftigkeit einzelner Ärzte"[190]. Zwar sollten die Auszahlungen des ärztlichen Honorars innerhalb von drei Tagen erfolgen. Ansonsten hätte eine erneute Anpassung an die Inflation stattfinden müssen, aber der zusätzliche administrative Aufwand lähmte zunehmend die Verwaltung der Krankenkassen, und auch auf Seiten der Ärzte gab es deshalb große Klagen. Allseits wurde mit dem unmittelbaren Zusammenbruch gerechnet.[191] Der Vorsitzende des WAV, Dörfler, schrieb im Zusammenhang mit der ärztlichen Versorgungskasse am 29. Oktober 1923:

---

185 LABW HStAS, E 151/54 Bü 282, Pag. 1.

186 Die derart hohe Teilnehmerzahl ist ein weiterer Beleg für die größere Mobilisierung der Ärzteschaft in Krisenzeiten. Auf den anderen Ärztetagen wurde häufig nicht über die Anzahl der Anwesenden berichtet, und eine namentliche (wie hier erstmals geschehen) Nennung der einzelnen Teilnehmer erfolgte sonst nicht.

187 O. V.: III. Württembergischer Aerztetag (1923).

188 Schriftleitung: Notiz! (1923).

189 Dörfler: Kollegen! (1923).

190 Hailer: Sitzung (1923), S. 159.

191 Hailer: Neue dringende Vorstellungen (1923).

> Heute stehen wir vor der Katastrophe, wenn sie beim Erscheinen dieser Zeilen nicht schon eingetreten ist, nämlich dem Zusammenbruch der Krankenkassen. Ein vorausschauender Führer sucht die kommenden Gefahren für seinen Stand zu erkennen; seine Sorgen müssen der Zeit vorauseilen. So sah ich die Gefahr des Zusammenbruches der Krankenkassen kommen.[192]

Seitens der Reichsregierung wurde mit der Verordnung über Krankenhilfe bei den Krankenkassen vom 30. Oktober 1923 noch ein Versuch unternommen, um den vollständigen Zusammenbruch der Sozialversicherung zu verhindern. In diesem Zusammenhang wurde ein Reichsausschuss für Ärzte und Krankenkassen gebildet.[193] Dieser konnte wieder in Landesausschüsse untergliedert werden und hatte die Befugnis, eigenständige Entscheidungen zu treffen.[194] Weitere Unterausschüsse, wie beispielsweise ein Zulassungs- und Vertragsausschuss, sowie ein Schiedsamt konnten bei Bedarf ins Leben gerufen werden. Beschlüsse des jeweiligen Schiedsgerichtes sollten bindend sein.

Dies konnte gravierende Folgen haben: So war es möglich, die Ärzte, die sich nicht an die Bedingungen hielten, für bis zu fünf Jahre von der Kassentätigkeit auszuschließen.[195] Noch schlimmer als die Berechtigung eines Schiedsamts, Ärzte aus der Kasse zu verbannen, war allerdings das Mandat der Krankenkasse, den Ärzten fristlos für zwei Jahre zu kündigen.

Den wichtigsten Grund für einen Ausschluss bildete dabei ein Verstoß gegen die in der Verordnung geforderte wirtschaftliche Behandlungsweise. So heißt es in § 1:

> Die für eine Krankenkasse tätigen Ärzte sind verpflichtet, eine nicht erforderliche Behandlung abzulehnen, die erforderliche Behandlung, insbesondere hinsichtlich Art und Umfang der ärztlichen Verrichtungen sowie der Verschreibung von Arznei, Heil- und Stärkungsmitteln auf das notwendige Maß zu beschränken und bei Erfüllung ihrer Verbindlichkeiten alles zu vermeiden, was eine unnötige und übermäßige Inanspruchnahme der Krankenhilfe herbeiführen kann. Sie haben dabei die Richtlinien zu beachten, die der auf Grund einer besonderen Verordnung über Ärzte und Krankenkassen errichtete Reichsausschuß festsetzt oder die der Kassenvorstand nach Anhörung von Sachverständigen zur Erhaltung der Leistungsfähigkeit der Krankenkasse aufstellt.

---

192 Dörfler: Die private Verrechnungsstelle (1923), S. 174.

193 *Reichsgesetzblatt* (1923), Teil 1, S. 1051.

194 *Reichsgesetzblatt* (1923), Teil 1, S. 1052.

195 § 17: „Die endgültigen Entscheidungen des Schiedsamts und Reichsschiedsamts (Landesschiedsamts) sind für beide Teile bindend. Kommt eine Krankenkasse ihnen nicht nach, so wird sie durch ihre Aufsichtsbehörde zur Verfolgung angehalten. Kommt ein Arzt ihnen ohne einen in seiner Person liegenden und von den Vertragsbedingungen unabhängigen wichtigen Grund nicht nach, so kann ihn das Schiedsamt auf Antrag der Kasse für eine Dauer bis zu fünf Jahren von der Zulassung bei den Krankenkassen des Bezirkes ausschließen. Außerdem haftet jede Partei der anderen für den ihr entstehenden Schaden." *Reichsgesetzblatt* (1923), Teil 1, S. 1054.

> Der Kassenvorstand ist berechtigt, die Ärzte auf Verstöße gegen die Vorschriften im Abs. 1 hinzuweisen und ihnen ohne Rücksicht auf entgegenstehende Vertragsbestimmungen bei gleichwohl wiederholter Verletzung dieser Verpflichtung fristlos zu kündigen und bis zur Dauer von zwei Jahren die erneute Zulassung zur Tätigkeit bei der Kasse zu versagen. Dem Arzte muß vorher Gelegenheit zur Äußerung gegeben werden.[196]

Die Verordnungen wurden als „Würgegesetz"[197] betrachtet, man sah sich „durch Uebernahme der schmählichen Notverordnung schutzlos der Willkür und dem Machtkitzel der Kassenvorstände preisgegeben"[198]. Zudem war die Position des WAV durch die Notverordnung deutlich schwächer geworden, denn durch die Ausschüsse und Schiedsämter war die kassenärztliche Tätigkeit nicht mehr an eine Mitgliedschaft im WAV gebunden.[199]

Das in Württemberg nach dem Ersten Weltkrieg zumindest als Zweckgemeinschaft funktionierende Verhältnis zwischen Krankenkassen und Ärzteschaft war nun endgültig zerbrochen. In den württembergischen Standesvereinigungen sah man sich zunehmend alleingelassen. So führte der zuvor noch moderater als sein Vorgänger auftretende Geschäftsführer Hailer aus:

> Wir wissen jetzt genau, daß wir, wie schon in unserem Artikel ‚Vor der Entscheidung' in Nr. 44 des Blatts ausgeführt, von niemand, aber auch von gar niemand Hilfe zu erwarten haben, und daß wir im Kampf um unsere Existenz auf uns allein gestellt sind.[200]

Die Regierung sah man dabei allein auf Seiten der Krankenkassen: „endlich hat jetzt auch die Gegenseite, zu welcher sich die Behörden geschlagen haben, das Visier geöffnet."[201] Der Fall des vertragslosen Zustands war nun doch eingetreten. Genaue Weisungen des WAV für diesen Fall wurden nicht veröffentlicht, sondern in vertraulichen Rundschreiben den Vorsitzenden der jeweiligen Ortsvereine zugestellt. Deren Inhalt wurde in wöchentlichen Versammlungen bekanntgegeben; die Anwesenheit für die jeweiligen Vereinsmitglieder war verpflichtend, unentschuldigtes Fehlen konnte mit einer Geldstrafe geahndet werden.[202]

Hatte der WAV wenige Jahre zuvor noch einen eigenen Landesarztvertrag abgeschlossen und war dafür scharf seitens des Leipziger Verbandes und der badischen und

---

196 *Reichsgesetzblatt* (1923), Teil 1, S. 1054.
197 Hailer: Nunquam retrorsum! (1923), S. 179.
198 Hailer: Nunquam retrorsum! (1923), S. 179.
199 Langbein kritisierte dies besonders im Zusammenhang mit der Versorgungskasse: „Der württ. Ärzteverband war bis zum Erlass der Notverordnung vom Oktober 1923 eine Zwangsorganisation. Seither können auch Nichtmitglieder der Ortsvereine Kassenärzte werden und können vom württ. Ärzteverband nicht mehr gezwungen werden, der Versorgungskasse beizutreten." LABW HStAS, E 151/54 Bü 288, Pag. 59.
200 Hailer: Nunquam retrorsum! (1923), S. 179.
201 Hailer: Nunquam retrorsum! (1923), S. 179.
202 Hailer: Vom vertragslosen Zustand (1923).

bayerischen Ärzteschaften kritisiert worden, hatte sich die Situation nun um 180 Grad gedreht. Beide Nachbarstaaten hatten einen Eintritt in den vertragslosen Zustand verhindern können. Dafür sparte nun Hailer seinerseits nicht mit Kritik und machte den Ärzteschaften der Nachbarn große Vorwürfe:

> Für unsere süddeutsche Aerzteorganisation ist es recht schlimm, daß die beiden Nachbarländer Bayern und Baden nicht nur ihre eigenen Wege gehen, d.h. den vertragslosen Zustand nicht erklärt haben, sondern daß diese Aerzteverbände sogar mit ihren Kassen Abkommen getroffen haben, die uns absolut unverständlich sind. [...] Jedenfalls werden sich aber die übrigen deutschen Aerzte durch ein solches Außer-der-Tour-Tanzen einzelner Landesorganisationen, die nur bedauert werden können, von ihrem Entschluß, das Ausnahmegesetz gegen unseren Berufsstand bis aufs äußerste zu bekämpfen, nicht abbringen lassen und unentwegt und auf Gedeih und Verderb sich hinter die Spitzenorganisation stellen.[203]

Gerade Letzteres war aber bisher nicht die Sache des WAV gewesen. Zu vorteilhaft hatte sich die Situation mit den Krankenkassen in Württemberg dargestellt. Einigkeit und Zusammenhalt wurden meist nur in Krisenzeiten bemüht, ansonsten sah sich der Leipziger Verband regelmäßiger Kritik bezüglich seiner Verhandlungsführung ausgesetzt.[204]

Der vertragslose Zustand endete aber schon am 24. Januar 1924 aufgrund eines Schiedsspruchs in einer Verhandlung im Arbeitsministerium.[205]

In dieser Krise bisher ungekannten Ausmaßes wurde nun aber vor allem die Einigkeit des Standes über die Landesgrenzen hinaus gefordert. In einem als Weckruf formulierten Artikel postulierte Hailer: „Für uns aber gibt es jetzt nur eines: Unbeugsam und mit eiserner Entschlossenheit und überzeugtem Standesgefühl zusammenhalten wie ein Block!“[206] Der dritte Vorsitzende Ries stimmte ihm dahingehend zu und erneuerte die Forderung nach politischer Aktivität unter den Ärzten. Man habe im Parlament keine Sympathien, deshalb müsse man selbst dort einzuziehen, um seine Agenda zukünftig durchsetzen zu können.[207]

---

203 Hailer: Vertragsloser Zustand im Reich (1923), S. 193.
204 Siehe beispielsweise Koebner: Beiratssitzung (1920) und Dörfler: Die Versammlung (1920).
205 Der Spruch lautete: „Der vertragslose Zustand endet mit Ablauf des 24. Januars 1924, der frühere Landesarztvertrag tritt mit diesem Zeitpunkt wieder in Kraft.“ O. V.: Beendigung (1924), Sp. 45, und Hailer: Verhandlungsausschuss (1924).
206 Hailer: Nunquam retrorsum! (1923), S. 179.
207 Ries: Arzt (1923).

1.11 Erneute Verzögerungen des Gesetzentwurfs

Im Zuge dieser Generalkritik erging direkt nach Neujahr, am 2. Januar 1924, folgendes Schreiben des ÄLV und WAV an das Ministerium des Innern:

> Zwei Jahre sind vergangen, seit die unterzeichneten Vertretungen württ. Ärzte die württ. Regierung um Vorlage eines Gesetzes zur Errichtung einer Ärztekammer gebeten haben, welche mit dem Rechte einer Umlageerhebung für ärztliche Versorgungszwecke und Ehrengerichtsbarkeit ausgestattet sein sollte.
> Das württ. Ministerium des Innern hat in entgegenkommender Weise einen seiner Beamten, Herrn Ministerialrat Spindler, zu gemeinsamer Ausarbeitung des Entwurfs bestimmt. Der Entwurf ist seit Jahr und Tag fertig und seine baldige Vorlage an den Landtag ist wiederholt zugesichert worden.
> Die wirtschaftliche Notlage des Ärztestandes macht die Sicherung seiner Versorgungseinrichtungen durch Gesetz notwendiger denn je.und [sic!] in Hessen und Bayern, wo ähnliche Wünsche der Ärzte lange nach den württembergischen Vorgängen aufgetaucht sind, sind sie von Regierung und Landtag längst erfüllt.
> Wir bitten das württ. Ministerium des Innern, den fertiggestellten Entwurf in tunlichster Bälde dem Landtag vorzulegen oder, wenn die politischen Verhältnisse dies in Bälde als untunlich erscheinen lassen, auf Grund des Ermächtigungsgesetzes dem Entwurf durch eine Verordnung des Staatsministeriums Gesetzeskraft verleihen zu lassen.[208]

Den verantwortlichen Ministerialrat Spindler traf dabei wohl die geringste Schuld. Dieser ließ in zahlreichen Folgeschreiben Anweisungen an die Kanzleidirektion ergehen, dass das Verfahren beschleunigt werden und dass die Ärztekammer noch 1924 zustandekommen sollte. Alle in das Gesetz involvierten Ministerien wurden von ihm dazu angehalten, sich mit dem aktuellsten Entwurf auseinanderzusetzen.[209]

Dies scheint im Vorfeld nicht erfolgt zu sein, da die Antwortschreiben mitunter rein grundsätzliche Fragen und Einwände enthielten. Seitens der Kanzleidirektion erfolgte die Bemerkung, dass man mit kleinen Änderungen zustimmen könnte, allerdings hätte man Bedenken dagegen, dass vier Berufsstände in einem Gesetz behandelt würden und ob „dies überhaupt möglich ist“[210] – womit der Hauptgrund für die zahlreichen Verzögerungen plötzlich auch in Frage gestellt wurde.

Seitens des ÄLV und WAV wurde vermutet, dass es noch etwa drei Monate dauern würde, bis der Landtag über den Entwurf verhandeln könnte.[211] Aber wie schon ein Jahr zuvor wurde das Gesetz durch die Abwesenheit zahlreicher Entscheidungsträger

---

208 LABW HStAS, E 151/54 Bü 282, Pag. 8.
209 Randerlass und Bleistiftnotiz in LABW HStAS, E 151/54 Bü 282, Pag. 8.
210 LABW HStAS, E 151/54 Bü 282, Pag. 10.
211 Aerztlicher Landesausschuß/Württ. Aerzteverband (1924).

verzögert.[212] Zu diesem Zeitpunkt wurde der letzte Entwurf, welcher im Umfang deutlich zugenommen hatte, auch innerhalb der Ärzteschaft diskutiert. Dabei vermutete man, dass die Verzögerungen mit dem Wunsch nach einer Ehrengerichtsbarkeit zusammenhingen:

> Bei der Beratung des Entwurfs eines Gesetzes über die Berufsvertretung und Ehrengerichte der Aerzte u. s. w. wurde die Frage besprochen, ob nicht die Annahme des Gesetzes durch den Landtag an den Ehrengerichten scheitern könnte, da unter Umständen der Landtag besondere Ehrengerichte für den ärztlichen Stand ablehnen könnte.
> Der Landesausschuss erlaubt sich deshalb für den Fall, dass solche Umstände eintreten, den Vorschlag zu machen, auf die Ehrengerichte zu verzichten, damit wenigstens das Gesetz betreffend die Berufsvertretung der Aerzte vom Landtag angenommen wird, um die ärztlichen Wohlfahrtseinrichtungen zu sichern.[213]

1.12 Gespaltene Ärzteschaft und Misstrauensantrag

Damit wäre die württembergische Ärzteschaft bereit gewesen, einen der Hauptgründe für ihre Forderung nach einer Ärztekammer fallenzulassen, um wenigstens die Zwangsmitgliedschaft und damit die Existenz der Wohlfahrtseinrichtungen sichern zu können. Zu deutlich waren inzwischen die inneren Differenzen in dieser Frage geworden, so dass ohne eine Mitgliedschaftspflicht keine Lösung möglich schien. Vom Vorstand ausdrücklich gewünscht, aber von einer Vielzahl jüngerer Ärzte abgelehnt, erwies sich die Versorgungskasse als Keil, der die württembergische Ärzteschaft zunehmend spaltete.

Der Abschluss eines neuen Landesarztvertrages, der nach den Monaten der Krise zumindest das Verhältnis zu den Krankenkassen wieder etwas normalisierte, befeuerte dabei die inneren Konflikte noch weiter. Aus Sicht vieler Ärzte war das Verhandlungsergebnis deutlich zuungunsten der Ärzte ausgefallen. Die Unterzeichner des ab 1. Juli 1924 gültigen Landesarztvertrages (die Ärzte Langbein, Hailer, Karl Mangold, Max Scheiffele, Wilhelm Egloff und Karl Berner) sahen sich daher in den folgenden Monaten erheblicher Kritik aus den eigenen Reihen ausgesetzt.[214]

So hatten die Ärzte zahlreiche Privilegien zugunsten eines besseren Verteilungsschlüssels[215] für die Kassenärzte aufgegeben. Die Verträge der Krankenkassen erlaubten jedoch bei Fehlverhalten des Arztes eine deutlich einfachere Kündigung. So kriti-

212 LABW HStAS, E 151/54 Bü 282, Pag. 18.
213 LABW HStAS, E 151/54 Bü 282, Pag. 26.
214 Langbein u. a. (1924) sowie Herrlen (1924) und Moos (1924).
215 Ab 1. Juli 1924 galt die Verhältniszahl von einem Arzt auf je 1000 Versicherte. Langbein u. a. (1924), S. 1.

sierte ein Autor im MKB, dass dieser Vertrag eine Schicksalswende darstelle und vor allem materielle Gewinne über die bisherigen ärztlichen Ideale, wie die freie Arztwahl, gestellt worden seien:

> Unser Selbstbestimmungsrecht als freier Stand hat endgültig aufgehört. Wir sind eine Art Beamtenschaft geworden mit eigentlich gar keinen Rechten, aber allerhand Pflichten. Wir melden uns bei einer Behörde zur Erlangung einer Kassenstelle, wir werden auf eine Art Dienstvertrag angestellt mit dem Recht der Entlassung bei Vergehen, die durch den Eifer zum Beruf hervorgerufen sein können; wir werden mehr oder weniger durchschnittlich bezahlt wie der Beamte.[216]

So berechtigt einige Einwände sein mochten, so deutlich zeigt sich aber auf den zahlreichen Versammlungen der Jahre 1919–1924, dass sich die Mehrzahl der Ärzte im Zweifelsfall für den wirtschaftlichen Vorteil entschied. In Zeiten der Unsicherheit sowie der wirtschaftlichen und politischen Krisen erschienen die ärztlichen Ideale mehr und mehr als Lippenbekenntnis und Stilmittel der Kritik denn als tatsächlich vorhandenes inneres Bedürfnis. Wissenschaft und Fortbildung befanden sich in den Versammlungen der Standesorganisationen immer häufiger nur an zweiter und dritter Stelle des Programmes.

Die Kritik an den Vorsitzenden der beiden ärztlichen Organisationen kam überwiegend von den Bezirks- und Ortsvereinigungen, im Ausschuss selbst schienen kaum noch Kritiker vorhanden zu sein.

Dies führte dazu, dass diesem Gremium von einigen Ärzten seine Legitimität abgesprochen wurde. So forderte kurz nach der Unterzeichnung des Landesarztvertrages der Heilbronner Mediziner Oskar Moos, dass sich Vorstand und Ausschuss nicht über die Meinung der Hauptversammlung hinwegsetzen dürften.[217]

> Die Hauptversammlung könnte und sollte dem Vorstand und Ausschuß gegenüber die übergeordnete Instanz bilden. Nach unserer Satzung ist sie es aber keineswegs. Sie ist eine theatralische Aufmachung, ein Scheinparlament ohne Einfluß auf den Gang der Ereignisse. Die Ansicht der Mehrheit der württ. Aerzteschaft findet in den durch die Satzung geregelten Abstimmungen nie und nimmer ihren Ausdruck.[218]

Nachdem schon auf der Hauptversammlung des WAV am 3. August 1924 der Konflikt kaum noch lösbar schien, spitzte sich die Lage auf der zusätzlich einberufenen Hauptversammlung nur zwei Wochen später derart zu, dass ein Misstrauensantrag gestellt wurde.

Der vom Ärzteverein Tettnang eingebrachte Antrag, dass der Vorstand und Ausschuss nicht mehr das Vertrauen der Mehrheit das WAV besäßen, wurde mit 31 gegen

---

216 Herrlen (1924), S. 149.
217 Moos (1924).
218 Moos (1924), S. 155.

neun Stimmen und zehn Enthaltungen angenommen.[219] Nach diesem deutlichen Ergebnis trat der Ausschuss geschlossen zurück.[220] In einem zweiten Punkt wurde zudem eine neue Stellungnahme zur Versorgungskasse gefordert. Diese sollte aber vom neugewählten Ausschuss bzw. Vorstand kommen. Es wurde festgelegt, dass bis spätestens 20. September 1924 Neuwahlen erfolgt sein sollten. Der ursprünglich für den September geplante vierte Württembergische Ärztetag wurde aufgrund der Vorkommnisse abgesagt. Auf eigens eingebrachten Antrag wurde dem Vorsitzenden Dörfler, ganz im Gegensatz zu dem gesamten Vorstand, einstimmig das Vertrauen ausgesprochen.[221]

In den Wochen vor den Neuwahlen traten noch weitere Konflikte offen zutage und wurden auch im *Korrespondenz-Blatt* diskutiert. So beklagten Kritiker auf der einen Seite, dass kleine Ortsvereine zu großen Einfluss im Ausschuss hätten, da sie auch bei einer „Handvoll"[222] Mitglieder mindestens einen Delegierten stellten. Auf der anderen Seite hingegen wurde betont, „daß auf dem Lande eine sehr erhebliche Mißstimmung gegen ‚Stuttgart' herrscht"[223] und gegen die „Kassenlöwen und ärztlichen Plutokraten[, die] bekanntlich nicht auf dem Land sondern in der Stadt"[224] sitzen. Hier trat auch der Konflikt zwischen Stadt- und Landärzten offen zutage. Letztere sahen sich schlechter entlohnt und stärker belastet als die Ärzte in den größeren Städten. Fragen wie die nach dem Wegegeld und nach den Nachtdiensten waren hier Hauptstreitpunkte.[225]

Das Bild, das die württembergische Ärzteschaft vor den Wahlen abgab, war das eines zutiefst gespaltenen und zerstrittenen Standes. Dies sollte sich auch bei den Wahlen zum neuen Vorstand des WAV zeigen.

1.13 Konflikte in der Stuttgarter Ärzteschaft

Im Vorfeld der Wahlen war es schon zu schweren Dissonanzen innerhalb der Stuttgarter Ärzteschaft gekommen, die Initiatoren zweier unterschiedlicher Wahlvorschläge warfen sich Irreführung und unlauteres Verhalten vor.[226] Dabei soll der Facharzt für Nervenkrankheiten Karl Berner[227] seinem Kontrahenten, dem Augenarzt Paul Bernoulli[228], überdies noch antisemitische Hintergedanken bei seinem Wahlvorschlag

219 Hailer: Hauptversammlung (1924).
220 Hailer: Neuwahlen (1924).
221 Hailer: Hauptversammlung (1924).
222 Sperling (1924), S. 172.
223 Sperling (1924), S. 172.
224 Sperling (1924), S. 172.
225 Sperling (1924).
226 Bernoulli (1924).
227 Ärzte-Adressbuch (1920), S. 16.
228 Ärzte-Adressbuch (1920), S. 18.

vorgeworfen haben, was dieser wiederum vehement abstritt[229]. Teile der Stuttgarter Ärzteschaft protestierten auch dagegen, die Wahl zum Ausschuss des WAV vor der Klärung dieser Auseinandersetzung überhaupt vorzunehmen. Dem Protest wurde nicht stattgegeben, und so wurde am 5. Oktober 1924 von den 24 Ausschussmitgliedern über den neuen Vorsitz abgestimmt. Für die Wahl zum ersten Vorsitzenden hatten sich der bisherige Vorstand Dörfler und sein Stellvertreter Langbein aufstellen lassen. Ersterer war bei diesem Termin verhindert und musste im Nachhinein erfahren, dass er in einer denkbar knappen Abstimmung mit elf gegen zwölf Stimmen, bei einer Enthaltung, unterlegen war.[230] Die Wahl zum zweiten Vorsitzenden fiel mit 17 Stimmen eindeutiger zugunsten des Geheimen Sanitätsrats Alfred Woerner aus Gmünd aus.[231] Da satzungsgemäß mindestens einer der drei Vorsitzenden ein Vertreter der Stuttgarter Ärzteschaft sein musste, entschied sich die Wahl zwischen Berner und dem bisherigen dritten Vorsitzenden Ries. Ersterer gewann mit 18 gegen vier Stimmen.[232]

Mit Langbein hatte sich der Initiator der Versorgungskasse für die württembergischen Ärzte mit nur 50 Prozent der Stimmen denkbar knapp durchsetzen können. Da er auch im Folgenden dieses Projekt mit Nachdruck weiterverfolgte, hatte er als neuer Vorsitzender des WAV von Anfang an erbitterte Gegner in den eigenen Reihen. Insbesondere die von ihm geplante Umlagepflicht, d. h. prozentualer Abzug vom Bruttoeinkommen, rief viele Klagen und Beschwerden hervor. Da sich dieser Punkt aber inzwischen auch im neuen Entwurf für die Ärztekammer wiederfand, musste man sich auch seitens des Innen- und Staatsministeriums damit auseinandersetzen. So bemerkte Ministerialrat Spindler im November, dass die Ärzteschaft in diesem Punkt tief gespalten sei, aber der Entwurf nicht noch weiter hinausgezögert oder geändert werden sollte.

> Bezüglich der Frage der Einführung der Ärztekammer kam zum Ausdruck, dass die Ansichten über deren Zweckmässigkeit in den beteiligten Kreisen geteilt seien und dass namentlich die beabsichtigte Art der Aufbringung der Mittel durch Umlage zum Teil bekämpft werde. Die weitere Behandlung des bereits beim Staatsministerium befindlichen Gesetzentwurfs wird aber jetzt nicht mehr weiter hinaus zu schieben sein.[233]

Inzwischen war man auch andernorts über die ständigen Verzögerungen in Sachen württembergischer Ärztekammer verwundert. So war es üblich, dass die jeweiligen Ministerien der anderen deutschen Bundesstaaten über derartige Gesetzesvorhaben ebenfalls informiert sein wollten. Der preußische Minister für Volkswohlfahrt bemerkte hierzu in sehr direkten Worten, dass er nach der insgesamt dritten Erinnerung nun endlich eine Beantwortung seiner Anfrage durch das Württembergische Ministe-

229 Bernoulli (1924).
230 Hailer: Auszug (1924).
231 Ärzte-Adressbuch (1920), S. 46.
232 Hailer: Auszug (1924).
233 LABW HStAS, E 151/54 Bü 282, Pag. 41.

rium des Innern erwarte. Die Kritik war insofern auch nachvollziehbar, da in anderen Bundesstaaten die Gründung einer Ärztekammer wesentlich schneller vonstattengegangen war. So nahmen zahlreiche württembergische Ärzte neidvoll zur Kenntnis, dass bereits ein Jahr zuvor (1923) beim bayerischen Nachbarn das betreffende Gesetz nach nur kurzer Beratungszeit erlassen wurde.[234]

1.14 Innere Konflikte und Bewältigung

Durch die ständigen inneren Konflikte sah man sich im WAV zunehmend blockiert und kaum noch handlungsfähig. So ließ es sich der geschäftsführende Arzt Hailer zum Jahresende auch nicht nehmen, die letzte Ausgabe des MKB für eine Abrechnung mit einigen Vereinsmitgliedern zu nutzen. In Anlehnung an die zehn biblischen Gebote fanden sich in besagter Abrechnung jeweils zehn Gebote für nörgelnde Vereinsmitglieder und zehn weitere Gebote zur Lahmlegung des Vereinslebens:[235]

> Zehn Gebote für nörgelnde Vereinsmitglieder.
> 1. Sprich schlecht von deinem Verband bei jeder Gelegenheit, die sich dir bietet.
> 2. Drohe stets mit deinem Austritt oder mit Widersetzlichkeit, wenn dir im Verband etwas nicht paßt.
> 3. Unterlasse nicht, jedermann haarklein zu erzählen, daß du mit der Tätigkeit deines Verbandes nicht einverstanden bist.
> 4. Wenn du dich mit einem Verbandsmitglied verfeindet hast, so versäume nicht, es dem Verband entgelten zu lassen.
> 5. Unterstelle allen, die Arbeit für den Verband verrichten, daß sie das nur aus Ehrgeiz oder um eines Amtes willen oder wegen persönlicher Vorteile tun. Hüte dich aber sorgfältig, etwas für deinen Verband zu tun, damit du nicht selbst in der gleichen Weise beschuldigt wirst. Schwänze womöglich die Versammlungen.
> 6. Erkläre einem jeden, der nicht im Verband ist, wie es eigentlich zu sein hätte. Hüte dich aber, das im Verband selbst zu sagen.
> 7. Sprich niemals Gutes über die gewählten Vertreter deiner Organisationen, die an der Verbesserung deiner Verhältnisse arbeiten.

---

234 Zur Entwicklung der Standesordnungen in anderen Bundesländern und anderen freien Berufen siehe Taupitz (1991), vor allem S. 255 ff.

235 „20 Gebote für Vereinsmitglieder. Dem bayr. ärztl. Korr.-Blatt vom 6. Dezember 1924 entnehmen wir folgende beherzigenswerte Ausführungen, die wir auch den württ. Kollegen nicht vorenthalten möchten: Das Allgemeine Rechtsblatt, Zeitschrift für praktisches Recht, Verwaltung und Wirtschaft hat vor einiger Zeit 20 Gebote für Verbände, Vereine und Parteien aufgestellt. Der bittere Ernst, der sich hier in launiger Form ausspricht, wird allen verständlich sein, die jemals um der Sache eines Zieles willen im Vereins- oder Parteileben gestanden haben." Hailer: 20 Gebote (1924), S. 287.

8. Wenn du etwa gescheiter als andere bist, so laure, bis einer aus dem Vorstand einen Fehler oder ein Versäumnis begeht. Dann falle über ihn her. Mit deinen besseren Gedanken halte unbedingt solange zurück.
9. Vergiß nie, aus ‚prinzipiellen Gründen' in Versammlungen Opposition zu machen, denn du bist die Würze der Versammlung, das Salz, der Pfeffer, die Muskatnuß. Wärest du nicht, so würden die Versammlungen unschmackhaft sein.
10. Trifft einer einmal in dem Sinne das Richtige, so widersprich dennoch, sonst wärest du nicht derjenige der alles besser weiß. Wenn du das alles tust, so darfst du dich rühmen, als ein gescheiter Mann angestaunt zu werden, der eigentlich ‚der Richtige' wäre.

Zehn Gebote zur Lahmlegung des Vereinslebens.
1. Besuche keine Vereinsversammlungen.
2. Wenn du kommst, so komme zu spät.
3. Wird eine Versammlung vorbereitet, so erkläre, die vorbereitenden Arbeiten des Vorstandes und der anderen Mitglieder für verkehrt.
4. Sabotiere die Verbandsbeschlüsse.
5. Nimm nie ein Amt an, da es leichter ist zu kritisieren, als selbst Arbeit zu leisten.
6. Trotzdem sei gekränkt, wenn du zur Mitarbeit im Ausschuß nicht aufgefordert wirst. Ist dies aber der Fall, so gehe nicht zu den Sitzungen.
7. Wenn der Vorsitzende dich um deine Meinung fragt, so sage, du habest nichts zu bemerken. Nachher erzähle allen, wie es hätte gemacht werden müssen.
8. Tue nur das absolut Notwendige, wenn aber andere Mitglieder selbstlos Zeit und Arbeit für die Sache einsetzen, so klage über Cliquenwirtschaft.
9. Bezahle deinen Beitrag möglichst spät oder überhaupt nicht.
10. Kümmere dich möglichst wenig um Werbung neuer Mitglieder. Laß dies Müller tun.[236]

In der abschließenden Anmerkung der Schriftleitung bemerkte Hailer, dass es sich hierbei um „bittere Wahrheiten"[237] handele und sich die Zahl der sarkastischen Gebote noch erheblich erweitern ließe. Speziell auf die württembergische Ärzteschaft gemünzt, führte er noch drei weitere Gebote an:

1. Lasse dich grundsätzlich nie belehren.
2. Sorge deinerseits dafür, daß immer einstimmige Vereinsbeschlüsse zu stande kommen, und tue dann, wenn du zu Hause bist, was du magst.
3. Lies grundsätzlich deine Verbandszeitschriften nie und beklage dich dann, daß man nicht auf dem Laufenden erhalten wird. [sic!][238]

Nicht erst seit diesen Geboten war offenkundig geworden, dass sich die Diskussionskultur sowohl auf den Versammlungen als auch in den veröffentlichten Artikeln ge-

236 Hailer: 20 Gebote (1924), S. 287.
237 Hailer: 20 Gebote (1924), S. 287.
238 Hailer: 20 Gebote (1924), S. 287.

ändert hatte. Das im 19. Jahrhundert noch vorherrschende Fremd- und Selbstbild des Arztes als etwas „Verehrungswürdiges"[239], welches dazu beitrug, einen gewissen Anstand und Etikette zu wahren, war im Verschwinden begriffen. Die sinkende Beteiligung an den Versammlungen des ÄLV und der Fokus auf wirtschaftliche Interessen trugen dazu bei, dass nicht wenige ihren eigenen Stand im Niedergang sahen.[240]

Die Forderungen nach Ehrengerichten waren vor allem der großen Zahl an Streitigkeiten innerhalb der Ärzteschaft geschuldet. Aber auch die Art und Weise, wie diese ausgetragen wurden, spielte eine Rolle. Vorfälle wie die Auseinandersetzung zwischen Bernoulli und Berner kamen immer häufiger vor.[241] Man zeigte sich bemüht, diese Streitigkeiten nicht in aller Öffentlichkeit auszutragen, und hoffte, dass dies zukünftig vor den Ehrengerichten verhandelt werden könne.

Häufig basierten die Auseinandersetzungen aber auf Missverständnissen oder der mangelhaften Information einzelner Ärzte. Obwohl der Bezug des MKB seit 1914 obligatorisch war, wurden viele Veröffentlichungen nicht gelesen oder schlicht falsch bzw. nicht verstanden.[242] In der persönlichen Diskussion hoffte man trotz der von Hailer geschilderten Schwierigkeiten die Missverständnisse ausräumen und mögliche Konflikte bereits im Vorfeld entschärfen zu können. Wie mühselig dies in den Augen der Verantwortlichen mitunter war, geht aus den Geboten deutlich hervor. Damit die geplanten Änderungen überhaupt wirksam werden konnten, musste eine Organisationsform mit obligatorischer Mitgliedschaft geschaffen werden. Deshalb führte in den Augen der verantwortlichen Standespolitiker an der Ärztekammer kein Weg mehr vorbei.

1.15 Kurz vor dem Ziel – Überweisung an den Landtag

Das Arbeitsjahr 1925 begann für den Vorstand des ärztlichen Landesausschusses (Bok, Langbein, Schwarz) schon am 2. Januar 1925 mit einer Besprechung bei Staatspräsident Wilhelm Bazille (Württembergische Bürgerpartei[243]). Dabei wurde die Notwendigkeit der Ärztekammer für das Zustandekommen der Versorgungskasse besonders hervorgehoben. Entsprechend schockiert dürften die ärztlichen Vertreter gewesen sein, als sie von Bazille erfuhren, dass der Entwurf für alle vier Berufe (Ärzte, Zahnärzte, Tierärzte und Apotheker) „aus juristischen Gründen umgearbeitet werden mußte"[244]. Dies würde aber nach der Auffassung von Bazille nur wenig Zeit beanspruchen und der Entwurf könnte bis zur nächsten Sitzung des Landtages am 20. Januar vorgelegt wer-

---

239 Siehe dazu die Klagen über den Ansehensverlust, an dem auch das eigene Verhalten schuld sei. Ries: Gedankensplitter (1922).
240 Beispielsweise die ausführlichen Erörterungen in O. V.: Württ. ärztlicher Landesverein (1920).
241 Bernoulli (1924).
242 Bok: Geschäftsbericht (1925).
243 Diese war der württembergische Ableger der Deutschnationalen Volkspartei (DNVP).
244 O. V.: Aerztekammer (1925), S. 15.

den. Die Beratung und Verabschiedung des Entwurfs könne somit innerhalb kürzester Zeit erfolgen.[245]

Gänzlich anderer Ansicht war da Ministerialrat Spindler. Dieser wäre nämlich für die Überarbeitung des Entwurfs zuständig gewesen. Entgegen der Ansicht des Staatspräsidenten sah er die Arbeit als nicht innerhalb kürzester Zeit zu erledigen an, da jeder neue Entwurf zuvor Monate benötigte, um von allen beteiligten Stellen gesichtet und abgesegnet zu werden.

Den letzten Entwurf hatte das Innenministerium im April 1924 dem Staatsministerium zur weiteren Behandlung übermittelt. Der Wunsch zur Überarbeitung kam hingegen mehr als acht Monate später. In einem 14 Seiten langen, teils persönlichen Schreiben versuchte Spindler eine erneute Überarbeitung und Aufschiebung des Gesetzesentwurfs zu verhindern und begründete dies vor allem mit den für die Ärzteschaft kaum mehr vertretbaren Verzögerungen:

> Die Berücksichtigung dieses Wunsches ist den Ärzten gegenüber schon im Ministerium des Innern nahezu zwei Jahre lang dadurch aufgehalten worden, daß auch die anderen 3 Berufe eine gleichartige Regelung ihrer Berufsvertretung und des Ehrengerichtswesens wünschten und die Einbringung des Ärztekammergesetzes der Zweckmässigkeit halber bis zur Vollendung der Gesetzentwürfe für die anderen zurückgestellt wurde. Seit der Übergabe des gemeinsamen Gesetzentwurfs an das Staatsministerium sind nunmehr nahezu weitere 9 Monate verflossen. Wenn jetzt durch eine Umarbeitung der umfangreichen Begründung, wie sie der neue Entwurf erfordert, die Vorlage an den Landtag wieder aufgehalten wird, so ist zu befürchten, daß dann bei den beteiligten Vertretungen eine Verstimmung entsteht, durch welche die Bereitwilligkeit der Beteiligten, sich den von dem Gesetz zu erwartenden neuen finanziellen Lasten, strafrechtlichen Verantwortlichkeiten und ehrenamtlichen Verpflichtungen zu unterwerfen, eine für die Durchführung des Gesetzes nachteilige, schwere Erschütterung erleidet.[246]

Durch die vom Staatsministerium vorgeschlagene vollständige Umstrukturierung des vorherigen Entwurfs sollten künftig derartige Gesetzesvorhaben beschleunigt werden, indem ein einheitlicher Aufbau angestrebt wurde. Den Sinn dieser Bestrebungen bejahte dabei auch Spindler[247], allerdings wäre dieses Unterfangen eindeutig zu Lasten der württembergischen Ärzteschaft gegangen.

---

245 O. V.: Aerztekammer (1925).

246 LABW HStAS, E 151/54 Bü 282, Pag. 44, S. 3 f.

247 „III. Durch die neue Fassung der Entwürfe wollte, wie mir scheint, erreicht werden, dass bei Ausarbeitung von Gesetzen und Verordnungen gewisse einheitliche Grundsätze über Aufbau, Einteilung und Sprache beachtet werden. […] Solche Bestrebungen erscheinen mir berechtigt und ich bin gerne bereit, sie zu unterstützen." LABW HStAS, E 151/54 Bü 282, Pag. 44, S. 9.

So lehnte er gegen Ende seines ausführlichen und in Form und Umfang außergewöhnlichen Schreibens die Übernahme dieser Aufgabe ab und bat um eine möglichst schnelle Behandlung des Gesetzes:

> IV. Zu meinem Bedauern ist es mir aus den dargelegten Gründen nicht möglich, anzuordnen, dass jene nach langwierigen Verhandlungen und Beratungen mit Behörden und Beteiligten fertiggestellten Entwürfe jetzt noch in eine grundsätzlich neue Fassung gebracht werden.
> Bei der Dringlichkeit der Gesetzesentwürfe ist es mir schon deshalb nicht möglich, die eine längere Zeit in Anspruch nehmende Prüfung und Behandlung der neuen Entwürfe durchführen zu lassen, weil ich die Verantwortung für das weitere Verschieben des Inkrafttretens dieser Gesetze nicht übernehmen möchte. [...] Ich möchte daher dringend bitten, auch die Form der dem Staatsministerium vorliegenden Entwürfe des Ministeriums des Innern bestehen und das Staatsministerium, so bald als irgend möglich, Beschluss fassen zu lassen.[248]

Auch im Landtag geriet das Ministerium des Innern zunehmend unter Druck. So erinnerte der Abgeordnete Emil Roth (DDP)[249] in der 24. Sitzung am 31. Januar 1925 daran, dass „es [...] uns von dem Herrn Minister des Innern schon längst versprochen worden [ist], eine Aerztekammer zu schaffen, wie es eine Anwaltskammer gibt“[250]. Bazille beschwichtigte die Ärzteschaft jedoch vorerst und teilte mit, dass das Gesetz noch im Februar dem Landtag vorgelegt werden solle.[251]

Inwiefern Bazille tatsächlich in die Arbeit eingebunden war, geht aus den Akten nicht hervor. Allerdings hatte der vom Staatsministerium überarbeitete und anschließend dem Innenministerium zurücküberwiesene Entwurf einen Umfang von 31 Seiten (bei 65 überwiegend kurzen Paragraphen), und auch nach der Intervention Spindlers mussten diese Anmerkungen, wenn auch nicht vollständig umgearbeitet, so doch zumindest überprüft und ggf. eingearbeitet werden.[252] Die Vorschläge sahen eine Beibehaltung der bisherigen Zweiteilung der ärztlichen Standesorganisationen in WAV und ÄLV vor, nur dass Letzterer nun durch die Ärztekammer ersetzt werden sollte.[253]

---

248 LABW HStAS, E 151/54 Bü 282, Pag. 44, S. 13 f.
249 Raberg (2001), S. 738.
250 Verhandlungen des Landtags des freien Volksstaates Württemberg auf dem 2. ordentlichen Landtag in den Jahren 1924/1925 [im Folgenden: Verhandlungen des Württembergischen Landtags (1925)], 24. Sitzung, 31. Januar 1925, S. 533, und LABW HStAS, E 151/54 Bü 282, Pag. 44a.
251 Verhandlungen des Württembergischen Landtags (1925), 24. Sitzung, 31. Januar 1925, S. 535, und LABW HStAS, E 151/54 Bü 282, Pag. 44a.
252 LABW HStAS, E 151/54 Bü 282, Pag. 46.
253 „§ 1. Kammern Nach der Errichtung von Kammern werden die Verfügungen über die staatliche Anerkennung der bisherigen Standesvertretungen (oben I) entbehrlich und aufgehoben. Das Weiterbestehen des ärztlichen Landesausschusses wird nicht in Frage kommen, weil die Ärztekammer seine Aufgaben übernimmt. Dagegen sollen die ärztlichen Bezirksvereine erhalten bleiben. Der württembergische Ärzte-

Die Ärzteschaft war sich nach der vorerst gescheiterten Verschmelzung[254] der beiden Organisationen in dieser Frage jedoch noch uneins. Darüber hinaus sahen die Anmerkungen keine maßgeblichen Änderungswünsche vor, beanspruchten aufgrund ihres Umfangs aber erneut einige Wochen Bearbeitungszeit.

Zunächst wurde der Entwurf im Verwaltungs- und Wirtschaftsausschuss des Landtages beraten. Dazu wurde der Abgeordnete Fritz Elsas (DDP)[255] als Berichterstatter bestimmt. Er hatte sich auch mit den Entwicklungen in den anderen Bundesstaaten befasst und konnte somit einige Anhaltspunkte für die Einordnung des württembergischen Entwurfs liefern.[256] Dieser Prozess begann Ende März und sollte bis zur ersten Beratung im Landtag im Mai dauern.[257]

1.16 Die Verhandlungen im Landtag

Die erste Beratung des Entwurfes fand am 19. Mai 1925 in der 52. Sitzung der Zweiten Kammer statt. Der Redner der sozialdemokratischen Fraktion, Berthold Heymann[258], vormals Minister des Innern, stellte dabei gleich zu Beginn die Frage:

> Meine Damen und Herren, der Entwurf, der ja sehr umfangreich ist, stellt uns vor die Erwägung, ob wir das durch ihn zu schaffende Gesetz für unbedingt nötig anzusehen haben.[259]

Sollte die jahrelange Arbeit an dem Gesetz direkt in der ersten Sitzung ad absurdum geführt werden, indem es gänzlich abgelehnt würde? Ganz so weit wollte Heymann mit seiner provokanten Aussage nicht gehen. Sein Hauptkritikpunkt richtete sich gegen die weitreichenden Befugnisse der Kammern, welche mit der Ernennung zu Körperschaften des öffentlichen Rechts einhergehen würden. Dies hätte den vier genannten Berufen eine erhebliche Sonderstellung gegenüber anderen Professionen eingeräumt und war insbesondere den Sozialdemokraten ein Dorn im Auge. So warf Heymann die Frage auf, ob nicht auch anderen Berufen, wie Schriftstellern, Journalisten, Architekten, Technikern oder Chemikern, dasselbe Recht zustehen müsste. Diese hätten es auf

---

verband kann in ähnlichem Verhältnis wie bisher zum Landesausschuss weiter bestehen." LABW HStAS, E 151/54 Bü 282, Pag. 53.

254 Ähnliche Bestrebungen hatte es in diesen Jahren auch auf Reichsebene gegeben, Anträge auf Verschmelzung waren aber wiederholt abgelehnt worden. Siehe dazu über die Jahre O. V.: Auszug (1920), Sp. 241; Herzau (1921); O. V.: Niederschrift (1923), Sp. 183 f.; LABW HStAS, E 151/54 Bü 285, Pag. 56.

255 Späterer Widerstandskämpfer, im KZ Sachsenhausen im Januar 1945 hingerichtet. Raberg (2001), S. 176.

256 Verhandlungen des Württembergischen Landtags (1925), 52. Sitzung, 19. Mai 1925, S. 1189.

257 Bok: Die Württembergische Aerztekammer (1925).

258 Raberg (2001), S. 353.

259 Verhandlungen des Württembergischen Landtags (1925), 52. Sitzung, 19. Mai 1925, S. 1187, und LABW HStAS, E 151/54 Bü 282, Pag. 64.

freiwilliger Basis geschafft, eigene Einrichtungen zu bilden, die auch „lebensfähig“[260] seien. Damit müssten die genannten Berufsgruppen infolge dieses Gesetzes geradezu darauf drängen, die gleichen staatlichen Privilegien wie eine Körperschaft des öffentlichen Rechts zu erhalten, und so eine Lawine an weiteren möglichen Gesetzesinitiativen hervorrufen. Änderungsvorschläge seitens der SPD, um dies zu verhindern, seien aber von der Regierung abgelehnt worden. Die Verteidigung von Sonderinteressen durch eine vom Staat gesetzlich legitimierte Standesordnung führte in seinen Augen aber dazu, „daß nicht der Gemeinsinn gepflegt wird, sondern engherzige Berufsinteressen wahrgenommen werden“[261]. Ebenso kritisch sah Heymann die Einführung einer Ehrengerichtsbarkeit und bestritt in diesem Zuge im Namen der sozialdemokratischen Fraktion das Vorhandensein einer spezifischen Standesehre, die sich aus einer bestimmten beruflichen Tätigkeit herleite. Dabei verglich er diese Auffassungen mit einem militärischen und akademischen Ehrenkodex vergangener Zeiten, welcher eine Selbstüberhebung über allgemein geltende Moralbegriffe mit sich bringen würde.[262]

Der noch dem gemäßigteren Flügel zuzurechnende Heymann kam zu dem Urteil: „So wie der Entwurf jetzt aufgebaut ist, halten wir ihn für verfehlt.“[263] Stattdessen forderte die SPD eine einheitliche Gesundheitskammer ohne die Sonderrechte einer Körperschaft öffentlichen Rechts und kein altes „Gilden- und Zunftwesen“[264]. Hierin sollten die bisher nicht berücksichtigten Hebammen, Dentisten (Zahntechniker) und Krankenpfleger, neben den schon erwähnten vier Berufen, Eingang finden.[265]

Der nächste Redner, Fritz Elsas, stimmte dem in fast allen Punkten zu; so kritisierte er insbesondere das Übermaß an Organisationen und sprach sich ebenfalls für eine Gesundheitskammer aus. Er war gegen die Gewährung der Privilegien einer Körperschaft öffentlichen Rechts und die Schaffung von Berufsgerichten.[266]

Gänzlich anders sah es ein Abgeordneter der DNVP, der ehemalige Generaloberarzt Walter Hölscher.[267] Er kritisierte zuallererst die Länge der Debatte und hob hervor, dass ähnliche Kammern in den anderen Bundesstaaten schon längst beständen und Württemberg hier einen erheblichen Rückstand hätte. Dies würde auch die württembergischen Ärzte in ihrer Entwicklung im Vergleich zu ihren Nachbarn in Baden und Bayern erheblich behindern.[268] Besonders wandte er sich gegen die Vorschläge Heymanns. Diese seien schon in den Verhandlungen des Ausschusses abgelehnt worden und daher nicht einer erneuten Diskussion wert. Hierfür erntete er eine Vielzahl

260 Verhandlungen des Württembergischen Landtags (1925), 52. Sitzung, 19. Mai 1925, S. 1187.
261 Verhandlungen des Württembergischen Landtags (1925), 52. Sitzung, 19. Mai 1925, S. 1188.
262 Verhandlungen des Württembergischen Landtags (1925), 52. Sitzung, 19. Mai 1925, S. 1188.
263 Verhandlungen des Württembergischen Landtags (1925), 52. Sitzung, 19. Mai 1925, S. 1189.
264 Verhandlungen des Württembergischen Landtags (1925), 52. Sitzung, 19. Mai 1925, S. 1189.
265 Verhandlungen des Württembergischen Landtags (1925), 52. Sitzung, 19. Mai 1925, S. 1189.
266 Verhandlungen des Württembergischen Landtags (1925), 52. Sitzung, 19. Mai 1925, S. 1190.
267 Hölscher (1925), S. 276, und Raberg (2001), S. 368.
268 Verhandlungen des Württembergischen Landtags (1925), 52. Sitzung, 19. Mai 1925, S. 1193.

verärgerter Zwischenrufe seitens der vorhergehenden Redner Heymann und Elsas. Hölscher sprach sich zudem für eine weitgehende Selbstverwaltung der vier Berufsgruppen aus, wobei er sich in seinem Diskussionsbeitrag vor allem mit den Ärzten befasste. So wollte er auch die Frage der Wohlfahrtseinrichtungen, ob mit oder ohne Mitgliedszwang, allein der Ärzteschaft überlassen.[269] Die Gegner dieser Versorgungseinrichtungen seien so gering an der Zahl, dass sie keine Rolle spielen würden. Ebenso befand er die Einführung der Ehrengerichte als dringend notwendig, um die „Verfallserscheinungen“[270] in der Ärzteschaft aufzuhalten. Der Entwurf wurde von Hölscher in jeder Hinsicht für gut befunden.

Der Zentrums-Abgeordnete Aloys Küchle[271] äußerte in der Folge „den Wunsch, den Stand der Aerzte so zu heben, als es nur möglich ist“[272]. Denn „der Arzt darf nach unserer Ueberzeugung [der Zentrumspartei, A. P.] nicht beurteilt werden wie ein Handwerker oder ein Gewerbetreibender, noch weniger wie einer, der in einem Betrieb tätig ist.“[273] Mit der Zustimmung des Zentrums wurde die erste Beratung am 19. Mai beendet. Damit hatten sich jeweils zwei Redner und ihre Parteien für und zwei gegen den Entwurf ausgesprochen.

Am darauffolgenden Tag wurden die Verhandlungen um acht Uhr morgens wiederaufgenommen. Als Erster sprach Ernst Schumacher von der Kommunistischen Partei Deutschlands (KPD). Dieser wertete den Entwurf als mangelhaft und pflichtete Heymann und Elsas in vielen Punkten bei, so auch bei deren Forderung nach einer Gesundheitskammer.[274] Insbesondere der Ärzteschaft machte er im Zuge seiner Rede schwere Vorwürfe:

> Bei der Aerzteschaft hat sich durch die Verschiebung der gesellschaftlichen Verhältnisse auch in geistiger Beziehung eine Veränderung bemerkbar gemacht, die letzten Endes dem reaktionären Teil der Aerzteschaft nicht gefällt und der man durch Schaffung von einem Ehrenkodex und durch die Ehrengerichte begegnen will. Diese Stärkung des Standesdünkels soll eine Stütze sein im Daseinskampf der Aerzte.[275]

Als vorletzter Redner sprach sich Karl Steger[276] vom Völkisch-sozialen Block (VSB) deutlich für die Annahme des Entwurfs aus. Er sei „im Sinne der Allgemeinheit“[277],

---

269 Verhandlungen des Württembergischen Landtags (1925), 52. Sitzung, 19. Mai 1925, S. 1194.
270 Verhandlungen des Württembergischen Landtags (1925), 52. Sitzung, 19. Mai 1925, S. 1195.
271 Raberg (2001), S. 482 f.
272 Verhandlungen des Württembergischen Landtags (1925), 52. Sitzung, 19. Mai 1925, S. 1195.
273 Verhandlungen des Württembergischen Landtags (1925), 52. Sitzung, 19. Mai 1925, S. 1195 f.
274 Verhandlungen des Württembergischen Landtags (1925), 53. Sitzung, 20. Mai 1925, S. 1197.
275 Verhandlungen des Württembergischen Landtags (1925), 53. Sitzung, 20. Mai 1925, S. 1198.
276 Zur Person Karl Steger siehe beispielsweise auch https://www.schwaebische.de/landkreis/bodenseekreis/friedrichshafen_artikel,-der-braune-pfarrer-auf-der-kanzel-_arid,10968681.html (letzter Zugriff: 22.9.2020) und Jantzen (2008), S. 175–200.
277 Verhandlungen des Württembergischen Landtags (1925), 53. Sitzung, 20. Mai 1925, S. 1200.

und dies gelte insbesondere für die Ehrengerichte und die Mitgliedspflicht[278]. Ohne Letztere sei das Gesetz nutzlos und man würde nur zustimmen, wenn dieser Punkt im Entwurf verbliebe.[279]

Als letzter Redner, und damit war nun jede Fraktion außer dem Württembergischen Bauern- und Weingärtnerbund gehört worden, sprach der Abgeordnete Johannes Rath von der Deutschen Volkspartei (DVP).[280] Dieser scheint sich allerdings kaum mit den Bedürfnissen und Wünschen der Ärzteschaft auseinandergesetzt zu haben. So äußerte er die Behauptung, dass es den Ärzten seines Wissens egal sei, ob die Wohlfahrtseinrichtungen verpflichtend wären oder nicht. Dabei gab es keinen Punkt, der in der Ärzteschaft umstrittener war als dieser. Ebenso unbestimmt äußerte sich Rath bezüglich des Gesetzes. So lehne die DVP zwar eine gemeinsame Gesundheitskammer ab, alle anderen Punkte hingen jedoch vom jeweiligen Sachverhalt ab.[281]

Im Anschluss an die Äußerungen übernahm der Minister des Innern, Eugen Bolz, das Wort. Als Erstes sprach er sich für die Ablehnung eines Antrages der Sozialdemokraten unter Heymann aus.[282] Diese wünschten eine Aussetzung der Beratung, bis ein neuer Entwurf für eine Gesundheitskammer vorläge, was wahrscheinlich Monate gebraucht hätte. Bolz erklärte, dass die vier Berufsgruppen mit dem Gesetzentwurf zufrieden wären und deshalb ein erneuter Aufschub nicht zu rechtfertigen sei.[283]

Die überwiegende Anzahl der Abgeordneten sah dies ähnlich, und so wurde der Antrag Heymanns abgelehnt. Ebenso erging es weiteren ähnlich gelagerten Anträgen, beispielsweise vorgebracht durch Ernst Schumacher.[284]

Im Folgenden wurde abschnittsweise über die verschiedenen Artikel abgestimmt. Dabei mussten noch einige grundsätzliche Dinge geklärt werden, beispielsweise die Frage, ob das Gesetz auch für Ärztinnen gelten würde. Hierzu erklärte Innenminister Bolz:

> Es ist da und dort eine Beunruhigung darüber entstanden, ob auch weibliche Berufsangehörige unter dieses Gesetz fallen. Es ist eine Selbstverständlichkeit, daß auch Aerztinnen usw. genau so unter das Gesetz fallen wie Aerzte. Es ist der ausdrückliche Wunsch geäußert

---

278 Verhandlungen des Württembergischen Landtags (1925), 53. Sitzung, 20. Mai 1925, S. 1200.
279 Verhandlungen des Württembergischen Landtags (1925), 53. Sitzung, 20. Mai 1925, S. 1201.
280 Raberg (2001), S. 692.
281 Verhandlungen des Württembergischen Landtags (1925), 53. Sitzung, 20. Mai 1925, S. 1201.
282 „Meine Damen und Herren, der Herr Abg. Heymann und seine Partei wünschen die Aussetzung der Beratung, bis ein Entwurf einer allumfassenden Gesundheitskammer vorgelegt wird. Ich möchte Sie bitten, diesen Antrag abzulehnen. Selbst wenn wir den Willen hätten, eine solche Gesundheitskammer zu schaffen, würde das soviel Vorbereitungszeit in Anspruch nehmen, daß der berechtigte Wunsch der Aerzte nach Verabschiedung des Gesetzes noch lange nicht erfüllt werden könnte." Verhandlungen des Württembergischen Landtags (1925), 53. Sitzung, 20. Mai 1925, S. 1202.
283 Verhandlungen des Württembergischen Landtags (1925), 53. Sitzung, 20. Mai 1925, S. 1202.
284 Verhandlungen des Württembergischen Landtags (1925), 53. Sitzung, 20. Mai 1925, S. 1203.

> worden, diese Feststellung auch hier im Landtag zu treffen und ich komme diesem Wunsch hiemit nach.[285]

Ähnlich verhielt es sich mit dem Wahlrecht. Die Ärzteschaft wünschte die Beibehaltung der bisherigen Struktur der Bezirksvereine und der Wahlen innerhalb dieser Vereine. Spindler sprach sich erneut dafür aus, den Ärzten auch diesen Wunsch zu erfüllen, allerdings den nicht in den Bezirksvereinen vertretenen Mitgliedern ebenfalls eine Art Briefwahlrecht einzuräumen.[286]

Dem Wunsch nach einer Ehrengerichtsbarkeit wurde seitens des Landtages ebenfalls unter der Maßgabe entsprochen, dass jeweils ein verbeamteter Jurist sowie ein Verwaltungsbeamter in den fünfköpfigen Gremien vertreten sein mussten. Um die notwendige Zweidrittelmehrheit für einen Schuldspruch zu erreichen, war somit auch mindestens die Zustimmung von einem der beiden Beamten notwendig. Dadurch sollte ein Alleingang der Ärzte bei den Urteilen verhindert werden.[287] Ebenso wurde erneut festgehalten, dass „politische, religiöse und wissenschaftliche Ansichten und Handlungen oder die Stellungnahme zu wirtschaftlichen Berufsangelegenheiten [...] niemals den Gegenstand eines Ehrenrechtsverfahrens darstellen [können]“[288]. Wie in der Ärzteschaft wurde auch im Landtag die Frage der Finanzierung der Wohlfahrtseinrichtungen heiß diskutiert. Der angedachte prozentuale Abzug vom Kasseneinkommen hatte im Vorfeld zu einer Spaltung in der Ärzteschaft geführt. Die Heranziehung der Einkommensteuer wurde zwar erwogen, aber der Minister des Innern lehnte ein gesetzliches Recht der Ärztekammer auf Einsicht in die Steuererklärung ihrer Mitglieder ab.[289] Gegen eine Regelung, dies mittels Satzungsänderung zu ermöglichen, hatte er allerdings nichts einzuwenden; eine derartige Lösung war jedoch nicht in Sicht.[290]

---

285 Verhandlungen des Württembergischen Landtags (1925), 53. Sitzung, 20. Mai 1925, S. 1204.

286 „Ministerialrat Spindler: Meine Frauen und Herren! Die Durchführung der Wahl für die Aeztekammer [sic!] durch die Bezirksvereine und die Belassung dieser Bezirksvereine als Unterbau der Aerztekammer entspricht einem dringenden Wunsch der Aerzte. Die Nichterfüllung dieses Wunsches hat anfangs dieses Jahrhunderts bei den Besprechungen über einen Regierungsentwurf für eine Aerztekammer zum Scheitern dieses Entwurfs geführt. Es ist nun bei den Verhandlungen über den Gesetzentwurf für die Aerztekammer dieser Ausweg gefunden worden, daß die Bezirksvereine belassen werden können, wenn sie die Wahlen in der bisherigen Weise durchführen, aber so, daß sie den Nichtmitgliedern ebenfalls Gelegenheit geben, an der Wahl teilzunehmen, und zwar durch schriftliche Abstimmung, die dem Vorsitzenden durch die Post überbracht wird, während die Abstimmung in den Vereinen selbst durch die Abgabe von Stimmzetteln in den betreffenden Versammlungen durchgeführt wird.“ Verhandlungen des Württembergischen Landtags (1925), 53. Sitzung, 20. Mai 1925, S. 1205 f.

287 Verhandlungen des Württembergischen Landtags (1925), 53. Sitzung, 20. Mai 1925, S. 1207.

288 Verhandlungen des Württembergischen Landtags (1925), 53. Sitzung, 20. Mai 1925, S. 1209.

289 Verhandlungen des Württembergischen Landtags (1925), 53. Sitzung, 20. Mai 1925, S. 1208, und LABW HStAS, E 151/54 Bü 282, Pag. 70.

290 Verhandlungen des Württembergischen Landtags (1925), 53. Sitzung, 20. Mai 1925, S. 1208.

Eine Abgabe der Beiträge durch jeden Arzt selbst wurde abgelehnt. Als Vergleichsfall diente hier Bayern. Dort wurden die Beiträge auf diese dezentrale Art eingezogen, was dazu führte, dass etwa ein Drittel nicht einging.[291]

Nachdem jeder Artikel auf diese Art und Weise durchgesprochen worden war, endete die Sitzung und eine dritte Beratung des Entwurfes wurde für den 29. Mai anberaumt.[292] In dieser Sitzung wurde über alle Artikel abgestimmt, geringfügige sprachliche Änderungen vorgenommen und es kam zum Schlussvotum. Dabei hatten sich alle Abgeordneten zu erheben, die dem Entwurf zustimmten. Da dies die Mehrheit war, konnte die Annahme in der dritten Beratung festgehalten werden.[293] Einzig die sozialdemokratische Fraktion hatte gegen den Entwurf gestimmt.[294]

1.17 Berichterstattung und Vorbereitungen zur ersten Wahl

In der darauffolgenden Ausgabe des MKB wurde dann das Gesetz mit seinen neun Abschnitten und 60 Artikeln veröffentlicht.[295]

Kurze Zeit später erschien auch ein Bericht des DNVP-Abgeordneten Hölscher über den Verlauf der Beratungen im Landtag. Der ehemalige Militärarzt und Fürsprecher der Ärzteschaft verfasste einen sehr subjektiven Artikel, in dem er den Gang der Verhandlungen rekapitulierte und seine eigene Rolle stark hervorhob, obwohl dies die Landtagsprotokolle nicht bestätigen können.[296]

Die nächste für die Ärzteschaft wichtige Sitzung fand am 6. Juni 1925 statt. Fast 50 Jahre nach der Gründung im Dezember 1875 eröffnete Bok die 91. und letzte Sitzung des ÄLV. In Anbetracht der langen Vorlaufzeit des Gesetzes und der daraus resultierenden und nach wie vor vorhandenen inneren Konflikte wollte man sich nicht auf dem Erreichten ausruhen.

---

291 Verhandlungen des Württembergischen Landtags (1925), 55. Sitzung, 29. Mai 1925, S. 1248.

292 Verhandlungen des Württembergischen Landtags (1925), 53. Sitzung, 20. Mai 1925, S. 1213.

293 Verhandlungen des Württembergischen Landtags (1925), 55. Sitzung, 29. Mai 1925, S. 1248.

294 Die hierzu abgegebene Erklärung hatte folgenden Wortlaut: „Die Sozialdemokratische Fraktion kann dem Aerzte-, Zahnärzte-, Tierärzte- und Apothekerkammergesetz ihre Zustimmung nicht geben, da es in Bezug auf die soziale Fürsorge für die Berufsangehörigen und ihre Familien hinter den von uns gestellten Forderungen zurückbleibt und sein Schwergewicht darauf legt, die beteiligten Berufe zur Aufstellung von Berufsordnungen und eines nach engsten beruflichen Gesichtspunkten konstruierten Ehrbegriffes zu ermächtigen, der durch Sondergerichte geschützt und zur Anerkennung gebracht werden soll. Das schließt die Gefahr in sich ein, wissenschaftliche oder berufliche Meinungsverschiedenheiten vor diese Ehrengerichte zu bringen und dadurch die verfassungsmäßig garantierte Meinungsfreiheit illusorisch zu machen. Eine solche Entwicklung, die andere Berufe zu dem Anspruch verleiten könnte, gleiche Hoheitsrechte von dem Staat verliehen zu bekommen, kann die Sozialdemokratische Fraktion nicht fördern, weshalb sie das Gesetz abzulehnen genötigt ist. Heymann und die übrigen Mitglieder der Sozialdemokratischen Fraktion." Verhandlungen des Württembergischen Landtags (1925), 55. Sitzung, 29. Mai 1925, S. 1248.

295 Bok: Die Württembergische Aerztekammer (1925).

296 Hölscher (1925).

Obwohl das Gesetz noch nicht in Kraft getreten war, erneuerte die Leitung des ÄLV ihre Forderungen nach einer eigenen Gesundheitsabteilung innerhalb des Ministeriums des Innern mit einem Arzt an der Spitze. Langbein verfasste deshalb auch eine erneute Eingabe.[297] Dem Wunsch der Ärzteschaft wurde allerdings erneut nicht entsprochen, denn nur kurze Zeit später wurde die Ministerialdirektorenstelle mit Hugo Neuffer[298], einem weiteren Verwaltungsbeamten, besetzt[299].

Mindestens genauso bedeutsam für die Ärzteschaft waren aber die in dieser Zeit stattfindenden Vorbereitungen für die erste Wahl zur neuen Ärztekammer. Die Anzahl der zu bestimmenden Abgeordneten und ihrer Stellvertreter richtete sich nach der Zahl der Ärzte im jeweiligen Bezirk: Für jeweils 75 Ärzte waren ein Delegierter und Ersatzmann zu wählen, pro 50 weiteren Mitgliedern stellte der Bezirk einen zusätzlichen Abgeordneten.[300] Die Ausarbeitung der Wahlordnung benötigte allerdings erhebliche Zeit, und so trat das Gesetz am 3. August 1925[301] in Kraft. Bis zur ersten Wahl der Ärztekammer sollten jedoch noch einige Monate vergehen. Erst im Dezember wurde im *Staatsanzeiger* eine Verordnung des Ministeriums des Innern mit den Details zum Ablauf der Ärztekammerwahl abgedruckt. Diese umfasste 39 Paragraphen, deren Umsetzung so manchen Bezirksvereinen einige Mühen kostete. Im März des darauffolgenden Jahres war es dann so weit. Ein Termin für die Wahl war gefunden, die Wählerlisten erstellt, und alle im Vorfeld entstandenen Unstimmigkeiten schienen beseitigt. Als Termin war Sonntag, der 25. April 1926 bestimmt worden. Der Leiter des Landeswahlausschusses sollte Obermedizinalrat Gottlieb Gnant vom Ministerium des Innern sein.[302] Die eingereichten Wahlvorschläge wurden Anfang April im *Korrespondenz-Blatt* veröffentlicht, somit stand der Wahl nichts mehr im Wege.[303] Der mit Abstand größte Bezirk mit 449 wahlberechtigten Ärzten war Stuttgart. Tübingen und Ulm waren mit 204 bzw. 134 wahlberechtigten Ärzten die einzigen weiteren Bezirke mit mehr als 75 Mitgliedern.[304] Inklusive eines Vertreters der Landesuniversität Tübingen sollte die erste Ärztekammer für Württemberg aus 24 gewählten Ärzten bestehen. Nach den umfangreichen Vorbereitungen verlief die eigentliche Wahl ohne besondere Vorkommnisse, und so konnte Obermedizinalrat Gnant schon vier Tage später das Ergebnis veröffentlichen lassen. Die Württembergische Ärztekammer setzte sich aus den folgenden 24 Delegierten zusammen:[305]

---

297 Schwarz (1925), S. 256, und LABW HStAS, E 151/54 Bü 282, Pag. 365.
298 Siehe dazu auch Maas (1996), S. 43.
299 Hailer (1925).
300 LABW HStAS, E 151/54 Bü 282, Pag. 68.
301 Gesetz über die Berufsvertretung der Ärzte, Zahnärzte, Tierärzte und Apotheker vom 3. August 1925. In: *Regierungsblatt für Württemberg* (1925), S. 183 ff.
302 Gnant (1926), S. 93.
303 Gnant/Schriftleitung (1926).
304 Gnant (1926), S. 93.
305 Gnant (1926), S. 204.

Tab. 1 Die Delegierten der Württembergischen Ärztekammer (1925)

Baur, Emil	Ebingen (Balingen)
Berner, Karl	Stuttgart
Bok, Karl (Vorsitz)	Stuttgart
Bubenhofer, Alfred	Freudenstadt
Dürr, Richard	Schwäbisch Hall
Durst, Theodor	Untertürkheim
Feldmann, Gustav	Stuttgart
Gaupp, Robert	Universität Tübingen
Göller, Rudolf	Ludwigsburg
Göz, Walter	Heilbronn
Hebenstreit, August	Mühlacker
Herrlen, Wilhelm	Waiblingen
Kay, Alfred	Friedrichshafen
Langbein, Friedrich (Stv.)	Pfullingen
Marx, Josef	Rottweil
Mißmahl jun., Willy	Riedlingen
Neunhöffer, Ferdinand (Kassier)	Stuttgart
Paillard, Emil	Weilheim (Kirchheim)
Prinzing, Friedrich	Ulm
Schmidt, Erich	Tübingen
Schöpfer, Hermann	Stuttgart
Schwarz, Richard (Schriftführer)	Stuttgart
Wenzler, Engelbert	Stuttgart
Werner, Hans	Aalen

Nachdem auch keine Einsprachen gegen das Ergebnis erhoben worden waren, konnte am 21. Mai 1926 die konstituierende Sitzung der Württembergischen Ärztekammer abgehalten werden. Dazu wurden die Räumlichkeiten des Ministeriums des Innern gewählt, und neben den Delegierten nahmen noch Obermedizinalrat Gnant und der geschäftsführende Arzt Hailer teil.[306] In geheimer Abstimmung erfolgte als Nächstes die Wahl des Vorstandes und der weiteren Posten. Mit 21 von 24 Stimmen wurde der bisherige Vorsitzende des ÄLV, Karl Bok, zum ersten Vorsitzenden gewählt. Sein Stellvertreter mit 23 Stimmen wurde Friedrich Langbein. Als Schriftführer und Kassier wurden Richard Schwarz und der Sanitätsrat sowie Chef- und Augenarzt an der Diakonissenanstalt Bethesda in Stuttgart, Ferdinand Neunhöffer[307], gewählt.

---

306 Schwarz (1926).
307 Ärzte-Adressbuch (1920), S. 18.

Bibliographie

Archivalische Quellen

Landesarchiv Baden-Württemberg, Staatsarchiv Freiburg (LABW StAF)
A 96/1 Bü 1034

Landesarchiv Baden-Württemberg, Staatsarchiv Ludwigsburg (LABW StAL)
E 162 I 4.3.
E 162 I Bü 236
E 180 b I Bü 405

Landesarchiv Baden-Württemberg, Hauptstaatsarchiv Stuttgart (LABW HStAS)
E 151/52 Bü 29
E 151/53 Bü 82
E 151/54 Bü 262, Bü 282, Bü 285, Bü 288, Bü 327, Bü 332

Amtliche Quellen

Regierungsblatt für das Königreich Württemberg (1876; 1903; 1912)
Regierungsblatt für Württemberg (1925)
Reichsgesetzblatt (1923)
Statistisches Reichsamt (Hg.): Zahlen zur Geldentwertung in Deutschland 1914 bis 1923. (= Wirtschaft und Statistik, Sonderheft 1) Berlin 1925.
Verhandlungen der verfassunggebenden Landesversammlung beziehungsweise des Landtags des freien Volksstaates Württemberg in den Jahren 1919 und 1920. Protokoll-Band 2. Enthaltend: die Protokolle vom 13. Juni bis 20. November 1919. 36.–66. Sitzung. Stuttgart 1920.
Verhandlungen des Landtags des freien Volksstaates Württemberg auf dem 2. ordentlichen Landtag in den Jahren 1924/1925. Protokoll-Band 1. Enthaltend: die Protokolle vom 20. Mai 1924 bis 13. Februar 1925. 1.–38. Sitzung; Protokoll-Band 2. Enthaltend: die Protokolle vom 14. Februar bis 22. Juli 1925. 39.–73. Sitzung. Stuttgart 1925.

Periodika

Aerztliches Vereinsblatt für Deutschland 45=47 (1918)-52=54 (1925)
Medicinisches Correspondenz-Blatt des Wuerttembergischen Aerztlichen Landesvereins 88 (1918)–89 (1919)
Medizinisches Korrespondenz-Blatt für Württemberg 90 (1920)–100 (1930)
Württembergische Krankenkassen-Zeitung 2 (1922)

Gedruckte Quellen

Aerztlicher Landesausschuß; Württ. Aerzteverband: Wahlen zum Aerztlichen Landesausschuss und zum Ausschuss des Württ. Aerzteverbandes. In: Medizinisches Korrespondenz-Blatt für Württemberg 94 (1924), S. 22.

Ärzte-Adressbuch für Württemberg 1920. Stuttgart 1920.

Bernhard, Karl: Sind wir noch Idealisten? In: Medicinisches Correspondenz-Blatt des Wuerttembergischen Aerztlichen Landesvereins 89 (1919), S. 214 f.

Bernhard, Karl: Vorschläge zum gewerkschaftlichen Ausbau des Esslinger Delegiertenverbandes. In: Medicinisches Correspondenz-Blatt des Wuerttembergischen Aerztlichen Landesvereins 89 (1919), S. 338 f.

Bernhard, Karl: Statistisches aus Württemberg. In: Medizinisches Korrespondenz-Blatt für Württemberg 92 (1922), S. 166–168.

Bernoulli, Paul: Zur Wahl im Aerztlich-wirtschaftlichen Verein Stuttgart. In: Medizinisches Korrespondenz-Blatt für Württemberg 94 (1924), S. 194.

Bok, Karl: Württ. ärztlicher Landesverein und Württ. Aerzte-Verband. Gemeinsame Landesversammlung. Geschäftsbericht. In: Medizinisches Korrespondenz-Blatt für Württemberg 91 (1921), S. 109–111.

Bok, Karl: Die Württembergische Aerztekammer. In: Medizinisches Korrespondenz-Blatt für Württemberg 95 (1925), S. 233 f.

Bok, Karl: Geschäftsbericht des Vorsitzenden des Aerztlichen Landesvereins am 27. September. In: Medizinisches Korrespondenz-Blatt für Württemberg 95 (1925), S. 413–415.

Brommer, Adolf: Esslinger Delegiertenverband. Außerordentliche Mitgliederversammlung 16. Februar 1919. In: Medicinisches Correspondenz-Blatt des Wuerttembergischen Aerztlichen Landesvereins 89 (1919), S. 96 f.

Brommer, Adolf: Esslinger Delegiertenverband. Ausschusssitzung 14. September. In: Medicinisches Correspondenz-Blatt des Wuerttembergischen Aerztlichen Landesvereins 89 (1919), S. 372.

Brommer, Adolf: Esslinger Delegiertenverband. Ausserordentliche Mitgliederversammlung 12. Oktober 1919. In: Medicinisches Correspondenz-Blatt des Wuerttembergischen Aerztlichen Landesvereins 89 (1919), S. 417.

Daiber, Axel; Dörfler, Wilhelm: Württ. Aerzteverband. In: Medizinisches Korrespondenz-Blatt für Württemberg 92 (1922), S. 137.

Denkmal-Ausschuß: Gedenkstein für die Toten des Königl. Württ. Sanitätskorps 1914–1918! In: Medizinisches Korrespondenz-Blatt für Württemberg 99 (1929), S. 167.

Dörfler, Wilhelm: Der neue Landesarztvertrag. In: Medizinisches Korrespondenz-Blatt für Württemberg 90 (1920), S. 101.

Dörfler, Wilhelm: Die Versammlung des Beirates des Leipziger Verbandes am 11. und 12. Juni 1920. In: Medizinisches Korrespondenz-Blatt für Württemberg 90 (1920), S. 101–103.

Dörfler, Wilhelm: Bericht über den II. Württ. Aerztetag am 28. und 29. Juni. Geschäftsbericht. In: Medizinisches Korrespondenz-Blatt für Württemberg 92 (1922), S. 109–112, 116–118.

Dörfler, Wilhelm: Die Hauptversammlung des Württ. Aerzteverbandes am 10. September. In: Medizinisches Korrespondenz-Blatt für Württemberg 92 (1922), S. 145.

Dörfler, Wilhelm: Prozeß Dr. Koebner gegen den Württ. Aerzteverband. In: Medizinisches Korrespondenz-Blatt für Württemberg 93 (1923), S. 37.

Dörfler, Wilhelm: Zur Kenntnisnahme der württembergischen Aerzte. In: Medizinisches Korrespondenz-Blatt für Württemberg 93 (1923), S. 136 f.

Dörfler, Wilhelm: Kollegen! In: Medizinisches Korrespondenz-Blatt für Württemberg 93 (1923), S. 169 f.

Dörfler, Wilhelm: Die private Verrechnungsstelle. In: Medizinisches Korrespondenz-Blatt für Württemberg 93 (1923), S. 173–175.

Gnant, Gottlieb: Bekanntmachung betreffend die Aerztekammerwahl. In: Medizinisches Korrespondenz-Blatt für Württemberg 96 (1926), S. 93, 204.

Gnant, Gottlieb; Schriftleitung: Bekanntmachung, betreffend die Aerztekammerwahl. In: Medizinisches Korrespondenz-Blatt für Württemberg 96 (1926), S. 120.

Göller, Rudolf: Zum Aerztestreik. In: Medicinisches Correspondenz-Blatt des Wuerttembergischen Aerztlichen Landesvereins 89 (1919), S. 215 f.

Graf, Eduard: Das ärztliche Vereinswesen in Deutschland und der deutsche Ärztevereinsbund. Leipzig 1890.

Hailer, Eduard: Eine wichtige Mitgliederversammlung des Aerztl.-wirtschaftl. Vereins Stuttgart und Umgebung am 22. November. In: Medizinisches Korrespondenz-Blatt für Württemberg 92 (1922), S. 191 f.

Hailer, Eduard: Ausserordentliche Hauptversammlung der württ. Aerzte am 18. März 1923. In: Medizinisches Korrespondenz-Blatt für Württemberg 93 (1923), S. 45 f.

Hailer, Eduard: Der derzeitige Stand der Beziehungen zu den württembergischen Krankenkassen. In: Medizinisches Korrespondenz-Blatt für Württemberg 93 (1923), S. 135 f.

Hailer, Eduard: Sitzung des Verhandlungsausschusses vom 29. September. In: Medizinisches Korrespondenz-Blatt für Württemberg 93 (1923), S. 159 f.

Hailer, Eduard: Neue dringende Vorstellungen des WAV. beim Württembergischen Arbeitsministerium. In: Medizinisches Korrespondenz-Blatt für Württemberg 93 (1923), S. 171.

Hailer, Eduard: Nunquam retrorsum! In: Medizinisches Korrespondenz-Blatt für Württemberg 93 (1923), S. 179 f.

Hailer, Eduard: Vom vertragslosen Zustand. In: Medizinisches Korrespondenz-Blatt für Württemberg 93 (1923), S. 184.

Hailer, Eduard: Vertragsloser Zustand im Reich. In: Medizinisches Korrespondenz-Blatt für Württemberg 93 (1923), S. 193.

Hailer, Eduard: Spenden für notleidende Aerzte. In: Medizinisches Korrespondenz-Blatt für Württemberg 93 (1923), o. Pag. (als Beilage angebunden).

Hailer, Eduard: Verhandlungsausschuss vom 16. Februar. In: Medizinisches Korrespondenz-Blatt für Württemberg 94 (1924), S. 27 f.

Hailer, Eduard: Auszug aus der Niederschrift der Ausschusssitzung des Württ. Aerzteverbandes vom 5. Oktober. In: Medizinisches Korrespondenz-Blatt für Württemberg 94 (1924), S. 201 f.

Hailer, Eduard: 20 Gebote für Vereinsmitglieder. In: Medizinisches Korrespondenz-Blatt für Württemberg 94 (1924), S. 287.

Hailer, Eduard: Hauptversammlung des Württ. Aerzteverbands am 17. August. In: Medizinisches Korrespondenz-Blatt für Württemberg 94 (1924), o. Pag. (nach Nr. 24 angebunden).

Hailer, Eduard: Neuwahlen zum Ausschuß des Württ. Aerzteverbands. In: Medizinisches Korrespondenz-Blatt für Württemberg 94 (1924), o. Pag. (Nr. 25).

Hailer, Eduard: Die Jubelfeier des WAV. und der 4. Württ. Aerztetag. In: Medizinisches Korrespondenz-Blatt für Württemberg 95 (1925), S. 400.

Hammer, Friedrich: Württ. ärztlicher Landesverein 78. Sitzung. In: Medicinisches Correspondenz-Blatt des Wuerttembergischen Aerztlichen Landesvereins 89 (1919), S. 172–175.

Hammer, Friedrich: Württ. ärztlicher Landesverein 81. Sitzung. In: Medizinisches Korrespondenz-Blatt für Württemberg 90 (1920), S. 94–96.

Hammer, Friedrich: Aerztlicher Landesverein. 33. Landesversammlung. In: Medizinisches Korrespondenz-Blatt für Württemberg 90 (1920), S. 149–152.

Herrlen, Wilhelm: Schicksalswende. In: Medizinisches Korrespondenz-Blatt für Württemberg 94 (1924), S. 149.

Herzau, Robert: Ablehnung der Verschmelzung unserer Hauptverbände im Ausschuss. In: Aerztliches Vereinsblatt für Deutschland 48=50 (1921), Sp. 129 f.

Heymann, Arnold: Aerztestreik? In: Aerztliches Vereinsblatt für Deutschland 46=48 (1919), Sp. 38 f.

Hirschfeld, Magnus: Verstaatlichung des Gesundheitswesens. (= Flugschriften des Bundes Neues Vaterland 10) Berlin 1919.

Hocheisen, Paul: Die Sanitätsoffiziere und die ärztliche Gewerkschaftsfrage. In: Medicinisches Correspondenz-Blatt des Wuerttembergischen Aerztlichen Landesvereins 89 (1919), S. 327 f.

Hölscher, Walter: Das Gesetz über die öffentliche Berufsvertretung der Aerzte, Zahnärzte und Apotheker im württembergischen Landtag. In: Medizinisches Korrespondenz-Blatt für Württemberg 95 (1925), S. 257–259, 275–277.

Hövel, P. C.: Beiträge zur Frage der freien Arztwahl im Krankenhause. In: Medizinisches Korrespondenz-Blatt für Württemberg 90 (1920), S. 82 f.

Koebner, Franz: Beiratssitzung des Leipziger Verbandes am 21. und 22. Februar 1920. In: Medizinisches Korrespondenz-Blatt für Württemberg 90 (1920), S. 39 f.

Koebner, Franz: Mitteilungen des Esslinger Delegiertenverbandes. In: Medizinisches Korrespondenz-Blatt für Württemberg 90 (1920), S. 57.

Koebner, Franz: Die 20 000 Mark-Grenze. In: Medizinisches Korrespondenz-Blatt für Württemberg 90 (1920), S. 65 f.

Koebner, Franz: Württ. ärztlicher Landesverein. 84. Sitzung. In: Medizinisches Korrespondenz-Blatt für Württemberg 91 (1921), S. 51 f.

Koebner, Franz: Mitteilung des Württ. Aerzteverbandes. In: Medizinisches Korrespondenz-Blatt für Württemberg 91 (1921), S. 145.

Koebner, Franz: Niederschrift der Ausschußsitzung des Württ. Aerzteverbandes vom 25. Oktober 1921. In: Medizinisches Korrespondenz-Blatt für Württemberg 91 (1921), S. 163 f.

Koebner, Franz: Württ. Aerzteverband. Teuerungszuschlag. In: Medizinisches Korrespondenz-Blatt für Württemberg 91 (1921), S. 189.

Koebner, Franz: Bekanntmachung des Württ. Aerzteverbandes. In: Medizinisches Korrespondenz-Blatt für Württemberg 92 (1922), S. 5.

Koebner, Franz; Dörfler, Wilhelm: Niederschrift der Hauptversammlung des Württ. Aerzteverbandes am 6. November 1921. In: Medizinisches Korrespondenz-Blatt für Württemberg 91 (1921), S. 189 f.

Koebner, Franz; Ries, Karl: Auszug aus der Niederschrift der ersten Ausschusssitzung des Württ. Aerzte-Verbandes. In: Medizinisches Korrespondenz-Blatt für Württemberg 91 (1921), S. 45.

Koebner, Franz; Ries, Karl: Ausschusssitzung des Württ. Aerzteverbandes am 6. Januar 1922. In: Medizinisches Korrespondenz-Blatt für Württemberg 92 (1922), S. 5.

Kohlhaas, Max: Zum Schutze der ausmarschierten Aerzte. In: Medicinisches Correspondenz-Blatt des Wuerttembergischen Aerztlichen Landesvereins 88 (1918), S. 20 f.

Kommission: Württ. ärztliche Wohlfahrtseinrichtungen. Versorgungskasse der Württembergischen Aerzte. In: Medizinisches Korrespondenz-Blatt für Württemberg 91 (1921), Beilage zu Nr. 51, S. 1–3.

Köstlin, Karl: Württembergischer Medizinalbeamtenverein. 14. Jahresversammlung. In: Medicinisches Correspondenz-Blatt des Wuerttembergischen Aerztlichen Landesvereins 89 (1919), S. 336–338.

Langbein, Friedrich: Bericht der Kommission über die Verschmelzung des Landesvereins und des Esslinger Delegiertenverbands. In: Medicinisches Correspondenz-Blatt des Wuerttembergischen Aerztlichen Landesvereins 89 (1919), S. 382–385.

Langbein, Friedrich: Württ. ärztlicher Landesverein und Württ. Aerzte-Verband. Gemeinsame Landesversammlung. Wohlfahrtseinrichtungen. In: Medizinisches Korrespondenz-Blatt für Württemberg 91 (1921), S. 121–123.

Langbein, Friedrich: VIII. Württ. Aerztetag in Freudenstadt. In: Medizinisches Korrespondenz-Blatt für Württemberg 100 (1930), S. 429–432.

Langbein, Friedrich u.a.: Kassenärztlicher Landesvertrag für Württemberg. In: Medizinisches Korrespondenz-Blatt für Württemberg 94 (1924), Sondernr. vom 1. Juli 1924, S. 1–9.

Langbein, Friedrich: Die Entstehung der ärztlichen Organisationen in Deutschland seit Einführung der Sozialversicherung. In: Südwestdeutsches Ärzteblatt 4 (1949), S. 81–90.

Maisch, Walter: Das Medizinalkollegium und die Neuordnung des Gesundheitswesens in Württemberg. In: Medizinisches Korrespondenz-Blatt für Württemberg 91 (1921), S. 77 f.

Mandry, Gustav: Aerztlicher Landesausschuß. In: Medizinisches Korrespondenz-Blatt für Württemberg 90 (1920), S. 96.

Moos, Oskar: Zur Frage der Hauptversammlung. In: Medizinisches Korrespondenz-Blatt für Württemberg 94 (1924), S. 155.

O.V.: Kleine Mitteilungen. Der Reichsausschuss für das ärztliche Fortbildungswesen. In: Aerztliches Vereinsblatt für Deutschland 45=47 (1918), Sp. 118 f.

O.V.: Auszug aus dem Protokoll über die Sitzung des Geschäftsausschusses des Deutschen Aerztevereinsbundes am 17. Dezember 1920. In: Aerztliches Vereinsblatt für Deutschland 47=49 (1920), Sp. 239–242.

O.V.: Eßlinger Delegiertenverband. In: Medizinisches Korrespondenz-Blatt für Württemberg 90 (1920), S. 42.

O.V.: Württ. ärztlicher Landesverein 82. Sitzung. In: Medizinisches Korrespondenz-Blatt für Württemberg 90 (1920), S. 173–176.

O.V.: Zwischen Aerzten und Krankenkassen. In: Aerztliches Vereinsblatt für Deutschland 48=50 (1921), Sp. 337–339.

O.V.: Die Wahlen zum Ausschuss des Württ. Aerzte-Verbandes. In: Medizinisches Korrespondenz-Blatt für Württemberg 91 (1921), S. 9.

O.V.: Württembergischer Aerzte-Verband. Die Wahlen zum Ausschuß. In: Medizinisches Korrespondenz-Blatt für Württemberg 91 (1921), S. 37 f.

O.V.: 35. Versammlung des Aerztlichen Landesvereins am 29. Juni 1922. Geschäftsbericht. In: Medizinisches Korrespondenz-Blatt für Württemberg 92 (1922), S. 126–128.

O.V.: Entwurf eines Gesetzes über die berufliche Vertretung der Aerzte (Aerzteordnung.). In: Medizinisches Korrespondenz-Blatt für Württemberg 92 (1922) (Beilage).

O.V.: 3. Außerordentliche Landesversammlung des Württ. Krankenkassenverbandes. In: Württembergische Krankenkassen-Zeitung 2 (1922), S. 33–36.

O.V.: Drohender Zusammenbruch unserer Volksgesundheit. In: Aerztliches Vereinsblatt für Deutschland 50=52 (1923), Sp. 9–11.

O.V.: Niederschrift der Jubiläumstagung des Geschäftsausschusses des Deutschen Aerztevereinsbundes am 15. September 1923. In: Aerztliches Vereinsblatt für Deutschland 50=52 (1923), Sp. 177–184.

O.V.: III. Württembergischer Aerztetag. 36. Versammlung des Aerztlichen Landesvereins am 1. Juli 1923. In: Medizinisches Korrespondenz-Blatt für Württemberg 93 (1923), S. 143 f.

O. V.: Württembergischer Medizinalbeamtenverein. In: Medizinisches Korrespondenz-Blatt für Württemberg 93 (1923), o. Pag. (als Beilage angebunden).
O. V.: Beendigung des vertragslosen Zustandes in Württemberg. In: Aerztliches Vereinsblatt für Deutschland 51=53 (1924), Sp. 45.
O. V.: Aerztekammer in Württemberg. In: Medizinisches Korrespondenz-Blatt für Württemberg 95 (1925), S. 15.
O. V.: Satzung des Württembergischen Aerzteverbandes. In: Medizinisches Korrespondenz-Blatt für Württemberg 100 (1930), S. 198–200.
Opp, Osmar: Aerztlicher Bezirksverein I Stuttgart. In: Medizinisches Korrespondenz-Blatt für Württemberg 90 (1920), S. 210 f.
Oppenheimer, Salomon: Zur Zukunft des ärztlichen Standes. In: Medicinisches Correspondenz-Blatt des Wuerttembergischen Aerztlichen Landesvereins 89 (1919), S. 50 f.
Pfleiderer, Alfred: Schlagfertige Organisation. In: Medicinisches Correspondenz-Blatt des Wuerttembergischen Aerztlichen Landesvereins 89 (1919), S. 238.
Pfleiderer, Alfred: Vereinfachung des Aerztevereinswesens. In: Medicinisches Correspondenz-Blatt des Wuerttembergischen Aerztlichen Landesvereins 89 (1919), S. 278.
Prinzing, Friedrich: Statistische Unterlagen zu den Wohlfahrtseinrichtungen des Württ. Aerzteverbandes. In: Medizinisches Korrespondenz-Blatt für Württemberg 91 (1921), S. 195 f.
Pursche, Friedrich: Zum Ausbau der Versorgungskasse. In: Medizinisches Korrespondenz-Blatt für Württemberg 94 (1924), S. 31 f.
Reichs-Medizinal-Kalender für Deutschland. 2. Teil: Ärztliches Handbuch und Ärzteverzeichnis. Leipzig 1914; Leipzig 1926.
Ries, Karl: Der 4 %-Abzug vom Kasseneinkommen. In: Medizinisches Korrespondenz-Blatt für Württemberg 91 (1921), S. 166 f.
Ries, Karl: Ausserordentliche Hauptversammlung des Württ. Aerzteverbandes am 12. November. In: Medizinisches Korrespondenz-Blatt für Württemberg 92 (1922), S. 181 f.
Ries, Karl: Gedankensplitter beim Jahreswechsel. Ein Rückblick und Ausblick. In: Medizinisches Korrespondenz-Blatt für Württemberg 92 (1922), S. 205 f.
Ries, Karl: Arbeitsnachweis für Aerzte. In: Medizinisches Korrespondenz-Blatt für Württemberg 93 (1923), S. 15.
Ries, Karl: Arzt und Parlament. In: Medizinisches Korrespondenz-Blatt für Württemberg 93 (1923), o. Pag. (als Beilage angebunden).
Schickler, Emil: Württ. ärztlicher Landesverein 77. Sitzung. In: Medicinisches Correspondenz-Blatt des Wuerttembergischen Aerztlichen Landesvereins 88 (1918), S. 206 f.
Schlottmann, Rudolf: Die Neuregelung der Beziehungen zwischen Krankenkassen und Ärzten durch das Einigungsabkommen vom 23.XII.1913. Berlin; Heidelberg 1914.
Schriftleitung: Notiz! In: Medizinisches Korrespondenz-Blatt für Württemberg 93 (1923), S. 159.
Schriftleitung: Kollegen im Land, spendet Nahrungsmittel für notleidende Aerzte! In: Medizinisches Korrespondenz-Blatt für Württemberg 93 (1923), S. 175.
Schwalbe, Julius: Spendet zum Aushilfsfonds der Notgemeinschaft deutscher Aerzte. In: Aerztliches Vereinsblatt für Deutschland 52=54 (1925), Sp. 511 f.
Schwarz, Richard: Württ. ärztlicher Landesverein. 86. Sitzung. In: Medizinisches Korrespondenz-Blatt für Württemberg 91 (1921), S. 165 f.
Schwarz, Richard: Württ. ärztlicher Landesverein. 91. Sitzung. In: Medizinisches Korrespondenz-Blatt für Württemberg 95 (1925), S. 255–257.
Schwarz, Richard: Württembergische Aerztekammer. Konstituierende Sitzung am 26. Mai. In: Medizinisches Korrespondenz-Blatt für Württemberg 96 (1926), S. 233.

Sick, Konrad: Kritisches zur Frage der freien Arztwahl im Krankenhaus. In: Medizinisches Korrespondenz-Blatt für Württemberg 90 (1920), S. 131 f.

Sperling, Paul: Antrag Dr. Moos und die Landärzte. In: Medizinisches Korrespondenz-Blatt für Württemberg 94 (1924), S. 172 f.

Vollmann, Siegmund: Die Aussichten im Arztberuf. In: Aerztliches Vereinsblatt für Deutschland 46=48 (1919), Sp. 29–32.

Vollmann, Siegmund: Der Württembergische Landes-Arztvertrag. In: Aerztliches Vereinsblatt für Deutschland 47=49 (1920), Sp. 145 f.

Vollmann, Siegmund: Vom 4. bayerischen Aerztetag in Nürnberg am 8. und 9. Juli 1922. In: Aerztliches Vereinsblatt für Deutschland 49=51 (1922), Sp. 248–250.

Weckerling; Schriftleitung: Hört! Hört! In: Aerztliches Vereinsblatt für Deutschland 46=48 (1919), Sp. 53.

Weiss, Karl: Gedanken über die Zukunft des ärztlichen Standes. In: Medicinisches Correspondenz-Blatt des Wuerttembergischen Aerztlichen Landesvereins 89 (1919), S. 25–27.

Werner, Hans: Verband der Krankenhausärzte Württembergs. In: Medizinisches Korrespondenz-Blatt für Württemberg 90 (1920), S. 71.

Wörner, Alfred: Das Medizinalkollegium und die Neuordnung des Gesundheitswesens in Württemberg. In: Medizinisches Korrespondenz-Blatt für Württemberg 91 (1921), S. 105 f.

Württ. Aerzteverband: Die säumigen Krankenkassen. In: Medizinisches Korrespondenz-Blatt für Württemberg 93 (1923), S. 29.

Württ. Aerzteverband: Kollegen! In: Medizinisches Korrespondenz-Blatt für Württemberg 94 (1924), S. 43.

Literatur

Grube, Walter: Der Stuttgarter Landtag 1457–1957. Von den Landständen zum demokratischen Parlament. Stuttgart 1957.

Hansen, Eckhard; Tennstedt, Florian (Hg.): Biographisches Lexikon zur Geschichte der deutschen Sozialpolitik 1871 bis 1945. Bd. 1. Kassel 2010.

Herold-Schmidt, Hedwig: Ärztliche Interessensvertretung im Kaiserreich 1871–1914. In: Jütte, Robert (Hg.): Geschichte der deutschen Ärzteschaft. Organisierte Berufs- und Gesundheitspolitik im 19. und 20. Jahrhundert. Köln 1997, S. 43–96.

Holtfrerich, Carl-Ludwig: Die deutsche Inflation 1914–1923. Ursachen und Folgen in internationaler Sicht. Berlin; New York 1980.

Jantzen, Kyle: Faith and Fatherland. Parish Politics in Hitler's Germany. Minneapolis 2008.

Jütte, Robert: Die Entwicklung des ärztlichen Vereinswesens und des organisierten Ärztestandes bis 1871. In: Jütte, Robert (Hg.): Geschichte der deutschen Ärzteschaft. Organisierte Berufs- und Gesundheitspolitik im 19. und 20. Jahrhundert. Köln 1997, S. 15–42.

Lilla, Joachim; Döring, Martin; Schulz, Andreas (Bearb.): Statisten in Uniform. Die Mitglieder des Reichstages 1933–1945. Düsseldorf 2004.

Maas, Roswitha: Die Verwaltungsrechtsordnung für Württemberg. Der Versuch einer Emanzipation des öffentlichen Rechts vom Privatrecht. Pfaffenweiler 1996.

Raberg, Frank: Biographisches Handbuch der württembergischen Landtagsabgeordneten 1815–1933. Stuttgart 2001.

Sommer, Alexander: Arzt und Staat in Württemberg 1830–1930 im Spiegel des „Medicinischen Correspondenz-Blattes". (= Schriftenreihe der Bezirksärztekammer Nordwürttemberg 14) Stuttgart 1968.
Speidel, Otto: Württembergs ärztliche Organisationen im Wandel der Zeit. Stuttgart 1962.
Taupitz, Jochen: Die Standesordnungen der freien Berufe. Geschichtliche Entwicklungen, Funktionen, Stellung im Rechtssystem. Berlin 1991.
Tutzke, Dietrich: Die Bedeutung Friedrich Prinzings für die medizinische Statistik. In: Medizinhistorisches Journal 2 (1967), H. 1, S. 13–34.

Internet

https://www.schwaebische.de/landkreis/bodenseekreis/friedrichshafen_artikel,-der-braune-pfarrer-auf-der-kanzel-_arid,10968681.html (letzter Zugriff: 22.9.2020).
https://www2.landesarchiv-bw.de/ofs21/olf/einfueh.php?bestand=17489 (letzter Zugriff: 22.9.2020).

2. Die württembergischen Standesvereinigungen und ihre Politik
Wirtschaftliche Konflikte (1926–1929)

2.1 Die ersten Amtshandlungen der Württembergischen Ärztekammer

Auf der konstituierenden Sitzung der Württembergischen Ärztekammer (ÄK) am 21. Mai 1926 wurden keine Einsprüche gegen die Wahlergebnisse erhoben. Die rechtskräftig gewählten Vertreter nahmen ihre Arbeit auf. Wegen des großen Aufwandes, der durch die Wahl entstanden war, wurde beschlossen, dass 1926 kein Württembergischer Ärztetag stattfinden sollte. Es bestanden zu viele offene Fragen. Diese sollten zunächst von den Delegierten diskutiert und erst anschließend auf einer öffentlichen Versammlung erörtert werden.[1]

Die erste größere Amtshandlung bestand in der Aufstellung einer Satzung für die ÄK. Dazu wurde ein Ausschuss aus den Reihen des engeren Vorstandes gebildet. Dieser umfasste neben dem Vorsitzenden, seinem Stellvertreter, dem Kassier (Rechnungsführer) und dem Schriftführer noch jeweils einen Vertreter aus den Groß-Kreisen (Neckar, Donau, Jagst und Schwarzwald) sowie einen Repräsentanten der Stuttgarter Ärzteschaft.[2] Der engere Vorstand der ersten württembergischen ÄK bestand aus den Ärzten Karl Bok, Friedrich Langbein, Ferdinand Neunhöffer, Richard Schwarz, Rudolf Emil Göller, Friedrich Prinzing und Richard Dürr.[3]

Die weiteren auf der konstituierenden Sitzung zu klärenden Punkte waren überwiegend finanzieller Art. Als Erstes stand die Frage der Aufwandsentschädigungen für die ehrenamtliche Tätigkeit in der Ärztekammer im Raum. Man einigte sich auf 30 RM für

1 Schwarz (1926).
2 „Der Vorstand besteht aus dem Vorsitzenden, seinem Stellvertreter, dem Schriftführer, Rechnungsführer, sowie aus je einem Vertreter von Stuttgart, dem übrigen Neckarkreis, Donau-, Jagst- und Schwarzwaldkreis, sofern nicht diese Bezirke schon durch die erstgenannten vier Vorstandsmitglieder vertreten sind." O. V.: Satzung (1926), S. 318.
3 Bok/Schwarz (1926).

einen Arbeitstag und 15 RM für einen halben Tag.[4] Zum Vergleich: Nach der damals gültigen Preußischen Gebührenordnung (Preugo) waren eine Konsultation mit 1 RM und ein Besuch beim Patienten mit 2 RM zu vergüten.[5] Fahrtkosten wurden ebenfalls ersetzt, Bahnfahrten allerdings nur in der zweiten bis vierten Klasse. Der Mitgliedsbeitrag für die Ärztekammer wurde mit 10 RM im Jahr festgesetzt, Assistenz- und Volontärärzte erhielten eine 50-prozentige Ermäßigung.[6]

Auf Reichsebene waren 1926 die Hauptversammlung des Hartmannbundes und der 45. Deutsche Ärztetag, die gemeinsam vom 23. bis 27. Juni stattfanden, für die Mediziner bedeutsam. Dort wurden eine einheitliche deutsche Ärzteordnung und die Bildung einer Reichsärztekammer beschlossen. Als Vertreter der württembergischen Mediziner hielt Langbein am 24. Juni auf der Hauptversammlung einen Vortrag zur Planwirtschaft. Hierbei wurden einige Leitsätze aufgestellt, deren Quintessenz die Abfindung älterer Ärzte mit einer Rente war, damit diese ihre Praxis aufgeben und dadurch Plätze für Jüngere entstehen konnten. Dies sollte vor allem Ärzte ab 70 Jahren sowie invalide Mediziner zwischen 60 und 69 Jahren betreffen.[7] Bei der Abstimmung auf dem Ärztetag über die Zusammensetzung des Geschäftsausschusses des Ärztevereinsbundes (ÄVB) wurde Bok mit den achtmeisten Stimmen in das Gremium gewählt.[8]

Im Juli des Jahres wurde das 50-jährige Jubiläum des Bezirksvereins XIII in Friedrichshafen gefeiert. Hier herrschte eine ausgelassene Stimmung vor. Nach der Inflationskrise und den Einschränkungen durch die Notverordnungen hatte sich in den letzten Monaten die wirtschaftliche Situation vieler Ärzte wieder erholt. Bei „leckeren Bissen“[9] und Gläsern voll „mit des Nektars köstlich perlendem Gold“[10] herrschte dementsprechend „Feststimmung“[11] im Friedrichshafener Kurgartenhotel. Zumindest für den Moment schienen die Sorgen der letzten Jahre vergessen.

2.2 Die Satzung der Württembergischen Ärztekammer

Ende Juli widmeten sich die Vertreter der Ärztekammer wieder ernsthafteren Dingen. Zusammen mit Ministerialrat Gustav Spindler vom Ministerium des Innern wurde ein erster, 21 Paragraphen umfassender Satzungsentwurf diskutiert.[12] Als Körperschaft des

4 Schwarz (1926).
5 Hailer: Die ab 1. April 1927 gültige Fassung (1927).
6 Schwarz (1926).
7 Hailer: 23. Hauptversammlung des Leipziger Verbands (1926).
8 Die zwölf Ärzte mit den meisten Stimmen galten als gewählt. Hailer: 23. Hauptversammlung des Leipziger Verbands (1926).
9 O. V.: Das 50 jährige Jubiläum (1926), S. 304.
10 O. V.: Das 50 jährige Jubiläum (1926), S. 304.
11 O. V.: Das 50 jährige Jubiläum (1926), S. 304.
12 O. V.: Satzung (1926).

öffentlichen Rechts sollte die Ärztekammer ihren Sitz in Stuttgart und ungeachtet der steigenden Mitgliederzahlen nicht mehr als 24 Delegierte haben. Diese wurden für jeweils fünf Jahre gewählt. Besondere Aufmerksamkeit war der Definition des Aufgabenbereichs der Ärztekammer gewidmet worden:

> § 2. Aufgaben
> (1) Die Aufgabe der Aerztekammer ist die Vertretung und die Förderung der ärztlichen Berufsinteressen, sowie die Behandlung aller Angelegenheiten, die den ärztlichen Beruf, die Pflege des Gemeinsinns innerhalb des Berufes, die wissenschaftliche Fortbildung, die Wahrung der Berufsehre und die Mitwirkung bei der öffentlichen Gesundheitspflege betreffen.
> (2) Die Aerztekammer ist befugt, innerhalb ihres Aufgabenkreises Vorstellungen und Anträge an die zuständigen Stellen zu richten. In wichtigen Angelegenheiten, die den ärztlichen Beruf berühren, sollen die Behörden die Aerztekammer hören.
> (3) Die Aerztekammer kann Wohlfahrtseinrichtungen für die in Württemberg wohnenden approbierten Aerzte und ihre Familien schaffen, insbesondere
> 1. Erwerbsunfähigkeitsrenten, Altersrenten, Sterbegelder und Unterstützungen für die Arzte [sic!];
> 2. Witwen- und Waisenrenten, Sterbegelder und Unterstützungen für die Hinterbliebenen der Aerzte.
> (4) Bestehende Wohlfahrtseinrichtungen kann die Kammer übernehmen.[13]

Vor allem der dritte Punkt hatte schon im Vorfeld für große Verwerfungen innerhalb der Ärzteschaft gesorgt. Durch die Stellung als Körperschaft des öffentlichen Rechts hoffte der Vorstand zukünftige Entscheidungen bezüglich der Wohlfahrtseinrichtungen einfacher durchsetzen zu können.[14]

Mindestens einmal im Jahr musste eine Vollversammlung der Ärztekammer stattfinden. Zudem konnte eine solche auch außerordentlich durch den Vorstand einberufen oder musste verpflichtend abgehalten werden, wenn mindestens ein Drittel der Mitglieder dies schriftlich beantragte.

Neu hinzugekommen waren auch die Ehrenräte. Diese wurden in jedem Bezirksverein gebildet.[15] Zuvor hatten zwar schon freiwillige Ehrengerichte bestanden, aber sie hatten ihren Zweck nur ungenügend erfüllen können, „weil ihnen die Befugnisse fehlten“[16] und somit „jeder Arzt sich ihnen entziehen konnte, wenn er wollte“[17].

Die Räte bestanden aus drei – auf fünf Jahre gewählten – Mitgliedern und sollten sich um die Berufsgerichtsbarkeit kümmern. Den lokalen Räten übergeordnet war der

13 O. V.: Satzung (1926), S. 317.
14 Bok/Schwarz (1926).
15 O. V.: Satzung (1926).
16 Bok/Schwarz (1926), S. 425.
17 Bok/Schwarz (1926), S. 425.

Ehrengerichtshof mit seinem Sitz in Stuttgart. Er setzte sich ebenfalls aus drei Mitgliedern zusammen. Bemerkenswert war die Tatsache, dass die zu den Ehrengerichten gewählten Ärzte ihre Wahl annehmen mussten. Nur in besonderen Fällen durfte sie abgelehnt werden:

> 1. Krankheit oder Gebrechen, welche die ordnungsgemäße Versehung der Stelle verhindern;
> 2. ein Alter über 60 Jahren;
> 3. sonstige besondere Verhältnisse, die nach dem Ermessen des Kammervorstands eine Entschuldigung begründen.[18]

Das neu gewonnene Ehrenrecht bedeutete also, dass sich weitere Ärzte an standespolitischen Aufgaben beteiligen mussten. Diese Dienstverpflichtung wurde nicht von jedem gutgeheißen, entfernte man sich damit doch auch von den so häufig zitierten Freiheiten, die ja die ‚freien Berufe' in den Augen vieler gerade ausmachten.

Auf diesen Themen lag auch der Fokus der ersten Vollversammlung der Württembergischen Ärztekammer am 7. Oktober 1926. Neben den 24 Delegierten waren als Gäste die für das Zustandekommen der ÄK maßgeblichen Mitarbeiter des Ministeriums des Innern, Ministerialrat Spindler, Obermedizinalrat Gottlieb Gnant und Minister Eugen Bolz, anwesend.[19]

In dieser Sitzung wurde zunächst auf den langen Weg von der anfänglichen Ablehnung eines ersten Regierungsentwurfs für eine Ärztekammer im Jahr 1901 durch die Ärzteschaft selbst über die Zeit des Ersten Weltkrieges und die sich ändernden Erfordernisse der Weimarer Zeit zurückgeblickt. Anschließend besprachen die Delegierten zahlreiche kleine Änderungen am Satzungsentwurf. So sollte die bisherige Aufteilung der Bezirksvereine, die noch auf der Gliederung des Ärztlichen Landesvereins basierte, beibehalten werden. Die kleinsten Wahlbezirke Rottweil und Freudenstadt umfassten zusammen nicht einmal 100 Wahlberechtigte (45 in Rottweil und 50 in Freudenstadt), wohingegen Stuttgart mit 449 Berechtigten fast 30 Prozent der Stimmen stellte.[20] Nachdem Ministerialrat Spindler darauf hingewiesen hatte, dass die Wahlen zu den Ausschüssen und Ehrenräten auch vorgenommen werden könnten, ohne dass eine vom Ministerium genehmigte Satzung vorläge[21], wurde dies auch umgehend so vollzogen.

---

18 O. V.: Satzung (1926), S. 320.

19 Bok/Schwarz (1926).

20 Gesamte Liste der Wahlbezirke im Jahr 1926 inklusive der Zahl der wahlberechtigten Ärzte: I Stuttgart 449 Wahlberechtigte; II Böblingen 76; III Ludwigsburg 57; IV Heilbronn 111; V Aalen 93; VI Crailsheim 70; VII Eßlingen 101; VIII Tübingen 204; IX Freudenstadt 50; X Calw 83; XI Rottweil 45; XII Ulm 134; XIII Ravensburg 114; zusammen 1587 Wahlberechtigte. Bok/Schwarz (1926).

21 Über einen Satzungsentwurf wurde noch am selben Tag beraten; dieser wurde dem Ministerium wenige Tage später vorgelegt. LABW HStAS, E 151/54 Bü 288, Pag. 24–27.

Das Ehrengericht setzte sich aus den Ärzten Karl Bok, Alfred Bubenhofer und Alfred Kay zusammen. Ersatzmänner sollten Friedrich Prinzing, Theodor Durst und Karl Berner sein.[22] Damit fand in Württemberg im Gegensatz zu Baden keine Trennung zwischen Ehrengerichten und Delegierten der Ärztekammer statt. Im Nachbarland war dies ausgeschlossen worden, um mögliche Interessenskonflikte von vornherein zu vermeiden.[23]

Allerdings konnten die ärztlichen Berufsgerichte ihre Arbeit noch nicht aufnehmen, es fehlten noch wichtige Ausführungsbestimmungen des Ministeriums des Innern.[24] Die Angelegenheit zog sich derartig in die Länge, dass die vollständige Satzung der württembergischen Ärztekammer erst im April 1929 vom Ministerium genehmigt werden konnte,[25] mehr als dreieinhalb Jahre nach dem das Gesetz in Kraft getreten war.

Dazwischen lagen zahllose Auseinandersetzungen um wirtschaftliche Fragen, welche die württembergischen Standesvereinigungen vor eine innere Zerreißprobe stellen sollten. Zudem gerieten die ärztlichen Versammlungen immer mehr zu Großveranstaltungen, die enormen Aufwand in der Planung und Durchführung erforderten und nicht selten zu Klagen seitens der Verantwortlichen führten, dass zu wenige Ärzte sich aktiv an der Politik ihres Standes beteiligen würden.

2.3 Wirtschaftliche Entspannung – Atempause für die Ärzteschaft

Der enorme Aufwand traf ebenfalls auf die Hauptversammlung des Württembergischen Aerzteverbandes (WAV) zu, die gleichzeitig die letzte Großveranstaltung des Jahres 1926 war. Auch dort hatte in den letzten Jahren die Zahl der Vorträge und deren Umfang derart zugenommen, dass man beschlossen hatte, bestimmte Tagesordnungspunkte wie den Geschäftsbericht vorab im *Medizinischen Korrespondenz-Blatt* (MKB) zu veröffentlichen, um dadurch mehr Zeit für andere Beiträge zu haben. Somit wurden die oftmals in diesem Zusammenhang entstehenden langwierigen Diskussionen und Nachfragen vermieden bzw. in die Standeszeitschrift verlagert. Der Jahresbericht wurde ebenfalls vorab veröffentlicht. Hailer begann diesen mit der Feststellung, dass 1926 „keine schweren Konflikte und Kämpfe im Innern oder nach außen brachte"[26] und somit seit langer Zeit wieder für etwas Entspannung in der Ärzteschaft gesorgt hatte. Trotzdem seien die Gegner der Mediziner zahlreich und der fragile innere Frieden müsse unbedingt erhalten bleiben. Personelle Veränderungen gab es im Jahr 1926 nur wenige, zwei Mitglieder des WAV-Vorstandes waren freiwillig ausgeschieden, dar-

22 Bok/Schwarz (1926).
23 Strubel (1920), S. 39.
24 LABW HStAS, E 151/54 Bü 284, Pag. 46.
25 LABW HStAS, E 151/54 Bü 284, Pag 63 mit 64.
26 Hailer: Württembergischer Aerzteverband (1926), S. 507.

unter Prinzing.[27] Neu gegründet worden war eine Landärztegruppe des Württ. Aerzteverbands. Schon seit einiger Zeit hatten mehrere Landärzte den Stuttgart-Zentrismus des WAV kritisiert und ihre Interessen nicht ausreichend berücksichtigt gesehen. Dem wollte die neue Gruppierung entgegenwirken, was erwartungsgemäß nicht überall auf Zustimmung stieß.[28]

Dafür hatten sich die Beziehungen zum Hartmannbund sowie zu den Ärzteschaften in den Nachbarstaaten nach Angaben Langbeins verbessert bzw. waren weiterhin überwiegend gut.[29] Man besuchte die Veranstaltungen der jeweils anderen Seite inzwischen regelmäßig und beobachtete die Entwicklungen jenseits von Württemberg aufmerksam.

Auch die noch wenige Jahre zuvor katastrophale finanzielle Situation des WAV hatte sich stark verbessert; so hatte man schon 1925 ein zusätzliches Haus für den Verband erworben und nur ein Jahr später die letzte Restschuld abtragen können.[30]

Die Mitarbeiter der Geschäftsstelle des WAV blieben trotz der Bitten, die meisten Fragen und Probleme doch nach Möglichkeit innerhalb des jeweiligen Orts- oder Bezirksvereins zu klären, weiterhin gefragte Ansprechpartner. Dies zeigt nicht zuletzt die Menge an ein- und ausgehenden Schreiben. Im Jahr 1926 mussten bis Anfang Dezember allein 11.000 davon erledigt werden.[31] Darunter waren auch zahlreiche Eingaben und Beschwerden von nicht zur Kasse zugelassenen Kollegen. Dieser Punkt sorgte nach wie vor für Konflikte zwischen den betroffenen Ärzten und den Kassen. Anrufungen des Schiedsamts waren entsprechend auch 1926 häufig vorgekommen. Es bestand allerdings nur eine geringe Aussicht auf Erfolg. Nur wenige Ärzte erhielten nachträglich eine Zulassung. Insgesamt waren in diesem Jahr 142 Gesuche um Zulassung eingereicht worden, von denen jedoch der Ausschuss nicht einmal ein Drittel (41 Ärzte) positiv beschied. Lediglich drei weitere Ärzte konnten durch Einspruch beim Schiedsamt ihre nachträgliche Zulassung erwirken. Insbesondere in den Städten, allen voran Stuttgart, bewarben sich oft bis zu sechs Ärzte auf eine frei gewordene Stelle.[32]

Bezüglich der Abschaffung eines 20-prozentigen Abzugs von der Gebührenordnung war auch 1926 kaum etwas erreicht worden. Von den Krankenkassen war die Streichung dieser aus der Teuerungskrise verbliebenen Maßnahme in Aussicht gestellt worden – allerdings nur unter der Bedingung, dass bei den Ausgaben für das Krankengeld Einsparungen erreicht werden könnten. Gegen derartige Ansinnen wehrte sich die Ärzteschaft vehement. Der zweifellos vorhandene Zusammenhang zwischen der hohen Arbeitslosigkeit und der steigenden Zahl an Krankschreibungen wurde eben-

27 Hailer: Württembergischer Aerzteverband (1926).
28 Hailer: Württembergischer Aerzteverband (1926).
29 Hailer: Württembergischer Aerzteverband (1926).
30 Hailer: Württembergischer Aerzteverband (1926).
31 Hailer: Württembergischer Aerzteverband (1926).
32 Hailer: Württembergischer Aerzteverband (1926).

so anerkannt wie der Umstand, dass sich mancher Arzt zu einer vorschnellen Krankschreibung hinreißen ließe. Die Schuld hierfür wurde aber eher auf Seiten der Patienten gesehen, da diese oft nicht die Wahrheit erzählen und ihre Ärzte zusätzlich unter Druck setzen würden. Die Forderungen der Kassen nach einer strikteren Prüfung auf Arbeitsunfähigkeit oder gar nach einer verstärkten Kontrolle durch die noch meist nebenberuflich tätigen oder frei praktizierenden Vertrauensärzte lehnte man ebenfalls entschieden ab. Die daraufhin erfolgte Maßnahme der Krankenkassen, hauptamtliche Vertrauensärzte aufzustellen, die die Kranken jederzeit untersuchen konnten und deren Entscheidung dann maßgeblich war[33], löste über die nächsten Jahre wiederholt erboste Reaktionen innerhalb der Ärzteschaft aus[34]. So sahen viele Mediziner darin einen Verlust ihrer ärztlichen Unabhängigkeit und befürchteten finanzielle Einbußen für die eigene Praxis, falls sie dem Wunsch der Patienten nach einer Arbeitsunfähigkeitsbescheinigung nicht entsprächen. Der mögliche Verlust der Patienten trieb vor allem die sich in erheblichem Konkurrenzkampf befindlichen Ärzte in den größeren Städten um.[35]

Es gab jedoch auch positive Ansätze im Umgang mit den „wichtigsten Vertragskontrahenten“[36], den Orts- und Betriebskrankenkassen. Nach den erbitterten Auseinandersetzungen in den Jahren zuvor war im WAV die Einsicht gereift, dass „bei gegenseitigem ehrlichen und guten Willen, bei einem aufrichtigen Verstehenwollen auch der Bestrebungen der Gegenseite sich manche Verärgerung vermeiden, mancher Konflikt im Keime ersticken [ließe]“[37]. So war eine spürbare Entspannung im Umgangston mit den Vertretern der Krankenkassen zu verzeichnen. Martialische Rhetorik und persönliche Anfeindungen, insbesondere gegenüber dem Vorsitzenden des Krankenkassenverbandes, Helmut Lehmann, waren deutlich seltener geworden. Die Beziehungen zu den Ersatzkassen und insbesondere zu den Berufsgenossenschaften, die vorerst auf die Durchführung des Durchgangsarztverfahrens[38] in Württemberg verzichteten, wurden sogar ausdrücklich gelobt[39].

Insgesamt, so das Fazit des veröffentlichten Geschäftsberichtes, war 1926 „äußerlich ja sehr ruhig verlaufen“[40], und es sei durchaus möglich, dass mancher „die Lage unseres Standes vielleicht als eine befriedigende ansehen“[41] könnte. Wirtschaftlich würde dies

33 Hailer: Württembergischer Aerzteverband (1926); Rimmele (1997), S. 31 f.
34 So hätten die Richtlinien „einen teilweise sogar geradezu leidenschaftlichen Widerstand gefunden“. Bosler (1929), S. 318.
35 Hailer: Württembergischer Aerzteverband (1926).
36 Hailer: Württembergischer Aerzteverband (1926), S. 510.
37 Hailer: Württembergischer Aerzteverband (1926), S. 510.
38 Ein Durchgangsarzt ist ein Arzt mit besonderer Zulassung durch die Unfallversicherung für die Behandlung von Wege- und Arbeitsunfällen.
39 Hailer: Württembergischer Aerzteverband (1926).
40 Langbein: Hauptversammlung (1927), S. 2.
41 Langbein: Hauptversammlung (1927), S. 2.

sogar für die Kassenärzte zutreffen; die Erholung der wirtschaftlichen Situation hatte sich hier besonders positiv auf das Einkommen ausgewirkt. Dies schlug sich auch in der Eröffnungsrede Langbeins auf der Hauptversammlung des WAV am 12. Dezember nieder. Anstatt des sonst zum Standardrepertoire gehörenden Lamentos, welches bei Einführungsreden gerne angestimmt wurde, blickte Langbein wohlwollend auf das 1926 Erreichte zurück.[42]

Mit Blick auf die Zukunft schlug er aber wieder einen kämpferischen Ton an. So wurden zahlreiche Forderungen geäußert, die sich vor allem damit auseinandersetzten, wie verlorene Rechte und Privilegien des Ärztestandes zurückgewonnen werden könnten.[43]

Die gesetzlichen Maßnahmen der Notverordnungen wurden, wie auch ursprünglich proklamiert, als Ausnahmegesetzgebung betrachtet. Entsprechend forderte man seitens des WAV und der Ärztekammer die vollständige Rücknahme der meisten Einschränkungen, betrachtete man sich doch noch immer als Verlierer der damaligen Auseinandersetzungen mit den Kassen und der Regierung. Insbesondere die Abschaffung der Zulassungsausschüsse und die Überarbeitung der Reichsversicherungsordnung (RVO) wurden als Ziele für die nähere Zukunft ausgegeben.[44] Besonders kritisierte man in diesem Zusammenhang Alfred Grotjahn[45], dessen Vorschläge für eine in Arbeit befindliche Novelle der RVO als „berüchtigt“[46] bezeichnet und abgelehnt wurden. Grotjahns Plan würde, ganz wie seine Parteizugehörigkeit (SPD) vermuten ließe, „auf nichts weiteres hinauslaufen, als den größten Teil der Aerzteschaft als Ambulatorien- und Bezirksärzte zu Kassenangestellten zu machen“[47]. Ebenso sprach man die mangelhafte Bekämpfung des ‚Kurpfuschertums' seitens des Gesetzgebers sowie die immer noch als Bedrohung empfundene Masse der Medizinstudierenden an.

Die Hauptversammlung knüpfte inhaltlich an die von Langbein erwähnten Punkte an und begann mit einer Aussprache zur Zulassungssituation vieler Ärzte. Als oberstes Ziel wurde die „Wiedergewinnung unserer beruflichen Freiheit“[48] proklamiert. Dabei kamen auch zahlreiche Forderungen zur Sprache, die kaum eine Chance auf Umsetzung hatten. Das beständige Hin und Her zwischen Ärzteschaft und Krankenkassen hatte es mit sich gebracht, dass Zugeständnisse hart erkämpft werden mussten und die Kompromisse meist für beide Seiten als schmerzhaft empfunden wurden. Tiefgreifende Eingriffe in die RVO, die auch bei den Regierungsvertretern auf keine Gegenliebe stießen, hatten somit kaum eine Aussicht auf Erfolg. Dennoch fasste die Hauptversammlung mit überwältigender Mehrheit einen Beschluss, der die Aufhebung zahl-

42 Langbein: Hauptversammlung (1927).
43 Langbein: Hauptversammlung (1927).
44 Langbein: Hauptversammlung (1927).
45 Siehe dazu auch Hansen/Tennstedt (2018), S. 63–65, sowie Tennstedt (1976) und Raden (2005).
46 Langbein: Hauptversammlung (1927), S. 2.
47 Langbein: Hauptversammlung (1927), S. 2.
48 Langbein: Hauptversammlung (1927), S. 2.

reicher Bestimmungen der RVO zum Ziel hatte. Des Weiteren wurde die Abschaffung des 20-prozentigen Abzugs von der Gebührenordnung gefordert.[49] Bei diesem Thema zeigten sich die Teilnehmer der Versammlung in großer Einigkeit, ging es doch vor allem gegen externe Parteien. Dies sollte sich schlagartig ändern, als die Aussprache auf die Versorgungskasse (VK) kam.

2.4 Die Versorgungskasse – Eine Wohlfahrtseinrichtung wird zum Streitfall

Die Gründung der Ärztekammer war nicht zuletzt erfolgt, um die VK[50] auf rechtlich sichere Beine zu stellen. Hierfür musste Letztere zunächst offiziell vom WAV auf die ÄK übergehen. Anschließend sollte die VK neu strukturiert werden. Dazu waren zahlreiche Abänderungs- und Neubearbeitungswünsche bzw. -forderungen bei der ÄK eingelaufen, die auf einer außerordentlichen Hauptversammlung diskutiert werden sollten.[51] Die Befürchtungen des Vorstandes, dass diese Veranstaltung nicht ohne Konflikte ablaufen würde, stellten sich als berechtigt heraus.[52]

Langbeins einführende Worte halfen dabei keineswegs, die Wogen zu glätten. Im Gegenteil, seine Kontrahenten fühlten sich durch die Wortwahl mitunter zu noch energischerem Widerspruch angestachelt – hatte er doch behauptet, dass die VK ein Projekt sei, welches allen Ärzten am Herzen läge:

> Und mit dieser Frage sind wir zu einem Thema gekommen, das gegenüber den andern Problemen doch wohl einen erfreulicheren Ausblick eröffnet; ich meine mein und, wie ich wohl annehmen darf, das den meisten von Ihnen ebenfalls ans Herz gewachsene Lieblingskind des WAV., unsere Versorgungskasse. Ich weiß, daß viele von Ihnen im einzelnen allerhand, einige von Ihnen grundsätzlich viel daran auszusetzen haben. Aber ich bin überzeugt, wenn nachher die Kollegen Bok und Neunhöffer zahlenmäßig die unendlich großen Wohltaten, die durch die VK. seit über 5 Jahren, in den schlimmsten Zeiten der Inflation und nachher, Hunderten von Mitgliedern und Angehörigen unseres Standes zuteil geworden sind, vor Augen führen, dann werden Sie sich auch mit den Fehlern aussöhnen, die dieser Gründung als Kinderkrankheiten vielelicht [sic!] noch anhaften, und Sie werden sich mit mir in dem Bestreben zusammenfinden, diese Kinderkrankheiten noch vor der Uebergabe an den Adoptivvater, die Aerztekammer, zu heilen und diesem mit seinem Adoptivsohn eine reine Freude machen.[53]

49 In Preußen wurde die Aufhebung am 22. Dezember 1926 durch den Wohlfahrtsminister beschlossen. Autenrieth (1927).

50 Erste Pläne für diese Einrichtung hatte Langbein schon Ende 1910 vorgestellt. Siehe auch Speidel (1962), S. 26 f.

51 Hailer: Hauptversammlung des Württ. Aerzteverbandes (1926).

52 Langbein: Hauptversammlung (1927), S. 3.

53 Langbein: Hauptversammlung (1927), S. 3.

Noch Jahre später sollten diese und weitere ähnlich lautende Äußerungen zur VK herangezogen werden, um die Vorstände des WAV und der Ärztekammer zu verunglimpfen.[54] Im Jahr 1927 hielten sich die Gegner in ihrer Wortwahl noch vergleichsweise zurück, aber der Widerstand gegen die VK nahm zu. Der zudem geplante Einbezug der Einnahmen aus der Privatpraxis und die dazu erforderliche Einsicht in das Gesamteinkommen der Ärzte vergrößerten die Zahl der Gegner erheblich. Diese begannen sich zunehmend besser zu organisieren und taten ihren Unmut kund.[55] Vom Vorstand wurden diese Opposition und auch deren Kritik kaum ernst genommen.[56]

So geriet schon die Übernahme der Kasse durch die Ärztekammer, für sich genommen ein eher unkomplizierter formal-rechtlicher Akt, zu einer Zerreißprobe für die württembergische Ärzteschaft. Die standespolitischen Versammlungen in den nächsten beiden Jahren sollten zu großen Teilen von diesem Thema dominiert werden.

Im Vorfeld der geplanten Übernahme war eine gemeinsame Kommission, bestehend aus fünf[57] der wirkmächtigsten Standespolitiker der damaligen Zeit, gebildet worden. Zusätzlich wurden die auf statistischem Gebiet als besonders sachkundig geltenden Prinzing und Wilhelm Weinberg sowie sieben weitere wichtige Ärzte[58] hinzugezogen. Die Kommission befand, dass die VK nur als Körperschaft öffentlichen Rechts eine ausreichend sichere Grundlage für ihren Zweck haben würde. Die freiwillige Organisation des WAV hätte dies nicht gewährleisten können, da eine Zwangsmitgliedschaft und Beitragspflicht nicht umsetzbar gewesen wären.[59] Dementsprechend stimmten auch alle der 14 Mitglieder des Gremiums für den Übergang auf die Ärztekammer. Bei der Frage, ob ein Rechtsanspruch auf die Leistungen der VK gewährt werden sollte, gab es aber auch in den Reihen der Befürworter gegensätzliche Meinungen. Mit acht gegen sechs Stimmen fiel das Ergebnis knapp zugunsten eines Rechtsanspruches aus. Dieser war vielfach gefordert worden, misstrauten doch größere Teile der Ärzteschaft einer Institution, die ihnen verpflichtend einen Teil ihres Einkommens abziehen konnte.[60] In dem Bericht zu den Beschlüssen der Kommission wurde ausdrücklich bedauert, dass viele Ärzte klar definierte Gegenleistungen für ihre Beiträge forderten. In retrospektiver Verklärung wurde postuliert, dass noch wenige Jahre

---

54 Insbesondere Bernoulli (1933) sowie Sperling: Die Hauptversammlung (1933) und Sperling: Bericht (1933).

55 „Auch die Frage, wie es möglich gemacht werden soll, das Privateinkommen richtig zu erfassen, beunruhigt den Bedenklichen." Zipperlen (1927), S. 102. Dass dabei erwogen wurde, höhere Einkommen über 25.000 RM geringer zu belasten, wurde wiederum als „ganz unsozial" kritisiert. Baer (1927), S. 230.

56 Beispielsweise Hailer: Außerordentliche Hauptversammlung (1928).

57 Die Kommission umfasste die Ärzte Karl Bok, Wilhelm Dörfler, Walter Göz, Friedrich Langbein, Ferdinand Neunhöffer. Langbein: Hauptversammlung (1927).

58 Richard Banzhaf, Gustav-Adolf Büllmann, Theodor Durst, Hermann Feldmann, Alfred Kay, Mayer [Vorname unbekannt], Kurt Zoeppritz. Langbein: Hauptversammlung (1927).

59 Bok: Bericht (1927).

60 Bok: Bericht (1927), S. 4.

zuvor eine große „Opferwilligkeit“[61] geherrscht habe, diese nun aber „selbstsüchtigen Beweggründen Platz gemacht habe“[62]. In den wirtschaftlich schweren Jahren 1922 und 1923 war vor allem die Unterstützungskasse für die Linderung der unmittelbarsten Not eingesetzt worden und dadurch auch der Empfänger der meisten Spenden gewesen. Diese Kasse erhielt auch Mitte der 1920er Jahre noch zahlreiche Zuwendungen. Die VK hatte dagegen von Anfang an den Zweck einer Absicherung für Alter und Invalidität gehabt[63], die durchaus vorhandene Spendenbereitschaft bzw. Opferwilligkeit stand also nicht mit ihr im Zusammenhang.

Das Recht, eine gewisse Sicherheit einzufordern, erschien vielen Ärzten bei einem geplanten Abzug von zwölf Prozent[64] vom Brutto-Einkommen nur recht und billig. Ein weiterer Streitpunkt waren die Witwen- und Hinterbliebenenrenten und in diesem Zusammenhang der Umstand, dass ledige Ärzte den gleichen Beitrag zur VK zahlen sollten wie verheiratete Ärzte.[65] Dies führte dazu, dass sich unter den Gegnern der VK insbesondere viele junge Ärzte befanden. Während der Auseinandersetzungen wurde zunehmend deutlich, dass die bisherige Kasse auf schwachen finanziellen und rechtlichen Beinen stand. Insbesondere die Tatsache, dass bei der Umstrukturierung der VK kaum externe (Versicherungs-)Fachleute hinzugezogen wurden, erschien vielen unbegreiflich. Die zahllosen aufgestellten Rechenbeispiele waren mitunter kaum nachzuvollziehen oder gingen von optimalen Bedingungen aus. Hierbei stachen gerade die sehr positiv eingeschätzte Verzinsung und mangelnde Absicherungen gegenüber einer weiteren Wirtschaftskrise heraus. Dies wurde zwar von einigen bemängelt, letztlich hielt man aber an der Idee ‚von Ärzten für Ärzte‘ fest. Die Situation in Bayern verfolgte man in diesem Zuge sehr genau. Dort war bereits einige Jahre zuvor (1923) eine ‚Aerzteversorgung‘ eingeführt worden. Diese war an eine öffentlich-rechtliche Versicherungskasse angeschlossen und wurde überwiegend von Versicherungsfachleuten geführt. Der Vorsitzende der bayerischen Ärztekammer, Alfons Stauder, hatte diesbezüglich der württembergischen Ärzteschaft angeboten, „daß ein Anschluß an die bayerische Aerzteversorgung möglich sei, wenn ein Staatsvertrag zwischen Bayern und Württemberg in dieser Angelegenheit geschlossen werde“[66]. In Württemberg war die „große Mehrheit der Kommission jedoch der Ansicht, daß wir die Selbstver-

61 Bok: Bericht (1927), S. 4

62 Bok: Bericht (1927), S. 4.

63 Weinberg (1921).

64 Die Aufteilung der zwölf Prozent war folgendermaßen: neun Prozent Invaliden- und Hinterbliebenenrente, ein Prozent Unterstützungskasse, eineinhalb Prozent Altersrente und ein halbes Prozent Sterbegeld. Bok: Bericht (1927).

65 Ein weiterer potentieller Konflikt wäre der Miteinbezug der verbeamteten Ärzte in die Beitragspflicht gewesen, dies wurde in Württemberg aber schnell verworfen. In anderen Ländern hatte ein solches Vorgehen postwendend Klagen der verbeamteten Ärzte zur Folge gehabt. LABW HStAS, E 151/54 Bü 284, Pag. 13 f.

66 Bok: Bericht (1927), S. 6.

waltung nicht aus der Hand geben sollen, um unsere Freiheit im Handeln jederzeit zu bewahren"[67]. Dabei zeigte man sich sehr überzeugt von der eigenen Expertise in finanziellen und verwaltungstechnischen Belangen:

> Es ist auch, wenn man die Zusammensetzung des Verwaltungs- oder Aufsichtsrats dieser öffentlichen Kassen und die Bestimmungen über den Verwaltungsbetrieb näher ansieht, nicht einzusehen, warum wir Aerzte nicht auch imstande sein sollen, unsere Kasse selbst zu verwalten.[68]

Diese Aussage stand in starkem Gegensatz zu dem sonst von ärztlichen Standesvereinigungen bei Fragen der Gesundheitsverwaltung geforderten Grundsatz ‚Facharbeit den Fachleuten'. Ging es aber nun darum, dies auf die VK anzuwenden, wollte man davon nichts mehr wissen.[69] Die wenigen Ärzte, die anderer Ansicht waren, wurden nicht selten als Nestbeschmutzer betrachtet. Dass Verwaltungstätigkeiten[70] in den Standesvereinigungen mitunter an arbeitslose oder arbeitsunfähige Ärzte vergeben wurden, war zwar vom menschlichen Standpunkt aus nachvollziehbar, sollte sich im Hinblick auf eine den Ansprüchen genügende Durchführung der Arbeit aber noch als grober Fehler erweisen[71].

2.5 Mehr Honorar? Konflikte mit den Krankenkassen

Das Jahr 1927 begann mit einem zunächst erfreulichen Ereignis für die württembergische Ärzteschaft. Die vom preußischen Wohlfahrtsminister im Dezember des Jahres zuvor beschlossene Aufhebung des 20-prozentigen Abzugs von der Gebührenordnung sollte auch auf Württemberg ausgedehnt werden.[72] Der Verband der Krankenkassen erhob gegen diesen Beschluss jedoch umgehend Einspruch. Eine endgültige Entscheidung sollte das Schiedsamt am 10. Februar treffen.[73]

Das Schiedsamt stellte sich jedoch auf keine der beiden Seiten. Es wurde der Beschluss gefasst, dass „in Württemberg die Höhe des kassenärztlichen Honorars nach § 33, II des KLW. [kassenärztlichen Landesvertrags für Württemberg, A. P.] neu festzusetzen [sei]. Ueber die Neufestsetzung ist zunächst im Verhandlungsausschuß entsprechend der Bestimmung in § 33, II des KLW. eine Einigung zu versuchen."[74] Diese Entscheidung stieß erwartungsgemäß auf erheblichen Unmut bei den Ärzten. Der

67 Bok: Bericht (1927), S. 6.
68 Bok: Bericht (1927), S. 6.
69 Bok: Bericht (1927).
70 Beispielsweise auch im Falle der Ärztlichen Verrechnungsstelle: Pursche (1927) und O. V. (1922).
71 Siehe hierzu besonders die Vorgänge beim Skandal um die Versorgungskasse in den Jahren 1932 und 1933.
72 Hailer: Zur Aufhebung (1927).
73 Pfleiderer (1927).
74 Hailer: Stellungnahme (1927), S. 70.

Beschluss wurde als „Monstrum“[75] und „Selbstverstümmelung“[76] des Schiedsamts bezeichnet[77]. Der geschäftsführende Arzt des WAV, Eduard Hailer, bemerkte sarkastisch: „Der gesunde Menschenverstand kann hier nur bewundernd stille stehen!“[78]

Nach der Entscheidung äußerte sich ein nicht näher benanntes ärztliches Mitglied des Schiedsamtes dahingehend, dass eine weitere Zusammenarbeit in diesem Gremium nicht mehr möglich sei und man dessen Umbesetzung fordern müsse.[79] Darüber hinaus wurden dem Schiedsamt seitens der Ärzteschaft schwere Vorwürfe gemacht, insbesondere dass es parteilich sei.[80] Auf die bisher getroffenen Entscheidungen hatten die Beschwerden der Mediziner keinen weiteren Einfluss. Entsprechend musste der Vertragsausschuss wenige Tage später erneut zusammentreten. Die Hoffnung, dass doch noch eine Einigung erzielt werden könnte, erwies sich schnell als vergebens. Von den Ärzten wurde auf die für sie positive Entscheidung des Vormonats verwiesen und deren Umsetzung ohne Ausnahmen gefordert, woraufhin seitens der Kassen erklärt wurde, „auf diese Forderung der Ärzte unter keinen Umständen eingehen zu können“[81]. Eine Einigung konnte somit nicht erzielt werden. Wiederum musste das Schiedsamt entscheiden.[82]

In der Sitzung am 18. Februar 1927 gab Langbein als Vertreter der Ärzteschaft eine Erklärung ab, in der er die Vorwürfe wie Kompetenzüberschreitung und Willkür seitens des Schiedsamtes erneuerte.[83] Er führte vier Gründe für die Forderungen der Ärzteschaft an, unter anderem die angeblich stark verbesserte finanzielle Situation der Krankenkassen, vor allem aber

> daß es wohl keinen andern Stand mehr gibt, dessen Leistungen, in Geldwert ausgedrückt, heute geringer bewertet werden als vor dem Kriege, und ich vermute, daß alle die Anwesenden sich schämen würden, ihrem Arzt für eine Beratung 80 Pfennig anzubieten, während sie mit Recht verlangen, daß der Versicherte genau so sorgfältig behandelt wird wie der Herr Regierungs- und Kommerzienrat.[84]

Er schloss mit der Bemerkung, dass seine Ausführungen aber ohnehin vergebens sein würden, da

> die bisherigen Erfahrungen, zumal die letzte, uns hinreichenden Grund zu der Annahme geben, daß die Entscheidung über den heutigen Streitfall wiederum, wenn nicht auf dem

75 Hailer: Stellungnahme (1927), S. 70.
76 Hailer: Stellungnahme (1927), S. 70.
77 Hailer: Stellungnahme (1927).
78 Hailer: Stellungnahme (1927), S. 70.
79 Hailer: Stellungnahme (1927).
80 Pfleiderer (1927).
81 Berner u. a. (1927), S. 83.
82 Berner u. a. (1927).
83 Pfleiderer (1927).
84 Zit. n. Pfleiderer (1927), S. 93.

> Aktenpapier, so doch im Kopf des Schiedsamts schon feststeht, so will ich Ihre kostbare Zeit nicht länger in Anspruch nehmen.[85]

Nach diesen Aussagen folgte eine „stundenlange Aussprache“[86], bis es schließlich zur Verkündung des Schiedsspruchs kam. Dieser war der Versuch, den goldenen Mittelweg zwischen den unvereinbar erscheinenden Forderungen der Vertragskontrahenten zu finden. So wurde vom Schiedsamt beschlossen, dass bis zum 28. Februar noch die alten Sätze für das Honorar, d. h. mit den 20-prozentigen Abzügen, ausgezahlt werden sollten. Vom 1. März an war geplant, für zwei Monate nur noch zehn Prozent abzuziehen, und ab dem 1. Mai sollte schließlich das volle Honorar ausbezahlt werden. Damit wäre knapp drei Jahre nach der inflationsbedingten Einführung des Abzuges dessen Aufhebung, für die die Ärzte von Anfang an vehement gekämpft hatten, erreicht gewesen. Allerdings wurde der Schiedsspruch im MKB keineswegs als Erfolg gefeiert. Der geschäftsführende Arzt Hailer bezeichnete das Urteil als „rechtliches Unding“[87] und sah neben den Krankenkassen und der zuständigen Behörde auch noch die „Wirtschaft“[88] in der Schuld[89]. Erneut wurde die erhebliche Verbitterung der Ärzteschaft bzw. führender Standespolitiker gegenüber Krankenkassen, Regierungsparteien, der Arbeiterschaft[90], den ‚Kassenlöwen‘ und nun auch der Wirtschaft deutlich. Man fühlte sich im Existenzkampf alleingelassen, sah sich in der Opferrolle und empfand sich trotz dieser eigentlich positiven Entwicklung (mittelfristige Aufhebung des Abzugs, d. h. deutliche Mehreinnahmen aus der Kassenpraxis) gegängelt und weiterhin als Verlierer der Nachkriegsjahre.

2.6 Erneute Auseinandersetzungen um die Versorgungskasse

Die Auseinandersetzung um die VK blieb auch 1927 das dominierende Thema der Standespolitik. Der Bericht zur Hauptversammlung des WAV im Dezember des vergangenen Jahres hatte in den nachfolgenden Wochen überwiegend negative Reaktio-

---

85 Zit. n. Pfleiderer (1927), S. 93.
86 Pfleiderer (1927), S. 93.
87 Hailer: Anmerkung (1927), S. 94.
88 Hailer: Anmerkung (1927), S. 94.
89 „Die Aerzte müssen den Schiedsspruch nach wie vor als ein rechtliches Unding ansehen. Sie können nicht verstehen, warum in Preußen, in Baden und im größten Teil des übrigen Deutschlands der 20%ige Abschlag mit Wirkung vom 1. Januar 1927 ab restlos wegfallen soll, während die württ. Wirtschaft nicht in der Lage ist, diese ‚Mehrbelastung‘ zu tragen. Es muß um diese Wirtschaft, zu der man verschiedene ‚Weltfirmen‘ zählt, doch recht traurig bestellt sein […] Es wird aber gut sein, wenn sich die württ. Aerzte, die der notleidenden ‚Wirtschaft‘ 3 Jahre hindurch je ungefähr 2 ½ Millionen Mark nachlassen mußten, dieser Einstellung der ‚Wirtschaft‘ auch erinnern, wenn es sich darum handelt, den Bedarf der Aerzte an ihren Erzeugnissen zu decken.“ Hailer: Anmerkung (1927), S. 94.
90 Dörfler (1922), S. 112.

nen zur Folge gehabt, darunter ein Beitrag des Stuttgarter Frauenarztes Ernst Levy. Sein Artikel mit dem Titel „Glossen zur Versorgungskasse"[91] war eine Abrechnung mit der Institution der VK und den dafür Verantwortlichen. So kritisierte Levy gleich zu Beginn, dass die Ärztekammer nicht nur für die Umsetzung der VK geschaffen worden sei: „Eigentlich haben wir erwartet, in der Aerztekammer im wesentlichen eine vornehme Standesvertretung nach Art der Anwaltskammer zu erhalten."[92] Er monierte, dass sich die Verantwortlichen der VK in einen „Fürsorgefuror"[93] hineingearbeitet hätten. Dies war seiner Ansicht nach völlig überflüssig und würde spätestens bei einer von ihm gewünschten Urabstimmung der württembergischen Ärzteschaft deutlich sichtbar werden.

Levy machte die VK als Hauptgrund für die Missstimmung innerhalb der Ärzteschaft aus. Er nannte hierbei vier Punkte:

> 1. Die Freiheit des ärztlichen Standes ist durch die Aerzteorganisation allmählich fühlbarer eingeengt, als durch die Krankenkassen. Wir haben die Zwangsinnung mit ihren wenigen Vorteilen und all ihren Nachteilen.
> 2. Ueber die Art der Verwendung der eingezahlten Gelder erfährt man nichts, auch darüber nicht, wer bei etwa schlechter Verwaltung haftbar gemacht werden kann.
> 3. Die Beiträge der ledigen Aerzte und kinderlosen Witwer, die im Laufe des Mannesalters sich zu einer stattlichen Summe auswachsen, sind für die Betreffenden oder ihre Erben verloren.
> 4. Es hat vielfach verschnupft, daß einzelne Aerzte oder Verbände, die Verbesserung oder Anstände zur Versorgungskasse vorbrachten, im Korrespondenzblatt ex cathedra abgekanzelt wurden.[94]

Alle vorgebrachten Punkte wurden auch von anderen Ärzten so wahrgenommen, insbesondere aber der Umgang mit Kritik an der VK. Dass die meisten Kritiker als unverbesserliche Querulanten oder Sonderlinge abgetan wurden, erhöhte nur die Verbissenheit, mit der gegen die VK opponiert wurde. Zwar war mancher Verbesserungsvorschlag in einer wenig glücklichen Art und Weise vorgetragen worden, aber rhetorische Entgleisungen waren bei diesem Thema inzwischen ohnehin eher die Regel denn die Ausnahme.

In der Frage der VK waren die Gegner derart zahlreich, dass sie eigentlich nicht mehr, wie bis dato geschehen, als kleine Gruppe von Nörglern abgekanzelt werden konnten. Durch die oft einstimmigen Beschlüsse in den Sitzungen des Vorstands wurde aber zumindest von dessen Seite aus eine Einmütigkeit beim Thema VK suggeriert, welche sich nicht mit der Stimmung innerhalb der Bezirks- und Ortsvereine deckte.

91 Levy (1927), S. 70.
92 Levy (1927), S. 70.
93 Levy (1927), S. 70.
94 Levy (1927), S. 70.

Wie sich zeigen sollte, waren mehrere Hundert württembergische Ärzte gegen die VK in ihrer bisher geplanten Form.[95] Damit befanden sich die Gegner zwar immer noch in der Minderheit, bildeten aber trotzdem eine derart große Gruppe, dass sie nicht ungehört übergangen werden konnten. Dennoch wurden in den Vorstandssitzungen des WAV und der Ärztekammer beinahe alle Änderungsvorschläge meist einstimmig abgelehnt.

Ein weiterer Streitpunkt war auch die Frage der Verantwortung und Buchführung für die VK. Levy schlug vor, die Kasse unter die Aufsicht des Ministeriums des Innern zu stellen: „Ein einziger tüchtiger Staatsbeamter wäre imstande, die ganze Sache zu machen."[96] Zudem sollte über die Verwendung der Gelder der VK regelmäßig Bericht erstattet werden. Obwohl den Behörden eine eigene Agenda unterstellt wurde, sahen sich die Gegner der VK hier vielfach besser aufgehoben als bei den eigenen Standesvertretern.[97]

Auf diese Vorschläge wurde von Seiten des WAV und der ÄK nicht weiter eingegangen. Eine Antwort gab es dennoch. Wie bei Artikeln üblich, die der Ansicht der Schriftleitung widersprachen, war an ihrem Ende eine Anmerkung zu lesen. Darin hieß es:

> Anmerkung der Schriftleitung: Wir haben lange überlegt, ob wir den vorstehenden Artikel bringen sollen, der auch uns geeignet erscheint, Verwirrung und Unruhe in der württ. Aerzteschaft hervorzurufen. Wenn wir die Ausführungen bringen, so geschieht dies nicht etwa deshalb, weil der Herr Einsender mit der Flucht in die Tagespresse gedroht hat, sondern deshalb, weil wir erwarten, daß die sich an diesen Artikel anschließende Aussprache auch solche Kollegen, die sich bisher nur wenig mit den Aufgaben und Möglichkeiten der Versorgungskasse beschäftigt haben, veranlassen wird, den Meinungsaustausch zu lesen und weil wir glauben, daß es vielleicht doch möglich sein wird, auch diese Herren Kollegen zu einer Revision ihres auf Unkenntnis der tatsächlichen Verhältnisse fußenden Urteils zu bewegen. Wir fragen uns aber auch warum Herr Kollege Levy seine Ausführungen nicht auf der Hauptversammlung des Württ. Aerzteverbands vom 12. Dezember 1926 auf deren Tagesordnung das Versorgungsproblem stand gemacht hat.[98]

Neben dieser Erwiderung schaltete sich aber auch der Vorsitzende der Ärztekammer, Karl Bok, persönlich in die Auseinandersetzung ein:

> Die Ausführungen des Herrn Dr. Levy sind bezeichnend für Aerzte, die nie Versammlungen besuchen, in denen über die Versorgungskasse gesprochen wird, und die nie die Veröffentlichungen über die Versorgungseinrichtungen in Württemberg und im Deutschen

95 Siehe dazu Hailer: Außerordentliche Hauptversammlung (1928).
96 Levy (1927), S. 70.
97 Levy (1927).
98 Schriftleitung (1927), S. 70 f.

> Reich lesen. Seine ganz mangelhafte Sachkenntnis ergänzt Herr Dr. Levy durch beleidigende Bemerkungen und die bei Unzufriedenen üblichen Drohungen mit Mißstimmung und Verärgerung in weitesten Kollegenkreisen. Hinter Redensarten wie Freiheit und Vornehmheit des ärztlichen Standes läßt sich der offenkundige Egoismus doch nicht verbergen.[99]

Darüber, inwiefern Levy in seinem Artikel beleidigend geworden war, ließe sich bestimmt streiten, zumindest hatte er aber zu großen Teilen versucht, sachliche Argumente, wenn auch überspitzt formuliert, vorzubringen. Er hatte dabei explizit keine Namen genannt, wobei allerdings jedem klar sein musste, an welche Standespolitiker sich der Artikel richtete. Bok hingegen griff seinen Kontrahenten direkt und persönlich an. Im Folgenden eskalierte die öffentlich ausgetragene Auseinandersetzung. Es äußerten sich derart viele Gegner und Befürworter, dass die Berichterstattung des MKB in den folgenden Wochen und Monaten von diesem Thema dominiert wurde.

Seitens der Schriftleitung behielt man sich zwar das Recht zur Kommentierung der Artikel der Opposition vor, unterdrückt oder zensiert scheint man deren Meinungsäußerungen aber nicht zu haben.[100] Insofern war die württembergische Ärzteschaft der Weimarer Zeit zwar innerlich gespalten, die Auseinandersetzungen wurden aber mit demokratischen Mitteln geführt. Forderungen nach einer steilen Hierarchie kamen jedoch aufgrund der mitunter langwierigen Entscheidungsprozesse in zunehmendem Maße auf.

Mit dem Chirurgen Walter Burk[101] trat ein weiterer Stuttgarter Arzt seinem Kollegen Levy zur Seite. Er sah dessen Artikel als „durchaus sachlich"[102], wohingegen er die scharfen Äußerungen Boks kritisierte. Insbesondere die Unterstellung von „offenkundigem Egoismus"[103] könne genauso auch auf Seiten Boks und der Befürworter der VK vermutet werden. Schritt für Schritt setzte sich Burk im Folgenden mit der Erwiderung der Schriftleitung auseinander:

> Zurückzuweisen ist auch die Auffassung der Schriftleitung, daß ein Artikel nur deshalb keine Aufnahme im Württ. med. Korr.-Blatt finden soll, weil er ‚vielleicht Unruhe und Verwirrung in die Aerzteschaft bringen könnte.' Das Med. Korr.-Blatt ist zur f r e i e n Meinungsäußerung für alle Aerzte da – auch wenn der Artikelschreiber anderer Ansicht ist wie die Schriftleitung.[104]

---

99 Bok: Erwiderung (1927), S. 71.
100 Auch bei den Eingaben an das Ministerium des Innern finden sich diesbezüglich keine Klagen.
101 Reichs-Medizinal-Kalender (1926), S. 577.
102 Burk (1927), S. 94.
103 Burk (1927), S. 94.
104 Burk (1927), S. 94.

Burk betonte ebenfalls, dass er nichts für ein „mittelalterliches Zünfte- und Zwangsinnungswesen“[105] übrighabe, und ging damit auf die zunehmende Einengung des freien Arztberufes durch die Krankenkassen und den Gesetzgeber ein[106]. Dass nun auch noch die Ärzteschaft selbst bzw. ihre gewählten Vertreter Maßnahmen einführen wollten, die dazu geeignet waren, weitere Freiheiten zu beschneiden, sorgte besonders bei den Verfechtern eines ‚freien Berufes‘ für große Verstimmung. Als Gegenbeispiel wurden häufig die württembergischen Rechtsanwälte angeführt; diese hatten 1926 eine VK für ihre Kammer abgelehnt.[107]

Um der Kritik zu begegnen und den Kontrahenten vor Augen zu führen, dass die VK für alle Beteiligten positive Auswirkungen haben würde, gab man zahlreiche Gutachten in Auftrag. Diese wurden sukzessive im MKB veröffentlicht, wobei insbesondere die dem WAV nahestehenden Experten zu positiven Prognosen bezüglich der Leistungsfähigkeit der VK kamen. Andere Gutachter blickten deutlich pessimistischer in die Zukunft, zumal die Inflationskrise ein tiefes Misstrauen gegenüber allzu positiven Langzeitprognosen hinterlassen hatte. Für viele Ärzte waren diese Berechnungen zudem nur von geringem Nutzen, denn sie waren kaum nachprüfbar oder schlicht zu komplex, wie einige auch freimütig zugaben. Damit war die VK für zahlreiche Mediziner zu einer reinen Glaubensfrage geworden[108], jede Seite verfügte dabei über die für sie passenden Gutachten und Argumente.

2.7 Das Für und Wider der Versorgungskasse

Einer der flammendsten Appelle zugunsten der VK kam von der Ärztin Clara Ehrmann-Ernst aus Erkenbrechtsweiler (Oberamt Nürtingen).[109] Sie ging dabei auf ihren eigenen Werdegang ein (ledig, später Witwe) und betonte ihre Opferbereitschaft: „kaum etwas hab’ ich selbstverständlicher und freudiger geopfert als die Beiträge zur Versorgungskasse.“[110] Diese Einstellung dürfte es gewesen sein, welche den Begründern der VK als Musterbeispiel für alle Ärzte vorgeschwebt hatte. Wenn Ehrmann-Ernst allerdings betont, dass sie „von einer Mißstimmung und Erbitterung“[111] aufgrund der VK nichts bemerkt haben will, so wirkt dies in Anbetracht der ausufernden Konflikte kaum glaubwürdig. Sie schließt mit einem Idealbild von der Ärzteschaft:

---

105 Burk (1927), S. 94.
106 Burk (1927).
107 Burk (1927).
108 Zipperlen (1927).
109 Reichs-Medizinal-Kalender (1926), S. 583.
110 Ehrmann-Ernst (1927), S. 94.
111 Ehrmann-Ernst (1927), S. 94.

> Wir Aerzte als eine geschlossene Familie, umschlungen durch das ideale Band ethisch erfaßter Berufsgemeinschaft, erbringen den urdeutschen Volksgrundsatz: Einer für Alle und Alle für Einen! zum Leben und das ist etwas Großes, etwas Verheißungsvolles in unserer Zeit und hier soll und darf Materialismus nicht herein.[112]

In der Realität scheint die württembergische Ärzteschaft Ende der 1920er Jahre aber alles andere als eine geschlossene Familie gewesen zu sein.

Die Debatte um die VK sollte sich noch lange hinziehen, neue Argumente wurden dabei kaum noch vorgebracht. Die beiden Seiten schienen sich weitgehend unvereinbar gegenüberzustehen und ein Kompromiss entsprechend nicht ansatzweise in Sicht. Hermann Zipperlen, Ulmer Facharzt für Nervenkrankheiten sowie Erkrankungen der Lunge und der Atmungsorgane[113], fasste die Art der Auseinandersetzung aus seiner Sicht zusammen. Überschrieben mit „Ich höre Kampfruf schallen!“[114] bemerkte er: „Ich sehe Hieb – Gegenhieb und ich höre keinen guten Klang!“[115] Insbesondere die sehr persönlich gewordene Art der Auseinandersetzung störte ihn.[116] So forderte er: „Fort mit dieser Kampfesweise, Ihr lieben Kollegen, sie ist Euer nicht würdig! Freie Bahn dem offenen Wort, aber auch Verantwortungsgefühl im Angriff!“[117]

Dabei zeigte sich Zipperlen als einer derjenigen, die ebenfalls große Zweifel an der momentan geplanten Form der VK hatten, aber dem Grundgedanken nicht gänzlich abgeneigt waren. In der Sache stellte er sich jedoch zu großen Teilen auf die Seite Levys und bemerkte, dass es dessen gutes Recht wäre, bei diesem Thema auch egoistisch zu sein, denn:

> Die Sicherung unseres zukünftigen Wohlergehens und die Sicherstellung unserer Hinterbliebenen ist eine ‚egoistische‘ Sache; und würde unsere Versorgungskasse nicht durch einen gesunden Egoismus gestützt, so stünde sie auf schwachen Füßen! Altruismus ist eine schöne Sache, Nächstenliebe ist keine Großmacht. Sie steht außerdem zu verschiedenen Zeiten sehr verschieden im Kurs.[118]

---

112 Ehrmann-Ernst (1927), S. 96.
113 Reichs-Medizinal-Kalender (1926), S. 597.
114 Zipperlen (1927), S. 102.
115 Zipperlen (1927), S. 102.
116 „Muß man denn immer gleich persönlich werden, wenn man eine Sache zum Austrag bringen will? – Ist man Gegner, der ‚Privaten Verrechnungs-Stelle‘, so ist man das natürlich nur, weil man sich nicht an Ordnung gewöhnen will, oder weil man durch Preisdrückerei seinen lieben Kollegen das Wasser abgraben will. Erhebt man das Wort in Sachen Versorgungskasse in einem Sinn, der der Leitung nicht genehm ist, so ist man durch grassen [sic!] Egoismus geleitet.“ Zipperlen (1927), S. 102.
117 Zipperlen (1927), S. 102.
118 Zipperlen (1927), S. 102.

Deshalb wäre es das Beste, wenn „alle Beteiligten von der Güte“[119] der VK „restlos überzeugt wären“[120]. Damit dies überhaupt im Bereich des Möglichen erschien, forderte Zipperlen vor allem von den Initiatoren der VK ein Entgegenkommen:

> Es wäre gut, wenn man sich bei der Leitung des WAV. mit dem Gedanken vertraut machen würde, daß die Zahl derer, die das noch nicht sind [von der VK überzeugt, A. P.], doch nicht ganz so klein ist, und es wäre gut, wenn man sich dort zu dem Gedanken durchringen könnte, daß diese noch nicht ganz Ueberzeugten nicht ohne weiteres Feinde unserer Versorgungskasse sind. Auch von dem Gedanken, daß die ‚Beunruhigten‘ nur in den Kreisen der Nichtorientierten zu suchen seien, dürfte man sich ruhig losmachen. Gerade die letzte ‚Orientierung‘ konnte nicht Jeden beruhigen.[121]

Zipperlen gestand den Gründern, insbesondere Langbein, durchaus altruistische Motive zu. Viele Ärzte hätten aber gerade dies als Schwäche angesehen; so würde nach dem Ende der Kriegszeit – und wenn die größte Not vergessen sei – „eine Zeit und eine Generation kommen, die für diesen Altruismus kein rechtes Verständnis mehr haben [würde]. – Die Angriffe und Verbesserungsvorschläge der letzten Zeit haben diesen Bedenklichen recht gegeben.“[122] Diese Entwicklung ist unzweifelhaft auf die gesamte politische Landschaft der Weimarer Republik übertragbar, aber auch in der württembergischen Ärzteschaft wurde die von Zipperlen angesprochene Radikalisierung zunehmend sichtbar. Nicht nur in der Frage der VK standen sich auch unter den Ärzten die Anhänger von Sozialdemokratie und Kommunismus auf der einen und die der deutschnationalen bzw. rechtsgerichteten Parteien auf der anderen Seite fast unvereinbar gegenüber. Militaristische Tendenzen wurden beiderseits zunehmend spürbar, Rufe nach einer Revolution oder einem starken Führer, sowohl in der Politik als auch in der Ärzteschaft, waren immer häufiger zu vernehmen. Die Aussage „Noch ist das Häuflein der Stürmenden klein, aber noch ist auch nur eine kleine Spanne Zeit seit der Inflation verflossen!“[123] wirkt damit wie eine düstere Zukunftsprognose.

Zipperlens mahnende Worte verhallten erwartungsgemäß in der Vielzahl an Wortmeldungen weitestgehend ungehört, die beiden Parteien schienen sich erst gerade aufeinander eingeschossen zu haben.

119 Zipperlen (1927), S. 102.
120 Zipperlen (1927), S. 102.
121 Zipperlen (1927), S. 102.
122 Zipperlen (1927), S. 102.
123 Zipperlen (1927), S. 102.

2.8 Eskalationen beim Streit um die Versorgungskasse

Der Stuttgarter Chirurg Friedrich Doederlein leitete die nächste Eskalationsstufe ein.[124] Zunächst kommentierte er süffisant, wie groß doch die Bestürzung der Gründer der VK angesichts des Widerstands sein müsse, bevor er seine Sicht darlegte. So müsse er einen zwangsweisen Beitritt zur VK „als eine ganz brutale Vergewaltigung der persönlichen Freiheit bezeichnen, die durch die gesetzliche Sanktionierung durch die Aerztekammer nur ein heuchlerisches Mäntelchen bekäme"[125]. Mit der Regierung stand Doederlein ohnehin auf Kriegsfuß[126] und forderte statt einer VK die „Befreiung der Aerzteschaft von allen Krankenkassenverträgen"[127] als wirkliches Ziel. Er blieb auch in der Folge einer der vehementesten und lautstärksten Gegner der VK. Seine Rhetorik trug ihm nicht nur einige Kritik ein, sondern sollte letztendlich auch eine Klage vor dem Ehrenrat wegen Beleidigung nach sich ziehen.[128]

Nachdem in den nächsten Ausgaben des MKB noch zahlreiche weitere Wortmeldungen erfolgten, in denen überwiegend „Schmeicheleien"[129] zwischen den beiden Parteien zu lesen waren, wurde im April 1927 ein weiterer Entwurf einer Satzung für die VK veröffentlicht[130]. Ein einleitender Artikel Langbeins war dieses Mal wesentlich nüchterner gehalten. Er war spürbar darum bemüht, die Wogen zu glätten.[131]

Am 23. April kamen die Delegierten der ÄK zusammen. Über den Satzungsentwurf wurde nur einen Tag später in einer außerordentlichen Hauptversammlung des WAV beschlossen.[132] Es wurde ausdrücklich auch um das Erscheinen der nicht delegierten Ärzte gebeten, waren es doch meist diese, die sich im MKB kritisch zu Wort gemeldet hatten.[133]

In der überarbeiteten Fassung bestand der Zweck der Kasse aus fünf Punkten:

> 1. ihren Mitgliedern im Fall der Invalidität oder im Falle des Todes deren Hinterbliebenen eine Rente,
> 2. deren Mitgliedern, die über 70 Jahre alt sind und auf die Kassenpraxis oder auf die gesamte Praxis verzichten, eine Altersrente,

---

124 Reichs-Medizinal-Kalender (1926), S. 577.
125 Doederlein (1927), S. 117.
126 „Das meiste Unrecht geschieht bei uns – von Rechts wegen." Doederlein (1927), S. 117.
127 Doederlein (1927), S. 117.
128 „Zur Zeit schwebt vor dem Ehrenrat des Ärztlichen Bezirksvereins I eine Klage gegen Herrn Dr. Doederlein wegen Beleidigung des Vorstandes des Württembergischen Aerzteverbandes in dieser Angelegenheit." LABW HStAS, E 151/54 Bü 288, Pag. 84.
129 Binder (1927), S. 124.
130 O. V.: Satzung (1927).
131 Langbein: Zum Thema (1927), S. 127.
132 O. V.: Satzung (1927) und LABW HStAS, E 151/54 Bü 288, Pag. 41.
133 Lutz (1927).

3. ein Sterbegeld beim Tode eines Mitglieds oder beim Tode der Frau oder Witwe eines Mitglieds,
4. im Falle der Bedürftigkeit eine freiwillige Unterstützung den in Württemberg wohnenden invaliden Aerzten und Arzthinterbliebenen, auch solchen, die nicht Mitglieder der Versorgungskasse waren, zu gewähren,
5. durch Nachweis und Zuweisung geeigneter Arbeit und durch Berufsberatung die Hinterbliebenen des ärztlichen Standes wirtschaftlich zu unterstützen.[134]

Die Teilnahme war dabei für „alle in Württemberg wohnenden zur Aerztekammer wahlberechtigten Aerzte die selbstständig Praxis ausüben, ausgenommen die Aerzte, die sich nach dem 1. Juli 1927 in Württemberg niederlassen und über 40 Jahre alt sind“[135], verpflichtend. Ausnahmen gab es, diese wurden aber von besonderen Bedingungen (ärztliche Zeugnisse, Nachzahlungen, Wartezeit u. v. m.) abhängig gemacht.[136]

Wie schon zuvor beschlossen, sollte auf die Leistungen der Kasse ein Rechtsanspruch bestehen, trotz erheblichen Widerspruchs in diesem Punkt.[137] Insgesamt umfasste der Entwurf 23 Paragraphen. Die Hoffnung der Kommission, dass er ohne größere Änderungen angenommen werden könnte, sollte sich schnell zerschlagen. Fast jeder Punkt war umstritten: ab wann ein Arzt als invalide gelten müsse; die Höhe der Altersrente oder des Sterbegeldes; inwiefern Nichtmitglieder unterstützt werden sollten. Einigkeit bestand bestenfalls darin, dass der Sitz in Stuttgart sein sollte. Zudem wandten sich viele Ärzte dagegen, dass geplant war, die VK noch stärker in Richtung einer Pensionskasse zu ändern.[138]

Entsprechend zog die Veröffentlichung des Entwurfs eine neue Welle an meist kritischen Zuschriften an die Schriftleitung des MKB nach sich – dabei war der Streit um die Artikel von Levy und Co. ebenfalls noch in vollem Gange. Teilweise steigerten sich die Beteiligten derart hinein, dass die Auseinandersetzungen am Ende so persönlich wurden, dass Doederlein nicht der einzige Fall mit einer Anzeige beim Ehrengericht bleiben sollte.[139] Auch die neuerlichen Beiträge der beiden Fachleute Prinzing und Weinberg[140] konnten nicht zur Beruhigung der Situation beitragen[141]. Die Positionen schienen nach wie vor unvereinbar: Während die einen nur die notwendigste Absicherung gegen Invalidität und eine Versicherung für die Hinterbliebenen wollten, strebten andere nach einer vollständigen finanziellen Unterstützung im Alter. Jedes Zugeständnis an die eine Seite löste unmittelbaren Widerspruch der anderen aus.

134 O. V.: Satzung (1927), S. 127.
135 O. V.: Satzung (1927), S. 127 f.
136 O. V.: Satzung (1927).
137 Lutz (1927).
138 Beispielsweise Baer (1927).
139 Siehe dazu auch LABW HStAS, E 130b Bü 1153.
140 Weinberg (1927).
141 Prinzing (1927).

Unter den Verfechtern einer weitergehenden Versicherung war unter anderem der Stuttgarter Arzt Karl Berner. Er sah in dem neuen Satzungsentwurf trotz einer Besteuerung von zehn bis zwölf Prozent des Einkommens eine „ungenügende Versicherung“[142], bei der selbst Hinterbliebene „zu gering versorgt wären“[143]. Aber vor allem die Satzungsänderung, dass ein Mehrheitsbeschluss der Kammer zukünftig ausreichen sollte, um die Höhe der Versorgungsbezüge anpassen zu können, stieß bei ihm auf Unverständnis. So sah er die Gefahr, „daß also zum völligen Verlust unter Umständen eine Inflation nicht mehr notwendig ist“[144], sondern auch andere Szenarien denkbar waren und damit keine langfristige Planungssicherheit für die Versicherten bestünde[145]. Andere hingegen störten sich an Berners Forderungen und sahen durch den Einbezug des Gesamteinkommens ohnehin schon einen „Sozialisierungsvorgang“[146] oder gar eine „Vergewaltigung“[147], der bzw. die zu einer Verbeamtung des Ärztestandes führen könnte.[148]

Weitere Meldungen nach der Veröffentlichung des Satzungsentwurfs waren meist ähnlich kritisch. So sei beispielsweise

> aus dem erwähnten Entwurf sowie aus dem dazugehörigen Vorwort von Herrn Langbein [ersichtlich], daß die Leitung der Versorgungskasse durchaus nicht gesinnt ist, die Einwände der Gegner der Neuerung zu berücksichtigen, sondern über die Köpfe einer großen Gruppe von Kollegen hinweg Zwangsmaßnahmen durchführen will, die geeignet sind, einen unheilbaren Riß in der Einigkeit der württembergischen Aerzte zu erzeugen.[149]

Eine nicht ganz unbegründete Sorge, richtete sich doch der Unmut einiger Ärzte nicht mehr nur gegen die VK, sondern gegen die mit diesem Projekt untrennbar verbunden scheinende Ärztekammer selbst: „Wenn durch die Aerztekammer eine große Gruppe des Aerztestandes vergewaltigt werden soll, dann ist die erste Grundlage des Gemeinsinnes, das Zusammengehörigkeitsgefühl, auf alle Zeiten zerstört.“[150] Letzteres bezog sich insbesondere auf Artikel 3 des Kammergesetzes, wonach die Pflege des Gemeinsinnes eine der explizit genannten Aufgaben der ÄK war.[151]

Anfänglich noch abgelehnt, wurde nun auch im Vorstand der Ärztekammer die Möglichkeit einer Urabstimmung zumindest diskutiert.[152] Dabei war in zunehmendem

142 Berner (1927), S. 164.
143 Berner (1927), S. 164.
144 Berner (1927), S. 165.
145 Berner (1927).
146 Stemmer (1927), S. 167.
147 Reusch (1927), S. 166.
148 Stemmer (1927).
149 Reusch (1927), S. 165.
150 Reusch (1927), S. 165.
151 Reusch (1927).
152 Reusch (1927) und Piesbergen (1928).

Maße eine Müdigkeit ob der endlosen Debatte und der unlösbaren Gegensätze der Fraktionen spürbar. So konstatierte der Cannstatter Augenarzt Kurt Karpow[153], dass die „Mehrzahl der Aerzte es längst satt hat, Versammlungen des WAV. zu besuchen"[154].

Als Nächstes sollten am 23. April 1927 die Vollversammlung der Ärztekammer und einen Tag später die Hauptversammlung des WAV stattfinden.[155] Letztere wurde jedoch eineinhalb Wochen vor dem Termin abgesagt. Zu zahlreich und lautstark waren die Gegner im Vorfeld aufgetreten, der von manchen zitierte Vertrauensbruch[156] zwischen Vorstand und einem großen Teil der Basis schien inzwischen tatsächlich eingetreten zu sein. Für den Mai waren Wahlen zum Ausschuss des WAV angesetzt, und um weitere Eskalationen zu vermeiden, sollte die Entscheidung über die VK bis nach diesem Termin zurückgestellt werden.[157] Mitverantwortlich für diese Verschiebung war sicherlich auch eine Sitzung der Stuttgarter Ärzteschaft; der mit Abstand größte Wahlkreis I hatte am 6. April über den Satzungsentwurf zur VK abstimmen lassen. Dies war weder vorab abgesprochen gewesen noch rechtlich relevant für die Entscheidung der Delegierten der Ärztekammer und des WAV.

Es schien immer mehr danach, als ob die Standesvereinigung die Kontrolle über ihren größten und mächtigsten Wahlkreis verloren hatte. Wie sehr die Stuttgarter Ärzteschaft und viele der ländlicher geprägten Bezirksvereinigungen in ihren Ansichten auseinanderlagen, zeigte auch das Ergebnis der Abstimmung. Mit 190 zu sieben Stimmen war der Entwurf mit einer für die Stuttgarter Mediziner seltenen Einigkeit abgelehnt worden.[158] Der zu der Sitzung extra angereiste Langbein soll nach diesem Ergebnis „verzweifelt"[159] ausgerufen haben: „Was wollen Sie eigentlich?"[160] Die Antwort darauf war zumindest von Stuttgarter Seite aus, dass man den bisherigen Entwurf in fast allen Punkten geändert haben wollte. Vor allem aber der Mitgliedszwang wurde abgelehnt. Unterzeichnet waren die Forderungen von den Ärzten Paul Bächer, Walter Burk, Friedrich Doederlein, Max Kohlhaas, Ernst Levy, Karl Ries, Karl Steinthal und Leo Thies.[161] Die Stuttgarter Ärzteschaft war somit zum Zentrum und Sprachrohr der Gegner der bisher geplanten VK geworden. Die geforderten tiefgreifenden Änderun-

153 Reichs-Medizinal-Kalender (1926), S. 578.

154 Karpow (1927), S. 167.

155 Auf der Vollversammlung sollte die VK nicht thematisiert werden, stattdessen wurden neue Richtlinien für die „Unterbrechung der Schwangerschaft" diskutiert; so sollten mindestens zwei Ärzte vor einer Entscheidung konsultiert werden und ein detailliertes Protokoll darüber der Ärztekammer zur mindestens zehnjährigen Verwahrung übergeben werden. Bok/Schwarz (1927), S. 179.

156 Beispielsweise fragte der Reutlinger Arzt Emil Salzer: „Besitzt unsere Verbandsleitung überhaupt noch das Vertrauen der Aerzte? Ich behaupte nein!" Salzer (1927), S. 168.

157 O. V.: Hauptversammlung (1927).

158 Bächer u. a. (1927).

159 Bächer u. a. (1927), S. 194.

160 Bächer u. a. (1927), S. 194.

161 Bächer u. a. (1927).

gen wären aber gleichbedeutend mit einer völligen Umarbeitung des Entwurfes gewesen. Dies hätte die Angelegenheit wohl auf Jahre hinaus verzögert.

Zudem verglich man die württembergische VK mit den Wohlfahrtseinrichtungen bei anderen ärztlichen Landesverbänden, vor allem mit der bayerischen VK. Die Leistungen und Produkte von Versicherungsgesellschaften wurden hingegen kaum für Vergleiche herangezogen.[162] Allerdings stellten Ärzte mitunter eigenständig derartige Erkundigungen an. Wie zuvor gingen auch hier die Ansichten weit auseinander; manche kamen zu dem Ergebnis, dass die geplanten Leistungen der VK gleich gut oder gar erheblich besser als die Möglichkeiten einer privaten Versicherung waren.[163] Andere hingegen beschwerten sich über vergleichsweise zu geringe Leistungen.[164] Also bestand auch bei dieser Frage keine Aussicht auf einen Konsens.

Das Thema VK ließ sich aber nicht nur auf Differenzen zwischen Ärzten in der Stadt und auf dem Land reduzieren. Es kam auch zu Meinungsverschiedenheiten zwischen den Generationen. So waren es v. a. jüngere Ärzte, die sich gegen das aktuelle Konzept aussprachen[165], während ältere Ärzte häufig zu den Befürwortern zählten[166]. Viele hatten während der Teuerungskrise ihr Vermögen und damit einhergehend oft auch ihre Rücklagen für das Alter verloren. Entsprechend wiesen einige auch auf die ideelle Seite des Entwurfes hin, hätte er doch diesen finanziell Geschädigten eine Alterssicherung ermöglicht. Einer der älteren Ärzte, Sanitätsrat Göller, appellierte auch an das Zusammengehörigkeitsgefühl seiner Kollegen. Auf wenig Gegenliebe stieß er mit seiner Ansicht, dass die Standesvereinigung und die in ihr viele Jahre tätigen Ärzte wesentlich mehr Dankbarkeit von den jüngeren Ärzten verdient hätten: „Ich wiederhole noch einmal, die jungen Aerzte sind den älteren Aerzten denselben Dank schuldig wie ihren Eltern."[167] Göllers Aussagen befeuerten den Konflikt zwischen den arrivierten alten und den jungen, im Existenzaufbau begriffenen Medizinern nur noch weiter. Entsprechende Reaktionen ließen nicht lange auf sich warten.[168]

Dabei herrschte zwischen beiden Seiten grundsätzliche Einigkeit, dass unverschuldet in Not geratenen Kollegen geholfen werden sollte, dies aber unabhängig vom Alter geschehen müsse. Dazu existierte jedoch die Unterstützungskasse und nicht die inzwischen immer mehr zum Versicherungsunternehmen werdende VK. Der Eindruck,

162 Riehm (1927).
163 Finckh (1927).
164 Cloß (1927).
165 Bechtle (1927).
166 Göller (1927).
167 Göller (1927), S. 195.
168 Beispielsweise: „Der Herr Kollege Göller möge uns jungen Aerzten nicht verübeln, wenn wir gegen diesen uns von ihm zugewiesenen Standpunkt Bedenken erheben und die von ihm für die Versorgungskasse gewünschten Folgerungen nur mit weitgehenden Einschränkungen billigen können." Bechtle (1927), S. 201.

dass von allen Seiten zu viel gewollt, aber zu wenig erreicht wurde, machte sich bei vielen Ärzten breit:

> Wenn man die verschiedenen Einsendungen zur V.K. liest, so greift man sich unwillkürlich an den Kopf und fragt sich, ob denn die, welche den Satzungsentwurf gemacht haben, nicht recht bei Sinnen gewesen sind, oder ob die Einsender, welche so viel schöne Forderungen stellen, so viel bessere Rechner sind als die Herren Weinberg, Printzing [sic!], Bock [sic!] usw.[169]

Nachdem die Hauptversammlung bereits abgesagt worden war, wurde kurz vor den Wahlen auch der Satzungsentwurf zurückgezogen. Dies geschah nicht ohne erneute Kritik des Vorstandes an der Diskussionskultur.[170] Die Debatte zog sich somit in den folgenden Wochen weiter, ohne neue Vorschläge zu generieren oder Kompromisse zu finden. Einwürfe, dass es schlicht unmöglich sei, „so heterogene Interessen unter einen Hut zu bringen“[171], und man sich auf eine Minimallösung zurückziehen sollte, wurden aber weiterhin nicht berücksichtigt.

Im Mai und Juni stritt man sich entsprechend weiter. Dabei häuften sich Aussagen wie „Keine Stunde länger diesen Unsinn“[172].

2.9 Richtungweisende Entscheidungen? Der V. Württembergische Ärztetag

Für den 2. Juli 1927 wurde im Rahmen des 5. Württembergischen Ärztetages eine Hauptversammlung einberufen. Im Vorfeld beriet der Verwaltungsrat der VK über ein mögliches Vorgehen. Dabei erwog er erstmals größere Beitragsherabsetzungen.[173] Im MKB wurde die Aussprache trotz beständig eintrudelnder Wortmeldungen vorerst geschlossen.[174] Mehr als 60 verschiedene Autoren hatten sich in den letzten Monaten oft mehrmals zur Frage der VK geäußert.

Zu Beginn des Ärztetages stand die Aussprache über die VK in der Hauptversammlung des WAV an. Einen Tag später sollte die VK in der Landesversammlung der ÄK gegenüber drängenden Fragen zurückgestellt werden. In Anbetracht dessen, welch hohe Wellen das Thema VK im Vorfeld geschlagen hatte, mutete die Beteiligung am Ärztetag gering an. Zur Hauptversammlung des WAV waren 48 Delegierte und etwas mehr als 100 weitere Ärzte erschienen.[175] Sanitätsrat Neunhöffer hatte die Auf-

---

169 Finckh (1927), S. 202.
170 Bok/Schwarz (1927), S. 225 f.
171 Lechler (1927), S. 233.
172 Thies (1927), S. 234.
173 Schriftleitung (1927), S. 234.
174 Gmelin (1927).
175 Hailer: V. Württembergischer Aerztetag (1927).

gabe, einen Bericht über die Lage und Entwicklung der VK zu erstatten. Er kam dabei der Forderung nach einer detaillierten Aufstellung der gewährten Leistungen nach. Seit Gründung der VK im Jahr 1921 war die Zahl der Personen, die eine Invalidenrente bezogen, von acht im ersten auf 24 im Jahr 1926 angewachsen. Eine Hinterbliebenenrente erhielten 1926 73 Angehörige. Weitaus geringer war die Zahl derjenigen, die eine Altersrente bezogen. Diese wurde jedoch erst seit 1925 gewährt. Im ersten Jahr waren es lediglich 15 und 1926 19 Ärzte.[176] Finanziell stand es um die VK zu diesem Zeitpunkt gut, zu Einnahmen von etwas mehr als 1,1 Mio. RM aus den Abgaben der Kassenpraxis kamen weitere 130.000 RM an Zinsen aus Darlehen, Wertpapieren und Bankguthaben. An Ausgaben für die Rentenempfänger schlugen knapp 240.000 RM sowie weitere 130.000 RM für Sterbegelder und Unterstützungen zu Buche.[177] Es war ein enormer Überschuss generiert worden, ein Umstand, der den Forderungen nach Beitragssenkungen neuen Auftrieb gab. Das Durchschnittsalter bei Eintritt[178] des Rentenfalls lag unter den Ärzten bei etwas mehr als 56 Jahren, bei ihren Ehefrauen waren es 48 Jahre[179]. Als letzten und für viele wahrscheinlich wichtigsten Punkt verkündete Neunhöffer den Antrag auf Herabsetzung des Beitrags zur VK von bisher zwölf auf neun Prozent des Bruttoeinkommens.[180] Wenig überraschend wurde dieser nach kurzer Aussprache einstimmig angenommen.[181]

Nachdem hier zum ersten Mal seit Wochen ein erkennbarer Fortschritt erreicht worden war, wagte man den Blick auf die Entwicklung der ärztlichen Wohlfahrtseinrichtungen auf Reichsebene. Den Bericht darüber erstattete Bok. Er kam zu dem Ergebnis, dass sich die Einrichtungen in keinem Staat glichen.[182] Dies war in seinen Augen dem schwach agierenden Hartmannbund geschuldet, hatte man es doch nach dem Ersten Weltkrieg nicht geschafft, eine reichsweite Lösung in dieser Frage zu finden.[183] Der Schriftleiter des *Ärztlichen Vereinsblattes* (1930 umbenannt in *Deutsches Ärzteblatt*), Siegmund Vollmann[184], hatte fünf Leitsätze[185] erarbeitet, die 1925 auf dem Deutschen Ärztetag in Leipzig auch angenommen, aber reichsweit nicht konsequent

---

176 Neunhöffer (1927).
177 Neunhöffer (1927).
178 Genauere Aufstellungen zu der Zahl der Rentenempfänger, der Altersstruktur u. v. m. in Bok: Gedanken (1927).
179 Neunhöffer (1927).
180 Neunhöffer (1927) und LABW HStAS, E 151/54 Bü 288, Pag. 59.
181 Hailer: V. Württembergischer Aerztetag (1927).
182 Hailer: V. Württembergischer Aerztetag (1927).
183 Besprechungen dazu fanden auf den Deutschen Ärztetagen 1921 in Karlsruhe und 1925 in Leipzig statt. Aber wie in Württemberg konnte auch auf Reichsebene kein Konsens gefunden werden. Langbein: Ueber die Lage (1927).
184 https://www.aerzteblatt.de/archiv/44885/Dr-med-Siegmund-Vollmann-1933-Ein-Schriftleiter-muss-gehen (letzter Zugriff: 9.11.2020).
185 „1. Träger der Versorgungskasse soll eine öffentlich-rechtliche Organisation, eine Aerztekammer, sein. 2. Auf die Leistungen der Versorgungskasse soll Rechtsanspruch gewährt werden. 3. Die Beiträge sollen aus dem gesamten Berufseinkommen erhoben werden in Höhe von 6–8 %. 4. Es sollen Invaliden-, Hinterblie-

beachtet worden waren. Er hatte nur eine Beitragshöhe von sechs bis acht Prozent des Berufseinkommens vorgeschlagen[186], wovon Württemberg mit seinen anfänglich veranschlagten zwölf Prozent erheblich abgewichen war. Den Kritikern der VK lieferte dies selbstverständlich weitere Argumente.

Zum Abschluss der Hauptversammlung des WAV hielt Langbein ein Referat über die Lage des Ärztestandes.[187] Im Gegensatz zu seiner überaus positiven Prognose für die VK zeichnete er hier ein düsteres Bild. Sowohl die wirtschaftliche Lage als auch die Auseinandersetzung mit den Trägern der RVO würden seiner Ansicht nach eine erhebliche Unsicherheit mit sich bringen.[188]

In der Tradition des Rundumschlags handelte Langbein in seinem Referat zahlreiche weitere Problemfelder in schneller Folge ab. Von den Konflikten bei der Zulassungsfrage über die große Zahl der Medizinstudierenden bis hin zur Frage der ‚Kurpfuscherei' wurde von ihm in allen Fällen ein negativer Trend ausgemacht. Diese ständigen Klagen hatten der Ärzteschaft andernorts die Kritik eingetragen, die Situation nur aus „Eigennutz und Geldgier, oder aus Standesdünkel und Machtgier"[189] so negativ darzustellen. Langbein wies diese Kritik weit von sich und seinen Kollegen.[190] Er sah die Schuld vielmehr bei den Trägern der Krankenversicherung. Insbesondere die Ortskrankenkassen seien aus „politischen Erwägungen"[191] immer mehr zum Feind der Ärzteschaft geworden. Das Verhalten der Kassen führte Langbein jedoch auch auf die neuen Gesetze zurück und machte dadurch deutlich, dass der wahre Feind der Ärzteschaft erneut die Regierung war. So zeichnete er in seinen weiteren Ausführungen ein zunehmend dystopisches Bild des Gesundheitswesens.[192]

Um seine Aussagen mit weiteren Argumenten zu unterfüttern, führte Langbein auch den Danziger Arzt Erwin Liek an.[193] Dieser hatte die Krankenversicherung mehrfach scharf kritisiert[194], war aber aufgrund anderer Publikationen bei vielen Ärzten nicht wohlgelitten[195]. Seine Aussagen waren auch von zahlreichen württembergischen Ärzten zurückgewiesen worden.[196] Nachdem Kassen, Regierung und auch die Wirt-

benen [sic!] und Altersrenten gewährt werden. 5. Die Renten sollen aus Grundrente, die für alle Aerzte gleich ist, und aus Zusatzrenten bestehen." Zit. n. Bok: Aerztliche Versorgungseinrichtungen (1927), S. 335.

186 Bok: Aerztliche Versorgungseinrichtungen (1927).

187 Hailer: V. Württembergischer Aerztetag (1927).

188 Langbein: Ueber die Lage (1927).

189 Langbein: Ueber die Lage (1927), S. 333.

190 Langbein: Ueber die Lage (1927).

191 Langbein: Ueber die Lage (1927), S. 333.

192 So sprach er davon, dass zukünftig Fragen des Gesundheitswesens „dem politischen Getriebe entzogen werden, und wenn es unmöglich gemacht wird, daß die Krankenkassen den unverantwortlichen Staat im Staate bilden". Langbein: Ueber die Lage (1927), S. 334.

193 Siehe dazu auch die Äußerungen von Langbein (1929).

194 Siehe hierzu Liek (1927).

195 Siehe hierzu insbesondere Liek (1926).

196 Bubenhofer (1927).

schaft jedoch als Gegner der Ärzteschaft ausgemacht worden waren, schienen nun auch solche Verbündete gelegen zu kommen. Das zeigte sich auch im Fall des bisher für seine Ansichten zur Sozialversicherung in Ärztekreisen sehr kritisch gesehenen Rechtswissenschaftlers Fritz Stier-Somlo.[197] Dieser wurde nun plötzlich aufgrund einer positiven Aussage zugunsten der freien Arztwahl kurzerhand von „einem Saulus zu einem Paulus"[198] erhoben. Die Zuschreibung als Freund oder Feind änderte sich in diesen Jahren offenkundig schnell. Die Rede Langbeins endete mit dem üblichen Appell an eine geeinte Ärzteschaft, da „ein wissenschaftlicher und ethischer Niedergang des Aerztestandes droht"[199].

Im Gegensatz zur Versammlung des WAV beschäftigte sich die Landesversammlung der Ärztekammer mit weniger kontroversen Themen. Der Geschäftsbericht von Bok war teilweise schon vorabgedruckt worden, entsprechend knapp fiel sein Vortrag aus. Ein anderes Thema waren die bei der Frage der „Abtreibungsseuche"[200] angesprochenen Richtlinien für Schwangerschaftsabbrüche mit mindestens zwei Gutachtern und einem Protokoll, welches bei der Ärztekammer aufzubewahren war. Hier herrschte weitgehende Einigkeit. Keinen Diskussionsbedarf gab es auch im Hinblick auf das Gesetz zur Bekämpfung der Geschlechtskrankheiten, welches ab 1. Oktober 1927 in Kraft treten sollte.[201]

Als letzter größerer Themenkomplex wurde die Frage der Facharztbezeichnung von dem Chirurgen und Gynäkologen Bubenhofer[202] angesprochen, welcher die „überhandnehmende Zersplitterung der Spezialisierung"[203] trotz seiner eigenen Facharzttitel stark kritisierte[204]. So sah er eine Tendenz zur Herabsetzung des praktischen Arztes insbesondere in den Städten:

> N u r prakt. Arzt zu sein, scheut sich eigentlich in der großen Stadt die Mehrzahl der Kollegen. Aus dem württembergischen Aerzteverzeichnis habe ich für Stuttgart entnommen etwa 204 Fachärzte gegen etwa 144 sogenannte praktische Aerzte, von denen auch noch ein ganz wesentlicher Teil eine Spezialität anhängen hat.[205]

Als Grund für diesen Trend sah Bubenhofer weniger den wissenschaftlichen Fortschritt als vielmehr den Wunsch, ein bequemes Leben in der Großstadt führen zu

197 Dieser hatte auch eine mehr als 1500 Seiten umfassende Handreichung zur Reichsversicherungsordnung von 1911 herausgegeben. Stier-Somlo (1913).
198 Langbein: Ueber die Lage (1927), S. 333.
199 Langbein: Ueber die Lage (1927), S. 334.
200 Siehe dazu O. V.: Vom 44. Deutschen Aerztetag (1925), Sp. 418, und https://www.bggf.de/cms/assets/content/pdfs/4_20.%20Jahrhundert.pdf (letzter Zugriff: 9.11.2020).
201 O. V.: Gesetz (1927).
202 Reichs-Medizinal-Kalender (1926), S. 584.
203 Hailer: V. Württembergischer Aerztetag (1927), S. 331.
204 Hailer: V. Württembergischer Aerztetag (1927).
205 Bubenhofer (1927), S. 405.

können und sich nicht als Landarzt „schinden"[206] zu wollen. War der Facharzt früher Unterstützer des Hausarztes in speziellen Fragen, so würde er sich zunehmend in die allgemeine Praxis einmischen und es entstände „gegenseitige Mißgunst"[207]. In einer Zeit der Überfüllung des Arztberufes bestünde auch die Gefahr, dass der Facharzt „bei jedem Kranken, der zu ihm kommt, etwas [...] finden"[208] würde. Als Hauptgrund für diese Entwicklung machte Bubenhofer die Sozialversicherung und die zu geringe Honorierung der ärztlichen Leistungen aus, womit sein Vortrag auch mehr in Kritik am System mündete, als umsetzbare Lösungsvorschläge für das Problem anzubieten.[209] So mutet es zudem widersprüchlich an, wenn Bubenhofer in seinem Fazit den zu starken Fokus auf die wirtschaftliche Seite geißelt, obwohl er in seinem Vortrag ebenfalls eine weitaus höhere Bezahlung ärztlicher Leistung forderte: „Wir haben die wirtschaftliche Organisation viel mehr gepflegt, als die eigentliche Standesorganisation und haben dabei wirtschaftlich sicher nichts gewonnen und das Standesgefühl bei vielen Kollegen zugrunde gehen sehen."[210] So hätten die jungen Ärzte häufig keine Zeit, sich weiterzubilden, womit in den Augen Bubenhofers „das Todesurteil unseres Standes gesprochen"[211] war. Nach diesem Vortrag endete der Württembergische Ärztetag 1927 und es kehrte für einige Wochen etwas Ruhe ein.

2.10 Schlechte Zahlungsmoral und kein Ende bei der Versorgungskasse

Das letzte größere Ereignis des Jahres 1927 war die dritte Vollversammlung der Ärztekammer am 10. November.[212] Als Erstes waren personelle Veränderungen zu vermelden. Nach langjähriger Krankheit war der Vertreter des Bezirks Rottweil, Josef Marx[213], verstorben. Auf ihn folgte der Tuttlinger Chirurg Reinhold Klaus.[214] Aus gegebenem Anlass wurde der Antrag gestellt und angenommen, dass die Mitgliedschaft in der Ärztekammer erlöschen sollte, wenn ein Mitglied aus seinem Wahlbezirk ausschied. Dies betraf zwei Ärzte, die umgezogen waren.[215] Das nächste Thema handelte von einem wirtschaftlichen Aspekt, dem (1927 erhöhten) Mitgliedsbeitrag zur Ärztekammer.[216] Obwohl dieser nur 15 RM betrug und für Assistenz- und Volontärärzte zudem auf 5

206 Bubenhofer (1927), S. 405.
207 Bubenhofer (1927), S. 406.
208 Bubenhofer (1927), S. 406.
209 Bubenhofer (1927).
210 Bubenhofer (1927), S. 408.
211 Bubenhofer (1927), S. 408.
212 Bok/Schwarz (1927), S. 622–625.
213 Reichs-Medizinal-Kalender (1926), S. 586.
214 Reichs-Medizinal-Kalender (1926), S. 588.
215 Bok/Schwarz (1927), S. 622–625.
216 Bok/Schwarz (1927), S. 622–625.

RM herabgesetzt war[217], herrschte unter den württembergischen Ärzten eine äußerst schlechte Zahlungsmoral[218]. Schon im Vorfeld waren im MKB häufiger Aufforderungen zur Begleichung der Gebühr erschienen. Ende des Jahres hatten von insgesamt 1450 beitragspflichtigen Ärzten[219] nur knapp 700 ihren Obolus bezahlt[220]. Deshalb sollte zukünftig der Beitrag direkt von den Guthaben der Ärzte bei den Ersatzkassen abgezogen werden.[221]

Im Anschluss an diese Debatte berichtete Obermedizinalrat Gnant über die ersten Wochen seit Inkrafttreten des Gesetzes zur Bekämpfung der Geschlechtskrankheiten. Das Wesentliche dabei war in seinen Augen, dass die Bordelle aufgehoben wären und die Behandlung der Geschlechtskranken nur noch approbierten Ärzten vorbehalten sei. Gnant befürwortete auch, dass die meisten Aufgaben des Gesetzes Sache der Oberamtsärzte waren.

Als letzter größerer Punkt sollte die VK nach einigen Monaten der Ruhe wiederaufgegriffen werden. Als Diskussionsgrundlage waren zwei Vorschläge von Stuttgarter Ärzten ausgearbeitet worden: Den einen reichten Feldmann und Durst ein, der andere stammte aus der Feder von Levy. Langbein befürwortete eine große Aussprache, bei der die Delegierten der Ärztekammer, die Mitglieder des Ausschusses des WAV und die Vorstände der Ortsvereine sowie bei Bedarf weitere Experten anwesend sein sollten. Für diese Aussprache wurde der 8. Januar 1928 angesetzt.[222] Wenige Wochen davor, am 18. Dezember, fand eine Kommissionssitzung der VK statt. Als Experte war ein Vertreter der Versicherungskasse für die Aerzte Deutschlands hinzugezogen worden. Dieser berichtete nachfolgend im MKB über die neuesten Entwicklungen. So zeichnete sich ab, dass die Kasse in Richtung einer Versicherung mit Rechtsanspruch gehen sollte. Als Beiträge wurden sieben bzw. neun Prozent des Kasseneinkommens avisiert, womit der lautstarken Kritik Rechnung getragen wurde.[223] Damit ging ein von diesem großen Konflikt überschattetes Jahr 1927 zu Ende.

Das Jahr 1928 begann mit einer „unverbindlichen Aussprache“[224] über die Zukunft der VK. Am 8. Januar waren neben den wichtigsten Standespolitikern zusätzlich diejenigen Ärzte eingeladen worden, die sich im Vorfeld besonders rege an der Diskussion im MKB beteiligt hatten. Beide Parteien wollten eine langwierige Auseinandersetzung

---

217 Bok/Neunhöffer (1927).
218 Siehe hierzu auch Bok/Schwarz (1928), S. 235–238.
219 Nicht beitragspflichtig waren verbeamtete Ärzte und solche, die aus Altersgründen oder aufgrund der Aufgabe ihrer ärztlichen Tätigkeit auf das Wahlrecht verzichteten.
220 Bok/Schwarz (1927), S. 622–625.
221 Bok/Schwarz (1927), S. 622–625.
222 Bok/Schwarz (1927), S. 622–625, und Hailer: Aussprache (1928).
223 Freudenberg (1927).
224 Feldmann (1928), S. 31.

zu diesem Zeitpunkt vermeiden.[225] Nach einer Besprechung von mehr als fünf Stunden[226] folgte eine Abstimmung über die umstrittenen Punkte.

Die erste Frage, ob die VK überhaupt beibehalten werden sollte, wurde mit 42 gegen elf Stimmen noch klar mit Ja beantwortet. Als ermittelt wurde, ob das ärztliche Brutto- oder Nettoeinkommen herangezogen werden sollte, zeigten sich jedoch die unterschiedlichen Ansichten. Für den Abzug vom Bruttoeinkommen sprachen sich 27 der Anwesenden aus, 30 stimmten dafür, das Nettoeinkommen zu berücksichtigen. Für eine Trennung der Versorgungs- und Unterstützungsleistungen von der (Alters-)Versicherung stimmten 20, 37 waren dagegen. In der Frage, welcher Art die Versicherung sein sollte, herrschte wieder größere Einigkeit. Nur sieben Ärzte stimmten für eine Kapitalversicherung, alle anderen sprachen sich für eine Rentenversicherung aus. Einer Beschränkung der Zwangsmitgliedschaft auf die Kassenärzte wurde mit 15 gegen 28 Stimmen (bei einigen Enthaltungen) eine Abfuhr erteilt. Die Frage, ob die VK an die Ärztekammer übergehen sollte, war ebenfalls noch offen. Auch hier fand sich mit 44 gegen acht Stimmen eine deutliche Mehrheit dafür.[227] Als einer der Gründe für diese Entscheidung wurde der Austritt eines Arztes mit besonders großem Kasseneinkommen aus dem WAV angeführt.[228] Der Verband hatte in diesem Fall keine Möglichkeit, das ehemalige Mitglied mit der Abgabe zur VK zu belangen. Wäre die Versorgungskasse schon auf die Ärztekammer mit ihrer obligatorischen Mitgliedschaft übergegangen gewesen, wäre dieser Fall rechtlich unproblematischer gewesen.

Auch wenn die Versammlung keinen beschließenden Charakter besaß, so hatte man zumindest in den entscheidenden Fragen einen Konsens gefunden. Auf Basis dieser Abstimmungen sollte ein neuer Satzungsentwurf ausgearbeitet und den Ortsvereinen zugestellt werden. Als letzte Bemerkung bat man darum, dass aus den Äußerungen auf der Versammlung nicht erneut ein in der Presse geführter Konflikt entstehen sollte.[229] Ebenso wurde betont, dass es für jeden Arzt notwendig sei, sich auch mit den „trockenen, formalen Auseinandersetzungen“[230] des wirtschaftlichen Teils des MKB zu beschäftigen. Der zweite geschäftsführende Arzt Paul Sperling[231] regte in der Folge auch dazu an, dass die Ortsvereine „regelmäßig die Protokollauszüge über ihre Sitzungen der Geschäftsstelle des WAV. einsenden“[232] sollten. So hoffte man ein besseres Bild von der Stimmung innerhalb der Ärzteschaft zu gewinnen. Das sollte dazu beitragen, größeren Missverständnissen und Streitigkeiten bereits im Vorfeld vorbeugen und sie

225 Hailer: Aussprache (1928).
226 Feldmann (1928).
227 Hailer: Aussprache (1928).
228 Feldmann (1928).
229 Hailer: Aussprache (1928).
230 Sperling (1928), S. 83.
231 Dieser war 1927 angestellt worden, um den leitenden geschäftsführenden Arzt Hailer zu entlasten und im Zweifelsfall zu vertreten. Württ. Aerzteverband: Beurlaubung (1928) und Jachertz (2008).
232 Sperling (1928), S. 84.

ggf. abwenden zu können.[233] Die Auseinandersetzungen hatten tiefe Spuren hinterlassen und sollten in der Folge auch die Ehrengerichte beschäftigen. Allerdings hatte das Ministerium des Innern die Vorschriften für die Ehrengerichtsbarkeit noch nicht genehmigt, weshalb eine ganze Reihe von Verfahren unerledigt blieb.[234]

Diejenigen, die hofften, dass die unendliche Geschichte der VK nun zu einem einvernehmlichen Abschluss kommen könnte, sahen sich schnell getäuscht.

2.11 Die Pläne der Opposition – Beschränkung auf eine Notversorgung?

Die Reaktionen auf die Abstimmungsergebnisse ließen nicht lange auf sich warten. Der zuvor schon als Kritiker der VK aufgetretene Augenarzt Paul Bernoulli äußerte sich in scharfen Worten gegen die als zu vorschnell empfundene Behandlung der Angelegenheit. Statt einer Hauptversammlung forderte auch er eine Urabstimmung, also die Befragung eines jeden Arztes. Bernoulli sprach „der Leitung des WAV. und den Delegierten der Hauptversammlung das Recht ab, über unsern Kopf weg zu verfügen, ohne jeden einzelnen Arzt vorher durch neutrale Urabstimmung gehört zu haben“[235]. So störte er sich besonders daran, dass im Januar nicht diskutiert worden war, ob die VK nicht doch in die Hände von Versicherungsexperten gehöre. Beispielhaft führte er die in seinen Augen gelungene Lösung der Berliner Ärzteschaft an:

> Ich halte die Mitglieder der Großberliner Aerzteorganisation keineswegs für Stümper oder Geistesschwache, daß sie ihre Altersversorgung nicht den Schultern von einigen Kollegen anvertraut, sondern in die fachmännischen Hände eines deutschen Versicherungskonzerns gelegt haben. Das erscheint meinem beschränkten Laienverstand, der soziales Empfinden nicht mit verstecktem Soziokommunismus verwechselt und niemanden durch absolutistische Machtpolitik zur Glückseligkeit bekehren will, denn doch gerechter und zweckmäßiger.[236]

Von verkapptem Kommunismus über absolutistisches Verhalten – die Vielfalt der Vorwürfe in Bernoullis Schreiben zeigt beispielhaft, in welcher Art und Weise die Auseinandersetzung inzwischen öffentlich geführt wurde. Wie nahe Wahrheit und Falschin-

233 Sperling (1928).

234 „Von der Ärztekammer wird geklagt, dass die Vorschriften für das aerztliche Ehrengerichtsverfahren immer noch nicht erlassen seien. Es führe das zu grossen Misständen [sic!], da eine ganzeReihe [sic!] von Fällen bereits anhängig sei, die noch nicht erledeigt [sic!] werden können. Die ordnungsgemässe Abwicklung der Fälle werde immer schwieriger, da mit der Länge der Zeit die Zeugenaussagen unzuverlässiger werden müssen. Da die Einführung des Ehrengerichtsverfahrens im öffentlichen Interesse dringend notwendig ist, bitte ich [der Landtagsabgeordnete Walter Hölscher] um Beschleunigung der Herausgebe [sic!] der Ausführungsbestimmungen.“ LABW HStAS, E 151/54 Bü 284, Pag. 43.

235 Bernoulli (1928), S. 132.

236 Bernoulli (1928), S. 132.

formation beieinanderlagen, wird daran deutlich, dass nur wenige Wochen später von einem Mitglied der Berliner Ärzteschaft Bernoullis Aussagen öffentlichkeitswirksam als nicht zutreffend widersprochen wurde.[237] Auch in Berlin hatte man mit erheblichen internen Auseinandersetzungen bei der Frage der Altersversicherung zu kämpfen.[238]

Die Reaktion der Schriftleitung auf Bernoullis Beitrag fiel entsprechend knapp aus. Es wurde lediglich darauf hingewiesen, dass eine Urabstimmung einen entsprechenden Antrag mit einem erreichten Quorum von 25 Prozent aller Mitglieder benötigen würde.[239]

In der Folge erhielten auch die Gegner einer Urabstimmung im MKB die Gelegenheit, zu Wort zu kommen, und äußerten dabei teilweise scharfe Kritik an Bernoullis Vorgehen. Zudem wurde darauf verwiesen, dass eine Urabstimmung keineswegs in den Satzungen vorgesehen sei und ein solches Experiment nicht bei einem existentiellen Thema wie der VK gewagt werden dürfte.[240]

Im April 1928 kristallisierte sich heraus, dass die Gegner der VK das Quorum erreichen würden. Die Urabstimmung sollte in der Zeit vom 13. bis 19. April stattfinden und der Ärzteschaft folgende Alternative zu den bisherigen Entwürfen anbieten:

> Wir beantragen, daß die Versorgungskasse der württ. Aerzte umgewandelt wird in
> 1. eine Notversorgungskasse mit einem Beitrag von 2–4 % des reinen gesamten Berufseinkommens aus selbstständiger Praxis und
> 2. eine obligatorische kollektive Kapitalversicherung von 20 000 RM. für die Aerzte unter 60 Jahren, bei welcher für sämtliche Aerzte unter 60 Jahren die Durchschnittsprämie (Prämienausgleichsverfahren) erhoben wird.[241]

Die Abstimmung sollte mittels Karten stattfinden, die jedem Ortsverein in ausreichender Zahl zugesendet worden waren. Im Vorfeld wurde zusätzlich eine Ankündigung veröffentlicht; diese war aber derart tendenziös, dass das ganze Verfahren schon von vornherein zu scheitern drohte – hieß es dort doch: „Nichtbeantwortung bis zum 19. April 1928 gilt als Ablehnung."[242] In Anbetracht der meist verhaltenen Beteiligung bei den Wahlen konnten die Gegner des Antrags (also die Befürworter der bisherigen VK) durch dieses Vorgehen alle Nichtwähler zu ihren Gunsten verbuchen, weshalb dem Vorstand des WAV auch vorgeworfen wurde eine wirkliche Urabstimmung auf diesem Wege verhindert zu haben.[243] Trotzdem fanden sich 380 Ärzte, die den Antrag der Gegner der VK unterstützten.

---

237 So hatte man in Berlin nur einen sogenannten Lebensversicherungsempfehlungsvertrag mit einem Versicherungskonzern abgeschlossen. Levy (1928).
238 Levy (1928).
239 Bernoulli (1928).
240 Baer (1928).
241 Württ. Aerzteverband: Zur Urabstimmung (1928), S. 187.
242 Württ. Aerzteverband: Zur Urabstimmung (1928), S. 187.
243 LABW HStAS, E 151/54 Bü 288, Pag. 59.

Endgültig geklärt werden sollte der Konflikt auf einer eigens am 13. Mai anberaumten Hauptversammlung. Zudem wurde ein erneut überarbeiteter Satzungsentwurf der VK im MKB veröffentlicht.[244] In dem neuen Entwurf der Befürworter waren als Beitragshöhe neun Prozent des kassenärztlichen Einkommens (Brutto) vorgesehen. Ärzte, die weniger als 5.000 RM durch ihre Kassenpraxis verdienten, sollten einen Mindestbetrag von 450 RM entrichten.[245] Zur Orientierung: Das durchschnittliche Einkommen der kassenärztlich tätigen Ärzte hatte im Jahr 1927 knapp 10.000 RM betragen.[246] Diese Art der Berechnung stieß, wie nicht anders zu erwarten war, auf Widerstand. Von „unbillige[n] Härten"[247] und einer Bevorzugung der ‚Kassenlöwen' war die Rede[248].

2.12 Die Friedrich-Langbein-Kasse

Am 13. Mai war es nun so weit, die Frage der VK sollte nach fast zwei Jahren erbitterter Auseinandersetzungen geklärt werden und es sollte zur Abstimmung über die Ausrichtung der VK kommen. Neben 59 Delegierten[249] waren 112 weitere Ärzte zur Versammlung erschienen. Zudem waren auch ärztliche Vertreter aus anderen deutschen Staaten angereist, um die Entwicklung in Württemberg zu verfolgen.[250]

Nach einführenden Referaten durch jeweils einen Vertreter der beiden Streitparteien sollte als erster und wichtigster Punkt über den Antrag der Gegner der VK abgestimmt werden. Darin wurde eine Beschränkung der VK auf eine „obligatorische Wohlfahrtsnotversorgungskasse mit geringem Beitrag (etwa 3 % des Kasseneinkommens entsprechend)"[251] gefordert. Dabei zeigte sich schnell, dass die Stimmen der 380 Ärzte, was immerhin etwas mehr als einem Viertel der württembergischen Ärzteschaft entsprach,[252] die bei der Abstimmung für dieses Modell gestimmt hatten, kaum Gewicht hatten.[253] Dabei wurde seitens des Vorstands deutlich gemacht, dass dieser Antrag rechtlich nicht relevant und höchstens orientierenden Charakter habe. Denn nach der Satzung des WAV waren nur die anwesenden Delegierten abstimmungsbe-

244 O. V. (1928).
245 O. V. (1928).
246 O. V. (1928).
247 Walder (1928), S. 240.
248 Haffner (1928).
249 Von insgesamt 63. LABW HStAS, E 151/54 Bü 288, Pag. 59.
250 Hailer: Außerordentliche Hauptversammlung (1928).
251 Hailer: Anträge (1928), S. 255.
252 LABW HStAS, E 151/54 Bü 288, Pag. 59, und Hailer: Außerordentliche Hauptversammlung (1928).
253 Einer der Gegner der VK, Thies, wird im Bericht des MKB zur außerordentlichen Hauptversammlung folgendermaßen zitiert: „400 württ. Aerzte hätten ihnen unterschriftlich erklärt, daß sie mit dem vorliegenden Entwurf nicht einverstanden seien, diese Aerzte könnten von einer Majorität nicht vergewaltigt werden. Er kam weiterhin auf die Urabstimmung zu sprechen, die ‚infolge agitatorischer Maßnahmen' des Vorstands des WAV. wertlos geworden sei." Hailer: Außerordentliche Hauptversammlung (1928), S. 299.

rechtigt. Diese sollten nach jahrelangen Querelen nun endgültig über den weiteren Weg in Sachen VK entscheiden – da sich unter den Delegierten nur ein Gegner der VK befand fiel die Abstimmung eindeutig aus.[254] Nur dieser eine Delegierte stimmte für den Antrag der VK-Gegner, alle anderen 58 Delegierten sprachen sich gegen die Notversorgung aus. Für den von Langbein und Co. befürworteten Entwurf stimmten hingegen 51 Delegierte bei einer Gegenstimme und sieben Enthaltungen. Damit war nach jahrelangen Querelen eine Entscheidung herbeigeführt.

Allerdings zeigte sich in der nachfolgenden Aussprache, dass sich viele der Anwesenden nur unter großen Bedenken und entgegen ihren persönlichen Ansichten für den Entwurf des Vorstandes entschieden hatten: „Freiheit habe immer versagt, wenn es sich um Versorgungsfragen gehandelt habe. Ein Zwang auf die Lässigen und Lauen sei unerläßlich."[255]

Bubenhofer gab unumwunden zu, gegen seine Überzeugung gestimmt zu haben und sprach sich: „trotz seiner persönlichen Ansicht, daß jeder für sich und die Seinen zu sorgen habe, für den vorliegenden Entwurf aus. Viele Aerzte seien eben aus eigenen Mitteln nicht in der Lage, die nötige Versorgung selbst einzugehen."[256]

Neben den beiden richtungsweisenden Anträgen war aber noch eine ganze Reihe von weiteren Eingaben aufgelaufen; entsprechend umfangreich geriet die Aufarbeitung der Abstimmungsergebnisse.

Ein kurzfristig eingebrachter Antrag, der einen Mittelweg zwischen den beiden bisherigen Vorschlägen enthielt, wurde deutlich abgelehnt.[257] Für die Übernahme der VK durch die Ärztekammer und damit rechtlich klarere Strukturen sprachen sich 53 Delegierte[258] bei sechs Gegenstimmen aus. Bei der Frage, ob Rechtsanspruch gewährt werden sollte, fiel das Ergebnis mit insgesamt 34 Stimmen dafür weniger deutlich aus. Der letzte Antrag, vorgebracht von Wilhelm Dörfler, einem starken Befürworter[259] des Satzungsentwurfs, sprach sich dafür aus, den Namen der Kasse zu ändern. Er schlug vor, „die Versorgungskasse in Rücksicht auf die unvergänglichen Verdienste, die sich Kollege Langbein um das Zustandekommen derselben erworben habe, künftighin [als] ‚Friedrich-Langbein-Kasse' zu bezeichnen"[260]. Dieser Antrag wurde ebenfalls angenommen[261], und damit war der Name Langbein unauslöschlich mit dem Schicksal der VK verknüpft.

254 Hailer: Anträge (1928).
255 Hailer: Außerordentliche Hauptversammlung (1928), S. 300.
256 Hailer: Außerordentliche Hauptversammlung (1928), S. 300.
257 Drei Ja-Stimmen bei 56 Nein-Stimmen. Hailer: Außerordentliche Hauptversammlung (1928).
258 LABW HStAS, E 151/54 Bü 288, Pag. 59.
259 Dörfler war einer derjenigen, welche die Gegner der Versorgungskasse wiederholt bezichtigten, dass sie nicht über die tatsächlichen Verhältnisse Bescheid wüssten: „Er glaube, daß von den 400 Gegnern des vorgeschlagenen Systems kaum 20 übrig bleiben würden, wenn die Herren sich richtig aufklären ließen." Hailer: Außerordentliche Hauptversammlung (1928), S. 300.
260 Hailer: Außerordentliche Hauptversammlung (1928), S. 300.
261 Hailer: Außerordentliche Hauptversammlung (1928).

Nachdem die Satzung den Beschlüssen entsprechend umgearbeitet worden war, stand der Übernahme der VK durch die Ärztekammer nichts mehr im Wege. Die Abstimmung war reine Formsache, am 7. Juni 1928 votierten alle anwesenden Mitglieder[262] für die Annahme der neuen Satzung als auch für die Übernahme[263].

Damit endete der Widerstand der Opposition aber nicht. Unmittelbar nach der Versammlung ging beim Ministerium des Innern ein Protestschreiben ein. Darin hieß es unter anderem: „Es ist unmoralisch, die Mitglieder eines freien Berufs durch Innungsgesetze gegen ihren Willen zur Teilnahme an dieser sogenannten Versorgungskasse zu zwingen."[264] Die seitens des Ministeriums erbetene Äußerung durch den WAV und die Ärztekammer erfolgte binnen weniger Tage durch Bok und Langbein.[265] Darin wurde den 380 Befürwortern einer Notversorgung vorgeworfen, zu den besserverdienenden Ärzten zu gehören und aus rein wirtschaftlichen Gründen so viel Widerstand gegen die höheren Abgaben zu leisten:

> Die 380 Ärzte, welche diesen Antrag unterstützt haben, vertreten weniger als ein Drittel und mehr als ein Viertel der württ. Ärzte. Die 380 Ärzte wohnen fast alle in den grösseren Städten und haben ein Einkommen, das viel höher ist als das durchschnittliche Einkommen der württ. Ärzte, und ihr Einkommen aus der Privatpraxis spielt eine ziemlich große Rolle.[266]

Zusätzlich ging eine von Langbein verfasste Denkschrift beim Ministerium ein. Darin legte er auf 22 Seiten seine Erwägungen zur Form und Ausprägung der VK dar. Insbesondere die durch die Inflation verursachte Not war für ihn ein zwingender Grund, die Versorgung der Ärzte und vor allem ihrer Hinterbliebenen nicht diesen selbst zu überlassen.[267] Zu viele seien nach 1923 in Not geraten, wohingegen andere sich um ihre Standespflicht drücken wollten, für ihre Kollegen das Notwendigste zu spenden. Insbesondere bei den Ärzten in den Städten mit einer größeren Privatpraxis sei ein erheblicher Widerstand aufgetreten, da diese ihr tatsächliches Nettoeinkommen nicht offenlegen wollten.[268] Eine reine Notversorgung lehnte Langbein ab, da die bedürftigen Ärzte sich wie Almosenempfänger vorkommen müssten, was standesunwürdig sei.[269]

---

262 Es waren nur 20 der 24 Mitglieder anwesend. Bok/Schwarz (1928), S. 391 f.
263 LABW HStAS, E 151/54 Bü 288, Pag. 60, und Bok/Schwarz (1928), S. 391 f.
264 LABW HStAS, E 151/54 Bü 288, Pag. 52.
265 LABW HStAS, E 151/54 Bü 288, Pag. 59.
266 LABW HStAS, E 151/54 Bü 288, Pag. 59.
267 „Jahrzehntelange Erfahrungen der württ. ärztlichen Unterstützungskasse wiesen darauf hin, dass die grösste und häufigste Not weniger bei den Ärzten selbst, als bei ihren Hinterbliebenen, den Witwen und Waisen auftrat, verhältnismässig selten bei invaliden Ärzten, am seltensten aber durch das Alter bedingt war." LABW HStAS, E 151/54 Bü 288, Pag. 60.
268 „[…] noch weniger wünschen diese Ärzte der Organisation einen Einblick in ihre Vermögensverhältnisse zu geben." LABW HStAS, E 151/54 Bü 288, Pag. 60.
269 „Eine Beschränkung auf Notversorgung und Unterstützung müsste auch wieder bei den Empfängern das eines akademischen Standes nicht würdige und beschämende Gefühl des Almosenempfangs auslösen." LABW HStAS, E 151/54 Bü 288, Pag. 60.

Außerdem hatten Prinzing und Weinberg eine Stellungnahme beim Ministerium eingereicht. Auf 34 Seiten wurden sowohl die vielfach schon im MKB veröffentlichten Berechnungen als auch die finanziellen Eckdaten aufgeführt. Zum Zeitpunkt der Übernahme durch die Ärztekammer hatte die VK ein Vermögen von knapp 3,7 Mio. RM.[270] Zusätzlich verfasste ein weiterer Experte ein 40-seitiges Gutachten.[271] Die Bearbeitung der Frage wurde im Ministerium trotz der Menge an Schriftverkehr schnell bewältigt, im November und Dezember des Jahres ergingen die Antworten sowohl an die Ärztekammer als auch die Beschwerdeführer um Leo Thies und Bernoulli. So erklärte sich das Ministerium bereit, die Aufsicht über die VK zu übernehmen. Diese sollte jährlich überprüft werden.[272]

In der Frage der Zwangsmitgliedschaft wurde die Beschwerde hingegen deutlich abgewiesen:

> Der Beitritt zu der Versorgungskasse ist dem Einzelnen nicht freigestellt, vielmehr sind die Mitglieder der Württ. Ärztekammer als solche grundsätzlich auch gleichzeitig Mitglieder der Versorgungskasse. Die Mitgliedschaft bei der Ärztekammer ist wiederum keine freiwillige, sondern beruht auf gesetzlicher Vorschrift.[273]

Rechtlich relevant war allein die Satzung. Klagen gegen diese waren allerdings keine Angelegenheit, mit der sich ein ordentliches Gericht hätte befassen können, da es sich nicht „um bürgerliche Rechtsstreitigkeiten“[274] handelte. Trotz dieser klaren Antworten wurde weiterhin gegen die VK opponiert.

Damit eine Zahlung der VK-Abgabe nicht verweigert werden konnte – die schlechte Zahlungsmoral hatte sich schon bei den Mitgliedsbeiträgen gezeigt –, wurde sie direkt vom Honorar abgezogen und von den Krankenkassen direkt an den WAV überwiesen.[275] Dies war verwaltungstechnisch kompliziert, da das Geld bis zur endgültigen Satzungsänderung weiter an den WAV und nicht an die ÄK überwiesen werden musste – ein Umstand, der einigen Ärzten und Krankenkassen nicht bekannt war; Um- und Rückverbuchungen waren somit an der Tagesordnung.[276] Finanzielle Ungereimtheiten sollten Jahre später noch für einen handfesten Skandal in der württembergischen Ärzteschaft sorgen.

---

270 LABW HStAS, E 151/54 Bü 288, Pag. 61, und Neunhöffer (1928).
271 LABW HStAS, E 151/54 Bü 288, Pag. 67.
272 LABW HStAS, E 151/54 Bü 288, Pag. 66.
273 LABW HStAS, E 151/54 Bü 288, Pag. 69.
274 „Die Folge des öffentlichen Rechtsverhältnisses zwischen der Versorgungskasse und ihren Mitgliedern ist, daß die ordentlichen Gerichte nicht über Streitigkeiten zwischen beiden zu entscheiden haben, da es sich nicht um bürgerliche Rechtsstreitigkeiten handelt.“ LABW HStAS, E 151/54 Bü 288, Pag. 69.
275 Württ. Aerzteverband (1929).
276 Württ. Aerzteverband (1929).

Zudem sollte zwei Jahre später auf einer außerordentlichen Hauptversammlung[277] des WAV eine Satzungsänderung beschlossen werden, die auch einen Paragraphen für Urabstimmungen enthielt.[278] Die Urabstimmungen sollten sich aber auf genau definierte Anträge, die allein mit Ja oder Nein beantwortet werden könnten, beschränken. Zudem sollten weder Satzungsänderungen noch Auflösung des Verbandes durch Urabstimmung möglich sein.[279]

Fürs Erste waren die jahrelangen Auseinandersetzungen um die Wohlfahrtseinrichtungen beendet. Die dabei entstandenen inneren Risse und persönlichen Feindschaften sollten aber in der Folgezeit noch große Auswirkungen auf die württembergische Ärzteschaft haben.

Bibliographie

Archivalische Quellen

Landesarchiv Baden-Württemberg, Hauptstaatsarchiv Stuttgart (LABW HStAS)
E 130b Bü 1153
E 151/54 Bü 284, Bü 288

Periodika

Aerztliches Vereinsblatt für Deutschland 52=54 (1925)
Ärztliche Mitteilungen aus und für Baden 74 (1920)
Deutsches Ärzteblatt 105 (2008)
Medizinisches Korrespondenz-Blatt für Württemberg 91 (1921)–103 (1933)
Württembergische Krankenkassen-Zeitung 2 (1922)

Gedruckte Quellen

Autenrieth, Oskar: Zur Aufhebung des 20%igen Abschlags. In: Medizinisches Korrespondenz-Blatt für Württemberg 97 (1927), S. 18 f.

Bächer, Paul u. a.: Zur Frage der Versorgungskasse. In: Medizinisches Korrespondenz-Blatt für Württemberg 97 (1927), S. 193 f.

Baer, Elkan: Ausgleich! In: Medizinisches Korrespondenz-Blatt für Württemberg 97 (1927), S. 228–232.

Baer, Elkan: Zur Versorgungskasse. In: Medizinisches Korrespondenz-Blatt für Württemberg 98 (1928), S. 164.

---

277 Hailer (1930) und O. V.: Satzung (1930), S. 75–77.
278 O. V.: Aenderungen (1930) und O. V.: Satzung (1930), S. 198–201.
279 O. V.: Satzung (1930), S. 198–201.

Bechtle, Otto: Zum Thema Versorgungskasse! In: Medizinisches Korrespondenz-Blatt für Württemberg 97 (1927), S. 201 f.

Berner, Karl: Videant consules! In: Medizinisches Korrespondenz-Blatt für Württemberg 97 (1927), S. 164 f.

Berner, Karl u. a.: Niederschrift des Verhandlungsausschusses nach dem KLW. am 15. Februar 1927. In: Medizinisches Korrespondenz-Blatt für Württemberg 97 (1927), S. 83.

Bernoulli, Paul: Wir Versorgungs-Kassen-Aerzte! In: Medizinisches Korrespondenz-Blatt für Württemberg 98 (1928), S. 132.

Bernoulli, Paul: Und wieder die leidige Versorgungskasse. In: Medizinisches Korrespondenz-Blatt für Württemberg 103 (1933), S. 329.

Binder, Eugen: Zu den Schmeicheleien über die Aerztliche Versorgungskasse! In: Medizinisches Korrespondenz-Blatt für Württemberg 97 (1927), S. 124 f.

Bok, Karl: Bericht über die Württ. ärztliche Versorgungskasse. In: Medizinisches Korrespondenz-Blatt für Württemberg 97 (1927), S. 3–6.

Bok, Karl: Erwiderung auf den Artikel des Herrn Dr. Levy. In: Medizinisches Korrespondenz-Blatt für Württemberg 97 (1927), S. 71.

Bok, Karl: Aerztliche Versorgungseinrichtungen in Deutschland. In: Medizinisches Korrespondenz-Blatt für Württemberg 97 (1927), S. 334–336.

Bok, Karl: Gedanken zum ärztlichen Versorgungswesen. In: Medizinisches Korrespondenz-Blatt für Württemberg 97 (1927), S. 549 f.

Bok, Karl; Neunhöffer, Ferdinand: Beitrag zur Württ. Aerztekammer für 1927. In: Medizinisches Korrespondenz-Blatt für Württemberg 97 (1927), S. 471.

Bok, Karl; Schwarz, Richard: Württembergische Aerztekammer. In: Medizinisches Korrespondenz-Blatt für Württemberg 96 (1926), S. 425–427.

Bok, Karl; Schwarz, Richard: Württembergische Aerztekammer. In: Medizinisches Korrespondenz-Blatt für Württemberg 97 (1927), S. 179, 225 f., 622–625.

Bok, Karl; Schwarz, Richard: Württembergische Aerztekammer. In: Medizinisches Korrespondenz-Blatt für Württemberg 98 (1928), S. 235–238, 391 f.

Bosler, Alfred: Die Reichsrichtlinien für Gesundheitsfürsorge und ihre Bedeutung für die württ. Aerzte. In: Medizinisches Korrespondenz-Blatt für Württemberg 99 (1929), S. 313–320.

Bubenhofer, Alfred: Praktischer Arzt und Facharzt. In: Medizinisches Korrespondenz-Blatt für Württemberg 97 (1927), S. 405–408.

Burk, Walter: Zur Aerztlichen Versorgungskasse. In: Medizinisches Korrespondenz-Blatt für Württemberg 97 (1927), S. 94.

Cloß, Hugo: Zu dem neuen Satzungsentwurf der Versorgungskasse. In: Medizinisches Korrespondenz-Blatt für Württemberg 97 (1927), S. 203.

Doederlein, Friedrich: Zur Frage der Versorgungskasse. In: Medizinisches Korrespondenz-Blatt für Württemberg 97 (1927), S. 115–117.

Dörfler, Wilhelm: Bericht über den II. Württ. Aerztetag am 28. und 29. Juni. Geschäftsbericht. In: Medizinisches Korrespondenz-Blatt für Württemberg 92 (1922), S. 109–112, 116–118.

Ehrmann-Ernst, Clara: Erwiderung zu ‚Glossen zur Versorgungskasse' von Dr. E. Levy. In: Medizinisches Korrespondenz-Blatt für Württemberg 97 (1927), S. 94–96.

Feldmann, Gustav: Die Aerzte-Versorgung. In: Medizinisches Korrespondenz-Blatt für Württemberg 98 (1928), S. 31 f.

Finckh, Konrad: Zur Versorgungskasse. In: Medizinisches Korrespondenz-Blatt für Württemberg 97 (1927), S. 202.

Freudenberg, Karl: Zur Reform der württembergischen Versorgungskasse. In: Medizinisches Korrespondenz-Blatt für Württemberg 97 (1927), S. 641 f.

Gmelin, Walter: Zur Frage der ärztlichen Versorgungskasse. In: Medizinisches Korrespondenz-Blatt für Württemberg 97 (1927), S. 256 f.

Göller, Rudolf Emil: Die Versorgungskasse vom Standpunkte eines alten Arztes. In: Medizinisches Korrespondenz-Blatt für Württemberg 97 (1927), S. 195.

Haffner, Ernst: Zum Entwurf der neuen Satzung der Versorgungskasse. In: Medizinisches Korrespondenz-Blatt für Württemberg 98 (1928), S. 240.

Hailer, Eduard: 23. Hauptversammlung des Leipziger Verbands und 45. Deutscher Aerztetag in Eisenach. In: Medizinisches Korrespondenz-Blatt für Württemberg 96 (1926), S. 276–280.

Hailer, Eduard: Württembergischer Aerzteverband. Jahres- und Geschäftsbericht 1926. In: Medizinisches Korrespondenz-Blatt für Württemberg 96 (1926), S. 507–514.

Hailer, Eduard: Hauptversammlung des Württ. Aerzteverbandes am 12. Dezember 1926. In: Medizinisches Korrespondenz-Blatt für Württemberg 96 (1926), S. 524.

Hailer, Eduard: Zur Aufhebung des 20%igen Abschlags. In: Medizinisches Korrespondenz-Blatt für Württemberg 97 (1927), S. 49–51.

Hailer, Eduard: Stellungnahme des Schiedsamts zur Frage des 20%igen Abschlags. In: Medizinisches Korrespondenz-Blatt für Württemberg 97 (1927), S. 70.

Hailer, Eduard: Anmerkung. In: Medizinisches Korrespondenz-Blatt für Württemberg 97 (1927), S. 94.

Hailer, Eduard: Die ab 1. April 1927 gültige Fassung der preuß. Gebührenordnung. In: Medizinisches Korrespondenz-Blatt für Württemberg 97 (1927), S. 141–152.

Hailer, Eduard: V. Württembergischer Aerztetag am 2. und 3. Juli 1927. In: Medizinisches Korrespondenz-Blatt für Württemberg 97 (1927), S. 331 f.

Hailer, Eduard: Aussprache über die Zukunft der Versorgungskasse der württembergischen Aerzte. In: Medizinisches Korrespondenz-Blatt für Württemberg 98 (1928), S. 21–25.

Hailer, Eduard: Anträge und Beschlüsse der Hauptversammlung des WAV. vom 13. Mai 1928. In: Medizinisches Korrespondenz-Blatt für Württemberg 98 (1928), S. 255.

Hailer, Eduard: Außerordentliche Hauptversammlung des Württ. Aerzteverbands am 13. Mai 1928. In: Medizinisches Korrespondenz-Blatt für Württemberg 98 (1928), S. 299 f.

Hailer, Eduard: Ausserordentl. Hauptversammlung des Württ. Aerzteverbands. In: Medizinisches Korrespondenz-Blatt für Württemberg 100 (1930), S. 67.

Karpow, Kurt: Zur Frage der Versorgungskasse. In: Medizinisches Korrespondenz-Blatt für Württemberg 97 (1927), S. 167.

Langbein, Friedrich: Hauptversammlung des Württ. Aerzteverbandes am 12. Dezember 1926. In: Medizinisches Korrespondenz-Blatt für Württemberg 97 (1927), S. 2 f.

Langbein, Friedrich: Zum Thema Versorgungskasse. In: Medizinisches Korrespondenz-Blatt für Württemberg 97 (1927), S. 125–127.

Langbein, Friedrich: Ueber die Lage des Aerztestandes. In: Medizinisches Korrespondenz-Blatt für Württemberg 97 (1927), S. 332–334.

Langbein, Friedrich: VII. Württ. Aerztetag in Tübingen am 15. u. 16. Juni 1929. In: Medizinisches Korrespondenz-Blatt für Württemberg 99 (1929), S. 281–285.

Lechler, Karl Ludwig: Was kann die Versorgungskasse, was soll sie leisten? In: Medizinisches Korrespondenz-Blatt für Württemberg 97 (1927), S. 233.

Levy, Erich: Wir Versorgungskassenärzte! In: Medizinisches Korrespondenz-Blatt für Württemberg 98 (1928), S. 157 f.

Levy, Ernst: Glossen zur Versorgungskasse. In: Medizinisches Korrespondenz-Blatt für Württemberg 97 (1927), S. 70.
Liek, Erwin: Der Arzt und seine Sendung. München 1926.
Liek, Erwin: Die Schäden der sozialen Versicherungen und Wege zur Besserung. München 1927.
Lutz, Johannes Georg: Zum Entwurf der neuen Satzungen der Versorgungskasse. In: Medizinisches Korrespondenz-Blatt für Württemberg 97 (1927), S. 160–164.
Neunhöffer, Ferdinand: Bericht über die Versorgungskasse. In: Medizinisches Korrespondenz-Blatt für Württemberg 97 (1927), S. 341.
Neunhöffer, Ferdinand: Versorgungskasse der württembergischen Aerzte. In: Medizinisches Korrespondenz-Blatt für Württemberg 98 (1928), S. 248.
O. V.: 3. Außerordentliche Landesversammlung des Württ. Krankenkassenverbandes. In: Württembergische Krankenkassen-Zeitung 2 (1922), S. 33–36.
O. V.: Vom 44. Deutschen Aerztetag am 9. bis 13. September in Leipzig. In: Aerztliches Vereinsblatt für Deutschland 52=54 (1925), Sp. 411–422.
O. V.: Das 50 jährige Jubiläum des Bezirksvereins XIII in Friedrichshafen (Kurgartenhotel) am 4. Juli 1926. In: Medizinisches Korrespondenz-Blatt für Württemberg 96 (1926), S. 304–306.
O. V.: Satzung der Württembergischen Aerztekammer. In: Medizinisches Korrespondenz-Blatt für Württemberg 96 (1926), S. 317–320.
O. V.: Satzung der Versorgungskasse der württembergischen Aerzte. In: Medizinisches Korrespondenz-Blatt für Württemberg 97 (1927), S. 127–130.
O. V.: Hauptversammlung des Württ. Aerzteverbands. In: Medizinisches Korrespondenz-Blatt für Württemberg 97 (1927), S. 189.
O. V.: Gesetz zur Bekämpfung der Geschlechtskrankheiten. In: Medizinisches Korrespondenz-Blatt für Württemberg 97 (1927), S. 239 f.
O. V.: Entwurf einer neuen Satzung der Versorgungskasse der württembergischen Aerzte. In: Medizinisches Korrespondenz-Blatt für Württemberg 98 (1928), S. 221–224.
O. V.: Satzung des Württembergischen Aerzteverbands. In: Medizinisches Korrespondenz-Blatt für Württemberg 100 (1930), S. 75–77.
O. V.: Aenderungen im Satzungsentwurf des WAV. In: Medizinisches Korrespondenz-Blatt für Württemberg 100 (1930), S. 119 f.
O. V.: Satzung des Württembergischen Aerzteverbands. In: Medizinisches Korrespondenz-Blatt für Württemberg 100 (1930), S. 198–201.
Pfleiderer: Sitzung des Schiedsamts vom 18. Februar 1927. In: Medizinisches Korrespondenz-Blatt für Württemberg 97 (1927), S. 93 f.
Piesbergen, Hermann: Unser Recht auf Urabstimmung in der Versorgungskassenfrage. In: Medizinisches Korrespondenz-Blatt für Württemberg 98 (1928), S. 109 f.
Prinzing, Friedrich: Rechnerische Unterlagen für die Neuordnung unserer Versorgungskasse. In: Medizinisches Korrespondenz-Blatt für Württemberg 97 (1927), S. 152–154.
Pursche, Friedrich: Aerzteverband und Aerztliche Verrechnungsstelle. In: Medizinisches Korrespondenz-Blatt für Württemberg 97 (1927), S. 6–8.
Reichs-Medizinal-Kalender für Deutschland. 2. Teil: Ärztliches Handbuch und Ärzteverzeichnis. Leipzig 1926.
Reusch, Willy: Zur Frage der Versorgungskasse. In: Medizinisches Korrespondenz-Blatt für Württemberg 97 (1927), S. 165 f.
Riehm, Walter: Zur Reform der Versorgungskasse. In: Medizinisches Korrespondenz-Blatt für Württemberg 97 (1927), S. 232.

Salzer, Emil: Thema Versorgungskasse. In: Medizinisches Korrespondenz-Blatt für Württemberg 97 (1927), S. 168.
Schriftleitung: Anmerkung. In: Medizinisches Korrespondenz-Blatt für Württemberg 97 (1927), S. 70 f., 234.
Schwarz, Richard: Württembergische Aerztekammer. In: Medizinisches Korrespondenz-Blatt für Württemberg 96 (1926), S. 233.
Sperling, Paul: Der württembergische Arzt im Rahmen seiner wirtschaftlichen Organisation. In: Medizinisches Korrespondenz-Blatt für Württemberg 98 (1928), S. 83 f.
Sperling, Paul: Die Hauptversammlung unter dem Hakenkreuz. In: Medizinisches Korrespondenz-Blatt für Württemberg 103 (1933), S. 211–213.
Sperling, Paul: Bericht über die Hauptversammlung des WAV. am 30. April 1933. In: Medizinisches Korrespondenz-Blatt für Württemberg 103 (1933), S. 253–257.
Stemmer, Walter: Der Streit um die Versorgungskasse, eine falsche Fragestellung. In: Medizinisches Korrespondenz-Blatt für Württemberg 97 (1927), S. 166 f.
Stier-Somlo, Fritz: Reichsversicherungsordnung vom 19. Juli 1911 nebst dem Einführungsgesetz. München 1913.
Strubel, Gustav: Badische Ärztekammer vom 25. Februar 1920. In: Ärztliche Mitteilungen aus und für Baden 74 (1920), S. 37–40.
Thies, Leo: Sofortige Herabsetzung der 14 %. In: Medizinisches Korrespondenz-Blatt für Württemberg 97 (1927), S. 233 f.
Walder, Artur: Unbillige Härten im neuen Satzungsentwurf der Versorgungskasse. In: Medizinisches Korrespondenz-Blatt für Württemberg 98 (1928), S. 240 f.
Weinberg, Wilhelm: Württ. ärztliche Unterstützungskasse. In: Medizinisches Korrespondenz-Blatt für Württemberg 91 (1921), S. 112.
Weinberg, Wilhelm: Zur Versorgungsfrage. In: Medizinisches Korrespondenz-Blatt für Württemberg 97 (1927), S. 189–191.
Württ. Aerzteverband: Zur Urabstimmung. In: Medizinisches Korrespondenz-Blatt für Württemberg 98 (1928), S. 187.
Württ. Aerzteverband: Beurlaubung. In: Medizinisches Korrespondenz-Blatt für Württemberg 98 (1928), S. 391.
Württ. Aerzteverband: Abführung des 11%igen Beitrags zum WAV. und zur VK. der württ. Aerzte. In: Medizinisches Korrespondenz-Blatt für Württemberg 99 (1929), S. 27.
Zipperlen, Hermann: Ich höre Kampfruf schallen! In: Medizinisches Korrespondenz-Blatt für Württemberg 97 (1927), S. 102.

Literatur

Hansen, Eckhard; Tennstedt, Florian (Hg.): Biographisches Lexikon zur Geschichte der deutschen Sozialpolitik 1871 bis 1945. Bd. 2. Kassel 2018.
Jachertz, Norbert: Freudigst fügte sich die Ärzteschaft. In: Deutsches Ärzteblatt 105 (2008), S. A622-A624.
Raden, Friedhelm: Barmherzige Mächte. Über die Entstehungsbedingungen der Sozialen Arbeit als Beruf. (= Soziologische Studien 32) Herbolzheim 2005.
Rimmele, Andreas: Der Medizinische Dienst der Krankenversicherung – Entwicklung, Aufgaben und Leistung einer Institution des Gesundheitswesens der Bundesrepublik Deutschland. Diplomarbeit. Konstanz 1997.

Speidel, Otto: Württembergs ärztliche Organisationen im Wandel der Zeit. Stuttgart 1962.

Tennstedt, Florian: Sozialgeschichte der Sozialversicherung. In: Blohmke, Maria u.a. (Hg.): Handbuch der Sozialmedizin. Stuttgart 1976, S. 385–492.

Internet

https://www.bggf.de/cms/assets/content/pdfs/4_20.%20Jahrhundert.pdf (letzter Zugriff: 9.11.2020).

https://www.aerzteblatt.de/archiv/44885/Dr-med-Siegmund-Vollmann-1933-Ein-Schriftleiter-muss-gehen (letzter Zugriff: 9.11.2020).

3. Die württembergischen Standesvereinigungen und ihre Politik
Eine gespaltene Ärzteschaft (1929–1933)

3.1 Die Berufsgerichtsbarkeit

Nach den schier endlos anmutenden Auseinandersetzungen um die VK und den daraus resultierenden inneren Zerwürfnissen schien es schwer, zurück zur Tagesordnung zu kommen.

Aber zahlreiche Problemfelder, die in den letzten Monaten in den Hintergrund gedrängt worden waren, erforderten die Aufmerksamkeit der Standesvereinigungen. Die wichtige Frage des Ehrenrechtsverfahrens verlangte nach einer Lösung. Mit dem Gesetz vom 3. August 1925 war der ÄK die Durchführung zwar erlaubt worden, aber nur mit einer vom Ministerium des Innern abgesegneten Satzung. Die dazu notwendigen Ausführungsbestimmungen für das Ehrenrecht hatte man dort aber noch nicht erarbeitet.

Schon bei der Vollversammlung der ÄK im Juli 1928 war bemängelt worden, dass zu viele berufsgerichtliche Verfahren angefallen seien.[1] Für die Besprechungen mit dem Vorstand der ÄK hatte man staatlicherseits neben Gustav Spindler und Gottlieb Gnant noch einen Vertreter des Justizministeriums abgestellt.[2] In Anbetracht der priorisier-

---

1 „Am 7. Juli 1928 findet eine Vollversammlung der württ. Ärztekammer mit beiliegender Tagesordnung statt. Wir beehren uns, das Innenministerium dazu einzuladen und bitten, Herrn Ministerialrat Spindler als Vertreter zu senden. Bei dieser Gelegenheit erinnern wir wiederholt daran, dass die zur Durchführung des ehrenrechtlichen Verfahrens notwendigen Ausführungsvorschriften noch nicht erlassen sind. Während in anderen Deutschen Bundesstaaten solche Ausführungsbestimmungen gleichzeitig mit dem Ärztekammergesetz fertig ausgearbeitet vorgelegt werden, warten wir Ärzte in Württemberg bereits 3 Jahre auf diese Vorschriften, und unsere wiederholten schriftlichen und mündlichen Eingaben sind ganz erfolglos geblieben. Da schon lange sehr wichtige Fälle für das ehrenrechtliche Verfahren vorliegen, bitten wir dringend um endliche Erledigung dieser Angelegenheit. Wir können dem Ministerium nicht verhehlen, dass die württ. Ärzte über die Behandlung dieser Angelegenheit sehr aufgebracht sind und darin eine unverständliche Vernachlässigung ihrer Berufsinteressen erblicken müssen." LABW HStAS, E 151/54 Bü 284, Pag. 46.

2 LABW HStAS, E 151/54 Bü 284, Pag. 46.

ten Erledigung der Versorgungskassenfrage war das Thema Ehrenrecht aber wiederholt zurückgestellt worden. Fast drei Jahre nach der Gründung der ÄK war dann ein erster Entwurf erarbeitet und konnte dem Justizministerium zur weiteren Bewertung übergeben werden. Weitere Verzögerungen resultierten aus einer langwierigen Erkrankung Spindlers.[3]

Nach einigen Wochen lag die Äußerung des Justizministeriums zu dem Entwurf der Ehrengerichtsordnung vor. Dieser war inzwischen auf ganze 129 Paragraphen angewachsen. Entsprechend wurde er als zu umfangreich kritisiert und in dieser Form nicht angenommen[4], worauf bis zum November 1928 die Hälfte der Paragraphen gestrichen wurde. Den neuen Entwurf befand man als ausreichend[5], so dass am 1. Dezember die „Verordnung des Innenministeriums zur Durchführung des Ehrenrechtsverfahrens nach dem Gesetz über die öffentliche Berufsvertretung der Ärzte, Zahnärzte, Tierärzte und Apotheker (Ehrengerichtsordnung für Ärzte, Zahnärzte, Tierärzte und Apotheker)“[6] erlassen wurde[7]. Bis in jedem Bezirk ein Ehrenrat gewählt werden konnte, sollten weitere drei Jahre vergehen.[8]

Zunächst waren einige sehr grundsätzliche Fragen zu klären. Besonders häufig waren Klagen darüber aufgetreten, dass Ärzte auch Patienten außerhalb ihres Niederlassungsortes behandeln und dadurch ihren Standeskollegen unerwünschte Konkurrenz machen würden. Von den Betroffenen wurden vielfach ehrenrechtliche Konsequenzen gefordert. Dies führte zu einer längeren Aussprache, ob und in welcher Form eine ärztliche Berufstätigkeit am Niederlassungsort anderer Mediziner überhaupt zulässig sei.

Die Vertreter der ÄK konnten sich allerdings nicht zu einer generellen Entscheidung durchringen[9]; dies wurde als der freien Arztwahl widersprechend abgelehnt[10]. Aber zumindest sollte keine regelmäßige Tätigkeit in einem anderen Arztbezirk stattfinden dürfen – andernfalls sollten ehrenrechtliche Konsequenzen drohen. Eindeutiger war die Angelegenheit im Falle eines gegenseitigen Unterbietens der Preise in der Privatpraxis. Dies wurde als ganz und gar standesunwürdig unter Strafe gestellt.[11] Auch in

3 „Wiedervorlage alsbald nach Wiederherstellung des Herrn Min.Rat Spindler, spätestens jedoch am 17. Oktober 1928“. LABW HStAS, E 151/54 Bü 284, Pag. 49.
4 „Der vorgelegte Entwurf einer Ehrengerichtsordnung gibt in 129 Paragraphen eine fast sämtliche Einzelheiten erschöpfende Ordnung des ehrenrechtlichen Verfahrens.“ LABW HStAS, E 151/54 Bü 283, Pag. 19 zu 18.
5 LABW HStAS, E 151/54 Bü 283, Pag. 20.
6 *Regierungsblatt für Württemberg* (1928), S. 435–453, und LABW HStAS, E 151/54 Bü 283, Pag. 23.
7 Bolz (1929).
8 Schwarz (1932).
9 Langbein/Schwarz (1930).
10 Mißmahl (1930).
11 Langbein/Schwarz (1930).

der immer wieder diskutierten Frage, ob Ärzte für ihre Praxis Werbung machen dürften[12], wurde entschieden, dass dies standesunwürdig und nicht zu gestatten wäre[13].

Einen besonders öffentlichkeitswirksamen Fall gab es aber einige Monate später. Die in der Tagespresse publizierten Fälle von ärztlichen Verfehlungen, die von überteuerten Abrechnungen bis hin zum Betrug reichten, führten schließlich 1930 dazu, dass Fritz Landenberger[14], Augenarzt und Politiker der Deutschen Demokratischen Partei (DDP), ein Ende der Anonymität in derartigen Angelegenheiten forderte. So prangerte er im MKB an, dass bei dem Fall des Dr. Mayer, der aufgrund „schwerer Verstöße gegen die mit der Berufsausübung des Arztes verbundenen Pflichten"[15] dauerhaft von der Kassenpraxis ausgeschlossen worden war, nicht veröffentlicht wurde, um welche Verstöße es sich im Detail gehandelt hatte. Ebenso würden Ärzte geschützt werden, die überhöhte Rechnungen stellten und denen daraufhin mehrere Tausend Reichsmark (RM) Honorar von den Prüfern der Kassen gestrichen wurden.

Landenberger kritisierte, dass dieses Verhalten auf alle Ärzte zurückfallen und dabei die Anonymität allein dem Schutz der schwarzen Schafe dienen würde. Deshalb forderte er: „Das Kassenlöwentum, das wir Aerzte noch mehr hassen als die Krankenkassen, steht unter dem Schutz der Anonymität, und nur durch seine Enthüllung kann es vernichtet werden. Darum immer wieder: Heraus aus der Anonymität!"[16] Seinen idealistischen Ausführungen wollte die Schriftleitung des MKB nicht zustimmen.[17]

Wie im Verlauf der Diskussion deutlich wurde, war der angesprochene Mayer von der Staatsanwaltschaft wegen „fortgesetzten Betrugs"[18] verurteilt worden. Es wurde als erwiesen angesehen, dass er Beratungen abgerechnet hatte, die nie stattgefunden hatten. Infolgedessen fasste der Zulassungs- und Vertragsausschuss den Beschluss, dass Mayer von der Kassenpraxis auszuschließen sei.

Große Kreise zog der Fall aber vor allem dadurch, dass Mayer nach dem Urteil ein von ihm verfasstes Rundschreiben an zahlreiche württembergische Ärzte verschickte. Darin griff er den geschäftsführenden Arzt Hailer scharf an. Dieser reagierte mit einer im MKB abgedruckten Erklärung zu den Vorgängen, womit der Fall noch weitere Aufmerksamkeit bekam. So hatte Hailer anfänglich noch versucht, zugunsten seines Standeskollegen einzuschreiten, und die Aussage gemacht, dass er dessen Abrechnungen nicht für Betrug, sondern nur für „Schlamperei"[19] halte. Mayer hätte ihn aber im

12 Wohingegen Vertreter der Naturheilkunde umfangreich Werbung für ihre Mittel und Behandlungen schalteten, sehr zum Ärger der Ärzteschaft. Siehe dazu auch Regin (1995).

13 O. V.: Darf der Arzt (1930) und Hellwig (1929).

14 Landenberger wurde nach dem Zweiten Weltkrieg Landrat und Oberbürgermeister Esslingens. Sein Nachlass befindet sich im Stadtarchiv Esslingen und im Hauptstaatsarchiv Stuttgart.

15 Landenberger (1930), S. 68.

16 Landenberger (1930), S. 68.

17 Landenberger (1930).

18 Hailer u. a. (1930), S. 86.

19 Hailer u. a. (1930), S. 86.

Laufe des Verfahrens mehrfach beleidigt, woraufhin Hailer seine Aussage revidierte. In der Folge müssen neue Beleidigungen von Seiten Mayers vorgekommen sein und die Sache landete vor dem Ehrengericht. Durch das in der Öffentlichkeit ausgetragene Hin und Her war der Fall aber inzwischen zu einer „außerordentlich peinlichen Angelegenheit“[20] geworden. Der Ausgang des ehrenrechtlichen Verfahrens wurde dann allerdings nicht mehr bekanntgemacht. 1931 veröffentlichte man hingegen den Inhalt eines geschlossenen Vergleichs[21] zwischen Mayer und einem weiteren Arzt, der aufgrund der beleidigenden Inhalte des Rundschreibens gegen seinen Kollegen geklagt hatte, im MKB[22].

Nicht nur in diesem Fall zeigte sich, dass vor allem die kassenärztliche Tätigkeit und die Abrechnung der Leistungen für Konflikte sorgten. Das dafür zuständige Schiedsamt hatte sich ebenfalls mit einer steigenden Anzahl von Fällen zu beschäftigen. Vor allem die Anzeigen wegen falscher oder grob fahrlässiger Rechnungsstellung nahmen immer mehr zu.[23] Nicht selten hatte dies auch ehrengerichtliche Folgen und die beschuldigten Ärzte wurden zu zusätzlichen Geldstrafen verurteilt.

Durch die sich häufenden Streitfälle über falsche Abrechnungen und das von den Kassen als zu lax empfundene Ausstellen von Arbeitsunfähigkeitsbescheinigungen war das Verhältnis zu den Krankenkassen angespannt. So sah sich die Ärzteschaft dabei erneut durch die zunehmenden rechtlichen Bestimmungen gegängelt.

3.2 Rechtliche Fragen und die Tuberkulosebekämpfung

Die als ungerecht empfundenen Regularien der Kassenpraxis thematisierte auch Friedrich Langbein in seiner Eröffnungsrede auf dem VI. Württembergischen Ärztetag. Dabei sprach er sich aufgrund der „in nicht erträglichem Ausmaß eingeengte[n]“[24] Berufsfreiheit für die Schaffung der schon länger diskutierten Reichsärztekammer aus. Eine Aussicht auf eine zeitnahe Umsetzung dieses Vorhabens bestand aber nicht. Zudem war der auf dem 44. Deutschen Ärztetag erstellte Entwurf für eine reichsweite Standesordnung in einigen Ländern diskutiert und abgelehnt worden

20 Hailer u. a. (1930), S. 86.

21 Mayer musste eingestehen, dass seine Anschuldigungen und Beleidigungen „unwahr“ gewesen seien. Das Urteil wurde zudem im MKB veröffentlicht und Mayer musste für die Verfahrenskosten aufkommen sowie ein Bußgeld zugunsten der württembergischen ärztlichen Unterstützungskasse entrichten. O. V.: Bekanntmachung (1931), S. 16.

22 O. V.: Bekanntmachung (1931).

23 O. V.: Sitzung (1930).

24 Zit. n. Hailer: Der VI. Württembergische Aerztetag (1928), S. 469.

(beispielsweise in Hessen).[25] In Württemberg war der Entwurf hingegen nicht beanstandet worden.[26]

Auf dem württembergischen Ärztetag des Jahres 1928 sollten aber noch einige andere drängende Fragen diskutiert werden. So befasste sich die Versammlung des Württembergischen Aerzteverbandes (WAV) mit dem Thema, wie sich eine effektivere Bekämpfung der Tuberkulose umsetzen ließe.[27] In den folgenden Wochen sollte dies zunehmend auch die ÄK beschäftigen.

Die nicht nur in diesem Fall vorkommende Redundanz der Diskussionen in WAV und ÄK in Kombination mit immer zeitintensiveren Aussprachen führte dazu, dass die Veranstaltungen einen immer größeren Umfang annahmen und viele Teilnehmer ermüdeten. Um diesem Problem zu begegnen, wurden im MKB von 1928 an Leitsätze und kurze Zusammenfassungen der Problemstellung vorab veröffentlicht. Dies war auch bei der Frage der Tuberkulosebekämpfung geschehen. Wilhelm Dörfler, der ehemalige Vorsitzende des WAV, sah besonders die Regierung verstärkt in der Verantwortung, da nur sie die notwendige Autorität habe, alle Maßnahmen durchzusetzen. Die unmittelbare Leitung sollten seiner Ansicht nach die Medizinalbeamten in den Oberämtern und größeren Städten innehaben. Dadurch wäre die Finanzierung ebenfalls Sache des Staates und damit einhergehend die Abhängigkeit gegenüber den Krankenkassen deutlich geringer geworden. Bei der Bekämpfung der Tuberkulose und zugleich den Einweisungen in die Lungenheilstätten sollte kein Unterschied zwischen Versicherten und Nichtversicherten gemacht werden. Dadurch wollte Dörfler sicherstellen, dass alle Erkrankten unabhängig von ihrem Versicherungsstatus umgehend einer Therapie zugeführt werden könnten, im Zweifelsfall auch ohne deren Einwilligung. Nach seiner Vorstellung sollte dazu in jedem Oberamt ein Gesundheitsamt errichtet werden, dessen Leitung einem Oberamtsarzt obliegen sollte.[28] Die Forderung nach einer besser strukturierten Gesundheitsfürsorge war dabei nicht neu. Oberamtsärzte gab es zwar schon länger, aber deren Befugnisse und Ausstattung waren bei weitem nicht so weitreichend, wie man sich dies in der Ärzteschaft wünschte. Die Forderung nach Gesundheitsämtern sollte in den Folgejahren zunehmend lauter werden, eine Umsetzung dieser umfangreichen Reform des württembergischen Gesundheitswesens erfolgte letztlich aber erst 1934 unter veränderten Vorzeichen.[29]

Weitaus einfacher und günstiger umsetzbar war hingegen Dörflers Forderung nach Fortbildungskursen für alle Ärzte, die in Kontakt mit Tuberkulose-Kranken kamen. So sollten geeignete Oberamts- und Stadtärzte Kurse in der Erkennung der Lungentu-

---

25 LABW HStAS, E 151/54 Bü 284, Pag. 51–53.
26 Äußerungen im Schriftwechsel zwischen dem württembergischen Ministerium des Innern und dem der Justiz: „Von hier aus sind wesentliche Beanstandungen der Standesordnung, abgesehen von der Zweifelsfrage bezüglich des § 11 Abs. 1 des Entwurfs, nicht erfolgt." LABW HStAS, E 151/54 Bü 284, Pag. 54.
27 Hailer: Der VI. Württembergische Aerztetag (1928).
28 O.V. (1928).
29 *Reichsgesetzblatt* (1934), Teil 1, S. 531 f.

berkulose und anderer Lungenkrankheiten durchführen und die geschäftsführenden Ärzte des WAV begleitend Vorträge über die Fürsorgeerlasse und die soziale Gesetzgebung anbieten. Diese Kurse sollten verpflichtend für alle betroffenen Ärzte sein.[30] Pflichtfortbildungen hatte es bis dato nur bei den notapprobierten Jungärzten nach dem Ersten Weltkrieg gegeben.[31] Eine engere Zusammenarbeit mit dem Landesverband zur Bekämpfung der Tuberkulose wurde ebenfalls angeregt, mit dem Wunsch, dem WAV einen Sitz und das Stimmrecht in dem Verband zu gewähren. Die insgesamt elf Leitsätze Dörflers wurden alle einstimmig angenommen.[32]

Am zweiten Tag standen neben dem Geschäftsbericht der ÄK drei wissenschaftliche Vorträge auf dem Programm, bevor es anschließend zur Besichtigung der Bad Mergentheimer Kuranlagen ging. Ganz im Geist des Dichterarztes[33] bot der zuvor als entschiedener Gegner der VK in Erscheinung getretene Ernst Levy einen mit „zwerchfellerschütternden poetischen Entladungen"[34] gespickten Abendvortrag.

Im Vergleich zu den letzten Versammlungen schien der VI. Württembergische Ärztetag recht ruhig verlaufen zu sein – ein Umstand, den viele begrüßten.[35]

3.3 Die Situation des Württembergischen Aerzteverbandes

Nach den ereignisreichen vergangenen Monaten sah der intern wohl erheblicher Kritik ausgesetzte[36] geschäftsführende Arzt Eduard Hailer den Zeitpunkt gekommen, eine umfangreiche Bestandsaufnahme der Situation des WAV zu veröffentlichen.

Der WAV hatte im Oktober 1928 1362 Mitglieder, die sich auf 57 Ortsvereine verteilten; zum Vergleich: 1921 waren es noch 1133 Mitglieder gewesen. Hailer beschrieb in seinem Bericht auch ausführlich den verwaltungstechnischen Aufwand, den die Arbeit des WAV bedeutete. So seien 1927 7000 Schreiben eingegangen und 8300 versendet worden. 1928 waren es im Schnitt ähnlich viele. Zudem war die Anzahl an Sitzungen in Körperschaften, Ausschüssen und Kommissionen mit 118 im Jahr 1927 und 101 bis zum Oktober 1928 mit derartigem Zeit- und Arbeitsaufwand verbunden, dass im Juni 1927 mit Paul Sperling ein weiterer geschäftsführender Arzt angestellt wurde.[37] Dieser übernahm in der Folge auch immer mehr Arbeitsfelder Hailers. Zudem wurden umfangreiche bauliche Erweiterungen in dem Haus in der Kriegsbergstraße vorgenommen. Bis dato waren die größeren Versammlungen meist in den Räumlich-

30 O. V. (1928).
31 LABW HStAS, E 151/54 Bü 262, Pag. 182.
32 O. V. (1928).
33 Siehe zu diesem Thema beispielsweise Klimpel (1999) und Nasemann (1993).
34 Hailer: Der VI. Württembergische Aerztetag (1928), S. 468.
35 Hailer: Der VI. Württembergische Aerztetag (1928).
36 So ist von einigen Verwarnungen die Rede. Sperling: Bericht (1933).
37 Hailer: Jahres- und Geschäftsbericht (1928).

keiten des Ministeriums des Innern oder, falls außerhalb von Stuttgart getagt wurde, in Hotels abgehalten worden. Dies sollte sich mit dem Bau eines Sitzungssaals für bis zu 140 Personen ändern. Die Finanzierung war dabei ohne Probleme zu bewerkstelligen, eine Buchprüfung hatte für 1927 und 1928 eine solide Finanzlage des Verbandes ergeben.[38] Allerdings bekam das MKB die wirtschaftlichen Umbrüche zu spüren: Hatte das Standesorgan sich in den 1920er Jahren aufgrund einer großen Anzahl von Inseraten der pharmazeutisch-technischen Industrie noch selbst tragen können, so war es im Zuge der Teuerungskrise ein Zuschussgeschäft geworden. Der WAV musste jährlich mehrere Tausend RM zur Kostendeckung aufbringen.[39] Eine kostensparende erneute Zusammenlegung der Zeitschriften von Ärzteschaft und Krankenkassen, wie bis zum Jahr 1923 geschehen[40], wurde nicht mehr erwogen. Die Zweckgemeinschaft war im Zuge der Teuerungskrise zerbrochen und das Verhältnis seitdem angespannt. 1927 waren aber vorsichtige Annäherungsversuche wie beispielsweise gegenseitige Einladungen zu den Jahresversammlungen bzw. Ärztetagen unternommen worden. Durch den Streit um den 20-prozentigen Nachlass von der Gebührenordnung wurde das Verhältnis aber erneut zerrüttet. Für weitere Auseinandersetzungen hatten Klagen der Krankenkassen aufgrund einer zu „freigebigen Bestätigung der Arbeitsunfähigkeit durch die Aerzte“[41] gesorgt.

Bei den Ersatzkassen hatte sich die Situation sogar „bis knapp zum vollständigen Bruch zugespitzt“[42]. Auf Reichsebene noch kritischer war die Lage bei den gewerblichen[43] Berufsgenossenschaften; insbesondere das Durchgangsarztsystem[44] hatte hier für massive Konflikte gesorgt. So bestand in einigen Ländern seit Monaten ein vertragloser Zustand. In Württemberg hingegen hatten die Berufsgenossenschaften das Durchgangsarztsystem nicht eingeführt, um das gute Verhältnis zur dortigen Ärzteschaft aufrechtzuerhalten.[45] Zudem war es in der ständigen Streitfrage der Zulassung von Ärzten zur Kassenpraxis häufiger zu Konflikten über das „starre Festhalten“[46] der Kassen an der Verhältniszahl von einem Arzt auf 1000 Versicherte gekommen. So waren 1927 nur 42 von 133 Zulassungsgesuchen genehmigt worden, 1928 waren es bis zum

38 1932 kam es zu einem Skandal um Unterschlagung von Geldern durch einen Buchhalter, weitere Vorwürfe von jahrelanger Misswirtschaft wurden in der NS-Zeit geäußert. Sperling: Die Hauptversammlung (1933).

39 Hailer: Jahres- und Geschäftsbericht (1928).

40 Dörfler (1920), S. 185.

41 Hailer: Jahres- und Geschäftsbericht (1928), S. 538.

42 Hailer: Jahres- und Geschäftsbericht (1928), S. 540.

43 Die landwirtschaftlichen Berufsgenossenschaften betraf dies nicht. Hailer: Jahres- und Geschäftsbericht (1928).

44 1921 war der Durchgangsarzt im Zuge eines Abkommens zwischen den gewerblichen Berufsgenossenschaften und den Krankenkassen eingeführt worden. Zur Geschichte des Durchgangsarztsystems siehe auch https://www.bv-d-arzt.de/der-verband/historie/ (letzter Zugriff: 18.2.2021).

45 Hailer: Jahres- und Geschäftsbericht (1928).

46 Hailer: Jahres- und Geschäftsbericht (1928), S. 539.

Oktober immerhin 46 Genehmigungen bei 117 Gesuchen.[47] Allerdings waren zu diesem Zeitpunkt 58 Gesuche noch nicht entschieden. Dabei war die Fixierung auf die Großstadt Stuttgart deutlich erkennbar. Allein 32 Antragsteller wünschten eine Zulassung in der Landeshauptstadt.[48] Aber nicht nur die Krankenkassen sperrten sich gegen Neuzulassungen, sondern auch viele ärztliche Ortsvereine. Einige ländlich geprägte Kreise lagen deutlich über der Verhältniszahl von 1:1000. Die dort niedergelassenen Ärzte machten aber vielfach geltend, dass die Einkommenssituation vor Ort keinen Platz für einen weiteren Arzt böte. Entsprechend wurde der Wunsch geäußert, dass die Ortsvereine die Zulassungen „nicht nur von dem berechtigten Standpunkt der Wahrung des Besitzstandes der ansässigen Aerzte aus, sondern auch von der für das Bestehen und die Zukunft der Organisation eminent wichtigen Seite der Versorgung der jungen Kollegen aus beurteilen“[49] würden. Einsprüche gegen ein abgelehntes Zulassungsgesuch besaßen allerdings nur geringe Erfolgsaussichten; das zuständige Schiedsamt hatte 1927 und 1928 25 von 30 Berufungen zurückgewiesen.

Darum wurden auch weiterhin Warnungen ausgesprochen, dass der Arztberuf überfüllt sei und an den höheren Schulen und bei der Berufsberatung verstärkt vom Medizinstudium abgeraten werden müsse.[50]

3.4 Der VII. Württembergische Ärztetag und die Frage des ärztlichen Nachwuchses

Die Frage des Medizinstudiums bestimmte auch das am 15. und 16. Juni 1929 in Tübingen stattfindende jährliche Großereignis.[51] Wie auch bisher gehörte der erste Tag dem WAV, während am zweiten Tag die ÄK tagte.

In seiner Eröffnungsrede warnte Langbein vor den zahlreichen Konflikten, für die sich die Ärzteschaft in nächster Zeit wappnen müsse.[52] Dabei kritisierte er insbesondere Helmut Lehmann, den Leiter des Krankenkassenhauptverbandes, für seine Aussage, dass die Ärztefrage das Kernproblem der Krankenversicherung sei. Lehmann wurde zunehmend zum Intimfeind der Ärzteschaft. Nach Langbeins einführenden Worten ging man zum Hauptthema des VII. Württembergischen Ärztetages, der Überfüllung des Berufes, über. Zunächst wurden Maßnahmen erörtert, die schon auf Reichsebene beschlossen worden waren. So sollte alten Ärzten eine Abfindung angeboten werden, um sie dazu zu bewegen, ihre Kassenpraxis zugunsten Jüngerer aufzugeben. Dies hatte

47 Wobei Mehrfachbewerbungen für verschiedene Stellen möglich waren.
48 Hailer: Jahres- und Geschäftsbericht (1928).
49 Hailer: Jahres- und Geschäftsbericht (1928), S. 539.
50 Hailer (1927).
51 Hailer: Programm (1929).
52 Langbein (1929).

immerhin dazu geführt, dass reichsweit 500 Plätze in der Kassenpraxis freigeworden waren. Der Preis war allerdings in den Augen vieler Ärzte zu hoch, denn die Aktion hatte bisher schon 1,5 Mio. RM gekostet.

Auch auf Reichsebene war das Thema seit Jahren im Fokus; so wurde auf dem 46. Deutschen Ärztetag eine Resolution „zur Beseitigung der Notlage der ärztlichen Jugend“[53] verabschiedet. Diese enthielt aber nur Forderungen der Ärzteschaft an die Vertreter der Krankenkassen und die Regierung. Da keine wirkliche Bereitschaft vorhanden war, auch Zugeständnisse zu machen, verhallten diese Forderungen, ohne einen Effekt gezeigt zu haben.[54] Zudem war auf badischen Antrag hin der Beschluss gefasst worden, dass als Option eine zehnjährige Sperre zur Kassenzulassung für Ärzte, die am 1. April 1927 ihre Vorprüfung noch nicht bestanden hatten, möglich wäre. Langbein äußerte die Hoffnung, dass davon nie Gebrauch gemacht werden müsste. Vor diesem radikalen Schritt wollte man andere Optionen in Erwägung ziehen.[55]

Dieser Frage widmete sich der erste Referent, der Leiter des Berufsberatungsamtes in Tübingen, Max Breitinger. Er griff dabei auch die in den Reihen der Ärzteschaft häufig geäußerten Ängste vor einer Proletarisierung der Akademiker auf. In seinem an statistischem Material reichen Vortrag räumte er auch mit dem Vorurteil auf, dass die Mediziner am meisten von dieser Überfüllung betroffen seien – ein Umstand, den der geschäftsführende Arzt Hailer zuvor erneut betont hatte, wobei er die Überfüllung fälschlicherweise als neu aufgekommenes Problem darstellte.[56] Allerdings war der Topos der ‚Ärzteschwemme‘ schon Mitte des 19. Jahrhunderts mitunter sehr präsent gewesen.[57] Nach dem Ersten Weltkrieg wurden aber zunehmend die zahlreichen Probleme der Ärzte auf diesen Umstand reduziert.

Breitinger führte aus, dass zwar reichsweit die Zahl der Studierenden von 80000 vor dem Ersten Weltkrieg auf nun 113000 gestiegen sei[58]; dies allein sage aufgrund der zahlreichen Veränderungen aber wenig aus. So sei neben einer Verlängerung der Studienzeit auch der Anteil der weiblichen Studierenden von 5,6 auf 15 Prozent Ende der 1920er Jahre angewachsen. Als Gründe für die steigenden Studierendenzahlen sah er vor allem das veränderte Berechtigungswesen und den Ausbau sowie den vereinfachten Zugang zu den höheren Schulen. So sei auch in Württemberg die Zahl der Abiturienten erheblich gestiegen: Zählte man im Jahre 1905 noch deren 587, waren es

---

53 O. V.: Stenographischer Bericht (1927), S. 16.

54 O. V.: Stenographischer Bericht (1927), S. 23.

55 Langbein (1929).

56 Hailer: VII. Württ. Aerztetag (1929).

57 Ähnlich sah es auch in Baden aus: „Im Allgemeinen vermehren sich die Ärzte in einem das wahre Bedürfnis übersteigenden Verhältnis, ein Umstand der bei Vielen die Erwerbung des zur Lebsucht [zum Lebensunterhalt – A. P.] Erforderlichen zu einer nur schwer zu lösenden Aufgabe macht.“ Das Fazit eines Autors fiel lapidar aus: „Also auch damals schon dieselben Klagen wie jetzt über das Ueberangebot an Aerzten.“ Berghaus (1931), S. 348.

58 Breitinger: Die Ueberfüllung [MKB] (1929).

1925 schon 847 und 1929 gar 1438.[59] Vor allem aber sei in der „Uebersteigerung des Berechtigungswesens“[60] der Grund für die enorme Zahl an Studierenden zu sehen. Dies sei sowohl beim Übergang von der Grundschule auf die höheren Schulen als auch von dort auf die Universitäten sichtbar. Wären früher etwa 5,5 Prozent der Schüler des entsprechenden Jahrgangs auf eine höhere Schule gegangen, seien es jetzt zweistellige Prozentsätze, in Stuttgart gar 68 Prozent der Jungen und 70 Prozent der Mädchen.[61] Allerdings seien diese Zahlenangaben nicht immer belastbar, der Übergang von Abiturienten auf die Hochschulen schwanke je nach Studie zwischen 30 und 85 Prozent. Noch deutlichere Differenzen zeigten sich bei Prognosen über die zu erwartenden Arbeitslosenzahlen von Akademikern. Je nach Prämisse sagten die Untersuchungen für die 1930er Jahre zwischen 13000 und 324500 beschäftigungslose Akademiker voraus.[62] Insbesondere in der Ärzteschaft wurde der einfachere Zugang zum Hochschulstudium kritisiert, viele forderten den Besuch eines Gymnasiums als Grundvoraussetzung. Dabei wurde erneut der „aristokratische Charakter“[63] des Medizinstudiums deutlich. Andere bezeichneten es gar als „Berufsinzucht“[64] – waren es doch vor allem die Kinder aus höheren Bildungsschichten, die Medizin studierten. Besonders groß war der Anteil beim Nachwuchs aus Beamtenfamilien. Die große Zunahme an Beamten im Deutschen Reich war somit auch ein Faktor für die wachsende Zahl an Medizinstudenten. Kritik an diesen Verhältnissen wurde höchstens von sozialistisch eingestellten Ärzten geäußert.[65]

In der ganzen Debatte wurde vor allem deutlich, wie wenig zufriedenstellend die Datenbasis war. Je nach Intention konnten passende Studien und Belege für die eigene Sichtweise gefunden werden: „In der Beurteilung des Ueberfüllungsproblems steht also Ansicht gegen Ansicht.“[66] Entsprechend fruchtlos war die Debatte um die Überfüllung des Studiums auch in der Ärzteschaft meist verlaufen. Nachdem Breitinger zahlreiche weitere Studien angeführt hatte, welche seinen Aussagen zufolge aber keine Schlüsse auf eine tatsächliche Überfüllung zuließen, versuchte er das Problem von der Nachfrageseite her aufzuschlüsseln. Er nahm bei einer Bevölkerung von 63 Mio. im Deutschen Reich einen Bedarf von etwa 46000 Ärzten für eine ausreichende medizinische Versorgung an. Seine Richtzahl war dabei ein Arzt auf 1500 Einwohner plus etwa 4000 weitere Mediziner als Reserve, um den Wettbewerbsdruck gewährleisten zu können. Die tatsächliche Zahl beliefe sich aber aktuell auf 49000, also einen Überschuss von nur 3000 Ärzten. Um den jährlichen Bedarf zu decken, sah er etwa 11000

59 Hailer: VII. Württ. Aerztetag (1929).
60 Breitinger: Die Ueberfüllung [MKB] (1929), S. 293.
61 Breitinger: Die Ueberfüllung [MKB] (1929).
62 Hailer: VII. Württ. Aerztetag (1929).
63 Kaiser (1931), S. 467.
64 Breitinger (1932), S. 30.
65 Kaiser (1931).
66 Breitinger: Die Ueberfüllung [MKB] (1929), S. 291.

Medizinstudierende bei sechsjähriger Ausbildungsdauer als ausreichend an.[67] Die tatsächliche Zahl beliefe sich auf 12450, also auch hier kein dramatischer Überschuss. Da nur 3810 in der zweiten Studienhälfte ständen, sei in den nächsten Jahren gar ein nicht zu befriedigender Bedarf an Medizinalpraktikanten zu erwarten.[68]

Obwohl Breitinger mit seinen Zahlen gerade keine derart dramatische Überfüllung aufgezeigt hatte, beschränkte er sich auf eine recht pauschale Zusammenfassung:

> Wie bei den Versuchen, die Ueberfüllung der höheren Schulen und Hochschulen zu erfassen, muß auch bei diesen Versuchen, die Größe des Ueberangebotes in den Berufen zu finden, als Ergebnis gebucht werden: eine ausreichende und zuverlässige quantitative Bestimmung ist noch nicht gelungen, obwohl die Ueberfüllung selbst nachgewiesen ist.[69]

Breitingers Vortrag wurde in der Folge auch im *Ärztlichen Vereinsblatt* veröffentlicht und diskutiert.[70] Auf Reichsebene gingen die Extreme der Debatte aber immer weiter auseinander. So gab es Kontroversen, ob nicht gar ein Ärztemangel herrsche.[71] Der weithin als Kenner der Materie anerkannte Pädagoge Wilhelm Hartnacke[72] veröffentlichte zunehmend Beiträge, die in fast schon hysterischem Tonfall vor der Überfüllung der akademischen Berufe warnten. So müsse er ein Bild in „düsteren Farben“[73] malen, darin seien „grelle Schlag- und Flackerlichter schreiender Not“[74]. In einem weiteren Beitrag sah er in der zunehmenden Akademisierung gar einen „Bildungswahn“[75], der zum „Volkstod“[76] führen würde. Dabei forderte er die „Ausmerze Mindergeeigneter“[77] aus dem Medizinstudium und bemühte auch rassistische Klischees, wer besonders minderwertig sei.

Die ganze Debatte war damit inzwischen kaum noch objektiv, die angeführten Statistiken kaum noch nachvollziehbar. Im Folgenden soll deshalb versucht werden, anhand der offiziellen Zahlen des Reichs-Medizinal-Kalenders und der *Statistischen Jahrbücher* für das Deutsche Reich einige württembergspezifische Aussagen zu treffen.[78]

---

67 Den jährlichen Bedarf schätzte er auf 1500 Ärzte, also 9000 Absolventen in sechs Jahren. 2000 Studenten rechnete er unter nicht in Deutschland tätig werdende Ausländer, Studienabbrecher und Studierende, die im Anschluss keine ärztliche Tätigkeit ausübten. Breitinger: Die Ueberfüllung [MKB] (1929).

68 Breitinger: Die Ueberfüllung [MKB] (1929).

69 Breitinger: Die Ueberfüllung [MKB] (1929), S. 295.

70 Unter demselben Titel zu finden: Breitinger: Die Ueberfüllung [*Ärztliches Vereinsblatt*] (1929).

71 Zur Debatte siehe vor allem O. V.: Umschau (1931); O. V.: Aus der Sitzung des Vorstandes und des Geschäftsausschusses (1931); Stieve (1931); Vollmann: Rückerwiderung (1931).

72 Schönebaum (1969).

73 Zit. n. O. V.: Stenographischer Bericht (1931), S. 37.

74 Zit. n. O. V.: Stenographischer Bericht (1931), S. 37.

75 Hartnacke (1932), S. 354.

76 Hartnacke (1932), S. 354.

77 Hartnacke (1932), S. 354.

78 Es muss angemerkt werden, dass die Erfassungen zu sehr unterschiedlichen Zeitpunkten erfolgt waren bzw. unterschiedliche Stichtage hatten. Zwischen Volkszählungen vergingen meist mehrere Jahre, die Registrierungen der Ärzte und der Mitglieder der Krankenkassen liegen mitunter mehrere Monate ausei-

Laut des *Statistischen Jahrbuchs*[79] verfügte Württemberg bei der letzten Volkszählung vom 16. Juni 1925 über 2580235 Einwohner[80] und zum 31. Dezember 1929 über 1812[81] Ärzte. Dies ergab auf einen Arzt rund 1400 Einwohner. Da sich von 1925 bis 1929 die Bevölkerungszahlen aber ebenfalls etwas nach oben entwickelt hatten, dürfte das Verhältnis in etwa Breitingers Richtzahl von 1:1500 entsprochen haben. Diese Zahlen deuten für Württemberg als Gesamtes höchstens auf eine geringfügige Überfüllung hin. Regional sah die Sache aber sehr unterschiedlich aus.[82]

Beim Blick auf das Verhältnis zwischen zur Kasse zugelassenen Ärzten und der Zahl der Krankenkassenmitglieder stellt sich die Situation etwas differenzierter dar. Für das Jahr 1929 sind für Württemberg 858208[83] Versicherte gemeldet. Laut der Zahlen dieses Jahres kamen auf 100 Einwohner knapp 33 Versicherte. Die Anzahl der Kassenärzte wurde nicht in den statistischen Erhebungen des Jahrbuchs oder des Reichs-Medizinal-Kalenders veröffentlicht. Es finden sich aber für einzelne Jahre Angaben in Artikeln des MKB. Für 1922 waren beispielsweise 1175[84] Kassenärzte gemeldet, für 1929 1165[85]. Also hatte sich ihre Zahl sogar geringfügig verringert. Bei exakter Auslegung im Hinblick auf die Verhältniszahl zur Kassenzulassung von einem Arzt auf 1000 Versicherte hätten sogar nur 858 Ärzte zugelassen sein dürfen. Dies deutet also auf eine erhebliche Überfüllung zumindest bei der Kassenpraxis hin. Da sich die Zahl der Versicherten bei fast gleichbleibender Zahl der Kassenärzte aber seit 1922 deutlich erhöht hatte, war das Verhältnis besser als noch vor sieben Jahren.

Zudem gab es Verhandlungen mit den Kassen, um die Verhältniszahl deutlich zu senken. Bei diesen Ausführungen muss aber zudem beachtet werden, dass die lokalen Ärztevereine sich vielfach gegen eine Zulassung weiterer Kollegen sperrten. Dies zeigt sich auch bei den Tagungen der Krankenkassen. So bemerkte Karl Elwert, der Verbandsdirektor der württembergischen Krankenkassenverbände: „Die Rolle der Abwehr haben uns übrigens zu einem erheblichen Teil die Aerztevereine selbst abgenommen, die sich gegen die Zulassung weiterer Aerzte zur Wehr setzen."[86]

---

nander. Beispielsweise wurde die Erfassung der Ärzte im Reichs-Medizinal-Kalender zum 1. Juli gemacht, wohingegen die Krankenkassen ihre Versicherten mit Stand 31. Dezember verzeichneten. Entsprechend kann hier nur eine grundsätzliche Tendenz aufgezeigt werden.

79 Die in den jeweiligen Jahrgängen veröffentlichten Zahlen zeigten in der Regel einen zwei bis drei Jahre zurückliegenden Stand auf. In der Auswertung wurde auf die im Jahr 1929 erhobenen und 1931 veröffentlichten Zahlen zurückgegriffen. *Statistisches Jahrbuch für das Deutsche Reich* 50 (1931).

80 *Statistisches Jahrbuch für das Deutsche Reich* 50 (1931), S. 5.

81 *Statistisches Jahrbuch für das Deutsche Reich* 50 (1931), S. 426.

82 Es gab erhebliche regionale Unterschiede zwischen den vier Großkreisen. Der Neckarkreis mit der Großstadt Stuttgart hatte bei 1000000 Einwohnern 886 gemeldete Ärzte, wohingegen beispielsweise im ländlicher geprägten Donaukreis bei 594000 Einwohnern nur 364 Ärzte gemeldet waren. Reichs-Medizinal-Kalender (1931), S. 485.

83 *Statistisches Jahrbuch für das Deutsche Reich* 50 (1931), S. 381.

84 Langbein (1922), S. 122.

85 Bok/Schwarz: Württembergische Aerztekammer. 7. Vollversammlung (1929).

86 Zit. n. Benedikt/Hoffmann/Mann: Der ärztliche Nachwuchs (1929), S. 449.

Damit hatte er sicher nicht unrecht. Denn die Ärzteschaft forderte zwar die Abschaffung der Zulassungsausschüsse, dies aber vor allem aufgrund des Mitspracherechts der Kassen. Damit wurde aber keineswegs eine unregulierte Niederlassung befürwortet. Forderungen nach einer freien Niederlassung kamen hingegen nur aus den Reihen der angestellten oder nicht zugelassenen Ärzte. ÄK und WAV lehnten derartige Ansinnen aber strikt ab.[87]

So finden sich Klagen gegen die Entscheidungen der lokalen Zulassungsausschüsse in großer Regelmäßigkeit. Eine Ablehnung des Zulassungsgesuchs bedeutete vor allem für junge Ärzte einen erheblichen Rückschlag; so machten Aussagen wie „Untergang oder Zulassung zur Kassenpraxis"[88] die Runde. Da die Privatpraxis meist von alteingesessenen und bekannten älteren Ärzten besetzt war, blieb den Jungen meist nur eine Anstellung und damit einhergehend ein oft deutlich geringeres Einkommen.[89]

Entsprechend verstimmt reagierten diese jüngeren Ärzte auf Aussagen der Vorstände der ÄK und des WAV, dass die Nachwuchsförderung „stets als eine ihrer vornehmsten Aufgaben betrachtet wurde"[90]. So hatte nach einem Vortrag zu diesem Thema auf dem Ärztetag wohl nur „eisiges Schweigen"[91] geherrscht, wohingegen alle anderen Referate mit Beifall bedacht worden waren[92].

Auch der nicht vorhandene Zusammenhalt innerhalb der Ärzteschaft wurde kritisiert. Dies wurde besonders offenkundig, wenn es um die Zulassung zur Kassenpraxis ging:

> gerade solche jungen Kollegen, die v o r ihrer Zulassung am allerlautesten nach der freien Arztwahl, nach der unbeschränkten Zulassung riefen, waren auffallend häufig diejenigen, die n a c h erfolgter Zulassung am eifrigsten und rasch dafür eintraten, daß der Bezirk, der (jetzt aber) voll besetzt sei, gesperrt werden müsse.[93]

Kollegialität und Standeszusammenhalt waren, zumindest wenn es finanzielle Fragen betraf, häufig nur ein Lippenbekenntnis. Praxen und Kassenplätze wurden zudem ungeachtet der Regelungen eines Zulassungs- und Vertragsausschusses in frappierender Auffälligkeit an die eigenen Söhne, Schwiegersöhne oder bisherigen Assistenten vergeben.[94] Klagen über die Ortsvereine und das „Unkollegiale, Rücksichtslose und Kurzsichtige [ihrer] Handlungsweise"[95] waren entsprechend häufig zu vernehmen.

---

87 Hailer (1926) und Benedikt/Hoffmann/Mann: Der ärztliche Nachwuchs (1929).
88 Hailer: Anmerkung (1929), S. 450.
89 Benedikt/Hoffmann/Mann: Der ärztliche Nachwuchs (1929).
90 Hailer: Anmerkung (1929), S. 450.
91 Benedikt/Hoffmann/Mann: Der ärztliche Nachwuchs. Berichtigung (1929), S. 470.
92 Benedikt/Hoffmann/Mann: Der ärztliche Nachwuchs. Berichtigung (1929).
93 Hailer: Anmerkung (1929), S. 450. Hervorhebungen im Original.
94 O. V.: Sitzung (1929).
95 Benedikt/Hoffmann/Mann: Der ärztliche Nachwuchs. Berichtigung (1929), S. 470.

Insbesondere viele junge Ärzte empfanden die Prozedur vor den Zulassungsausschüssen als „standesunwürdig“[96] und verlangten deren Abschaffung In den Aussagen war vielfach spürbar, dass eine erhebliche Diskrepanz bestand zwischen dem, was viele Ärzte zu verdienen glaubten (nicht allein in finanzieller Hinsicht), und der Lebenswirklichkeit. Hinderlich war dabei allerdings auch der starke Wunsch – der sich mitunter gar zu einer Fixierung auswuchs –, eine Kassenzulassung in Stuttgart zu erhalten[97], wohingegen in einigen ländlichen Bezirken auch Ende der 1920er Jahre kaum ein Arzt gefunden werden konnte, der sich niederlassen wollte. So kam es vor, dass nichtwürttembergische Ärzte diese Stellen erhielten, weil sie die einzigen Bewerber waren.[98] Lösungsvorschläge für das Überfüllungsproblem zielten aber meist nur auf die Ärzteschaft als Gesamtes und weniger darauf, lokale bzw. regionale Probleme gezielt anzugehen. Auch auf dem VII. Württembergischen Ärztetag gingen die Ansätze in diese Richtung.

Dabei wurden oft (welt-)politische Gründe[99] als Ursache für das Problem ausgemacht, womit die Hauptschuld eindeutig außerhalb der Ärzteschaft verortet wurde. Da diese hierauf aber kaum einen Einfluss nehmen konnte, konzentrierte man sich in der Debatte zunächst auf Problemfelder, bei denen man glaubte, aufgrund des gesellschaftlichen Ranges des ärztlichen Berufs mehr Gewicht zu haben.

Dies traf beispielsweise auf die höheren Schulen, die Berufsberatung und den Zugang zum Studium zu. Als wirksame Maßnahme wurde deshalb ein Abbau des Berechtigungswesens erwogen, d. h. eine „vernünftige Auslese“[100] sollte die Zahl der zukünftigen Ärzte kleinhalten. Der bisherige Weg durch die Verbreitung von „Warnungen vor dem Medizinstudium“[101] als Flugblatt oder als Vortrag hatte sich allerdings als ziemlich wirkungslos erwiesen.

Der Weg, den Zugang zum Studium durch die Einführung eines Numerus clausus zu beschränken, wurde überwiegend abgelehnt. Man befürwortete hingegen eine Reform des Medizinstudiums; insbesondere eine Erweiterung um zwei Semester wurde erwogen. Neben einer intensiveren Ausbildung hätte dies auch einen verzögerten Berufseintritt bedeutet und dadurch eine Verringerung des Überfüllungsproblems.[102]

---

96 Benedikt/Hoffmann/Mann: Der ärztliche Nachwuchs. Berichtigung (1929), S. 470.

97 Benedikt/Hoffmann/Mann: Der ärztliche Nachwuchs. Berichtigung (1929).

98 O. V.: Sitzung (1929).

99 So seien die „ganz großen Gesichtspunkte der Lösung des Ueberfüllungsproblems“: „außenpolitische Lage (verlorener Krieg, Friedensdiktat, Tributzahlungen), die bevölkerungspolitischen Tatbestände (Uebervölkerung und [!] Geburtenrückgang, Verhältnis zwischen Berufsklasse und Kinderzahl) und die rassenhygienischen Fragen (Begabungsstreuung in den verschiedenen Berufsständen, Vererbung und Begabtenzüchtung)“. Breitinger: Die Ueberfüllung [MKB] (1929), S. 296.

100 Breitinger: Die Ueberfüllung [MKB] (1929), S. 295.

101 Diese Warnungen waren jedes Jahr verlautbart worden. Siehe beispielsweise Württ. Aerzteverband (1922); Württ. Aerzteverband (1923); Württ. Aerzteverband (1924); Württ. Aerzteverband (1925); Württ. Aerzteverband (1926); O. V.: Warnung (1927).

102 Breitinger: Die Ueberfüllung [MKB] (1929), S. 292 f.

Aber auch in Württemberg wurden Stimmen laut, die den „Kern des ganzen Uebersättigungsproblems“[103] darin sahen, dass „sich zuviel geistige Mittelware und Minderwertigkeit durch die höheren Schulen und Hochschulen schleppt“[104]. Auslese und Ausmerzung von Minderwertigkeit waren also auch im Medizinstudium als Kampfbegriffe angekommen.

Die Selbstwahrnehmung einiger Ärzte (bzw. welche Art von Arzt manchen vorschwebte) wird durch Äußerungen in der Überfüllungsdebatte ebenfalls deutlich:

> Und wir Aerzte könnten wieder freudige Mitarbeiter werden an diesen großen Aufgaben, wenn wir befreit sind von dem dumpfen Gefühle, eine untergeordnete und unwürdige Rolle zu spielen. Um solche Kulturtaten zu vollbringen, müssen wir Aerzte uns wieder als Herrenmenschen fühlen können. ‚Denn Herrenmensch muß der Arzt sein, wenn er wirklicher Helfer, wenn er selbst auch Führer werden will‘ [...] ‚Und Herrennaturen möchte ich daher wieder erstehen sehen, die zu solchem geistigen Führertum in der Nation berufen sind, keine Geschäftsleute.‘ Nicht nur um uns allein geht es bei diesem Problem, es geht auch um unser Volk.[105]

Dafür, dass sich die Ärzte nicht mehr wie ‚Herrenmenschen‘ fühlen konnten, wurde vor allem die Niederlage im Ersten Weltkrieg verantwortlich gemacht: „Schuld ist der verlorene Krieg, der Gebiets- und Kolonienverlust, die ungeheure uns auferlegte Tributlast. Solange diese Fesseln nicht beseitigt und uns genügend Lebensraum gewährt wird, werden alle Maßnahmen zur Abhilfe der Ueberfüllung keine sichere Rettung vor der drohenden Gefahr bringen.“[106]

Auf dem Württembergischen Ärztetag des Jahres 1929 folgte noch eine Aussprache, an der sich neben der Ärzteschaft auch die eingeladenen Vertreter der württembergischen Krankenkassenverbände beteiligten.[107] Diese hatten erwartungsgemäß kaum Einwände gegen eine größere Zahl an Ärzten, verstärkte dies doch den Konkurrenzkampf um die Kassenzulassungen und damit auch die Abhängigkeit gegenüber den Kassen. Die Positionen der beiden Parteien waren auch 1929 weitgehend unvereinbar, und entsprechend verlief auch die Aussprache ohne konkrete Beschlüsse oder Pläne. Das Ergebnis der ganzen Debatte war eine inhaltliche Bankrotterklärung; die Kriegsniederlage und mangelnder Lebensraum wurden vorgeschoben, um dadurch begründen zu können, gar nicht erst Maßnahmen ergreifen zu müssen. Diese seien ohnehin aussichtslos, womit man sich wieder in die schon sattsam bekannte Opferrolle begab und gegen die äußeren Gegebenheiten (Politik, Wirtschaft und das Ausland) agitieren konnte. Dem Nachwuchs war damit freilich nicht geholfen. Entsprechend unzufrie-

103 Breitinger: Die Ueberfüllung [MKB] (1929), S. 296.
104 Breitinger: Die Ueberfüllung [MKB] (1929), S. 296.
105 Scholl (1929), S. 442.
106 Breitinger: Die Ueberfüllung [MKB] (1929), S. 296.
107 Hailer: VII. Württ. Aerztetag (1929).

den zeigte sich dieser in der Folge, jüngere Ärzte begaben sich zunehmend in Opposition zu den überwiegend älteren Standespolitikern. Damit ging ein Ärztetag zu Ende, auf dem kaum konkrete Ergebnisse gewonnen worden waren.[108]

Wie auch in den Vorjahren geschah in der Sommerpause des Jahres 1929 wenig standespolitisch Relevantes. Auch eine im Oktober des Jahres stattfindende Vollversammlung der ÄK hatte sich überwiegend mit den laufenden Geschäften in Sachen Ehrenrecht und Versorgungskasse zu befassen.[109]

3.5 Der erste württembergische Landärztetag

Am 17. November 1929 gab es noch ein Novum; es fand der erste württembergische Landärztetag statt. Das Hauptthema in Göppingen war die Politik der Krankenkassen. Dabei war erneut der Vorsitzende des Hauptverbandes der Krankenkassen, Lehmann, das Ziel der unverblümten Kritik.

Ganz in diesem Stil hielt Theodor Durst, seines Zeichens praktischer Arzt in Obertürkheim[110], auf dem Landärztetag eine Brandrede gegen die „Lehmannsche Sozialpolitik“[111]. So sah Durst, wie viele andere auch, eine in den letzten Jahren wachsende Zahl an Befürwortern einer Sozialisierung des Ärztestandes in den politischen Parteien. Diese würden sich zunehmend auf die Seite der Kassen stellen.

Hatten die Notverordnungen und Novellen der RVO das Vertrauen vieler Ärzte erschüttert und zu einigen radikalen Forderungen nach einer Revolution geführt, befürchteten nun viele, dass die Revolution in eine falsche Richtung gehen könnte. Die Angst vor einer Sozialisierung bzw. eine diffuse Angst vor dem Kommunismus im Allgemeinen trieb größere Teile der Ärzteschaft um.

Die Hauptverantwortlichen für diese Entwicklung wurden erwartungsgemäß in der Politik und unter den Vertretern der Krankenkassen verortet – so auch im Falle des Direktors der württembergischen Krankenkassenverbände, Elwert, der für seine Aussagen auf dem letzten Stuttgarter Krankenkassentag attackiert wurde. Er hatte verlauten lassen, dass die Ärzte selbst die besten Verteidiger gegen die Neuzulassung von Kassenärzten seien. Dies war ein Vorwurf, den die Vorstände von ÄK und WAV natürlich weit von sich wiesen.

Lehmanns weitere Pläne, beispielsweise die Ausdehnung der Versicherungspflicht auf eine Grenze bis zu einem Jahreseinkommen von 6.000 RM, stießen ebenfalls auf

---

108 So beispielsweise im Vergleich zum Vorjahr: „Es ist ja auch heute die Gesamtstimmung eine weit ruhigere, friedlichere und nicht so mit Explosionsstoff geladene als bei der letzten Tagung in Bad Mergentheim.“ Bosler (1929), S. 313.

109 Bok/Schwarz: Württembergische Aerztekammer. 7. Vollversammlung (1929).

110 Reichs-Medizinal-Kalender (1929), S. 413; LABW StAL, EL 51/1 II a Bü 3640.

111 Durst (1929), S. 507.

vehementen Widerstand.[112] Im Folgenden kritisierte Durst das von Lehmann vorgelegte Zahlenmaterial – insbesondere an die außergewöhnlich hohen Einkommen von mehr als 100.000 RM von einer Handvoll Ärzte „glaube ich nicht“[113] – und forderte den Hartmannbund auf, diese Zahlen zu widerlegen, da sie sonst jemand glauben könnte. Allerdings kursierten derart hohe Kasseneinkommen auch innerhalb der Ärzteschaft. Das Feindbild des ‚Kassenlöwen‘ wurde häufig bemüht, um auf tatsächliche oder vermeintliche Fehlentwicklungen zu verweisen. Insbesondere die große Zahl der Geringverdiener wurde als der Ärzte unwürdig kritisiert. Die Extreme beim ärztlichen Einkommen reichten 1927 von 2.000 bis 180.000 RM. Das Durchschnittseinkommen lag knapp über 11.000 RM.

Wie ambivalent die Meinungen dabei auch innerhalb der Ärzteschaft ausfielen, zeigte sich in der Auseinandersetzung um die ‚Kassenlöwen‘. Dem Namen entsprechend wurden diese Mediziner von vielen als Raubtiere betrachtet, die verhinderten, dass andere Ärzte ein ausreichendes Einkommen erwirtschaften konnten. Diejenigen, die hingegen selbst eine größere Kassenpraxis hatten, führten diesen Umstand auf besondere Fähigkeiten zurück: „Immer wird es Aerzte geben, die durch ihre besondere Eignung zum Arzt nicht bloß wissenschaftlich, sondern noch in viel höherem Maße durch ihre Fähigkeit im Verkehr mit den Kranken hervorstechen.“[114] Ein hoher Verdienst war für Durst also nicht Zeichen von „Geschäftemacherei“[115] oder „Fließbandarbeit“[116], sondern Zeichen der ärztlichen Fähigkeiten – eine Sicht, für die er besonders von den jungen und angestellten Ärzten stark kritisiert werden sollte.

Das Durchschnittseinkommen rechnete Durst im Folgenden in kaum nachvollziehbarer Weise immer weiter herunter, bis am Ende das intendierte Ergebnis erreicht worden war: Die Ärzteschaft verdiente seiner Ansicht nach derart wenig, dass der Stand unweigerlich um seine Existenz bangen müsste. Dies wäre umso ungerechter, als es nach Durst „keinen einzigen Beruf gibt, der so viel Selbstlosigkeit, Aufopferung, persönlichen Verzicht, Rückstellung vieler Wünsche verlangt, wie der ärztliche“[117].

Im Folgenden zählte er die Leistungen der Ärzte auf und beklagte sich über die mangelnde Wertschätzung, die dem Mediziner auch in ideeller Hinsicht entgegengebracht würde. So würden die Ärzte seit Jahren gegängelt und ihre berufliche Freiheit immer weiter eingeschränkt, „wegen des Machthungers eines Mannes, den die Politik auf den Platz des 1. Vorsitzenden der deutschen Krankenkassen geführt hat“[118].

---

112 „Eine weitere Ausdehnung der Krankenversicherung können wir nicht mehr zulassen.“ Durst (1929), S. 508.
113 Durst (1929), S. 508.
114 Durst (1929), S. 510.
115 Durst (1929), S. 510.
116 Durst (1929), S. 510.
117 Durst (1929), S. 509.
118 Durst (1929), S. 510.

Politik und Kassen wurden in zunehmend schärferem Ton dafür verantwortlich gemacht, dass den Ärzten keine „standeswürdige Bezahlung“[119] zuteilwerden würde. In diesem Kontext sollte auch eine Liste von Landärzten erstellt werden, die unter besonders ungünstigen Bedingungen ihre Tätigkeit ausüben mussten. Dazu sollten sich diese Ärzte unter Eingabe ihrer Quartalsabrechnungen beim Honorarprüfungsausschuss bewerben, um eine finanzielle Unterstützung in Form eines höheren Durchschnittshonorars zu erhalten.

Externe Einwände gegen das fortgesetzte Lamento der Ärzte wollte Durst nicht gelten lassen – insbesondere nicht von den Krankenkassen, hätte man doch die Einkommen der Kassenvorstände ebenfalls nie angeprangert. Dies kam entgegen Dursts Aussage jedoch regelmäßig vor.

Fast immer mit dieser Debatte ging auch eine Kritik am Fürsorgewesen einher: Während die Ärzteschaft unter geringer Bezahlung und geringem Ansehen zu leiden habe, würden insbesondere die Arbeiter über alle Maßen bevorzugt werden. Vor allem das Krankengeld wurde als viel zu großzügig angesehen. Während die Ärzte für sich eine bessere Entlohnung und auch Absicherung forderten, sei dies für große Kreise der Bevölkerung überaus schädlich: „Nicht ein widerstandsfähiges Volk wird mit einem zu stark ausgebauten Versicherungswesen geschaffen, sondern ein verweichlichtes. Hindernisse im Leben schaffen den Menschen.“[120]

Während die Bevölkerung durch Hindernisse wachsen könne, galt dies für den Ärztestand nicht. Im Gegenteil, im Falle einer Sozialisierung inklusive einer Verdienstobergrenze stünde „nicht bloß die Existenz unseres Standes auf dem Spiel, sondern das Wohl unseres ganzen Volkes, das für mich höher steht als mein Stand“[121]. Eine Erläuterung, weshalb das ärztliche Einkommen und das Wohl des Volkes direkt miteinander korrelieren sollten, blieb Durst schuldig.

Das Argument, nur zum Wohle der Allgemeinheit handeln zu wollen, wurde in diesen Jahren erstaunlich häufig in Debatten um das eigene Einkommen angeführt.

In Anbetracht eines Vortrages, welcher überwiegend aus Kritik an Politik und Kassen bestand, erscheint die Aussage, dass man schon oft „die Hand zum Frieden geboten“[122] habe, noch eigenwilliger. Durst beendete seine Ausführungen mit der zum Standard gewordenen Einschwörung auf den inneren Zusammenhalt: So sollte eine „geschlossene Kampffront“[123] mit den Zahnärzten und Apothekern gebildet werden, dann könne man nicht besiegt werden. Denn man sei, „wenn einig, im Besitz einer kolossalen Macht“[124]. In Anbetracht der Klagen und der Opferrolle, in der auch Durst

119 Durst (1929), S. 510.
120 Durst (1929), S. 511.
121 Durst (1929), S. 511.
122 Durst (1929), S. 511.
123 Durst (1929), S. 511.
124 Durst (1929), S. 511.

die Ärzteschaft wahrgenommen haben wollte, war dies nur ein weiteres Beispiel für einen von zahlreichen Widersprüchen und Ambivalenzen durchzogenen Vortrag. Ganz im Duktus einer vom Militarismus immer stärker geprägten Zeit endete er mit einer weiteren Kriegsmetapher: „Wir Landärzte werden in dem großen Endkampf, der kommen muß, die stärksten Stützen der deutschen Aerzteschaft sein.“[125]

Weniger als Stütze denn vielmehr selbst unterstützungsbedürftig zeigten sich die württembergischen Landärzte wenige Monate später, als der Umfang der Liste von denjenigen unter ihnen, die für sich beanspruchten, unter ungünstigen Bedingungen zu arbeiten, deutlich wurde.

Hatte die Offenlegung des eigenen Einkommens im Falle der Versorgungskasse für schärfsten Protest gesorgt, schien dies nun keinerlei Bedenken mehr hervorzurufen. Ganz im Gegenteil, die Prüfer des Honorarausschusses hatten eine derartige Zahl an Anträgen zu bearbeiten, dass zahlreiche mehrstündige Sitzungen notwendig waren, um alle zu bewerten. Am Ende kam eine Liste von 117 Landärzten zustande, bei denen es in Frage kam, ihnen ein höheres Durchschnittshonorar zu gewähren. Maßgeblich waren insbesondere die Besuche beim Patienten vor Ort. Die Ärzte, welche besonders weite Wege zurückzulegen hatten, wurden bevorzugt behandelt. Eine Vielzahl von Bewerbungen hatte allerdings nicht berücksichtigt werden können. Um die erwarteten Beschwerden abzuwenden, wurde deutlich gemacht, dass Reklamationen keine Aussicht auf Erfolg hätten und die Liste „für längere Zeit als abgeschlossen betrachtet werden“[126] müsse.

Um zukünftig Honorarprüfungen effizienter gestalten zu können, war der Heidenheimer Ärzteverein mit dem Beschluss vorangegangen, dass seine Mitglieder vierteljährlich einen Bericht über das Ergebnis ihrer kassenärztlichen Tätigkeit abliefern mussten. Dazu waren Durchschreibhefte hergestellt worden.[127] Von dem in den Jahren zuvor heftigen Widerstand gegen eine Offenlegung des ärztlichen Einkommens im Lichte möglicher finanzieller Zugewinne war nichts mehr zu spüren.

3.6 Ärztliche Statistik oder „Der Jammer unseres statistischen Rüstzeuges“[128]

Als direkte Reaktion auf Dursts Vortrag meldete sich der schon zuvor durch seine scharfe Rhetorik bekannte Karl Bernhard. Unter dem Titel „Der Jammer unseres statistischen Rüstzeuges“[129] pflichtete er Durst in großen Teilen bei; so sah auch er einen „Verleumdungsfeldzug“[130], den die Vertreter der Krankenkassen gegen die Kassenärzte

125 Durst (1929), S. 512.
126 Sperling: Liste (1930), S. 230.
127 O. V.: Zur Einführung (1930).
128 Bernhard (1929), S. 543.
129 Bernhard (1929), S. 543.
130 Bernhard (1929), S. 543.

führten. „Unklare Statistiken“[131] würden dabei als Argument für eine Sozialisierung der Ärzteschaft genutzt. Bernhard wollte dem mit von den Medizinern erstellten Statistiken entgegentreten, also eigene Propaganda betreiben. Dazu schwebte ihm eine eigene statistische Abteilung des WAV vor, die mit dem entsprechenden Material öffentlichkeitswirksam in Erscheinung treten sollte. Beim Hartmannbund bestünde seines Wissens bereits eine solche Abteilung. Unter Geschäftsführer Sperling seien erste diesbezügliche Bestrebungen angelaufen, aber ohne eine Zahl von Hilfskräften könne dies nicht gelingen. So seien die Ärzte bei ihren Verhandlungen gezwungen, auf die Zahlen Dritter zurückzugreifen, ohne diese nachprüfen zu können. Das notwendige Zahlenmaterial wollte er dabei nicht auf freiwilliger Basis erheben, denn „mit der freiwilligen Lieferung sieht es [...] bös aus. Weil die Herren Kollegen angeblich teils zu bequem, teils zu einsichtslos sind.“[132] Da eine Belehrung wohl nicht fruchten würde, bliebe nur noch der Zwang. Dies wollte Bernhard mittels einer Satzungsänderung erreichen. So sollten vierteljährlich Berichte über die kassenärztliche Tätigkeit abgeliefert werden, Ärzte, die dies nicht taten, sollten eine Ordnungsstrafe erhalten.[133] In Anbetracht der Querelen um den durch die Versorgungskasse ausgeübten Zwang und die Weigerung vieler Ärzte, ihre Finanzen offenzulegen, barg dieser Vorschlag Bernhards erhebliches Potential für erneute innere Konflikte.

Bis dato hatten WAV und auch der Hartmannbund versucht, durch Aufrufe an Material zur statistischen Auswertung zu kommen, so beispielsweise zu den Werbungs- bzw. Berufsunkosten[134] der Fach-, Land- und praktischen Ärzte[135]. Dies war aber nur von geringem Erfolg gekrönt gewesen.

Als Nächster schaltete sich mit Wilhelm Weinberg einer der wenigen allseits anerkannten Fachmänner in Fragen der Statistik ein. Er kritisierte dabei den Umgang der Ärzte mit statistischem Material. So gebe es eine Vielzahl von Fallstricken, „wenn er [der Arzt] allzu selbstherrlich ohne Selbstkritik und ohne Kenntnis der Methodik an die Behandlung statistischer Probleme herantritt“[136]. Dabei handele es sich seltener um Rechenfehler als vielmehr logische Irrtümer und falsche Fragestellungen. Ohnehin würden die meisten Ärzte über eine zu geringe Vorbildung auf dem Gebiet der Mathematik verfügen. Die vorhandene Literatur sei aber auch vielfach fragwürdiger Natur; so nennt er ein Beispiel, das unter der Überschrift „Ein Musterbeispiel ärzt-

131 Bernhard (1929), S. 543.
132 Bernhard (1929), S. 543.
133 Bernhard (1929), S. 543.
134 Die ermittelten Kosten lagen bei 29,8 Prozent für praktische Ärzte, 36,2 Prozent für Landärzte und 40,5 Prozent bei den Fachärzten. Während bei den Fachärzten die Personalkosten besonders hoch waren, mussten die Landärzte mit zusätzlichen Ausgaben bei den Fuhrkosten rechnen. Württ. Aerzteverband: Werbungskosten (1930).
135 Württ. Aerzteverband: Werbungskosten (1930).
136 Weinberg (1930), S. 24.

licher Statistik“[137] verfasst worden sei. Der Beitrag sei aber „mit wenig Verstand und viel Behagen“[138] geschrieben worden – etwas, das nach Weinbergs Dafürhalten viel zu häufig vorkomme. Statistik sei „leider ein Tummelplatz für jedermann, also auch für Dilettanten, und es wird viel gesündigt, aber von allen, selbst von Mathematikern“[139].

Entsprechend war es in den Augen Weinbergs notwendig, den Nachwuchs in dieser Hinsicht zu ermutigen und zu fördern. Dies erwies sich auch im Hinblick auf die Versorgungskasse als notwendig. Bisher waren vor allem Weinberg und Friedrich Prinzing für die Berechnungen und Gutachten zuständig gewesen. Beide waren aber schon in fortgeschrittenem Alter, Jahrgang 1862 (Weinberg) und 1859 (Prinzing), und dachten über ihren Rücktritt von einigen standespolitischen Posten nach.[140]

Aber auch in den Behörden wurden zunehmend ärztliche Statistiker benötigt; entsprechend sei es nicht nur ein „kollegiales Opfer“[141], sich mit der Mathematik zu beschäftigen, es könne auch für den eigenen Werdegang hilfreich sein[142]. Dies zeigte sich auch durch die 1930 geplante Anlegung eines gemeinsamen Arztregisters für die jeweiligen Bezirke der Versicherungsämter. So sollte die Zulassung zur Kassenpraxis fairer und auf Basis einer im November 1929 erfolgten Neuregelung der nun als Versorgungsbezirke festgestellten Versicherungsamtsbezirke geregelt werden. Zukünftig sollten nur noch diejenigen die Zulassung erhalten, die im Register eingetragen waren.[143] Schnell zeigte sich aber, dass Ärzte und Bürokratie häufig miteinander auf Kriegsfuß standen, versäumte doch eine Vielzahl von Medizinern die Anmeldung.[144]

Eine erfreuliche Notiz zum Jahresende war die im Dezember 1929 vom Staatsministerium offiziell erteilte Erlaubnis für die ÄK und die Ehrengerichte, das württembergische Landeswappen tragen zu dürfen.[145]

3.7 Der Tod von Karl Bok und sein Nachfolger

Wenig erfreulich begann hingegen das neue Jahr, verlor die ÄK doch ihren langjährigen Vorsitzenden Karl Bok. Schon im November des Vorjahres hatte dieser die Amtsgeschäfte aufgrund einer schweren Erkrankung ruhen lassen müssen.[146] Am 14. Janu-

---

137 Weinberg (1930), S. 24.
138 Weinberg (1930), S. 24.
139 Weinberg (1930), S. 24.
140 Zur Biographie Weinbergs und Prinzings siehe https://www.vfkbw.de/index.php/verein/beitraege-zur-vereinsgeschichte/biografien?view=article&id=430:wilhelm-weinberg&catid=147 (Letzter Zugriff: 29.6.2024) und Tutzke (1967).
141 Weinberg (1930), S. 25.
142 Weinberg (1930).
143 Pfleiderer (1930).
144 Württ. Aerzteverband: An die nichtzugelassenen Aerzte (1930).
145 LABW HStAS, E 151/54 Bü 284, Pag. 72.
146 LABW HStAS, E 151/54 Bü 284, Pag. 71.

ar 1930 war er nun an einer Lungenerkrankung verstorben, die er mit „vorbildlicher Selbstüberwindung"[147] ertragen habe[148]. Wie bei dem badischen Amtskollegen Alfons Bongartz wurde auch in seinem Nachruf deutlich, dass das stille Ertragen der Krankheit als Pflicht eines Arztes angesehen wurde.[149]

Die Trauerfeier fand am 16. Januar auf dem Pragfriedhof statt. Obwohl Bok und seine Angehörigen sich eine Feier in aller Stille erbeten hatten, erschien aufgrund der Bedeutung des Verstorbenen eine große Zahl von Standeskollegen.[150]

Vorerst sollte Sanitätsrat Ferdinand Neunhöffer die Geschäfte der ÄK übernehmen, zumindest so lange, bis ein neuer Vorsitzender gewählt worden war.[151] Dies war nicht unmittelbar möglich, da die letzte Sitzung der ÄK noch drei Tage vor dem Tod von Bok stattgefunden hatte. Dort waren erst die Neuwahlen für den verstorbenen Sanitätsrat Rudolf Emil Göller abgehalten worden, als dessen Nachfolger der Hals-Nasen-Ohren-Facharzt Walter Göz aus Heilbronn gewählt wurde.[152]

Als wichtigster Punkt wurde die (Neu-)Gründung[153] einer Gesellschaft für Krebsforschung und Krebsbekämpfung diskutiert. Deren konstituierende Sitzung fand am 25. Januar[154] im medizinischen Landesuntersuchungsamt statt[155]. Trotz des schon vor dem Ersten Weltkrieg existierenden Komitees zur Krebsbekämpfung war dieser Angelegenheit nach 1914 keine größere Aufmerksamkeit mehr geschenkt worden.[156]

Das MKB sollte zudem von nun an auch allen nicht in der Kassenpraxis tätigen Ärzten auf Kosten der ÄK zugestellt werden; man erhoffte sich eine bessere Informierung und Einbindung dieser Kollegen in die Tätigkeit der Standesorganisationen.[157]

Vom Ärztevereinsbund (ÄVB) waren zudem Mittel für die Durchführung von Fortbildungskursen zur Tuberkulosebekämpfung bewilligt worden.[158] Bis dato waren diese Kurse sehr schlecht besucht; entsprechend hoffte man, mit zusätzlichen finanziellen Anreizen mehr Ärzte zu einer Teilnahme motivieren zu können.[159] Besser besucht waren die mit einem breiten Themenspektrum abgehaltenen Fortbildungskurse in Stutt-

---

147 Schriftleitung: San.-Rat Dr. Bok (1930), S. 23.
148 Schwarz (1930).
149 Pertz (1924), S. 133.
150 Hailer: Trauerfeier (1930).
151 LABW HStAS, E 151/54 Bü 284, Pag. 71.
152 Langbein/Schwarz (1930) und Reichs-Medizinal-Kalender (1931), S. 358.
153 Schon zuvor hatte ein ‚Krebskomitee' in Württemberg bestanden. Dessen Leitung hatte der inzwischen verstorbene Siegmund von Rembold innegehabt; auch im Landesgesundheitsrat war eine entsprechende Abteilung vorhanden. Reichs-Medizinal-Kalender (1903), S. 429, und Langbein/Schwarz (1930).
154 Langbein: Gründungsversammlung (1930).
155 Pfleiderer (1930) und O. V.: Gründung (1930).
156 Langbein/Schwarz (1930).
157 Langbein/Schwarz (1930).
158 Langbein/Schwarz (1930).
159 Siehe dazu LABW HStAS, E 151/53 Bü 462 und 463.

gart. Wie im letzten Jahr sollten im Februar und März 1930 zahlreiche Abendvorträge an den verschiedenen Krankenanstalten im Stadtgebiet abgehalten werden.[160]

Am 17. Mai 1930 fand die nächste Vollversammlung der ÄK statt und auch die durch den Tod von Bok notwendig gewordenen Ersatzwahlen. Als neuer Vorsitzender wurde mit 20 von 21 Stimmen[161] Langbein gewählt. Zweiter Vorsitzender wurde Neunhöffer mit 19 Stimmen. Zum Rechner und Schriftführer bestimmte man Richard Schwarz bzw. Alfred Bosler. Als Mitglied des Ehrengerichts wurde der bisherige Stellvertreter von Bok, Durst, gewählt. Ersatzmann wurde hier mit elf Stimmen Gustav Feldmann.[162] Auch die Positionen in anderen Gremien wie dem Verwaltungsrat der Versorgungs- und Unterstützungskasse oder den Beschwerde- und Umlage-Ausschüssen verteilten sich auf die schon genannten Standesvertreter und damit auf nicht viel mehr als eine Handvoll Personen.

Ebenfalls in der Sitzung diskutiert wurde die Entwicklung der VK, welcher der besondere Fokus des neuen Vorsitzenden galt. Nach jahrelangen Auseinandersetzungen war diese am 1. Juli 1929 auf die ÄK übergegangen. Zwar hatten die Gegner um Paul Bernoulli und Fritz (Friedrich) Doederlein erneut Beschwerde beim Ministerium des Innern eingelegt. Diese war aber wie schon zuvor ohne Erfolg geblieben. Insbesondere Doederlein hatte sich darüber derart erbost gezeigt, dass er sich aufgrund von Beleidigungen vor dem Ehrengericht wiederfand. Ein diesbezügliches Verfahren lag beim Ehrenrat des Stuttgarter ärztlichen Vereins vor.[163]

Abgesehen von diesen Reibereien entwickelte sich die VK im erwarteten Rahmen. Die Zahl der Rentenempfänger war seit der Neuordnung von 132 auf 181 gestiegen, aufgeteilt auf 41 invalide Ärzte, 24 Altersrentner und 116 Hinterbliebene.[164] Die Beiträge der etwa 1300 Mitglieder der Versorgungskasse wurden überwiegend als Darlehen an Ärzte, Gemeinden und in Ausnahmefällen an Nichtärzte ausgegeben. Ende des Jahres 1929 hatten 165 Ärzte, 23 Gemeinden und 14 Nichtärzte Darlehen bei der VK aufgenommen. Das Kapitalvermögen belief sich auf sechs Millionen RM. Debatten über eine mögliche Ermäßigung wurde von vornherein eine Absage erteilt; dies sei nur mittels erneuter Satzungsänderung und Genehmigung der Behörden möglich und deshalb zunächst ausgeschlossen. Fragen nach der Sicherheit der Anlagen, insbesondere im Hinblick auf eine weitere Inflation, wurden als nicht zu beantworten abgetan: „Ja, wer uns über solche Fragen Aufschluß geben könnte oder wollte! Hie Optimist, hie Pessimist! Sicher ist nur eines: ignoramus!“[165] Auch den Vorschlag, zu diesem Zweck

160 Neunhöffer (1930).
161 Da es nicht üblich war, sich selbst zu wählen, handelt es sich bei der fehlenden Stimme in der Regel um die eigene.
162 Neunhöffer/Schwarz (1930).
163 LABW HStAS, E 151/54 Bü 288, Pag. 84.
164 Neunhöffer/Schwarz (1930).
165 Letzteres bezog sich wohl auf den Ausspruch „Ignoramus et ignorabimus“, d. h. „Wir wissen es nicht

einen Bankfachmann dauerhaft anzustellen, lehnte man ab; es sei schon ein Berater[166] mit großer Sachkenntnis vorhanden[167]. Nur wenige Jahre später sollte dies in gänzlich anderem Licht erscheinen.

3.8 Die Zusammenarbeit mit den Krankenkassen – ein notwendiges Übel?

Aufgrund der zahlreichen Veränderungen und Anpassungen der rechtlichen Rahmenbedingungen in den 1920er Jahren sahen einige Ärzte die Krankenversicherung in ihrer damaligen Form als nicht zukunftsfähig an. Hailer nahm in seiner Funktion als geschäftsführender Arzt dazu in einem Artikel Stellung. Unter dem Titel „Reform oder Zerschlagung der Krankenversicherung?“[168] betrachtete auch er sie als gefährdet, obwohl „die Aerzteschaft doch sicher zum Fortbestehen der Krankenversicherung das Wichtigste beigetragen habe“[169] – eine Interpretation, die sicher nicht allerorten geteilt wurde.

In den Reihen der Mediziner sah man sich zu dem Eingeständnis gezwungen, dass auch seitens der Ärzteschaft Fehler gemacht wurden, die die Reform erst notwendig erscheinen ließen. Unter dem Aufmacher „Betrügen Versicherte und Aerzte die Krankenversicherung?“[170] wurde ein Artikel von Karl Haedenkamp abgedruckt. Darin nahm dieser zu dem Vorwurf Stellung, dass Versicherte und Ärzte sich mitunter einen Vorteil auf Kosten der Krankenversicherung verschaffen würden. Haedenkamp kam zu dem Schluss: „Eine gewisse Ausnutzung der Versicherungseinrichtungen läßt sich nicht leugnen.“[171] In der Frage der unberechtigten Krankschreibungen und des damit einhergehenden Bezuges von Krankengeld wurden aber überwiegend die Versicherten als Schuldige ausgemacht. Für die großen Probleme wie das starke Ansteigen des Krankenstandes neben den saisonalen Spitzen im Sommer und Winter seien aber weder Ärzte noch Versicherte verantwortlich. Dabei wurden auch noch Anfang 1930 Kriegsfolgen als Grund für die als besonders schwach empfundene Gesundheit der Bevölkerung genannt.[172]

Um die gesundheitliche Verfassung der Bevölkerung zu verbessern, sei es umso wichtiger, die Zusammenarbeit zwischen Ärzten und Krankenkassen auszubauen. Gemeinsame Ausschüsse gab es gezwungenermaßen mehrere, beispielsweise beim

---

und wir werden es niemals wissen“, des Physiologen Emil Heinrich Du Bois-Reymond. Neunhöffer/Schwarz (1930), S. 228.

166 Genannt wird der Ministerialrat a. D. Wilhelm Häffner; dieser war allerdings Jurist und kein Wirtschaftsfachmann. Neunhöffer/Schwarz (1930) und LABW HStAS, E 130c Bü 40.

167 Neunhöffer/Schwarz (1930).

168 Hailer: Reform (1930), S. 255.

169 Hailer: Reform (1930), S. 257.

170 Haedenkamp (1930).

171 Haedenkamp (1930), S. 276.

172 Haedenkamp (1930), S. 276.

Schiedsamt des württembergischen Oberversicherungsamtes. Hier saßen sich paritätisch verteilt Mediziner und Vertreter der Krankenkassen gegenüber, um über die strittigen Fälle zu entscheiden. Auf der Wahlliste für 1930 standen auf Ärzteseite sechs Kandidaten, darunter mit Marga Wolf auch eine Ärztin. Frauen stellten in der Standespolitik und vor allem in den Ausschüssen und Gremien eine absolute Seltenheit dar. Bei den männlichen Ärzten handelte es sich um bekannte Standespolitiker, neben Langbein und Neunhöffer waren noch Wilhelm Dörfler, Karl Berner und Walter Göz auf der Liste vertreten.[173]

In der württembergischen Ärzteschaft gab es aber auch in zunehmendem Maße radikale Stimmen, die eine weitergehende Zusammenarbeit mit den Krankenkassen ablehnten. So auch Alfred Bubenhofer; dieser wollte schon 1923 „nie mehr einen Vertrag mit einer öffentlichen Krankenkasse“[174] eingehen. Die rechtliche Situation war in seinen Augen zunehmend zu einem Diktat der Kassen geworden; in einer an militaristischer Rhetorik nicht armen Zeit durfte auch der Vergleich mit dem ‚Schanddiktat‘ von Versailles nicht fehlen. Manche sahen sich gar in einem Krieg mit den Kassen. Die Abhängigkeit habe zudem „längst einen Großteil der deutschen Aerzte zu Sklaven gemacht“[175].

Bubenhofer offenbarte dabei ein eigenwilliges, egoistisches Selbstbild als Arzt, wenn er davon sprach, dass sich die deutschen Ärzte mit Wohltätigkeitseinrichtungen verwechselt hätten, „bis wir jetzt bemerkt haben, daß es uns kein Mensch dankt“[176], und „Wohltat muß etwas freiwilliges sein“[177]. So könne man die „Aufblähung der sozialen Fürsorge in Deutschland [...] nur noch als pervers bezeichnen“[178]. In diesem Zusammenhang forderte er eine erhebliche Selbstbeteiligung der Kassenpatienten am ärztlichen Honorar. So trugen nach Bubenhofers Ansicht auch die soziale Fürsorge und ihre Befürworter die Hauptschuld am Zustandekommen der Revolution von 1919: „Nicht trotz der sozialen Fürsorge, sondern durch die soziale Fürsorge wurde unser Volk reif zur Revolution“[179]. Das Volk sei „eine verantwortungslose, anspruchsvolle Masse“[180] geworden, welche den Staat nur noch als „Melkkuh“[181] sähe[182]. Er bezeichnete sich selbst dabei als „Arbeiter- und Soldatenfreund“[183], nur um im nächsten Satz auszuführen, dass sich das Verständnis von ‚sozial‘ gewandelt habe und darunter nun das

---

173 Württ. Aerzteverband: Wahl (1930).

174 Bubenhofer (1930), S. 301.

175 Bubenhofer (1930), S. 302.

176 Bubenhofer (1930), S. 301.

177 Bubenhofer (1930), S. 301.

178 Bubenhofer (1930), S. 301.

179 Bubenhofer (1930), S. 302.

180 Bubenhofer (1930), S. 302.

181 Bubenhofer (1930), S. 302.

182 Der ganzen Debatte um die „Entartung der Fürsorge“ stand beispielsweise der Arzt und frühere badische Staatspräsident Willy Hellpach kritisch gegenüber. O. V.: Stenographischer Bericht (1929), S. 37–46, Zitat S. 37.

183 Bubenhofer (1930), S. 302.

„Gegenteil von sozial, nämlich sozialistisch“[184] verstanden würde. Die Gründung einer Vereinigung sozialistischer Ärzte sah er in diesem Kontext als weiteres Zeichen, denn „das Ende, vor dem wir uns fürchten, kommt ja doch über uns“[185]. So forderte er entschiedeneres Vorgehen gegen diese Ärzte und den Sozialismus als Ganzes: „Säße man auf dem Mond oder sonst irgendwo außerhalb unseres Planeten, so möchte man mit teuflischem Vergnügen zusehen, wie schnell der Sozialismus mit seiner ganzen ‚sozialen‘ Fürsorge zum Teufel ginge, wenn der Arzt sozialisiert würde.“[186] Eine Rettung war Bubenhofers Ansicht nach nur durch eine Revolution möglich, welche die Verhältnisse von Grund auf ändern würde. Seine Tirade gegen den Sozialismus beendete er mit dem Aufruf, dass die Ärzte den Mut aufbringen müssten, gegen die „sozialistischen Wahn- und Truggebilde“[187] aktiv vorzugehen.

Nach 1933 war Bubenhofer hingegen enttäuscht davon, dass er von der ‚Revolution‘ nicht beachtet wurde, und beschwerte sich darüber gar bei Franz von Papen.[188]

3.9 Die „ärztefeindlich[en]“ Notverordnungen

Bedingt durch die auch in Deutschland spürbar werdenden Folgen der Weltwirtschaftskrise erhielten die Vertreter derartig radikaler Forderungen weiteren Zulauf. Als im Juli 1930 Notverordnungen erlassen wurden, ging ein Aufschrei durch die Ärzteschaft, welche den Inhalt als „ausgesprochen ärztefeindlich“[189] geißelte. Im *Korrespondenz-Blatt* äußerte sich der zweite geschäftsführende Arzt Sperling zu den neuen rechtlichen Rahmenbedingungen. Insbesondere zwei Abschnitte der „Verordnung des Reichspräsidenten zur Behebung finanzieller, wirtschaftlicher und sozialer Notstände“[190] vom 26. Juli 1930 sah er dabei besonders kritisch[191]. Durch diese wurden einige Änderungen an der RVO vorgenommen. So mussten nach § 187 b die Versicherten nun einen Krankenschein lösen, für den eine Gebühr von 50 Reichspfennig anfiel, was also eine Selbstbeteiligung der Patienten mit sich brachte. War dies im Vorfeld vielfach noch gefordert worden, so war man nun vielerorts mit dieser Lösung alles andere als einverstanden – wurde die Gebühr doch nicht dem ärztlichen Honorar zugeschlagen, sondern diente zur Entlastung der Versicherungen.[192]

---

184 Bubenhofer (1930), S. 302.
185 Bubenhofer (1930), S. 303.
186 Bubenhofer (1930), S. 303.
187 Bubenhofer (1930), S. 304.
188 Siehe Braatz (1974).
189 Sperling: Notverordnung (1930), S. 325.
190 Für die Ärzteschaft relevanter Teil: *Reichsgesetzblatt* (1930), Teil 1, S. 321–327.
191 Auch auf Reichsebene war man sehr kritisch eingestellt; so äußerte der Schriftleiter des *Deutschen Ärzteblattes*, Siegmund Vollmann, dass es nun „ums Ganze“ gehe. Vollmann (1930), S. 327.
192 O. V.: Verordnung (1930).

Andererseits zählten die eigenen Interessen aber mehr als die der Versicherten: „Es ist aber zu betonen, daß die ärztliche Führung den Vorschriften zur Aenderung der kassenärztlichen Rechtsverhältnisse größere Bedeutung beimißt, als der neugeschaffenen Kostenbeteiligung der Versicherten.“[193]

Als noch weitaus einschneidender wurde aber die Änderung des § 372 erachtet. Darin wurde nun festgehalten, dass für den Fall eines Überschusses an Ärzten diese von der Kassenpraxis ausgeschlossen werden konnten. Darüber hatte das Oberversicherungsamt nach Anhörung der Ärzte und der Kassen zu entscheiden. Die dabei gewählte Formulierung „Ueberschreitet bei einer Kasse die Zahl der Aerzte in auffallender Weise das den natürlichen Umständen entsprechende Bedürfnis“[194] war derart unscharf formuliert, dass bei der Auslegung große Konflikte erwartet wurden.

Auf Reichsebene stellte sich auch der Hartmannbund gegen die Notverordnungen.[195] Eine dazu veröffentlichte Entschließung[196] ging aber vielen Ärzten nicht weit genug[197]. Vielfach wurde geäußert: „Ihr tut ja nichts!“[198] Entsprechend sahen Teile der Ärzteschaft den Zeitpunkt gekommen, „durch Loslösung von den kassenärztlichen Verträgen und von der Krankenversicherung überhaupt, sich von den Fesseln freizumachen, welche die ärztliche Berufsfreiheit behindern“[199]. Der Hartmannbund und der ÄVB verhielten sich auch gegenüber diesen radikalen Forderungen zurückhaltend.[200]

Auch der VIII. Württembergische Ärztetag stand im Zeichen der Weltwirtschaftskrise und ihrer Auswirkungen. Als einer der Hauptredner sollte Haedenkamp zur Frage der Notverordnungen Stellung nehmen. Zur Diskussion sollte auch Verwaltungsdirektor Elwert von der Arbeitsgemeinschaft der württembergischen Krankenkassen erscheinen.[201] Die Stimmung im Vorfeld ließ einen ereignisreichen Ärztetag erwarten. Wie immer, wenn es um wirtschaftliche Themen ging, war die Teilnahme daran besonders zahlreich.

In seiner Eröffnungsrede ging Langbein ebenfalls auf das Verhältnis zwischen württembergischer Ärzteschaft und den Krankenkassen ein. Von gegenseitiger Hetze war dabei die Rede. Er äußerte zwar die Hoffnung, dass man aufgrund der bisherigen Verhandlungen zu einem „friedlichen Einvernehmen“[202] kommen könnte. Langfristig sollte in seinen Augen aber die „Errichtung einer Reichsärztekammer und die Aufstellung

193 Landenberger: Die Aerzteschaft 1. Teil (1931), S. 119.
194 O. V.: Verordnung (1930), S. 328.
195 Heubach (1930).
196 Abgedruckt unter O. V.: Kundgebung (1930), S. 465 f.
197 Langbein: Eröffnung (1930).
198 Reichert (1930), S. 439.
199 Langbein: Eröffnung (1930), S. 430.
200 Langbein: Eröffnung (1930) und Landenberger: Die Aerzteschaft 1. Teil (1931).
201 Langbein: VIII. Württ. Aerztetag (1930).
202 Langbein: Eröffnung (1930), S. 430.

einer Reichsärzteordnung mit dem Recht der Selbstverwaltung das Mittel zur Sanierung der Zustände"[203] sein.

Als Nächstes sprach Bubenhofer im Namen der Freudenstädter Ärzteschaft. Er schien an einer friedlichen Koexistenz mit den Kassen kein Interesse zu haben und erneuerte seine schon im Vorfeld geäußerten Vorwürfe. Bubenhofer trug eine Begründung für eine eigene Entschließung der württembergischen Ärzteschaft als Reaktion auf die Notverordnungen vor. Darin wurde zwar die Notwendigkeit von Sparmaßnahmen auf dem Gebiet der Krankenversicherung anerkannt[204], aber ansonsten die Verordnungen deutlich kritisiert[205]. Die Entschließung wurde einstimmig angenommen, erreichte aber keine größere Öffentlichkeit.

Im Anschluss daran nahm der zweite Vorsitzende des Hartmannbundes, Franz Reichert, Stellung zu den Notverordnungen und dem schwierigen Verhältnis zwischen dem Bund und einigen Mitgliedsverbänden. Er führte dabei aus, dass die Notverordnung nur als „eine Etappe, nicht als etwas Endgültiges"[206] anzusehen sei. Laut Reichert sei man keineswegs untätig, aber das Thema in den Standeszeitschriften öffentlich zu diskutieren, sei der falsche Weg.[207] Dabei sah er kaum eine Schuld beim Hartmannbund, dessen Verhandlungsführung angemessen gewesen sei. Die Einführung des Krankenscheins wäre positiv: „[D]ie Einschaltung des gesunden Egoismus des Versicherten ist ein Weg, auf dem Ersparnisse am leichtesten zu erreichen sein werden."[208] Radikalen Stimmen wie Bubenhofer erteilte er eine Abfuhr. Er schlug vor, erst einmal abzuwarten; wie Haedenkamp schon ausgeführt habe, sei nicht allein der Inhalt der Notverordnung wichtig, sondern ihre Auslegung und die weitere Entwicklung.[209]

Diese ging aber für die meisten Ärzte in eine falsche Richtung. Auch Reicherts Rhetorik wurde bei der Frage der Notverordnungen zunehmend schärfer. Dabei sei es besonders die Sozialdemokratie[210], welche zusammen mit Lehmann an einer Sozialisierung der Ärzteschaft arbeite[211]. Reichert attackierte in seiner Rede aber besonders

203 Langbein: Eröffnung (1930), S. 430.

204 „Die württ. Aerzteschaft, die sich auch bisher nie geweigert hat, der Not der Zeit entsprechend, Opfer zu bringen, anerkennt die Notwendigkeit von Sparmaßnahmen auf dem Gebiet der Krankenversicherung, auch soweit sie die Ausgaben für die ärztliche Behandlung betreffen." Zit. n. Hailer: VIII. Württ. Aerztetag (1930), S. 419.

205 „Sie [die württembergische Ärzteschaft, A. P.] ist aber [...] der Ansicht, daß eine Reihe von Bestimmungen der Verordnung vom 26. Juli weit über den eigentlichen Zweck der Verordnung, Einsparungen zu erzielen, hinausgeht, die Rechte des Arztes als Staatsbürger und seine Freiheit in der Behandlung des Kranken unnötig beschränkt oder zu beschränken droht." Zit. n. Hailer: VIII. Württ. Aerztetag (1930), S. 419.

206 Reichert (1930), S. 439.

207 „Jede Mobilisierung vor den Augen des Gegners ist töricht." Reichert (1930), S. 439.

208 Reichert (1930), S. 441.

209 Reichert (1930), S. 442.

210 „Damit sind Lehmanns und der Sozialdemokratie Absichten ganz eindeutig umrissen." Reichert (1930), S. 442.

211 „Das Ziel, nach dem der Sozialismus strebt, ist und bleibt: die Sozialisierung der Aerzte in Abhängigkeit von den Organen der Selbstverwaltung der Krankenkassen." Reichert (1930), S. 442.

einen Standeskollegen, den jüdischen Berliner Arzt und Sozialdemokraten Julius Moses.[212] Er unterstellte diesem gar, „von blindem Haß gegen alles, was ärztliche Organisation heißt, erfüllt“[213] zu sein. Von den linksgerichteten Parteien versprach sich Reichert allgemein nur eine „weitere Entrechtung der Kassenärzte“[214]. Von den Parteien des rechten Spektrums erhoffte er sich hingegen eine Rücknahme der Verordnungen.[215] Seine größten Hoffnungen setzte er aber in eine Partei, denn „den Ausschlag [würde] der nationalsozialistische Flügel geben“[216]. Allerdings sei Hitlers Programm „nicht zu durchschauen“[217]. Deshalb wollte Reichert die bisherige Taktik des Abwartens weiterverfolgen. Er offenbarte dabei eine durch und durch opportunistische Haltung – welche sich auch Jahre später bei großen Teilen der Ärzteschaft zeigen sollte –, als er sich dahingehend äußerte, dass es egal sei, welche politische Richtung die Regierung bilden würde, solange sie nur „segensreich“[218] für die Ärzte sei.

Dass dabei das eigene Wohlergehen über das der Versicherten gestellt wurde, führte auch in der Tagespresse zu einiger Kritik. So wurde den Ärzten nicht ohne Berechtigung „mangelnde Verantwortlichkeit gegenüber dem Gesamtwohle des Volkes“[219] vorgeworfen und dass die eigene Agenda als wichtiger erachtet werden würde.

Als in einem Artikel in der Tagespresse der Vorschlag geäußert wurde, dass die Ärzte „Schulter an Schulter mit den besonders notleidenden arbeitenden Schichten des Volkes den Weg zu einer Verständigung über alle schwebenden Differenzen“[220] suchen sollten, wurde dies nur mit Verärgerung aufgenommen. So habe man sich bisher immer zur Verständigung bereit erklärt, aber man habe von allen Seiten (Regierung, Parteien, Gewerkschaften) nur eine „kalte Dusche in Gestalt von Notverordnungen, oder von neuen, verschärften Angriffen der Kassenbürokratie“[221] erhalten. Ein Mitglied des Reichstages, welches unmissverständlich als Sozialdemokrat beschrieben wird[222], habe

---

212 Zum Konflikt zwischen Moses und großen Teilen der Ärzteschaft siehe Schneider (1931); Feuerstein: Dr. Julius Moses (1931); Feuerstein: Aktive Standespolitik (1931); O. V.: Aus der Sitzung des Vorstandes des Deutschen Ärztevereinsbundes (1931).

213 Reichert (1930), S. 442.

214 Reichert (1930), S. 442.

215 „Ich habe Nachrichten, aus denen ich schließen möchte, daß eine Rechtskoalition den umgekehrten Schluß ziehen könnte, als dies das RAM. [Reichsarbeitsministerium, A. P.] im Juni tat [...] Mit aller Vorsicht möchte ich daher als möglich bezeichnen, daß die §§ 368, 370, 372 im Laufe der nächsten Wochen und Monate doch wieder verschwinden können.“ Reichert (1930), S. 443.

216 Reichert (1930), S. 443.

217 Reichert (1930), S. 443.

218 „Wir verlangen Gehör und werden den Weg mitgehen, den wir für segensreich halten, gleichgültig, welche politische Richtung dabei die Führung übernimmt.“ Reichert (1930), S. 443.

219 Langbein: Nachklänge (1930), S. 443.

220 Langbein: Nachklänge (1930), S. 444.

221 Langbein: Nachklänge (1930), S. 444.

222 „Ein Mitglied der Partei, die sich als die hauptsächliche Vertreterin der versicherten Bevölkerung betrachtet.“ Langbein: Nachklänge (1930), S. 444.

die Ärzte gar als „Kerle“[223] bezeichnet, was als schwere Beleidigung aufgefasst wurde. Derartige Dünnhäutigkeit war eher die Regel denn die Ausnahme. Man kaprizierte sich fast ausschließlich auf die Opferrolle, anstatt andere Optionen ernsthaft in Erwägung zu ziehen.

Eine der wenigen besonnenen Stimmen, die sich infolge der Notverordnungen und der Auseinandersetzungen auf dem Württembergischen Ärztetag äußerten, war Landenberger. Seine Stellungnahme folgte im Rahmen einer gemeinsamen Sitzung des WAV und der ÄK, bei der Reaktionen auf die Notverordnungen seitens der württembergischen Ärzteschaft diskutiert werden sollten.[224]

Dabei nahm er insbesondere Bezug auf die Debatten in den *Ärztlichen Mitteilungen* und innerhalb der württembergischen Ärzteschaft. Landenberger versuchte darauf hinzuweisen, wie wenig Erfolg Drohgebärden seitens der Mediziner hätten. Beispielsweise war in den *Ärztlichen Mitteilungen* verlautbart worden:

> Es scheint für die Aerzteschaft nur zwei Auswege zu geben, entweder den Uebertritt der Kassenärzte in ein beamtetes Verhältnis zur Krankenversicherung, oder eine sehr weitgehende Lösung der Kassenärzte von den Versicherungsträgern und die Regelung ihrer Rechtsverhältnisse durch eine Reichsärzteordnung. Man mag diesen oder jenen Weg gehen – oder auch andere Wege finden –, auf keinen Fall ist ein Weiterarbeiten in der Krankenversicherung unter dem neuen von der Reichsregierung geschaffenen System für den deutschen Aerztestand tragbar.[225]

Dies führte aber nur zu einer recht lapidaren Antwort seitens des Ministerialdirektors im Reichsarbeitsministerium, Andreas Grieser.[226] Dieser bemerkte öffentlichkeitswirksam: „Wenn die Aerzte oder ihre Verbände bei der Durchführung der Verordnung nicht mitwirken und damit sich selbst ausschalten, wird man das bedauern, aber nicht überschätzen.“[227] Entgegen den markigen Worten so manches Mediziners wurde die Ärzteschaft nicht als „im Besitz einer kolossalen Macht“[228] angesehen. Griesers Worte wurden entsprechend als weitere Herabwürdigung und Abkanzlung der Ärzteschaft betrachtet und vergrößerten die Kluft zwischen ihr und der Regierung zusätzlich.[229] Im

---

223 Langbein: Nachklänge (1930), S. 444.
224 Bei der Veröffentlichung im MKB wurde deutlich gemacht, dass der Ausschuss des WAV nicht in allen Punkten mit Landenberger übereinstimmte. Landenberger: Die Aerzteschaft 1. Teil (1931).
225 Zit. n. Landenberger: Die Aerzteschaft 1. Teil (1931), S. 119.
226 Hansen/Tennstedt (2010), S. 61 f.
227 Zit. n. Landenberger: Die Aerzteschaft 1. Teil (1931), S. 119.
228 Durst (1929), S. 511.
229 Selbst der gemäßigte Landenberger konstatierte: „[M]anche Brücke zwischen den Parteien ist morsch geworden.“ Landenberger: Die Aerzteschaft 1. Teil (1931), S. 119.

Hinblick auf die Verhandlungsführung des Hartmannbundes äußerte sich Landenberger spöttisch[230], hieß es doch in einer öffentlichen Stellungnahme:

> Der Gesamtvorstand erkennt an, daß der engere Vorstand alle Möglichkeiten wahrgenommen hat, um die für die Volksgesundheit und den Aerztestand katastrophalen Auswirkungen der Notverordnung zu beseitigen, und daß er dieses Ziel nachdrücklichst weiter verfolgt. Der Gesamtvorstand spricht dem engeren Vorstand die Ueberzeugung aus, daß er mit seinen Maßnahmen den bestmöglichen Erfolg erzielen wird.[231]

Dass eine derartige Erklärung überhaupt notwendig war, sprach schon für die Unzufriedenheit vieler Ärzte mit den Verhandlungsergebnissen. Landenberger vermutete hinter dieser sehr passiven Haltung des Hartmannbundes aber ganz andere Motive. So unterstellte er Haedenkamp und Reichert[232], dass das Verhältnis der Ärzte zur Krankenversicherung und damit den Krankenkassen derart verschlechtert werden solle, um genügend Unterstützer für eine radikale Änderung zu gewinnen. Ganz im Gegensatz zur allgemeinen Stimmung brach Landenberger im Folgenden eine Lanze für die Krankenversicherung[233] und forderte, dass die Ärzteschaft mit der nostalgischen Verklärung des 19. Jahrhunderts sofort aufhören solle. So habe er die „gute alte Zeit“[234] zwar nicht miterlebt, aber die Schilderungen älterer Mediziner würden auf ihn nicht den Eindruck machen, dass er sich diese zurückwünschen möchte. Es sei Zeit, sich dem Wandel, der auch vor den Ärzten nicht haltmachen würde, zu stellen: „Wo er früher ein patriarchalischer Aristokrat war – eine unwiederbringlich vergangene Zeit –, da ist er jetzt ein Mitarbeiter unter vielen andern.“[235] Verantwortlich hierfür wären vor allem die Dominanz der Technik und das Zurücktreten der persönlichen Leistungen des Arztes.

Zudem gäbe es tatsächlich zu viele Ärzte in Deutschland und darunter einige, die durch Missbrauch von Kassenleistungen dazu beigetragen hätten, dass der Ruf der gesamten Ärzteschaft gelitten habe. Aber weder die Krankenkassen noch die Mediziner würden dies korrigieren. Ersteren könne es nur recht sein, wenn die Ärzte unter einer Art Generalverdacht bei der Abrechnung ihrer Leistungen stünden, weil ihre Position dadurch gestärkt werde, und Letztere würden zu nachsichtig mit ihren „fahrlässig oder

---

230 Landenberger verglich die Verlautbarung mit der Verleihung eines Lorbeerkranzes. Landenberger: Die Aerzteschaft 1. Teil (1931), S. 120.

231 Zit. n. Landenberger: Die Aerzteschaft 1. Teil (1931), S. 120.

232 „Auf jeden Fall hat Herr Kollege Reichert in Freudenstadt im persönlichen Gespräch keinen Zweifel darüber gelassen, daß Leipzig mit einer solchen Entwicklung rechnet, wenn nicht gar sie fördert.“ Landenberger: Die Aerzteschaft 1. Teil (1931), S. 120.

233 „Und ich bin so altmodisch, diese Schöpfung Bismarcks, die unter allerdings falschen Voraussichten zustande kam, als eine seiner schönsten innerpolitischen Taten anzusehen.“ Landenberger: Die Aerzteschaft 1. Teil (1931), S. 120.

234 Landenberger: Die Aerzteschaft 1. Teil (1931), S. 120.

235 Landenberger: Die Aerzteschaft 1. Teil (1931), S. 120.

bewußt betrügerischen Kollegen"[236] umgehen. Dies sei „Schutz einer falsch verstandenen Standesehre"[237] und habe dem ärztlichen Ansehen enorm geschadet.

Im Gegensatz zu einigen seiner mit markigen Sprüchen auftretenden Standeskollegen sah Landenberger keine Chance der Ärzteschaft, maßgeblichen Einfluss auf die aktuelle Politik ausüben zu können, zu gering sei die Zahl der Mediziner. Ein zusätzliches Hindernis sei die politische Uneinigkeit innerhalb der Ärzteschaft.[238]

Dabei hatte die Weltwirtschaftskrise und die daraus resultierende Deflation die Mediziner bis zu diesem Zeitpunkt weitaus weniger getroffen, als dies wenige Jahre zuvor durch die Hyperinflation der Fall war. Aber aufgrund der schlechten wirtschaftlichen Entwicklung wurde allgemein befürchtet, dass die Reaktionen durch Regierung und Kassen ähnlich wie 1923 aussehen könnten, beispielsweise Honorarabzüge von bis zu 25 Prozent. Landenberger sah dies ähnlich, aber man habe dagegen weder Mittel[239] noch wäre dies ein Anlass für einen Bruch mit der Krankenversicherung. Seiner Ansicht nach würden sich wie acht Jahre zuvor nun auch wieder genügend Streikbrecher finden, so dass das System dadurch nicht geändert werden könne. Dies würde nur dazu beitragen, dass sich die Regierung erst recht auf die Seite der Kassen stelle. Während andere Standespolitiker in der Weltwirtschafts- und Staatskrise die Chance für einen Regierungswechsel sahen, warnte Landenberger hier entschieden. Es sei keineswegs gesagt, „daß ein politischer Systemwechsel gesündere Verhältnisse schafft. So einfach ist die gegenwärtige Situation leider nicht zu meistern."[240] Man sollte sich auch gar nicht irgendwelchen Vorstellungen hingeben, dass die Krankenkassen beseitigt werden könnten; dies sei reine Utopie.

Um die Lage der Ärzteschaft langfristig zu verbessern und sich auch für zukünftige Auseinandersetzungen in eine stärkere Verhandlungsposition zu bringen, sah Landenberger nur eine Lösung. Seiner Ansicht nach war es unabdingbar, die Kassenpatienten auf die Seite der Ärzte zu bringen.[241] Als notwendiges Übel müsste man sich aber auch mit den Krankenkassen besserstellen. Diese seien inzwischen mehr zu Vertretern der Patienten geworden als momentan die Ärzte – ein Umstand, an dem Letztere und ihre Standesvertretungen eine Mitschuld tragen würden. Beim Hartmannbund sah er dabei besonders große Versäumnisse; so sei schon auf dem Deutschen Ärztetag in Kolberg über eine grundlegende Neuausrichtung im Sinne einer Ärzteordnung gesprochen worden. Seither sei aber nichts passiert – im Gegenteil, man habe fünf Monate lang versäumt, etwas zu unternehmen. Die aktuelle Situation hingegen würde keine langwierigen Reformbestrebungen mehr erlauben.

---

236 Landenberger: Die Aerzteschaft 2. Teil (1931), S. 145.
237 Landenberger: Die Aerzteschaft 2. Teil (1931), S. 145.
238 Landenberger: Die Aerzteschaft 2. Teil (1931), S. 145.
239 „Wir stehen dann machtlos da!" Landenberger: Die Aerzteschaft 2. Teil (1931), S. 146.
240 Landenberger: Die Aerzteschaft 2. Teil (1931), S. 146.
241 „Wenn wir nicht unsere Kassenpatienten für uns gewinnen, werden wir nichts erreichen." Landenberger: Die Aerzteschaft 2. Teil (1931), S. 146.

Landenberger forderte eine Rückbesinnung auf die guten Beziehungen zwischen Kassen und Ärzteschaft in Württemberg. Anfang der 1920er Jahre war das Verhältnis tatsächlich vertrauensvoll gewesen und hatte auf Zugeständnissen beider Seiten basiert. Im Gegensatz zu den Konflikten auf Reichsebene hatte der württembergische Sonderweg jahrelang für beide Seiten zufriedenstellend funktioniert. Deshalb wollte Landenberger wieder eine friedliche Koexistenz, denn: „Die Schicksalsfrage unseres Standes ist keine wirtschaftliche und keine organisatorische, sie ist eine Frage des persönlichen Vertrauens!“[242] Seine Ausführungen schloss Landenberger mit dem Aufruf[243], nun endlich zu handeln und sich nicht länger abwartend gegenüber den anderen Parteien (Kassen, Patienten, Regierung) zu verhalten.

In der Debatte um die Notverordnungen wurden noch zahlreiche Diskussionsbeiträge veröffentlicht. Im Gegensatz zu Landenberger stimmten diese in den allgemeinen Tenor der Entrüstung ein. So wurde von der völligen Entrechtung des Ärztestandes gesprochen, auch seien die Berufsverhältnisse der Mediziner „bis zur nahezu völligen Ohnmacht beeinträchtigt“[244]. In der Verordnung erblickte ein Autor auch „die nunmehr fast uneingeschränkte Vormacht der Krankenkassen und einen weiteren, fast den letzten Schritt auf dem Wege zur Sozialisierung“[245].

Markige Worte änderten aber nichts daran, dass die Verärgerung der Ärzte über die Notverordnungen und die Freudenstädter Entschließung als Reaktion darauf außerhalb der Standespresse kaum Aufmerksamkeit erfahren hatten:

> Wenn wir bisher den Versuch gemacht haben, die Oeffentlichkeit für unsere Fragen – besonders für unsere Standesfragen – zu interessieren, so blieb das Echo aus. Das nächstliegende Beispiel ist die Freudenstädter Entschließung, die in keiner mir zu Gesicht gekommenen Zeitung auch nur vollständig abgedruckt wurde, von den fehlenden positiven Kommentaren gar nicht zu reden.[246]

Einer der wenigen Berichte der Tagespresse bemerkte nur beiläufig, dass „Kampfstimmung bei den Ärzten“[247] herrsche. Dabei drohte schon der nächste Konflikt.

242 Landenberger: Die Aerzteschaft 2. Teil (1931), S. 146.

243 „Also nicht abwarten! sondern handeln! handeln, solange die Dinge noch im Fluß sind. – Solange das Eisen glüht, muß man es schmieden. Wir kommen aber, je länger desto mehr, in die Gefahr, Amboß zu sein, statt Hammer.“ Landenberger: Die Aerzteschaft 2. Teil (1931), S. 146.

244 O. V.: Die Entrechtung (1930), S. 422.

245 O. V.: Die Entrechtung (1930), S. 423.

246 Landenberger: Die Aerzteschaft 2. Teil (1931), S. 145 f.

247 Zit. n. Langbein: Nachklänge (1930), S. 443.

3.10 Kunst oder Gewerbe – Das ärztliche Selbstbild

Mit großer Sorge war in Württemberg in den letzten beiden Jahren die drohende Heranziehung der Ärzte zur Gewerbesteuer[248] beobachtet worden. Entsprechende Berichte aus Preußen und Baden ließen wenig Gutes erahnen. Konflikte mit den Behörden schienen also vorprogrammiert, insbesondere aber mit den Krankenkassen. Denn die Ärzteschaft hob hervor, dass sie diese zusätzlichen Kosten auf die Versicherten und damit auf die Krankenkassen abwälzen würde. Die Kassen sahen sich eigenen Angaben zufolge aber außerstande, diese Mehrkosten aufzubringen. In ersten Gesprächen wurde deutlich, dass größere Auseinandersetzungen kaum zu verhindern sein würden, wenn sich die württembergische Staatsregierung dazu entschließen sollte, die Ärzte zur Gewerbesteuer heranzuziehen.[249]

Im April 1930 war nun in Preußen ein entsprechendes Gesetz erlassen worden. Wie in Württemberg befürchtet, waren diesem Beispiel andere Staaten (Baden, Braunschweig, Bremen, Hamburg, Hessen, Oldenburg und Thüringen) in den nächsten Monaten gefolgt.[250] Aufgrund dieser Entwicklung, insbesondere der im benachbarten Baden, befürchtete man in Württemberg eine ähnliche Gesetzesinitiative. Von der Ärzteschaft beauftragte Gutachten kamen erwartungsgemäß zu dem Ergebnis, dass eine Gleichstellung der Ärzte mit anderen Gewerbetreibenden keinesfalls gerechtfertigt sei. Derselben Ansicht waren allerdings auch andere freie Berufe wie die Rechtsanwälte; diese hatten zudem in Preußen umgehend Klage gegen das Gesetz erhoben. Die Ärzte hofften auf einen positiven Ausgang dieses Verfahrens, verhielten sich aber vorerst abwartend. Wie in Baden war auch in Württemberg angedroht worden, die Steuerabgaben direkt auf die Krankenkassen und die Privatpraxis abzuwälzen. Allerdings waren ähnliche Versuche schon in Preußen am Widerstand der Kassen gescheitert.[251] Die Klage der preußischen Rechtsanwälte endete im Dezember 1930 mit einer Niederlage für die freien Berufe, und auch für Württemberg wurde daraufhin beschlossen, diese als Gewerbetreibende zu besteuern.[252]

Damit wären aber nicht nur finanzielle Einbußen auf die Ärzteschaft zugekommen, eine Einordnung des Arztberufes als Gewerbe widersprach zudem vollkommen dem vorherrschenden ärztlichen Selbstbild. Dieses war aber in den zahlreichen Krisen der Weimarer Zeit ohnehin erheblich ins Wanken geraten. Von der Vorstellung des Arztes als etwas „Verehrungswürdiges“[253] war in der Realität der wirtschaftlichen und politi-

---

248 Zu den Vorgängen auf Reichsebene siehe beispielsweise O. V.: Vertreterversammlung (1929) und O. V.: Die Gewerbesteuerpflicht (1929).
249 O. V.: Die Krankenkassen (1929).
250 Milczewsky (1930).
251 Milczewsky (1930).
252 Dies sollte ab 1. April 1932 gelten. Der Zeitpunkt wurde aber 1932 nochmals verschoben. Milczewsky (1931) und Bosler (1932).
253 Ries (1922), S. 205.

schen Krisenzeit wenig übrig geblieben. Viele Mediziner fühlten sich nicht mehr wertgeschätzt oder gar von den Vertretern der Krankenkassen und den Regierungsparteien gegängelt. Mit immer schärferen Worten wurden die äußeren Gegner attackiert, allerdings isolierten sich die ärztlichen Vereinigungen dadurch vielerorts nur weiter. Auch in Württemberg beschwerten sich die geschäftsführenden Ärzte Hailer und Sperling wiederholt über „schwere Beleidigungen“[254] und „plumpe Gehässigkeiten“[255] in den Auseinandersetzungen, nur um sich im selben Atemzug ebenfalls auf diese Ebene herabzulassen.

So wurde Kritik von außerhalb der Ärzteschaft als Äußerungen von „Unberufenen“[256] oder als „oberflächlicher“[257] und „fahrlässiger Dilettantismus“[258] abgekanzelt. Manches wurde gar als „verantwortungslose Hetze“[259] kategorisiert.

Eine auf Basis vernünftiger Argumente stattfindende Diskussion war so kaum noch möglich. Es kamen denn auch zunehmend Stimmen zur Geltung, die zuvor ein Randdasein geführt hatten. Dass diese Beiträge nun aber veröffentlicht wurden, gibt auch Einblicke in eine Ärzteschaft auf der Suche nach einem den neuen Zeiten angepassten kollektiven Selbstverständnis. Im Folgenden sollen deshalb zwei sehr unterschiedliche Beispiele für kursierende Selbstbilder angeführt werden. Der erste Artikel, „Vom Wesen des Arzttums“[260], stammte aus der Feder des Tuttlinger Arztes Max Cremer. Die Veröffentlichung wurde explizit mit dem in den Ausführungen spürbaren „hohen Idealismus“[261] des Verfassers begründet. Cremer forderte vor allem eine Abkehr vom vorherrschenden Materialismus und eine Hinwendung zu mehr Idealismus. Seiner Ansicht nach war es „eine feststehende Tatsache, daß die Initiative zu kulturellen Fortschritten niemals von Gesellschaften ausgegangen ist, sondern von einzelnen Persönlichkeiten“[262]. Aus diesem Grund betrachtete er in seinem Artikel auch den Arzt als Einzelpersönlichkeit und deren besondere Eigenschaften. So sei er zuallererst ein „Priester der heiligen Flamme des Lebens und Startmeister der Seele“[263]. Um Arzt zu sein, brauche es vor allem „Selbstüberwindung und Selbstbemeisterung“[264], dazu müsse er „frei sein von jedem Ich-Gedanken“[265]. Dies würde aber laut Cremer verhindert

254 Sperling: An allem ist der Doktor schuld (1930), S. 485.
255 Sperling: An allem ist der Doktor schuld (1930), S. 485.
256 Sperling: An allem ist der Doktor schuld (1930), S. 484.
257 Sperling: An allem ist der Doktor schuld (1930), S. 484.
258 Sperling: An allem ist der Doktor schuld (1930), S. 484.
259 Sperling: An allem ist der Doktor schuld (1930), S. 484.
260 Cremer (1930), S. 532.
261 Cremer (1930), S. 532.
262 Cremer (1930), S. 533.
263 „Der Arzt muß sein ein schaffender Freund, der immer eine fertige Welt zu verschenken hat. Er ist Priester der heiligen Flamme des Lebens und Startmeister der Seele, er ist Verwalter der höchsten Gottesgaben, ist Hüter der geheimsten Naturkräfte, ist Ordner der Lebensatome.“ Cremer (1930), S. 533.
264 Cremer (1930), S. 533.
265 Cremer (1930), S. 533.

durch die „Zwietrachtsäer, die Idealenräuber, die Scheinsozialisten, die Mörder ärztlicher Ethik und Aesthetik“[266]. Zu diesen zählte Cremer vor allem die Vertreter der Krankenkassen, die sich hinter Statistiken verstecken würden und von Vorurteilen geleitet seien. Die Ärzte hingegen seien „fest wie ein Diamant und zart wie eine Mutter“[267], sonst würde es nach den „Widerwärtigkeiten“[268] der letzten Jahre gar keine Mediziner mehr geben. Nach weiteren pathetischen, aber diffusen Ausführungen endete Cremers Artikel mit einem Aufruf, dass man „aus dem Zeitalter der Herzlosigkeit und des Irrleuchtens herauszutreten [habe], um wieder Ewigkeitswerte zu schaffen, denn dieser Ruf [sei] die Notverordnung der Zeit“[269]. Seine hehren Ansichten hinderten Cremer nicht daran, sich später den Nationalsozialisten anzuschließen und in deren Dienst zu stellen.[270]

Ein nicht ganz so pathetisches, dafür aber von Selbstmitleid geprägtes Bild des Arztes zeichnete ein Artikel von Hailer zum Jahreswechsel. In seinen „Neujahrsgedanken“[271] hob er ab auf die in der Retrospektive deutlich besser erscheinende Zeit des 19. Jahrhunderts. Er umschrieb das romantisch verklärte Bild eines alten Arztes, der in seinem Dorf von jedem geachtet und verehrt wird – also genau das, was Landenberger zuvor als zu überwindende Verklärung der Vergangenheit angeprangert hatte.

In seiner Umschreibung stellte Hailer nur positive Dinge heraus, wohingegen er über die Gegenwart nur Negatives zu sagen hatte. Wie viele andere Ärzte vor ihm klagte er besonders über den angeblichen Ansehensverlust. So bestünde ein „himmelweiter Unterschied!“[272] zwischen dem alten Arzt des 19. Jahrhunderts und den heutigen Medizinern. Um seinen Punkt zu verdeutlichen, lieferte er eine ausführliche Beschreibung seines Bildes vom modernen Arzt:

> Der Arzt von heute, ein abgehetzter, ruheloser Mensch, von des Tages Not und Gebot gezwungen, zu hasten und zu rennen, ununterbrochen der schwersten Belastung seiner Nerven ausgesetzt: Telephon, Auto, Straßenlärm, Kassenstreitigkeiten, Prüfungseinrichtungen, Notverordnungen, Schiedsgericht, Anklagen wegen zu teuren Verordnens, wegen zu zahlreicher Leistungen, Weggeldschwierigkeiten, Ehrengerichtsbarkeit, Sitzungen an Abenden und in Feierstunden, Hetze, Hetze, Hetze, keine Ruh’ und Rast – und das Ergebnis? Kaum das Notwendigste für sich und die Familie, kärgliche Vorsorge für die Tage der Krankheit und des Alters, Unsicherheit von Besitz von heute auf morgen![273]

---

266 Cremer (1930), S. 533.
267 Cremer (1930), S. 534.
268 Cremer (1930), S. 534.
269 Cremer (1930), S. 536.
270 Er wurde nach dem Zweiten Weltkrieg im Mai 1946 zunächst aus dem öffentlichen Dienst entlassen, das Urteil wurde aber im Juni 1949 aufgehoben und Cremer nur noch als Mitläufer eingestuft. LABW StAS, Wü 13 T 2, Bü 2634/052.
271 Hailer: Neujahrsgedanken (1931), S. 2.
272 Hailer: Neujahrsgedanken (1931), S. 3.
273 Hailer: Neujahrsgedanken (1931), S. 3.

Hailer wollte ausdrücklich nicht nur über die „Amerikanisierung, Industrialisierung und Technisierung des ganzen Lebens“[274] jammern, sondern auch Auswege aufzeigen. Zu Beginn klagte er aber ausführlich über das Arzttum der Gegenwart. So hätten sich die Motive, die heute den jungen Mann[275] zum Medizinstudium bringen würden, stark verändert, der Nachwuchs käme aus ganz anderen gesellschaftlichen Kreisen als zuvor, und auch die „Weltanschauung“[276] sei nicht mehr dieselbe.

Nach weiteren Klagen über die Überfüllung des Studiums sowie die Technisierung des Berufes kam er zu einem Punkt, den auch andere Ärzte zuvor schon angeführt hatten, aber der in Hailers Auflistung besonders deutlich macht, wie hier mit zweierlei Maß gemessen wurde. Während er zuvor die schlechte Vorsorge für Alter und explizit auch Krankheit bei den Ärzten beklagt hatte, kritisierte er nun die staatliche Fürsorge, die „ohne jeden Zweifel entnervend und das Verantwortungsgefühl untergrabend auf die Menschen gewirkt“ hätte. Die Wirkung würde sich „in einem verarmten und materiell ständig mit dem Ruin kämpfenden Volk [...] um so verheerender zeigen“[277]. Diesen Weg sei nach Hailers Ansicht auch die Krankenversicherung gegangen; ebenso hätte die Technisierung dazu geführt, dass der Arzt nicht mehr Künstler, sondern nur noch gewerbsmäßiger „Gesundheitsmechaniker“[278] sei. Allerdings wurde gerade das Argument, dass man kein Mechaniker, sondern nach wie vor Künstler sei, als Grund gegen die Heranziehung zur Gewerbesteuer angeführt. Während die Ärzte selbst durch eigene Wohlfahrtseinrichtungen (Unterstützungs- und Versorgungskasse) versuchten, sich und ihre Angehörigen gegen Eventualitäten wie Krankheit, Invalidität oder Tod abzusichern, sollte sich aber diese Absicherung bei allen anderen potentiellen Fürsorgeempfängern „ohne jeden Zweifel“[279] negativ auswirken. Derartig offenkundige Doppelmoral wurde aber in den seltensten Fällen kritisiert – im Gegenteil: Artikel, in denen das Leid der Ärzte thematisiert wurde, zogen überwiegend positive Rückmeldungen nach sich.

Im Folgenden präsentierte dann Hailer seine Lösung, die sich nahtlos in die Diskussionen der Eugeniker und Rassenhygieniker einfügte. Seiner Ansicht nach würde die Fürsorge nur zu einer Sache beitragen: „lebensschwache und weiterhin ein lebensschwaches Geschlecht zeugende Einzelmenschen mit Mitteln der Allgemeinheit aufzupäppeln, ist wohl vielleicht für den Einzelnen von Wert, aber niemals für die Gesamtheit.“[280] Damit würde man nur der „Auslese der Natur in den Arm“[281] fallen.

---

274 „[D]as wäre fruchtlos“. Hailer: Neujahrsgedanken (1930), S. 3.
275 Hailer spricht immer ausdrücklich von Männern, von Frauen im Arztberuf ist zu keinem Zeitpunkt die Rede.
276 Hailer: Neujahrsgedanken (1931), S. 3.
277 Hailer: Neujahrsgedanken (1931), S. 3.
278 Hailer: Neujahrsgedanken (1931), S. 4.
279 Hailer: Neujahrsgedanken (1931), S. 4.
280 Hailer: Neujahrsgedanken (1931), S. 4.
281 Hailer: Neujahrsgedanken (1931), S. 3.

Hailer sah in diesen Aussagen aber keinerlei Widerspruch im Hinblick darauf, dass „der Arzt zuerst Mensch sein muß, der Menschenleid und Menschenschwäche verstehen will“[282]. Einerseits also die Schwachen auslesen zu wollen, andererseits den Schwächen und dem Leid der Menschen als Arzt verständnisvoll gegenüberzustehen, standen für ihn in keinem Widerspruch. Zudem müssten die Ärzte mehr „Einfluß auf den Willen des Kranken“[283] nehmen und diesem vorschreiben, wie er sich zu verhalten habe. Dazu sei es aber auch notwendig, dass in den eigenen Reihen für Ordnung gesorgt werde:

> Üben wird [sic!] Selbstjustiz und Selbstreinigung zu der uns in den ehrenrechtlichen Instanzen das Mittel gegeben ist; greifen wir gegebenenfalls rücksichtslos durch, das sind wir dem Stande schuldig, auch wenn ein Einzelner, Unwürdiger dadurch unter die Räder kommt, wo er von Gottes und Rechts wegen hingehört.[284]

Während Cremer mehr Idealismus in der Ärzteschaft forderte, sah Hailer generelle Fehlentwicklungen in und außerhalb seines Standes. Gemein war also beiden Positionen die Unzufriedenheit mit der aktuellen Rolle des Arztes in der Gesellschaft.

3.11 Die Anfänge des Nationalsozialistischen Deutschen Ärztebundes (NSDÄB) in Württemberg

Die Diskrepanz zwischen Selbst- und Fremdwahrnehmung nahm Ende der 1920er Jahre immer mehr zu, und damit ging eine wachsende Frustration und Unzufriedenheit vieler Ärzte einher. Man sah sich als der einzig berufene Stand, der die Gesundheit der Bevölkerung bewahren würde, bekäme dafür aber nicht die wirtschaftliche und ideelle Anerkennung, die einem zustände.

Die etablierten Parteien wurden dabei von immer weniger Ärzten als Vertreter ihrer Interessen wahrgenommen. Dementsprechend fand vor allem die nationalsozialistische Propaganda auch in ärztlichen Kreisen Gehör.

Bei den Reichstagswahlen im September 1930 hatte die Nationalsozialistische Deutsche Arbeiterpartei (NSDAP) mit 9,4 Prozent im Wahlkreis Württemberg ihren Anteil im Vergleich zu 1928 verfünffachen können.[285] Auch dort gab es einige frühe aktive Nationalsozialisten unter den Ärzten, allen voran Eugen Stähle, der in Nagold tätige Facharzt für Inneres und Nervenkrankheiten, der schon 1925 in die Partei eingetre-

282 Hailer: Neujahrsgedanken (1931), S. 4.
283 Hailer: Neujahrsgedanken (1931), S. 4.
284 Hailer: Neujahrsgedanken (1931), S. 4.
285 Zu den Wahlergebnissen siehe https://www.wahlen-in-deutschland.de/wrtwwuerttemberg.htm (letzter Zugriff: 18.2.2021).

ten war. Viele der ‚alten Kämpfer' sollten nach 1933 in Württemberg auf einflussreiche Positionen innerhalb des NS-Gesundheitswesens gelangen.[286]

Stähle war 1929 als einziger württembergischer Arzt „im Braunhemd"[287] auf dem vierten Reichsparteitag der NSDAP in Nürnberg gewesen. Dort war er einer der Mitbegründer des NSDÄB.[288]

Entsprechend war es nur folgerichtig, dass auch ein württembergischer Ableger des NSDÄB aufgebaut werden sollte. Unter der Bezeichnung NSD Ärztebund Arbeitsgemeinschaft Württemberg-Hohenzollern wurde dieser am 30. November 1930 in Esslingen im Kugelsaal ins Leben gerufen.[289]

Anwesend waren angeblich rund ein Dutzend Ärzte und einige Angehörige der anderen Heilberufe (Zahnärzte, Tierärzte, Apotheker). Als erste württembergische Mediziner traten Ludwig Böhm[290], Eduard Krauter, Hans Riehm[291], Karl Schaufler[292], Karl Ludwig Lechler und einem Arzt namens Frey[293] ein. Lechler, Schaufler und Stähle waren die einzigen württembergischen Ärzte, die wenige Wochen später auch an der ersten Reichstagung des NSDÄB im Dezember 1930 in Nürnberg teilnahmen.[294]

1931 fanden mehrere Tagungen des württembergischen Ablegers statt, häufig in Kooperation mit dem NS-Juristen- und dem NS-Lehrerbund, so auch am 25. Januar in Nagold. Ohne dies durch Zahlen zu belegen, sprach Stähle in einem Artikel des *NS-Kuriers* von einer gut besuchten Veranstaltung und einigen Beitrittserklärungen. Wie auch auf Reichsebene konnte nur Mitglied werden, wer auch in der NSDAP war.[295] Alle anderen konnten nur den Status eines Anwärters erwerben. Auch die nächste Veranstaltung in Ulm wurde als „großer Erfolg"[296] deklariert. Vortragsthemen waren unter anderem „Die Grundlagen der Rassenfrage", „Krankheit und Rasse" sowie „Die politischen Ziele der NSDAP"[297].

In der nationalsozialistischen Presse rief Stähle mehrmals zum Eintritt in den NSDÄB auf. So hieß es im NS-Kurier beispielsweise: „Stuttgart erwache! Aerzte, Zahnärzte, Tierärzte, Apotheker, vorwärts ins dritte Reich! Beitrittserklärungen erbe-

---

286 Siehe beispielsweise die Liste von Ärzten, die für ihre zehn- bzw. 15-jährige *„aktive Dienstzeit"* in der NSDAP geehrt wurden. O. V. (1940), S. 177.

287 Mayerle (1940), S. 309.

288 Lechler (1940).

289 Mayerle (1940).

290 Siehe auch Stähle (1940), S. 4.

291 BArch Berlin, NS 53/4, o. Pag.

292 Ärzte-Adressbuch (1932), S. 127.

293 In diesem Fall war eine zweifelsfreie Identifikation nicht möglich, fünf Ärzte dieses Nachnamens existierten zum fraglichen Zeitpunkt in Württemberg. Auch die Reichsärztekammerkartei bietet hier keine weiteren Anhaltspunkte.

294 Mayerle (1940) und Koetzle (1940).

295 § 3 der Satzung, zu finden unter BArch Berlin, NS 53/4, o. Pag.

296 LABW HStAS, E 151/54 Bü 284, Pag. 97.

297 LABW HStAS, E 151/54 Bü 284, Pag. 97.

ten an Dr. med. Stähle, Nagold, Hohestr. 8."[298] Bis 1933 war die Geschäftsführung auch in den Privaträumen Stähles in Nagold.[299]

Die aggressive Werbung zeigte schnelle Erfolge. Ende 1931 hatte der württembergische NSDÄB-Ableger schon mehr als 40 Mitglieder.[300] In den folgenden Monaten sollte deren Zahl stark ansteigen. Stähle hob die Rolle der Heilberufe in der nationalsozialistischen Bewegung hervor: „Kein zweiter akademischer Stand hat in diesem Ausmaß so früh den Weg zur NSDAP. gefunden wie gerade die Stände der Heilberufe, und besonders waren es die Vertreter auf dem Land, die treu und unbeirrt zur Partei standen, während es in den Städten viel schwerer gelang, Fuß zu fassen."[301]

Auch in den anderen Parteiorganisationen wie SA, SS und dem HJ-Führungspersonal waren zahlreiche Ärzte vertreten. So bemerkte Stähle, dass es weder an Fachgruppenobleuten noch an Interessenten für die Aufgabe des Standartenarztes mangele. Die SA- und SS-Standarten in Württemberg verfügten über mindestens einen Mediziner.[302]

In den Jahren 1931 und 1932 fanden zudem zahlreiche Veranstaltungen etwa in Aalen, Friedrichshafen, Ulm, Tübingen, Heilbronn und besonders häufig in Stuttgart statt.[303] Als besonders aktiv hob Stähle dabei die Ärzte Ludwig Böhm, Friedrich Kochendörfer, Georg Boesebeck, Hermann Koetzle, Friedrich Pursche und Axel Daiber hervor.[304] Die meisten von ihnen sollten auch nach 1933 eine größere Rolle spielen. Neben den württembergischen Ärzten sprachen auf den Tagungen auch überregional bekannte Figuren wie Kurt Klare, NS-Funktionär und Gründungsmitglied des NSDÄB.[305] Auch auf den Reichstagungen des NSDÄB zeigten sich zunehmend mehr württembergische Teilnehmer, die dort im ‚Braunhemd' erschienen. So waren auf der dritten Reichstagung schon 20 Teilnehmer aus Württemberg vertreten. Eugen Stähle, Theodor Johannsen und Hermann Feldmann hielten dort auch Vorträge.[306] Stähles Erfolge in Württemberg führten dazu, dass er im September 1932 als einer von vier ärztlichen Beisitzern in den Vorstand des NSDÄB gewählt wurde.[307]

Zudem wurde seit Januar 1932 auch eine eigene württembergische Zeitschrift herausgegeben. Unter dem Titel „Zur Gesundung"[308] sollten „in zwangloser Folge"[309] die wichtigsten Mitteilungen unter die Mitglieder gebracht werden. Für die Herausgabe

---

298 LABW HStAS, E 151/54 Bü 284, Pag. 97.
299 Mayerle (1940).
300 BArch Berlin, NS 53/4, o. Pag.
301 Zit. n. Mayerle (1940), S. 309.
302 LABW HStAS, E 151/54 Bü 284, Pag. 97.
303 Mayerle (1940).
304 Stähle (1940), S. 5.
305 Klee (2007), S. 312 f.
306 Mayerle (1940).
307 BArch Berlin, NS 53/4, o. Pag.
308 BArch Berlin, NS 53/4, o. Pag.
309 BArch Berlin, NS 53/4, o. Pag.

verantwortlich war Stähle, der auch die meisten Artikel selbst verfasste. Erwartungsgemäß richteten sich die Beiträge häufig gegen Kommunisten, Juden oder die Weimarer Republik im Allgemeinen. Aber auch die ärztlichen Standesvereinigungen wurden mitunter scharf angegangen. So wurde beispielsweise deren Fokus auf wirtschaftliche Fragen kritisiert:

> Müde und erschlagen von einem Wust an Paragraphen, von einem Feilschen um Pfennige und Prozente kehrt man wieder zurück ohne jeden Auftrieb zu neuer Berufsfreude, ohne Begeisterung zu neuem Berufsethos, von dem man schon gar nicht mehr zu reden wagt. Ausschließlich um materielle Dinge vertut man rund 7 Stunden kostbarster Zeit.[310]

Standespolitisch spielte der NSDÄB aber zunächst noch keine große Rolle. Zwar soll Stähle beispielsweise auf der außerordentlichen Hauptversammlung des WAV am 6. Januar 1932[311] durch eine „parteipolitische Rede"[312] in Erscheinung getreten sein, diese wurde aber im MKB mit keinem Wort erwähnt. Zudem scheint es zu Konflikten mit dem ehemaligen Vorsitzenden des WAV, Wilhelm Dörfler[313], gekommen zu sein[314].

Ohnehin gab es im MKB keine Erwähnung der Existenz bzw. der Tätigkeit des NSDÄB. Man hatte immer wieder vor einer weiteren Zersplitterung der Ärzteschaft aufgrund politischer Differenzen gewarnt. Auch Hailer hatte sich im MKB explizit gegen ein Engagement der Mediziner in politischen Parteien ausgesprochen.[315] Führende Standespolitiker befürchteten durch neue Vereinigungen ein weiteres Auseinanderdriften der Ärzteschaft und dadurch eine geschwächte Verhandlungsposition mit Krankenkassen und Regierungsvertretern.[316]

Bemerkenswert ist aber, dass sich viele Themen des NSDÄB sowohl von ihrem Gegenstand her als auch in ihrer politischen Tendenz kaum noch von anderen im MKB veröffentlichten Artikeln unterschieden. Beispielsweise wurden in Beiträgen wie „Die Entrechtung des deutschen Aerztestandes"[317] dieselben diffusen Vorwürfe gegen das Ausland und die regierenden Parteien erhoben. So würde das Ausland Einfluss auf die deutsche Politik ausüben, damit die Widerstandsfähigkeit[318] der Deutschen ge-

---

310 BArch Berlin, NS 53/4, o. Pag.

311 Sperling (1932) und Langbein: Eröffnungsansprache (1932).

312 BArch Berlin, NS 53/4, o. Pag.

313 Dieser war nach 1933 bezeichnenderweise einer derjenigen, die am lautstärksten ihre Bewunderung für Adolf Hitler und dessen Parteiprogramm bekundeten. Schröder (1934).

314 BArch Berlin, NS 53/4, o. Pag.

315 „Verfallen wir ja nicht in den leidigen Grundfehler so vieler Deutscher, die in erster Linie Angehörige oder besser gesagt Mitläufer irgendeiner politischen Partei, dann Angehörige einer Religionsgemeinschaft, dann Abkommen eines bestimmten Volksstammes und in allerletzter Linie erst Deutsche sind." Hailer: Neujahrsgedanken (1931), S. 4.

316 Hailer: Neujahrsgedanken (1931).

317 Mayer (1931).

318 Mayer sprach von einer „herabgesetzten Widerstandsverminderung", was in diesem Sinne aber widersprüchlich erscheint. Mayer (1931), S. 14.

schwächt werde[319]. Auch wurden dieselben radikalen Forderungen nach Veränderungen im Gesundheitswesen erhoben. Die Argumente basierten dabei überwiegend auf diffusen Konstrukten wie einer verminderten Widerstandsfähigkeit des Volkes, einer so empfundenen Degeneration der Massen oder einem allgemeinen Herabsinken des deutschen Volkes. Dies waren Konstrukte, für deren Existenz kaum ein empirischer Beweis möglich war, die deshalb aber auch ohne Möglichkeit einer direkten Falsifizierung in einem zunehmend pseudowissenschaftlichen Diskurs innerhalb der ärztlichen Debatten[320] immer häufiger verwendet wurden.

Im Januar 1933 zählte der NSDÄB in Württemberg schon mehr als 150 Mitglieder. 1940 zählte der Bund allein 1742 ärztliche Mitglieder.[321] 173 von ihnen waren zudem vor 1933 Mitglied in der NSDAP und galten damit als ‚alte Kämpfer'.[322]

3.12 Konflikte in der Stuttgarter Ärzteschaft – Der Fall Kienle-Wolf

Standespolitisch sollte aber zunächst ein in aller Öffentlichkeit ausgetragener Konflikt die Ärzteschaft vor allem in Stuttgart beschäftigen. Öffentliche Kundgebungen, Vorwürfe der Denunziation, Ehrenrechtsverfahren und zahlreiche Beleidigungen sollten in den nächsten Monaten auf der Tagesordnung stehen. Die Protagonisten saßen teilweise in maßgeblichen Positionen in der ÄK; an erster Stelle involviert waren Sanitätsrat Neunhöffer und auf der anderen Seite die Fachärztin für Haut- und Geschlechtskrankheiten[323] Else Kienle[324] (im MKB nur als Jacobowitz-Kienle aufgeführt) sowie der Arzt und Naturheilkundler Friedrich Wolf[325].

Den Anfang nahm das Ganze im Dezember 1930 in der Bethesda-Klinik, wo auch Neunhöffer beschäftigt war und er eines Morgens ins OP-Zimmer gerufen wurde. Laut seiner Aussage war ein Mädchen zur sofortigen Operation eingewiesen worden. Bei der überweisenden Ärztin hätte es sich um Kienle gehandelt. Im Operationssaal habe er seinen Kollegen, den Gynäkologen und Direktor dieser Abteilung, Paul Barchet,

---

319 „Die deutsche Ärzteschaft hat das einzige Gut, das die Feinde dem deutschen Volke nicht haben rauben können, die Gesundheit und Arbeitskraft […] dem deutschen Volke auch bis heute erhalten." Mayer (1931), S. 15.

320 Mit den insbesondere 1932 auch reichsweit breit diskutierten Themen Rassenhygiene und Eugenik (insbesondere im Zusammenhang mit der Sterilisierung aufgrund einer eugenischen Indikation) wurden die thematischen Schnittmengen immer größer.

321 Stähle (1940), S. 4 und 19.

322 Stähle (1940), S. 19.

323 Kienle war erst wenige Wochen vor Ausbruch des Konflikts, am 28. Oktober 1930, zugelassen worden, laut MKB als praktische Ärztin; im Reichs-Medizinal-Kalender ist sie hingegen als Fachärztin aufgeführt. Hailer: Aus der Zulassungsausschußsitzung (1930) und Reichs-Medizinal-Kalender (1929), S. 411.

324 Zur Biographie Else Kienles siehe auch Schweigard (2016).

325 Wolf war zudem Mitglied im Verein Sozialistischer Ärzte.

angetroffen. Dieser habe eine „Exstirpation eines Uterus“[326] durchführen müssen, der einen großen Riss aufgewiesen hätte und aus dem schon der Kopf eines vier Monate alten Fötus hervorgetreten gewesen sei. Bei der Einlieferung sei Barchet mitgeteilt worden, dass schon mehrere solcher Fälle im Zusammenhang mit Kienle aufgetreten seien. Bei seiner Aussage versicherte Neunhöffer, so erschüttert gewesen zu sein, dass

> ich es für nötig hielt, Schritte zu unternehmen, um dem unverantwortlichen Treiben der Frau Dr. Jacobowitz-Kienle ein Ziel zu setzen und um in höherem Interesse und im Interesse hilfesuchender Frauen einer Wiederholung vorzubeugen. Ich erstattete deshalb sowohl bei der Polizei als der Staatsanwaltschaft gegen Frau Dr. Jacobowitz-Kienle Anzeige wegen schwerster Kunstfehler und Körperverletzungen, die sie sich bei Gelegenheit von Schwangerschaftsunterbrechungen hatte zuschulden kommen lassen.[327]

Infolge dieser Anzeige wurde Kienle im Februar 1931 verhaftet; mit ihr wurde der als Kritiker des § 218[328] bekannte Wolf[329] ebenfalls festgenommen. Beiden warf man gewerbsmäßige Abtreibung[330] vor.

Wolf, der ebenfalls als Schriftsteller tätig war und mit literarischen Größen wie Erich Kästner, Kurt Tucholsky und Bertolt Brecht dieselbe kritische Sicht auf § 218 teilte, konnte auf die Unterstützung der Kommunistischen Partei Deutschlands (KPD) zählen. So fanden am 26. Februar in Stuttgart drei Veranstaltungen (Liederhalle, Bürgermuseum, Siegle-Haus) gegen die Verhaftung von Wolf und Kienle statt. Dabei traten auch zwei Ärzte zugunsten der Angeklagten als Redner auf, Lothar Wolf aus Berlin und der Stuttgarter homöopathische Arzt Adolf Breuninger. Aber es gab auch Widerspruch bei diesen Veranstaltungen. So kritisierte vor allem Gustav Feldmann, Facharzt für Nervenerkrankungen, insbesondere die Ausführungen von Lothar Wolf als falsch, wofür Feldmann im MKB von einem anonymen Schreiber ausdrücklich belobigt wurde.[331] Die im Folgenden stattfindende Berichterstattung im MKB lässt keinen Zweifel daran, dass man in der Sache auf der Seite Neunhöffers stand, dessen Vorgehen aber nicht uneingeschränkt guthieß.

Neunhöffer wurde nach seiner Anzeige nämlich ehrenrechtlich angeklagt, ohne vorherige Absprache mit der betroffenen Kienle direkt zu Polizei und Staatsanwaltschaft gegangen zu sein – was von einigen als Denunziation und standesunwürdig aufgefasst wurde. Zudem hatten die 1925 aufgestellten Richtlinien zu Schwangerschaftsabbrü-

---

326 Neunhöffer: Zum Fall (1931), S. 166.
327 Neunhöffer: Zum Fall (1931), S. 166.
328 Siehe hierzu beispielsweise Durand-Wever u. a. (1930).
329 Auch im *Deutschen Ärzteblatt* wurde der Fall behandelt, wobei der Schriftleiter Vollmann persönlich mit Wolf gesprochen hatte und diesen in Schutz nahm. Vollmann: Umschau (1931).
330 Laut eines Artikels im *Deutschen Ärzteblatt* habe Wolf nach eigener Aussage in etwa 60 Fällen eine Schwangerschaftsunterbrechung befürwortet, in 300 weiteren Fällen dies aber abgelehnt. Laut Siegmund Vollmann hätte sich Wolf dabei als Gegner der Abtreibung bezeichnet. Vollmann: Umschau (1931), S. 115.
331 Anonym (1931).

chen vorgesehen, dass derartige Fälle der ÄK gemeldet werden sollten. Als weiterhin ehrenrührig kam der Vorwurf hinzu, dass Neunhöffer die Anzeige anonym getätigt habe. Infolgedessen wurde Barchet befragt. Dies ergab, dass er zwar Neunhöffer ins Operationszimmer hatte rufen lassen, diesen aber nicht zu einer Anzeige bei Polizei oder Staatsanwaltschaft aufgefordert hätte. Barchet gab an, dass er Neunhöffer, der zweiter Vorsitzender der ÄK war, für besser geeignet gehalten hätte, mit dieser Angelegenheit umzugehen. Statt aber nun Meldung bei der ÄK oder dem Innenministerium zu machen und ein Standesverfahren einleiten zu lassen, sei Neunhöffer direkt zur Kriminalpolizei gegangen.[332] Aufgrund seines Verhaltens wurde ihm eine eigene Agenda unterstellt, in deren Rahmen er die Standeskollegin Kienle denunziert habe.

Der Vorgang hatte vier weitestgehend parallel verlaufende Entwicklungen zur Folge: erstens das Verfahren gegen Wolf und Kienle, zweitens eine neue Debatte über § 218, drittens ein ehrenrechtliches Verfahren gegen Neunhöffer und zu guter Letzt beeinflusste das Geschehen die unmittelbar bevorstehende Wahl[333] zur ÄK im Bezirk Stuttgart.

Nachdem Kienle in der Haft über mehrere Wochen verhört worden war, trat sie in einen Hungerstreik. Aufgrund ihres schlechten gesundheitlichen Zustandes und ihrer Weigerung, sich in ein Krankenhaus einliefern zu lassen, wurde sie am 28. März 1931 wegen Haftunfähigkeit entlassen. Dem ebenfalls angeklagten Wolf erging es deutlich besser; gegen Zahlung einer Kaution wurde er freigelassen. Wolf wandte sich anschließend auch an die ÄK, um sich gegen die Vorwürfe zur Wehr zu setzen. So wurde am 29. März auf der zehnten Vollversammlung der ÄK ein Brief Wolfs verlesen, in welchem er sowohl ein ehrenrechtliches Verfahren gegen sich selbst beantragte und sich über die Denunziationen aus Ärztekreisen beschwerte. Langbein wies den Vorwurf der Denunziation zurück und erklärte, dass ein ehrenrechtliches Verfahren gegen Wolf so lange nicht möglich sei, wie ein ordentliches Gerichtsverfahren gegen ihn laufen würde.[334]

In den nächsten Monaten traten sowohl Wolf als auch Kienle auf Veranstaltungen gegen § 218 auf, so unter anderem auch am 15. April im Berliner Sportpalast.[335] Kienle gab ihre Praxis in Stuttgart in der Folge auf und zog nach Frankfurt am Main. Dort nahm sie weiterhin an Kundgebungen gegen § 218 teil und führte Schwangerschaftsabbrüche durch. Aufgrund einer erneut drohenden Verhaftung floh sie 1932 nach Frankreich.[336] Nachdem sich Kienle zudem von ihrem Mann Stefan Jacobowitz[337] hatte scheiden lassen, lernte sie dort einen Amerikaner kennen und emigrierte nach der Heirat in die USA. Sie wurde in Deutschland noch bis 1940 per Steckbrief gesucht, kehrte

332 Vorstand der Württ. Aerztekammer (1931).
333 Neunhöffer: Aerztekammerwahl (1931), S. 121.
334 Bosler: Württembergische Aerztekammer. 10. Vollversammlung (1931).
335 Patzel-Mattern (2003), S. 190.
336 Patzel-Mattern (2003), S. 190.
337 Jacobowitz flüchtete erst 1940 aus Frankreich, seine Flucht diente als Inspiration für das Bühnenstück „Jacobowsky und der Oberst" von Franz Werfel.

aber erst nach dem Krieg und auch nur für Besuche in ihre ehemalige Heimat zurück. Nach 1933 emigrierte auch Wolf zunächst in die Sowjetunion, verließ diese aber 1938 gen Spanien. Er wurde jedoch in Frankreich verhaftet und im Konzentrationslager Le Vernet interniert. In der Zwischenzeit war ihm die deutsche Staatsbürgerschaft von den Nationalsozialisten aberkannt worden. 1941 wurde er aufgrund der Hilfe der sowjetischen Botschaft entlassen und ging erneut nach Moskau. Nach Ende des Zweiten Weltkrieges kehrte er nach Deutschland zurück.[338]

3.13 Die Auseinandersetzung um den Paragraphen 218

Durch den Fall hatte aber nicht nur in Württemberg die Debatte um § 218 neue Fahrt aufgenommen. Sowohl in den ärztlichen Standeszeitschriften als auch auf öffentlichen Veranstaltungen wurde in den folgenden Wochen hitzig diskutiert. Zwischen Befürwortern und Gegnern des Paragraphen zeigten sich schnell unvereinbare Auffassungen.

Die württembergische ÄK äußerte sich durch eine Stellungnahme im MKB. Dabei wurden die auf dem Deutschen Ärztetag 1925 beschlossenen Leitsätze wiederholt. So hieß es dabei unmissverständlich:

> Die Unterbrechung darf nur aus ärztlichen Gründen, also zum Zwecke der Heilung oder Gefahrverhütung vorgenommen werden. Die sogenannte ‚soziale Indikation', die richtiger ‚wirtschaftliche Indikation' hieße, gründet sich auf Notlagen, zu deren Beurteilung der Arzt nicht allein berufen und zuständig ist; sie ist als Indikation für die Unterbrechung unbedingt abzulehnen. Die sogenannte ‚eugenische Indikation' bewegt sich auf einem ärztlich-biologischen Fragegebiet, dessen Forschungsergebnisse noch zu dürftig sind, um schon jetzt dem praktischen Handeln als Stütze zu dienen.[339]

Die soziale Indikation wurde also strikt abgelehnt, während man der eugenischen zumindest potentiell offen gegenüberstand; die einzig befürwortete Indikation blieb aber vorerst die medizinische. Im *Deutschen Ärzteblatt* wurden Heidelberg und Tübingen als diejenigen Universitätsstandorte genannt, die als einzige im Deutschen Reich eine „kombinierte medizinisch-soziale Indikation"[340] strikt ablehnen würden[341]. Diese hätte bei der Entscheidung dem Arzt erheblichen Ermessensspielraum zugestanden. Langbein richtete in seiner Erklärung auch einige Worte an die Kritiker:

---

338 Zu seiner Biographie siehe Rueß (2009), S. 316–322.
339 Langbein: Zum § 218 (1931), S. 111.
340 Vollmann: Umschau (1931), S. 116.
341 „Die kombinierte medizinisch-soziale Indikation wird nur von Heidelberg und Tübingen bestimmt und von Halle und Leipzig etwas unbestimmter abgelehnt; alle übrigen erkennen sie an; teils klar und präzis, teils mehr oder weniger bedingt." Vollmann: Umschau (1931), S. 116.

> Wir wissen, daß in der Deutschen Aerzteschaft, wie in der württembergischen sich Kollegen befinden, die das Gesetz selbst, wie den offiziellen Standpunkt ihrer Standesvertretung bekämpfen, und aus ehrlicher Ueberzeugung einer gänzlichen Beseitigung des § 218 und einer Freigabe der Vernichtung keimenden Lebens das Wort reden. Aber so wenig der Staat es dem Bürger sonst gestattet, Gesetzesbestimmungen, die er für falsch hält, oder die ihm unbequem sind, zu übertreten, so wenig darf der Arzt sich solches anmaßen. Das Gegenteil wäre Anarchie.[342]

Langbeins Ausführung war deutlich, aber insofern wenig glücklich gewählt, als er die Standesvertretung und ihre Auffassung mit der Staats- und Gesetzesgewalt gleichsetzte. Dem folgte ein anonymer Bericht über die öffentlichen Kundgebungen für Friedrich Wolf. Der Verfasser des Artikels war nur als „Stuttgarter Arzt"[343] kenntlich gemacht; das Thema war derartig aufgeladen, dass anonyme Wortmeldungen so häufig wie nie zuvor im MKB veröffentlicht wurden. Der Arzt wandte sich in seinem Artikel deutlich gegen die Kundgebungen und prangerte „kommunistische Phraseologie"[344] und das Lob für die sowjetische Medizin an. Ausdrücklich gelobt wurde Gustav Feldmann, der bei der Veranstaltung im Bürgermuseum Kritik an den Rednern geübt hatte. Aus den Ausführungen wird ersichtlich, dass der anonyme Verfasser deutlich für eine Beibehaltung des § 218 war und keine Möglichkeit zu einem Konsens mit der Gegenseite sah.[345]

Ebenfalls anonymisiert wurde der nächste Artikel veröffentlicht[346]; darin wurde allerdings beiden Seiten zugestanden, valide Punkte anzuführen. Die Autorin oder der Autor unterschied zwischen medizinischer und sozialer Indikation und nahm sich auch religiöser bzw. kirchlicher Punkte an. So sei aus letzterem Gesichtspunkt eine Schwangerschaftsunterbrechung fast immer abzulehnen, aus medizinischer Indikation hingegen Vorsicht bei der Beurteilung geboten. Dies sei aber gar nicht der Kern des Problems. Strittig sei nämlich nur die soziale Indikation. Manche Ärzte lehnten diese rundweg ab, andere sprachen sich hingegen dafür aus, diese mehr oder minder weitgehend zu berücksichtigen. Zu Letzteren zählte sich auch der oder die Verfasserin und forderte deshalb eine Anpassung des Paragraphen. Allerdings war die Debatte inzwischen derart aufgeladen, dass diejenigen Ärzte, die für eine Beibehaltung waren,

---

342 Langbein: Zum § 218 (1931), S. 112.
343 Anonym (1931), S. 112.
344 Anonym (1931), S. 112.
345 Anonym (1931).
346 Das Kürzel L.-E. befindet sich am Ende des Artikels, es existieren aber keine Ärztin und auch kein Arzt mit diesem Doppelnamen im Reichs-Medizinal-Kalender von 1931, weder in Württemberg noch im Reich. Andere Kombinationen (Vornamen oder Orte) führen ebenfalls zu keiner zweifelsfreien Identifizierung.

als „unsozial gesinnt“[347] dargestellt wurden, wohingegen die Befürworter einer Aufhebung als „unsittlich und vaterlandsfeindlich“[348] diffamiert wurden[349].

Dabei waren keine Trennlinien zwischen weiblichen und männlichen Medizinern auszumachen. So äußerte sich beispielsweise die württembergische Ärztin Clara Ehrmann-Ernst im *Deutschen Ärzteblatt* zur Thematik. Sie vertrat dabei frauenfeindliche Ansichten und sprach beispielsweise von „minderwertige[n] Mädchen“[350], während sie die Männer fast ausschließlich in positivem Licht darstellte. Nach Ehrmann-Ernst traf die Frauen die Schuld, wenn sie schwanger wurden, und sie müssten froh sein, wenn der Mann sie dann überhaupt noch heiraten würde.[351] Eine Schwangerschaftsunterbrechung war in ihren Augen Mord, wobei hier ihre Religiosität eine besonders starke Rolle spielte.[352]

Eine andere Ansicht vertraten die drei Stuttgarter Ärzte Adolf Breuninger, Paul Röttger und Julius Mezger. Diese wandten sich „im Namen einer Anzahl Kollegen“[353] gegen die Erklärung der ÄK. Dabei sprachen sie sich deutlich für die Berechtigung einer sozialen Indikation aus und führten dazu die Zahlen der Arbeitslosen von 1925 und 1931 an. Diese hatten sich nach Angaben der Autoren mehr als versechsfacht, und auch der Lohn habe sich im Verhältnis zu den Lebenshaltungskosten negativ entwickelt. Deshalb seien auch die Richtlinien von 1925, welche die ÄK unverändert wiedergegeben hatte, nicht mehr auf die aktuelle Situation anwendbar. Ebenso habe sich die wissenschaftliche Meinung zu dem Thema gewandelt; insbesondere Gutachten und Wortmeldungen bekannter Gynäkologen wurden hierzu als Belege angeführt. Bei den meisten wurde zumindest eine Mischung aus sozialer und medizinischer Indikation bei der Entscheidungsfindung befürwortet. Besonders deutlich war in den Augen der Autoren die Aussage des Berliner Gynäkologen Alfred Dührssen: „Die Gebärfreudigkeit wird nicht durch Strafgesetze, sondern nur durch eine Besserung der wirtschaftlichen Lage zu heben sein!“[354] Zur Klärung der Debatte wurde deshalb eine „geheime Abstimmung der württembergischen Aerzteschaft über die einzelnen Indikationen“[355] vorgeschlagen.

---

347 L.-E. (1931), S. 143.
348 L.-E. (1931), S. 143.
349 L.-E. (1931).
350 „Ich habe schon wiederholt erlebt, daß Burschen die sich an ein minderwertiges Mädchen gehängt hatten, das sie lieber wieder losgeworden wären, sich geduldig zur Heirat, zu einem, wie sie genau wußten, sehr zweifelhaften Glück fürs ganze Leben entschlossen, aus Liebe zu dem kleinen Wesen, das ihr Kind war.“ Ehrmann-Ernst (1931), S. 212.
351 „Wären Sie [sic!] vorher stolz gewesen! Jetzt haben Sie den Stolz nicht mehr nötig, jetzt müssen Sie froh sein, wenn er Sie heiratet.“ Ehrmann-Ernst (1931), S. 212.
352 „Gott will euch (nämlich beiden) eine unsterbliche Menschenseele anvertrauen und ihr wollt sie umbringen. Das, was ihr wollt, ist Mord.“ Ehrmann-Ernst (1931), S. 212.
353 Breuninger/Mezger/Röttger (1931), S. 144.
354 Zit. n. Breuninger/Mezger/Röttger (1931), S. 144.
355 Breuninger/Mezger/Röttger (1931), S. 144.

Breuninger hatte zudem zu einer Aussprache über die Frage ins Gustav-Siegle-Haus in Stuttgart eingeladen. In geschlossener Gesellschaft sollten Ärzte, Juristen und „geistige Arbeiter“[356] diskutieren. Im MKB berichtete der Bietigheimer Arzt Eduard Krauter über die Veranstaltung. Schon in den ersten Sätzen wird deutlich, wie stark Krauter als frühes NSDAP- und NSDÄB-Mitglied[357] in Gegnerschaft zum Kommunismus stand. So kritisierte er, die ganze Diskussion sei unwissenschaftlich und allein politisch motiviert gewesen. So sei es „empörend zu hören, mit welchen Zurufen die ärztlichen Diskussionsredner, die Herren Ministerialrat Dr. Gnant, Prof. Mayer, Tübingen, Obermedizinalrat Dr. Fetzer und San.-Rat Dr. Neunhoeffer bedacht“[358] worden seien, ohne aber ins Detail zu gehen. Als Referentin war die Frankfurter Ärztin Hertha Riese[359] eingeladen, deren Vortrag Krauter als „weder nach Form noch Inhalt auf der für eine wissenschaftliche Diskussion erforderlichen Höhe“[360] stehend sowie „bewußt agitatorisch“[361] beurteilte. Im Folgenden ging er auf die Ausführungen Rieses ein und widerlegte diese vermeintlich mit seinen eigenen Erfahrungen, die in seinen Augen repräsentativ genug für pauschale Aussagen zu sein schienen. So würde die „kinderreiche Arbeitersfrau [...], wenn auch nicht freudig, so doch gefaßt die neue Schwangerschaft auf sich [nehmen] und [sagen], wo fünfe essen, ißt sich auch noch ein sechstes satt“[362]. Die Ärzte hätten vor diesen Frauen „die allerhöchste Hochachtung“[363], was Krauter nicht daran hinderte, sich im nächsten Satz gegen das Proletariat zu wenden, welches „das Hauptkontingent der Hilfesuchenden und den Arzt bis aufs Blut und oft in unverschämtester Weise Quälenden stellt“[364]. Aus der Warte des Arztes stellte er die Behauptung auf, dass ein weiteres Kind zwar eine gewisse Belastung darstellen könne, aber „doch nicht so schwerer Art, daß die Existenz der ganzen Familie dadurch in Frage gestellt wäre, sondern vielmehr ein Versagen mancher Annehmlichkeiten des äußeren Lebens seitens der Eltern und besonders der Mutter“[365]. Dabei unterstellte er denjenigen Müttern, die eine Abtreibung aufgrund wirtschaftlicher Ursachen in Erwägung zogen, nur egoistische Motive zu haben. So legte er in einem fiktiven Beispiel ihnen die Worte in den Mund: „‚Herr Doktor, ich kann doch jetzt kein weiteres Kind brauchen, ich muß doch noch meine Mahagoni-Zimmereinrichtung abbezahlen.‘“[366] Krauter stellte im Folgenden auch die Behauptungen auf, dass eine Gegner-

356 Krauter (1931), S. 165.
357 LABW HStAS, E 151/54 Bü 284, Pag. 97.
358 Krauter (1931), S. 165.
359 Zu Hertha Rieses Biographie siehe https://geschichte.charite.de/aeik/biografie.php?ID=AEIK00633 (letzter Zugriff: 18.2.2021).
360 Krauter (1931), S. 165.
361 Krauter (1931), S. 165.
362 Krauter (1931), S. 165.
363 Krauter (1931), S. 165.
364 Krauter (1931), S. 165.
365 Krauter (1931), S. 165.
366 Krauter (1931), S. 165.

schaft zum § 218 nur aus einer „individualistisch-materialistischen Weltanschauung“[367] heraus hätte entstehen können und dadurch dem deutschen Volk das Anrecht auf ein Kind verweigert werden würde. Ging es allerdings um die Fortpflanzung von „asozialen Elementen“[368], sprach sich Krauter nicht für eine Schwangerschaftsunterbrechung aus[369]. Er forderte stattdessen schon präventiv eine sofortige und radikale „gesetzliche Zwangssterilisation“[370], der sich alle zu unterwerfen hätten, die in folgende Kategorien fielen: „alle Verbrecher, Alkoholiker, Sexualabnorme, die geistig Minderwertigen wie Epileptiker, Schizophrenen, Paranoiker, Imbezillen, Debilen, wie auch die körperlich Minderwertigen wie Luetiker und Tuberkulösen in bestimmten Stadien.“[371] Nachdem er sich auch noch gegen die Syphilis- (Lues-) und Tuberkulosefürsorge gewandt hatte, verabschiedete er sich endgültig vom eigentlichen Thema, dem Bericht über die öffentliche Aussprache. Im Folgenden gab er allein seine eigenen Ansichten wieder und zeichnete dabei das Bild einer Volksgemeinschaft, in der „die Emanzipation der Frau“[372] und auch der „Lebensgenuss“[373] keinen Platz haben sollten. Krauters Vorwurf der unwissenschaftlichen Diskussionsführung lässt sich fraglos auch auf seine Ausführungen anwenden, womit er aber in der weiteren Auseinandersetzung zu Für und Wider des § 218 nicht der Einzige, wenn auch ein besonders deutliches Beispiel war.

Auch bei der Vollversammlung der ÄK fand eine Aussprache statt, wobei man sich entschloss, die Leitsätze von 1925 weiterhin als gültig anzusehen. Änderungen des § 218 wurden zwar ausdrücklich befürwortet, allerdings nur im Hinblick auf die medizinische Indikation. Dabei sollte die wirtschaftliche Lage beim Vorliegen einer solchen Indikation berücksichtigt werden – wie dies aber in der Praxis aussehen sollte, wurde nicht diskutiert. Insgesamt machte die Entschließung aber den Eindruck, dass eine klare Stellungnahme vermieden werden sollte und die Auseinandersetzung um den Fall Kienle-Wolf vor allem ein Ärgernis war. Im *Deutschen Ärzteblatt* wurde die württembergische Entschließung zusammen mit einer weiteren, deutlich bestimmter formulierten Resolution abgedruckt. Letztere war im Rahmen einer am 23. März 1931 in Berlin unter anderem vom Ausschuß Groß-Berliner Ärztinnen einberufenen Veranstaltung „Frauen sprechen zu § 218“[374] entstanden und hatte dort 1200 Unterschriften

---

367 Krauter (1931), S. 166.
368 Krauter (1931), S. 166.
369 „Deren Fortpflanzung zu verhüten, muß im Gegenteil sein [des Staates und der Volksgemeinschaft, A. P.] Ziel sein; denn deren Nachkommenschaft wird wieder die Gefängnisse und Irrenhäuser füllen und den Staat Millionen kosten ohne jegliche Gegenleistung. Jedoch nicht die Curette darf der vorgeschriebene Weg sein, sondern Geburtenverhütung durch gesetzliche Zwangssterilisation.“ Krauter (1931), S. 166.
370 Krauter (1931), S. 166.
371 Krauter (1931), S. 166.
372 Krauter (1931), S. 166.
373 Krauter (1931), S. 166.
374 O. V.: Entschließungen (1931), S. 176.

erhalten. Darin wurde deutlich die Aufhebung des Paragraphen und die „weitestgehende Mitarbeit der Frau“[375] bei einer neuen gesetzlichen Regelung gefordert.

Breuningers Vorschlag, eine anonyme Umfrage durchführen zu lassen, ob und inwiefern sich die Meinung in der württembergischen Ärzteschaft zur Frage des § 218 geändert habe, wurde deshalb auch eine klare Abfuhr erteilt: „Eine geheime Abstimmung in wissenschaftlichen Fragen betrachtet die Württ. Aerztekammer als unangemessen und zwecklos.“[376]

In diesem Zusammenhang wurde auch noch die Frage von Sexualberatungsstellen behandelt. Der Stadtarzt Karl Lempp gab zu Protokoll, dass das Gesundheitsamt Stuttgart nicht geplant habe, eine derartige Stelle einzurichten. Er lehnte es zudem ab, sich als Arzt an der schon existierenden Sexualberatungsstelle von Anna Blos[377], der Frauenrechtlerin und Witwe des vormaligen Staatspräsidenten Wilhelm Blos sowie Tochter eines Oberstabsarztes, zu beteiligen. Im Rahmen der allgemeinen Fürsorgetätigkeit sollte aber Auskunft zu Ehe- und Sexualfragen erteilt werden. „Praktische Maßnahmen aber, wie Abgabe von Verhütungsmitteln, würden nicht getroffen.“[378]

Als eine der wenigen praxisrelevanten Änderungen wurde der Vorschlag geäußert, dass eine Schwangerschaftsunterbrechung nur erlaubt werden solle, wenn die Notwendigkeit durch zwei ärztliche Gutachten einwandfrei festgestellt sei. Zudem dürfe keiner der beiden Gutachter der die Operation durchführende Arzt sein. Dazu müsse ein dritter Mediziner hinzugezogen werden, welcher dann auch das Protokoll aufzubewahren hätte. Der Vorschlag wurde zwar mit Verweis auf seine praktischen Schwierigkeiten insbesondere im ländlichen Bereich abgelehnt, aber die Bestimmungen wurden dahingehend ergänzt, dass zumindest eine zweite ärztliche Beratung stattzufinden hatte.[379] Dies geschah aber keineswegs im Hinblick auf die Diagnose, sondern hatte rein rechtliche Beweggründe. Aufgrund des geltenden Gesetzes konnte eine Schwangerschaftsunterbrechung für den Arzt erhebliche Strafen nach sich ziehen; mit einer zweiten Beratung sollten die Mediziner rechtlich besser abgesichert sein.[380] Gleiches

---

375 O. V.: Entschließungen (1931), S. 176.

376 Bosler: Württembergische Aerztekammer. 10. Vollversammlung (1931), S. 176.

377 Zur Biographie siehe https://www.stadtlexikon-stuttgart.de/article/860efaee-1696-4834-b30b-95d55e3003a8/1/Anna_Blos_%281866-1933%29.html (letzter Zugriff: 18.2.2021).

378 Bosler: Württembergische Aerztekammer. 10. Vollversammlung (1931), S. 176.

379 Bosler: Württembergische Aerztekammer. 10. Vollversammlung (1931).

380 „Das derzeit geltende Gesetz bedroht jeden Fall von Schwangerschaftsunterbrechung ohne Rücksicht auf die Gründe mit langjähriger Freiheitsstrafe, und der Arzt, der eine Schwangerschaftsunterbrechung vornimmt, ist ganz davon abhängig, ob der zuständige Staatsanwalt im gegebenen Fall ihm das Recht des Notstands zubilligt oder nicht. Die Kammern sind gezwungen Vorsorge zu treffen, daß dem Arzt nicht aus einer pflichtgemäßen Berufshandlung eine schwere Bestrafung erwächst, und sie haben den Arzt dadurch am besten zu sichern geglaubt, daß sie ihm die Verpflichtung zur Zuziehung eines zweiten Arztes auferlegten.“ Feldmann: Die Haltung (1931), S. 223.

galt für die Protokollierung: Diese sollte binnen drei Tagen an die ÄK zur Aufbewahrung gesendet werden.[381]

Damit wäre die Angelegenheit in den Augen der ÄK erledigt gewesen, eine Entschließung und eine Änderung waren Reaktion genug. Allerdings äußerte sich der Abgeordnete Berthold Heymann von der Sozialdemokratischen Partei Deutschlands (SPD) zu der Erklärung der ÄK öffentlich. Dabei warf er ihr mangelnde Objektivität in sachlicher, wissenschaftlicher und persönlicher Form vor.

Dies veranlasste den zuvor schon bei den Auseinandersetzungen präsenten Gustav Feldmann zu einer öffentlichen Erwiderung. Er sah die Veränderungen als ausreichend an und wies auch die anderen Vorwürfe Heymanns zurück.[382]

3.14 Der zweite Vorsitzende der Ärztekammer vor dem Ehrengericht

Neben der hitzig geführten Debatte um den § 218 hatte der Fall Kienle-Wolf aber vor allem Folgen für Neunhöffer, dem nun eine Verhandlung vor dem Ehrengericht bevorstehen sollte. Allerdings traten ihm zahlreiche Standespolitiker schon vorab zur Seite, insbesondere Gustav Feldmann. Dieser bemerkte, dass die ÄK sich eindeutig auf dessen Seite gestellt hätte. Eine derartig öffentlich verlautbarte Unterstützung, obwohl das ehrenrechtliche Verfahren bei weitem noch nicht abgeschlossen war, rief erwartungsgemäß einigen Unmut hervor. Insbesondere die anzeigenden Ärzte sahen in den Äußerungen eine unzulässige Beeinflussung des Verfahrens.[383]

Bis es zur Verhandlung vor dem Ehrenrat kommen sollte, vergingen aber einige Monate. In dieser Zeit sah sich Neunhöffer zahlreichen persönlichen Anfeindungen ausgesetzt. Auch in der Tagespresse wurde der Vorgang thematisiert und je nach Ausrichtung auch skandalisiert. Während die *Süddeutsche Arbeiterzeitung*[384] Neunhöffer als Denunzianten attackierte, trat man ihm im *Deutschen Volksblatt* unterstützend zur Seite[385]. Innerhalb der Ärzteschaft waren immer deutlicher zwei Lager auszumachen. Dass Neunhöffer nicht mit Kienle gesprochen und den Vorfall auch nicht zuerst der ÄK gemeldet hatte und stattdessen direkt zur Kriminalpolizei gegangen war, erhitzte die Gemüter. Die Vollversammlung der ÄK am 29. März beurteilte das Verhalten ihres zweiten Vorsitzenden erwartungsgemäß weniger kritisch:

---

381 Bosler: Württembergische Aerztekammer. 10. Vollversammlung (1931) und Feldmann: Die Haltung (1931).
382 Feldmann: Die Haltung (1931).
383 Vorstand der Württ. Aerztekammer (1931) Die Unterzeichner waren Paul Bonem, Adolf Breuninger, Wilhelm Dietrich, Theodor Dobler, Hermann Gundert, Erwin Hirsch, Heinrich Hoffmann, Richard Lump, Hermann Meng, Paul Röttger und Lothar Zloczower. Bonem u. a. (1931).
384 LABW HStAS, E 151/54 Bü 284, Pag. 108.
385 LABW HStAS, E 151/54 Bü 284, Pag. 112.

> Die Kammer beschäftigte sich dann noch mit den gegen den 2. Vorsitzenden der Kammer, Herrn Sanitätsrat Dr. Neunhoeffer, durch die Presse und in Zuschriften gerichteten Angriffen. Die Kammer wies nach Kenntnisnahme der Vorgänge die Angriffe als völlig unberechtigt zurück und erklärte ihr Einverständnis mit dem Vorgehen ihres 2. Vorsitzenden, das im Interesse der hilfesuchenden Frauen und somit im höheren Interesse notwendig gewesen sei, um weiterem Unheil vorzubeugen.[386]

Trotz dieser positiven Beurteilung musste das Ergebnis des ehrenrechtlichen Verfahrens abgewartet werden. Allerdings beschloss der Aerztliche Ehrenrat in Stuttgart, dass es erst gar nicht zu einer tatsächlichen Verhandlung kommen sollte. So wurde nur die Anklageschrift eingereicht, die Kläger aber nicht angehört. Das Verfahren wurde stattdessen sehr abrupt eingestellt[387] und verlautbart, dass das Verhalten Neunhöffers nicht zu beanstanden sei[388].

Nach Ansicht des Ehrenrates habe Neunhöffer annehmen müssen, dass es sich um einen Fall eines „schweren Kunstfehlers, nämlich einer fahrlässigen Körperverletzung“[389] gehandelt habe. Entsprechend sei eine Anzeige gerechtfertigt gewesen. Ebenso wenig habe der anwesende Barchet ihn explizit aufgefordert, dies nur der ÄK zu melden; stattdessen sei ihm freigestellt worden, welche Schritte eingeleitet werden sollten. In der Urteilsbegründung wird Neunhöffer bescheinigt, dass „in keinem Punkt ein standesunwürdiges Verhalten festzustellen“[390] sei, also die in der Öffentlichkeit gegen ihn gerichteten Vorwürfe (anonyme Anzeige, Verletzung des Vertrauensverhältnisses zu Frau Dr. Kienle) entkräftet seien[391].

In der ausführlichen Urteilsbegründung wurde allerdings auch die Entscheidung der ÄK angeführt[392], ein Umstand, der eigentlich in den beiden voneinander getrennten Institutionen[393] keine Rolle hätte spielen dürfen[394]. Rechtsmittel gegen die Entscheidung des Ehrenrats waren nicht möglich und der Fall damit zumindest vor dieser Instanz erledigt.[395] Wie zu erwarten, kam infolge dieses Vorgehens der Vorwurf

386 Bosler: Württembergische Aerztekammer. 10. Vollversammlung (1931), S. 176.

387 Hoffmann (1931).

388 Vorstand der Württ. Aerztekammer (1931).

389 Vorstand der Württ. Aerztekammer (1931), S. 311.

390 Vorstand der Württ. Aerztekammer (1931), S. 312.

391 Vorstand der Württ. Aerztekammer (1931).

392 „Es kann deshalb nicht davon [von standesunwürdigem Verhalten, A. P.] gesprochen werden, weil nachher die übrigen Mitglieder der Aerztekammer nach der eigenen Darstellung des Anzeigeerstatters sein Vorgehen gutgeheißen haben.“ Vorstand der Württ. Aerztekammer (1931), S. 311.

393 Die Ehrenräte waren der Vorsitzende Fritz Veiel aus Cannstatt und die beiden Stuttgarter Alban Nast-Kolb und Otto Einstein. Zusätzlich war als rechtskundiger Berater ein Landgerichtsdirektor anwesend. Ärzte-Adressbuch (1932), S. 30, und Vorstand der Württ. Aerztekammer (1931).

394 Vorstand der Württ. Aerztekammer (1931).

395 Hoffmann (1931).

auf, dass hier einseitig und unter ehrenrechtlich fragwürdigen Umständen zugunsten Neunhöffers geurteilt worden war.

Trotz des Freispruchs hatte der Fall für den Beschuldigten und auch die ÄK noch weitere Folgen, sollte die Auseinandersetzung doch maßgeblichen Einfluss auf die für den Juni 1931 angesetzte Wahl haben – zumal Neunhöffer auch die Funktion des Wahlleiters für den Wahlkreis Stuttgart innehatte.[396]

3.15 Die Wahl zur Ärztekammer 1931

In Vorbereitung der Wahl sollte in der Sitzung des ärztlichen Bezirksvereins I Stuttgart am 8. Mai 1931 die übliche Liste mit Kandidaten aufgestellt werden. Bis dato war es die Regel, dass dies eine Einheitsliste war, womit Konflikte durch Wahlkampf oder Ähnliches erst gar nicht aufkommen konnten. Der Versuch, eine Einheitsliste aufzustellen, wurde auch am 8. Mai unternommen. Dabei kam die Frage auf, ob Ärzte, gegen die ein Ehrenrechtsverfahren anhängig sei, überhaupt gewählt werden könnten – womit selbstverständlich auf den Fall Neunhöffer Bezug genommen wurde. Wie sich nun zeigte, hatten die Kläger gegen Neunhöffer, bei denen es sich überwiegend um jüngere Ärzte handelte, inzwischen auch Anzeige gegen alle 24 Mitglieder der ÄK erstattet.[397] Als Grund wurde die in den Augen der Kläger unzulässige Einflussnahme der Kammer angeführt.[398]

Auch die angeblich anonym erfolgte Anzeige wog als Vorwurf schwer. Auf Anfrage erklärte sich Neunhöffer bereit, darüber Auskunft zu erteilen. Dass die ganze Angelegenheit inzwischen zum Politikum geworden war und es weniger um die Klage als vielmehr um eine innere Auseinandersetzung der Stuttgarter Ärzteschaft ging, zeigte sich darin, dass die Kläger forderten, die Stellungnahme von Neunhöffer bei dieser Sitzung nicht zuzulassen.[399] Der Antrag wurde abgelehnt und Neunhöffer gab zu Protokoll, dass die Anzeige „selbstverständlich unter voller Namensnennung erfolgt sei“[400] und die gegenteilige Darstellung nur darauf zurückzuführen sei, dass die Polizei von einer Veröffentlichung keinen Gebrauch machen wollte[401].

Im Hinblick auf das Thema Wählbarkeit wurde aufgeworfen, dass vor einem Jahr ein Kollege aufgrund eines gegen ihn laufenden Ehrenrechtsverfahrens nicht habe ge-

---

396 Neunhöffer: Aerztekammerwahl (1931), S. 245.

397 „Eine Anzahl vorwiegend jüngerer Stuttgarter Kollegen habe gegen alle 24 Mitglieder der Württ. Aerztekammer Anzeige an die zuständigen Ehrenräte erstattet.“ Kaiser/Lehr (1931), S. 246.

398 „[W]eil die Kammer sich in der Angelegenheit Frau Jacobowitz-Kienle hinter Herrn Neunhoeffer gestellt habe.“ Kaiser/Lehr (1931), S. 246.

399 Einer der Kläger, Paul Bonem, stellte den Antrag zur Geschäftsordnung, dass Neunhöffer nicht Stellung nehmen dürfe. Kaiser/Lehr (1931).

400 Zit. n. Kaiser/Lehr (1931), S. 246.

401 Kaiser/Lehr (1931).

wählt werden können. An Neunhöffer richtete man die Frage, wie er sich nun dazu stelle. Dies war nicht unproblematisch, da Neunhöffer zugleich auch Wahlleiter war. Die nachfolgende Debatte führte insofern zur Klärung, als die inzwischen ebenfalls angeklagten bisherigen Mitglieder der ÄK weiterhin wählbar waren.[402] Alles andere hätte zweifellos zur Folge gehabt, dass zukünftig ehrenrechtliche Anzeigen (unabhängig davon, ob begründet oder nicht) als Mittel in Frage gekommen wären, um Kandidaten von der Wahl auszuschließen.

Allerdings war in der Sitzung auch deutlich geworden, dass die Konflikte dazu führten, dass keine gemeinsame Wahlliste zustande kam. Damit waren konkurrierende Wahlvorschläge nur eine Frage der Zeit, in dieser Hinsicht bestanden nämlich keine nennenswerten standesrechtlichen Hürden.[403]

Der Fall Kienle-Wolf hatte somit als Katalysator gewirkt. Er war aber keineswegs die alleinige Ursache für die insbesondere in Stuttgart schwelenden Konflikte zwischen jüngeren und älteren Medizinern sowie den links- und rechtsgerichteten Lagern in der Ärzteschaft. War zuvor meist nur darüber geklagt worden, dass Standespolitik häufig ein Betätigungsfeld älterer Ärzte war, wollten nun einige jüngere Kollegen selbst aktiv werden. Infolge der Sitzung sollte nun ein zweiter Wahlvorschlag (im Folgenden: Vorschlag II) erarbeitet werden. Dazu gab es auch einen Aufruf derjenigen Ärzte, die mit den bisherigen Vertretern in der ÄK nicht zufrieden waren. Unter den Unterzeichnern befanden sich nicht nur diejenigen, die sich im Fall Kienle-Wolf gegen die Auffassung der ÄK gewandt hatten. So war mit Bernoulli auch einer der seinerzeit entschiedensten Gegner der Versorgungskasse vertreten.[404]

Der Aufruf begann mit den Worten: „Achtung Kollegen! Die Aerztekammerwahl steht bevor! Gewohnheitsrecht und mangelhaftes Interesse der Kollegen dürfen nicht verhindern, daß wir eine neue Aerztekammer wählen!“[405] Ebenso wurde zu einer Vorbesprechung in den Versammlungssaal des WAV geladen. Unterzeichnet hatten den Aufruf Paul Bernoulli, Paul Bonem, Hermann Gundert, Erwin Hirsch, Heinrich Hoffmann, Albrecht von Liebenstein und Paul Röttger.[406]

Mit dem öffentlichen Abdruck und der Zurverfügungstellung des Versammlungssaals des WAV wurde zumindest deutlich, dass im Vorfeld keine allzu offensichtlichen und undemokratischen Versuche unternommen wurden, die Gegner zu benachteiligen. Dass allerdings der Aufruf an unscheinbarer Stelle positioniert war, wohingegen

402 Kaiser/Lehr (1931).

403 „Die Wahl müsse nunmehr genau nach der vorgeschriebenen Wahlordnung erfolgen, wonach es bereits einer Gruppe von zwei Herren möglich sei, einen eigenen Wahlvorschlag aufzustellen.“ Kaiser/Lehr (1931), S. 247.

404 Bernoulli u. a. (1931).

405 Bernoulli u. a. (1931), S. 226.

406 Bernoulli u. a. (1931).

andere Erklärungen oft auf der ersten Seite des MKB abgedruckt wurden, stieß auf Unmut.[407]

Unter dem Namen „Neue Standesvertretung 1931"[408] hatte die Gruppe um Bernoulli, Hoffmann und Röttger aber noch einen weiteren Aufruf aufgesetzt, der per Post an die Ärzteschaft versendet wurde. Darin hieß es als Begründung für den Wahlvorschlag unter anderem:

> 1. Unsere bisherige Standesvertretung bestand lediglich aus älteren Semestern; jüngere Kollegen und Minderheiten waren nicht vertreten. !
> 2. Die bisherige Aerztekammer hat das Verhalten ihres zweiten Vorsitzenden in allen Punkten gebilligt. Das nach unserer Ansicht in keiner Weise entschuldbare Verhalten bestand darin, daß das ärztliche Berufsgeheimnis gebrochen wurde und daß ein Kollege bei der Kriminalpolizei unter Umgehung der Aerztekammer angezeigt wurde !
> 3. Wir sind dagegen, daß mehrere Aemter in einer Hand zusammengeballt werden, wie dies in ungesunder Weise bisher bei den Standesorganisationen üblich ist. !
> ! ! Ansehen und Wohl unseres Standes sind in Gefahr ! !
> Von einer neuen Standesvertretung erwarten wir, daß sie Fragen der öffentlichen Gesundheitspflege, der Sozialgesetzgebung und der Kurpfuscherei in aktiver Weise aufgreife. Dabei müssen alle zur Mitarbeit bereiten Kollegen einschließlich der Minderheiten und des ärztlichen Nachwuchses in vorausschauender Weise herangezogen werden.
> (Es handelt sich also bei unsern Bestrebungen nicht um Parteipolitik!)[409]

Insbesondere der Vorwurf, in wichtigen Fragen nicht von sich aus aktiv zu werden, sondern immer nur zu reagieren, war den Standesvertretungen (in Württemberg, aber auch auf Reichsebene) schon in den Jahren zuvor gemacht worden. Damit stand fest, dass für die auf den 7. Juni 1931 angesetzte Wahl nun zwei Wahlvorschläge gegeneinander antraten.

Der erste Wahlvorschlag (im Folgenden: Wahlvorschlag I) setzte sich zusammen aus Sanitätsrat Ferdinand Neunhöffer, Richard Schwarz, Hermann Lehr, Gustav Feldmann, Theodor Durst und Karl Steinthal sowie als Ersatzmänner bzw. Ersatzfrauen Walter Riehm, Paul Bächer, Marga Wolf, Otto Einstein, Hugo Feldmaier und Hermann Wolf.[410]

Der zweite Wahlvorschlag umfasste den Stuttgarter Stadtarzt und Professor Alfred Gastpar, Paul Bernoulli, Werner Wundt, Max Cramer, Hans Koschella, Walter Pfeilsticker sowie die Ersatzmänner Hermann Gundert, Paul Röttger, Herbert Wagner, Arnold Eppinghausen, Otto Steim und Albrecht Freiherr von Liebenstein.[411] In allen

407 Himmelreicher/Fröhner (1931); Bernoulli/Hoffmann/Röttger (1931).
408 LABW HStAS, E 151/54 Bü 284, Anlage zu Pag. 115.
409 LABW HStAS, E 151/54 Bü 284, Anlage zu Pag. 115. Hervorhebungen im Original.
410 Neunhöffer: Aerztekammerwahl (1931), S. 245.
411 Neunhöffer: Aerztekammerwahl (1931), S. 245.

anderen zwölf württembergischen Wahlkreisen gab es nur einen Wahlvorschlag, womit die Stuttgarter Sondersituation zusätzlich hervorgehoben war. Während die Wahl in den anderen Kreisen weitgehend problemlos verlief, konnte man dies für Stuttgart nicht behaupten.

Die dortige Wahl stand von Anfang an unter keinem guten Stern; so hatte es schon im Vorfeld Probleme mit den Wahlumschlägen gegeben. Die Wahlordnung sah vor, dass nur korrekt gestempelte Umschläge gültig wären. Zunächst waren aber ungestempelte verschickt worden, erst drei Tage vor der Wahl wurden die korrekten Umschläge versandt – ein Fehler, der den Wahlleiter Neunhöffer noch mehr in Kritik geraten ließ.[412]

Zudem gab es Meinungsverschiedenheiten, ob die auf dem Vorschlag stehende Unterscheidung zwischen Mitglied und Ersatzmann in dem Sinne maßgeblich wäre, als ein als Ersatzmann aufgestellter Kandidat trotz höherer Stimmenzahl zum Mitglied werden könnte oder nicht. Der Landeswahlausschuss stellte sich auf den Standpunkt, dass nur, wer als Mitglied aufgestellt sei, auch Mitglied werden könne.[413] Dem hielten die Vertreter des Wahlvorschlags II entgegen, dass laut der Satzungen der ÄK nur die absolute Stimmenzahl ausschlaggebend sei.[414]

Dies hätte erheblichen Einfluss auf das Wahlergebnis gehabt. Das offizielle Ergebnis lautete nach Verkündung des Wahlausschusses (Zugehörigkeit zum Wahlvorschlag in Klammern): Lehr (I), Durst (I), Schwarz (I), Feldmann (I), Gastpar (II) und Wundt (II) waren gewählt. Laut der Satzung hätten aber weitere Kandidaten des Wahlvorschlags II einen Sitz erhalten.[415] So wäre beispielsweise Feldmann, der in der Auseinandersetzung im Fall Kienle-Wolf sich als besonders wortstarker Vertreter der alten Standesvertretung hervorgetan hatte, im Falle der absoluten Stimmenzahl nicht gewählt gewesen.[416] In einem anderen Wahlkreis wurde hingegen satzungsgemäß gehandelt und der als Ersatzmann aufgestellte August Hebenstreit wurde Mitglied der ÄK, wohingegen der als Mitglied nominierte Eugen Stähle aufgrund geringerer Stimmenzahl nur Ersatzmann wurde.[417]

Ungeachtet dieser schwer nachvollziehbaren Auslegungsfragen hatte die Wahl ein unzweideutiges Ergebnis hervorgebracht: Der bisherige zweite Vorsitzende der ÄK,

---

412 Bernoulli/Hoffmann/Röttger (1931).

413 „Vom Stuttgarter Wahlvorschlag II sind als Ersatzmänner vorgeschlagen: […] Der Landeswahlausschuß hat sich deshalb in seiner Sitzung vom 26. Juni auf den Standpunkt gestellt, daß die Genannten auch nur als Ersatzmänner in Betracht kommen können." Neunhöffer: Ergebnis (1931), S. 297.

414 „Für die Zuweisung der einem Wahlvorschlag zugefallenen Mitgliedersitze und Ersatzmännerstellen ist die auf die einzelnen Bewerber gefallene Stimmzahl derart maßgebend, daß die Bewerber mit den höchsten Stimmzahlen die Mitgliedersitze und die Bewerber mit den nächstniederen Stimmzahlen die Ersatzmännerstellen erhalten. Bei Stimmengleichheit entscheidet die in dem Wahlvorschlag eingehaltene Reihenfolge." Bernoulli/Hoffmann/Röttger (1931), S. 321.

415 Neunhöffer: Ergebnis (1931).

416 Bernoulli/Hoffmann/Röttger (1931).

417 Neunhöffer: Aerztekammerwahl (1931), S. 246, und Neunhöffer: Ergebnis (1931).

Sanitätsrat Neunhöffer, war unabhängig von der Auslegung des Ergebnisses nicht wiedergewählt worden.

Auch die Tagespresse verfolgte das Geschehen rund um die Stuttgarter Ärzteschaft weiterhin aufmerksam. Je nach politischem Standpunkt der Zeitung wurden die Ergebnisse der Wahl unterschiedlich ausgelegt und kommentiert. In der sozialdemokratischen *Donauwacht* aus Ulm wurde das nicht offizielle Ergebnis genannt und die Genugtuung über die Abwahl Neunhöffers und einiger anderer Ärzte besonders offenkundig:

> Die Wahlen zur Württ. Aerztekammer
> Bei den Wahlen zur Württ. Aerztekammer hat es im Bezirk Stuttgart einen ‚Erdrutsch' gegeben, der in unmittelbarem Zusammenhang mit den im Anschluß an die bekannten Vorgänge bei der Anklageerhebung gegen die Aerzte Dr. Friedrich Wolf und Frau Dr. Jakobowitz-Kienle erfolgten Erörterungen steht. Von den bisherigen 6 Vertretern des Bezirksvereins erhielten nur zwei eine zur Wiederwahl ausreichende Stimmenzahl, der Orthopäde Dr. Lehr und Dr. Durst, Obertürkheim. Dagegen sind mit teilweise überwältigender Mehrheit aus der Kammer hinausgewählt worden Sanitätsrat Dr. Neunhoeffer, der bekanntlich die ersten Anzeigen gegen Frau Dr. Kienle erstattete und seiner Gesinnung nach deutschnational und antisemitisch ist, ferner Dr. Feldmann, Dr. Schwarz u. Dr. Feldmaier, Cannstatt. An ihrer Stelle wurden gewählt: Stadtarzt Prof. Dr. Gastpar, Frl. Dr. Marga Wolf, Dr. Otto Einstein und Dr. Gundert (Oberarzt Bürgerspital). Wenn die neugewählten Mitglieder sich zum Teil, das trifft namentlich auf Prof. Gastpar zu, auf keine ärztliche ‚Richtung' festlegen wollen, und auch nicht mit allem einverstanden sind, was die opponierenden jungen Aerzte, von denen der Wahlvorschlag ausging, gegen die seitherigen Kammermitglieder unternommen haben, so ist die Wahl doch aus Opposition gegen die früheren Mitglieder erfolgt, und der große Erfolg, den der Gegenvorschlag zu verzeichnen hatte, bedeutet deshalb den Anfang eines Klärungsprozesses, der sich, wie man annehmen darf, weiter fortsetzen und auch auf andere Bezirke des Landes übergreifen wird.[418]

Die *Süddeutsche Arbeiterzeitung* befasste sich in einer kurzen Notiz erst gar nicht mit der Wahl, sondern griff nur Neunhöffer an:

> Geächtet! In den letzten Tagen haben die Neuwahlen für die Württembergische Aerztekammer stattgefunden. Dabei wurde der Kandidat Dr. Neunhöfer [sic!], der bekanntlich den Genossen Wolf und Frau Dr. Kienle denunziert hat, nicht mehr wiedergewählt. Die Mehrzahl der württembergischen Aerzte hat damit ihre Verachtung für diesen Denunzianten ausgedrückt.[419]

---

418 LABW HStAS, E 151/54 Bü 284, Pag. 105.
419 LABW HStAS, E 151/54 Bü 284, Pag. 108.

Zumindest für die linksgerichtete Presse war der Fall Kienle-Wolf ausschlaggebend für das Wahlergebnis; sie verkannte dabei aber die Rolle der schon länger gärenden inneren Konflikte in der Ärzteschaft.[420]

Der Streit um die Auslegung der Wahl sollte diese Konflikte aber auf eine neue Ebene heben. Ein weiterer Umstand machte die Lage dabei noch komplizierter. Denn nur kurz nach der Wahl hatte sich der für den Wahlvorschlag Neue Standesvertretung 1931 angetretene und auch als Mitglied gewählte Gastpar[421] zu einer Erklärung im MKB genötigt gesehen.[422]

Darin[423] betonte er, dass er sich trotz seiner Kandidatur nicht gegen die bisherigen Vertreter der ÄK stellen wolle. Dies war insofern bedeutsam, als Gastpar der mit Abstand prominenteste Kandidat des Wahlvorschlags II war.

Nachdem er längere Zeit im Urlaub gewesen sei, habe er nun aber erfahren müssen, dass er als „Exponent einer Gruppe von Kollegen"[424] angesehen werde, „die sich gegen die seitherige Aerztekammer ablehnend verhalten hat und welche die bisherigen Mitglieder der Aerztekammer beim Ehrengericht in Anklagezustand versetzt hat"[425]. Gastpar distanzierte sich von diesem Vorgehen und betonte seine Unabhängigkeit, denn er sei „an keine ärztliche Partei oder Richtung gebunden"[426]. Diese Erklärung wirkte allerdings nicht deeskalierend, sondern barg weiteren Zündstoff, da sie sehr unterschiedlich ausgelegt wurde.[427]

Inzwischen hatte sich der Konflikt aber schon über die Grenzen Stuttgarts hinaus ausgebreitet und auch andere Bezirksvereinigungen sahen sich genötigt, Position zu den Vorgängen zu beziehen. So nahm zuerst die Bezirksvereinigung Tübingen öffentlich Stellung:

> Der Aerztliche Bezirksverein VIII (Tübingen) hat mit Entrüstung davon Kenntnis genommen, daß eine Anzahl Stuttgarter Aerzte es über sich gebracht haben, gegen die Mitglieder der Aerztekammer und ihren stellv. Vorsitzenden Neunhöffer im Falle Kienle ein Ehrengerichtsverfahren zu beantragen. Er spricht den Angeschuldigten, welche sich hier wie

420 Vorstand der Württ. Aerztekammer (1931).

421 Eine von Robert Eugen Gaupp verfasste Biographie von Gastpar findet sich unter: StA Stgt, 2019 Gaupp Bü 62, o. Pag.

422 Gastpar (1931).

423 „Vor etwa 5 Wochen wurde ich von Herrn Dr. Röttger telephonisch gefragt, ob ich geneigt sei, mich von einer Gruppe jüngerer Aerzte, die bei den Krankenkassen noch nicht zugelassen sind, und von den Assistenzärzten für die Aerztekammerwahl aufstellen zu lassen. Sie wünschten einen Vertreter, der selbst nicht als Kassenarzt tätig sei. Ich habe geglaubt einer solchen Aufforderung mich nicht entziehen zu dürfen. Auch schien mir eine Vertretung der sozialen Hygiene in der Aerztekammer durchaus im Sinne der Aerzteschaft selbst zu sein." Gastpar (1931), S. 267.

424 Gastpar (1931), S. 267.

425 Gastpar (1931), S. 267.

426 Gastpar (1931), S. 267.

427 LABW HStAS, E 151/54 Bü 284, Pag. 117.

> schon seit Jahrzehnten in uneigennützigster Weise für die Ehre und Würde ihres Standes eingesetzt haben, sein vollstes Vertrauen aus.[428]

Der Beschluss wurde an besonders prominenter Stelle direkt auf der Titelseite des MKB abgedruckt – ein Umstand, der einen bissigen Kommentar seitens der Opposition nach sich zog. So bemerkten Bernoulli, Hoffmann und Röttger zum Aufruf: „Wenn irgendein kleinerer Aerzteverein im Lande eine ‚entrüstete' Vertrauenskundgebung für die alte Kammer bezw. für Herrn San.-Rat Neunhoeffer losläßt, dann fühlt sich die Schriftleitung veranlaßt diesen Beschluß an möglichst hervorragender Stelle abzudrucken."[429]

Diese Äußerung war insofern beleidigend, als der „kleinere[] Aerzteverein"[430] der zweitgrößte Bezirksverein in Württemberg war[431]. Das sollte aber nicht die einzige Beleidigung bleiben.

Denn infolge der Umstände wurde das Wahlergebnis von Anhängern beider Wahlvorschläge angefochten. Diejenigen der alten Standesvertretung um den Gynäkologen Hermann Gänssle brachten als Vorwürfe die Verwendung von falschen, ungestempelten Wahlumschlägen[432] und die Erklärung Gastpars vor. Letztere wurde dahingehend ausgelegt, dass Gastpar gegen seinen Willen auf dem Wahlvorschlag gestanden habe. Die Vertreter des zweiten Vorschlages erhoben hingegen Einspruch gegen die nicht satzungsgemäße Auslegung des Wahlergebnisses.[433] Während zur Entscheidung über die Anfechtung der Opposition das Ministerium des Innern angerufen wurde, gab der Landeswahlausschuss den ersten beiden Einsprüchen (Briefumschläge und Gastpars Erklärung) ohne Umschweife statt und erklärte die Wahl für ungültig, worauf die Vertreter des zweiten Wahlvorschlages eine direkte Beschwerde beim Innenministerium einreichten.[434]

In der Anfechtung im Namen Gänssles war die Behauptung aufgestellt worden, dass Gastpar als Kandidat zur Irreführung der Wählerschaft gedient habe und dies gegen seinen Willen geschehen sei. Diese Erklärung wurde vom Landeswahlausschuss ohne weiteres direkt übernommen: „Der Landeswahlausschuss hat anerkannt, dass durch die Aufstellung des Herrn Prof. Gastpar als Spitzenkandidat des Wahlvorschlages ‚neue

---

428 Himmelreicher/Fröhner (1931), S. 271.
429 Bernoulli/Hoffmann/Röttger (1931), S. 321.
430 Bernoulli/Hoffmann/Röttger (1931), S. 321.
431 LABW HStAS, E 151/54 Bü 284, Pag. 17.
432 Sieben Stimmen waren tatsächlich ungültig geworden. Der Einspruch hiergegen war von dem Cannstatter Arzt Hans Goldmann gekommen. LABW HStAS, E 151/54 Bü 284, Pag. 115, und Langbein: Württembergische Aerztekammer (1931), S. 317–319.
433 LABW HStAS, E 151/54 Bü 284, Pag. 112.
434 O. V.: Württ. Aerztekammer (1931).

Standesvertretung' die Stuttgarter Wähler irregeführt wurden."[435] Dies entsprach aber keineswegs den Tatsachen.

Allerdings war das in die Welt gesetzte und vom Landeswahlausschuss bereitwillig übernommene zweite Narrativ schon an die Tagespresse gelangt. So berichtete Ende Juni das *Deutsche Volksblatt* (zuvor *Süddeutsche Zeitung für Kirche und Staat*) en détail über die Vorgänge. Dabei blieb kein Zweifel, auf welcher Seite die Zeitung in dem Machtkampf stand. Unter der Aufmachung „Gegen die Machenschaften der Jacobowitz-Freunde"[436] wurde über die erfolgreiche Anfechtung berichtet. Insbesondere führte die Zeitung aus, dass eine „Irreführung der Wähler durch Aufstellung von Professor Gastpar als Spitzenkandidat im Wahlvorschlag 2"[437] stattgefunden habe. Zudem wurde dessen Erklärung entstellt wiedergegeben und behauptet: „Gastpar war nach einer von ihm selbst abgegebenen Erklärung wider seinen Willen und sein Wissen zum Exponenten der Aerztegruppe des Wahlvorschlages 2 gemacht worden."[438]

Dies wiederum führte zu einer erneuten Erklärung Gastpars, dass er nur den Eindruck vermeiden wollte, „als ob ich mich in einem Gegensatz zu den bisherigen Aerztekammermitgliedern befände"[439]. Ansonsten stünde er aber hinter seiner Kandidatur.[440] Auch habe er sich mit den weiteren Kandidaten auf dem zweiten Wahlvorschlag auseinandergesetzt: „Es waren durchweg Kollegen, mit denen zusammenzuarbeiten für mich als unabhängigen Arzt möglich war."[441]

Einen erkennbaren Einfluss auf die weiteren Vorgänge hatte diese Richtigstellung Gastpars aber nicht. Denn während die Wahl vom ärztlichen Landeswahlausschuss annulliert worden war, benötigte die Entscheidung des Ministeriums über die Richtigkeit der Sitzvergabe und die Beschwerde gegen die Annullierung einige Wochen. Bis eine Entscheidung gefällt war, gingen die Streitigkeiten innerhalb der Ärzteschaft unvermindert weiter.

Als Nächstes nahm sich das *Stuttgarter Tagblatt* am 3. August unter dem Aufmacher „Konflikte in der Stuttgarter Aerzteschaft"[442] des Falls an. Die ganze Auseinandersetzung hatte inzwischen eine erhebliche Eigendynamik gewonnen und zog immer weitere Wortmeldungen, Erklärungen und Richtigstellungen nach sich.

Beispielsweise äußerte sich Hoffmann in seiner Funktion als Vertreter des „Landesverbands Württemberg der Reichsnotgemeinschaft deutscher Aerzte"[443], welche den

---

435 LABW HStAS, E 151/54 Bü 284, Pag. 115.
436 LABW HStAS, E 151/54 Bü 284, Pag. 112.
437 LABW HStAS, E 151/54 Bü 284, Pag. 112.
438 LABW HStAS, E 151/54 Bü 284, Pag. 112.
439 LABW HStAS, E 151/54 Bü 284, Pag. 117.
440 LABW HStAS, E 151/54 Bü 284, Pag. 117.
441 LABW HStAS, E 151/54 Bü 284, Pag. 117.
442 LABW HStAS, E 151/54 Bü 284, Pag. 117.
443 Offizielle Vertretung der nicht zur Kassenpraxis zugelassenen Ärzte in Deutschland. Ergo waren hier meist junge Mediziner vertreten.

zweiten Wahlvorschlag unterstützt hatte und die bisherige ÄK aufgrund ihrer „patriarchalische[n] Struktur"[444] ablehnte. Dies sei aber unabhängig von den Auseinandersetzungen um § 218 und den Fall Kienle-Wolf geschehen[445], sondern sei ein grundsätzliches Problem mit den bisherigen Standespolitikern und deren mangelhaftem Einsatz für die jüngeren Ärzte. Allerdings war nach Hoffmanns Ansicht „das Vorgehen gegen einen Kollegen [durch Neunhöffer, A. P.] grundsätzlich [...] unberechtigt und standesunwürdig"[446]. Als positiv sah er zumindest, dass der Fall dazu geführt habe, die württembergische Ärzteschaft wachzurütteln. Die Verquickung der Gegnerschaft zu den Vertretern der ÄK mit dem Fall Kienle würde hingegen nur dazu dienen, die Opposition in ein falsches Licht zu rücken.[447]

Da sich der Konflikt inzwischen auch über die Grenzen Stuttgarts hinaus entsponnen hatte, passte es ins Bild, dass der Württembergische Ärztetag des Jahres 1931 abgesagt wurde.[448] Somit konnte zumindest ein unmittelbares Aufeinandertreffen der Streitparteien nicht zustande kommen.

3.16 Die Neuwahlen in Stuttgart und das Ergebnis der Ärztekammerwahl von 1931

Mitte August lag endlich auch die Entscheidung des Ministeriums des Innern über die Beschwerde der Opposition und die Anfechtung der Stimmvergabe vor. Dabei wurde die Verteilung der Sitze durch den Landeswahlausschuss als unzulässig anerkannt, allerdings wögen die organisationstechnischen Fehler bei der Wahl derart schwer, dass diese anfechtbar genug sei, um wiederholt werden zu müssen. Paradoxerweise waren gerade Neunhöffer als Wahlleiter diese Versäumnisse anzulasten, er konnte nun aber von einer Neuwahl am meisten profitieren.[449]

Damit ging die unrühmliche Angelegenheit in die zweite Runde. Die Neuwahlen für den Bezirk Stuttgart wurden auf den 11. Oktober 1931 terminiert. Dieses Mal zeichnete Langbein als Vertreter des Landeswahlausschusses für den Verlauf verantwort-

---

444 Hoffmann (1931), S. 343.
445 „Mit der Einstellung zum § 218 oder zum Fall Wolf-Kienle hat sich die Reichsnotgemeinschaft niemals beschäftigt und weist es deshalb auf das Energischeste [sic!] zurück, damit auch nur im Entferntesten in Verbindung gebracht zu werden." Reichsnotgemeinschaft (1931), S. 343.
446 Hoffmann (1931), S. 343.
447 Hoffmann (1931).
448 Offiziell wurde der Ärztetag aufgrund der wirtschaftlichen Notlage abgesagt. O. V.: Der Württ. Aerztetag (1931).
449 LABW HStAS, E 151/54 Bü 284, Pag. 115.

lich.[450] Insgesamt waren 516 wahlberechtigte Ärzte und damit mehr als ein Viertel der württembergischen Ärzteschaft erneut zur Abstimmung aufgefordert.[451]

Um die ohnehin schon verworrene Situation noch weiter zu verkomplizieren, warben nun drei Wahlvorschläge um die Stimmen der Mediziner. Dabei war auffällig, dass die beiden ersten Wahlvorschläge (nun I und II)[452] Ärzte umfassten, die schon bisher in der ÄK vertreten waren oder in den Standesvereinigungen wichtige Positionen innehatten. Der Wahlvorschlag der in offensichtlicher Opposition befindlichen Ärzte konnte mit keinen allzu bekannten Namen mehr aufwarten. Professor Gastpar ließ sich nach den Querelen der letzten Monate nicht mehr aufstellen. Ob und inwiefern die Einreichung von zwei Wahlvorschlägen mit der Tendenz, der bisherigen Standesvertretung positiv gegenüberzustehen, allein dazu diente, der Opposition weitere Stimmen abzunehmen, muss infolge keiner im MKB oder in den Akten auffindbaren Stellungnahmen offenbleiben.

Anfang Oktober war es dann so weit; die Wahl konnte durchgeführt werden und binnen zweier Tage gab es ein offizielles Wahlergebnis. Die Beteiligung war deutlich höher als beim ersten Versuch. Als Mitglieder gewählt wurden die Ärzte Hermann Lehr, Richard Schwarz, Otto Einstein, Theodor Durst (alle Wahlvorschlag I), Erich Schmidt (II) und Max Cramer (Neue Standesvertretung 1931). Ihre Ersatzmänner waren Walter Riehm, Gustav Feldmann, Ferdinand Neunhöffer, Paul Bächer (alle I), Max Leube (II) und Hermann Gundert (Neue Standesvertretung 1931).[453] Die einzigen beiden aufgestellten Frauen, Marga Wolf und Mathilde Salzmann, hatten nicht genug Stimmen erhalten. Im Vergleich zur ersten Wahl gab es somit einige Veränderungen. Der Wahlvorschlag der Opposition hatte nur noch einen Mitgliedsplatz anstatt zwei für sich erreichen können und der zuvor aus der ÄK gewählte Neunhöffer war zumindest wieder als Ersatzmann vertreten.[454]

Dieses Mal gab es keine Einsprüche gegen das Wahlergebnis. Somit konnte im November auch die Zusammensetzung der neuen ÄK verkündet werden:[455]

Tab. 2 Die Delegierten der Württembergischen Ärztekammer (1931)

Baur, Emil	Ebingen
Bosler, Alfred (Schriftführer)	Backnang
Bubenhofer, Alfred	Freudenstadt
Cramer, Max	Stuttgart

450 O. V.: Württ. Aerztekammer (1931).
451 Langbein: Landeswahlausschuß (1931).
452 Nun als Wahlvorschlag I und II gekennzeichnet, der zweite Vorschlag ist neu hinzugekommen.
453 Langbein: Bekanntmachung (1931).
454 Langbein: Bekanntmachung (1931).
455 Langbein: Württembergische Aerztekammer (1931), S. 465f und Bosler: Württembergische Aerztekammer. 11. Vollversammlung (1931).

Dörfler, Wilhelm	Biberach
Dürr, Richard	Schwäbisch Hall
Durst, Theodor	Obertürkheim
Einstein, Otto (Kassier)	Stuttgart
Eychmüller, Hans	Neckarsulm
Gaupp, Robert Eugen	Universität Tübingen
Göz, Walter	Heilbronn
Hebenstreit, August	Mühlacker
Heudorfer, Emil	Göppingen
Klaus, Reinhold	Tuttlingen
Langbein, Friedrich (Vorsitz)	Pfullingen
Lehr, Hermann	Stuttgart
Mayer, Eduard	Ulm
Mißmahl, Willy	Riedlingen
Müller, Gustav	Wangen
Schiler, Franz	Esslingen
Schmidt, Erich	Stuttgart
Schwarz, Richard (Stv.)	Stuttgart
Werner, Hanns	Aalen
Wiese, Bruno	Waldenbuch

Dabei ist erwähnenswert, dass neben Bosler noch Stähle als Ersatzmann für den Kreis Calw gewählt wurde. Beide traten deutlich und rhetorisch scharf für Eugenik und Nationalismus ein. Zudem war der Professor Hermann Hoffmann als Ersatzmann für den Wahlbezirk Tübingen gewählt worden, ein ausgewiesener Fachmann auf dem Gebiet der Eugenik. Mit der 1931 gewählten Kammer sollten diese Themen noch größere Aufmerksamkeit in der württembergischen Standespolitik erhalten. Für den 14. November wurde die elfte Vollversammlung der ÄK einberufen, dort sollten dann auch ein neuer Vorstand und weitere Ausschüsse gewählt werden.[456]

3.17 Weltwirtschaftskrise und die Einkommensverhältnisse der Ärzte

Andere Themen traten in diesen Monaten in Anbetracht der Querelen um die ÄK und die ausführliche Berichterstattung darüber fast komplett in den Hintergrund. Die fast schon obligatorischen Debatten[457] um die Versorgungskasse gab es natürlich auch

456 Langbein: Württembergische Aerztekammer (1931), S. 465 f.

457 So bemerkte auch ein Arzt in einer anonymen Zuschrift: „Wer die letzten Jahrgänge des Med. Korr.-Blattes zur Hand nimmt und durchsieht, dem fällt auf, welch breiten Raum darin die Auseinandersetzun-

1931[458], so vor allem auf dem Landärztetag am 20. September in Ulm. Dabei trafen wie schon zuvor weitgehend unvereinbare Ansichten aufeinander; einzig die Forderung nach Ermäßigungen aufgrund der Weltwirtschaftskrise wurde ausführlicher diskutiert.[459]

Aufgrund der schlechten wirtschaftlichen Situation war das kassenärztliche Einkommen in den letzten Jahren leicht gesunken und auch 1931 keine Trendwende in Sicht. So betrug das durchschnittliche kassenärztliche Honorar 11.400 RM im Jahre 1928 (zum Vergleich: ein Facharbeiter verdiente damals etwa 2.500 RM pro Jahr)[460] und 10.804 RM im Jahre 1930 – wobei von 1160 Kassenärzten[461] 650 weniger als 10.000 RM angegeben hatten. 401 verdienten zwischen 10.000 und 20.000 RM und 109 lagen darüber. Ein nicht genannter Arzt hatte ein Einkommen von über 40.000 RM erhalten.[462] Diese Minderheit mit überdurchschnittlichem Einkommen war aber wiederholt der Ansatzpunkt für Klagen von Versicherungen. So berichtete im August 1931 auch eine Krankenkasse in einem Schreiben an das württembergische Wirtschaftsministerium über ihre Konflikte mit der Ärzteschaft über deren Honorarforderungen:

> Wir müssen leider immer und immer wieder die Wahrnehmung machen, daß viele Ärzte sich bei der Festsetzung der Behandlungskosten nicht an die von der Berufs- und Standesorganisation der Ärzte aufgestellten Richtlinien halten, insofern, als sie die wirtschaftliche Lage der Patienten nicht oder nur unzureichend berücksichtigen und ausserdem in solchen Fällen einen anderen Maßstab anlegen, in denen sie die Gewissheit haben, daß der Patient gegen Krankheit versichert ist. Die Behandlung selbst ist nicht immer und überall auf das notwendigste Maß beschränkt. [...] Es liegt uns ferne, der Ärzteschaft im ganzen einen Vorwurf machen zu wollen, wir können jedoch mit Einzelbeispielen von maßlosen Überforderungen auf Wunsch dienen. Außerdem beweist die nach unserer Statistik festzustellende dauernde Erhöhung der gesamten Arztkosten – bei gleichzeitigem Rückgang der Ersatzfälle – die Richtigkeit unserer Behauptungen, wonach bei den Ärzten im Durchschnitt – im Gegensatz zu der wirtschaftlichen Entwicklung in Deutschland – eine Erhöhung anstatt eine Ermässigung der Honorare zu verzeichnen ist.[463]

---

gen über die ärztliche Versorgungskasse einnehmen. Fast keine Ausgabe gibt es, die nicht einen Beitrag zu dieser Einrichtung enthält, in der nicht mehr oder weniger heftig Kritik genommen, ja sogar die völlige Abschaffung derselben verlangt wird." Anonym (1932), S. 51.

458 Beispielsweise Reimold: Zur Versorgungskasse (1931) und Neunhöffer: Versorgungskasse (1931) sowie Reimold: Versorgungskasse (1931).

459 Sperling (1931).

460 Bei den ärztlichen Einkommen müssen noch erhebliche Berufs- und Werbungskosten (zwischen 30 und 40 Prozent) abgezogen werden. Siehe hierzu Württ. Aerzteverband: Werbungskosten (1930) und *Statistisches Jahrbuch für das Deutsche Reich* 50 (1931), S. 292.

461 Der Großteil der Ärzte (71,5 Prozent) hatte weniger als 500 Fälle behandelt, nur 30 Ärzte hatten mehr als 1000 gemeldet. Hailer/Sperling (1931).

462 Hailer: Die Bezüge (1931).

463 LABW HStAS, E 151/54 Bü 271, Pag. 3 zu 4.

Nach einer Weiterleitung des Vorgangs an das Ministerium des Innern wurde die ÄK um Stellungnahme gebeten. Diese reagierte mit einer Ermahnung im MKB:

> Es geht uns von einer größeren Mittelstandsversicherung die Mitteilung zu, daß seitens einzelner Aerzte Angehörige [sic!] solcher Versicherungen auffallend hohe Rechnungen gestellt werden.
> Ohne die Richtigkeit solcher Behauptungen nachprüfen zu wollen und zu können, möchten wir die Herrn Kollegen dringend bitten, bei der Rechnungsstellung an Angehörige von Mittelstandsversicherungen sich jeweils an die von den ärztlichen Zentralen herausgegebenen Richtlinien, nämlich die Honorarhöhe nach der wirtschaftlichen Lage des Patienten zu bemessen, halten zu wollen.[464]

Obwohl die Mehrheit der Ärzte ein unterdurchschnittliches Einkommen zu verzeichnen hatte, sorgten derartige Fälle von zu hohen Honorarforderungen oder nicht „auf das notwendigste Maß"[465] beschränkte Behandlungen für Konflikte mit einzelnen Krankenversicherungen. Entsprechend stark wurde das ‚Kassenlöwentum' einzelner Ärzte kritisiert. Bis auf wenige ehrenrechtliche Verfahren wegen zu hoher oder ungerechtfertigter Honorarforderungen schlug sich dies aber in keinen grundsätzlichen Änderungen nieder.

Für die Mehrheit der Ärzte wurde die wirtschaftliche Lage als wenig rosig erachtet, entsprechend wurden Ende 1931 besonders lautstark Ermäßigungen bei den Beiträgen zur Versorgungskasse, aber auch denen zur ÄK gefordert. Dabei kam auch wieder grundsätzliche Kritik an der Einrichtung auf: „Wenn sich ein Laie mit Dingen befaßt, die nur Aerzte angehen, so sprechen wir von Pfuschern. Wenn Aerzte eine Einrichtung gründen und verwalten, die in die Hände von sachverständigen Versicherungsleuten gehört, so sprechen wir von – Versorgungskasse."[466] So sah sich die ÄK genötigt, ein Gutachten über die Entwicklung der Versorgungskasse in Auftrag zu geben. Dies wurde von den Sachverständigen Paul Weitbrecht, Wilhelm Weinberg und Friedrich Prinzing verfasst. Sie veröffentlichten es im MKB und kamen zu dem Schluss, dass sich die Kasse, „soweit sich dies ohne eine versicherungstechnische Bilanzierung sagen läßt, günstig entwickelt"[467] hat.

In den Ausführungen wurde einer dauerhaften Beitragssenkung aber eine klare Abfuhr erteilt, da hierzu eine umfangreichere Satzungsänderung notwendig gewesen wäre. Es wurden aber temporäre Ermäßigungen auf ein bis zwei Jahre in Aussicht gestellt, da die wirtschaftliche Situation der Versorgungskasse günstig sei. Auch hierzu wäre eine Satzungsänderung notwendig gewesen, welche aber weniger grundlegend und dadurch einfacher zu erreichen sei. So sollte nach Ansicht der drei Sachverständi-

---

464 LABW HStAS, E 151/54 Bü 271, Pag. 6 zu 5.
465 LABW HStAS, E 151/54 Bü 271, Pag. 3 zu 4.
466 Reimold: Versorgungskasse (1931), S. 363.
467 Weitbrecht/Weinberg/Prinzing (1931), S. 466.

gen der Verwaltungsrat die Berechtigung erhalten, aufgrund ähnlicher Gutachten wie dem aktuellen eine Ermäßigung für die Dauer von jeweils einem Jahr zu beschließen. Diesem Vorgehen musste das Ministerium des Innern als Aufsichtsbehörde aber ebenfalls zustimmen.[468]

Kurze Zeit später konnte hier Vollzug gemeldet werden. Die Ermäßigung der Beiträge war möglich, weil in den letzten Jahren ein erheblicher Gewinn angefallen war. Dass überhaupt größere Überschüsse erwirtschaftet wurden, war ein Grund für große Kritik an den hohen Beiträgen gewesen, sollte die Versorgungskasse doch nicht wie ein wirtschaftliches Unternehmen große Gewinne generieren, sondern eine Wohlfahrtseinrichtung sein.[469]

3.18 Approbation für Ausländer?

Knapp zwei Jahre nachdem die Frage der Überfüllung des Medizinstudiums ein Schwerpunkt des VII. Württembergischen Ärztetags gewesen war, musste man sich erneut mit diesem Thema befassen. Die Ergebnisse des damaligen Ärztetages waren auch äußerst unbefriedigend für alle Seiten gewesen. Im November 1931 sollte deshalb eine erneute Aussprache stattfinden.

Diese war äußerst „lebhaft"[470] und es wurden energische Schritte seitens der Regierung gefordert. Der anwesende Ministerialrat Gnant war diesbezüglich aber „sehr pessimistisch"[471]. Auch Angehörige der Universität Tübingen machten deutlich, dass die häufigen Warnungen vor dem Studium kaum etwas bewirkt hätten und dies nicht das richtige Mittel sein könne. Zudem wurde das „stark gesunkene"[472] Niveau der Medizinstudierenden kritisiert. Fast alle anderen akademischen Berufe hätten Zugangsbeschränkungen erlassen. Im Falle des Medizinstudiums war ein Numerus clausus[473] lange Zeit von den Ärzten abgelehnt worden. Nun aber befürchtete man, dass die in anderen Studiengängen abgelehnten Schüler Medizin studieren würden: „Wer diese Sperren nicht passiere werde Mediziner."[474]

Am Ende wurde eine Entschließung erlassen, die der württembergischen Regierung und der Presse zugehen sollte. Darin wurde erneut in drastischen Worten vor dem Studium gewarnt. Die Situation würde dazu führen, „ein für Staat und Gesellschaft gefährliches akademisches Proletariat zu schaffen"[475]. Der ärztliche Arbeitsmarkt wäre an

468 Weitbrecht/Weinberg/Prinzing (1931).
469 Bosler: Württembergische Aerztekammer. 11. Vollversammlung (1931).
470 Bosler: Württembergische Aerztekammer. 11. Vollversammlung (1931), S. 500.
471 Bosler: Württembergische Aerztekammer. 11. Vollversammlung (1931), S. 500.
472 Bosler: Württembergische Aerztekammer. 11. Vollversammlung (1931), S. 500.
473 Siehe beispielsweise Vollmann (1932).
474 Bosler: Württembergische Aerztekammer. 11. Vollversammlung (1931), S. 500.
475 Bosler: Württembergische Aerztekammer. 11. Vollversammlung (1931), S. 500.

seiner Grenze angelangt.[476] Zusätzliche Mediziner würden nur dazu beitragen, dieses ‚Proletariat' zu vergrößern. Die Entschließung endete mit der Bitte an die württembergische Regierung,

> alsbald in Gemeinschaft mit dem Reichsinnenministerium und mit den Länderregierungen eine Drosselung des Zustroms zu den höheren Schulen und den Hochschulen eintreten zu lassen. Auch bittet sie [die Ärztekammer], die zuständigen Reichsbehörden zu einer beschleunigten Aenderung der ärztlichen Studienordnung veranlassen zu wollen.[477]

Damit war der zuvor erhebliche Widerstand gegen einen Numerus clausus und die staatliche Einmischung in diese Belange zumindest in Württemberg dahingeschmolzen.[478] Auch andernorts war das Thema intensiver diskutiert worden, allerdings unter einem anderen Gesichtspunkt.

So hatte sich der Landtag mit einer Anfrage des der Ärzteschaft verbundenen Abgeordneten Walter Hölscher befasst.[479] Hölschers Informationen zufolge hatte der Reichsinnenminister erwogen, dass Ausländern[480] die ärztliche Approbation und die Erlaubnis zur Niederlassung in Deutschland erteilt werden könnte[481]. Bis dato hatten ausländische Studierende eine „Verzichtserklärung auf die Approbation"[482] als Arzt in Deutschland abzugeben. Dagegen waren in Preußen rechtliche Bedenken aufgekommen.[483] Ganz im Geiste der Zeit witterte Hölscher hierin eine jüdische Verschwörung. Seine Anfrage enthielt denn auch zahlreiche antisemitische Äußerungen:

> Da der Urheber dieser Massnahme der Staatssekretär Badt im Reichsinnenministerium ist, der einer der Führer der Zionistischen, d. h. alljüdisch-völkischen Bewegung ist, ist anzunehmen, dass diese Massnahme in erster Linie Ostjuden zugute kommen soll. Da gerade die von dem derzeitigen Reichsinnenminister Severing betriebene Einbürgerung von Ostjuden in Deutschland uns schon eine Ueberschwemmung mit kulturell und moralisch

---

476 Mit fast 866000 Krankenkassenmitgliedern war die damals gültige Verhältniszahl von einem Arzt je 1.000 Versicherte in Württemberg bei etwa 1160 Kassenärzten tatsächlich deutlich unterschritten. Hailer/Sperling (1931) und *Statistisches Jahrbuch für das Deutsche Reich* 50 (1931), S. 381.

477 Bosler: Württembergische Aerztekammer. 11. Vollversammlung (1931), S. 500.

478 Siehe dazu auch die Forderungen des Verbands Deutscher Medizinerschaften (Vertretung der deutschen Medizinstudenten): „In klarer Erkenntnis dieser Tatsachen fordern wir heute wiederum die Einführung eines Numerus clausus." LABW HStAS, E 151/54 Bü 278, Pag. 17.

479 LABW HStAS, E 130b Bü 2769, Pag. 14.

480 Die Debatte wurde auch im *Deutschen Ärzteblatt* geführt; dabei wurde aber deutlich, wie gering der Anteil (ca. fünf Prozent) der ausländischen Medizinstudenten überhaupt war. Kaiser (1931).

481 „Der Abgeordnete Dr. Hölscher weist darauf hin, dass der Reichsinnenminister beabsichtige, Ausländern die ärztliche Approbation und gleichzeitig die Erlaubnis, sich in Deutschland als Aerzte nieder zu lassen, zu erteilen. Er fragt an, ob das Staatsministerium bereit sei, gegen diese Absicht mit allen Mitteln vorzugehen und die deutsche Aerzteschaft und das deutsche Volkstum vor den zu erwartenden schweren Schädigungen zu schützen. Er begnügt sich mit schriftlicher Antwort." LABW HStAS, E 130b Bü 2769, Pag. 14.

482 Bok/Schwarz: Württembergische Aerztekammer. 6. Vollversammlung (1929), S. 135.

483 Bok/Schwarz: Württembergische Aerztekammer. 6. Vollversammlung (1929).

> tiefst-stehenden Elementen gebracht hat, die sich in jeder Beziehung unheilvoll ausgewirkt hat, ist zu befürchten, dass eine Massenzulassung von ostjüdischen Aerzten sich auch in jeder Beziehung für den deutschen Aerztestand und das deutsche Volkstum unheilvoll auswirken wird.[484]

Ohne auf seine Auslassungen en détail einzugehen, wurde Hölschers Anfrage dahingehend beantwortet, dass die württembergische Regierung sich der Kritik anderer deutscher Staaten gegen das Vorhaben Preußens anzuschließen gedenke. Diesbezüglich sei auch eine Besprechung im Reichsinnenministerium anberaumt.[485]

Nach einiger Vorlaufzeit fand diese am 8. Dezember 1931 statt. Dabei verständigte man sich grundsätzlich darauf, „dass der Zudrang der Ausländer zur deutschen Approbation um jeden Preis verhindert werden müsse"[486].

3.19 Die ärztefreundliche Notverordnung

Entgegen den Befürchtungen der württembergischen Ärzteschaft sollte sich die nächste Notverordnung im Dezember 1931 überwiegend zu ihren Gunsten auswirken. Die „vierte Verordnung des Reichspräsidenten zur Sicherung von Wirtschaft und Finanzen und zum Schutz des inneren Friedens vom 8. Dezember"[487] umfasste einige Änderungen, die der Ärzteschaft entgegenkamen. So wurde unter anderem der Schlüssel für die Kassenpraxis deutlich gesenkt; war bisher auf 1000 Versicherte ein Arzt für die Kassenpraxis zugelassen, wurde dies nun auf 600 herabgesetzt.[488] Zudem sollte die lange geäußerte Forderung erfüllt werden und das Zulassungswesen in die Hände der Ärzteschaft übergehen.[489]

Derartige Zugeständnisse kamen aber nicht ohne Kosten. In einem neuen Abkommen zwischen Hartmannbund und Ärztevereinsbund auf der einen und dem Hauptverband Deutscher Krankenkassen und dem Gesamtverband der Krankenkassen Deutschlands auf der anderen Seite wurden gestaffelte Abschläge vereinbart.[490] Dies war im Gegensatz zu den Jahren zuvor ohne größere in der Öffentlichkeit ausgetragene Auseinandersetzungen abgelaufen – ein klares Zeichen dafür, dass beide Seiten mit dem Ergebnis leben konnten. Dass kaum etwas auf die Ärzteschaft so mobilisierend wirkte wie wirtschaftliche Themen, wurde auf der nächsten Hauptversammlung deutlich.

---

484 LABW HStAS, E 130b Bü 2769, Pag. 14.
485 LABW HStAS, E 130b Bü 2769, Pag. 14.
486 LABW HStAS, E 130b Bü 2776, Pag. 942.
487 Der für die Ärzte relevante Teil *Reichsgesetzblatt* (1931), Teil 1, S. 718–725.
488 O. V.: Aus der neuen Notverordnung (1931).
489 Siehe auch O. V.: Regelung (1931).
490 O. V.: Abkommen (1931).

Die für den 6. Januar 1932 einberufene außerordentliche Hauptversammlung des WAV besuchten mehr als 200 Ärzte. Im großen Hörsaal der Technischen Hochschule in Stuttgart diskutierten sie über Folgendes:[491] „wie wird die wirtschaftliche Not, die über das deutsche Volk gekommen ist, sich für unseren Stand auswirken?“[492]

In seiner Eröffnungsrede kritisierte Langbein, dass erneut über die Köpfe der Ärzteschaft hinweg entschieden worden sei, gestand aber den Krankenkassen zumindest zu, dass es ihnen nicht besser ergehen würde. Ebenso sei nicht zu leugnen, dass die Ärzteschaft ihren Anteil an der „Aufblähung der Krankenversicherung“[493] habe, wenn auch als Teilnehmer wider besseres Wissen. „Aber immerhin waren wir doch auch die Nutznießer dieser Aufblähung in wirtschaftlicher Beziehung.“[494] Dazu führte er an, wie sich das durchschnittliche Einkommen der württembergischen Kassenärzte entwickelt hatte: Von 8.000 RM im Jahr 1925 waren die Einnahmen laut Langbein auf fast 12.000 RM[495] im Jahr 1929 gestiegen. Nun sei aber der Zeitpunkt gekommen, an dem die Krise die Ärzteschaft treffen werde und Einbußen unvermeidlich seien. Diese Erkenntnis sei auch im Vorstand des Hartmannbundes (dem Langbein angehörte[496]) vorhanden gewesen, entsprechend vorbereitet sei man in die Verhandlungen mit den Krankenkassen gegangen: „Wir sind aber auch von der Ueberzeugung ausgegangen, daß wir dann, wenn wir diese Opfer, die doch kommen mußten, selbst anbieten, die Gelegenheit hätten, einige alte Forderungen der deutschen Aerzteschaft in den Beziehungen der Aerzte zu den Krankenkassen durchzusetzen.“[497] Dies habe sich als richtig erwiesen. Andernfalls wären die wirtschaftlichen Einschnitte nach Langbeins Vermutung noch größer geworden, sei doch ein erneuter Abzug von 20 Prozent von der Gebührenordnung durch das preußische Wirtschaftsministerium erwogen worden. So habe man durchsetzen können, dass Ärzte „Einzelleistungen, also die Beratung, den Besuch und die Sonderleistungen noch verhältnismäßig hochwertig bezahlt bekommen“[498].

An dieser Stelle erhob sich lebhafter Widerspruch aus dem Publikum, wie es bei solchen Fragen gerne der Fall zu sein pflegte. Aber Langbeins Ansicht nach würde es „für uns Aerzte [...] einigermaßen erträglich werden“[499].

Für das ärztliche Zugeständnis bei den Honorarsenkungen habe man in Württemberg aber weniger erhalten als in anderen deutschen Staaten. Dies läge aber nur dar-

---

491 Sperling (1932).
492 Langbein: Eröffnungsansprache (1932), S. 25.
493 Langbein: Eröffnungsansprache (1932), S. 25.
494 Langbein: Eröffnungsansprache (1932), S. 25.
495 Dies widerspricht den Zahlen, die wenige Wochen zuvor im MKB publiziert worden waren – wobei die erste Veröffentlichung belegen sollte, dass die Ärzte weniger verdienen würden, während Langbeins Zahlen als Beleg für die positive Einkommensentwicklung dienten. Dass sich je nach Intention des Autors die Zahlen unterscheiden, kommt im MKB häufig vor.
496 Hailer: Friedrich Langbein (1930).
497 Langbein: Eröffnungsansprache (1932), S. 25.
498 Langbein: Eröffnungsansprache (1932), S. 26.
499 Langbein: Eröffnungsansprache (1932), S. 26.

an, dass dort die Verhältnisse mit freier Arztwahl und einem einheitlichen Arztsystem gegenüber anderen Staaten schon zuvor sehr günstig für die Mediziner gewesen seien. Nun sei dies auch andernorts erreicht worden. Dass dies die württembergischen Ärzte nur bedingt zufriedenstellen sollte, war wohl auch Langbein bewusst.

Deutlich besser war da die Nachricht, dass in Zukunft viel mehr Kassenstellen verfügbar wären aufgrund der Herabsetzung der Verhältniszahl auf einen Arzt für je 600 Versicherte. Dies sei mehr gewesen, als man zu hoffen gewagt hätte. Für den Moment sei dies ein großer Erfolg: „Ich glaube, wir müssen froh sein, wenn wir heutzutage auf ein Jahr oder auf zwei Jahre für uns sorgen können. Und das ist vielleicht schon zu weit gedacht."[500]

Auch die weiteren Verhandlungen mit den Krankenkassen zeitigten schnell Ergebnisse. Die Unterzeichnung eines neuen kassenärztlichen Landesvertrages konnte im Mai 1932 verkündet werden. Dabei wurde die Notverordnung vom Dezember des Vorjahres erneut lobend hervorgehoben; durch sie sei „ein großer Teil der die Aerzte entrechtenden und drückenden Bestimmungen der früheren Notverordnungen beseitigt"[501]. Diesen Erfolg schrieb man sich allein aufgrund der anhaltenden Proteste und Eingaben selbst auf die Fahnen, während die Misserfolge zuvor meist allein Schuld der Regierung oder Krankenkassen waren.

Durch die Anpassung der Verhältniszahl war auch die Zahl der arbeitslosen Ärzte spürbar im Rückgang begriffen. Trotz dieser positiven Entwicklung gab es einige unzufriedene Mediziner: „Es ist bekannt, daß einer unserer größten Vereine diese Regelung bekämpft hat und, wenn er sich ihr auch aus Standestreue unterworfen hat, sie heute noch innerlich ablehnt."[502] Ebenso wurden dem Kassenarztrecht „kommunistische Tendenzen unterstellt"[503]. Als richtungweisend für eine zukünftig positivere Zusammenarbeit mit den Krankenkassen wurde aber die Bestimmung angesehen, dass sowohl Ärzte als auch Krankenkassen sich gegenseitig gestatten mussten, bei Fragen in den jeweiligen Vereinigungen Stellung beziehen zu dürfen – ob durch eine physische Versammlung oder über die Standespublikationen.[504]

Eine verbesserte Kommunikation und Informationspolitik war aber auch in den eigenen Reihen notwendig. Nach den tiefgreifenden Veränderungen der letzten Monate hatte sich deutlich gezeigt, dass sich viele württembergische Ärzte nicht ausreichend über aktuelle standespolitische Vorgänge informiert hatten. Trotz der Veröffentlichungen im MKB und regelmäßiger Sitzungen der Ortsvereine gab es immer wieder Missverständnisse und Konflikte aufgrund der neuen Zulassungsbestimmungen. Obwohl diese im MKB veröffentlicht und ausführlich besprochen worden waren, herrschte

500 Langbein: Eröffnungsansprache (1932), S. 26.
501 Langbein: Der neue kassenärztliche Landesarztvertrag (1932), S. 212.
502 Langbein: Der neue kassenärztliche Landesarztvertrag (1932), S. 212.
503 Langbein: Der neue kassenärztliche Landesarztvertrag (1932), S. 212.
504 Langbein: Der neue kassenärztliche Landesarztvertrag (1932).

„vielfach nicht die wünschenswerte Klarheit“[505], und die Änderungen bezüglich der neuen Verhältniszahl und der Abschaffung der bisherigen Zulassungsausschüsse mussten wiederholt erläutert werden[506]. Nicht zuletzt aufgrund der mangelnden Kenntnisse zahlreicher junger Ärzte wurden zukünftig vor der Zulassung zur Kassenpraxis Vorbereitungskurse verlangt.[507]

Diese Art der Informationspolitik schien manchem Standeskollegen trotzdem nicht ausreichend zu sein. So trat ein praktischer Arzt mit einem Artikel zu seinen beruflichen Problemen eine Debatte über die Pflicht eines jeden Mediziners, sich selbständig über Standespolitik und rechtliche Bestimmungen zu informieren, los. Der anonym bleibende Arzt hatte sich insbesondere über die mangelhafte Hilfestellung in wirtschaftlichen, rechtlichen und standespolitischen Fragen beschwert und vor allem bei dem letzten Punkt die Standespolitiker kritisiert.[508] Reaktionen auf diesen Beitrag ließen nicht lange auf sich warten: Alexander Benedikt, Mitglied der Reichsnotgemeinschaft deutscher Aerzte, bemerkte in einer polemischen Replik, wie „erstaunlich“[509] die Unwissenheit des Verfassers bezüglich der Beratungsmöglichkeiten junger, insbesondere der noch nicht zur Kassenpraxis zugelassenen Ärzte sei. Wenig versteckt vermutete er, dass dem anonymen Kollegen vor seiner Niederlassung „jegliches Interesse für Standes- und Organisationsfragen fehlte?!“[510]

3.20 Die Vorstandswahlen 1931

Am 14. November fand mit der elften Vollversammlung der ÄK die letzte wichtige standespolitische Veranstaltung eines ereignisreichen Jahres statt. In einem Rückblick auf die Tätigkeit der ÄK in der vergangenen Wahlperiode 1926 bis 1931 ging Langbein denn auch überwiegend auf die Ereignisse der letzten Monate ein. So bezeichnete er das angestrengte Ehrenrechtsverfahren gegen alle Mitglieder der ÄK „als hochgradig überheblich und frivol“[511], und ebenso müsse er „es auch als schlechtweg unstatthaft bezeichnen, wenn ein Stuttgarter mit der Kammer und den Ehrenräten unzufriedener

505 Sperling/Langbein (1933), S. 11.
506 Sperling/Langbein (1933).
507 Hoffmann (1933).
508 „Auch die Standesfragen liegen dem jungen Praktiker meist meilenfern, da er in seiner bisherigen Tätigkeit so gut wie nie etwas damit zu tun gehabt hat. Man darf sich daher nicht wundern, wenn die Jungen in Unkenntnis einer großen Zahl von ärztlichen Gepflogenheiten trotz besten Willens und eifrigen Strebens falsche Wege gehen. An der Organisation, an den alten, erfahrenen Kollegen liegt es, hier Wandel zu schaffen und fruchtbare, sachliche und persönliche Arbeit zu leisten.“ Anonym (1933), S. 10.
509 Benedikt (1933), S. 61.
510 Benedikt (1933), S. 61.
511 Langbein: Rückblick (1931), S. 501.

Arzt an seine Klientel ein Flugblatt austeilt, in dem er das Verhalten der Kammer und der Ehrenräte in schärfster Weise kritisiert"[512]

Ansonsten bescheinigte er der ÄK, durchaus positive Leistungen vollbracht zu haben, allen voran im Hinblick auf seine Versorgungskasse. Ebenfalls positiv sei, dass 1929 mit einiger Verzögerung endlich die Ehrengerichte ihre Tätigkeit aufnehmen konnten, und auch um das ärztliche Fortbildungswesen sei es gut bestellt.[513]

Beispielsweise war aufgrund einer Anregung des Reichsausschusses für das ärztliche Fortbildungswesen[514] eine Aussprache in Stuttgart initiiert worden. Als Folge dieser Besprechung wurden in den Stuttgarter Krankenhäusern[515] seit 1929 vermehrt Fortbildungsvorträge angeboten. Die Themen waren breitgefächert und umfassten Vorträge aus der inneren Medizin, Chirurgie, Gynäkologie, Pathologie und Dermatologie. Zu den Fortbildungen waren alle württembergischen Ärzte eingeladen, eine Teilnahmepflicht bestand bis dato nicht.[516]

Bevor es zur Neuwahl des Vorstandes und der Ausschüsse ging, gedachte Langbein noch der verstorbenen Mitglieder Karl Bok, Rudolf Emil Göller, Wilhelm Herrlen, Salomon Marx und Engelbert Wenzler.[517]

Die Wahlen zum Vorstand bestätigten Langbein als ersten Vorsitzenden. Von 24 möglichen Stimmen erhielt er 23; da es als unstatthaft galt, sich selbst zu wählen, ist von einem einstimmigen Ergebnis auszugehen. Fast ebenso deutlich wurde Richard Schwarz mit 22 Stimmen zum zweiten Vorsitzenden gewählt. Die Posten als Rechner und Schriftführer gingen an die Herren Einstein und Bosler. Den Vorstand vervollständigten noch Dürr und Dörfler. Auch in den anderen Ausschüssen saßen altbekannte Personen.[518] Trotz der erheblichen Konflikte bei der Wahl 1931 hatte sich also innerhalb der ÄK nur wenig verändert. Allerdings hatte die Posse um die Wahl im Bezirk Stuttgart dazu geführt, dass man zukünftig solche Fehler vermeiden und sich nicht erneut derartig angreifbar machen wollte.

Deshalb sollte die Wahlordnung vereinfacht werden. Denn die geltenden Bestimmungen waren nach Ansicht einiger Ärzte „so kompliziert, daß bald kein Wahlleiter mit gutem Gewissen sagen könne, daß alles richtig gemacht worden sei. Man müsse

---

512 Langbein: Rückblick (1931), S. 501.

513 Langbein: Rückblick (1931).

514 LABW HStAS, E 130b Bü 2769, Pag. 1.

515 Als Veranstaltungsorte waren das Katharinenhospital, das Krankenhaus in Cannstatt, die Städtische Frauenklinik und die Landeshebammenschule beteiligt.

516 Leube (1929).

517 Langbein: Rückblick (1931).

518 Umlageausschuss: Friedrich Langbein, Otto Einstein, Theodor Durst; Ehrengericht: Theodor Durst, Bruno Wiese, Alfred Bubenhofer (als Vertreter Karl Berner, Friedrich Prinzing, Ferdinand Neunhöffer); Verwaltungsrat der Versorgungskasse: Ferdinand Neunhöffer, Friedrich Langbein (Stellvertreter), Richard Schwarz, Wilhelm Dörfler, Gustav Feldmann; Beschwerdeausschuss der Versorgungskasse: Karl Berner, Max Leube, Richard Schwarz, Nathanael Zerweck. Bosler: Württembergische Aerztekammer. 11. Vollversammlung (1931).

diese Bestimmungen der ärztlichen Mentalität anpassen und vereinfachen."[519] Dies sollte die Aufgabe einer eigens gebildeten Kommission werden.

Im Folgenden ging Langbein noch auf die Kritiker der passiven Haltung des WAV in den Verhandlungen mit den Kassen ein. So warf er ihnen direkt vor, nicht verstanden zu haben, wie das System funktioniere. „Wir sind ein Glied des Hartmannbundes. Deshalb hat es keinen Sinn, muß ich ganz offen sagen, damals die ganze württembergische Ärzteschaft mobil zu machen."[520] Seit sich 1923 die Reichsregierung in die Frage des Gesundheitswesens eingeschaltet habe, hätten die ärztlichen Landesverbände keine Einflussmöglichkeiten mehr. Sie würden von den Reichsbehörden gar nicht erst angehört; dies sollten sich die Kritiker klarmachen.[521]

In diesem Zusammenhang ging Langbein noch auf einen Antrag auf Satzungsänderung ein, in welchem gefordert wurde, dass die Delegierten von ihren Ortsvereinen eine „gebundene Marschroute"[522] erhalten sollten. Als Langbein diesen Vorschlag ablehnte, erhielt er dafür deutlichen Zuspruch.

3.21 Ärztliche Verrechnungsstelle und die Versorgungskasse

Zustimmung erhielt auch der Vortrag zur Einrichtung einer zentralen Verrechnungsstelle für die Abrechnung mit den reichsgesetzlichen Krankenkassen. Durch die neuen Vertragsbestimmungen[523] erschien diese Einrichtung auch in Württemberg sinnvoll. So sei man nun „durch diese neue Vertragsordnung Herr im eigenen Haus geworden"[524]. Nachdem Berner die Vorteile einer Zentralisation der Abrechnungen thematisiert hatte, ging auch er auf einige besonders starke Kritiker ein. So habe es ein Rundschreiben gegeben, in welchem gestanden habe, dass, „wenn die Hauptversammlung das mache, was der WAV von ihr wolle, die Aerzte von Sklaven der Kasse zu Sklaven der Organisation würden"[525]. Nach Berners Ansicht seien die einzigen Sklaven diejenigen, „die in der Leitung der Organisation für die Aerzte arbeiten!"[526].

Der schon zum Standard gewordene Streit um die Versorgungskasse war auch 1932 im MKB wieder sehr präsent, drehte sich aber um die schon ausführlich behandelten

519 Bosler (1932), S. 203.
520 Langbein: Eröffnungsansprache (1932), S. 26.
521 Langbein: Eröffnungsansprache (1932).
522 Langbein: Eröffnungsansprache (1932), S. 26.
523 „Die Gesamtvergütung, die der Kasse für die ärztlichen Leistungen nach dem Gesamtvertrag abliegt [sic!], entrichtet die Kasse an die kassenärztliche Vereinigung, mit der sie den Gesamtvertrag geschlossen hat." Berner (1932), S. 69.
524 Berner (1932), S. 69.
525 Berner (1932), S. 70.
526 Berner (1932), S. 70.

prinzipiellen Fragen.[527] Erwähnenswerter sind deshalb auch eher die zahlenmäßige Entwicklung der Beitragsempfänger und deren Altersverteilung. Insgesamt hatten 174 Ärzte zeitweise eine Rente bezogen (ob krankheits-, invaliditäts- oder altersbedingt, wird aus den Zahlen nicht deutlich).

Auffallend sind dabei die vielen jungen Ärzte; allein 30 Mediziner unter 40 Jahren empfingen eine Rente. Ähnliche Zahlen gab es bei den 41- bis 50-Jährigen, hier bekamen 29 Ärzte Leistungen ausbezahlt. In den nächsten beiden Dezennien waren es 50 bzw. 49 Mediziner. Die zuvor häufig geäußerte Sorge vor den Altersrentnern schien nach diesen Zahlen noch unberechtigt, waren es doch nur 16 Ärzte über 71 Jahre. Von den 174 Medizinern waren zum Zeitpunkt des Berichts 55 wieder arbeitsfähig geworden, 62 waren in der Zwischenzeit verstorben und 57 erhielten noch eine Rente.

Die verhältnismäßig hohe Zahl an jungen Ärzten, die arbeitsunfähig oder gar in jungen Jahren verstorben waren, stellte einen klaren Beleg für die Notwendigkeit der Versorgungskasse dar.

Noch größer als die Anzahl ärztlicher Rentenempfänger war die der Angehörigen, insbesondere Witwen, aber auch viele Kinder. So waren seit Bestehen der Versorgungskasse 178 Mitglieder verstorben[528], die insgesamt 282 rentenberechtigte Angehörige hinterlassen hatten.

Ein weiterer Vorteil, der hervorgehoben wurde, war die Möglichkeit gerade der jüngeren Ärzte, Darlehen von der Versorgungskasse aufzunehmen, beispielsweise für eine Praxiseröffnung. Dieses Angebot hatte auch regen Zuspruch gefunden. Insgesamt 197 Ärzte hatten ein Darlehen erhalten, deutlich mehr als die Hälfte davon (107) waren junge Mediziner unter 40 Jahren gewesen. Diese Darlehen wurden ohne Provision und zu sehr niedrigen Zinsen vergeben. Wenn auch beständig kritisiert, war die Versorgungskasse doch zum Nutzen einer größeren Zahl von Ärzten ausgefallen. Trotzdem musste das Thema auch auf der zwölften Vollversammlung der ÄK behandelt werden.[529] Auch nach jahrelangen Konflikten gab es immer noch eine größere Zahl von Gegnern; deshalb bekannte sich die ÄK öffentlich zu der Einrichtung in ihrer aktuellen Form:

> In der Aussprache bekennt sich die Aerztekammer erneut zur Versorgungskasse und erklärt, auf Antrag Dörfler, sie in ihrer bisherigen Form nunmehr für endgültig. Der Verwaltungsrat der Versorgungskasse wird ermächtigt, künftighin nicht mehr auf die alten, aber immer wieder erneuten Angriffe auf die Versorgungskasse einzugehen. Auch sollen polemische Artikel im Korr.-Blatt nicht mehr aufgenommen werden.[530]

---

527 Die wichtigsten Diskussionsbeiträge: Anonym (1932); Reimold (1932); Neunhöffer (1932); Feldmann (1932).

528 Sterbealter der 178 Ärzte: 42 zwischen 32 und 50 Jahren, 96 zwischen 51 und 70, 40 zwischen 71 und 85. Feldmann (1932).

529 Bosler (1932).

530 Bosler (1932), S. 203.

Ansonsten verliefen die nächsten Monate auf standespolitischer Ebene sehr ruhig. Mit dem kassenärztlichen Landesvertrag und der Versorgungskasse waren zwei große Themen fürs Erste zufriedenstellend abgeschlossen worden. Entsprechend standen bei den nächsten Versammlungen der Standesvereinigungen auch andere Fragen im Fokus. 1932 sollte dies vor allem die Eugenik sein. Für den 27. November 1932 lud die ÄK zu ihrer 13. Vollversammlung mit der „eugenischen Frage“[531] als wichtigstem Veranstaltungsthema.

3.22 Kurpfuscher, Naturheilkundler und die Ärzteschaft

Ein immer wieder auftauchendes Thema war auch die Frage der Bekämpfung von ‚Kurpfuschern‘, deren Zahl in den 1920er Jahren beständig gewachsen war und 1930 auf etwa 13000 im Deutschen Reich geschätzt wurde. Auf 100 Ärzte kamen somit etwa 27 ‚Kurpfuscher‘. Württemberg lag mit knapp 29 ‚Kurpfuschern‘ auf 100 Ärzte leicht über dem reichsweiten Schnitt.[532] In den Nachbarstaaten war die Quote zum Teil deutlich niedriger, und entsprechend wurden Forderungen laut, dass die Bekämpfung dieser ‚Laienbehandler‘ in Württemberg mit größerem Nachdruck erfolgen sollte.[533] Eingaben an die Behörden sowie aufklärende Artikel in der Presse hatten bis dato aber nur begrenzten Erfolg[534] gehabt; auch der Deutschen Gesellschaft zur Bekämpfung des ‚Kurpfuschertums‘ wurde meist kein gutes Zeugnis ausgestellt[535].

Andere wiederum sahen die Schuld für das verstärkte Aufkommen der ‚Laienbehandler‘ auch in den eigenen Reihen. So würde es vielen Ärzten an grundlegenden Kenntnissen und Fähigkeiten mangeln.

Der praktische Arzt Adalbert Schmitt aus Baienfurt bemerkte vorab, dass von allen Naturwissenschaften „unsere Disziplin die unexakteste ist“[536], weshalb das ganze „Medizinerelend“[537] zutage treten würde. Erschwerend hinzu käme aber die „ganz unzulängliche naturwissenschaftliche Vorbildung des praktischen Arztes“[538], woraus

---

531 Langbein: Einladung (1932), S. 501.

532 Die Nachbarstaaten Bayern und Baden lagen hingegen mit 18 bzw. 22 ‚Kurpfuschern‘ auf 100 Ärzte deutlich unter dem Reichsschnitt. O. V.: 12942 Kurpfuscher (1932).

533 „Bedauerlich ist, dass weite Kreise der Bevölkerung, auch der Aerzteschaft und der Gebildeten überhaupt, kein Verständnis für die Gefahren haben, die unserem Volke durch das Kurpfuschertum drohen.“ LABW HStAS, E 151/54 Bü 264, Pag. 28.

534 „Allgemein wurde hervorgehoben, dass bei dem derzeitigen Stand der Gesetzgebung nicht viel zu machen sei.“ und „Mit der heutigen Gesetzgebung ist eine wirksame Bekämpfung der Kurpfuscherei nicht möglich. Es muss deshalb mit allen Mitteln auf die gesetzliche Aufhebung der Kurierfreiheit hingearbeitet werden.“ LABW HStAS, E 151/54 Bü 264, Pag. 26 und 28.

535 O. V.: 12942 Kurpfuscher (1932) und O. V.: Wer ist Kurpfuscher? (1932).

536 Schmitt (1933), S. 87.

537 Schmitt (1933), S. 87.

538 Schmitt (1933), S. 88.

Schmitt die Forderung nach einer „gründlich[en] mathematisch[]-physikalische[n] Vorbildung“[539] ableitete. Dafür müsse der „sog. Humanismus von heute“[540] weichen, dies sei „übelste mittelalterliche Stickluft“[541]. Nur so könne man hoffen, die deutsche Ärzteschaft von „gewissen Flecken reinzuwaschen. Ich meine die Lehrstühle für die sog. Homöopathie, für die Naturheilverfahren u. ä. Dinge, die uns zum Gespött der übrigen gelehrten Welt gemacht und den Kampf für ein wirksames Kurpfuschereigesetz aussichtslos gestalten.“[542] Die Vermengung von Naturheilkunde und Homöopathie sorgte nicht erst 1930 für einigen Widerspruch. Diese Debatte sollte die letzte größere öffentlich geführte Diskussion sein, die im MKB mit all ihren unterschiedlichen Facetten abgedruckt wurde. Nur wenige Wochen später war es nicht nur in der Standeszeitschrift vorbei mit demokratisch geführten Debatten.[543]

Ab 28. März 1933 sollte Eugen Stähle als Kommissar der ÄK und des WAV die zukünftige Entwicklung der württembergischen Ärzteschaft maßgeblich steuern.[544]

Bibliographie

Archivalische Quellen

Bundesarchiv Berlin (BArch Berlin)
NS 53/4
Landesarchiv Baden-Württemberg, Staatsarchiv Ludwigsburg (LABW StAL)
EL 51/1 II a Bü 3640

Staatsarchiv Sigmaringen (LABW StAS)
Wü 13 T 2, Nr. 2634/052
Landesarchiv Baden-Württemberg, Hauptstaatsarchiv Stuttgart (LABW HStAS)
E 130b Bü 2769, Bü 2776
E 130c Bü 40
E 151/53 Bü 462, Bü 463
E 151/54 Bü 262, Bü 264, Bü 271, Bü 278, Bü 283, Bü 284, Bü 288

Stadtarchiv Stuttgart (StA Stgt)
2019 Bü 62

539 Schmitt (1933), S. 88.
540 Schmitt (1933), S. 88.
541 Schmitt (1933), S. 88.
542 Schmitt (1933), S. 88. Zur Debatte um die Einrichtung von Lehrstühlen für Homöopathie, siehe: Lucae (1997).
543 Kurz zuvor war zudem der langjährige geschäftsführende Arzt und Mitherausgeber des MKB, Eduard Hailer, am 28. Februar 1933 infolge eines Lungenleidens im Alter von nur 56 Jahren verstorben. Württ. Aerzteverband (1933).
544 Sperling: Kommissar (1933) und Langbein (1933).

Amtliche Quellen

Regierungsblatt für Württemberg (1928)
Reichsgesetzblatt (1930; 1931; 1934)
Statistisches Jahrbuch für das Deutsche Reich 50 (1931)

Periodika

Aerztliches Vereinsblatt für Deutschland 54=56 (1927)–56=58 (1929)
Deutsches Ärzteblatt 57=59 (1930)–59=61 (1932)
Medizinisches Korrespondenz-Blatt für Württemberg 92 (1922)–103 (1933)
Ärzteblatt für Südwestdeutschland 7 (1940)

Gedruckte Quellen

Ärzte-Adressbuch für Württemberg 1932. Stuttgart 1932.
Anonym: Zu den öffentlichen Kundgebungen für Dr. Wolf. In: Medizinisches Korrespondenz-Blatt für Württemberg 101 (1931), S. 112 f.
Anonym: Ein Wort für die ärztliche Versorgungskasse. In: Medizinisches Korrespondenz-Blatt für Württemberg 102 (1932), S. 51–53.
Anonym: Ich werde praktischer Arzt. In: Medizinisches Korrespondenz-Blatt für Württemberg 103 (1933), S. 9–11.
Benedikt, Alex[ander]; Hoffmann, Heinrich; Mann, Albert: Der ärztliche Nachwuchs zur Kündigung des Kassenärztlichen Landesvertrags. In: Medizinisches Korrespondenz-Blatt für Württemberg 99 (1929), S. 449 f.
Benedikt, Alex[ander]; Hoffmann, Heinrich; Mann, Albert: Der ärztliche Nachwuchs zur Kündigung des Kassenärztlichen Landesvertrags. Berichtigung zu der Anmerkung der Schriftleitung. In: Medizinisches Korrespondenz-Blatt für Württemberg 99 (1929), S. 470–472.
Benedikt, Alexander: Zum Artikel „Ich werde praktischer Arzt." In: Medizinisches Korrespondenz-Blatt für Württemberg 103 (1933), S. 61.
Berghaus, Wilhelm: Zahl der Aerzte, Chirurgen I. Kl. und Zahnärzte von 1806–1855. In: Ärztliche Mitteilungen aus und für Baden 85 (1931), S. 348.
Berner, Karl: Einrichtung einer zentralen Verrechnungsstelle für die Abrechnung mit den reichsgesetzlichen Krankenkassen. In: Medizinisches Korrespondenz-Blatt für Württemberg 102 (1932), S. 69 f.
Bernhard, Karl: Der Jammer unseres statistischen Rüstzeuges. In: Medizinisches Korrespondenz-Blatt für Württemberg 99 (1929), S. 543.
Bernoulli, Paul u. a.: Achtung Kollegen! In: Medizinisches Korrespondenz-Blatt für Württemberg 101 (1931), S. 226.
Bernoulli, Paul; Hoffmann, Heinrich; Röttger, Paul: Zur letzten Aerztekammerwahl. In: Medizinisches Korrespondenz-Blatt für Württemberg 101 (1931), S. 321.
Bok, Karl; Schwarz, Richard: Württembergische Aerztekammer. 6. Vollversammlung am 9. März 1929. In: Medizinisches Korrespondenz-Blatt für Württemberg 99 (1929), S. 132–135.
Bok, Karl; Schwarz, Richard: Württembergische Aerztekammer. 7. Vollversammlung am 5. Oktober 1929. In: Medizinisches Korrespondenz-Blatt für Württemberg 99 (1929), S. 447–449.

Bolz, Eugen: Verordnung des Innenministeriums zur Durchführung des Ehrenrechtsverfahrens nach dem Gesetz über die öffentliche Berufsvertretung der Aerzte, Zahnärzte, Tierärzte und Apotheker vom 1. Dezember 1928. In: Medizinisches Korrespondenz-Blatt für Württemberg 99 (1929), S. 17–26.

Bonem, Paul u. a.: Die Haltung der Württembergischen Aerztekammer. In: Medizinisches Korrespondenz-Blatt für Württemberg 101 (1931), S. 247.

Bosler, Alfred: Die Reichsrichtlinien für Gesundheitsfürsorge und ihre Bedeutung für die württ. Aerzte. In: Medizinisches Korrespondenz-Blatt für Württemberg 99 (1929), S. 313–320.

Bosler, Alfred: Württembergische Aerztekammer. 10. Vollversammlung am 29. März 1931. In: Medizinisches Korrespondenz-Blatt für Württemberg 101 (1931), S. 173–177.

Bosler, Alfred: Württembergische Aerztekammer. 11. Vollversammlung am 14. November 1931. In: Medizinisches Korrespondenz-Blatt für Württemberg 101 (1931), S. 499 f.

Bosler, Alfred: Württembergische Aerztekammer. 12. Vollversammlung am 9. April 1932. In: Medizinisches Korrespondenz-Blatt für Württemberg 102 (1932), S. 203–206.

Breitinger, Max: Die Ueberfüllung der höheren Schulen und Hochschulen, ihre Auswirkung und die Möglichkeiten zur Abhilfe. In: Medizinisches Korrespondenz-Blatt für Württemberg 99 (1929), S. 291–296.

Breitinger, Max: Die Ueberfüllung der höheren Schulen und Hochschulen, ihre Auswirkung und die Möglichkeiten zur Abhilfe. In: Aerztliches Vereinsblatt für Deutschland 56=58 (1929), Sp. 651–654.

Breitinger, Max: Warum so viele Medizinstudierende? In: Medizinisches Korrespondenz-Blatt für Württemberg 102 (1932), S. 27–30.

Breuninger, Adolf; Mezger, Julius; Röttger, Paul: Offener Brief. In: Medizinisches Korrespondenz-Blatt für Württemberg 101 (1931), S. 143 f.

Bubenhofer, Alfred: Zu dem Entwurf des Reichsarbeitsministeriums zur Aenderung der Krankenversicherung. In: Medizinisches Korrespondenz-Blatt für Württemberg 100 (1930), S. 301–304.

Cremer, Max: Vom Wesen des Arzttums. In: Medizinisches Korrespondenz-Blatt für Württemberg 100 (1930), S. 532–536.

Dörfler, Wilhelm: Krankenkassen und Aerzte. In: Medizinisches Korrespondenz-Blatt für Württemberg 90 (1920), S. 185–187.

Durand-Wever, Anne-Marie u. a.: Zur Reichstagseingabe der Berliner Ärztinnen gegen § 218. In: Deutsches Ärzteblatt 57=59 (1930), S. 303.

Durst, Theodor: Lehmannsche Sozialpolitik. In: Medizinisches Korrespondenz-Blatt für Württemberg 99 (1929), S. 507–512.

Ehrmann-Ernst, Clara: Reaktionen § 218. II. In: Deutsches Ärzteblatt 58=60 (1931), S. 212.

Feldmann, Gustav: Die Haltung der Württ. Aerztekammer. In: Medizinisches Korrespondenz-Blatt für Württemberg 101 (1931), S. 223 f.

Feldmann, Gustav: Wissenswertes aus der Versorgungskasse. In: Medizinisches Korrespondenz-Blatt für Württemberg 102 (1932), S. 145 f.

Feuerstein, David: Dr. Julius Moses, M. d. R. In: Deutsches Ärzteblatt 58=60 (1931), S. 61 f.

Feuerstein, David: Aktive Standespolitik. In: Deutsches Ärzteblatt 58=60 (1931), S. 81 f.

Gastpar, Alfred: Erklärung zur Aerztekammerwahl. In: Medizinisches Korrespondenz-Blatt für Württemberg 101 (1931), S. 267.

Haedenkamp, Karl: Betrügen Versicherte und Aerzte die Krankenversicherung? In: Medizinisches Korrespondenz-Blatt für Württemberg 100 (1930), S. 275 f.

Hailer, Eduard: Hauptversammlung des Württ. Aerzteverbandes am 12. Dezember 1926. In: Medizinisches Korrespondenz-Blatt für Württemberg 96 (1926), S. 524.

Hailer, Eduard: 24. Hauptversammlung des Leipziger Verbandes und 46. Deutscher Aerztetag in Würzburg am 7.–10. Sept. 1927. In: Medizinisches Korrespondenz-Blatt für Württemberg 97 (1927), S. 461–470.

Hailer, Eduard: Der VI. Württembergische Aerztetag in Bad Mergentheim am 1. und 2. September 1928. In: Medizinisches Korrespondenz-Blatt für Württemberg 98 (1928), S. 467–473.

Hailer, Eduard: Jahres- und Geschäftsbericht des Württ. Aerzteverbands für die Zeit vom 1. Januar 1927 bis 10. Oktober 1928. In: Medizinisches Korrespondenz-Blatt für Württemberg 98 (1928), S. 537–543.

Hailer, Eduard: Programm. VII. Württ. Aerztetag. Am 15. und 16. Juni 1929 in Tübingen. In: Medizinisches Korrespondenz-Blatt für Württemberg 99 (1929), S. 215.

Hailer, Eduard: VII. Württ. Aerztetag in Tübingen am 15. u. 16. Juni 1929. In: Medizinisches Korrespondenz-Blatt für Württemberg 99 (1929), S. 273–276.

Hailer, Eduard: Anmerkung der Schriftleitung. In: Medizinisches Korrespondenz-Blatt für Württemberg 99 (1929), S. 450.

Hailer, Eduard: Trauerfeier für Sanitätsrat Bok. In: Medizinisches Korrespondenz-Blatt für Württemberg 100 (1930), S. 35.

Hailer, Eduard: Reform oder Zerschlagung der Krankenversicherung? In: Medizinisches Korrespondenz-Blatt für Württemberg 100 (1930), S. 255–257.

Hailer, Eduard: VIII. Württ. Aerztetag in Freudenstadt am 4. u. 5. Okt. 1930. In: Medizinisches Korrespondenz-Blatt für Württemberg 100 (1930), S. 419 f.

Hailer, Eduard: Aus der Zulassungsausschußsitzung vom 28. Oktober 1930. In: Medizinisches Korrespondenz-Blatt für Württemberg 100 (1930), S. 479.

Hailer, Eduard: Friedrich Langbein 60 Jahre alt. In: Medizinisches Korrespondenz-Blatt für Württemberg 100 (1930), S. 483.

Hailer, Eduard: Neujahrsgedanken. In: Medizinisches Korrespondenz-Blatt für Württemberg 101 (1931), S. 2–4.

Hailer, Eduard: Die Bezüge der württ. Kassenärzte bei den RVO.-Kassen im Jahre 1930, ohne Weggeld und ohne Sachleistungen. In: Medizinisches Korrespondenz-Blatt für Württemberg 101 (1931), S. 364.

Hailer, Eduard u. a.: Zum Rundschreiben des Herrn Dr. A. Mayer-Stuttgart an die württ. Aerzte! In: Medizinisches Korrespondenz-Blatt für Württemberg 100 (1930), S. 86 f.

Hailer, Eduard; Sperling, Paul: Der neue kassenärztliche Landesvertrag für Württemberg (KLW. 1930). In: Medizinisches Korrespondenz-Blatt für Württemberg 101 (1931), S. 11–14.

Hartnacke, Wilhelm: Bildungswahn – Volkstod. In: Deutsches Ärzteblatt 59=61 (1932), S. 354–356.

Hellwig, Albert: Sind Zeitungsanzeigen durch Aerzte ehrengerichtlich und kriminell strafbar? In: Aerztliches Vereinsblatt für Deutschland 56=58 (1929), Sp. 203–208.

Heubach, Ernst: Bekanntmachung, betr. die Wahl der Mitglieder des Schiedsamts zwischen Aerzten und Krankenkassen im Bezirk des Württ. Oberversicherungsamts. In: Medizinisches Korrespondenz-Blatt für Württemberg 100 (1930), S. 343.

Himmelreicher, Gertrud; Fröhner, Hans: Aerztlicher Bezirksverein VIII Tübingen. In: Medizinisches Korrespondenz-Blatt für Württemberg 101 (1931), S. 271.

Hoffmann, Heinrich: Berichtigung zur Erwiderung des Herrn Dr. Gänßle auf den Artikel des Herrn Dr. H. Gundert. In: Medizinisches Korrespondenz-Blatt für Württemberg 101 (1931), S. 342 f.

Hoffmann, Heinrich: Bemerkungen zu „Ich werde praktischer Arzt." In: Medizinisches Korrespondenz-Blatt für Württemberg 103 (1933), S. 61.

Kaiser: Das Hochschulstudium in Deutschland unter besonderer Berücksichtigung des Medizinstudiums. In: Deutsches Ärzteblatt 58=60 (1931), S. 465–468.

Kaiser, Manfred; Lehr, Hermann: Aerztlicher Bezirksverein I Stuttgart. In: Medizinisches Korrespondenz-Blatt für Württemberg 101 (1931), S. 246 f.

Koetzle, Hermann: Ministerialrat Dr. Eugen Stähle wird am 17. November dieses Jahres 50 Jahre alt. In: Ärzteblatt für Südwestdeutschland 7 (1940), S. 291 f.

Krauter, Eduard: Fachwissenschaftliche Aussprache über § 218? In: Medizinisches Korrespondenz-Blatt für Württemberg 101 (1931), S. 165 f.

L.-E.: Um den § 218. In: Medizinisches Korrespondenz-Blatt für Württemberg 101 (1931), S. 142 f.

Landenberger, Fritz: In der Verteidigung. In: Medizinisches Korrespondenz-Blatt für Württemberg 100 (1930), S. 67 f.

Landenberger, Fritz: Die Aerzteschaft und die Notverordnung vom 26. Juli 1930. 1. Teil. In: Medizinisches Korrespondenz-Blatt für Württemberg 101 (1931), S. 119 f.

Landenberger, Fritz: Die Aerzteschaft und die Notverordnung vom 26. Juli 1930. 2. Teil. In: Medizinisches Korrespondenz-Blatt für Württemberg 101 (1931), S. 144–146.

Langbein, Friedrich: Bericht über den II. Württ. Aerztetag in Ulm am 28. und 29. Juni. In: Medizinisches Korrespondenz-Blatt für Württemberg 92 (1922), S. 121–123.

Langbein, Friedrich: VII. Württ. Aerztetag in Tübingen am 15. u. 16. Juni 1929. Eröffnungsansprache. In: Medizinisches Korrespondenz-Blatt für Württemberg 99 (1929), S. 281–285.

Langbein, Friedrich: Gründungsversammlung des Landesverbands Württemberg und Hohenzollern zur Erforschung und Bekämpfung der Krebskrankheit in Stuttgart am 25. Januar 1930. In: Medizinisches Korrespondenz-Blatt für Württemberg 100 (1930), S. 107.

Langbein, Friedrich: VIII. Württ. Aerztetag. In: Medizinisches Korrespondenz-Blatt für Württemberg 100 (1930), S. 347.

Langbein, Friedrich: Eröffnung. VIII. Württ. Aerztetag. In Freudenstadt am 4. Oktober 1930. In: Medizinisches Korrespondenz-Blatt für Württemberg 100 (1930), S. 429–432.

Langbein, Friedrich: Nachklänge zu Freudenstadt. In: Medizinisches Korrespondenz-Blatt für Württemberg 100 (1930), S. 443 f.

Langbein, Friedrich: Zum § 218 des Strafgesetzbuches. In: Medizinisches Korrespondenz-Blatt für Württemberg 101 (1931), S. 111 f.

Langbein, Friedrich: Württembergische Aerztekammer. In: Medizinisches Korrespondenz-Blatt für Württemberg 101 (1931), S. 317–319 und S. 465 f.

Langbein, Friedrich: Landeswahlausschuß für die Aerztekammerwahl. In: Medizinisches Korrespondenz-Blatt für Württemberg 101 (1931), S. 401.

Langbein, Friedrich: Bekanntmachung des Landeswahlausschusses für die Aerztekammerwahl. In: Medizinisches Korrespondenz-Blatt für Württemberg 101 (1931), S. 445.

Langbein, Friedrich: Rückblick auf die Tätigkeit der Württembergischen Aerztekammer während der Wahlperiode 1926/1931. In: Medizinisches Korrespondenz-Blatt für Württemberg 101 (1931), S. 501 f.

Langbein, Friedrich: Eröffnungsansprache. Außerordentliche Hauptversammlung des Württ. Aerzteverbandes am Mittwoch am 6. Januar 1932. In: Medizinisches Korrespondenz-Blatt für Württemberg 102 (1932), S. 25–27.

Langbein, Friedrich: Der neue kassenärztliche Landesarztvertrag für Württemberg und Hohenzollern. In: Medizinisches Korrespondenz-Blatt für Württemberg 102 (1932), S. 211 f.

Langbein, Friedrich: Einladung zur XIII. Vollversammlung der Württ. Aerztekammer am 27. Nov. 1932. In: Medizinisches Korrespondenz-Blatt für Württemberg 102 (1932), S. 501.

Langbein, Friedrich: Württembergische Aerztekammer. In: Medizinisches Korrespondenz-Blatt für Württemberg 103 (1933), S. 176.
Langbein, Friedrich; Schwarz, Richard: Württembergische Aerztekammer. 8. Vollversammlung am 11. Januar 1930. In: Medizinisches Korrespondenz-Blatt für Württemberg 100 (1930), S. 39–42.
Lechler, Karl Ludwig: Ministerialrat Dr. Eugen Stähle wird am 17. November dieses Jahres 50 Jahre alt. In: Ärzteblatt für Südwestdeutschland 7 (1940), S. 290.
Leube, Max: Aerztliches Fortbildungswesen in Württemberg. In: Medizinisches Korrespondenz-Blatt für Württemberg 99 (1929), S. 55.
Mayer, Otto: Die Entrechtung des deutschen Aerztestandes. In: Medizinisches Korrespondenz-Blatt für Württemberg 101 (1931), S. 14 f.
Mayerle, Emil: Geschichte des NSD-Ärztebundes e. V., Gau Württemberg-Hohenzollern zur Feier seiner 10 jährigen Gründung am 30. Nov. 1940 zu Eßlingen a. N. In: Ärzteblatt für Südwestdeutschland 7 (1940), S. 309 f.
Milczewsky, Joachim: Probleme im Kampf gegen die Gewerbesteuer der freien Berufe. In: Medizinisches Korrespondenz-Blatt für Württemberg 100 (1930), S. 478 f.
Milczewsky, Joachim: Die kommende Gewerbesteuerpflicht der Aerzte in Württemberg. In: Medizinisches Korrespondenz-Blatt für Württemberg 101 (1931), S. 7.
Mißmahl, Wilhelm: Zur Frage der Besuchstätigkeit an fremdem Niederlassungsort. In: Medizinisches Korrespondenz-Blatt für Württemberg 100 (1930), S. 46 f.
Neunhöffer, Ferdinand: Aerztlicher Fortbildungskurs in Stuttgart. In: Medizinisches Korrespondenz-Blatt für Württemberg 100 (1930), S. 43.
Neunhöffer, Ferdinand: Aerztekammerwahl. In: Medizinisches Korrespondenz-Blatt für Württemberg 101 (1931), S. 121 und S. 245 f.
Neunhöffer, Ferdinand: Zum Fall Wolf-Jacobowitz-Kienle. In: Medizinisches Korrespondenz-Blatt für Württemberg 101 (1931), S. 166.
Neunhöffer, Ferdinand: Ergebnis der Aerztekammerwahlen. In: Medizinisches Korrespondenz-Blatt für Württemberg 101 (1931), S. 297 f.
Neunhöffer, Ferdinand: Versorgungskasse der württembergischen Aerzte (Friedrich-Langbein-Kasse.). In: Medizinisches Korrespondenz-Blatt für Württemberg 101 (1931), S. 342.
Neunhöffer, Ferdinand: Erwiderung auf vorstehenden Aufsatz des Herrn Dr. Reimold. In: Medizinisches Korrespondenz-Blatt für Württemberg 102 (1932), S. 145.
Neunhöffer, Ferdinand; Schwarz, Richard: Württembergische Aerztekammer. 9. Vollversammlung am 17. Mai 1930. In: Medizinisches Korrespondenz-Blatt für Württemberg 100 (1930), S. 225–229.
O. V.: Stenographischer Bericht über die Verhandlungen des 46. Deutschen Aerztetages am 9. und 10. Juni 1927 in Würzburg. In: Aerztliches Vereinsblatt für Deutschland 54=56 (1927) [Beilage].
O. V.: Warnung vor dem Medizinstudium. In: Medizinisches Korrespondenz-Blatt für Württemberg 97 (1927), S. 18.
O. V.: VI. Württembergischer Aerztetag. In: Medizinisches Korrespondenz-Blatt für Württemberg 98 (1928), S. 442.
O. V.: Stenographischer Bericht über die Verhandlungen des 48. Deutschen Aerztetages am 27. und 28. Juni 1929 in Essen. In: Aerztliches Vereinsblatt für Deutschland 56=58 (1929) [Beilage].
O. V.: Vertreterversammlung der deutschen Aerztekammern. In: Aerztliches Vereinsblatt für Deutschland 56=58 (1929), Sp. 104 f.
O. V.: Die Krankenkassen gegen die Einbeziehung der Aerzte in die Gewerbesteuer. In: Medizinisches Korrespondenz-Blatt für Württemberg 99 (1929), S. 158.

O. V.: Die Gewerbesteuerpflicht der freien Berufe. Zu den Landtagsverhandlungen am 19. und 22. März 1929. In: Aerztliches Vereinsblatt für Deutschland 56=58 (1929), Sp. 231–234.
O. V.: Sitzung des Zulassungs- und Vertragsausschusses vom 17. Oktober 1929. In: Medizinisches Korrespondenz-Blatt für Württemberg 99 (1929), S. 451 f.
O. V.: Gründung eines Landesverbands Württemberg und Hohenzollern zur Erforschung und Bekämpfung der Krebskrankheit. In: Medizinisches Korrespondenz-Blatt für Württemberg 100 (1930), S. 51.
O. V.: Zur Einführung der Kahosta-Durchschreibhefte. In: Medizinisches Korrespondenz-Blatt für Württemberg 100 (1930), S. 251.
O. V.: Sitzung des Schiedsamts beim Oberversicherungsamt am 13. Februar 1930. In: Medizinisches Korrespondenz-Blatt für Württemberg 100 (1930), S. 267.
O. V.: Darf der Arzt Reklame machen? In: Medizinisches Korrespondenz-Blatt für Württemberg 100 (1930), S. 308 f.
O. V.: Verordnung des Reichspräsidenten zur Behebung finanzieller, wirtschaftlicher und sozialer Notstände vom 26. Juli 1930. In: Medizinisches Korrespondenz-Blatt für Württemberg 100 (1930), S. 325–329.
O. V.: Die Entrechtung des Aerztestandes. In: Medizinisches Korrespondenz-Blatt für Württemberg 100 (1930), S. 422 f.
O. V.: Kundgebung der Vertretungen des deutschen Ärztestandes am 9. Dezember 1930 in Berlin. In: Deutsches Ärzteblatt 57=59 (1930), S. 463–466.
O. V.: Stenographischer Bericht über die Verhandlungen des 50. Deutschen Ärztetages in Köln. In: Deutsches Ärzteblatt 58=60 (1931) [Beilage].
O. V.: Bekanntmachung. In: Medizinisches Korrespondenz-Blatt für Württemberg 101 (1931), S. 15 f.
O. V.: Aus der Sitzung des Vorstandes des Deutschen Ärztevereinsbundes am 1. März 1931 in Berlin. In: Deutsches Ärzteblatt 58=60 (1931), S. 103 f.
O. V.: Entschließungen zum § 218. In: Deutsches Ärzteblatt 58=60 (1931), S. 176.
O. V.: Umschau. Ärzteüberfluß oder – Ärztemangel? In: Deutsches Ärzteblatt 58=60 (1931), S. 182–184.
O. V.: Aus der Sitzung des Vorstandes und des Geschäftsausschusses des Deutschen Ärztevereinsbundes am 9. und 10. Mai 1931 in Berlin. In: Deutsches Ärzteblatt 58=60 (1931), S. 200–202.
O. V.: Der Württ. Aerztetag fällt 1931 aus. In: Medizinisches Korrespondenz-Blatt für Württemberg 101 (1931), S. 356.
O. V.: Regelung der Beziehungen zwischen Ärzten und Krankenkassen. In: Deutsches Ärzteblatt 58=60 (1931), S. 407–409.
O. V.: Aus der neuen Notverordnung vom 9. Dezember 1931. In: Medizinisches Korrespondenz-Blatt für Württemberg 101 (1931), S. 543 f.
O. V.: Abkommen. In: Medizinisches Korrespondenz-Blatt für Württemberg 101 (1931), S. 544 f.
O. V.: Württ. Aerztekammer. In: Medizinisches Korrespondenz-Blatt für Württemberg 101 (1931), S. 373 f.
O. V.: 12942 Kurpfuscher in Deutschland! In: Medizinisches Korrespondenz-Blatt für Württemberg 102 (1932), S. 250 f.
O. V.: Wer ist Kurpfuscher? In: Medizinisches Korrespondenz-Blatt für Württemberg 102 (1932), S. 414.
O. V.: Personalnachrichten. Dienstauszeichnung der NSDAP. In: Ärzteblatt für Südwestdeutschland 7 (1940), S. 177.
Pertz, Arthur: Bongartz †. In: Ärztliche Mitteilungen aus und für Baden 78 (1924), S. 133–135.

Pfleiderer, Alfred: Gemeinsames Arztregister für den Bezirk sämtlicher Versicherungsämter Württembergs. In: Medizinisches Korrespondenz-Blatt für Württemberg 100 (1930), S. 23 f.
Reichert, Franz: Zur Notverordnung vom 26. Juli 1930. In: Medizinisches Korrespondenz-Blatt für Württemberg 100 (1930), S. 439–443.
Reichs-Medizinal-Kalender für Deutschland. 2. Teil: Ärztliches Handbuch und Ärzteverzeichnis. Leipzig 1903; Leipzig 1929; Leipzig 1931.
Reichsnotgemeinschaft deutscher Aerzte Landesverband Württemberg: Berichtigung zur „Erwiderung" des Herrn Dr. Gänßle in der Aerztekammerwahlangelegenheit. In: Medizinisches Korrespondenz-Blatt für Württemberg 101 (1931), S. 343.
Reimold, Karl: Zur Versorgungskasse. In: Medizinisches Korrespondenz-Blatt für Württemberg 101 (1931), S. 312–314.
Reimold, Karl: Versorgungskasse. In: Medizinisches Korrespondenz-Blatt für Württemberg 101 (1931), S. 362–364.
Reimold, Karl: Versorgungskasse. In: Medizinisches Korrespondenz-Blatt für Württemberg 102 (1932), S. 144 f.
Ries, Karl: Gedankensplitter beim Jahreswechsel. Ein Rückblick und Ausblick. In: Medizinisches Korrespondenz-Blatt für Württemberg 92 (1922), S. 205 f.
Schmitt, Adalbert: Weitere Variationen zum vielbehandelten Thema. „Ich werde praktischer Arzt." In: Medizinisches Korrespondenz-Blatt für Württemberg 103 (1933), S. 87 f.
Schneider: Zeiterscheinungen. In: Deutsches Ärzteblatt 58=60 (1931), S. 41–43.
Scholl, Ernst: Zur Reform der Reichsversicherungsordnung. In: Medizinisches Korrespondenz-Blatt für Württemberg 99 (1929), S. 434–442.
Schriftleitung: San.-Rat Dr. Bok gestorben. In: Medizinisches Korrespondenz-Blatt für Württemberg 100 (1930), S. 23.
Schröder, Emil: Aerztlicher Bezirksverein XIII Ravensburg. In: Ärzteblatt für Württemberg und Baden 1 (1934), S. 293.
Schwarz, Richard: Sanitätsrat Dr. Karl Bok †. In: Medizinisches Korrespondenz-Blatt für Württemberg 100 (1930), S. 97 f.
Schwarz, Richard: Württ. Aerztekammer. In: Medizinisches Korrespondenz-Blatt für Württemberg 102 (1932), S. 87 f.
Sperling, Paul: Liste der Landärzte mit besonderen Verhältnissen. In: Medizinisches Korrespondenz-Blatt für Württemberg 100 (1930), S. 229 f.
Sperling, Paul: Notverordnung. In: Medizinisches Korrespondenz-Blatt für Württemberg 100 (1930), S. 325.
Sperling, Paul: An allem ist der Doktor schuld. In: Medizinisches Korrespondenz-Blatt für Württemberg 100 (1930), S. 483–486.
Sperling, Paul: Der Landärztetag in Ulm am 20. September 1931. In: Medizinisches Korrespondenz-Blatt für Württemberg 101 (1931), S. 415 f.
Sperling, Paul: Außerordentliche Hauptversammlung des Württ. Aerzteverbandes am 6. Januar 1932. In: Medizinisches Korrespondenz-Blatt für Württemberg 102 (1932), S. 19 f.
Sperling, Paul: Kommissar für den WAV. In: Medizinisches Korrespondenz-Blatt für Württemberg 103 (1933), S. 151.
Sperling, Paul: Die Hauptversammlung unter dem Hakenkreuz. In: Medizinisches Korrespondenz-Blatt für Württemberg 103 (1933), S. 211–213.
Sperling, Paul: Bericht über die Hauptversammlung des WAV am 30. April 1933. In: Medizinisches Korrespondenz-Blatt für Württemberg 103 (1933), S. 253–257.

Sperling, Paul; Langbein, Friedrich: Zulassung zur Kassenpraxis. In: Medizinisches Korrespondenz-Blatt für Württemberg 103 (1933), S. 11 f.

Stähle, Eugen: Geschichte des Nationalsozialistischen Deutschen Ärztebundes e.V. Gau Württemberg-Hohenzollern. Stuttgart 1940.

Stieve, Hermann: Ärzteüberfluß oder – Ärztemangel? In: Deutsches Ärzteblatt 58=60 (1931), S. 300–302.

Vollmann, Siegmund: Betrachtungen und Materialien zur Notverordnung über die Krankenversicherung. In: Deutsches Ärzteblatt 57=59 (1930), S. 321–327.

Vollmann, Siegmund: Rückerwiderung. In: Deutsches Ärzteblatt 58=60 (1931), S. 302 f.

Vollmann, Siegmund: Umschau. Der Kampf gegen den § 218 – Die Sache Dr. Friedrich Wolf. In: Deutsches Ärzteblatt 58=60 (1931), S. 115–117.

Vollmann, Siegmund: Zur Forderung des numerus clausus im Arztberuf. In: Deutsches Ärzteblatt 59=61 (1932), S. 258–260.

Vorstand der Württ. Aerztekammer: Württembergische Ärztekammer zu der Anzeige der Herren Dr. Bonem und Genossen gegen Dr. Neunhoeffer und die Mitglieder der Kammer wegen standesunwürdigen Verhaltens. In: Medizinisches Korrespondenz-Blatt für Württemberg 101 (1931), S. 311 f.

Weinberg, Wilhelm: Wir brauchen ärztliche Statistiker und Mathematiker. In: Medizinisches Korrespondenz-Blatt für Württemberg 100 (1930), S. 24 f.

Weitbrecht, Paul; Weinberg, Wilhelm; Prinzing, Friedrich: Gutachten zur Versorgungskasse der württ. Aerzte. In: Medizinisches Korrespondenz-Blatt für Württemberg 101 (1931), S. 466 f.

Württ. Aerzteverband: Warnung vor dem Medizinstudium! In: Medizinisches Korrespondenz-Blatt für Württemberg 95 (1922), S. 105.

Württ. Aerzteverband: Warnung vor dem Medizinstudium. In: Medizinisches Korrespondenz-Blatt für Württemberg 93 (1923), S. 43 f.

Württ. Aerzteverband: Warnung vor dem Medizinstudium. In: Medizinisches Korrespondenz-Blatt für Württemberg 94 (1924), S. 43.

Württ. Aerzteverband: Warnung vor dem Studium der Medizin. In: Medizinisches Korrespondenz-Blatt für Württemberg 96 (1926), S. 126.

Württ. Aerzteverband: Werbungskosten des Arztes. In: Medizinisches Korrespondenz-Blatt für Württemberg 100 (1930), S. 3 f.

Württ. Aerzteverband: Wahl der Beisitzer zum Schiedsamt beim Württ. Oberversicherungsamt. In: Medizinisches Korrespondenz-Blatt für Württemberg 100 (1930), S. 299.

Württ. Aerzteverband: An die nichtzugelassenen Aerzte in Württemberg. In: Medizinisches Korrespondenz-Blatt für Württemberg 100 (1930), S. 370.

Württ. Aerzteverband: Nachruf Eduard Hailer. In: Medizinisches Korrespondenz-Blatt für Württemberg 103 (1933), S. 97.

Literatur

Braatz, Werner: The Counter-Revolution in 1933 as viewed in two Documents addressed to vice-chancellor Papen. In: International Review of Social History 19 (1974), H. 1, S. 115–127.

Hansen, Eckhard; Tennstedt, Florian (Hg.): Biographisches Lexikon zur Geschichte der deutschen Sozialpolitik 1871 bis 1945. Bd. 1: Sozialpolitiker im Deutschen Kaiserreich 1871 bis 1918. Kassel 2010.

Klee, Ernst: Das Personenlexikon zum Dritten Reich. Wer war was vor und nach 1945. Frankfurt/Main 2007.

Klimpel, Volker: Schriftsteller-Ärzte. Biographisch-bibliographisches Lexikon von den Anfängen bis zur Gegenwart. Hürtgenwald 1999.

Lucae, Christian: Homöopathie an deutschsprachigen Universitäten : die Bestrebungen zu ihrer Institutionalisierung von 1812 bis 1945. Diss. Heidelberg 1997.

Nasemann, Theodor: Deutschsprachige Dichterärzte. Ihr Wirken zwischen zwei Polen. Göttingen 1993.

Patzel-Mattern, Katja: Das „Gesetz der Frauenwürde". Else Kienle und der Kampf um den Paragrafen 218 in der Weimarer Republik. In: Väth, Anke (Hg.): Bad Girls. Unangepasste Frauen von der Antike bis heute. Konstanz 2003, S. 177–199.

Regin, Cornelia: Selbsthilfe und Gesundheitspolitik: die Naturheilbewegung im Kaiserreich, 1889 bis 1914. (= Medizin, Gesellschaft und Geschichte, Beiheft 4) Stuttgart 1995.

Rueß, Susanne: Stuttgarter jüdische Ärzte während des Nationalsozialismus. Würzburg 2009.

Schönebaum, Herbert: Hartnacke, Wilhelm. In: Neue Deutsche Biographie (NDB). Bd. 8: Hartmann – Heske. Berlin 1969, S. 7 f.

Schweigard, Jörg: Kienle, Else Ida Pauline, Ärztin, Gegnerin des § 218. In: Sepaintner, Fred Ludwig (Hg.): Baden-Württembergische Biographien. Bd. VI. Stuttgart 2016, S. 245–248.

Tutzke, Dietrich: Die Bedeutung Friedrich Prinzings für die medizinische Statistik. In: Medizinhistorisches Journal 2 (1967), H. 1, S. 13–34.

Internet

https://www.bv-d-arzt.de/der-verband/historie/ (letzter Zugriff: 18.2.2021).

https://www.vfkbw.de/index.php/verein/beitraege-zur-vereinsgeschichte/biografien?view=article&id=430:wilhelm-weinberg&catid=147 (letzter Zugriff: 29.6.2024).

https://geschichte.charite.de/aeik/biografie.php?ID=AEIK00633 (letzter Zugriff: 18.2.2021).

https://www.stadtlexikon-stuttgart.de/article/860efaee-1696-4834-b30b-95d55e3003a8/1/Anna_Blos_%281866-1933%29.html (letzter Zugriff: 18.2.2021).

https://www.wahlen-in-deutschland.de/wrtwwuerttemberg.htm (letzter Zugriff: 18.2.2021).

4. Die badischen Standesvereinigungen und ihre Politik
Reformen und wirtschaftliche Schwierigkeiten (1918–1925)

4.1 Die Ärztekammer und die Aerztliche Landeszentrale
Ihre Entstehungsgeschichte

Im Gegensatz zu Württemberg verfügte das Großherzogtum Baden schon seit 1906 über ein Gesetz zur Regelung von Berufsvertretungen der Ärzte, Zahnärzte, Tierärzte und Apotheker. Ähnlich den östlichen Nachbarn hatten auch die Badener Ärzte in der zweiten Hälfte des 19. Jahrhunderts zunehmend nach detaillierteren gesetzlichen Vorgaben verlangt. Im Folgenden soll kurz auf die Vorgeschichte bis 1900 eingegangen werden, bevor die Entstehungsgeschichte des Gesetzes von 1906 beleuchtet wird.

Den durch eine Verordnung vom 30. September 1864 geschaffenen „Ausschüssen der Aerzte, Thierärzte und Apotheker"[1] wurde eine Vorreiterrolle als erste öffentlich-rechtliche Standesvertretungen zugeschrieben[2]. Die Verordnung umfasste nur acht Paragraphen.[3]

Eine Standesvertretung innerhalb gewisser rechtlicher Bestimmungen existierte hingegen schon wesentlich länger – eine Fortschrittlichkeit, derer man sich auch im Ministerium des Innern seinerzeit rühmte:

> Am längsten erfreuen sich die Ärzte des Großherzogtums Baden einer geordneten Standesvertretung. In der Medizinalordnung vom 13. Juli 1806, welche vorbehaltlich der

1 Großherzoglich Badisches Regierungsblatt 62 (1864), S. 735 f.

2 Kohn (2014), URL: https://www.aerztekammer-bw.de/10aerzte/05kammern/30nb/kammergeschichte/beitrag-150-Jahre.pdf (letzter Zugriff: 6.10.2020).

3 Am 22. November 2014 fand eine Veranstaltung der Landesärztekammer Baden-Württemberg und der Bezirksärztekammer Nordbaden statt, um das 150-jährige Jubiläum zu würdigen. Kohn (2014), URL: https://www.aerztekammer-bw.de/10aerzte/05kammern/30nb/kammergeschichte/beitrag-150-Jahre.pdf (letzter Zugriff: 6.10.2020).

> Bestimmungen der deutschen Gewerbeordnung und späterer Verordnungen noch jetzt die Norm für die Rechtsverhältnisse der Ärzte bildet (vg. Bekanntmachung des Ministeriums des Innern vom 30. August 1873, die Berufspflichten der Ärzte betr., Ges-Bl. S. 181) und welche den Ärzten in vielfacher Beziehung den Charakter von den staatlichen Behörden untergeordneten Sanitätsbeamten beilegte, die daher auch der Disziplinargewalt der staatlichen Behörden, zuletzt derjenigen der Kreisregierungen unterstanden, war eine Vertretung der Ärzte zur Wahrung der Interessen des ärztlichen Standes noch nicht vorgesehen. Es blieb daher zunächst der freien Vereinstätigkeit überlassen, die ärztlichen Interessen zu vertreten.[4]

Diese Interessen wurden seit dem 6. Juni 1844 vom Allgemeinen Ärztlichen Verein für Baden vertreten.[5] Gründer war der damalige Bezirksassistenzarzt Robert Wilhelm Volz, späterer Obermedizinalrat im Ministerium des Innern. Volz war auch für die Gründung der Standeszeitschrift, der *Ärztlichen Mitteilungen aus und für Baden*, mitverantwortlich.[6] Trotz dieser schon früh geschaffenen ärztlichen Vereinigung lief man Ende des 19. Jahrhunderts Gefahr, gegenüber anderen deutschen Staaten in Bezug auf moderne rechtliche Regelungen ins Hintertreffen zu geraten. Zwar hatte es auch in Baden einige Überarbeitungen der oben genannten Verordnungen gegeben[7], diese waren aber nicht derartig weitreichend wie in anderen Staaten. Als Beispiele wurden mehrfach die Regelungen in Sachsen, Bayern und Preußen angeführt.[8] Noch genauer beobachtete man aber die Situation im benachbarten Württemberg; so wurde dort ab 1900 intensiv an einem neuen Gesetz für eine Ärztekammer inklusive Berufsgerichtsbarkeit gearbeitet:

> In Württemberg bestehen nach dem Ministerialerlasse vom 30. Dezember 1875 acht Bezirksvereine, welche zusammen den ärztlichen Landesverein bilden [...] Disciplinarbefugnisse stehen weder den Bezirksvereinen noch dem Ausschuß des Landesvereins zu. Diesen Mangel soll ein im Mai 1902 seitens des Ministeriums des Innern dem ärztlichen Landesausschuß zur Vorberatung übergebener Entwurf einer Ärzteordnung beseitigen. Der Entwurf sieht die Bildung einer Ärztekammer für das ganze Staatsgebiet und eine Ehrengerichtsordnung nach dem Preußischen Vorbilde vor; die Standesordnung soll vom Ministerium des Innern nach Anhörung der Ärztekammer erlassen werden.[9]

---

4 LABW GLAK, 235 Bü 5170, o. Pag.

5 LABW GLAK, 235 Bü 5170, o. Pag.

6 Zur Biographie von Robert Wilhelm Volz: Pagel (1896).

7 Beispielsweise die „landesherrliche Verordnung vom 30. September 1864, betr. die Einrichtung und den Geschäftskreis der Sanitätskommission, bezw. des Obermedizinalrats". Großherzoglich Badisches Regierungsblatt 62 (1864), S. 731.

8 Sachsen 1865, 1872, 1896; Preußen 1887, 1896; Bayern 1871, 1895; Hessen 1876, 1901; Oldenburg 1890; Braunschweig 1903; Anhalt 1900, 1901; Hamburg 1894; Elsass-Lothringen 1898. LABW GLAK, 235 Bü 5170, o. Pag.

9 LABW GLAK, 235 Bü 5170, o. Pag.

Aufgrund der sich in Arbeit befindlichen oder schon bestehenden gesetzlichen Regelungen in den anderen deutschen Staaten forderte die badische Ärzteschaft Ähnliches vom Badischen Ministerium des Innern. Dort wurde im April 1903 ein weit fortgeschrittener Entwurf diskutiert.[10] Dabei rekapitulierte man auch die Gründe für eine Neuregelung. So wurde besonders die starke Zunahme an gemeldeten Ärzten im Großherzogtum hervorgehoben. Die Zahl der Ärzte Badens hatte sich von 550 im Jahre 1880 auf 1.039 im Jahr 1902 fast verdoppelt, und ein Ende der Entwicklung schien nicht in Sicht, war doch Medizin einer der gefragtesten Studiengänge.[11] Eine Ärztekammer mit verpflichtender Mitgliedschaft und der dadurch möglichen strafferen Organisation erschien am besten geeignet, die vorhandenen Probleme zu lösen.[12]

Der aus der großen Zahl an Ärzten resultierende Konkurrenzkampf hatte nämlich zu zahlreichen Konflikten innerhalb der Ärzteschaft geführt. Das Abhalten von Sprechstunden in anderen Arztbezirken, das Behandeln während des Urlaubs in Kurorten, überhöhte und falsche Abrechnungen sowie das Schalten von Werbeannoncen in der Presse waren nur einige der als standesunwürdig empfundenen Praktiken, denen Einhalt geboten werden sollte. Die dazu benötigten Rechtsmittel lagen bis dahin allerdings nicht in den Händen der ärztlichen Vereinigungen, und die staatlichen Behörden sahen sich kaum imstande, jeder Beschwerde nachzugehen. Dementsprechend war einer der maßgeblichen Inhalte des geplanten Ärztekammergesetzes die Schaffung einer Berufsgerichtsbarkeit in den Händen der organisierten Ärzteschaft: sogenannte Ehrengerichte. Mit einer verpflichtenden Mitgliedschaft in der Ärztekammer und der daraus resultierenden rechtlichen Wirksamkeit sollten die Urteile der Ehrengerichte das Mittel zur Bekämpfung von standesunwürdigen Handlungen sein.[13] Zudem wurde in besonders schweren Fällen das Urteil in der Standeszeitschrift abgedruckt.[14] So veröffentlichte man beispielsweise den 1921 verhandelten Fall des Leo Harter. Dieser hatte sich in zwei Fällen („Beihilfe zur versuchten Abtreibung und Honorarüberforderung sowie Honorarüberforderung und Vereinbarung standesunwürdiger Bedingungen“[15]) unehrenhaft verhalten und wurde mit einem Verweis und insgesamt 2.000 Mark Geldstrafe sowie dem Verlust des Wahlrechts auf die Dauer von acht Jahren bestraft. Zu-

---

10 Siehe den vorläufigen Entwurf einer Ärzte-Ordnung für das Großherzogtum Baden (April 1903): LABW GLAK, 235 Bü 5170, o. Pag.

11 Die durchschnittliche Zahl der Medizinstudierenden hatte sich von 302 im Jahr 1880 binnen weniger Jahre verdoppelt (1885: 604; 1890: 707; 1902: 655 Studierende) und hielt dieses Niveau mit gewissen Schwankungen. LABW GLAK, 235 Bü 5170, o. Pag.

12 LABW GLAK, 235 Bü 5170, o. Pag.

13 1899 hatte sich eine Delegiertenversammlung des ärztlichen Ausschusses noch gegen eine neue Standes- und Ehrengerichtsordnung ausgesprochen; diese Ansicht hatte sich aber schnell geändert, und insbesondere die Disziplinarordnung wurde als unzulänglich empfunden. LABW GLAK, 235 Bü 5170, o. Pag.

14 Diese Praktik wurde auch auf Reichsebene durchgeführt, vgl. beispielsweise O. V. (1918).

15 O. V.: Dr. Leo Harter (1921).

sätzlich musste er die Kosten des Verfahrens tragen.[16] Diese Form der Ehrenstrafe wurde aber nur selten angewandt.

Bis zur Einführung der Ehrengerichte hatten sich Ärzte den Vorgaben der Standesvereinigungen noch leicht entziehen können, war die Mitgliedschaft doch rein freiwillig. So waren viele badische Mediziner gar nicht erst im ärztlichen Verein. Von den 1902 erfassten 1039 Ärzten waren nur 736, also etwas mehr als 70 Prozent, Mitglieder.[17]

Der Entwurf ging nach einigen Überarbeitungen dem Badischen Landtag in den ersten Monaten des Jahres 1906 zu. Dort wurde er im Laufe des Julis in zahlreichen Sitzungen der Ersten und vor allem der Zweiten Kammer behandelt.[18] Das am 10. Oktober 1906 ratifizierte Gesetz[19] enthielt insgesamt 69 Paragraphen; 19 befassten sich mit den Rechtsverhältnissen der Ärzte, acht mit denen der Zahnärzte, Tierärzte, Apotheker und des Hilfspersonals; drei beinhalteten Schlussbestimmungen. Der mit 39 Paragraphen weitaus größte Teil war der Ehrengerichtsbarkeit gewidmet, womit auch der Komplexität dieses Sachverhalts Rechnung getragen wurde.

In den ersten Paragraphen wurden die grundlegendsten Dinge festgehalten, wie der Sitz der Kammer, welcher in Karlsruhe sein sollte, und dass sie die berufene Vertretung der Gesamtinteressen der Ärzteschaft Badens war.[20] Unmittelbar bedeutsam waren auch die Paragraphen zum Wahlrecht, mussten doch zeitnah ärztliche Delegierte für die Kammer und deren Ausschüsse gewählt werden. Als Wahlkreise wurden die schon bestehenden Kreise übernommen, davon Karlsruhe und der noch zusammengefasste Kreis Mannheim-Heidelberg als die mit Abstand größten.[21]

Dabei sollte für jeweils 50 Ärzte ein Delegierter gewählt werden; ab 25 weiteren Mitgliedern wurde aufgerundet und ein zusätzlicher Delegierter war zu wählen. Durch diese Regelung stellten die ländlichen Bezirke meist nur einen Vertreter, während das Gros der Abgeordneten aus den Stadtbezirken Karlsruhe, Mannheim-Heidelberg und Freiburg kam.[22] Die Wahlperiode war auf vier Jahre festgelegt worden. Als staatliche Aufsichtsbehörde fungierte das Ministerium des Innern und konnte zu den Sitzungen der Ärztekammer einen Beauftragten entsenden; dabei handelte es sich meist um einen Medizinalbeamten im Range eines Medizinalrats oder Obermedizinalrats. Die Mitgliedsbeiträge konnten von der Kammer selbständig festgelegt werden, weitere

16 O. V.: Dr. Leo Harter (1921).

17 LABW GLAK, 235 Bü 5170, o. Pag.

18 Siehe hierzu die Verhandlungen der Zweiten Kammer des Badischen Landtags in der 120., 121., 122. und 135. Sitzung vom 10., 11., 12. und 26. Juli 1906 sowie die Beilage Nr. 298 zur 30. Sitzung der Ersten Kammer am 18. Juli 1906: Verhandlungen der Ersten Kammer (1906) und Verhandlungen der zweiten Kammer (1906).

19 Gesetzes- und Verordnungsblatt für das Großherzogthum Baden (1906), S. 491–510.

20 § 1: „Für das Gebiet des Großherzogtums wird eine Ärztekammer errichtet, welche ihren Sitz in Karlsruhe hat." § 2: „Die Ärztekammer ist dazu berufen, die Gesamtinteressen des ärztlichen Standes des Großherzogtums zu vertreten." Gesetzes- und Verordnungsblatt für das Großherzogthum Baden (1906), S. 491.

21 Siehe hierzu die Mitgliederzahlen der Vereine. LABW GLAK, 235 Bü 5170, o. Pag.

22 Zur Liste aller Delegierten: Hof- und Staats-Handbuch des Großherzogthums Baden (1910), S. 636 f.

Beiträge, beispielsweise für ärztliche Wohlfahrtseinrichtungen, bedurften allerdings der Genehmigung durch das Ministerium.

Wie die Ärztekammer selbst hatte auch der Ehrengerichtshof, die höchste Instanz in Sachen Berufsgerichtsbarkeit, seinen Sitz in Karlsruhe. Den Großteil der Arbeit hatten aber die untergeordneten Ehrengerichte, welche in Konstanz, Freiburg, Karlsruhe und Mannheim ihren Standort hatten, zu verrichten. Nur in besonders heiklen oder langwierigen Fällen wurde der Ehrengerichtshof bemüht, entsprechend fielen hier auch die Fallzahlen wesentlich geringer aus. Für Vergehen galt eine Verjährungsfrist von fünf Jahren[23], eine berufsgerichtliche Verhandlung schloss aber eine strafrechtliche Verfolgung keineswegs aus. In seinem ganzen Umfang trat das Gesetz am 1. Januar 1907 in Kraft.[24]

Für die folgende Entwicklung war eine weitere ärztliche Vereinigung in Baden von großer Bedeutung, die Aerztliche Landeszentrale (ÄLZ). Sie war 1911 mit dem Zweck gegründet worden[25], alle Vereine Badens in Krankenkassenangelegenheiten zu beraten[26], damit diese in den Verhandlungen mit den Kassen wirkungsvoller auftreten konnten. Begründet wurde die Landeszentrale durch den praktischen Arzt Friedrich Mermann; dieser verstarb aber schon 1914.[27] Der ÄLZ war es zumindest in den Jahren 1913 und 1914 in den Verhandlungen mit den Kassen gelungen, einen eigenen Mantelvertrag für Baden auszuhandeln; das vielfach geschmähte Berliner Abkommen[28] war somit in Baden nicht angewendet worden. Allerdings zeigte sich, dass die ÄLZ darüber hinaus kaum Einfluss auf die einzelnen ärztlichen Vereine und deren Krankenkassenkommissionen hatte, denn vielfach wurden aufgrund mangelnder Sachkenntnisse manche Vertragsbestimmungen nicht beachtet, was sich für die Ärzte negativ auswirkte.[29] Der Erste Weltkrieg führte auch in Baden dazu, dass sich die Arbeit der Ärztekammer auf ein Mindestmaß reduzierte. Von den etwas mehr als 1100 badischen Ärzten waren meist mehr als ein Drittel zum Militärdienst eingezogen (1916: 380; 1917: 497 Ärzte).[30] Zahlreiche Fragen und Reformen mussten zurückgestellt werden, umso mehr drängte man nach Beendigung des Krieges darauf, diese Prozesse wieder in Gang zu bringen.

23 Gesetzes- und Verordnungsblatt für das Großherzogthum Baden (1906), S. 493–496.

24 Gesetzes- und Verordnungsblatt für das Großherzogthum Baden (1906), S. 510.

25 Geschäftsbericht des Großherzoglich Badischen Ministeriums des Innern für die Jahre 1906–1912 (1914), S. 459.

26 Ein „rein beratendes Organ". Bongartz: Die politische Umwälzung und die Ärzte II (1919), S. 12.

27 O.V. (1915).

28 Schlottmann (1914), S. 3f.

29 Bongartz: Die politische Umwälzung und die Ärzte II (1919), S. 12.

30 Werner (1918), S. 100.

4.2 Neue Aufgabenfelder – die badische Ärzteschaft nach Kriegsende

So forderte nur drei Wochen nach dem Waffenstillstand von Compiègne der Vorsitzende der Badischen Ärztekammer, Alfons Bongartz (Facharzt für Magen- und Darmkrankheiten)[31], die badische Ärzteschaft eindringlich auf, dass sie sich den zahlreichen neuen Aufgabenfeldern nicht verschließen sollte. Gerade aufgrund der unsicheren politischen Lage sei es notwendiger denn je, dass auch Ärzte in der Politik tätig werden würden, um die Interessen ihres Standes mit Nachdruck zu vertreten.[32] So äußerte er sich insbesondere im Hinblick auf die anstehende Wahl zur badischen Nationalversammlung:

> Um dies zu erreichen, ist es aber nicht nur nötig, dass jeder einzelne Arzt am politischen Leben tätigen Anteil nimmt und einer ihm zusagenden Partei als eingeschriebenes Mitglied beitritt, sondern die ärztlichen Vereine müssen ebenfalls mit den politischen Parteien Fühlung nehmen und sich bemühen, dass in den einzelnen Wahlkreisen dazu geeignete Ärzte auf die Liste der zu wählenden Abgeordneten gesetzt werden.[33]

Seine Wünsche sollten sich aber nicht erfüllen: Nicht ein Arzt wurde in die badische Nationalversammlung gewählt. Um trotzdem über politisches Gewicht zu verfügen und gegenüber den zuständigen Behörden eine bessere Verhandlungsposition erreichen zu können, sollte die Standesvertretung weiter ausgebaut werden. Insbesondere die starke Sozialdemokratie bereitete der badischen Ärzteschaft Sorgen, vermuteten sie doch diese eindeutig auf Seiten der Krankenkassen. Die Verstaatlichung des Gesundheitswesens erschien als eine reale Gefahr und wurde als gleichbedeutend mit einer massiven Einschränkung der ärztlichen Freiheiten gesehen. So befürchtete man, bei der kommenden Neuordnung im Gesundheitswesen die ärztlichen Forderungen nicht durchsetzen zu können.[34]

Bis dato war das öffentliche Gesundheitswesen in Baden zu großen Teilen dem Ministerium des Innern unterstellt. Dort waren zwei ärztliche Referenten beschäftigt. Diese hatten aber keine größeren Befugnisse und waren zudem einem Verwaltungsbeamten untergeordnet. Wie in anderen Staaten forderte auch in Baden die Ärzteschaft eine eigene Gesundheitsabteilung mit einem Arzt als Leiter. Das auf dem Papier noch bestehende Ministerium für soziale Fürsorge hatte zwar auch einige gesundheitspolitisch relevante Bereiche zu verantworten, diese waren aber zumindest in den Augen von Bongartz weniger bedeutsam für die Ärzteschaft.[35] Diesem Ministerium war tat-

---

31 Pertz: Bongartz (1924), S. 133.
32 Bongartz: Die politische Umwälzung und die Ärzte I (1919), S. 2.
33 Bongartz (1918), S. 167. Dieselben Forderungen wurden auch auf Reichsebene gestellt: Weckerling/Schriftleitung (1919).
34 Bongartz: Die politische Umwälzung und die Ärzte I (1919), S. 2.
35 Bongartz: Die politische Umwälzung und die Ärzte I (1919), S. 2.

sächlich keine große Zukunft beschieden: 1924 aufgelöst, wurden seine Bereiche dem Ministerium des Innern zugeschlagen.[36] Auch der in Baden schon länger bestehende Landesgesundheitsrat erfuhr kein gutes Zeugnis von der Ärzteschaft, befände sich dieser doch „seit vielen Jahren im Dornröschenschlaf“[37].

Aber auch die eigenen Standesorganisationen standen in der Kritik; so seien die bisherigen Bemühungen alles andere als zufriedenstellend:

> Sehen wir uns nun einmal unsere Standesorganisation in Baden etwas näher an. Sie steht im Rufe, besser zu sein, als der allgemeine Durchschnitt in Deutschland, was auch zutrifft, aber doch weiter nichts beweist, als dass unter Blinden der einäugige [sic!] König ist und dass derjenige, der als Frühaufsteher gilt, recht lange schlafen kann. Auch unsere Organisation in Baden hat viel geschlafen, woran in den letzten vier Jahren allerdings der Krieg schuld war, aber nun ist es Zeit, dass sie zu neuem Leben erweckt wird.[38]

Die parallel existierenden Standesvereinigungen, ÄLZ und die Ärztekammer, wurden als „Luxus“[39] bezeichnet, wobei insbesondere Letztere wenig für einen Ausbau der Organisationen geleistet habe[40]. Aber auch die ÄLZ hätte kaum Einfluss auf die einzelnen ärztlichen Vereine, und deren Leitung wüsste oft nicht, was in den Bezirksvereinigungen vor sich ginge. Somit konnte keine der beiden Organisationen für sich beanspruchen, die Gesamtinteressen der badischen Ärzteschaft wirkungsvoll zu vertreten. Als Hauptgrund für diese Probleme wurde die Arbeitsbelastung der Standespolitiker genannt, ehrenamtlich sei einfach nicht genug zu leisten.[41] Die wenigen Ärzte, die sich in den Standesvereinigungen engagierten, waren oft mit mehr als einem Aufgabengebiet betraut. Beispielsweise hatte Bongartz in beiden Organisationen, seit 1911 in der Ärztekammer und seit 1915 in der ÄLZ, den Vorsitz inne.[42] Um die Arbeit besser koordinieren zu können, sollte eine ärztliche Landesgeschäftsstelle mit einem hauptamtlich angestellten Geschäftsführer errichtet werden. Infolgedessen wäre allerdings die ohnehin schon bestehende Redundanz der Standesorganisationen nicht mehr zu rechtfertigen gewesen, und da die gesetzliche Ärztekammer nicht ohne weiteres abgeschafft werden könnte, sollte dieses Schicksal die Landeszentrale treffen.[43] Insbesondere im Hinblick auf die politischen Veränderungen und die bald wieder bevorstehenden

36 Historischer Atlas von Baden-Württemberg, URL: https://www.leo-bw.de/media/kgl_atlas/current/delivered/pdf/HABW_7_4_5.pdf (letzter Zugriff: 6.10.2020), S. 10.

37 Bongartz: Die politische Umwälzung und die Ärzte I (1919), S. 2.

38 Bongartz: Die politische Umwälzung und die Ärzte II (1919), S. 11.

39 „Wir leisten uns neben den örtlichen Vereinen den Luxus von zwei Zentralorganisationen, einer gesetzlichen, der Ärztekammer und einer freiwilligen, der Ärztlichen Landeszentrale.“ Bongartz: Die politische Umwälzung und die Ärzte II (1919), S. 11.

40 „Die im Jahre 1906 durch Gesetz eingeführte Ärztekammer hat auf diesem Gebiete äußerst wenig geleistet.“ Bongartz: Die politische Umwälzung und die Ärzte II (1919), S. 11.

41 Bongartz: Die politische Umwälzung und die Ärzte II (1919), S. 12.

42 Pertz: Bongartz (1924), S. 134 f.

43 Bongartz: Die politische Umwälzung und die Ärzte II (1919), S. 12.

Verhandlungen mit den Krankenkassen über einen neuen Landesvertrag wurde eine schnelle Bündelung der Kräfte als besonders wünschenswert erachtet. Einen ersten Schritt in diese Richtung unternahm man am 22. Januar 1919, als die einzelnen Vereine mittels eines Rundschreibens zur Stellungnahme aufgefordert wurden.[44] Insgesamt waren für das Jahr 1918 1132 Ärzte als zahlende Mitglieder der Badischen Ärztekammer erfasst.[45]

Schon auf der nächsten Hauptversammlung unter dem Vorsitz von Bongartz konnte Vollzug gemeldet werden: Eine Landesgeschäftsstelle war gegründet worden. Um mit ihrer Arbeit tatsächlich beginnen zu können, benötigte sie aber noch die Genehmigung durch die einberufenen Delegierten.[46] Nachdem diese erfolgt war, wurde Bongartz auch zum Leiter der Landesgeschäftsstelle ernannt. Damit aber die avisierte bessere Aufgabenverteilung auch erreicht werden konnte, trat er als Vorsitzender der ÄLZ zurück. Diese sollte nun aber doch nicht, wie geplant, abgeschafft werden. Die Nachfolge von Bongartz trat der Medizinalrat Jakob Wegerle[47] an[48].

Auch auf anderen Ebenen standen tiefgreifende gesundheitspolitische Veränderungen bevor; so war binnen kurzer Zeit eine größere Zahl von Vereinen mit verschiedenen Schwerpunkten gegründet worden. Diese befassten sich beispielsweise mit der Körperpflege und Jugenderziehung und der Bekämpfung von Problemfeldern wie Alkoholismus, Tuberkulose und Geschlechtskrankheiten. Es wurde angedacht, die Vereine in einem Badischen Gesundheitsparlament zusammenzufassen[49], was im Hinblick auf die unbefriedigenden Ergebnisse des Landesgesundheitsrates als Neustart gewertet werden kann.

Auch im Ministerium des Innern vollzog sich ein für die Ärzteschaft bedeutsamer Wandel: Beide Medizinalreferenten wurden aufgrund der Altersgrenze fast zeitgleich im Herbst 1919 in den Ruhestand verabschiedet. Daraufhin kamen aus der Ärzteschaft Forderungen auf, die freien Stellen durch eine Wahl bestimmen zu können.[50] Dies wurde von Bongartz aber mit Verweis auf den dadurch entstehenden Aufwand abgelehnt[51], standen doch im November die Wahlen zur Ärztekammer an. Nach Bongartz' Ansicht sollte man sich für eine grundlegendere Neuordnung des Gesundheitswesens mit einem Arzt als Leiter und vollbesoldeten Medizinalbeamten einsetzen, an-

---

44 Bongartz: Die politische Umwälzung und die Ärzte II (1919), S. 13.
45 Bongartz/Werner (1919).
46 O. V.: Bericht (1919).
47 Reichs-Medizinal-Kalender (1926), S. 618.
48 O. V.: Bericht (1919).
49 O. V.: Zusammenschluss (1919).
50 In der Folge waren die Obermedizinalräte Otto Kautzmann und Hans Roemer als Referenten angestellt: Kahn (1919) und Werner (1922), S. 198 f., sowie Reichs-Medizinal-Kalender (1926), S. 598.
51 Kahn (1919).

statt noch eine weitere Wahl zu fordern und dadurch potentiell neue Konfliktherde zu schaffen.[52]

4.3 Standespolitik und Aufgabenteilung – die Ärztekammerwahl von 1919

Die Ergebnisse der Wahl zur Ärztekammer lagen am 3. Dezember 1919 vor; insgesamt 27 Delegierte und ihre Ersatzmänner wurden gewählt:[53]

Tab. 3 Die Delegierten der Badischen Ärztekammer (1919)

Blank, Friedrich	Heitersheim
Bongartz, Alfons	Karlsruhe
Gruhn, Heinrich	Großsachsen (Hirschberg)
Gutkind, Albert	Mannheim
Hegar, Karl	Freiburg
Hettinger, Karl	Oberweiler
Hoche, Alfred	Freiburg
Huber, Karl	Heidelberg
Korte, Ernst	Pfullendorf
Krieger, Max	Königsbach
Krumm, Ferdinand	Karlsruhe
Künzig, Eduard	Oberkirch
Linder, Albert	Freiburg
Link, Rudolf	Osterburken
Oster, Karl	Baden-Baden
Renner, Rudolf	Pforzheim
Schleinzer, Karl	Waldshut
Schneider, Josef	Achern
Schülein, Max	Bretten
Strubel, Richard	Sandhausen
von Krehl, Ludolf	Heidelberg
Wegerle, Jakob	Mannheim
Werner, Heinrich	Mannheim
Werner, Wilhelm	Heidelberg
Widenhorn, Lambert	Freiburg
Wild, Karl	Konstanz
Wilken, Wilhelm	Villingen

52 Bongartz: Demokratie (1919).
53 Bongartz: Badische Ärztekammer (1919).

Unter den Gewählten waren prominente Namen wie Alfred Hoche, Karl Hegar oder Ludolf von Krehl.[54] Die erste Sitzung der neugewählten Kammer fand am 25. Februar 1920 statt. Aufgrund der Teuerungs- und Verkehrsverhältnisse und der daraus resultierenden Kosten für die Ärztekammer wurde beschlossen, dass man vorerst die Zahl der Sitzungen möglichst gering halten wollte. Falls möglich, sollte nur eine pro Jahr stattfinden. Dies wollte man durch einen vergrößerten Vorstand und, damit verbunden, eine bessere Arbeitsteilung erreichen. Entsprechend wurde der Vorstand auf sieben Mitglieder erweitert.

Außerdem wurde vorgeschlagen, „nur solche Kollegen für die Wahl berücksichtigen zu wollen, für welche leichte Verkehrsmöglichkeiten bestehen“[55]. Damit wurden zwar die ohnehin schon dominanten städtischen Bezirksvereinigungen gestärkt, aber es erhob sich augenscheinlich auch kein Widerspruch dagegen.[56]

Dass die avisierte Arbeitsteilung sehr sinnvoll war, zeigte sich in den folgenden Wochen und Monaten. Denn die Reform des badischen Gesundheitswesens gestaltete sich in den Augen zahlreicher Ärzte nicht wie gewünscht. Folge davon war eine Flut an „Vorschlägen und Vorschlägelchen“[57] von Ärzten, aus denen die Vorstandsmitglieder der Ärztekammer die sinnvollen und umsetzbaren Ideen herauszufiltern versuchten[58]. Dabei stießen die verschiedenen politischen Lager auch innerhalb der Ärzteschaft aufeinander mit der am meisten diskutierten Frage, ob und inwiefern eine Verstaatlichung drohen würde.[59] Im Ministerium des Innern zeigte man sich erwartungsgemäß nicht besonders erfreut über die Vielzahl an direkten Zuschriften aus ärztlichen Kreisen und verwies im Zweifelsfall auf die Standesorganisationen als erste Anlaufstelle.[60]

Dass sich viele der Vorstandsmitglieder der Ärztekammer auch in den Landesgesundheitsrat wählen ließen, trug andererseits nicht zu einer Verringerung der Arbeitsbelastung bei.[61] Insgesamt waren Anfang der 1920er Jahre die vielen gesundheitspolitischen Ämter und Tätigkeitsbereiche auf nur wenige ärztliche Standespolitiker verteilt. Dies scheint in den lokalen Vereinigungen ebenso der Fall gewesen zu sein.[62] Insbe-

---

54 Bongartz: Badische Ärztekammer (1919).

55 Strubel: Badische Ärztekammer (1920), S. 39.

56 Den Vorstand bildeten die Ärzte Lambert Widenhorn, Eduard Künzig, Karl Oster, Rudolf Renner, Jakob Wegerle, Wilhelm Werner und Alfons Bongartz, Letzterer wurde erneut zum Vorsitzenden gewählt. Der Ehrengerichtshof setzte sich aus den ärztlichen Mitgliedern Ferdinand Krieg, Max Schülein, Bernhard Schuh, Ferdinand Krumm und Richard Strubel zusammen. Alfons Bongartz, Leo Müller, Max Krieger, Rudolf Renner und Wilhelm Werner wurden hier als Stellvertreter gewählt, eine gleichzeitige Tätigkeit im Vorstand und Ehrengericht war also in der badischen Satzung, im Gegensatz zu den Regelungen anderer deutscher Staaten, nicht ausgeschlossen. Strubel: Badische Ärztekammer (1920), S. 39.

57 Strubel: Zum Artikel (1920), S. 121.

58 Strubel: Zum Artikel (1920), S. 121.

59 Kürz (1920), S. 163.

60 LABW GLAK, 235 Bü 5170, o. Pag.

61 O. V. (1920).

62 O. V.: Ärztlicher Kreisverein Mannheim (1921).

sondere auf lokaler Ebene war die Teilnahme an den Sitzungen mitunter derart gering, dass sich einige Vereine entschlossen, das unentschuldigte Fehlen zu wichtigen (quartalsmäßigen) Sitzungen mit einem Bußgeld zu belegen. Selbst in den Großstädten war die Beteiligung mangelhaft; so beschloss beispielsweise der ärztliche Kreisverein in Mannheim, sich aufzulösen, da er „allmählich völlig überflüssig geworden“[63] sei.

4.4 Der Deutsche Ärztetag in Karlsruhe und die badische Versorgungskasse

Wesentlich besser besucht war das ärztliche Großereignis des Jahres 1921, der 42. Deutsche Ärztetag. Dieser fand vom 14. bis 18. September in Karlsruhe statt. Mit 300 Teilnehmern war die Beteiligung besser als erwartet.[64] Eines der wichtigsten Themen, die Einrichtung ärztlicher Wohlfahrtseinrichtungen auf Landes- und Reichsebene, behandelte Bongartz in einem ausführlichen Vortrag. So berichtete er vor allem über die Entwicklung der badischen Versorgungskasse[65], was besonders die württembergischen Kollegen sehr interessiert haben dürfte, planten diese doch, eine ähnliche Einrichtung zeitnah ins Leben zu rufen. Aber auch in Baden sollte das Unterstützungswesen noch weiter ausgebaut werden. 1921 wurden deshalb einige statistische Erhebungen vorgenommen. Sie ergaben, dass 863 praktische Ärzte und Fachärzte für eine mögliche neue Alters- und Invaliditätsversicherung bzw. -rente in Frage kämen. 157 davon waren unverheiratet, davon 63 über 40 Jahre alt. Über 60-jährige Ärzte sollten vom Eintritt in die Kasse komplett ausgeschlossen werden, eine Regelung, die nicht von allen gutgeheißen und später auch aufgehoben wurde.[66] Diese älteren Ärzte betrachtete man als besondere Problemfälle für die Versicherung, da sie nur noch eine geringe Zeit beitragspflichtig wären, aber im Alter auch keine Unterstützung durch eine Familie erhalten würden und entsprechend hohe Kosten verursachen könnten. In puncto Heirat wurde auch das wenig schmeichelhafte Urteil gefällt, dass bei diesen Ärzten „Hopfen und Malz verloren“[67] sei. Eine Mitgliedschaftspflicht sollte nur für Kassenärzte bestehen, da bei diesen das Einkommen einfacher festgestellt werden konnte und die Beiträge durch eine Umlage erhoben werden sollten. Auf freiwillige Angaben der Ärzte, insbesondere über die Einkünfte aus der Privatpraxis, wollte man sich aufgrund der schlechten Erfahrungen andernorts nicht verlassen.[68] Beamtete Ärzte waren von diesen Überlegungen nicht betroffen: Deren Pension überschritt die

63 O. V.: Ärztlicher Kreisverein Mannheim (1921), S. 139.
64 O. V.: 42. Deutscher Ärztetag (1921).
65 O. V. (1922).
66 O. V.: Bericht (1921).
67 Bongartz: Das ärztliche Versicherungswesen I (1921), S. 232.
68 Bongartz: Das ärztliche Versicherungswesen II (1921), S. 244 f.

geplanten Rentenauszahlungen der neu zu schaffenden Versicherung ohnehin in den meisten Fällen.[69]

4.5 Die Reform des Gesundheitswesens

Aber nicht nur die Frage der ärztlichen Wohlfahrts- und Versorgungseinrichtungen bestimmte die Tätigkeit der Standesorganisationen in den ersten Jahren nach dem Krieg. 1922 standen auch längst überfällige Reformen des Gesundheitswesens auf der Agenda. Umso schwerer fiel es da ins Gewicht, dass Bongartz – in vielen Fragen der federführende Standespolitiker – Ende April schwer erkrankte und die Geschäfte nicht mehr weiterführen konnte.[70] Da die nächste Hauptversammlung der badischen Ärzteschaft unmittelbar bevorstand, musste kurzfristig sein Stellvertreter Gustav Cahen[71] die Leitung übernehmen. Von nun an lief jeglicher Schriftverkehr statt über Karlsruhe über die Geschäftsstelle in Mannheim, was die große Abhängigkeit von einzelnen standespolitisch engagierten Ärzten in diesen Jahren zusätzlich unterstreicht.[72]

Auf der Hauptversammlung zeichnete sich ab, dass die Spitzen der ärztlichen Standesvereinigungen dauerhaft neubesetzt werden müssten. Wie sich später herausstellen sollte, hatte Bongartz Ende April einen Schlaganfall erlitten, von dem er sich nicht mehr zu erholen schien.[73] So wurde Cahen zum provisorischen und „nötigenfalls"[74] dauerhaften Geschäftsführer der Landeszentrale und als stellvertretendes Mitglied auch in den Vorstand der ÄLZ gewählt. Dieser setzte sich nun aus Jakob Wegerle sowie Wilhelm Bartenstein und Theodor Feaux de Lacroix[75] zusammen. Als kooptiertes Mitglied wurde der Karlsruher Röntgen-, Kinder- und Facharzt für Mediko-Mechanik Arthur Pertz[76] hinzugewählt. Ihn ernannte man in diesem Zuge auch zum Stellvertreter von Cahen.[77] Noch schmerzlicher bewusst wurde das Fehlen von Bongartz bei einer anstehenden Beratung im Arbeitsministerium. Die Aussprache war notwendig, da das badische Gesundheitswesen zu diesem Zeitpunkt in zahlreiche einzelne Ressorts auf verschiedene Ministerien verteilt war:

> In Baden gehört das öffentliche Gesundheitswesen zum Ressort des Ministeriums des Innern, woselbst die ärztliche Seite durch zwei Medizinalreferenten vertreten wird. Die ausführenden Organe im Lande sind die Bezirksämter, denen als technische Berater die

69 Bongartz: Das ärztliche Versicherungswesen II (1921), S. 247.
70 Wegerle (1922).
71 Zur Biographie Gustav Cahens: Mampell (1931).
72 Wegerle (1922).
73 Pertz: Bongartz (1924), S. 134 f.
74 Cahen: Aerztliche Landeszentrale (1922), S. 117.
75 Reichs-Medizinal-Kalender (1926), S. 603 und S. 607.
76 Fachbezeichnungen nach Reichs-Medizinal-Kalender (1926), S. 613.
77 Cahen: Aerztliche Landeszentrale (1922).

> Bezirksärzte zur Seite stehen. Das öffentliche Gesundheitswesen erfordert einen grossen Verwaltungsapparat evtl. auch polizeiliche Massnahmen, über welche nur das Ministerium des Innern verfügt. Es lässt sich daher technisch auch nicht von diesem Ministerium trennen und in der Tat sehen wir es auch bei allen Gliedstaaten des Reiches bei diesem Ministerium. Neben dem Gesundheitswesen hat sich aber im Laufe der letzten Jahre noch die Gesundheitsfürsorge als selbständiges Arbeitsgebiet zu entwickeln versucht. In Baden gehört nun die Fürsorge für die Tuberkulösen, die Geschlechtskranken, Geisteskranken, Epileptiker, Geistesschwache und Idioten zum Bereich des Ministeriums des Innern, während die Säuglings-, Kleinkinder-, Blinden-, Krüppel- und Trinkerfürsorge beim Arbeitsministerium und das Halte- und Ziehkinderwesen nebst Fürsorgeerziehung beim Justizministerium sich befinden. Die Fürsorge für die Kriegsbeschädigten und Hinterbliebenen ist eine selbständige Abteilung des Arbeitsministeriums.[78]

Dieser Zustand war insbesondere ärztlichen Kreisen ein Dorn im Auge, da in gesundheitspolitischen Fragen viele behördliche Vertreter zu involvieren waren. Verhandlungen gestalteten sich dementsprechend aufwendig und schnelle Ergebnisse waren meist nicht zu erreichen. Bongartz war seit Jahren auch hier derjenige, der diese Verhandlungen meist für die Ärzteschaft übernommen hatte. Ihm war es gelungen, dass für die Reformen im Gesundheitswesen die Stimme der Ärzte insbesondere in der Frage der Gesundheitsfürsorge gehört werden sollte. Dazu hatte er aus den vielen Vorschlägen seiner Standeskollegen einen Entwurf zusammengestellt. Dieser sollte nun am 24. April im Arbeitsministerium besprochen werden.

Ein zentrales Anliegen war dabei die Vereinigung der über die Ministerien zerstreuten Ressorts des Gesundheitswesens innerhalb eines Ministeriums. An der Spitze sollte nach dem Wunsch der badischen Ärzteschaft ein Arzt stehen.[79]

Den Entwurf hatte Bongartz in den Wochen unmittelbar vor seiner Erkrankung fertiggestellt, die Besprechung im Ministerium musste nun aber ohne ihn stattfinden. Stattdessen waren unter anderem der Vorsitzende der Badischen Gesellschaft für soziale Hygiene, Alfons Fischer[80], der Medizinalrat und Direktor der Stadtschularztstelle in Mannheim, Paul Stephani, und der Rechner (d. h. Kassenwart/Schatzmeister) der Ärztekammer, Hermann Risse[81], anwesend[82]. Die Ergebnisse der Unterredung

---

78 Berghaus (1922), S. 156 f.

79 Berghaus (1922), S. 156 f.

80 Fischer war als Facharzt für Innere Krankheiten in Karlsruhe gemeldet. Reichs-Medizinal-Kalender (1926), S. 612.

81 Als Rechner war er aber nicht gleichzeitig Mitglied der Ärztekammer, womit keiner aus dieser Kammer bei der Besprechung anwesend war, wie Wilhelm Werner in seinen Ausführungen betonte. Siehe auch Reichs-Medizinal-Kalender (1926), S. 613.

82 Nach Wilhelm Berghaus waren neben ihm die Oberregierungsrätin Marie Baum, Oberregierungsrat Hugo von Babo und die Ärzte Professor Albert Fraenkel aus Heidelberg, Paul Stephani aus Mannheim, Professor Friedrich Holtzmann (Professor für Gewerbehygiene und Landesgewerbearzt), Hermann Risse

wurden in der Standeszeitschrift veröffentlicht und sollten bald für einigen Aufruhr sorgen. Bongartz' Entwurf hatte vorgesehen, dass die Gesundheitsfürsorge bzw. soziale Hygiene ein Feld werden sollte, in welches ärztliche Expertise deutlich stärker einfließen sollte, als dies in anderen Gesundheitsbereichen bisher der Fall war, in denen häufig noch ein Jurist oder Verwaltungsbeamter die Leitung und damit das letzte Wort hatte. Die Publikation der Ergebnisse in den *Ärztlichen Mitteilungen* Ende Mai rief allerdings erheblichen Widerspruch hervor. Den Anfang machte die Veröffentlichung des ursprünglichen Entwurfes von Bongartz sowie einer aufgrund der Beratungen überarbeiteten Version.[83] Als Nächstes berichtete Professor Wilhelm Berghaus[84], seines Zeichens Geschäftsführer des Badischen Landesverbandes zur Bekämpfung der Tuberkulose, aus seiner Sicht über die Vorgänge. Berghaus störte sich in erheblichem Maß an der Verhandlungsführung.[85] So kritisierte er, dass das Ministerium des Innern – als zweite behördliche Instanz in Gesundheitsfragen und unmittelbar von den behandelten Themen betroffen – nicht zu der Besprechung eingeladen worden wäre.[86] Dadurch hätten einige Punkte des Bongartz'schen Entwurfs gar nicht vollumfänglich diskutiert werden können. Die Ergebnisse der Besprechung waren derart unbefriedigend, dass sich noch weitere Ärzte zu Wort meldeten.[87] Als Schuldige wurde dabei unter anderem die zuständige Oberregierungsrätin im Arbeitsministerium, Marie Baum[88], ausgemacht: Ihr wurde unterstellt, entgegen dem Wunsch der Ärzteschaft nach einer Zusammenlegung des Gesundheitswesens an dem momentanen Zustand festhalten zu wollen.[89]

Vor allem Fischer wurde zur Last gelegt, seine Interessen über die der Ärzteschaft zu stellen und auf der Seite von Oberregierungsrätin Baum zu stehen.[90] Ebenso wurde ihm vorgeworfen, dass der Entwurf nach den Verhandlungen allein auf seinen Wünschen basiere[91] und er sich „als Vertreter der Ansichten der Aerztekammer"[92] ausgegeben habe. Fischer wies die Anschuldigungen von Berghaus vehement zurück und bezichtigte wiederum diesen und seine Gegner, eine mediale Intrige gegen ihn initiiert

---

und Alfons Fischer (alle aus Karlsruhe) anwesend. Berghaus (1922), S. 156 f., und Reichs-Medizinal-Kalender (1926).

83 Bongartz/Wegerle (1922), S. 113 f.

84 Reichs-Medizinal-Kalender (1926), S. 612.

85 Berghaus (1922), S. 155.

86 Berghaus (1922), S. 155.

87 Berghaus (1922), S. 158 f.

88 Hansen/Tennstedt (2010), S. 9 f.

89 „Die Zerreissung der Gesundheitsfürsorge ist vornehmlich das Werk der Frau Oberregierungsrat Dr. phil. Baum, welche sich s. Z. in dem neu errichteten Arbeitsministerium ein Arbeitsgebiet schaffen musste." Berghaus (1922), S. 156 f. „Noch grösser aber wurde mein Erstaunen, als ich las, dass die Gesundheitsfürsorge ‚nach wie vor' zum Arbeitsministerium gehören solle." Berghaus (1922), S. 158 f.

90 Berghaus (1922), S. 160.

91 Laut Berghaus sagte Wilhelm Werner aus: „Der zweite Entwurf ist bis auf unwesentliche Aenderungen die Geistesarbeit von Dr. Fischer, die Begründung wörtlich von Dr. Fischer." Berghaus (1923), S. 8.

92 Fischer (1922), S. 184.

zu haben, um seine Position innerhalb der Ärzteschaft zu schwächen.[93] Der öffentlich ausgetragene Konflikt führte sogar dazu, dass das Arbeitsministerium sich zu einer Richtigstellung in den *Ärztlichen Mitteilungen* genötigt sah.[94]

Mit Medizinalrat Wilhelm Werner[95] meldete sich auch ein Mitglied des Vorstands der Ärztekammer zu Wort. Werner sah zumindest das Positive in der Debatte, denn nun sei wenigstens die badische Ärzteschaft „plötzlich aufgerüttelt worden"[96]. Hätten bis dato nur wirtschaftliche Fragen das Interesse von größeren Teilen der Ärzteschaft hervorrufen können, so hinge es nun bei diesem Thema davon ab, „ob das Gros der Aerzte weiterhin interesselos abwartend sich ignorieren und bei Seite schieben lassen will, oder ob wir mittun in einer Sache, die unsere aktive Mitarbeit fordert"[97]. Das Ziel sei, dass die Gesundheitsfürsorge ebenso in ärztliche Hände gelange, wie es bei der Krankenbehandlung bereits der Fall sei. Weniger aktive Mitarbeit wünschte sich Werner aber von Seiten Fischers; dieser habe nach der Erkrankung Bongartz' die Angelegenheit vorschnell und ohne notwendige Rücksprachen vorangetrieben. Zudem unterstellte er Fischer, eine eigene Agenda zu verfolgen, denn der Entwurf und die Verhandlungen im Arbeitsministerium seien keineswegs für eine Veröffentlichung bestimmt gewesen. So hätte man die Besprechung nach der Erkrankung Bongartz' besser absagen sollen.[98] Allerdings hatte eine von Bongartz geführte Rücksprache mit der Oberregierungsrätin Baum ergeben, dass diese durchaus bereit wäre, Aufgabengebiete an das Ministerium des Innern abzugeben bzw. von diesem behandeln zu lassen.[99]

Nach diesen ersten Auseinandersetzungen über die Verhandlungen im Arbeitsministerium folgte eine ganze Reihe von Artikeln in den *Ärztlichen Mitteilungen*, in denen eine andere Vorgehensweise im Hinblick auf die Reformen vorgeschlagen und mitunter auch gefordert wurde.[100]

Der Vorgang sollte sich noch über einige Monate hinziehen. So fand am 22. November 1922 eine Versammlung der Ärztekammer im großen Sitzungssaal des Ministeriums des Innern statt mit dem Ziel, einen Entwurf für die Neugestaltung auszuarbeiten, der im Anschluss im Badischen Landtag behandelt werden sollte. Das als Gesuch[101]

---

93 Fischer (1922).
94 Badisches Arbeitsministerium (1922).
95 Reichs-Medizinal-Kalender (1926), S. 609.
96 Werner (1922), S. 197.
97 Werner (1922), S. 197.
98 Werner (1922), S. 197.
99 „Ich [Werner, A. P.] habe mir von Herrn Med.-Rat Dr. Bongartz sagen lassen, dass auf Grund seiner Rücksprache mit Frau Regierungsrat Dr. Baum es sehr wohl möglich wäre, wenn ein Fachmann im Ministerium des Innern arbeitet, dass dann die fachärztlichen Sachen in diesem bearbeitet würden." Werner (1922), S. 198 f.
100 Mayer (1922) und Walk (1922) sowie Starck (1922).
101 „Leitsätze zur Regelung der Gesundheitsfürsorge in Baden". Die Forderungen sind in komprimierter Form auch in Vorstand der Ärztekammer (1923) veröffentlicht.

verfasste Schreiben umfasste insgesamt fünf Seiten: Neben einer Rekapitulation[102] des momentanen, als unhaltbar empfundenen Zustandes umfasste es eine ganze Reihe von Forderungen und Wünschen der Ärzteschaft.

Zentrale Punkte waren die Angliederung des gesamten Gesundheitswesens an ein Ministerium, der Wunsch nach einem Arzt als Leiter und die Errichtung von Bezirks- und Stadtgesundheitsämtern, denen Fürsorge- und Beratungsstellen angeschlossen werden sollten. Dabei wurde mehrfach auf die schon existierenden Lösungen in anderen deutschen Staaten hingewiesen. Insbesondere Württemberg[103] und Bayern wurden als Vergleiche herangezogen[104]. Der Leiter sollte dabei mindestens den Rang eines Ministerialrats innehaben.[105] Ein rechtskundiger Verwaltungsbeamter sollte zur Verfügung stehen, aber dem ärztlichen Leiter untergeordnet sein. Ebenso wollte die Ärzteschaft ein Vorschlagsrecht für die zu bestimmenden Persönlichkeiten.[106] In Anbetracht des Verlaufs der bisherigen Verhandlungen erwartete man einen mehrere Jahre dauernden Prozess.[107]

Aber schon im März 1923 sollte die Angelegenheit erneut hohe Wellen schlagen. In zwei Artikeln meldeten sich sowohl Berghaus als auch Fischer erneut zu Wort. Während Berghaus seine Vorwürfe erneuerte, führte Fischer detailliert seine Sicht der Vorgänge aus.

---

102 „In Baden harrt die Organisation des Gesundheitswesens noch der Lösung; die zur Zeit bestehenden Verhältnisse sind durchaus unbefriedigend und unhaltbar. Das Unzweckmäßige liegt schon darin, dass die Gesundheitspflege unter drei verschiedene Ministerien resortiert und dass alle 3 vollkommen unabhängig von einander arbeiten. Nach dem Gesetz vom 11.IV.1919 fällt dem Ministerium des Innern zu: Das Polizeiwesen, das für das Gesundheitswesen nach unsern bisherigen Anschauungen unentbehrlich ist (Irrenwesen, Seuchenbekämpfung etc.) Das Ministerium des Innern macht sich ferner zur Aufgabe die Bekämpfung der Tuberkulose, der Geschlechtskrankheiten, es übernimmt die Fürsorge der Geisteskranken, Epileptiker u. Idioten. Zum Geschäftsbereich des Arbeitsministeriums gehört die Wohnungsfürsorge, die soziale Hygiene, die Säuglings- und Kleinkinderfürsorge, die Krüppel-Blinden-u. Trinkerfürsorge. Einen selbstständigen Zweig seines Ressorts bildet die Kriegsbeschädigtenfürsorge. Zum Kultusministerium ressortiert das Halte- und Ziehkinderwesen nebst der Fürsorgeerziehung. Endlich fällt noch dem Selbstverwaltungskörper der Kreisausschüsse ein wesentlicher Teil der Gesundheitspflege zu; sie verwalten die Kreispflegeanstalten, sie beschäftigen sich mit Fürsorge von kranken Kindern, Augenkranken, Blinden, Taubstummen, sie beteiligen sich auch an Tuberkulosebekämpfung sowie an Säuglings- und Kleinkinderfürsorge. Auch die Landkrankenpflege fällt in ihr Arbeitsgebiet und neuerdings werfen sie grosse Mittel für Anstellung von Fürsorgerinnen aus. Wie ohne weiteres ersichtlich ist, krankt die badische Gesundheitspflege unter einer ungeheuren Zersplitterung. Die verschiedenen Stellen arbeiten vollständig unabhängig voneinander, jede erspriessliche Zusammenarbeit fehlt, es wird planlos darauf los gewirtschaftet ohne einheitlichen Plan." LABW GLAK, 231 Bü 5507, o. Pag.

103 Hier wurde unter anderem auch behauptet, dass in Württemberg ein Arzt an der Spitze des Gesundheitswesens stände. Dem war aber keineswegs so. Unwahrheiten dieser Art wurden aus verhandlungstaktischer Sicht oder aus Unkenntnis der Sachlage sowohl in Baden als auch in Württemberg häufiger geäußert. Vorstand der Ärztekammer (1923).

104 LABW GLAK, 231 Bü 5507, o. Pag.

105 In Württemberg hatten die ärztlichen Referenten diesen Rang, waren aber keineswegs in leitender Position im Gesundheitsressort. Siehe beispielsweise Schwarz (1925), S. 256.

106 LABW GLAK, 231 Bü 5507, o. Pag.

107 LABW GLAK, 231 Bü 5507, o. Pag.

So habe er den zweiten Entwurf der Leitsätze nicht allein überarbeitet, ganz im Gegenteil sei dies in enger Zusammenarbeit mit dem Vorstand der Ärztekammer geschehen. So habe es eine Besprechung mit Wegerle und Werner am 10. Mai in der Geschäftsstelle der Ärztekammer gegeben. Dabei sei ein weiterer Entwurf entstanden, und „dieser (nicht gedruckte) zweite Entwurf der Leitsätze ist also eine Gemeinschaftsarbeit von Wegerle, Werner und mir."[108] Eine Woche später habe eine Sitzung des gesamten Vorstandes der Ärztekammer stattgefunden, zu der er eingeladen gewesen sei. Auf dieser sei der Entwurf angenommen, aber ohne seinen Namen veröffentlicht worden. Deshalb seien die wiederholt geäußerten Vorwürfe, dass er „eigenmächtige Änderungen"[109] vorgenommen habe, falsch. Als Beweis für seine Ausführungen sollten die Notizen von ihm, Stephani und dem Oberregierungsrat Hugo von Babo aus der Sitzung des 24. April 1922 dienen.[110] Dieser Darstellung wurde noch in derselben Ausgabe der *Ärztlichen Mitteilungen* durch Wegerle und Werner widersprochen. Es stand also weiterhin Aussage gegen Aussage.

Letztlich wurden am 20. März 1923 erneut überarbeitete Leitsätze veröffentlicht:

> I. Das gesamte Gesundheitswesen (Gesundheitspflege und -Fürsorge) ist einem Ministerium anzugliedern. Mit der Leitung muss ein Arzt als selbstständiger Referent betraut werden.
> II. Unter Heranziehung sämtlicher in Betracht kommender Faktoren, insbesondere der Kreise, müssen in Amts- und Stadtbezirken Bezirks- und Stadt-Gesundheitsämter eingerichtet werden; an deren Spitze muss ein Bezirksarzt oder ein in Gesundheitsfürsorge geschulter Arzt stehen. Derselbe muss in grösseren Städten selbstständiger Referent sein. Fürsorge- und Beratungsstellen sind den Bezirks- oder Stadtgesundheitsämtern einzugliedern.
> III. Die Fürsorgerinnen sind hinsichtlich ihrer Rechte und Pflichten dem Hilfspersonal im Gesundheitswesen gleichzustellen. § 66 des Gesetzes über die Rechtsverhältnisse des Sanitätspersonals von 1906 hat auf sie Anwendung. Fachtechnisch sind sie den ärztlichen Leitern der Bezirks- bezw. Stadtgesundheitsämter unterstellt.[111]

Aus den vormals fünf ausführlichen Leitsätzen[112] waren nun drei sehr kurz ausgeführte Punkte geworden[113]. Fischer war infolge dieses Konflikts kaum noch in der Standespolitik präsent[114], stattdessen konzentrierte er sich auf seine Tätigkeit innerhalb der Badischen Gesellschaft für soziale Hygiene.

---

108 Fischer (1923), S. 31.
109 Fischer (1923), S. 31 f.
110 Fischer (1923), S. 32 f.
111 Vorstand der Ärztekammer (1923), S. 29.
112 Bongartz/Wegerle (1922).
113 Vorstand der Ärztekammer (1923).
114 Berghaus (1923).

4.6 Die Teuerungskrise in Baden

1923 zeigte sich auch in Baden die immer bedrohlicher werdende Teuerungskrise. Deren Folgen für die Ärzteschaft und die Suche nach Lösungen verdrängten die Debatte um Reformen des badischen Gesundheitswesens schnell von der Tagesordnung. So häuften sich auch in den *Ärztlichen Mitteilungen* die Warnungen, dass sich die badischen Ärzte auf eine Krise bisher ungekannten Ausmaßes einzustellen hätten. Insbesondere die verzögerte Auszahlung der ärztlichen Honorare durch die Krankenkassen drohte viele Kassenärzte in existentielle Nöte zu bringen, war doch bis dahin das Honorar größtenteils schon wieder entwertet. Die Verhandlungen mit den Kassen gestalteten sich schwierig, da auch diese um das wirtschaftliche Überleben kämpften. Verschiedene Modelle über monatlich anzuwendende Teuerungszuschläge oder eine wöchentliche Auszahlung der Honorare wurden diskutiert.[115] Aber die meisten Vorschläge waren durch die rasante Entwicklung schon wieder überholt, bevor überhaupt an eine Umsetzung gedacht werden konnte.[116] Die Lage für die Kassen und die Ärzteschaft war auf beiden Seiten derart angespannt, dass Zugeständnisse entsprechend nur in geringem Umfang zu erreichen waren.[117]

Auch die Versorgungskasse der badischen Ärzte blieb davon nicht verschont. So fand noch am 28. und 29. April eine gemeinsame Hauptversammlung mit der ÄLZ statt. Immerhin waren noch über 100 badische Ärzte anwesend, im Vergleich zu den Jahren davor bedeutete dies aber schon einen erheblichen Rückgang der Beteiligung.[118] Es wurden Änderungen der Satzung zur Versorgungskasse beschlossen, die verhindern sollten, dass das bis dato angesammelte Kapital durch die Inflation vernichtet werden würde.[119] Über weitere standespolitische Aktivitäten wird darüber hinaus kaum noch berichtet, überregionale Versammlungen wurden meist aufgrund der stark angestiegenen Reisekosten abgesagt. Den Verhandlungen mit den Krankenkassen sollte in der Folge das Hauptaugenmerk der Standespolitik gelten.[120]

So waren Mitte des Jahres 1923 drei Vertreter der ÄLZ zur Landesversammlung der badischen Krankenkassen in Pforzheim eingeladen. Unter ihnen war auch Pertz, welcher im Folgenden einen sehr farbigen Bericht darüber in den *Ärztlichen Mitteilungen* veröffentlichte. Dabei sei es „wahrlich kein Vergnügen, einer Versammlung beizuwohnen, auf der von vornherein eine Stimmung herrscht, die den geladenen Gästen, also

115 Tröscher (1923).
116 So finden sich in den *Ärztlichen Mitteilungen* mitunter mehrere Änderungen bzw. Anpassungen der Gebührenordnungen (Preußische Gebührenordnung (Preugo) und Allgemeine Deutsche Gebührenordnung für Ärzte (Adgo)) in einer Ausgabe. O. V.: Aerztliche Landeszentrale (1923), S. 97.
117 Siehe beispielsweise Cahen: Das Neujahrsgeschenk (1922).
118 Cahen (1923).
119 O. V.: Aerztliche Landeszentrale. Aenderungen (1923).
120 Pertz: Aerzte (1923).

auch uns dreien wenig günstig ist“[121]. Aufforderungen, dass man gemeinsam gegen die Regierung vorgehen solle und sich nicht gegenseitig bekämpfen müsse, seien nicht angenommen worden. Stattdessen sei der Ärzteschaft vorgeworfen worden, dass ihre „übergrosse Zahl“[122] Schuld an ihrem Elend sei und zudem die ‚Vielgeschäftigkeit', eine Klage, die pauschal gemacht worden sei, die Kassen ruinieren würde. Denn: „Die Aerzte sind eben in den Augen der Kassen lediglich geldgierige Ausbeuter, die ihnen den letzten Groschen aus der Tasche ziehen wollen.“[123]

An der verfahrenen Situation seien aber auch die Ärzte mitunter selbst schuld. „Und leider muss es jetzt einmal gesagt sein, diese Meinung bei den Kassen ist verstärkt worden durch das Verhalten mancher Kollegen selbst. So traurig das ist, die Tatsache besteht. In Baden gibt es Kollegen, die uns direkt in den Rücken gefallen sind.“[124] Man wäre dabei „hinterrücks erdolcht“[125] worden, denn es „sind schon in Baden hinter unserem Rücken Abkommen mit einzelnen Krankenkassen getroffen worden, die sich auf wesentlich niedrigere Sätze aufbauen, wie sie der Schiedsspruch vorsieht“[126].

Diese Ärzte seien „sentimental angehauchte Leisetreter, die nur den von ihnen selbst gewählten Führern gegenüber den Mut finden, härteste Urteile über deren Verhalten und ihre Unfähigkeit Angemessenes zu erreichen fällen! Stehen die Aerzte den Kassen gegenüber, so scheuen sie sich nicht, ihrer eigenen Führung in den Rücken zu fallen.“[127]

So befand Pertz, dass man unter diesen Voraussetzungen als Unterhändler nichts erreichen könnte[128] und dass diese Ärzte sich doch am besten aus den wirtschaftlichen Verhandlungen heraushalten sollten[129].

Nach diesem Rundumschlag ist es dann auch nicht weiter verwunderlich, dass zwischen den Kassen und den Ärzten kein Konsens gefunden wurde. Erst auf Vermittlung des Arbeitsministeriums konnte ein Schiedsspruch, durch ein Zusatzabkommen ergänzt, umgesetzt werden.

Die Regelung sah vor, dass die Honorarauszahlungen wöchentlich zu erfolgen hatten, was aber auch für die Ärzte einen erheblichen bürokratischen Mehraufwand mit sich brachte.[130] Ähnlich wie in Württemberg übernahmen dies häufig die Verrechnungsstellen für die Ärzte.

---

121 Pertz: Aerzte (1923), S. 109.
122 Pertz: Aerzte (1923), S. 109.
123 Pertz: Aerzte (1923), S. 110.
124 Pertz: Aerzte (1923), S. 110.
125 Pertz: Aerzte (1923), S. 110.
126 Pertz: Aerzte (1923), S. 110.
127 Pertz: Aerzte (1923), S. 110.
128 „Durch ein solches Verhalten lähmt man die Tatkraft der Unterhändler nicht nur, nein, man wirft ihnen direkt Knüppel zwischen die Beine […] So erreichen wir nie etwas.“ Pertz: Aerzte (1923), S. 110.
129 Pertz: Aerzte (1923).
130 O. V.: Aerztliche Landeszentrale. Zusatzabkommen (1923).

Davon, wie weit die Not vieler Ärzte auch in Baden ging, zeugen zahlreiche Spendenaufrufe. Insbesondere Zuwendungen in stabiler Fremdwährung, vor allem US-Dollar, wurden gern gesehen und man dankte den Spendern in den *Ärztlichen Mitteilungen* öffentlich.[131] Im November setzte sich der Karlsruher Arzt Ernst Rossknecht in einem Artikel mit den Folgen der Inflation für die Ärzte auseinander und sah nicht weniger als den „Untergang eines Standes"[132] gekommen. In drastischen Worten beschrieb er dabei die eigene Sicht seines Berufes: „Wir sind zu Nullen herabgesunken und entwerten in den Augen unserer Mitmenschen immer mehr, wie unser unseliges Zahlungsmittel, die Mark."[133] Die Schuld sah er dabei größtenteils bei den eigenen Standeskollegen. Man habe versäumt, für die Rechte der Ärzteschaft zu kämpfen, und sei nun allein im Existenzkampf – ein Gefühl, das man auch im benachbarten Württemberg teilte.[134] Rossknechts kaum versteckte Kritik an den als zu schwach und nachgiebig empfundenen Standespolitikern findet sich in abgeschwächter Form auch in Wortmeldungen anderer Autoren. Wiederholte Richtigstellungen der Schriftleitung in eigener Sache erfolgten zwar, aber auf die negative Stimmung innerhalb der Ärzteschaft schien dies keinen spürbaren Einfluss zu haben. Insbesondere bei den Verhandlungen des Schiedsamtes zwischen Krankenkassen und Ärzteschaft sah man sich ungerecht behandelt und alleingelassen von den Behörden.[135]

Erst ein paar Monate später zeigte sich in den Berichten der Kassen- und Rechnungsführer der Ärztekammer das gesamte Ausmaß der Teuerungskrise. Ende 1923 besaß die Badische Ärztekammer kein nennenswertes Vermögen mehr. Auch die zuvor hochgelobte Unterstützungskasse hatte ihr gesamtes Kapital verloren und in diesem Jahr nur geringfügige Hilfen an bedürftige Ärzte und ihre Angehörigen auszahlen können.[136]

4.7 Wirtschaftlicher Neuanfang und die Ärztekammerwahl

Anfang 1924 musste somit erst wieder ein finanzieller Grundstock für die verschiedenen Einrichtungen der ärztlichen Standesvereinigungen aufgebaut werden. Da auf freiwillige Zuwendungen und andere Einkünfte nicht gehofft werden konnte, war die Umlage auf das ärztliche Einkommen zunächst die einzige Einnahmequelle. Etwa 1700 umlagepflichtige Ärzte kamen dafür in Frage, wobei schon im Vorfeld mit etwa

131 Pertz: Badische Aerztekammer (1923).
132 Rossknecht (1923).
133 Rossknecht (1923), S. 136.
134 Hailer: Nunquam retrorsum! (1923), S. 179.
135 Babo/Grab (1924).
136 O. V.: Badische Aerztekammer (1924).

zehn Prozent Verlust durch Ermäßigungen und schlechte Zahlungsmoral gerechnet wurde.[137]

Diese Themen hatten natürlich auch maßgeblichen Einfluss auf die Anfang des Jahres 1924 anstehende Ärztekammerwahl. Verteilt auf die elf Wahlkreise hatten insgesamt 1763 Ärzte ihre Stimme abzugeben. Die vier großen ärztlichen Zentren und Ortsvereine Freiburg, Heidelberg, Karlsruhe und Mannheim stellten mit jeweils knapp 200 Stimmen das Gros der Wahlberechtigten, wohingegen der kleinste Verein Eppingen nur drei Stimmen umfasste.[138] Bei einem Schlüssel von einem Delegierten auf 50 Ärzte waren insgesamt 36 Abgeordnete zu wählen.[139] Im Vergleich zur Wahl von 1919 hatte sich die Zahl der Delegierten somit um neun erhöht, ein weiteres Zeichen für die erhebliche Zunahme an Ärzten in Baden binnen fünf Jahren. Nach der Sitzung der Ärztekammer am 9. April 1924 konnten die Wahlergebnisse auch veröffentlicht werden:[140]

Tab. 4 Die Delegierten der Badischen Ärztekammer (1924)

Bauer, Wilhelm	Bühl
Bucherer, Alfons	Freiburg
Eckert, Hans	Waldkirch
Elsasser, Albert	Heidelberg
Gollinger, Emil	Bruchsal
Gruhn, Heinrich	Großsachsen (Hirschberg)
Gutkind, Albert	Mannheim
Harms, Christof	Mannheim
Hettinger, Karl	Badenweiler
Hoche, Alfred	Freiburg
Huber, Karl	Heidelberg
Korte, Ernst	Pfullendorf
Kossel, Hermann	Heidelberg
Krieg, Ferdinand	Baden-Baden
Krumm, Ferdinand	Karlsruhe
Künzig, Eduard	Oberkirch
Link, Rudolf	Osterburken
Merk, Karl	Kehl
Oster, Karl	Baden-Baden
Renner, Rudolf	Pforzheim

137 O. V.: Badische Aerztekammer (1924).
138 Wegerle: Badische Aerztekammer (1924), S. 7.
139 Wegerle: Badische Aerztekammer (1924), S. 1.
140 Wegerle: Badische Aerztekammer (1924), S. 26.

Schenk, Theodor	Volkertshausen
Schiller, Arnold	Karlsruhe
Schleinzer, Karl	Waldshut
Schuh, Bernhard	Mannheim
Schwörer, Rudolf	Freiburg
Stahl, Richard	Karlsruhe
Starck, Hugo	Karlsruhe
Straub, Carl	Grötzingen
Strubel, Richard	Sandhausen
von Homeyer, Robert	Lörrach
Weißschedel, Ewald	Konstanz
Werner, Heinrich	Mannheim
Werner, Wilhelm	Heidelberg
Widenhorn, Lambert	Freiburg
Wilken, Wilhelm	Villingen
Zimmermann, Leo	Freiburg

Von den 27 im Jahr 1919 gewählten Mitgliedern waren 17 in der 1924 neugewählten Kammer wieder vertreten.[141] Hofrat Ludolf von Krehl wäre ebenfalls wieder dabei gewesen, lehnte aber im Hinblick auf seine Gesundheit die Wahl ab.[142] Die Wahlbeteiligung lag bei nur 52 Prozent, und trotz der erheblichen Konflikte um die Versorgungskasse gab es keine größeren Veränderungen in der Zusammensetzung der Ärztekammer.[143] Von den nicht wiedergewählten Ärzten waren die meisten gar nicht erst zur Wahl angetreten (Bongartz) oder kurz zuvor verstorben (Josef Schneider, Max Schülein).

Die Wahl des neuen Vorstandes, wie bisher aus sieben Mitgliedern bestehend, erbrachte mit dem Mannheimer Christof Harms einen neuen Vorsitzenden. Stellvertreter wurde Eduard Künzig aus Oberkirch. Wilhelm Werner, Ferdinand Krumm, Rudolf Renner, Lambert Widenhorn und Wilhelm Wilken komplettierten den Vorstand. Im Folgenden wurden noch die Vertreter für die Ehrengerichte, den Landesgesundheitsrat und die Kommission für soziale Hygiene und ärztliche Fortbildung gewählt. Zu guter Letzt wurde noch ein Antrag angenommen, dem zufolge die Kammer eine Standesordnung für die badischen Ärzte herausgeben solle, um „die in den verschiedenen Bezirken auseinandergehenden Anschauungen in den einzelnen Standesfragen“[144]

141 Wegerle: Badische Aerztekammer. Wahlen (1924).
142 Wegerle: Badische Aerztekammer. Wahlen (1924).
143 O. V.: Badische Aerztekammer (1924), S. 39.
144 O. V.: Badische Aerztekammer (1924), S. 41.

wieder auf einen gemeinsamen Nenner zu bringen[145]. Im Vergleich zu den Monaten davor verliefen die Hauptversammlungen der Versorgungskasse und der ärztlichen Landeszentrale am 10. und 11. Mai 1924 weitestgehend konfliktfrei. Der zehnprozentige Abzug vom (versicherungspflichtigen) Einkommen wurde zwar nicht von allen als so ‚erträglich' erachtet, wie Gustav Cahen dies postulierte; insgesamt scheinen sich die nach der Teuerungskrise wieder verbessernden wirtschaftlichen Verhältnisse aber auch hier beruhigend ausgewirkt zu haben.[146]

Als Reaktion auf die reichsweiten Konflikte zwischen Ärzten und Krankenkassen und die neuen Verordnungen war im Oktober 1923 auch in Baden ein Landesausschuss für Aerzte und Krankenkassen ins Leben gerufen worden.[147] Es sollte aber bis zum 1. Juli 1924 dauern, bis der Ausschuss vom Badischen Arbeitsministerium besetzt wurde. Neben drei unparteiischen Beamten wurden jeweils fünf Vertreter aus der Ärzteschaft und den Krankenkassen bestimmt. Die ärztlichen Repräsentanten waren Wilhelm Bartenstein, Wilhelm Bauer, Gustav Cahen, Ernst Langenbach und Wilhelm Wilken.[148] Das Gremium sollte dabei eine übergeordnete Instanz bilden. Für Gesuche, Beschwerden, Anfragen und Wünsche in Kassenangelegenheiten waren bei den Ärzten weiterhin die Bezirksvereinigungen zuständig.[149]

Am 20. September 1924 hatte die badische Ärzteschaft den Tod ihres langjährigen Vorsitzenden Alfons Bongartz zu beklagen. Mehr als zwei Jahre nach dem Schlaganfall, von dem er sich nicht mehr erholen sollte, hatte Bongartz sein Leben selbst beendet. In einem ausführlichen Nachruf wurden seine Lebensleistung und seine Bedeutung für die badische Ärzteschaft gewürdigt. Seine Entscheidung zum Freitod wurde auch durch einen ihm zugeschriebenen Leitspruch verdeutlicht. Dieser zeigt nicht nur Bongartz' Einstellung zum Leben, sondern eine in ärztlichen Kreisen weitverbreitete Sicht auf den Wert des Lebens:[150] „Ein Mensch, der nichts mehr für die Allgemeinheit leisten kann, hat kein Recht auf das Leben mehr!"[151] Im Gegensatz zu dieser radikalen Einstellung war Bongartz als Standespolitiker mehr auf eine ausgleichende Politik bedacht gewesen, mit seiner Kompromissbereitschaft hatte er sich aber in politisch unruhigen Zeiten nicht nur Freunde gemacht. Zeit seines Lebens unverheiratet, sah der Verfasser seines Nachrufes, Pertz, in ihm den Prototyp des geselligen Standespolitikers.[152]

Zum Ende des Jahres 1924 gab es aber auch einen Grund zum Feiern. So konnte mit der Gesellschaft der Aerzte in Mannheim einer der wichtigsten Ortsvereine sein 60-jähriges Bestehen feiern. Mit ihren knapp 200 Mitgliedern war die Gesellschaft

145 O. V.: Badische Aerztekammer (1924).
146 Cahen (1924), S. 50.
147 Insbesondere § 4 und § 7: *Reichsgesetzblatt* (1923), S. 1052.
148 O. V.: Arbeitsministerium (1924).
149 Pertz: Landesausschuss (1924).
150 Pertz: Bongartz (1924), S. 133.
151 Pertz: Bongartz (1924), S. 133.
152 Pertz: Bongartz (1924), S. 134 f.

eine der größten Badens. Vor allem aber stellte die Mannheimer Ärzteschaft in den Jahren nach dem Ersten Weltkrieg eine besonders große Zahl an Standespolitikern, die sowohl in der ÄLZ als auch der Ärztekammer Führungspositionen innehatten.[153]

4.8 Die ärztlichen Tagungen und Kooperationen über Landesgrenzen hinaus

Davon, dass die Stimmung auf den Versammlungen der badischen Ärzteschaft zu Beginn des Jahres 1925 nach einer Zeit der Krise eine kurze Phase der Entspannung zu verzeichnen hatte, zeugen einige Tagungsberichte. Exemplarisch dafür steht eine Schilderung von Arthur Pertz, der inzwischen auch Herausgeber der *Ärztlichen Mitteilungen* war. Pertz, aufgrund seiner Körperfülle und seines gesunden Appetits bekannt[154], berichtete in seinen Artikeln zu den Standesversammlungen gerne über die Abendgestaltung nach dem eigentlichen Tagungsprogramm. So schrieb er beispielsweise über den zweiten Badischen Ärztetag:

> Gegen 8 Uhr abends war diese Besprechung erst zu Ende. Die Kollegen stillten ihren Hunger und Durst in den verschiedenen guten Lokalen und dabei stellte sich bei einer grossen Zahl heraus, dass das Zuhören bei den Versammlungen in einer ärztlich noch völlig unerklärbaren Weise das Durstgefühl steigert. Daher war es unabwendbar, Vorbeugung gegen eine mumienhafte Austrocknung während der Nacht zu treffen, bis der Himmel selbst blitzartig mit Donner und Krach dazwischen fuhr und Gott Morpheus zu seinem Rechte verhalf.[155]

Da in den ersten Monaten des Jahres sowohl die Konflikte mit den Krankenkassen als auch die inneren Auseinandersetzungen aufgrund der Versorgungskasse weitaus geringer waren, wurde mit umso größerem Interesse die Entwicklung andernorts wahrgenommen. So berichteten die Gäste Friedrich Langbein und Karl Bok, die Vorsitzenden des Württembergischen Aerzteverbandes bzw. des württembergischen Ärztlichen Landesvereins, über die Situation im Nachbarland, wo die Ärzteschaft unmittelbar davorstand, ihr Ziel einer eigenen Ärztekammer inklusive Versorgungskasse zu erreichen. Ebenso waren ein Vertreter des Ärztevereinsbundes und der Vorsitzende des Leipziger Verbandes (Hartmannbund) in Baden-Baden zu Gast. Insgesamt wurde auf diesem Ärztetag verstärkt überregionalen Themen Raum gegeben.[156] Nach dem Ende

---

153 Pertz: Gesellschaft (1924).

154 Eine von ihm herausgegebene Publikation hatte innerhalb der Ärzteschaft als Kontrast zu seinem Äußeren auch den Spitznamen „der dünne Pertz“ erhalten. Cahen (1931), S. 215.

155 Pertz: Der II. badische Aerztetag (1925), S. 127.

156 Pertz: Der II. badische Aerztetag (1925), S. 127.

der Teuerungskrise und infolge des gespannten Verhältnisses aufgrund der unterschiedlichen Handhabung der Verträge mit den Krankenkassen[157] war ein deutliches Bestreben nach Einigung unter den Ärzteschaften erkennbar. Eine verbesserte und zukünftig engere Zusammenarbeit der südwestdeutschen Standesorganisationen aus Baden, Württemberg und Bayern wurde wiederholt diskutiert, und vielfach besuchten Standespolitiker die Versammlungen der benachbarten Ärzteschaften.[158]

Zudem war 1925 ebenfalls ein Wahljahr für die ÄLZ. Der bisherige Vorsitzende Wegerle lehnte eine Wiederwahl aus gesundheitlichen Gründen ab. Für seine Verdienste wurde er aber einstimmig zum Ehrenvorsitzenden ernannt. Neu gewählt wurden der Mannheimer Otfried Mampell als Vorsitzender und Arnold Schiller[159] aus Karlsruhe als Stellvertreter[160]. Den engeren Vorstand komplettierten die beiden geschäftsführenden Ärzte Cahen und Pertz. In den weiteren Vorstand wurden Wilhelm Bartenstein, Wilhelm Bauer, Ernst Korte, Ernst Langenbach, Karl Rohrhurst und Wilhelm Wilken gewählt.[161]

4.9 Generationenkonflikte – Alte Standespolitiker und junge Ärzte

Ein Abgleich mit den im Reichs-Medizinal-Kalender aufgeführten Approbationsjahren zeigt in den 1920er Jahren sowohl bei der ÄLZ als auch bei der Ärztekammer eine spürbare Überalterung unter den Vorstandsmitgliedern.[162] Jüngere Ärzte suchte man in der Standespolitik meist vergebens, waren diese doch in den ersten Jahren meist noch mit dem Auf- und Ausbau ihrer Praxis beschäftigt. Bedingt durch die wirtschaftlichen Krisen traf dies auf einen Großteil der jungen Ärzte zu. Zusätzlich arbeitsintensive Ehrenämter wie in den Standesvereinigungen auszuüben, kam für die meisten nicht in Frage. Einzig die geschäftsführenden Ärzte waren mit vollen Gehältern angestellt, alle anderen Ämter wurden mit Aufwandsentschädigungen abgegolten und waren dadurch meist Sache wirtschaftlich bessergestellter Ärzte, welche sich ihr Engagement auch zeitlich leisten konnten.

Diese Überalterung betraf aber nicht nur die Standespolitik; auch die Versorgungskasse hatte sich damit zu befassen. In absehbarer Zeit würde eine ganze Reihe älterer Ärzte in den Ruhestand gehen und von der Versorgungskasse eine Altersrente beziehen. Aufgrund der Altersgrenze[163] waren aber einige gezwungen, ihre Praxis auch im hohen Alter weiterzuführen. In beiden Fällen hatte dies eine Belastung der nachfol-

157 Siehe dazu Hailer: Vertragsloser Zustand (1923).
158 Pertz: Der II. badische Aerztetag (1925), S. 127.
159 Beide als praktische Ärzte gemeldet. Reichs-Medizinal-Kalender (1926), S. 613 und S. 617.
160 Pertz: Der II. badische Aerztetag (1925), S. 128 f.
161 Pertz: Der II. badische Aerztetag (1925), S. 128 f.
162 Reichs-Medizinal-Kalender (1926), S. 598–627.
163 Diese wurde kurze Zeit später abgeschafft. O. V.: Versorgungskasse (1925).

genden Generation zur Folge, entweder durch die zu leistenden Beitragszahlungen oder die nicht frei werdenden Praxen.

In Baden waren Mitte 1925 117 Ärzte über 60 Jahre alt, einige von ihnen hatten dabei ein Kasseneinkommen von unter 3.000 Mark und galten damit als Geringverdiener. Gerade diese würden aufgrund ihrer geringen Beiträge zur Versorgungskasse nur kleine Renten erhalten und somit kaum ihre Praxis aufgeben, um nicht dem Risiko der Altersarmut ausgesetzt zu sein. Um solche Praxen trotzdem für den Nachwuchs verfügbar zu machen und die prekäre Situation der Jungärzte zu verbessern, wurden seitens der ÄLZ zusätzliche Zahlungen erwogen, um diesen Ärzten einen Anreiz zur Praxisaufgabe zu bieten.[164] Auch der Hartmannbund hatte auf seiner Hauptversammlung beschlossen, den alten Ärzten diese Möglichkeit nahezulegen. Alle über 70 Jahre alten Kassenärzte sollten bei Abgabe ihrer Praxis eine Abfindung in Form einer jährlichen Rente bis an ihr Lebensende erhalten.[165]

Als weitaus größeres Problem wurde aber die weiterhin große Zahl an Medizinstudierenden angesehen, die auf Jahre hinaus einen Überschuss an Ärzten erwarten ließ.[166]

Dass man, um dieses Problems Herr zu werden, mit den Krankenkassen kooperieren musste, stieß bei vielen Ärzten auf wenig Gegenliebe. Aber auch die Vorschläge aus den eigenen Reihen wurden mitunter scharf kritisiert. So wandte sich der Heidelberger Fritz Dahl[167] mit seiner Kritik direkt gegen Cahen:

> Das Unterbinden des ärztlichen Zustromes durch einen rigorosen ‚Numerus clausus' auf 10 bis 15 Jahre, wie ihn Dr. Cahen vorschlug, ist genau so abzulehnen, wie die Befürwortung der Abtreibung aus sozial wirtschaftlichen Gründen. Es wäre doch ungeheuerlich den gesunden Nachwuchs zu opfern, weil mit dem Wachsen des Standes viel überschüssige und nutzlose Sprösslinge emporgekommen sind! […] Und das dazu noch mit Hilfe einer Organisation, die wir als schlimmsten Feind unseres Standes kennen gelernt haben und gegen deren Machtgelüste anzukämpfen, unsere vornehmste Pflicht sein sollte.[168]

Eine Zusammenarbeit mit den Kassen war in seinen Augen „nicht besser als das Ende eines Standes"[169]. Als möglicher Lösungsweg wurde die schon erwähnte Schaffung einer badischen ärztlichen Standesordnung inklusive neuer Richtlinien im Hinblick auf rechtliche und ethische Anforderungen gesehen. Dadurch sollte die Ärzteschaft wieder auf das Niveau gehoben werden, auf dem sie sich lange Zeit gesehen hatte.[170]

---

164 Cahen: Planmässige Verteilung (1925), S. 142.
165 O. V.: Hartmannbund (1925).
166 Cahen: Planmässige Verteilung (1925), S. 142.
167 Vermutlich Fritz Dahl, in Heidelberg gemeldet nach Harms (1927), S. 400. Weder im Reichs-Medizinal-Kalender von 1914 noch dem von 1926 ist ein Fritz Dahl aufgeführt.
168 Dahl (1925), S. 218.
169 Dahl (1925), S. 218.
170 Cahen: Einige Worte (1925).

Eine engere Zusammenarbeit mit den Krankenkassen gehörte nicht dazu, aber es zeichnete sich ab, dass sich die Ärzteschaft damit arrangieren musste. Einer der ersten Schritte war, dass sich alle in Baden niedergelassenen Ärzte, die Kassenpraxis ausüben wollten, in ein sogenanntes Arztregister einzutragen hatten. Dieses wurde im Auftrag des Vertrags- und Zulassungsausschusses von der ÄLZ geführt und sollte eine gerechtere und gleichmäßigere Verteilung der Ärzte auf die jeweiligen Bezirke garantieren. Die vielfach befürchtete ‚Planwirtschaft' sollte ab dem 1. Januar 1926 gelten.[171]

Diese und erneut die Frage der Versorgungskasse bzw. ihres Wiederaufbaus waren auch das Thema des am 12. und 13. Dezember 1925 abgehaltenen außerordentlichen Badischen Ärztetags in Freiburg.[172] Wie sehr die Ärzteschaft sich um ihre wirtschaftliche Zukunft und Absicherung sorgte, zeigt sich auch daran, dass viele Mediziner erschienen. So zahlreich wie die Teilnehmer waren auch die Wortmeldungen. Pertz beklagte sich in seinem Bericht, dass nicht weniger als 108 Redner auf der Liste standen und fast alle eine Erhöhung der Leistungen der Versorgungskasse forderten, ohne dabei zu größeren Abgaben bereit zu sein. Aus seinen Zeilen klingt vielfach Kritik an den utopischen Forderungen und die Unmöglichkeit ihrer Umsetzung heraus. Entsprechend wurde die Erörterung auch vorzeitig beendet, fast alle Fragen waren in den Jahren zuvor schon diskutiert worden. Neu war, dass Ärzte mit einem Einkommen, welches sich nur zum Teil aus Kassenpraxis speiste, nun auch zwangsweise Mitglieder werden sollten. Im Gegensatz zu den in Württemberg diskutierten Fragen wurden Ärztinnen in Baden noch als separate Gruppe behandelt. Diese waren im Gegensatz zu ihren männlichen Kollegen „nur teilnahmeberechtigt, aber nicht teilnahmeverpflichtet"[173]. Eine Begründung für diese gesonderte Behandlung wurde allerdings nicht geliefert. Zum Ende des Ärztetages wurde eine Erhöhung des beitragspflichtigen Einkommens[174], trotz aller Kritik, mit 759 von 1157 vertretenen Stimmen beschlossen.

Bibliographie

Archivalische Quellen

Landesarchiv Baden-Württemberg, Generallandesarchiv Karlsruhe (LABW GLAK)
231 Bü 5507
235 Bü 5170

---

171 O. V.: Arztregister (1925), S. 323.
172 Pertz: III. Badischer Aerztetag (1925).
173 Pertz: III. Badischer Aerztetag (1925), S. 328 f.
174 „Als wesentliche Verbesserung konnte unter Zustimmung von 759 der vertretenen 1.157 Stimmen [Delegiertenstimmen; es fand keine Urabstimmung wie in Württemberg statt, A. P.] die Erhöhung des versicherungspflichtigen Einkommens von 4000 RM auf 5000 RM vorgenommen werden, wodurch der Pflichtbeitrag zwar auf 500 RM jährlich steigt." Pertz: III. Badischer Aerztetag (1925), S. 328.

Amtliche Quellen

Geschäftsbericht des Großherzoglich Badischen Ministeriums des Innern für die Jahre 1906–1912. Karlsruhe 1914.
Gesetzes- und Verordnungsblatt für das Großherzogthum Baden (1906)
Großherzoglich Badisches Regierungsblatt 62 (1864)
Hof- und Staats-Handbuch des Großherzogthums Baden (1910)
Reichsgesetzblatt (1923)
Verhandlungen der Ersten Kammer der Stände-Versammlung des Großherzogtums Baden in den Jahren 1905/1906. Protokollheft. Enthaltend die Protokolle der Ersten Kammer. Karlsruhe 1906.
Verhandlungen der zweiten Kammer der Stände-Versammlung des Großherzogtums Baden vom 42. Landtag (1905/06). Protokollheft, enthaltend die amtlichen Protokolle nebst Repertorium. Karlsruhe 1906.

Periodika

Ärztliche Mitteilungen aus und für Baden 72 (1918)–79 (1925)
Aerztliches Vereinsblatt für Deutschland 45=47 (1918)–56=58 (1929)
Deutsches Ärzteblatt 57=59 (1930)–58=60 (1931)
Medizinisches Korrespondenz-Blatt für Württemberg 90 (1920)–100 (1930)

Gedruckte Quellen

Babo, Hugo von; Grab: Aerztliche Landeszentrale. In: Ärztliche Mitteilungen aus und für Baden 78 (1924), S. 7–9.
Badisches Arbeitsministerium: Die Neugestaltung der Gesundheitsfürsorge. In: Ärztliche Mitteilungen aus und für Baden 76 (1922), S. 213 f.
Berghaus, Wilhelm: Die Neugestaltung der Gesundheitsfürsorge in Baden. In: Ärztliche Mitteilungen aus und für Baden 76 (1922), S. 155–164.
Berghaus, Wilhelm: Die Neugestaltung der Gesundheitsfürsorge. Schlusswort. In: Ärztliche Mitteilungen aus und für Baden 77 (1923), S. 8.
Bongartz, Alfons: Aerztliche Landeszentrale für Baden. In: Ärztliche Mitteilungen aus und für Baden 72 (1918), S. 167.
Bongartz, Alfons: Die politische Umwälzung und die Ärzte. I. In: Ärztliche Mitteilungen aus und für Baden 73 (1919), S. 1–3.
Bongartz, Alfons: Die politische Umwälzung und die Ärzte. II. In: Ärztliche Mitteilungen aus und für Baden 73 (1919), S. 9–13.
Bongartz, Alfons: Demokratie in der Medizinalverwaltung. Antwort. In: Ärztliche Mitteilungen aus und für Baden 73 (1919), S. 141 f.
Bongartz, Alfons: Badische Ärztekammer vom 3. Dezember 1919. In: Ärztliche Mitteilungen aus und für Baden 73 (1919), S. 193.
Bongartz, Alfons: Das ärztliche Versicherungswesen I. In: Ärztliche Mitteilungen aus und für Baden 75 (1921), S. 232–239.
Bongartz, Alfons: Das ärztliche Versicherungswesen II. In: Ärztliche Mitteilungen aus und für Baden 75 (1921), S. 244–247.

Bongartz, Alfons; Wegerle, Jakob: Grundsätze für die Neugestaltung der Gesundheitsfürsorge in Baden. In: Ärztliche Mitteilungen aus und für Baden 76 (1922), S. 113–117.

Bongartz, Alfons; Werner, Wilhelm: Rechenschaftsbericht für das Verwaltungsjahr 1918. In: Ärztliche Mitteilungen aus und für Baden 73 (1919), S. 47 f.

Cahen, Gustav: Aerztliche Landeszentrale Hauptversammlung am 14. Mai 1922. In: Ärztliche Mitteilungen aus und für Baden 76 (1922), S. 117 f.

Cahen, Gustav: Das Neujahrsgeschenk der Krankenkassenhauptverbände. In: Ärztliche Mitteilungen aus und für Baden 76 (1922), S. 295 f.

Cahen, Gustav: Aerztliche Landeszentrale. Hauptversammlung der Versorgungskasse badischer Aerzte und der Aerztlichen Landeszentrale für Baden am 28. und 29. April 1923. In: Ärztliche Mitteilungen aus und für Baden 77 (1923), S. 53 f.

Cahen, Gustav: Einige Vorbemerkungen zur Baden-Badener Tagung am 10. und 11. Mai 1924. In: Ärztliche Mitteilungen aus und für Baden 78 (1924), S. 50 f.

Cahen, Gustav: Planmässige Verteilung jüngerer und Versorgung älterer Aerzte. In: Ärztliche Mitteilungen aus und für Baden 79 (1925), S. 137–142.

Cahen, Gustav: Einige Worte zu dem Artikel des Herrn Dr. Dahl – Heidelberg. In: Ärztliche Mitteilungen aus und für Baden 79 (1925), S. 219 f.

Cahen, Gustav: Offener Brief an den 60 jährigen Dr. Pertz. In: Ärztliche Mitteilungen aus und für Baden 85 (1931), S. 215 f.

Dahl, Fritz: Eine kritische Studie zur Frage „der planmässigen Verteilung der jüngeren und Versorgung der älteren Aerzte". In: Ärztliche Mitteilungen aus und für Baden 79 (1925), S. 216–219.

Fischer, Alfons: Zur Neugestaltung der Gesundheitspflege in Baden. In: Ärztliche Mitteilungen aus und für Baden 76 (1922), S. 184.

Fischer, Alfons: Berichtigung zur Abwehr von Verunglimpfungen. In: Ärztliche Mitteilungen aus und für Baden 77 (1923), S. 31–33.

Hailer, Eduard: Nunquam retrorsum! In: Medizinisches Korrespondenz-Blatt für Württemberg 93 (1923), S. 179 f.

Hailer, Eduard: Vertragsloser Zustand im Reich. In: Medizinisches Korrespondenz-Blatt für Württemberg 93 (1923), S. 193.

Harms, Christoph: Wählerliste für die Aerztekammerwahl 1928. In: Ärztliche Mitteilungen aus und für Baden 81 (1927), S. 385–402.

Kahn, Eduard: Demokratie in der Medizinalverwaltung. In: Ärztliche Mitteilungen aus und für Baden 73 (1919), S. 141.

Kürz, Ernst: Zur Reform des badischen Medizinalwesens. In: Ärztliche Mitteilungen aus und für Baden 74 (1920), S. 163–165.

Mampell, Otfried: Dr. Gustav Cahen zum 60. Geburtstag. In: Ärztliche Mitteilungen aus und für Baden 85 (1931), S. 199 f.

Mayer, Otto: Zur Neugestaltung der Gesundheitsfürsorge in Baden. In: Ärztliche Mitteilungen aus und für Baden 76 (1922), S. 222–224.

O. V.: Nekrolog 519. Mermann. In: Zeitschrift für die Geschichte des Oberrheins N. F. 30=69 (1915), S. 463.

O. V.: Bekanntmachung. In: Aerztliches Vereinsblatt für Deutschland 45=47 (1918), Sp. 174.

O. V.: Bericht über die Hauptversammlung der Ärztlichen Landeszentrale für Baden am 1. Juni 1919. In: Ärztliche Mitteilungen aus und für Baden 73 (1919), S. 92 f.

O. V.: Zusammenschluss gesundheitspolitischer Vereine in Baden. In: Ärztliche Mitteilungen aus und für Baden 73 (1919), S. 155.

O. V.: Badische Aerztekammer vom 11. August 1920. In: Ärztliche Mitteilungen aus und für Baden 74 (1920), S. 137.

O. V.: Ärztlicher Kreisverein Mannheim Sitzung am 30. Mai 1921. In: Ärztliche Mitteilungen aus und für Baden 75 (1921), S. 139 f.

O. V.: 42. Deutscher Ärztetag in Karlsruhe am 14.–18. September 1921. In: Ärztliche Mitteilungen aus und für Baden 75 (1921), S. 217–220, 231 f.

O. V.: Dr. Leo Harter. In: Ärztliche Mitteilungen aus und für Baden 75 (1921), S. 228.

O. V.: Bericht über die Hauptversammlung der Ärztlichen Landeszentrale am 26. und 27. November 1921. In: Ärztliche Mitteilungen aus und für Baden 75 (1921), S. 272–274.

O. V.: Bericht über die Hauptversammlung der ärztlichen Landeszentrale vom 14. und 15. Oktober 1922. In: Ärztliche Mitteilungen aus und für Baden 76 (1922), S. 249 f.

O. V.: Aerztliche Landeszentrale. Aenderungen in den Satzungen der Versorgungskasse am 28. April 1923. In: Ärztliche Mitteilungen aus und für Baden 77 (1923), S. 61 f.

O. V.: Aerztliche Landeszentrale. In: Ärztliche Mitteilungen aus und für Baden 77 (1923), S. 97.

O. V.: Aerztliche Landeszentrale. Zusatzabkommen zum Schiedsspruch vom 3. August 1923. In: Ärztliche Mitteilungen aus und für Baden 77 (1923), S. 123 f.

O. V.: Badische Aerztekammer Sitzung am 9. April 1924. In: Ärztliche Mitteilungen aus und für Baden 78 (1924), S. 39–41.

O. V.: Arbeitsministerium. In: Ärztliche Mitteilungen aus und für Baden 78 (1924), S. 89.

O. V.: Hartmannbund. In: Ärztliche Mitteilungen aus und für Baden 79 (1925), S. 274.

O. V.: Arztregister. In: Ärztliche Mitteilungen aus und für Baden 79 (1925), S. 323.

O. V.: Versorgungskasse für badische Ärzte. In: Ärztliche Mitteilungen aus und für Baden 79 (1925), S. 323.

Pertz, Arthur: Aerzte und Krankenkassen. In: Ärztliche Mitteilungen aus und für Baden 77 (1923), S. 109 f.

Pertz, Arthur: Badische Aerztekammer. In: Ärztliche Mitteilungen aus und für Baden 77 (1923), S. 127.

Pertz, Arthur: Landesausschuss für Aerzte und Krankenkassen. In: Ärztliche Mitteilungen aus und für Baden 78 (1924), S. 99.

Pertz, Arthur: Bongartz †. In: Ärztliche Mitteilungen aus und für Baden 78 (1924), S. 133–135.

Pertz, Arthur: Gesellschaft der Aerzte in Mannheim. In: Ärztliche Mitteilungen aus und für Baden 78 (1924), S. 189.

Pertz, Arthur: Der II. badische Aerztetag. In: Ärztliche Mitteilungen aus und für Baden 79 (1925), S. 126–130.

Pertz, Arthur: III. Badischer Aerztetag in Freiburg. In: Ärztliche Mitteilungen aus und für Baden 79 (1925), S. 327–329.

Reichs-Medizinal-Kalender für Deutschland. 2. Teil: Ärztliches Handbuch und Ärzteverzeichnis. Leipzig 1914; Leipzig 1926.

Rossknecht, Ernst: Der Untergang eines Standes – eine Groteske. In: Ärztliche Mitteilungen aus und für Baden 77 (1923), S. 135 f.

Schwarz, Richard: Württ. ärztlicher Landesverein. 91. Sitzung. In: Medizinisches Korrespondenz-Blatt für Württemberg 95 (1925), S. 255–257.

Starck, Hugo: Die Neugestaltung des Gesundheitswesens. In: Ärztliche Mitteilungen aus und für Baden 76 (1922), S. 277–280.

Strubel, Gustav: Badische Ärztekammer vom 25. Februar 1920. In: Ärztliche Mitteilungen aus und für Baden 74 (1920), S. 37–40.

Strubel, Gustav: Zum Artikel „Zur Reform des badischen Gesundheitswesens" von Dr. E. Kürz, Bezirksarzt a. D. In: Ärztliche Mitteilungen aus und für Baden 74 (1920), S. 121 f.
Tröscher, Hans: Gefahr im Verzug! In: Ärztliche Mitteilungen aus und für Baden 77 (1923), S. 4.
Vorstand der Ärztekammer: Leitsätze zur Regelung der Gesundheitsfürsorge in Baden. In: Ärztliche Mitteilungen aus und für Baden 77 (1923), S. 29.
Walk: Zur Neugestaltung der Gesundheitsfürsorge in Baden. In: Ärztliche Mitteilungen aus und für Baden 76 (1922), S. 224.
Weckerling; Schriftleitung: Hört! Hört! In: Aerztliches Vereinsblatt für Deutschland 46=48 (1919), Sp. 53.
Wegerle, Jakob: An die Herren Kollegen! In: Ärztliche Mitteilungen aus und für Baden 76 (1922), S. 85.
Wegerle, Jakob: Badische Aerztekammer. In: Ärztliche Mitteilungen aus und für Baden 78 (1924), S. 1, 7.
Wegerle, Jakob: Badische Aerztekammer. Wahlen am 27. Februar 1924. In: Ärztliche Mitteilungen aus und für Baden 78 (1924), S. 25 f.
Werner, Wilhelm: Rechenschaftsbericht für das Verwaltungsjahr 1917 über die Kasse der Ärztekammer, die Ärztliche Unterstützungskasse, die Dr. Felix Picot-Stiftung und die Dr. K. Tscheppe-Stiftung. In: Ärztliche Mitteilungen aus und für Baden 72 (1918), S. 97–106.
Werner, Wilhelm: Die Neugestaltung der Gesundheitsfürsorge in Baden. In: Ärztliche Mitteilungen aus und für Baden 76 (1922), S. 197–203.

Literatur

Hansen, Eckhard; Tennstedt, Florian (Hg.): Biographisches Lexikon zur Geschichte der deutschen Sozialpolitik 1871 bis 1945. Bd. 1. Kassel 2010.
Pagel, Julius Leopold: Volz, Robert Wilhelm. In: Allgemeine Deutsche Biographie. Bd. 40: Vinstingen – Walram. München; Leipzig 1896, S. 285.
Schlottmann, Rudolf: Die Neuregelung der Beziehungen zwischen Krankenkassen und Ärzten durch das Einigungsabkommen vom 23.12.1913. Berlin; Heidelberg 1914.

Internet

Historischer Atlas von Baden-Württemberg (https://www.leo-bw.de/media/kgl_atlas/current/delivered/pdf/HABW_7_4_5.pdf, letzter Zugriff: 6.10.2020).
Kohn, Helmut: 150 Jahre Ärztliche Selbstverwaltung in Deutschland [2014] (https://www.aerztekammer-bw.de/10aerzte/05kammern/30nb/kammergeschichte/beitrag-150-Jahre.pdf, letzter Zugriff: 6.10.2020).

5. Die badischen Standesvereinigungen und ihre Politik
Innere Konflikte, Radikalisierung und die Frage der Eugenik (1926–1933)

5.1 Der dritte Badische Ärztetag und die Frage der Reichsärztekammer

Nachdem die wichtigsten Debatten zur Versorgungskasse vorerst abgeschlossen worden waren, konnte man sich zu Beginn des Jahres 1926 auch anderen Themen widmen. Neben überwiegend finanziellen Fragen, beispielsweise zu den Werbungskosten der Ärzte, wurde auch die Organisation der Reichsgesundheitswoche in Baden diskutiert. Die Leitung sollte hierbei die Gesellschaft für soziale Hygiene übernehmen.[1]

Als Großereignis des Jahres stand am 8. und 9. Mai 1926 der dritte Badische Ärztetag in Baden-Baden an. Im Gegensatz zu den Vorjahren wurden die Verhandlungen als „harmonisch"[2] beschrieben. Der Vorsitzende des Hartmannbundes, Sanitätsrat Paul Streffer, war ebenso anwesend wie ärztliche Standespolitiker aus Württemberg und Bayern. Fast alle vorgetragenen Tätigkeitsberichte wurden gutgeheißen, einzig bei der Frage der Reichsärzteordnung und des darin erwogenen Zusammenschlusses der einzelnen Ärztekammern zu einer übergeordneten Reichsärztekammer nahm die Mehrheit der Anwesenden eine ablehnende Haltung ein. Zu groß war die Skepsis gegenüber einer Regierung, die sich in den Augen der Ärzteschaft wiederholt gegen sie gewandt hatte. Die Notverordnungen von 1923 und 1924 sowie die nur schleppend vorankommenden Reformen im Gesundheitswesen hatten einen maßgeblichen Anteil an dem negativen Stimmungsbild.[3]

Auch auf den kommenden Deutschen Ärztetag in Eisenach, bei dem das Thema ein Hauptprogrammpunkt war, bereitete sich die badische Ärzteschaft intensiv vor. Die Vorstände der Badischen Ärztekammer und der Ärztlichen Landeszentrale (ÄLZ)

---

1 Harms/Renner (1926).
2 Pertz: III. Badischer Aerztetag (1926), S. 140.
3 Pertz: III. Badischer Aerztetag (1926), S. 142.

hatten für den 9. Juni 1926 eine gemeinsame Sitzung einberufen, um die im Raum stehenden Entwürfe für eine Reichsärzteordnung als auch eine Reichsärztestandesordnung zu diskutieren.

Während eine einheitliche Standesordnung noch befürwortet wurde, lehnte man eine gemeinsame Reichsärzteordnung mit Reichsärztekammer aus folgenden Gründen strikt ab:

> a. eine Reichsärztekammer zur Zusammenfassung der bestehenden Landesärztekammern erscheint überflüssig und gefährlich, weil eine solche die Entschlussfreiheit der Landesärztekammer[n] zweifellos erheblich einengen und dieselben zu mehr oder minder bedeutungslosen Mitgliedern eines beschlussfassenden Kremiums [sic!] herabdrücken und der Gefahr der Majorisierung aussetzen würde;
> b. eine solche Reichsärztekammer würde vielmehr der Gefahr einer Beeinflussung durch die im Reichszentrum wirkenden politischen Kräfte ausgesetzt sein;
> c. das Verlangen nach einer reichsgesetzlichen Regelung durch eine Reichsärzteordnung würde die Schaffung dieser Aerzteordnung in die Hände der gesetzgebenden Körperschaften des Reiches legen und damit der Einflussnahme der deutschen Aerzteschaft gänzlich entziehen. Bei der zumeist ärztegegnerischen Einstellung der grossen, die Politik leitenden Interessentengruppen [sic!] und Parteien würde aller Voraussicht nach die Aerzteordnung keine Regelung der ärztlichen Verhältnisse, sondern eine Knebelung des Aerztestandes mit sich bringen;
> d. das erstrebte Ziel, damit aus der Gewerbeordnung herauszukommen, kann auch auf anderem weniger umständlichem Wege erzielt werden.[4]

Die Auflistung endete mit einem Aufruf der Ärztekammer und der ÄLZ, dass die Orts- und weiteren Standesvereine (Fachvereinigungen) „ihre Vertreter zum deutschen Aerztetag in Eisenach im Sinne obiger Beschlüsse […] instruieren“[5] sollten. Neben der Furcht vor einem Autonomieverlust und einem verstärkten Einfluss sozialdemokratischer Kreise erblickte man vor allem im Einbezug des Ärztestandes in die Gewerbesteuer eine drohende Gefahr. In Preußen war das in zunehmendem Maße diskutiert worden, und auch in Baden wurden diese Vorgänge in Regierungskreisen aufmerksam verfolgt. Dabei versäumte die Ärzteschaft kaum eine Möglichkeit, auf ihre finanziellen Probleme aufgrund von Überfüllung, ‚Kurpfuschertum‘ und zu geringen Honoraren hinzuweisen.[6]

Eine Reichsärztekammer war also in den Augen der badischen Ärzteschaft nicht wünschenswert. Dazu trug bei, dass die badische Standesvertretung trotz aller inneren Konflikte der Stimme der Mediziner zumindest gegenüber den Behörden mehr Gewicht verschafft hatte. Dennoch wurde einiges an Verbesserungspotential ausge-

---

4 O. V.: Badische Aerztekammer (1926), S. 169.
5 O. V.: Badische Aerztekammer (1926), S. 169.
6 Cahen/Harms/Mampell (1926).

macht. Vor allem der Dualismus zwischen Ärztekammer und ÄLZ verursachte in den Augen einiger Mediziner einen zu hohen Grad an Redundanz und wurde als unnötige Überorganisation angesehen.[7] Während die eine Seite dem durch eine Zentralisation auf Landes- und Reichsebene begegnen wollte, forderte die andere eine stärkere Aufgabenverlagerung auf die Peripherie, also die Bezirks- und Ortsvereine. An Vorschlägen mangelte es also nicht. Während ein wie in Württemberg ebenfalls diskutierter Zusammenschluss der beiden großen Standesorganisationen noch möglich erschien, war eine Verlagerung hin zu den lokalen Ärztevereinigungen ungemein schwieriger. Erfreuten sich die größeren städtischen Bezirke noch einigen Zuspruchs, so kämpften insbesondere die flächenmäßig großen, aber an Mitgliedern armen ländlichen Bezirke mit sehr geringer Beteiligung im Hinblick auf die Vereinsaktivitäten. Gemein hatten aber beide Seiten, dass ein „entschlossener Führer"[8] an der Spitze der Ärzteschaft gefordert wurde. Nach dem verlorenen Krieg klangen in vielen Artikeln Hoffnungen auf etwas Größeres an, eine Zukunft ohne Wirtschaftskrisen und den so empfundenen Existenzkampf, in dem man sich auf europäischer Ebene befände.

5.2 Die Zahl der Ärzte und Ärztinnen in den 1920er Jahren

Angesichts der für die gesamte Ärzteschaft wichtigen Themen wurde die rege Beteiligung badischer Mediziner am folgenden Deutschen Ärztetag in Eisenach in den *Ärztlichen Mitteilungen aus und für Baden* (ÄMB) ausdrücklich hervorgehoben. Insgesamt 23 badische Ärzte waren bei den Verhandlungen zugegen. Dabei taten sie sich durch einen Zusatzantrag in der Frage einer Verringerung der Zahl von Medizinstudenten und Ärzten hervor. Sie forderten von der Reichsregierung, dass alle Medizinstudenten, die ihre ärztliche Vorprüfung bis zum 1. April 1927 nicht erfolgreich abgeschlossen hatten, für die nächsten zehn Jahre keine Zulassung zur Kassenpraxis erhalten sollten.[9]

---

7 Wingler (1926).

8 Wingler (1926), S. 171.

9 „Dazu wurde der Zusatzantrag Baden angenommen, der in endgiltiger [sic!] Fassung jetzt lautet: Durch die Notverordnungen vom 30. Oktober 1923 und 13. Februar 1924 ist die Zulassung zur Kassenpraxis derart eingeengt, dass der Bedarf an Kassenärzten durch die jetzigen Kassenärzte, die noch nicht zur Kassenpraxis zugelassenen Aerzte, die zurzeit an Kliniken, Krankenhäusern u. ä. tätigen Assistenzärzte, sowie die in den klinischen Semestern befindlichen Studierenden der Medizin auf mindestens 10 Jahre hinaus gedeckt ist. Der Vorstand des Hartmann-Bundes wird beauftragt, die Reichsbehörden zu veranlassen, in einem Erlass darauf hinzuweisen, dass diejenigen Studierenden der Medizin, die bis zum 1. April 1927 die ärztliche Vorprüfung nicht bestanden haben, in den nächsten 10 Jahren, d. i. bis zum 1. April 1937, zur Kassenpraxis nicht zugelassen werden können. Sollte die Reichsregierung sich zu dem geforderten Schritte nicht entschliessen können, so wird der Vorstand des Hartmann-Bundes ersucht, die Abiturienten und vorklinischen Semester im Sinne dieses Antrages durch öffentliche Kundgebungen in breitester Form aufzuklären und zu warnen." Pertz: Eisenach (1926), S. 215.

Der Antrag wurde angenommen, zusätzlich verlangte man noch, dass „möglichst alle vollbesoldeten beamteten Ärzte von der Kassenpraxis"[10] auszuschließen seien.

In Baden hatte sich die Zahl der Ärzte binnen weniger Jahre tatsächlich stark erhöht. 1913 waren dort noch 1167 Ärzte erfasst worden, eine Zahl, die sich über die Zeit des Ersten Weltkrieges leicht verringerte, um in den Jahren danach sprunghaft anzusteigen. Insbesondere die notapprobierten, häufig zum Militär eingezogenen jungen Mediziner drängten in der Folgezeit auf den Arbeitsmarkt. So waren es 1920 schon 1530 Ärzte, 1922 gar 1673 mit deutlich steigender Tendenz. 1922 kamen auf 10000 Einwohner im Schnitt 7,7 Ärzte. Dabei gab es ein starkes Stadt-Land-Gefälle, eine besonders hohe Dichte an Medizinern hatten die Städte Baden-Baden, Freiburg und Heidelberg. So kamen in Baden-Baden auf etwas mehr als 20000 Einwohner 60 Ärzte, also etwa das Vierfache des landesweiten Durchschnitts.[11] Auch der prozentuale Anteil an Ärztinnen stieg beständig an – eine Tatsache, die so manchem männlichen Berufskollegen sehr missfiel.

So wurde in den ÄMB Mitte des Jahres 1926 ein Artikel des Erfurter Sanitätsrates Hans Axmann[12] mit dem Titel „Der Schicksalsweg studierter Frauen"[13] veröffentlicht. Darin kritisierte der Autor die Tatsache, dass trotz der Warnungen vor dem Medizinstudium „die Frauen immer noch glauben, in der Aerztin das Ideal berufsmässiger Versorgung zu erblicken; der Reiz der Neuheit ist längst dahin, so dass sie es auch nicht besser haben als die tatkräftigen Kollegen."[14] Nach diesen einleitenden Worten ging er zu einer Generalkritik am Frauenstudium über, da aus seiner Sicht die Bedenken dagegen zu Unrecht abgenommen hätten. Insbesondere die Ehe- und die zunehmende Kinderlosigkeit wurden von Axmann als existentielles Problem für den Staat hervorgehoben. So warf er die Frage auf:

> Wie lange würde die Nation fortbestehen, wenn alle Frauen die höhere Gymnasial- und Universitätsbildung erhielten, und dabei hiess es seinerzeit, das Studium der Frau, natürlich als politische Gleichberechtigung mit dem Manne, ist eine soziale Pflicht und Notwendigkeit![15]

Die Kritik versuchte er mittels einer Statistik über die wirtschaftlichen Verhältnisse der USA zu untermauern. Dabei nutzte er die Statistik, um die europäischen Verhältnisse als besonders dramatisch darzustellen. Das eigentliche Ziel seiner Ausführungen sprach Axmann am Ende seines Artikels offen an, als er Frauen nämlich die Befähigung zum Arztberuf gänzlich absprach:

---

10 Pertz: Eisenach (1926), S. 215.

11 Pertz: Sanitäts- und Heilpersonal (1926), S. 176.

12 Reichs-Medizinal-Kalender (1926), S. 221.

13 Der Artikel war ursprünglich in der Zeitschrift *Die Umschau – Illustrierte Wochenschrift über die Fortschritte in Wissenschaft und Technik* veröffentlicht worden. Pertz: Sanitäts- und Heilpersonal (1926), S. 176.

14 Axmann (1926), S. 188 f.

15 Axmann (1926), S. 190.

> Das Studium erweist sich eben der Ehe als nicht günstig und umgekehrt, diese ebensowenig dem Frauenberuf. Frauen erscheinen ferner nicht für solche Berufe geeignet, wo rasche Entschlüsse und unabhängiges kaltblütiges Tun, wie sie besonders für den Arzt in Frage kommen, nötig sind; mithin am wenigsten für die Geburtshilfe, sowie sonstige mit direkter Lebensgefahr verknüpfte Krankheitszustände.[16]

Letzten Endes würden Ärztinnen nur dazu beitragen, das „akademische Proletariat“[17] zu vergrößern, und ihre Tätigkeit sei „ohne wirklich erheblichen Nutzen für die Gesamtheit“[18]. Axmanns Fazit, dass „unsere deutschen Frauen doch mit ihren ausgesprochen mütterlichen Vorzügen doch zu gut“[19] dafür seien, steht dabei in direkter geistiger Kohärenz mit dem wenige Jahre später propagierten nationalsozialistischen Frauenbild.

Die Schriftleitung der ÄMB druckte den Beitrag ohne Kommentar ab, wohingegen sonst bei Artikeln, welche ihrer Meinung widersprachen, meist eine dahin gehende Bemerkung bzw. Klarstellung erfolgte. Entsprechend darf zumindest vermutet werden, dass die Ansichten von Axmann als nicht völlig abwegig angesehen wurden. Zudem wurden Artikel nichtbadischer Autoren in den ÄMB meist nur veröffentlicht, wenn sie als besonders bedeutsam für die Ärzteschaft angesehen wurden.

Die Reaktionen auf Axmanns mysogynen Artikel ließen vorhersehbarerweise nicht lange auf sich warten. In der folgenden Ausgabe nahm die erst wenige Jahre zuvor (1923) approbierte und damit in dem Beitrag adressierte Ärztin Bernhardine Micklinghoff-Malten[20] aus Baden-Baden Stellung. Dabei ging sie auf die Auslassungen von Axmann nur einleitend ein:

> Die Schlussfolgerungen, die Herr Axmann aus den statistischen Angaben zieht, können nicht unwidersprochen bleiben. Dabei mag es dahingestellt sein, ob das Verfahren des Autors richtig ist, in einer für das breite Laienpublikum bestimmten Zeitschrift ganz allgemein die Frau als ungeeignet für den ärztlichen Beruf, besonders aber ‚für die Geburtshilfe, sowie sonstige mit direkter Lebensgefahr verknüpfte Krankheitszustände‘ zu bezeichnen und damit gegenüber den ‚tatkräftigen‘ männlichen Kollegen zu diskreditieren.[21]

Der Kritik, dass das Studium der Ehe nicht zuträglich sei, begegnete sie mit dem Verweis auf den infolge des Krieges bestehenden Überschuss an Frauen und die daraus resultierenden „geringen Eheaussichten“[22] als wesentliche Ursache für die zunehmende

16 Axmann (1926), S. 190.
17 Axmann (1926), S. 190.
18 Axmann (1926), S. 190.
19 Axmann (1926), S. 190.
20 1923 approbiert und ab 1935 als Anstaltsärztin in der Klinik ihres Mannes Hans Malten in Baden-Baden gelistet. Reichs-Medizinal-Kalender (1935), S. 397.
21 Micklinghoff-Malten (1926), S. 208.
22 Micklinghoff-Malten (1926), S. 208.

Berufstätigkeit vieler Frauen. Zudem sei es infolge der wirtschaftlichen Notzeiten erforderlich geworden, dass auch viele verheiratete Frauen einer Erwerbstätigkeit nachgehen würden. Im letzten Teil ihrer Erwiderung ging Micklinghoff-Malten auf die Diskreditierung der Ärztinnen ein. Dabei verwies sie auf die großen Praxen zahlreicher Ärztinnen, die damit in ihrem Erfolg den männlichen Kollegen in nichts nachstünden. Besonders hob sie hervor, dass der ärztliche Beruf die Möglichkeit verschiedener Berufsauffassungen bieten würde und dabei eine spezifisch weibliche Auffassung für die Kranken von Vorteil sein könne; Frauen wären hier sicher nicht ungeeigneter als Männer: „Akademisches Proletariat, d. h. solche die ohne Begabung und tiefere Neigung den ärztlichen Beruf aus äusseren Gründen wählen"[23], gäbe es schließlich auch bei den Männern mehr als genug[24].

Eine weitere Erwiderung erfolgte von Helene Lange[25], einer der wichtigsten Frauenrechtlerinnen ihrer Zeit und Ehrenvorsitzende der Deutschen Demokratischen Partei (DDP) sowie Ehrenmitglied des Bundes Deutscher Aerztinnen. Sie kritisierte sowohl die Oberflächlichkeit des Artikels von Axmann als auch sein statistisches Beispiel, das schließlich längst durch neue Studien überholt sei. Aber Axmann sei es auch nie darum gegangen, den Stand der Dinge objektiv zu bewerten; stattdessen wären seine Äußerungen vor allem auf die Sorge vor der Konkurrenz durch die Ärztinnen zurückzuführen.[26] Die Debatte war damit vorerst abgeschlossen. Kritik und Klagen ob der zunehmenden Zahl an Ärztinnen fanden sich hingegen in erheblichem Maße in Artikeln zur Überfüllung des Arztberufes. Als weiterer Sündenbock für die Situation auf dem Arbeitsmarkt mussten aber zunehmend auch ausländische Studenten und Ärzte herhalten. Mit dem Begriff ‚Ausländer' waren alle nichtbadischen Mediziner gemeint. Besonders negativ gesehen wurden Ärzte und Medizinstudenten aus Preußen, die rein zahlenmäßig alle anderen Staaten übertrafen. Aufgrund begrenzter Studienplätze würden diese zum Studium besonders häufig in die südwestdeutschen Staaten gehen, und viele versuchten im Anschluss, dort auch beruflich Fuß zu fassen, so der häufig geäußerte Vorwurf.

Im Reichs-Medizinal-Kalender des Jahrgangs 1926/27 wurden für das Deutsche Reich (inklusive des Saargebiets) 44715 Ärzte erfasst, was einem Schnitt von 7,1 Ärzten auf 10000 Einwohner entsprach.[27] Baden verfügte bei knapp 2,3 Millionen Einwohnern über 1986 Mediziner, wodurch es mit 8,59 Ärzten auf 10000 Einwohner deutlich über dem reichsweiten Schnitt lag. Im Kontrast dazu lag der Schnitt in Württemberg bei gerade einmal 6,35, obwohl die Klagen über eine Überfüllung dort eben-

23 Micklinghoff-Malten (1926), S. 208.
24 Micklinghoff-Malten (1926), S. 208.
25 Wickert (1982).
26 Lange (1926), S. 216 f.
27 Reichs-Medizinal-Kalender (1926), S. 741.

falls häufig zu finden waren.[28] Spitzenreiter in Baden war nach wie vor Baden-Baden, auf 26021 Einwohner kamen inzwischen 78 gemeldete Ärzte[29], darunter allerdings nur eine Ärztin[30].

Eine Auszählung des Reichs-Medizinal-Kalenders von 1926/27[31] ergab 96 in Baden gemeldete Ärztinnen. Mit 4,8 Prozent war die Quote aber deutlich über dem reichsweiten Durchschnitt. Dieser lag bei nur knapp 3,6 Prozent.[32] Beim württembergischen Nachbarn hingegen war die Quote deutlich unter dem reichsweiten Durchschnitt, hier waren von 1639 Ärzten[33] nur 46 weiblich, was 2,8 Prozent entspricht. In beiden Staaten wird aber die Konzentration der weiblichen Ärzte auf die Großstädte deutlich, im ländlichen Bereich waren Ärztinnen eine große Ausnahme. Überwiegend übten die Medizinerinnen eine allgemeine Praxis aus, eine größere Anzahl befand sich auch in Assistenz- und Volontärstellen; nur wenige hatten sich zu diesem Zeitpunkt einem Spezialfach zugewandt.[34]

Trotz des zahlenmäßig geringen Anteils an weiblichen Ärzten fanden sich immer wieder Beiträge wie der von Axmann oder Äußerungen in Artikeln, die eine Furcht vor einer weiteren Zunahme der Medizinstudentinnen und Ärztinnen deutlich erkennen ließen. Wie Helene Lange in ihrer Erwiderung schon kritisierte, war der Hauptgrund für die immer schärfer werdenden Reaktionen gegenüber dem Medizinstudium und der ärztlichen Tätigkeit von Frauen oder ‚Ausländern' die Sorge vor zunehmender Konkurrenz und schlechteren wirtschaftlichen Aussichten.

Obwohl die Auswirkungen der Hyperinflation zunehmend überwunden waren, dominierten wirtschaftliche Themen und Dispute die Standespolitik auch Mitte der 1920er Jahre.

5.3 Mangelnde Zahlungsbereitschaft und der Umzug der Ärztekammer

Schon bei vergleichsweise geringen Summen trat dies offensichtlich hervor; so war die Zahlungsbereitschaft für Beiträge zu den Standesorganisationen in der badischen Ärzteschaft denkbar schlecht. Die Rechnungsführer sahen sich wiederholt dazu genötigt, Ermahnungen in den ÄMB zu veröffentlichen oder die Beiträge gar auf dem Rechtsweg einzutreiben. Dass viele Ärzte ihre Standesvertretungen nicht zu schätzen

---

28 Ein Umstand, der vor allem auf die starke Konzentration von Ärzten in Stuttgart zurückzuführen ist. Im Neckarkreis lag der Schnitt mit 7,8 Ärzten auf 10000 Einwohner auch erheblich höher.

29 Reichs-Medizinal-Kalender (1926), S. 599 f.

30 Die 1914 approbierte Erna Greißen.

31 Weibliche Ärzte wurden gesondert hervorgehoben durch Frau oder Frl. Allerdings finden sich im RMK einige Fehler, bei denen diese Hervorhebung nicht erfolgte.

32 O. V.: Zahl (1926), S. 290.

33 Reichs-Medizinal-Kalender (1926), S. 740.

34 O. V.: Zahl (1926), S. 290.

wussten, sorgte für einige Frustration bei den Verantwortlichen. So äußerte sich der Kassier (Schatzmeister) der Badischen Ärztekammer und stellvertretende Geschäftsführer der ÄLZ, Artur Pertz, ungläubig, dass er die wichtigsten Punkte des Gesetzes von 1906 wiederholt der Ärzteschaft in Erinnerung rufen müsse:

> Aus diesen Ausführungen geht hervor, dass es sich keineswegs, wie manche Aerzte unbegreiflicherweise noch glauben, um irgendeinen freiwilligen Zusammenschluss von Aerzten handelt, sondern um eine gesetzlich vorgeschriebene Massnahme, die der Staatsaufsicht untersteht und der j e d e r in Baden wohnhafte deutsche approbierte Arzt angehören **muss**![35]

Zudem ließ Mitte der 1920er Jahre die Beteiligung an den Versammlungen einiger Orts- und Bezirksvereine zunehmend nach. Klagen darüber, dass viele Ärzte nur in Krisenzeiten oder dann, wenn es ihnen an den Geldbeutel ginge, zu mobilisieren seien, wurden von den verantwortlichen Standespolitikern immer häufiger geäußert. So kritisierte Pertz die Vielzahl an Rückfragen zu Beitragszahlungen für die Ärztekammer und die Ehrengerichte sowie zu Abgaben für die Unterstützungskasse für Ärzte, deren Witwen und Waisen.[36]

Dabei verursachte die Verwaltung der Ärztekammer und der ÄLZ vergleichsweise geringe Kosten, wurden die Arbeiten doch vielfach im privaten Bereich erledigt oder die Geschäftsräume mit denen der lokalen ärztlichen Vereinigung geteilt. Zudem war die Erledigung dieser Aufgaben untrennbar mit nur einer Handvoll der aktivsten Standespolitiker verbunden. So fand die Standesarbeit infolge der Krankheit des damaligen Vorsitzenden Alfons Bongartz und der Übernahme der Aufgaben durch den geschäftsführenden Arzt Gustav Cahen schon seit 1922 überwiegend in Mannheim statt. 1926 sollte dann auch die offizielle Verlegung dorthin erfolgen. In direkter Nähe zum Bahnhof waren nun in den Geschäftsräumen der Gesellschaft der Ärzte in Mannheim auch die der Ärztekammer, der ÄLZ und der Versorgungskasse für badische Ärzte untergebracht.[37] Da sich auch unter den wichtigsten Standespolitikern Badens eine große Zahl von Mannheimer Ärzten befand, verlagerte sich das Zentrum der ärztlichen Standespolitik fast folgerichtig sukzessive nach Mannheim. Karlsruhe blieb aber der zweite Kristallisationspunkt, wohingegen Freiburg und Heidelberg überwiegend durch ihre Universitäten hervorstachen, in Fragen der Standespolitik aber nur wenige prominente Vertreter hervorbrachten.[38]

Darüber hinaus verlief das Ende des Jahres 1926 ohne größere Vorkommnisse. Auf der am 7. November stattfindenden Herbstversammlung der ÄLZ begrüßte man eine größere Zahl an Gästen aus den anderen deutschen Staaten und setzte sich überwie-

35 Pertz: Badische Aerztekammer (1926), S. 244. Hervorhebungen im Original.
36 Pertz: Badische Aerztekammer (1926).
37 O. V.: Hinweis (1926).
38 Zeitweise in der Ärztekammer und der ÄLZ vertreten waren Alfred Hoche und Ludolf von Krehl.

gend mit den ständig schwelenden Konflikten um eine Verbeamtung und der als „unwürdig“[39] empfundenen Preußischen Gebührenordnung, die auch für Baden gültig war, auseinander. Zum Jahresende konnte noch das 50-jährige Jubiläum des Vereins Karlsruher Ärzte mit einem Festakt und der Erinnerung an die wichtigsten Vereinsmitglieder der letzten Jahrzehnte gefeiert werden.[40]

1927 begann, wie das Vorjahr geendet hatte, mit erneuten Klagen über die mangelnde Zahlungsbereitschaft im Hinblick auf die Finanzierung der Standesorganisationen.[41] Die Beiträge umfassten in dieser Zeit einen Sockelbetrag von mindestens 10 Reichsmark (RM) je Mitglied und eine von der Einkommensteuer abhängige Umlage. Von mitgliedspflichtigen 1888 Ärzten waren 121 vom Beitrag befreit und weitere 121 hatten ihn trotz mehrmaliger Erinnerungen und Mahnungen noch nicht bezahlt. Insgesamt standen mehr als 13.000 RM aus. Verwendet wurden die Beiträge zu 20 Prozent für die Deckung der laufenden Kosten für die Ärztekammer und zu 80 Prozent für die Unterstützungskasse.

Finanziell stand die Kammer in dieser Zeit aber trotz der säumigen Zahler auf einer soliden Basis; so war 1926 ein Überschuss von über 7.000 RM erzielt worden.[42] Daraufhin sofort aufkommende Forderungen nach einer Beitragssenkung wurden aber abgelehnt. Zudem wollte Alfred Hoche im Auftrag einiger Kollegen durchsetzen, dass diejenigen Universitätsmediziner, welche keine ärztliche Tätigkeit ausübten, von der Beitragspflicht befreit würden. Der Antrag von Hoche wurde ebenso abgelehnt.[43] Stattdessen wurde ein weiterer Ausbau der Fortbildungsmaßnahmen diskutiert; diese ließen nach Ansicht des Vorstandes der Ärztekammer vor allem im ländlichen Bereich noch stark zu wünschen übrig.[44]

5.4 Die Lage der Ärzteschaft – Wachsende Unzufriedenheit

Auch bis zur jährlichen Großveranstaltung, dem vierten Badischen Ärztetag am 14. und 15. Mai 1927, verlief das Jahr ohne größere Konflikte, und so beließ es der Vorsitzende der ÄLZ, Otfried Mampell, in seinem Geschäftsbericht auch bei den üblichen Warnungen vor der Überfüllung des Medizinstudiums und bei der Kritik an den Krankenkassen sowie der Regierung.[45] Diese Themenkomplexe gehörten in jener Zeit allerdings gewissermaßen zu jedem Geschäftsbericht der Standesorganisationen. Auch der Vorsitzende der Badischen Ärztekammer, Christof Harms, streifte diese Themen

39 Cahen/Harms/Mampell (1926), S. 314.
40 O. V.: 50 Jahre (1926).
41 Pertz: Aerztekammer (1927).
42 Harms/Renner (1927), S. 52.
43 Ebenso sein zweiter Antrag, die Beiträge zumindest zu reduzieren. Harms/Renner (1927), S. 54.
44 Harms/Renner (1927), S. 54.
45 Pertz: IV. Badischer Aerztetag (1927), S. 159.

in seiner Einführung.[46] Auffallend ist aber, dass die Klagen im Mai 1927 sehr kurz und ohne besondere rhetorische Schärfen gegenüber der Regierung und den Krankenkassen ausfielen, ein starker Kontrast zum Tenor der Vorjahre. Mitte 1927 standen allerdings Verhandlungen über einen neuen kassenärztlichen Vertrag für Baden an.[47] Dies versprach zumindest einiges an Arbeit für die Verhandlungsführer und neue Konflikte mit den Krankenkassen.[48]

Bezüglich eines anderen beständig schwelenden Konfliktherdes, nämlich der Versorgungskasse und ihrer Beitragshöhe, konnte deren Rechnungsführer Cahen eine positive Rückmeldung geben. Insgesamt umfasste die Versorgungskasse 1398 Mitglieder, darunter 1178 Ärzte und, da man sich für eine Öffnung dahingehend entschieden hatte, auch 195 Zahnärzte.[49]

Nachdem die Geschäftsberichte abgeschlossen worden waren, folgten zwei Vorträge, die sich tiefergehend mit der Lage und dem Selbstbild der Ärzteschaft auseinandersetzten. Den Anfang machte Fritz Wingler aus Freiburg mit einem „Rück- und Ausblick zur Lage der deutschen Aerzteschaft“[50], bevor Cahen über die „Psychologie des Kassenarztes“[51] referierte. Beide Vorträge sollten in den ÄMB abgedruckt werden, um allen Ärzten Badens die Gelegenheit zu geben, sich mit den Themen auseinanderzusetzen.

Insbesondere der junge Arzt Wingler (1923 approbiert)[52] sah seine Rede als drastischen Weckruf und Generalkritik an den Entwicklungen der letzten Jahre. Sein mit zahlreichen militaristischen Metaphern gespickter Vortrag wurde in den ÄMB aber an einigen Stellen zensiert.[53] Obwohl er betonte, keinen der Standespolitiker unmittelbar angreifen zu wollen, waren seine Ausführungen eine direkte Kritik an der ärztlichen Standespolitik auf Landes- und Reichsebene.[54]

Insbesondere die Ethik seines Standes sah er als kaum mehr als ein Lippenbekenntnis an:

> Früher bildete die Aerzteschaft in ihrer überwiegenden Mehrheit einen Stand, der weniger als heute materiellen Sorgen ausgesetzt und kaum gezwungen war, sich selbst – sei es freiwillig oder auf Grund von Gesetzen des Reiches – besonders zu überwachen. Es liessen sich hier manche bittere Worte über die Berechtigung, einem Stand eine besondere

46 Harms: Die Tätigkeit (1927), S. 177.
47 Pertz: IV. Badischer Aerztetag (1927), S. 159.
48 O. V.: Statistik (1927).
49 Pertz: IV. Badischer Aerztetag (1927), S. 160.
50 Wingler (1927), S. 180.
51 Cahen/Mampell (1927).
52 Reichs-Medizinal-Kalender (1926), S. 605.
53 „Allzu temparamentvolle [sic!] Einzelheiten wurden von der Schriftleitung gestrichen.“ Wingler (1927), S. 180.
54 „Das, was ich Ihnen vorzutragen habe, soll keineswegs einen Angriff auf verdiente Persönlichkeiten unseres Standes darstellen, ich möchte das ausdrücklich vorweg betonen.“ Wingler (1927), S. 180.

> Berufs-Ethik zuzubilligen, sagen. Es wird heute so sehr viel gesprochen über die Ethik des Aerztestandes, die durch die Art unseres Berufes und seine Aufgaben: den Gesundheitsdienst am deutschen Volke bedingt sein soll. Man sprach und hörte früher weniger von all diesen Dingen und handelte mehr. Vielleicht ist der Begriff der Ethik wie vieles andere ein relativer, ist eine Geldbeutelspflanze, die je nach dessen Füllung, Humus oder Schutt, so oder so aussieht, entweder von sich aus prächtig gedeiht oder trotz aller Reden verkümmert.[55]

Dabei hätten die ärztlichen Standesorganisationen größtenteils tatenlos zugesehen, als auf Reichsebene Gesetze erlassen wurden, die zum Nachteil der Mediziner ausgefallen seien. Auf ärztlicher Seite hätte man sich zudem in zu viele „apostelhaft anmutende Auesserungen“[56] geflüchtet, anstatt auf praktisch umsetzbare Vorschläge zu achten. So sei nicht nur die Ärzteschaft innerlich zerrissen, beim ganzen Volk wäre das der Fall.[57] Wie stark Wingler durch die Niederlage des Weltkrieges geprägt worden sein muss, zeigen auch seine wiederholten Vergleiche mit diesem:

> Wir befinden uns meiner Ansicht nach in der Lage des Heeres 1918 nach der grossen Offensive: Der Wegfall der 20 % [Abzug von der Preugo] ist erreicht. Was wird aber nun kommen? Zum mindesten eine Gegenoffensive. Der Vorhang zum letzten Akt der Auseinandersetzung scheint sich schon geöffnet zu haben. Wenn die Aerzteschaft kein Versailles erleben will, hat sie unverzüglich zu handeln.[58]

Eine Verbeamtung wäre für ihn eine ähnliche Demütigung des Ärztestandes gewesen wie der „Schandfrieden“[59] von Versailles. Um dies zu verhindern, forderte er, wie schon einige vor ihm, eine Vereinigung der ärztlichen Organisationen. Die Zersplitterung aufgrund der verschiedenen koexistierenden ärztlichen Standesvereinigungen (ÄLZ und Ärztekammer in Baden, Hartmannbund und Ärztevereinsbund (ÄVB) auf Reichsebene) sah er dabei als größte Schwäche an. Zeitgleich aufkommende, deutlich radikalere Forderungen[60] nach einer Auflösung der Organisationen lehnte er ab[61].

Nach diesen intensiven Diskussionen erfuhren die weiteren, sich mit Spezialthemen auseinandersetzenden Vorträge „nicht sehr viel Interesse“[62] und bildeten den Schluss des vierten Badischen Ärztetages. Das von Pertz gezogene Fazit fiel in den ÄMB überschwänglich positiv aus. In seiner Wahrnehmung war deutlich geworden, dass „die ba-

---

55 Wingler (1927), S. 180.
56 Wingler (1927), S. 180.
57 „Zerrissenheit, Zerfallenheit – zeichnet uns aus – übrigens nicht nur uns, sondern das gesamte deutsche Volk aus.“ Wingler (1927), S. 180.
58 Wingler (1927), S. 182.
59 Einführend siehe beispielsweise Conze (2019) und Brandt (2019).
60 Siehe dazu O. V.: Aerztliche Secession (1927).
61 Wingler (1927), S. 182.
62 Pertz: IV. Badischer Aerztetag (1927), S. 162.

dische Aerzteschaft geschlossen ist, ihren Führern Vertrauen entgegenbringt und mit Ausdauer und Zähigkeit erreichbaren Zielen zustrebt“[63].

Die Veranstaltung und insbesondere der Vortrag von Wingler mussten auch bei den anwesenden Gästen einigen Eindruck hinterlassen haben. Nur wenige Wochen später berichtete der Vorsitzende des Württembergischen Ärzteverbandes, Friedrich Langbein, auf dem fünften Württembergischen Ärztetag ebenfalls „Ueber die Lage des Aerztestandes“[64]. Obwohl er dabei weitestgehend auf die scharfe Rhetorik seines jungen badischen Kollegen verzichtete, fand sich doch eine Vielzahl ähnlicher Versatzstücke in seiner Rede wieder. Insbesondere kritisierte er die völlig unübersichtlich gewordene Gesetzgebung der Reichsregierung seit den Notverordnungen von 1923.

5.5 Die Ärztekammerwahl 1928 und weitere Aktivitäten

Der Rest des Jahres 1927 war geprägt von den Vorbereitungen auf die Anfang 1928 anstehende Ärztekammerwahl. Aufgrund mangelhafter Rückmeldungen dauerte es einige Zeit, bis eine vollständige Liste aller Wahlberechtigten aufgestellt war. Diese wurde im Dezember 1927 in den ÄMB veröffentlicht und jedem badischen Bezirksamt ausgehändigt.[65] Die Wahl wurde auf den Zeitraum vom 1. bis 21. Februar 1928 terminiert. Insgesamt hatten 1918 wahlberechtigte Ärzte 39 Delegierte und ebenso viele Ersatzmänner zu bestimmen.[66] Mitte März wurden die Ergebnisse verkündet werden:[67]

Tab. 5 Die Delegierten der Badischen Ärztekammer (1928)

Auerbach, Leopold	Baden-Baden
Barsickow, Franz	Heidelberg
Blank, Karl	Heitersheim
Bucher, Karl	Heidelberg
Cahen, Gustav	Mannheim
Eckert, Hans	Waldkirch
Erggelet, Alfred	Freiburg
Gollinger, Emil	Bruchsal
Gotschlich, Emil	Heidelberg
Gruhn, Heinrich	Großsachsen (Hirschberg)
Hamburger, Georg	Neckarbischofsheim

63 Pertz: IV. Badischer Aerztetag (1927), S. 162.
64 Langbein (1927), S. 214.
65 Harms: Badische Aerztekammer (1927) und Cahen (1927).
66 Harms (1928).
67 O.V.: Badische Aerztekammer (1928).

Harms, Christof	Mannheim
Hettinger, Karl	Badenweiler
Hieber, Alfred	Konstanz
Huber, Karl	Heidelberg
Jungblut, Georg	Söllingen
Keßler, Albert	Kirchheim
Korte, Ernst	Pfullendorf
Krieg, Ferdinand	Baden-Baden
Krumm, Ferdinand	Karlsruhe
Künzig, Eduard	Oberkirch
Laufer, Otto	Weisenbach
Link, Rudolf	Osterburken
Mampell, Otfried	Mannheim
Meier, Otto	Säckingen
Merk, Karl	Kehl
Moses, Julius	Mannheim
Pertz, Artur	Karlsruhe
Poeschel, Hermann	Kirchen-Efringen
Renner, Rudolf	Pforzheim
Schenk, Theodor	Volkertshausen
Schuh, Bernhard	Mannheim
Schwörer, Rudolf	Freiburg
Starck, Hugo	Karlsruhe
Stockert, Wilhelm	Karlsruhe
Widenhorn, Lambert	Freiburg
Wilken, Wilhelm	Villingen
Ziegler, Kurt	Freiburg
Zimmermann, Leo	Freiburg

Am 25. April 1928 wurden der neue Vorstand und die Mitglieder verschiedener Ausschüsse gewählt. Dabei wurde der bisherige Vorstand weitgehend bestätigt, einzig Wilhelm Werner trat aufgrund seines Alters zurück. Neben dem Vorsitzenden Christof Harms und seinem Stellvertreter Eduard Künzig komplettierten die Ärzte Ferdinand Krumm, Rudolf Renner, Lambert Widenhorn, Wilhelm Wilken, Otfried Mampell, Carl Huber und Artur Pertz den Vorstand, der damit im Vergleich zur vorangegangenen Wahlperiode um zwei Mitglieder erweitert worden war.[68] Zusätzlich waren die

68 Harms/Renner (1928), S. 156.

Mitglieder des Ehrengerichtshofs, des Landesgesundheitsrats, des Landesausschusses für soziale Hygiene und der Kommission für das ärztliche Fortbildungswesen gewählt worden.[69]

Neben den Wahlen war die drohende Heranziehung der freien Berufe zur Gewerbeertragsteuer eines der bestimmenden Themen. Zusammen mit der Anwalts- und Zahnärztekammer wurde eine Eingabe an das Badische Staatsministerium verfasst. Dabei wurde die Drohung einer Abwälzung der Kosten auf die Krankenkassen wiederholt.[70] Das Thema sollte auch auf dem nächsten Badischen Ärztetag am 12. und 13. Mai 1928 diskutiert werden. Dass der Besuch standespolitischer Veranstaltungen stark von den äußeren Umständen abhing, zeigte sich in diesem Fall besonders deutlich. Aufgrund des schlechten Wetters war im Vorfeld schon eine Verschiebung gefordert worden, letztlich nahmen nur 75 Ärzte an der Eröffnung des Ärztetages teil. Das normalerweise umfangreiche Unterhaltungsprogramm wurde entsprechend auf ein Minimum reduziert.

Als einer der ersten Punkte wurde der Vorstand der ÄLZ neu gewählt, und auch hier gab es nur geringfügige Änderungen. Der bisherige Vorsitzende Mampell wurde in seinem Amt bestätigt. Neuer Stellvertreter wurde Wilhelm Bauer, der bisherige Stellvertreter Arnold Schiller hatte eine Wiederwahl abgelehnt. Cahen und Pertz wurden als Geschäftsführer bestätigt. Die weiteren Vorstandsmitglieder waren Wilhelm Bartenstein, Ernst Korte, Karl Rohrhurst, Wilhelm Wilken, Karl Ender und Eduard Künzig. Damit setzte sich der Weg fort, dass zahlreiche Standespolitiker sowohl in der ÄLZ als auch der Ärztekammer vertreten waren. Eine engere Zusammenarbeit wurde als Ziel ausgerufen, ohne dabei über eine Zusammenlegung der Verbände zu diskutieren. Erneut zu Konflikten kam es infolge einer geplanten Umlage des Hartmannbundes, um zukünftig die Kosten von Wahlen in den Standesvereinigungen zu decken. Erfahrungsgemäß wurden wenige Themen so lebhaft diskutiert wie Belastungen für den eigenen Geldbeutel:

> Dann kam die Besprechung der – Wahlumlage. Hierbei platzten die Geister kräftig aufeinander! Man glaubte sich in eine politische Versammlung versetzt und konnte feststellen, daß der Gaul durchgeht, wenn man ihn nicht zügelt. Nachdem er sich ausgaloppiert hatte, war er in Schweiß gebadet und – kehrte friedlich in seinen geliebten Stall zurück![71]

Am zweiten Tag der Veranstaltung wurden nicht unbedingt für Baden spezifische Themen wie der Kampf gegen das ‚Kurpfuschertum' und den Paragraphen 218 des Strafgesetzbuches sowie eine verstärkte Einflussnahme des einzelnen Arztes in politischen Fragen diskutiert. So monierte man, dass die einzelnen Parteien vielfach über die ärztlichen Belange zu wenig unterrichtet wären, und forderte deshalb mehr politisches

69 Pertz: Badische Aerztekammer (1928).
70 Harms/Renner (1928), S. 158.
71 Pertz: V. Badischer Aerztetag (1928), S. 174.

Engagement eines jeden Arztes.[72] Über explizit politisch engagierte Ärzte bzw. Vereinigungen wurde in den ÄMB hingegen kaum berichtet.

Eine Ausnahme bildete ein kurzer Artikel im Juli 1928, der über eine „Zusammenkunft sozialistischer Aerzte aus Baden, der Pfalz, Hessen, Frankfurt und Stuttgart“[73] informierte. Dabei war am 24. Juni 1928 eine „südwestdeutsche Gruppe der sozialistischen Aerzte Deutschlands“[74] ins Leben gerufen worden. Vorsitzender und Geschäftsführer wurde der Karlsruher Mediziner Eduard Kahn.[75] In Verbindung mit der nächsten Tagungsankündigung für den Juni 1929 in Stuttgart wurden Kollegen, die sich für die Vereinigung interessierten, ermutigt, sich an Kahn zu wenden.[76]

Ende des Jahres stand eine außerordentliche Hauptversammlung der ÄLZ am 17. und 18. November 1928 an. Der erste Tag wurde dominiert von wirtschaftlichen Themen, insbesondere die Krankenversicherung betreffend. Vor allem die Ausweitung der Versicherungspflicht auf immer größere Teile der Bevölkerung und damit weitere Einschnitte bei der Privatpraxis beschäftigten die Ärztekammer in zunehmendem Maße. Erwartungsgemäß wurde das Ansinnen der Reichsregierung, die Versicherungspflicht auszuweiten, aufs schärfste verurteilt; mit dieser Meinung stand man im Einklang mit den anderen deutschen Ärztekammern.[77] Allerdings hatten die Klagen der Mediziner in den Jahren zuvor keine Wirkung gezeigt und die schrittweise Ausdehnung der Versicherungspflicht auf die Mehrheit der Bevölkerung inklusive der Familienmitglieder war zum Ärger der Ärzteschaft nicht aufzuhalten gewesen.[78]

Als zweites Thema wurde auf der Versammlung über die Aktivitäten der Badischen Gesellschaft für soziale Hygiene berichtet. Insbesondere der Plan für ein Badisches Hygiene-Museum wurde dabei diskutiert. Der aus den standespolitischen Vereinigungen weitestgehend verdrängte Alfons Fischer hatte dabei die Rolle des Geschäftsführers inne. Vorsitzender war Professor Hermann Karl Baas aus Karlsruhe.[79] Bei einer Mitgliederversammlung am 8. Dezember 1928 wurde der Vorsitzende der Ärztekammer, Harms, in das beratende Gremium, den Großen Ausschuss, gewählt. Zudem existierte eine ganze Reihe weiterer Ausschüsse, wie beispielsweise für Geschichte der Hygiene, Gesundheitsstatistik oder Moralhygiene. Am wissenschaftlichen Programm nahmen viele namhafte badische Ärzte teil, unter anderem Kahn, der Karlsruher Stadtobermedizinalrat Oswald Geißler und Landesgewerbearzt Friedrich Holtzmann. In den ÄMB wurde nach der Veranstaltung auch eine ganzseitige Anzeige geschaltet, in der

---

72 Pertz: V. Badischer Aerztetag (1928), S. 174.

73 O. V.: Tagung (1928), S. 217.

74 O. V.: Tagung (1928), S. 217.

75 Siehe auch Stadtarchive Mannheim und Karlsruhe (2019), S. 57 f.

76 O. V.: Tagung (1928).

77 O. V.: Beschluss (1928).

78 Hadrich (1928).

79 Baas war außerordentlicher Professor und als Augenspezialist am St.-Vincentius-Haus in Karlsruhe beschäftigt. Reichs-Medizinal-Kalender (1926), S. 611.

die Bedeutung der sozialen Hygiene und der Vereinigung für die badischen Ärzte hervorgehoben wurde. Insbesondere Fischer hatte zu der Thematik auch eine ganze Reihe von Abhandlungen, beispielsweise einen „Grundriss der sozialen Hygiene"[80], verfasst.

Mit Beginn des Jahres 1929 wurde einer zunehmend häufiger gemachten Forderung bezüglich der ärztlichen Fortbildung Rechnung getragen. Die ÄMB sollten sich nicht nur mit wirtschaftlichen und organisatorischen Themen befassen, sondern von nun an auch eine wissenschaftliche Beilage enthalten. Damit sollte die teils ungenügende ärztliche Fortbildung weiter verbessert und auch den Ärzten in ländlich geprägten Gebieten besserer Zugang zu den aktuell diskutierten wissenschaftlichen Themen gewährt werden.[81]

Neben der sozialen Hygiene stand 1929 auch die Krebsbekämpfung besonders im Fokus. Nach längeren Vorarbeiten konnte am 22. März die Gründung eines badischen Landesverbands zur Bekämpfung des Krebses verkündet werden.[82] Darüber hinaus scheint das erste Halbjahr weitgehend ereignisarm verlaufen zu sein, die Berichterstattung über Ärztekammer und ÄLZ beschränkte sich auf ein Minimum.[83] Auch die Beteiligung der Ärzteschaft an den Standesveranstaltungen war erneut äußerst gering.[84]

5.6 „Kleinarbeiten"[85] und geringes Interesse an der Standespolitik

Dies wurde auch auf dem sechsten Badischen Ärztetag am 1. und 2. Juni 1929 kritisiert; trotz guten Wetters waren nur knapp 70 Ärzte anwesend. Damit sich dies in Zukunft bessern sollte, wurde ein Aufruf zur Mitarbeit jüngerer Ärzte in der Standespolitik gefordert.[86] Auch bei den Fortbildungsmaßnahmen rügte man die mangelhafte Beteiligung. Da diese Veranstaltungen vielfach in den Abendstunden stattfanden, wurde über eine mindestens vierwöchige Pflichtfortbildung diskutiert. Assistenzärzte sollten die praktischen Ärzte in diesen vier Wochen vertreten und ihnen so die Teilnahme an mehrtägigen Fortbildungskursen ermöglichen. Allerdings gestaltete sich die Finanzierung dieser Vertretungszeit problematisch. Forderungen nach einer Übernahme der Fortbildungskosten durch Staat oder Krankenkassen wurden von diesen abgelehnt. Als kostengünstige Alternative wurde die Heranziehung von Medizinstudenten, die kurz vor dem Examen standen, erwogen.[87] Insgesamt diskutierten zwölf Redner über Möglichkeiten, die Fortbildungsmaßnahmen zu verbessern. Der anwesende Münch-

80 Fischer (1928).
81 O. V. (1929).
82 Harms (1929).
83 Harms/Renner (1929).
84 Clauß (1929).
85 Cahen (1929), S. 477.
86 Clauß (1929) und Pertz: 6. Badischer Aerztetag (1929), S. 228.
87 Pertz: 6. Badischer Aerztetag (1929), S. 228.

ner Geheimrat Friedrich von Müller[88] fasste die Diskussion zusammen. Dabei sprach er sich gegen einen Zwang zur Fortbildung aus; ebenso hielt er die häufiger erwähnte „Krisis der Medizin“[89] für nicht existent. Staatsmittel seien nur dazu da, um die Fortbildungskurse zu ermöglichen, nicht aber, um Vertretungen zu finanzieren.[90]

Bei der nur wenige Wochen später stattfindenden Hauptversammlung des Hartmannbundes und – direkt im Anschluss – auf dem Deutschen Ärztetag war das Hauptthema eine Satzungsänderung und die Wahl des ersten Vorsitzenden. Während Ersteres ohne größere Probleme ablief, wurde „stundenlang über die Wahl des 1. Vorsitzenden debattiert“[91]. Wie in einigen Staaten (u. a. Baden und Württemberg) hatte der Dualismus der Standesorganisationen sich als problematisch erwiesen. Deshalb wurde auch hier eine Personalunion der Vorsitzenden vorgeschlagen, um die Geschäftsgänge zu vereinfachen. Das Votum gewann Alfons Stauder aus Nürnberg. Für Baden wählte man Gustav Cahen als neues Mitglied in den Geschäftsausschuss des Hartmannbundes, der bisherige Vertreter Wilhelm Bartenstein hatte eine Wiederwahl abgelehnt.[92]

In der zweiten Hälfte des Jahres 1929 wurden erneut überwiegend wirtschaftliche Fragen diskutiert, so auch auf der außerordentlichen Hauptversammlung der ÄLZ am 9. und 10. November.[93] Auch in den Augen der Zeitgenossen war 1929 kein standespolitisch allzu bedeutendes Jahr. Entsprechend bemerkte Cahen auch in seinen „Neujahrsbetrachtungen“[94], dass 1929 „im badischen Ländle keine hochgehenden Wogen wie sie in den vergangenen Jahren vielfach die arztpolitischen Ereignisse mit sich brachten“[95], vorgekommen seien. Vor allem „Kleinarbeiten“[96], wie beispielsweise die Aufgaben in den zahlreichen Ausschüssen[97], hätten die Aufmerksamkeit der Standespolitiker gebunden[98]. 1930 sollten dagegen die Wogen umso höher schlagen.

5.7 Der Arzt als Gewerbetreibender?

Die drohende Einbeziehung der Ärzte in die Gewerbesteuer hatte sich schon seit geraumer Zeit abgezeichnet. Anfang des Jahres 1930 wurde das Schreckensszenario immer realer. In einem letzten Akt sollte eine Intervention beim Badischen Landtag er-

---

88 Wormer (1997).
89 Pertz: 6. Badischer Aerztetag (1929), S. 238.
90 Pertz: 6. Badischer Aerztetag (1929), S. 238.
91 Pertz: Die Aerztetagung (1929), S. 267.
92 Pertz: Die Aerztetagung (1929), S. 267.
93 Cahen/Mampell (1929).
94 Cahen (1929), S. 477.
95 Cahen (1929), S. 477.
96 Cahen (1929), S. 477.
97 Darunter auch eher kurios anmutende Ausschüsse, wie der Landesausschuss zur Förderung des Milchverbrauchs. Harms/Renner: Bericht über die Sitzung am 22. März (1930), S. 205.
98 Cahen (1929), S. 477.

folgen. Die im Vorfeld ausgesprochenen Drohungen, dass die finanziellen Belastungen unmittelbar auf die Patienten bzw. die Versicherungsträger abgewälzt werden würden, hatten ihre Wirkung aber nicht verfehlt. Die sonst nur widerwilligen Partner, Ärzte und Krankenkassen, arbeiteten in diesem Fall einhellig zusammen. Ein am 7. April 1930 dem Badischen Landtag zugestelltes Schreiben war von der ÄLZ und der Arbeitsgemeinschaft der badischen Krankenkassen gemeinsam unterzeichnet:

> Die Gewerbeertragssteuer, auf den ärztlichen Beruf angewandt, würde einen Stand treffen, der bei der derzeitig scharf angezogenen Einkommenssteuerschraube die ihm auferlegte neue Steuer sofort auf seine Klientel abwälzen müßte.
> Die Privatklientel ist, wie wohl allgemein bekannt sein dürfte, zur Zeit derart dünn gesät und wirtschaftlich wenig leistungsfähig, daß sie zur Uebernahme der abzuwälzenden Gewerbeertragssteuer kaum in Betracht kommt, die Inanspruchnahme des Arztes nur noch mehr eingeschränkt und damit die Volksgesundheit schwer bedroht würde.
> Es bliebe dann der Aerzteschaft nur übrig, die Gewerbeertragssteuer auf die Träger der sozialen Versicherung, Krankenkassen, Berufsgenossenschaften etc., abzuwälzen und damit würde wieder ein Lohnkampf zwischen Krankenkassen und Aerzten in erster Linie einsetzen, der zu schweren Erschütterungen des gesamten wirtschaftlichen Lebens führen könnte. Besonders in Baden wäre dies außerordentlich zu bedauern, da gerade in Baden beide Parteien schon seit Jahren bestrebt sind, auf einem gemeinsamen friedlichen Boden im Interesse der Versicherungsnehmer zu arbeiten und gerade in Baden besteht deshalb für alle Beteiligten das größte Interesse, diesen mühsam errungenen Frieden nicht zu stören. Wir bitten deshalb den badischen Landtag, von der beabsichtigten Ausdehnung der Gewerbeertragssteuer auf die badischen Aerzte Abstand zu nehmen.[99]

Des Weiteren wurde auf die Besonderheiten des Arztberufes im Vergleich zu anderen gewerbesteuerpflichtigen Berufsgruppen abgehoben; insbesondere das Verbot der Reklame war in letzter Zeit auch häufiger Gegenstand ehrenrechtlicher Verfahren gewesen:

> Die Tätigkeit des Arztes läßt sich mit der der anderen gewerblichen Berufe nicht vergleichen. Sie beruht ausnahmslos auf der persönlichen Eignung und dem persönlichen Zutrauen, das der Arzt bei seiner Klientel genießt und nicht durch Stellvertreter ersetzt werden kann. […] Der Arzt kann sich weder durch einen Prokuristen, noch durch einen anderen Bevollmächtigten in der Praxis so vertreten lassen und sein Geschäft so fortführen, wie es jeder andere Gewerbetreibende bei der Struktur seines Geschäftes ohne Weiteres tun kann. Der Arzt ist auch durch Standesgepflogenheiten und Standesgesetze nicht in der Lage, durch öffentliche Reklame oder durch Reisende seine Ware anzupreisen und sein Geschäft auszudehnen, sondern er kann nur in gewissenhafter Ausübung seiner Praxis und dauernder Erweiterung seiner Kenntnisse persönlich seinen Eigenwert heben,

99 LABW GLAK, 231 Bü 9036, o. Pag.

> ohne beim größten Können und bei größter Tüchtigkeit dazu übergehen zu dürfen, die Werbetrommel in irgend einer Form zu rühren.[100]

Der Interventionsversuch ging quasi im allerletzten Moment ein, denn nur eine Woche später, am 15. April 1930, fanden die diesbezüglichen Verhandlungen des Badischen Landtags statt. Die Entscheidung war allerdings schon im Vorfeld gefallen und die amtlichen Berichte vermerken fast lapidar, dass die zahlreich eingereichten Gesuche, insgesamt 14, gar nicht erst behandelt werden sollten, sondern direkt als erledigt anzusehen seien.[101] Zudem wurde eine rückwirkende Besteuerung für 1929 diskutiert, jedoch verworfen:

> Die Angehörigen der freien Berufe werden erstmals für 1930 gewerbesteuerpflichtig, und zwar mit ihrem Berufseinkommen aus dem Jahre 1929. Da für die freien Berufe diese neue Besteuerung erst jetzt eintritt und ihnen bisher nicht bekannt war, war es ihnen bis jetzt auch nicht möglich, am Einkommen des Jahres 1929 die Gewerbeertragssteuer als Werbungskosten abzusetzen. Die badische Regierung wird deshalb den Herrn Reichsfinanzminister ersuchen, diesen Abzug am Einkommen des Jahres 1929 ausnahmsweise ebenso zuzulassen, wie dies nach Zeitungsnachrichten offenbar auch den Angehörigen der freien Berufe in Preußen gestattet werden soll, wo deren Gewerbeertragssteuerpflicht für 1930 ebenfalls neu eingeführt ist.[102]

In der darauffolgenden Sitzung am nächsten Tag nahmen Vertreter der verschiedenen Parteien Stellung zu dem Gesetz. Während der Abgeordnete der Sozialdemokraten, Emil Maier, das Gesetz ausdrücklich begrüßte[103], äußerte sich derjenige der Wirtschafts- und Bauernpartei, Adam von Au, deutlich zurückhaltender. So sei der Gedanke, die freien Berufe zur Gewerbesteuer heranzuziehen, zwar nur fair, insgesamt sei das Gesetz aber abzulehnen.[104] In der Nachmittagssitzung nahmen zwei weitere Abgeordnete im Namen ihrer Fraktionen zu dem Gesetz Stellung. Gustav Habermehl von der Deutschnationalen Volkspartei (DNVP) sprach sich für eine Ablehnung der Gesetzesinitiative aus; das Werbeverbot sei ein Distinktionsmerkmal, welches eine Sonderbehandlung rechtfertigen würde. Florian Waldeck, Abgeordneter der Deutschen Volkspartei (DVP) und seines Zeichens Rechtsanwalt, somit unmittelbar vom Gesetz betroffen, lehnte dieses schroff ab; seiner Ansicht nach wäre dies „Intelligenz

---

100 LABW GLAK, 231 Bü 9036, o. Pag.
101 Verhandlungen des Badischen Landtags (1930), 56. Sitzung vom 15. April 1930, Sp. 3024.
102 Verhandlungen des Badischen Landtags (1930), 56. Sitzung vom 15. April 1930, Sp. 3021.
103 „4. Die in Artikel 14 vorgesehene Heranziehung der sogenannten freien Berufe zur Gewerbeertragssteuer begrüßen wir im Sinne der steuerlichen Gerechtigkeit, und wir können deshalb den gegen diese Maßnahme eingegangenen Protesten keine Folge geben." Verhandlungen des Badischen Landtags (1930), 57. Sitzung vom 16. April 1930, Sp. 3056.
104 Verhandlungen des Badischen Landtags (1930), 57. Sitzung vom 16. April 1930, Sp. 3095.

besteuern“[105], da es sich bei den betroffenen freien Berufen um rein geistige Arbeiten handeln würde.

Da sich insbesondere Parteien mit nur wenigen Sitzen gegen das Gesetz ausgesprochen hatten und Zentrum sowie die Sozialdemokratische Partei Deutschlands (SPD) dem Vorhaben zugeneigt waren, wurde das Gesetz zur Heranziehung der freien Berufe zur Gewerbesteuer letztlich mit 45 gegen 28 (Enthaltungen und Ablehnungen) Stimmen angenommen. Damit waren auch alle Eingaben und Gesuche erfolglos.[106]

Vielleicht auch bedingt durch diese Geschehnisse war der Besuch des siebten Badischen Ärztetages deutlich zahlreicher als in den Vorjahren; bis zu 180 Ärzte waren bei den Veranstaltungen anwesend. Unmittelbar nach den einführenden Tätigkeitsberichten sprach Cahen über die Bedeutung des Gesetzes und „über die voraussichtliche Abwälzungsmöglichkeit“[107] der Gewerbesteuer. Allerdings scheint, ganz im Gegensatz zu den Krisenjahren der Hyperinflation 1922 und 1923, die wirtschaftliche Lage der badischen Ärzteschaft nicht übermäßig prekär gewesen zu sein. In einem Vortrag zur „Zukunft des deutschen Aerztestandes“[108] führte der Vorsitzende der ÄLZ, Mampell, aus, dass die „seelische Not [...] zur Zeit weit größer ist, wie die materielle“[109]. Darunter wurde auch die in den Augen vieler Mediziner ungerechtfertigte Charakterisierung des Arztberufes als Gewerbe bzw. als ein gewerbesteuerpflichtiger Beruf verstanden.[110]

Das Thema sollte die badische Ärzteschaft immer wieder beschäftigen[111]; auch auf dem Deutschen Ärztetag in Kolberg (24. bis 27. Juni 1930) kam die Gewerbesteuer zur Sprache[112]. So wurden dort die Pläne einer Vereinheitlichung des Ärztestandes weiterverfolgt. Dabei sah man sich „inmitten des Widerstreits zwischen Individualismus und Kollektivierung“[113], mit Anhängern auf beiden Seiten. Einerseits wollte man sich nicht „in die Kategorie der Gewerbetreibenden“[114] stecken lassen, andererseits eine vollkommene Verbeamtung auch nicht akzeptieren[115]. Ein praktikabler Mittelweg war allerdings ebenfalls nicht in Sicht.

105 Verhandlungen des Badischen Landtags (1930), 58. Sitzung vom 16. April 1930, Sp. 3132.
106 Verhandlungen des Badischen Landtags (1930), 58. Sitzung vom 16. April 1930, Sp. 3154 f.
107 Pertz: VII. Badischer Aerztetag (1930), S. 179.
108 Pertz: VII. Badischer Aerztetag (1930), S. 180.
109 Pertz: VII. Badischer Aerztetag (1930), S. 180.
110 Pertz: VII. Badischer Aerztetag (1930), S. 182.
111 So sollte gegen jeden die Gewerbesteuer betreffenden Bescheid des Finanzamts Einspruch erhoben werden, was aber nichts an der Pflicht zur Entrichtung der Steuer änderte. Cahen/Mampell: Aerztliche Landeszentrale (1930).
112 Lußheimer: Kolberg (1930).
113 Lußheimer: Kolberg (1930), S. 238.
114 Lußheimer: Kolberg (1930), S. 238.
115 Lußheimer: Kolberg (1930).

5.8 Die Reform des Medizinstudiums

Ein zweites großes Thema, welches 1930 die badische Ärzteschaft beschäftigte, war die Reform des Medizinstudiums und die Frage des Überschusses an Ärzten. Die erste Sitzung der Badischen Ärztekammer am 8. Februar beschäftigte sich vornehmlich mit diesem Thema. Cahen berichtete dabei über auf Reichsebene diskutierte Vorschläge.[116] Das Medizinstudium sollte sowohl in seiner zeitlichen Aufteilung als auch inhaltlich den Erfordernissen der Zeit angepasst werden. Dazu waren fünf Punkte vom ÄVB und den Vertretern der Ärztekammern ausgearbeitet worden:

1. Das Medizinstudium sollte vor allem die Ausbildung zum praktischen Arzt umfassen;
2. das vorklinische Studium sollte fünf Semester und zwei Vorprüfungen enthalten;
3. eine Erhöhung der klinischen Semester von sechs auf sieben;
4. bei der Staatsprüfung sollte ein Punktesystem eingeführt werden und dadurch die häufigen Wiederholungsprüfungen verhindern;
5. sollten zahlreiche Fächer neu gewichtet werden, aber keine weitere Zersplitterung der Hauptfächer zur Folge haben. Neue Themen wie die soziale Hygiene sollten im Rahmen der bestehenden Fächer berücksichtigt werden.[117]

In der im Anschluss geführten „sehr lebhaften und ergiebigen Diskussion“[118] wurden zahlreiche Vorschläge gemacht. So sollte „beim Abitur oder noch früher in der Schule schon eine Auslese der Studierenden stattfinden und nicht Schwachsinnige und Psychopathen durch die Schule bis zum Abitur durchgeschleift werden“[119]. Ebenso kritisierte man die Vielzahl an Schularten, die zum Medizinstudium berechtigten (insgesamt 23 wurden aufgelistet). Insbesondere die Oberrealschulen waren den Anwesenden ein Dorn im Auge, und auch der Nachweis des Latinums sollte nicht erst am Ende des Studiums erbracht werden. Durch die höheren Hürden sollte der Zugang zum Medizinstudium erheblich eingeschränkt werden, dafür der Doktortitel „nach Abschluß des Staatsexamens ohne besondere Prüfung verliehen werden“[120]. Der nächste Badische Ärztetag sollte „die Berufsauslese als besonderes Thema behandeln“[121].

Anfang April hatte die badische Ärzteschaft den plötzlichen Tod des stellvertretenden Vorsitzenden der Ärztekammer, Eduard Künzig, zu beklagen. Seine Nachfolge

116 Harms (1930).
117 Zusammengefasst, in vollem Umfang unter Harms/Renner: Bericht über die Sitzung am 8. Februar (1930), S. 195.
118 Harms/Renner: Bericht über die Sitzung am 8. Februar (1930), S. 195.
119 Harms/Renner: Bericht über die Sitzung am 8. Februar (1930), S. 195.
120 Harms/Renner: Bericht über die Sitzung am 8. Februar (1930), S. 196.
121 Harms/Renner: Bericht über die Sitzung am 8. Februar (1930), S. 196.

sollte auf dem nur wenige Wochen später stattfindenden siebten Badischen Ärztetag am 17. und 18. Mai geregelt werden.[122]

Aber auch außerhalb des Ärztetages beschäftigte die „Berufsauslese"[123] die badische Ärzteschaft; zahlreiche Artikel zu dem Thema wurden in den ÄMB veröffentlicht. Dabei äußerten sich neben badischen Ärzten wie dem Stadtschul- und Nervenarzt Paul Lußheimer[124] auch reichsweit bekannte Größen auf diesem Gebiet wie Julius Hadrich. Lußheimer schrieb der wirtschaftlichen Krise nur die Rolle eines Sündenbocks zu und sah die eigentlichen Ursachen in einer schon länger währenden Schul- und Bildungskrise. Als Schularzt erblickte er die Notwendigkeit einer ‚Auslese' schon in der Grundschule und danach für jede weitere höhere Schulform bis hin zum Studium. Hadrich hingegen setzte sich mit der Situation der schon approbierten Ärzte auseinander und wollte „Ordnung bringen in den verworrenen Arbeitsmarkt, also die Gesamtheit des Angebots an ärztlichen Arbeitskräften mit der Nachfrage in Einklang bringen"[125]. Dabei verglich er die Berufsverbände mit Aktiengesellschaften und fasste seine Forderungen letztlich ebenfalls in einen Wirtschaftsjargon, um eine ‚Auslese' zu erreichen und die Zahl der neu hinzukommenden Ärzte und Medizinstudenten zu reduzieren. Gemein hatten beide die Verwendung des Begriffes der ‚Planwirtschaft'. Wenige Jahre zuvor wäre dies kaum denkbar gewesen, wurde sie doch dem Sozialismus und Kommunismus zugeschrieben. 1921 gingen fast alle ärztlichen Forderungen noch in Richtung der freien Arztwahl als Ziel des Ärztestandes, Reglementierungen wurden oft in drastischen Worten abgelehnt. Hadrich distanzierte sich auch umgehend von dieser anderen Lesart des Planwirtschaftsbegriffes: „Nur darf die Feststellung gemacht werden, daß ärztliche Planwirtschaft mit dem Bekenntnis zu sozialistischen oder anderen Gedankengängen nichts zu tun hat."[126]

In seiner Argumentation führte er einige Zitate aus Politik und Wissenschaft an, die seinen Lösungsansatz unterstreichen sollten. So zitierte er den Tübinger Philosophen Max Wundt[127], der sich zum Schulsystem folgendermaßen geäußert hatte: „Unser gesamtes Schulwesen ist heute – das muß einmal offen ausgesprochen werden – auf Hebung der Minderwertigen, nicht Förderung der Hochwertigen eingestellt."[128] Hadrich sah ebenfalls eine „Ueberschwemmung der höheren Schulen mit Ungeeigneten"[129] und daraus resultierend auch im ärztlichen Beruf.

---

122 Harms u. a. (1930).

123 Lußheimer: Die Berufsauslese (1930), S. 251.

124 Reichs-Medizinal-Kalender (1929), S. 441, und Lußheimer: Die Berufsauslese (1930).

125 Hadrich (1930), S. 252.

126 Hadrich (1930), S. 254.

127 Wundt trat zudem durch zahlreiche antisemitische Schriften in Erscheinung. Tilitzki (2002), S. 123–129 und 282–284.

128 Zit. n. Hadrich (1930), S. 268.

129 Hadrich (1930), S. 268.

Der Ansicht von Hadrich nach würden die Hochbegabten in ihrer Entwicklung gehemmt, während „Paläste für Epileptiker und Idioten gebaut“[130] würden. Das momentane System sah er aufgrund der Möglichkeit der Wiederholungsprüfungen nicht als Auslese, sondern als Bevorzugung der wirtschaftlich Bessergestellten, da nur diese sich eine längere Studienzeit leisten konnten. Aufgrund der „Ueberschwemmung“[131] beschwor Hadrich, wie andere auch, die Gefahr eines „akademischen Proletariats“[132], und aus diesem entstünden die „radikalsten kommunistischen Führer“[133].

Nachdem die zahlreichen veröffentlichten Warnungen vor dem Medizinstudium und weitere „Flugblattpropaganda“[134] keinen Erfolg gehabt hätten, sah Hadrich nur die schon diskutierte radikale Lösung der Zulassungssperre auf Jahre hinaus als Lösung an. Diese umfasste eine Sperre vom 1. Januar 1933 bis 31. Dezember 1940 für alle nach dem 1. Januar 1933 approbierten Ärzte und war auch dem Reichsausschuss für Ärzte und Krankenkassen vorgelegt worden. Sein Vorschlag wurde dort aber abgelehnt. Als weitere (Teil-)Lösung war eine Abfindungszahlung an ältere Ärzte ins Spiel gebracht worden, mit dem Ziel, diese zur Aufgabe ihrer Praxis zu bewegen. Allerdings konnten auf das ganze Reich gesehen bis zu diesem Zeitpunkt nur 532 Ärzte davon überzeugt werden. Große Probleme bei der gleichmäßigen Verteilung der Ärzte bereitete auch der verstärkte Zuzug in die Großstädte. Hinzu kam die Vielzahl an Fachärzten, die keine passende Stelle fanden und sich mit Assistentenstellen begnügen mussten. Unter den seit mehr als fünf Jahren auf eine Niederlassungsmöglichkeit wartenden Medizinern waren ca. 85 Prozent Fachärzte.[135]

5.9 Die Weltwirtschaftskrise und die Notverordnungen des Jahres 1930

Ein weiterer Lösungsansatz war eine Herabsetzung der Verhältniszahl von Versicherten pro Arzt. Dazu war man mit den Krankenkassen in Verhandlungen getreten, ob sich der bisherige Schlüssel von 1000 Versicherten auf einen Arzt auf 700:1 senken ließe. Vorhersehbarerweise forderten die Krankenkassen im Gegenzug zahlreiche Zugeständnisse. Beispielsweise sollte das vielzitierte ‚Kassenlöwentum‘ bekämpft werden[136], für Baden und Württemberg war zu diesem Zeitpunkt aber nur eine geringfügige Zahl von Ärzten mit weit überdurchschnittlichem Einkommen feststellbar[137]. Als aber eine

130 Hadrich (1930), S. 269.
131 Hadrich (1930), S. 269.
132 Hadrich (1930), S. 269.
133 Hadrich (1930), S. 269.
134 Hadrich (1930), S. 283.
135 Hadrich (1930), S. 283 f.
136 Hadrich (1930), S. 286.
137 O. V.: Ueber das Einkommen (1932).

„Höchstverdienstgrenze“[138] diskutiert wurde, löste dies einen Aufschrei innerhalb der Ärzteschaft aus und wurde als weiterer Eingriff in die Freiheiten des Arztberufes empfunden[139].

Letztlich zeichnete sich die Argumentation von Hadrich durch das Beschwören von Schreckensszenarien aus; so sah er den „Geist von 1923 der wieder über der Aerzteschaft schwebt“[140]. Die am 26. Juli 1930 erlassenen Notverordnungen taten ihr Übriges und viele Mediziner fanden sich in ihren Befürchtungen bestätigt[141] – so auch Cahen, als er auf der am 29. und 30. November in Freiburg stattfindenden Herbsttagung der badischen Ärzteschaft Stellung nahm[142]. Cahen[143] empfand die aktuelle Situation als „Tiefstand“[144], „Schmach“[145], aber vor allem als eine „Erniedrigung“[146] der Ärzteschaft. Dabei sah auch er in der Regierung den Hauptschuldigen für die aktuelle Lage: „Die ärztliche Arbeit am fließenden Band, politische Löhne, Tarifrecht, alles sind Einrichtungen, geschaffen einen freien Stand zu Boden zu drücken.“[147] Dass er dabei die Ärzteschaft als beständig bereit zur Mitarbeit und geradezu als Verfechter der Sozialversicherung erachtete, mutet in Anbetracht der Historie als zumindest fragwürdig an.

Die spürbaren Auswirkungen der Weltwirtschaftskrise sorgten aber auch hier für eine bemerkenswerte Wende, wurde es doch als negativ angesehen, wenn „das einst so stolze Gebäude der ganzen Sozialversicherung dann zusammengebrochen sei“[148]. Ähnliche Kehrtwenden gab es auch bei anderen Themen. So war noch wenige Jahre zuvor die freie Arztwahl als Ideal verfochten worden, 1930 wurde stattdessen vehement eine „ärztliche[] Planwirtschaft“[149] gefordert. Rückblickend wurden diese häufig opportunistischen Anpassungen an die politischen und wirtschaftlichen Verhältnisse meist nicht erwähnt oder tendenziell verklärt oder gar verdreht, so dass sie wieder in das Selbstbild der Ärzteschaft passten. Cahen machte seinen Vortrag im Folgenden zu einer Generalabrechnung mit dem Gesetzgeber und den im Juli erlassenen Notverordnungen. So führte er die geänderten Paragraphen der Reichsversicherungsordnung, die das Verhältnis zwischen Ärzten und Krankenkassen (§§ 368 bis 376) regeln sollten,

138 Pertz: Die derzeitige Lage (1930), S. 411.
139 Pertz: Die derzeitige Lage (1930), S. 411.
140 Hadrich (1930), S. 286.
141 Siehe hierzu auch das Kapitel „Die Notverordnungen – Der Bruch der Ärzteschaft mit dem Sozialstaat“ in Mack (2001), S. 20–23.
142 Cahen/Mampell: Herbsttagung (1930).
143 In den ÄMB durch Pertz wiedergegeben, die Trennschärfe zwischen den Aussagen des einen und der Interpretation des anderen ist nicht immer ersichtlich. In Anbetracht der im Vorfeld geäußerten Meinungen ist aber eine weitgehende inhaltliche Übereinstimmung zu erwarten.
144 Pertz: Die derzeitige Lage (1930), S. 411.
145 Pertz: Die derzeitige Lage (1930), S. 411.
146 Pertz: Die derzeitige Lage (1930), S. 411.
147 Pertz: Die derzeitige Lage (1930), S. 411.
148 Pertz: Die derzeitige Lage (1930), S. 411.
149 Pertz: Die derzeitige Lage (1930), S. 411.

einzeln an. Insbesondere die neu formulierten Paragraphen 368, 370 und 372 brachten mitunter einschneidende Veränderungen mit sich. So hieß es in Paragraph 368 der Notverordnung vom 27. Juli 1930 unter anderem:

> Für die Beziehungen zwischen Krankenkassen und Ärzten gilt insbesondere das Folgende: 1. Der Arzt ist seiner Kasse gegenüber verpflichtet, den Kranken ausreichend und zweckmäßig zu behandeln. Er darf das Maß des Notwendigen nicht überschreiten, hat eine Behandlung, die nicht oder nicht mehr notwendig ist, abzulehnen, die Heilmaßnahmen, insbesondere die Arznei-, die Heil- und Stärkungsmittel, nach Art und Umfang wirtschaftlich zu verordnen und auch sonst bei Erfüllung der ihm obliegenden Verpflichtungen die Kasse vor Ausgaben so weit zu bewahren, als die Natur seiner Dienstleistungen es zulässt. [...] Der Arzt, der die nach den Umständen erforderliche Sorgfalt außer acht lässt, hat der Kasse den daraus entstehenden Schaden zu ersetzen.[150]

Für Cahen war dies „einer Ohrfeige gleich, weil man es durch Gesetz wagt, der Aerzteschaft ihre Pflicht vorzuschreiben“[151] – umso mehr, als die Mediziner beim Ausstellen von Arbeitsunfähigkeitsbescheinigungen durch Vertrauensärzte noch stärker kontrolliert werden sollten[152]. Dadurch würde man zum „Untergebenen“[153] und dem Arzt der Willen des Vertrauensarztes aufgezwungen werden[154]. Das Verhältnis zu den Vertrauensärzten der Krankenkassen war ohnehin noch nie gut gewesen, nun drohte es ein weiterer Punkt für „Streit mit den Funktionären der Krankenkassen“[155] zu werden.

Der sowohl von den Kassen als auch den Ärzten vielfach beschworene Kampf gegen die ‚Kassenlöwen‘ hatte auch seinen Niederschlag in den Notverordnungen gefunden; so sollten zukünftige Verträge „Bestimmungen gegen eine übermäßige Ausdehnung des kassenärztlichen Dienstes bei einem Arzt enthalten. Die Bestimmungen können auch die Vergütung dieser Ärzte betreffen.“[156]

Obwohl die Ärzteschaft die ‚Kassenlöwen‘ ebenfalls zum Feindbild erklärt hatte, war man keineswegs mit dieser Lösung einverstanden.[157] „Wo findet man sonst ein Gesetz, durch das einem freien Stande eine Höchstverdienstgrenze vorgeschrieben

150 *Reichsgesetzblatt* (1930), Teil 1, S. 325.

151 Pertz: Die derzeitige Lage (1930), S. 411.

152 § 368: „Die Kassen sind ferner verpflichtet, die Bescheinigung des behandelnden Arztes über die Arbeitsunfähigkeit und seine Verordnung, insbesondere soweit sie ärztliche Sachleistungen betreffen, in den erforderlichen Fällen durch einen anderen Arzt (Vertrauensarzt) rechtzeitig nachprüfen zu lassen.“ *Reichsgesetzblatt* (1930), Teil 1, S. 325.

153 Pertz: Die derzeitige Lage (1930), S. 411.

154 Pertz: Die derzeitige Lage (1930), S. 411.

155 Pertz: Die derzeitige Lage (1930), S. 411.

156 *Reichsgesetzblatt* (1930), Teil 1, S. 325.

157 Eine eigene Lösung hatte man aber zu keinem Zeitpunkt geboten.

wird?"[158] Dabei wurde vermutet, dass die Grenzen dort gesetzt würden, „wo das eigene Einkommen derjenigen aufhört, die sich zur Grenzfeststellung berufen fühlen"[159].

Damit wurde auch der zunehmend häufiger geäußerte Vorwurf angeführt, dass die Verantwortlichen sowohl bei den Kassen als auch der Regierung den Ärzten ihr hohes Bruttoeinkommen neideten. Erschwerend hinzukomme, dass die zahlreichen Berufsunkosten nicht ausreichend berücksichtigt würden.[160] Noch größer wurde die Verärgerung, als sich herausstellte, dass die Kassen mitbestimmen sollten, inwiefern die ärztlichen Kosten einen normalen oder überdurchschnittlichen Umfang hatten. Deutlich wurde dies in den Änderungen an Paragraph 370:

> Wird bei einer Krankenkasse die ärztliche Versorgung dadurch ernstlich gefährdet, daß die Kasse keinen Vertrag zu angemessenen Bedingungen mit einer ausreichenden Zahl von Ärzten schließen kann, oder daß die Ärzte den Vertrag nicht einhalten, so ermächtigt das Reichsversicherungsamt die Kasse auf ihren Antrag nach Anhörung der ärztlichen Gruppe im Zulassungsausschuß widerruflich an Stelle der freien ärztlichen Behandlung eine bare Leistung in Höhe von achtzig vom Hundert der wirklichen Kosten zu gewähren.[161]

Den Gipfel der Ungerechtigkeit sah man aber im Folgenden erreicht, als den Kassen ein kurzfristiges Kündigungsrecht der kassenärztlichen Verträge zugestanden wurde:

> Der Kassenvorstand kann das kassenärztliche Dienstverhältnis für den Schluß eines Kalendervierteljahrs unter Einhaltung einer Frist von sechs Wochen kündigen, wenn das Reichsversicherungsamt auf übereinstimmenden Antrag der Arbeitgeber und Versicherten im Ausschuß nach Anhörung des anderen Vertragsteils feststellt, daß bei der Kasse die Ausgaben für die ärztliche Behandlung und die Verordnung von Arznei und Heilmitteln nicht nur vorübergehend entweder das den natürlichen Umständen entsprechende Maß in auffallender Weise überschreiten oder in einem auffälligen Mißverhältnis zu den Durchschnittskosten aller Krankenkassen der gleichen Kassenart im Bezirk des Oberversicherungsamts stehen; für die Anhörung des anderen Vertragsteils genügt die Anhörung der beteiligten kassenärztlichen Vereinigung oder der ärztlichen Gruppe im Reichsausschuß für Ärzte und Krankenkassen. Das Reichsversicherungsamt kann zugleich den Kassenvorstand widerruflich ermächtigen, nach Beendigung des kassenärztlichen Dienstverhältnisses an Stelle der ärztlichen Behandlung die im Satz 1 bezeichnete bare Leistung zu gewähren.[162]

158 Pertz: Die derzeitige Lage (1930), S. 411.
159 Pertz: Die derzeitige Lage (1930), S. 411.
160 Beispielsweise O. V. (1925).
161 *Reichsgesetzblatt* (1930), Teil 1, S. 325.
162 *Reichsgesetzblatt* (1930), Teil 1, S. 325.

Cahen sah darin eine Verletzung der Reichsverfassung[163], insofern als nur noch die Ärzte an die Verträge gebunden waren, nicht aber die Kassen. Nachdem man sich auch in den Jahren zuvor schon von der Regierung häufiger gegängelt gefühlt hatte, wurde dies nun als Gipfel der „Versklavung“[164] und „Erniedrigung“[165] empfunden, so dass Cahen die Zeit gekommen sah, in der nicht mehr in dubio pro reo (im Zweifel für den Angeklagten), sondern „in dubio semper contra medicum“[166] (im Zweifel immer gegen den Arzt) gelten würde, der Arzt also das Opfer aller anderen wäre.

Durch die Änderung an weiteren Paragraphen, beispielsweise § 372[167], und die darin festgehaltene Nichtneubesetzung frei werdender Kassenstellen sahen sich Cahen und wohl viele andere Ärzte in ihrer Ansicht nur noch bestätigt:

> Nicht die Krankenscheingebühr, nicht der Rezeptkostenanteil, sind diejenigen Neueinrichtungen, die unseren Stand bedrohen, nein, wohlerworbene Rechte, heiligste Güter des schwer arbeitenden, des jahrelang verdienstvoll tätigen Arztes werden hierdurch fortgefegt! Jetzt werden hoffentlich wohl alle von uns einsehen, daß diesen gefährlichen Rechten der Gegenpartei nur eine geschlossene Organisation Widerstand zu leisten imstande sein kann. Die Krankenkassen werden nach diesem Paragraphen lokal handeln. Sie werden an diesem oder jenem Orte ihre Diktatur anwenden. Was können wir dagegen tun?[168]

Als Gegenmaßnahmen sollte neben der schon geforderten inneren Geschlossenheit zuerst einmal ein ins Leben gerufener Notfonds stehen. Durch diesen unter der Aufsicht des Hartmannbundes stehenden Fonds sollte in Not geratenen Ärzten geholfen werden. Vielfach wurde aber das passive Verhalten des Bundes kritisiert und ein deutlich aktiveres Vorgehen in den Auseinandersetzungen mit Regierung und Krankenkassen gefordert. Vorschläge waren beispielsweise ein „Aerztestreik“[169] oder ein vertragsloser Zustand über einen längeren Zeitraum hinweg. Auch die Frage, ob es ein „Los von der Sozialversicherung?“[170] geben könne, wurde diskutiert.

---

163 „Der § 370 muß die Ansicht aufkommen lassen, daß die Reichsverfassung für uns Aerzte nicht gelten darf. Hier ist nämlich zum ersten Male in einem Gesetze die Bestimmung getroffen, daß Verträge nur von der einen Partei gehalten werden müssen, nämlich von den Aerzten, während die andere Partei, die Krankenkasse, sich nicht an den Vertrag gebunden zu fühlen braucht.“ Pertz: Die derzeitige Lage (1930), S. 411.

164 Pertz: Die derzeitige Lage (1930), S. 411.

165 Pertz: Die derzeitige Lage (1930), S. 411.

166 Pertz: Die derzeitige Lage (1930), S. 411.

167 Der Paragraph wurde folgendermaßen verändert: „Überschreitet bei einer Kasse die Zahl der Ärzte in auffallender Weise das den natürlichen Umständen entsprechende Bedürfnis, so kann das Oberversicherungsamt nach Anhörung der Kasse und der ärztlichen Gruppe im Zulassungsausschuß anordnen, daß andere Ärzte bei der Kasse nicht mehr zugelassen werden und daß die Kassenarztstellen, die frei werden, nicht mehr oder nur abwechselnd oder nur mit Zustimmung der Kasse besetzt werden dürfen.“ *Reichsgesetzblatt* (1930), Teil 1, S. 325.

168 Pertz: Die derzeitige Lage (1930), S. 411 f.

169 Pertz: Die derzeitige Lage (1930), S. 412.

170 Pertz: Die derzeitige Lage (1930), S. 412.

Über die Herbsttagung der badischen Ärzteschaft wurde auch über die Landesgrenzen hinaus berichtet. Im *Deutschen Ärzteblatt* wurden die klaren badischen Meinungsäußerungen als Auftakt zu weiteren Protestveranstaltungen gegen die Notverordnungen gedeutet.[171] So kam es auch am 9. Dezember 1930 in Berlin zu einer Kundgebung der Vertretungen des deutschen Ärztestandes. Diese Aktion wurde in Baden und in Württemberg zwar wahrgenommen, aber ansonsten wenig rezipiert.[172] In den badischen Standesversammlungen waren dieselben Punkte wie in Berlin auch schon angesprochen worden und hatten ebenfalls Schreiben an die Reichsregierung zur Folge gehabt, allerdings ohne spürbare Erfolge zu erzielen.[173] Kundgebungen waren augenscheinlich keine geplant.

Die Versammlungen der Standesvereinigungen kannten aber kaum noch ein anderes Thema als die Auseinandersetzung um die Notverordnungen und beständige Klagen über die „katastrophalen Bestimmungen“[174] und die „entwürdigenden und fesselnden Bestimmungen“[175], die damit einhergegangen seien. Dabei sah man vor allem den Kassenarzt als „unfreie[n] Sklave[n]“[176], der „in dumpfer Verzweiflung, gzwungen [sic!] und unfroh, seinem Berufe nachgeht“[177]. Ein „Aerztestreik“[178] sollte zumindest dem Willen führender Standespolitiker nach eine sehr ernsthafte Option werden. Allerdings empfand man keine Unterstützung in dieser Auseinandersetzung, Krankenkassen und Regierung hatten sich in den Augen der Ärzteschaft verbündet. Anderen politischen Parteien wurde zumindest bis zu diesem Zeitpunkt nicht zugetraut, eine Wende erreichen zu können. Aufgrund der neuen gesetzlichen Regelungen sah man sich endgültig auf der Verliererstraße, und im Gefühl der sicheren Niederlage erhielten zunehmend auch Vertreter extremer Positionen Gehör.

In Baden wurde das Jahr 1930 als äußerst negativ für die Ärzteschaft wahrgenommen.[179] Die Erwartungen für 1931 waren dementsprechend auch nicht besonders hoch, man befürchtete nicht zu Unrecht eine weitere Fortführung oder gar Eskalation der bestehenden Konflikte. Das zerrüttete Verhältnis der Ärzteschaft zu den Parteien des Weimarer Systems sollte auch durch weitere 1931 erlassene Notverordnungen, in

---

171 Bary (1930).

172 Im Gegensatz zum *Bayerischen Ärzteblatt*, welches der Kundgebung größeren Raum beimaß, da auch Alfons Stauder, Nürnberg (Vorsitzender des Hartmannbundes), die Eröffnungsansprache gehalten hatte. Pertz: Die derzeitige Lage (1930), S. 412.

173 Bary (1930).

174 Cahen: 1931? (1931), S. 3.

175 Cahen: 1931? (1931), S. 3.

176 Cahen: 1931? (1931), S. 3.

177 Cahen: 1931? (1931), S. 3.

178 Siehe auch Mack (2001), S. 30.

179 So etwa hier: „Brachte doch das Jahr 1930 für die Aerzte eine derartige Fülle an katastrophalen Bestimmungen, daß wir Alle [sic!] bangen Gemüts über die Schwelle des neuen Jahres schreiten.“ Cahen: 1931? (1931), S. 3.

denen zum Teil zahlreiche Zugeständnisse an die Ärzteschaft gemacht wurden, nicht mehr zu kitten sein.

5.10 Zwischen Eskalationen und standespolitischem Alltag

Die Konflikte des vergangenen Jahres wurden auch 1931 unvermindert fortgeführt. Gegenseitige Angriffe von Ärzten und Krankenkassen, die überwiegend in den jeweiligen Zeitschriften ausgetragen wurden, waren an der Tagesordnung. In den ÄMB wurde den Kassen vorgeworfen, dass sie unter bewusster Ausnutzung der neuen Regelungen den Ärzten „menschliche Rechte, wie sie jeder Pflicht in einem Dienst- oder Vertragsverhältnis gegenüberstehen“[180], nicht gewähren würden[181]. Zudem warfen sich beide Seiten „Machthunger“[182] und die Absicht, „die ganze Krankenversicherung zu sabotieren“[183], vor. Das Gesprächsklima war vergiftet wie seit Jahren nicht mehr mit Entgleisungen auf beiden Seiten.

Fast schon alltäglich war dagegen die Sitzung der Badischen Ärztekammer am 28. März. Explizit sollte anderen vernachlässigten Tagesgeschäften größerer Raum gegeben werden. Entsprechend zahlreich waren die Themen, mehr als ein Dutzend standen auf der Tagesordnung. Einer der behandelten Vorgänge warf dabei ein Licht auf den viel gepredigten inneren Zusammenhalt. Ein Schreiben des ÄVB besagte, „daß die generelle Androhung eines kollegialen Boykotts gegenüber solchen Aerzten, die einem Aerzteverein nicht angehören, unzulässig“[184] sei. Inwiefern auf persönlicher Ebene zum Eintritt in die ärztlichen Vereinigungen und die inzwischen zahlreich vorhandenen Fachgesellschaften gedrängt wurde, kann nur vermutet werden, aber zumindest in den Fachpublikationen übte man mittels zahlreicher Aufrufe Druck aus. Ebenso traten immer wieder Spannungen aufgrund unterschiedlicher politischer Ansichten zutage, trotz der vielfach postulierten politischen Neutralität in den Standesvereinigungen.[185]

Weitere Punkte, die diskutiert wurden, waren erste vom ÄVB vorgelegte Satzungsentwürfe für eine „Vereinigung Deutscher Aerztekammern“[186] und eine Eingabe an das Ministerium des Innern, dass Ausländer auch nach bestandenem deutschen Examen keine deutsche Approbation erhalten sollten. Letzteres war eine Reaktion auf die Konkurrenzsituation bei der Kassenzulassung. Allerdings wurden auch Befürchtungen ge-

180 Cahen: 1931? (1931), S. 3.
181 Cahen: 1931? (1931), S. 3.
182 Cahen: 1931? (1931), S. 3.
183 Cahen: 1931? (1931), S. 3.
184 Harms/Renner (1931), S. 182.
185 Harms/Renner (1931), S. 182.
186 Harms/Renner (1931), S. 182.

äußert, dass dadurch deutsche Ärzte im Ausland benachteiligt werden könnten. Als Beispiel führte man die zahlreichen deutschen Mediziner in Argentinien an.[187]

Ansonsten bestimmten finanzielle Fragen zu Mitgliedsbeiträgen, der Versorgungskasse (Ausweitung des Zwangs zur Mitgliedschaft) und einer eigenen badischen Gebührenordnung die Sitzung. Insbesondere Letzteres wurde vorerst abgelehnt, da dies eine weitere „Fesselung"[188] bedeuten könnte.

Als Nächstes stand der achte Badische Ärztetag als standespolitisches Großereignis bevor. Am 16. und 17. Mai 1931 fand zudem die Wahl zur ÄLZ statt. Dem voraus ging erneut ein Bericht zur Lage durch Cahen; insbesondere die schwierige Situation bei den Zulassungen zur Kassenpraxis wurde dabei angesprochen. Von 138 gestellten Zulassungsanträgen hatten nur 55 angenommen werden können.[189]

Die Wahl verlief dagegen ohne größere Überraschungen. Otfried Mampell wurde als erster Vorsitzender bestätigt. Der engere Vorstand wurde durch die Herren Wilhelm Bauer, Gustav Cahen und Artur Pertz vervollständigt. Im erweiterten Vorstand befanden sich unter anderem[190] Christof Harms, der Vorsitzende der Ärztekammer, und Heinrich[191] Dreyfuß als Vertreter der Notgemeinschaft der Jungärzte. Somit waren in den meisten Fällen die bisherigen Vorstandsmitglieder bestätigt worden.[192]

Am zweiten Tag der Versammlung waren auch zahlreiche Gäste aus den angrenzenden deutschen Staaten anwesend sowie Vertreter des Hartmannbundes. Erneut war die aktuelle Situation der Ärzteschaft das bestimmende Thema. So sprach der Vorsitzende des Hartmannbundes, Alfons Stauder, bei dieser Gelegenheit und beschwor die badischen Ärzte zur Einigkeit. Dabei betonte er die Verantwortung dieser Ärztegeneration „für die kommende Gestaltung des ganzen Standes"[193] und die notwendigen Opfer, die dafür gebracht werden müssten.

Am 6. Juli 1931 wurde in den ÄMB Gustav Cahen mit einem ausführlichen Artikel inklusive seines Werdegangs zum 60. Geburtstag gratuliert. Dabei wurde seine Jugend im Grenzgebiet zwischen dem Saarland und dem damals zum Deutschen Reich gehörenden Lothringen als maßgeblich für seine Entwicklung hervorgehoben. So habe er in die Kämpfe zwischen „Altdeutschen und Alteingesessenen"[194], die auch die Schuljugend miteinbezogen, „mit Begeisterung und steingefüllten Schneebällen"[195] einge-

187 Harms/Renner (1931), S. 182.
188 Harms/Renner (1931), S. 191.
189 Pertz (1931).
190 Die weiteren Mitglieder waren Wilhelm Bartenstein, Karl Ender, Eduard Kahn, Ernst Korte, Gerhard Preller und Wilhelm Wilken.
191 Vermutlich, es gab damals zwei Ärzte dieses Nachnamens in Mannheim. Reichs-Medizinal-Kalender (1931), S. 385.
192 Pertz (1931).
193 Zit. n. Pertz (1931), S. 173.
194 Mampell (1931), S. 199.
195 Mampell (1931), S. 199.

griffen. Während des Ersten Weltkrieges trat er in die ÄLZ ein, deren Geschäftsführer er dann 1922 geworden war. Dabei sei es seine „heilige Überzeugung“[196], für den Ärztestand und seine Belange zu kämpfen.

Nur wenige Tage später, am 15. Juli 1931, stand der 60. Geburtstag eines weiteren maßgeblichen Standespolitikers Badens auf dem Programm, der des geschäftsführenden Arztes der ÄLZ, Artur Pertz. Den Gratulationsartikel verfasste der nur wenige Tage ältere Cahen. Im Gegensatz zum Artikel von Mampell verfasste dieser eine humorvolle Laudatio.[197] Neben seiner ärztlichen Tätigkeit war Pertz seit 1909 auch im Roten Kreuz und im Reichsverband der Sanitätskolonnen, dessen Vorsitzender er seit 1924 war, tätig. Ebenso amtierte er als Präsident des badischen Männervereins. In den ärztlichen Standesorganisationen war er seit 1921 als Geschäftsführer der Karlsruher Ärzteschaft präsent. Seit 1922 war er auch Schriftleiter der ÄMB, in der Ärztekammer zudem seit vielen Jahren Rechner und Vorstandsmitglied. Auch als Autor hatte sich Pertz betätigt. Da er kinderloser Junggeselle war, wurde ein von ihm herausgegebenes Handbuch zu mehr als nur einer Gelegenheit als sein „Sohn“[198] bezeichnet. Aufgrund von Cahens wohl offenkundiger Körperfülle wurde das Buch auch als „dünner Pertz“[199] über die badischen Landesgrenzen hinaus bekannt[200]. Sowohl Pertz als auch insbesondere Cahen waren zwei der Ärzte, die zudem auf Reichsebene vielfach die badische Ärzteschaft repräsentierten.

Zum Jahresende wurde noch ein Fall von Veruntreuungen bei der kassenärztlichen Verrechnungsstelle Karlsruhe publik und auch zum Thema der Tagespresse. Aufgrund zahlreicher Artikel sah man sich zu einer Richtigstellung gezwungen, dass die ärztliche Unterstützungskasse davon nicht betroffen sei.[201]

Die durchaus ärztefreundlichen Notverordnungen vom 8. Dezember 1931, in denen insbesondere die für die Zulassung zur Kassenpraxis maßgebliche Verhältniszahl von 1000 Versicherten pro Arzt auf 600 Versicherte fast halbiert[202] wurde, würdigte man hingegen kaum positiv. Die Ärzteschaft schien sich in den vorigen Jahren zu sehr als Verlierer der politischen Entwicklung wahrgenommen zu haben, als dass die gemachten Zugeständnisse noch für einen Stimmungsumschwung hätten sorgen können.[203]

196 Mampell (1931), S. 200.
197 „Ich habe es selbst vor Kurzem erfahren, was es bedeutet, 60 Jahre alt zu werden und schadenfroh, wie der Mensch nun einmal ist, freue ich mich der kleinen süßen Rache, die mir die Möglichkeit gibt, in Ihrer Vergangenheit zu wühlen.“ Cahen: Offener Brief (1931), S. 215.
198 Cahen: Offener Brief (1931), S. 215.
199 Beispielsweise O. V.: „Der dünne Pertz“ (1933).
200 Cahen: Offener Brief (1931), S. 215.
201 Harms/Pertz (1931).
202 *Reichsgesetzblatt* (1931), Teil 1, S. 718, § 7.
203 Siehe auch Mack (2001), S. 23.

5.11 Die Ärztekammerwahl 1932

1932 begann mit einer außerordentlichen Hauptversammlung der ÄLZ; dabei wurde am 24. Januar vor allem über das neue Arztrecht und die Änderungen der letzten Jahre gesprochen.[204] Standespolitisch bedeutsamer war allerdings die nächste Wahl zur Ärztekammer, bei der 41 Delegierte und ebenso viele Ersatzmänner bestimmt werden sollten.[205] Damit wuchs die Delegiertenversammlung im Vergleich zur letzten Wahl nochmals an.

Erstmals wurden dazu alle wahlberechtigten Ärzte in einer nach Amtsbezirken sortierten Liste in den ÄMB abgedruckt; knapp mehr als 2000[206] Mediziner waren zur Wahl aufgerufen. Stattfinden sollte diese im Zeitraum vom 21. März bis 9. April.[207] Eine Woche später konnten die Ergebnisse verkündet werden:[208]

Tab. 6 Die Delegierten der Badischen Ärztekammer (1932)

Hieber, Alfred	Konstanz
Korte, Ernst	Pfullendorf
Schildknecht, Emil	Radolfzell
Wilken, Wilhelm	Villingen
Meier, Otto	Säckingen
Schilling, Karl	Freiburg
Blank, Karl	Heitersheim
Ziegler, Kurt	Freiburg
Knabbe, Georg	Emmendingen
Schwörer, Rudolf	Freiburg
Widenhorn, Lambert	Freiburg
Zimmermann, Leo	Freiburg
Pöschel, Hermann	Efringen
Nohl, Ernst	Müllheim
Klingelhöffer, Wilhelm	Offenburg
Brauch, Theodor	Lahr
Schmidt, Eugen	Baden-Baden
Mayer, Josef	Baden-Baden
Bauer, Wilhelm	Bühl
Blümel, Karl	Karlsruhe

204 Cahen/Mampell (1932).
205 Harms: Badische Aerztekammer. Wählerliste (1932).
206 Harms: Badische Aerztekammer. Aufforderung (1932).
207 Harms: Badische Aerztekammer. Aufforderung (1932).
208 O. V.: Badische Aerztekammer (1932).

Kander, Ludwig	Karlsruhe
Schwank, Robert	Karlsruhe
Starck, Hugo	Karlsruhe
Gollinger, Emil	Bruchsal
Jungblut, Georg	Söllingen
Maier, Erwin	Pforzheim
Renner, Rudolf	Pforzheim
Harms, Christof	Mannheim
Schuh, Bernhard	Mannheim
Cahen, Gustav	Mannheim
Mampell, Otfried	Mannheim
Moses, Julius	Mannheim
Beck, Albert	Mannheim
Zimmermann, Albrecht	Mannheim-Friedrichsfeld
Gotschlich, Emil	Heidelberg
Barsickow, Franz	Heidelberg
Hamburger, Georg	Neckarbischofsheim
Quincke, Hermann	Heidelberg
Huber, Karl	Heidelberg
Keßler, Albert	Heidelberg-Kirchheim
Link, Rudolf	Osterburken

Wie in den Wahlperioden zuvor waren überwiegend die schon im Amt befindlichen Delegierten[209] bestätigt worden[210]. Äußere politische Einflüsse, beispielsweise durch die Nationalsozialistische Deutsche Arbeiterpartei (NSDAP) oder den Nationalsozialistischen Deutschen Ärztebund (NSDÄB), spiegelten sich zumindest hier noch nicht personell wider. Die Wahl des Vorsitzenden und des Vorstandes sollte am 11. Mai erfolgen, nur etwas mehr als zwei Wochen vor dem neunten Badischen Ärztetag.[211]

209 Gewählt waren die Herren (nach Reihenfolge der Wahlkreise) Alfred Hieber, Ernst Korte, Emil Schildknecht, Hermann Wilhelm Friedrich Wilken, Otto Meier, Karl Schilling, Karl Blank, Kurt Ziegler, Georg Knabbe, Rudolf Schwörer, Lambert Widenhorn, Leo Zimmermann, Hermann Pöschel, Ernst Nohl, Wilhelm Klingelhöffer, Theodor Brauch, Eugen Schmidt, Josef Mayer, Wilhelm Bauer, Karl Blümel, Ludwig Kander, Robert Schwank, Hugo Starck, Emil Gollinger, Georg Jungblut, Erwin Maier, Rudolf Renner, Christof Harms, Bernhard Schuh, Gustav Cahen, Otfried Mampell, Julius Moses, Albert Beck, Albrecht Zimmermann, Emil Gotschlich, Franz Barsickow, Georg Hamburger, Hermann Quincke, Karl Huber, Albert Keßler und Rudolf Link. O. V.: Badische Aerztekammer (1932).

210 Nur ein Arzt lehnte seine Wahl zum stellvertretenden Mitglied der Ärztekammer ab (Johann Leopold Auerbach, Baden-Baden). Harms: Badische Aerztekammer (1932), S. 134.

211 Harms: Badische Aerztekammer. Sitzung (1932).

Vor dieser Wahl wurde erneut das Für und Wider einer Personalunion zwischen den Vorsitzenden der Ärztekammer und der ÄLZ diskutiert, dieses Mal mit spürbaren Auswirkungen. Denn in der folgenden geheimen Abstimmung wurde der bisherige Vorsitzende der ÄLZ, Mampell, auch zum Vorsitzenden der Ärztekammer gewählt. Ob es sich dabei um eine Kampfabstimmung oder ein einvernehmliches Zurücktreten des bisherigen Vorsitzenden Harms handelte, wird aus den Berichten nicht ersichtlich. Mampell sah sich aber auf dem nur wenige Tage später stattfindenden Badischen Ärztetag genötigt, darzulegen, dass von seiner Seite aus keine persönliche Einflussnahme stattgefunden habe, um eine Personalunion mit ihm an der Spitze herbeizuführen. Auf dem Ärztetag wurde die Personalunion auch als ein Experiment bezeichnet und Mampell stellte zumindest theoretisch in Aussicht, dass er sein Amt zur Verfügung stellen würde, wenn sich ein Kollege fände, der tatkräftiger wäre.[212]

Als Stellvertreter wurde Wilhelm Wilken aus Villingen gewählt und für den Vorstand Karl Blümel, Wilhelm Bauer, Gustav Cahen, Emil Gotschlich, Christof Harms, Carl Huber, Otfried Mampell, Rudolf Renner, Lambert Widenhorn und Wilhelm Wilken vorgeschlagen. Harms bat allerdings von seiner Wahl abzusehen, Gründe dafür legte er nicht dar. Ein Ersatzmann für ihn wurde nicht vorgeschlagen und somit bestand der Vorstand aus den neun verbleibenden Ärzten. Des Weiteren fanden noch Wahlen zu verschiedenen Kommissionen (Landesgesundheitsrat, Fortbildung etc.) und den Ehrengerichten statt. In Sachen Gewerbesteuer gab es wenig Erfreuliches zu berichten; zwar waren sowohl auf Reichs- als auch auf badischer Landesebene Eingaben verfasst worden, diese hatten aber noch keine Ergebnisse gezeitigt.[213]

Auf dem kurz danach stattfindenden neunten Badischen Ärztetag am 29. Mai 1932 in Baden-Baden fanden sich nur knapp 100 Teilnehmer ein. Wissenschaftliche Vorträge waren gänzlich gestrichen worden, es sollte sich um eine reine „Geschäftstagung“[214] handeln. Mampell sprach in seiner Eröffnungsrede von „Zeiten der Not [die] noch schlimmer sind, als geahnt und vorhergesagt werden konnte“[215]. Er warnte zudem vor tiefgreifenden Umwälzungen. Bei der „Sanierung des Reiches“[216] sei es auch die Aufgabe der Ärzte, „das gute Vorhandene nicht zu zerschlagen“[217], aber ansonsten müsse man „moralische und strukturelle Schäden [der Sozialversicherung] ausmerzen“[218]. Der schon angesprochene Nachwuchs sei in einer solch großen Zahl vorhanden, dass „alte Idealogien [sic!]“[219] keinen Bestand mehr haben könnten, der nachdrängende Nachwuchs würde sonst unter Umständen „ohne Rücksicht auf bewährte bestehen-

212 Pertz (1932), S. 164.
213 Mampell/Renner (1932).
214 Pertz (1932), S. 162.
215 In den ÄMB durch Pertz wiedergegeben, vgl. Anm. 142. Pertz (1932), S. 164.
216 Pertz (1932), S. 164.
217 Pertz (1932), S. 164.
218 Pertz (1932), S. 164.
219 Pertz (1932), S. 169.

de Einrichtungen"[220] handeln. Die Angst vor unkontrollierbaren Veränderungen oder gar einer Revolution klang auch in der badischen Ärzteschaft Anfang der 1930er Jahre immer wieder durch.

Trotz der zahlreichen Klagen hatten die neuesten Notverordnungen aber auch Fortschritte mit sich gebracht, vor allem in Sachen Eigenständigkeit der kassenärztlich tätigen Mediziner. Mit den Notverordnungen vom Dezember 1931[221] und Januar 1932[222] war in Baden der zuvor bestehende Vertrag mit den Krankenkassen aufgehoben worden. Durch die Gründung der kassenärztlichen Vereinigung (KV) war ein Gegengewicht zu den Krankenkassen geschaffen und die schon lange gewünschte Selbstverwaltung der Ärzte gestärkt worden. Statt der ÄLZ war nun die KV dafür zuständig, mit den Krankenkassen die neuen Kollektivverträge auszuhandeln.[223]

In Anbetracht der politisch und wirtschaftlich nicht einfachen Situation wurde eine mögliche Herbsttagung nicht fest eingeplant. Die Entscheidung darüber, wann und ob überhaupt eine weitere größere Versammlung stattfinden sollte, lag im Ermessen des Vorstandes.[224] Trotz einiger positiver Effekte der Notverordnung vom Dezember 1931 spiegelten die Berichte aus dem ersten Halbjahr 1932 mehr Verunsicherung als Aufbruchsstimmung innerhalb der Ärzteschaft wider.

5.12 Der Nationalsozialistische Deutsche Ärztebund in Baden

Eine der Parteien, die sich die Frustration vieler Ärzte mit der Weimarer Republik zunutze machte und es bewusst auf Konflikte mit den Regierungsparteien angelegt hatte sowie in Baden besonders von der negativen Stimmung profitierte, war die NSDAP. Unter den Unzufriedenen waren erwartungsgemäß nicht wenige Ärzte. Im September 1930 hatte sich auch bei den Reichstagswahlen gezeigt, welch enormen Zulauf die Nationalsozialisten in Baden hatten. Mit 19,2 Prozent konnte die NSDAP seit der letzten Reichstagswahl (Mai 1928) ihren Anteil mehr als versechsfachen.[225] Vor allem in Nord-Baden waren die Nationalsozialisten besonders stark.[226] Wie groß der Zuspruch in Baden war, wird im Vergleich zum Nachbarn Württemberg noch deutlicher; dort hatte die NSDAP nur halb so viele Stimmanteile erhalten.[227] Einzig Konstanz lag unter

220 Pertz (1932), S. 169.
221 *Reichsgesetzblatt* (1931), Teil 1, S. 699.
222 *Reichsgesetzblatt* (1932), Teil 1, S. 19.
223 Pertz (1932), S. 169.
224 Pertz (1932).
225 https://www.wahlen-in-deutschland.de/wubaden.htm (letzter Zugriff: 1.12.2021).
226 Mack (2001), S. 14.
227 In Württemberg hatte die NSDAP im September 1930 9,4 Prozent der Stimmen erhalten: https://www.wahlen-in-deutschland.de/wuwuerttemberg.htm (letzter Zugriff: 1.12.2021).

dem reichsweiten Schnitt bei der Wahl im September 1930.[228] Insbesondere unter den freien Berufen hatte die NSDAP zahlreiche Anhänger.[229]

Dementsprechend war erwartbar, dass sich auch ein Ableger des NSDÄB[230] in Baden gründete. Der erste Gauobmann war der praktische Arzt Hermann Vogel aus Ziegelhausen (heute Stadtteil von Heidelberg).[231] Vogel, 1919 approbiert, war zudem als Leiter der NSDAP-Ortsgruppe und Gemeinderat tätig. Allerdings verstarb er schon im Februar 1931.[232] Die Nachfolge trat der erst 33-jährige Theodor Pakheiser an. Nachdem er als 16-Jähriger im Ersten Weltkrieg bei einer Sanitätsabteilung gewesen war, hatte er in Heidelberg und Frankfurt Medizin studiert.[233] 1922 approbiert, hatte er sich als Facharzt für Hautkrankheiten in Heidelberg niedergelassen. Pakheiser war seit September 1930 Parteimitglied[234] und zudem im November in die SS[235] eingetreten und dort als Sturmbannarzt tätig. Einer späteren Beurteilung durch den Gauleiter Robert Wagner zufolge war Pakheiser ein guter Redner und propagandistisch[236] „sehr befähigt"[237]. Zudem sei er „Bester Kenner des Rassenproblems"[238]. Er sollte zur prägenden Figur des NSDÄB in seiner Anfangszeit werden und hielt auf den lokalen Versammlungen zahlreiche Vorträge. Mitte Mai 1931 war er hauptverantwortlich für die Organisation einer Gautagung des NSDÄB in Baden-Baden.[239] Darüber hinaus trat Pakheiser aber auch durch einen Aufruf[240] an die Ärzte und Apotheker in Erscheinung, in dem er offensiv bei der Reichspräsidentenwahl 1932[241] für die Nationalsozialisten warb. Dabei agitierte er gegen die Krankenkassen, die ärztlichen Standesvereinigungen, aber insbesondere „fremdstämmige"[242] Ärzte.

> Deutsche Aerzte und Apotheker!
> 13 Jahre politischen Kuhhandels haben nicht nur mit dem Deutschen Volke die Angehörigen der Heilberufe an den Rand des Abgrundes gebracht, sie haben auch die Sozialver-

228 Mack (2001), S. 16.
229 Mack (2001), S. 13.
230 Zur reichsweiten Entwicklung sei auf Mack (2001), S. 23–29, verwiesen.
231 Reichs-Medizinal-Kalender (1929), S. 441.
232 Schirmer/Weiß (1931).
233 LABW GLAK, 465 c Bü 889, Pag. 15.
234 Mitgliedsnr. 357.240. LABW GLAK, 465 c Bü 889.
235 Mit der Mitgliedsnr. 6601 gehörte er zu den besonders frühen Mitgliedern der SS. LABW GLAK, 465 c Bü 889.
236 Seine Propaganda zeichnete sich durch scharfe Rhetorik aus, welche sich auch in zahlreichen Zeitungsartikeln niederschlug, beispielsweise Pakheiser: Teuflischer Anschlag (1932).
237 LABW GLAK, 465 c Bü 889.
238 LABW GLAK, 465 c Bü 889.
239 O. V.: Aufruf! (1931).
240 Pakheiser: Deutsche Aerzte (1932).
241 Im zweiten Wahlgang hatte Hitler 36,8 Prozent der Stimmen erhalten. Hindenburg hatte nur durch eine Koalition aus mehreren Parteien (u. a. SPD und Zentrum) die Wahl mit 53,1 Prozent für sich gewinnen können: https://www.wahlen-in-deutschland.de/wRPW1932WG2.htm (letzter Zugriff: 1.12.2021).
242 Pakheiser: Deutsche Aerzte (1932), S. 1.

sicherung Bismarcks zu einer Versorgungsdomäne der schwarz-roten Kassenbonzokratie gemacht. Während auf der einen Seite, um des Machtprinzips willen, Millionen-Kassenpaläste und unrentable Eigeninstitute hemmungslos errichtet werden, sind die gemeinsamen Träger der Soz.-Versicherung die Versicherten und die Heilberufe immer weiter entrechtet worden. Gegen die zerstörenden Kräfte helfen keine lendenlahme [sic!] Proteste machtloser Berufsverbände, nicht der Ruf nach dem Recht, denn das Recht ist immer beim Stärkeren, beim Mächtigen.

Eure letzte Rettung vor völliger Verelendung liegt einzig und allein im 100 % Systemwechsel, im Siege des Nationalsozialismus, nicht weil er die Interessen der Ärzte und Apotheker bevorzugt behandelt, sondern weil er einen Staat schaffen wird, der keinen politischen Kuhhandel mehr kennen wird, sondern das Leistungsprinzip anerkennt. Der fremdstämmige Arzt steht beim System, der deutsche bei Adolf Hitler! Wählt daher im Reichspräsidentenwahlkampf 1932 unseren Führer Adolf Hitler.

Dr. Pakheiser, Gauobmann des NS. Ärztebundes, Gau Baden.[243]

Anfang Oktober fand auch im Rahmen des Gauparteitags der NSDAP vom 30. September bis 4. Oktober 1931 eine eigene Veranstaltung des NSDÄB unter der Leitung Pakheisers statt.[244] Die Referate umfassten Themen wie die „Rassenfragen", „Die Krise der Medizin und der Nationalsozialismus"[245], aber auch wirtschaftliche Fragestellungen. Zum Thema der „Rassenfragen"[246] referierte der Augenarzt Rudolf Spuler[247]. Den Vortrag zu Medizin und Nationalsozialismus hielt Pakheiser selbst.[248] Im Gegensatz zu ihrem württembergischen Pendant waren Ärzte des NSDÄB aus Baden kaum überregional als Redner in Erscheinung getreten.[249] In ihrer Heimat sollte der NSDÄB innerhalb der nationalsozialistischen Parteiorganisationen aber weiter an Bedeutung gewinnen.

1932 wurde die Gauleitung der NSDAP neugeordnet.[250] Neben weiteren Abteilungen existierte nun auch eine für Volksgesundheit. An deren Spitze sollte Pakheiser stehen, sein Stellvertreter war ein Karlsruher Zahnarzt. Zu dieser und seiner Rolle als Gauobmann des NSDÄB kam noch die Leitung eines Bereichs für Rassenhygiene hinzu.[251] In der Folge trat er immer wieder als Redner in rassenhygienischen Fragen in Erscheinung.[252] Zudem machte er auch wiederholt Werbung in der Ärzteschaft für die

---

243 Pakheiser: Deutsche Aerzte (1932), S. 1.
244 O. V.: Gauparteitag (1931).
245 O. V.: N. S. Deutscher Aerztebund (1931), S. 7.
246 O. V.: N. S. Deutscher Aerztebund (1931), S. 7.
247 LABW GLAK, 465 h Bü 39841.
248 O. V.: Sondertagung (1931).
249 O. V.: Die NS.-Ärzte (1932).
250 O. V.: Neuorganisation (1932).
251 Wagner (1932).
252 O. V.: Sondertagung (1931).

Zeitschrift des NSDÄB, *Ziel und Weg*.[253] Seine Bedeutung in der badischen NSDAP zeigte sich auch dadurch, dass Pakheiser bei den Reichstagswahlen 1932 und 1933 als einer von 30 bzw. 40 Kandidaten[254] der NSDAP antrat[255]. Er erreichte zudem, dass der badische Ableger binnen weniger Monate zu einer der mitgliederstärksten regionalen Vereinigungen innerhalb des NSDÄB wurde.[256] Darüber hinaus sind die Berichte über die Anfangszeit des NSDÄB in Baden spärlich gesät.[257]

Viele badische Ärzte setzten in den NSDÄB die Hoffnung, dass ihr gesellschaftliches Ansehen wieder derart steigen würde, wie es in den retrospektiv glorifizierten Zeiten des 19. Jahrhunderts der Fall gewesen sei. Damit sprach der Bund auch viele junge Ärzte an, deren Perspektiven nach dem Ersten Weltkrieg wenig rosig und die dadurch besonders offen für alles waren, was Veränderungen versprach. Dabei sah so mancher in den Standesvereinigungen die Chance, die NSDAP und ihre Parteiorganisationen für die Zwecke der Ärzteschaft nutzen zu können.[258]

5.13 Ungleiche Voraussetzungen – frustrierte Jungärzte

Neue Pflichten für die Ärzteschaft waren mit den Veränderungen ebenfalls einhergegangen, beispielsweise mit der Gewerbesteuerpflicht. So war die Verordnung des Reichsarbeitsministeriums über die „Ordnungsmäßigkeit und Richtigkeit der Buchführung der Angehörigen der freien Berufe und ähnlicher Erwerbszweige, soweit sie gewerbesteuerpflichtig sind“[259] vom 22. Juni 1932 in Kraft getreten. Dass viele Ärzte in derlei bürokratischen Angelegenheiten nicht allzu versiert waren oder aber schlicht nicht die Zeit dafür aufbringen wollten, mussten die zuständigen ärztlichen Vereinigungen durch zahllose Beschwerdebriefe erfahren. Das Problem war derart groß, dass man sich vielerorts gezwungen sah, eigene Anleitungen oder erläuternde Artikel zu verfassen.

Problematischer in vielerlei Hinsicht war aber die Ungleichverteilung der kassenärztlichen Einnahmen. Das durchschnittliche kassenärztliche Einkommen, welches im Vergleich mit anderen Berufen ein gutes Auskommen suggerierte, erreichte nämlich nur eine Minderheit der Ärzte. Wie weit die Einkommen der Mediziner auseinanderliegen konnten, zeigte die Veröffentlichung der Einkommensteuerstatistik des Statisti-

253 Zu diesem Zeitpunkt erschien das Blatt mit einer reichsweiten Auflage von 3000 Stück.

254 1932 war er an Position 20 gelistet, 1933 auf Position 24. Unter den Kandidaten waren nicht nur Badener aufgeführt. Pakheiser war aber in beiden Fällen der einzige Arzt.

255 O. V.: Unsere Reichstagskandidaten (1933).

256 Mack (2001), S. 231.

257 Zum zehnjährigen Bestehen verfasste der auf Pakheiser nachfolgende Waldemar Pychlau zwar einen Artikel, in diesem behandelte er die Anfangszeit aber nur in wenigen Sätzen und lieferte auch darüber hinaus kaum tiefergehende Einblicke. Pychlau (1940).

258 Mack (2001), S. 29.

259 Lenz (1932).

schen Reichsamts. Von 46000 approbierten Ärzten waren 37250 für die Einkommensteuer veranlagt worden. Bei den restlichen knapp 9000 handelte es sich überwiegend um beamtete Ärzte und Assistenzärzte. Trotz des Umstandes, dass es besonders viele Mediziner in die Großstädte zog und der Konkurrenzdruck dort am größten war, verdienten diese im Schnitt nicht wesentlich schlechter als ihre Kollegen in den kleineren und mittelgroßen Städten. Deutlich fiel hingegen das Einkommen der Landärzte ab. Letztere hatten laut Statistik ein Durchschnittseinkommen von 10.250 RM, während die Ärzte in den Städten 13.000 bis 13.700 RM verzeichneten.[260] 43 Prozent der Mediziner praktizierten in den Großstädten, wo zu diesem Zeitpunkt 28 Prozent der Bevölkerung lebten. Umgekehrt sah die Situation auf dem Land aus: Hier waren 25 Prozent der Ärzte für 46 Prozent der Reichsbevölkerung zuständig. Insbesondere die häufig überdurchschnittlich verdienenden Fachärzte befanden sich aber in den Städten.

Speziell die in der Regel wenig verdienenden jungen Ärzte betraf zudem eine neue Bedingung für die Zulassung zur Kassenpraxis, die Verpflichtung zur Ableistung einer dreijährigen Assistenzzeit. In Anbetracht des als sehr drastisch dargestellten Überschusses an Medizinstudenten sollte dadurch auch ein späterer Berufseintritt erreicht werden. Diese weitere Lehrzeit bei gleichzeitig geringer Bezahlung stieß bei vielen jungen Ärzten auf erwartbaren Widerstand und vergrößerte die Konflikte mit den arrivierten Medizinern noch weiter. Der Reichsverband angestellter Ärzte sah sich deshalb genötigt, zugunsten der Assistenzärzte eine Eingabe an das Preußische Ministerium für Volkswohlfahrt zu verfassen. Diese Vorgänge wurden auch in Baden interessiert verfolgt. In der Eingabe wurde vor allem auf den „unerträglichen"[261] Umstand hingewiesen, „daß an zahlreichen deutschen Krankenanstalten auch heute noch ausländische Aerzte beschäftigt seien"[262].

Zudem listete man auf, dass an 103 preußischen Krankenanstalten insgesamt 145 ausländische Ärzte angestellt wären. Diese auf die Gesamtheit gesehen sehr geringe Zahl wurde aber dazu genutzt, Stimmung gegen ausländische Mediziner zu machen. So wurde argumentiert, dass „die Verdrängung durch Ausländer von den Jungärzten gerade jetzt besonders drückend empfunden werden"[263] müsse.

So zutreffend diese Analyse im Einzelfall auch sein mochte, zeigt sich hier auch eine Doppelmoral, wurde doch über deutsche Ärzte, die im Ausland tätig waren, häufig in den Standeszeitschriften berichtet und dabei besonders deren Mut und Pioniergeist betont, während auf der anderen Seite ausländische Ärzte nun zunehmend Anfeindungen ausgesetzt waren. Hatten deutsche Mediziner ähnlich gelagerte Probleme mit den Behörden bzw. einer Regierung im Ausland, wurde dies hingegen aufs schärfste verurteilt.

---

260 O. V.: Ueber das Einkommen (1932).
261 O. V.: Der Preußische Minister (1932), S. 203.
262 O. V.: Der Preußische Minister (1932), S. 203.
263 O. V.: Der Preußische Minister (1932), S. 203.

Ähnlich scharf wurden zwei andere Themen auf der Hauptversammlung des Hartmannbundes diskutiert. Zum einen seien trotz der positiv aufgenommenen Gesetzesänderungen die „wirtschaftlichen Aussichten [...] im Arztberuf durch eine Reihe von Faktoren fast katastrophal gesunken“[264], mit der Überfüllung als persistente Hauptursache. Wurde bisher versucht, durch Warnungen vor dem Medizinstudium mittels Flugblättern und Broschüren die Zahl der Medizinstudierenden einzuschränken, erwog man 1932 auch Vorschläge „zur gewaltsamen Eindämmung des ungesunden Zustroms“[265]; gemeint war vor allem durch einen Numerus clausus. Die Frage, ob und inwiefern der Zugang zum Medizinstudium eingeschränkt werden sollte, sowie die prekäre Situation vieler Assistenzärzte sollten die badischen Standesvereinigungen noch über Monate hinweg beschäftigen.[266]

5.14 Die badische Ärzteschaft und ihr Standpunkt zu eugenischen Fragestellungen

Neben den häufig diskutierten wirtschaftlichen Fragen war 1932 reichsweit ein anderes Thema im Fokus der deutschen Ärzteschaft. Auch in Baden wurden die Debatten um Eugenik und Sterilisierungsgesetze aufmerksam verfolgt, wenn auch innerhalb der Standesvereinigungen weitaus weniger intensiv diskutiert als beispielsweise im benachbarten Württemberg. So beschränkte sich die Berichterstattung in den ÄMB überwiegend auf die Wiedergabe der reichsweiten Verhandlungen. Besonders ausführlich dargestellt wurde die Hauptversammlung des Hartmannbundes, denn mit Alfred Hoches und Karl Bindings Schrift „Die Freigabe der Vernichtung lebensunwerten Lebens. Ihr Maß und ihre Form“[267] waren maßgebliche Impulse aus Baden gekommen[268]. Trotz der Prominenz von Hoche in dieser Frage scheint das Thema innerhalb der badischen ärztlichen Standesvereinigungen zunächst keinen allzu prominenten Platz eingenommen zu haben; so finden sich in den 1920er Jahren so gut wie keine Meldungen zu diesen Themen.[269] Im Gegensatz zu Württemberg wurde in den ÄMB lange Zeit auch nicht über die Tätigkeit von Vereinigungen mit diesbezüglichem Fokus, wie die

264 O. V.: Die 29. Hauptversammlung (1932), S. 258.
265 O. V.: Die 29. Hauptversammlung (1932), S. 258.
266 Velden (1933).
267 Binding/Hoche (1920).
268 Zur Bedeutung der Schrift siehe u. a. Klee (2010); Hehl (2005); Steinberg (2005); Benzenhöfer (2005).
269 Der in Baden-Baden niedergelassene Arzt Fritz Barth veröffentlichte ein Buch zu diesem Thema, welches im *Aerztlichen Vereinsblatt* in einer Rezension zerrissen und als „vulgär und das Gesamtniveau so platt, daß das Buch der wissenschaftlichen Literatur nicht zugezählt werden kann“, beschrieben wurde. Niedermeyer (1928).

Gesellschaft für Rassenhygiene, berichtet. Obwohl schon 1910 in Freiburg[270] ein regionaler Ableger der Gesellschaft unter Eugen Fischer und Fritz Lenz gegründet worden war, findet dessen Tätigkeit keine nennenswerte Erwähnung im ärztlichen Standesblatt. 1931 wird hingegen ausführlicher über die Gründung der Badischen Gesellschaft für Eugenik in Karlsruhe berichtet. Sie sollte als Nachfolger des ehemaligen Bundes für deutsche Familie und Volkskraft fungieren.[271] Dessen damaliges Gründungs- und langjähriges Vorstandsmitglied, der Karlsruher Stadtobermedizinalrat Friedrich Hermann Paull, war auch bei der neuen Vereinigung in dieser Funktion tätig. Die wissenschaftliche Führung sollte vom Kaiser-Wilhelm-Institut in Berlin-Dahlem ausgehen. Dessen Direktor war inzwischen Eugen Fischer geworden. Er war in Karlsruhe geboren und hatte in Freiburg studiert, wo er danach als Privatdozent und von 1918 bis 1927 als Direktor des Anatomischen Instituts tätig gewesen war. Das Ziel der Gesellschaft sollte es sein, „die Ergebnisse der menschlichen Vererbungsforschung im Volke zu verbreiten, um zu bewirken, daß ein körperlich und geistig gesundes Geschlecht geboren werde“[272]. Dazu wurden eine monatlich erscheinende Zeitschrift mit dem Titel *Eugenik* und Vortragsreihen genutzt. Das Ziel, sich an das ganze Volk zu richten, wurde auch in der Zusammensetzung des Vorstands deutlich. Hier waren nicht nur Ärzte vertreten, sondern auch Pfarrer, Lehrer und Vertreter von Wohlfahrtsverbänden wie der Caritas und des evangelischen Jugend- und Wohlfahrtsdienstes. Die maßgeblichen Positionen waren aber in den Händen von Ärzten, vielmehr Medizinalbeamten. Den Vorsitz und die Geschäftsführung hatten Paull[273] und der Karlsruher Stadtmedizinalrat Oswald Geißler inne. Mit Obermedizinalrat Otto Schmelcher im Badischen Ministerium des Innern war ein weiterer Karlsruher vertreten. In den ÄMB wurde die badische Ärzteschaft zum Eintritt aufgefordert, der Bezug der Zeitschrift war im Mitgliedsbeitrag inbegriffen. Zudem wiesen Geißler und Paull darauf hin, dass das Standesblatt im Wartezimmer des Arztes seinen Zweck am besten erfüllen würde und „den eugenischen Gedanken in das Volk“[274] tragen könne. In der Folge wurde auch in den ÄMB häufiger über die Arbeit und insbesondere Vorträge der beteiligten Personen und der führenden Köpfe des Kaiser-Wilhelm-Instituts berichtet.[275]

Dabei wurde immer wieder deutlich, dass sich die Ärzteschaft in einer Führungsrolle sah, wenn es sich um die „eugenischen Bestrebungen zur Erhaltung des gesunden Erbgutes im Volke und zur Ausmerzung krankhafter Erbanlagen“[276] handelte. Dazu sei

---

270 Siehe Weingart/Kroll/Bayertz (1988), S. 201.
271 Dieser war 1917 ebenfalls in Karlsruhe gegründet worden.
272 Geißler/Paull (1931), S. 40.
273 Paull war zudem Autor zahlreicher Schriften, die sich neben der Familie auch mit den Themen Eugenik und Rassenhygiene auseinandersetzten, beispielsweise Paull (1934).
274 Geißler/Paull (1931), S. 40.
275 Lorentz (1931).
276 O. V.: Die 29. Hauptversammlung (1932), S. 258.

es erforderlich, „daß der Arzt selbst eugenisch geschult wird und nach Kräften bemüht ist, eugenisches Denken im Volke zu verbreiten“[277].

Die „möglichste Ausmerzung erbkranker Keime aus dem Volksbestand, was nur durch Verhütung der Fortpflanzung erblich schwer belasteter Menschen geschehen kann“[278], war auch der Grund für die seit Mitte der 1920er Jahre zunehmenden Forderungen nach einer diesbezüglichen Gesetzgebung. Insbesondere Gustav Boeters hatte einen als „Lex Zwickau“[279] bekannt gewordenen Entwurf eingebracht. Einige Jahre zuvor noch abgelehnt, stießen die Forderungen inzwischen auf deutlich größere Zustimmung. So wurden die bestehenden Gesetze zunehmend als Hindernis für die eugenischen Bestrebungen innerhalb der Ärzteschaft empfunden. Die Gesetzgebung sei es nämlich, „die den Arzt hindert, das wirksamste Mittel einer Fortpflanzungshemmung, nämlich die Unfruchtbarmachung durch Unterbin[280]. Nicht nur die führenden Standespolitiker auf Reichsebene teilten diese Ansicht und proklamierten eine maßgebliche Rolle für sich, auch auf Landesebene waren diese Stimmen sowohl in Baden als auch in Württemberg zunehmend lauter geworden. So wurde eine Gesetzesänderung gefordert, die „den Arzt ermächtigt“[281], Sterilisierungen unter bestimmten Prämissen vorzunehmen. Anfänglich umfassten diese Vorschläge noch eine Einwilligung der Betroffenen[282], aber auch dies wurde zunehmend in Frage gestellt. So sollten hier Sonderfälle existieren, in denen es möglich werden würde, ohne Einwilligung Sterilisationen vorzunehmen.

Endergebnis der Debatten auf der Hauptversammlung war eine Entschließung des Geschäftsausschusses des ÄVB, welche „die grundsätzliche Einstellung der ärztlichen Führung wiedergibt“:[283]

> Die Verbreitung und Vertiefung erbkundlicher Kenntnis und Lebensauffassung durch eine bessere Ausbildung der Aerzte in der Eugenik und durch die Aufklärung des ganzen Volkes ist angesichts des bedrohlichen Geburtenrückganges als unentbehrliche Vorbedingung zur Erhaltung des gesunden Erbgutes in unserem Volke mit allen Mitteln in die Wege zu leiten. […]
> Neben diesen positiven Maßnahmen ist es eine unabweisbare Notwendigkeit die Vererbung krankhafter Anlagen zu verhindern. Das sicherste Mittel dazu ist die Sterilisierung von Trägern schwerer körperlicher oder geistiger Erbleiden. Die Erfahrungstatsachen der
>
> Erblehre ermöglichen in bestimmten Fällen eine zuverlässige Erbprognose, so daß die Vorbeugung durch Sterilisierung eine festere Grundlage hat als früher. […]

277 O. V.: Die 29. Hauptversammlung (1932), S. 258.
278 O. V.: Die 29. Hauptversammlung (1932), S. 258.
279 Boeters (1926).
280 O. V.: Die 29. Hauptversammlung (1932), S. 258.
281 O. V.: Die 29. Hauptversammlung (1932), S. 258.
282 O. V.: Die 29. Hauptversammlung (1932), S. 258.
283 O. V.: Die 29. Hauptversammlung (1932), S. 260.

> Es ist selbstverständlich, daß die Sterilisierung nur vom Arzte vorgenommen werden kann und darf. Es ist aber ein unerträglicher Rechtszustand, daß ihre Ausführung, auch wenn sie mit Einwilligung der zu behandelnden Personen erfolgt, nach der heute geltenden Rechtsprechung als schwere vorsätzliche Körperverletzung mit Zuchthausstrafe bedroht wird, wenn der Eingriff nicht unzweifelhaft durch den Heilzweck begründet ist. Darum muß eine baldige gesetzliche Neuordnung bestimmen, daß eine Sterilisierung, die vom Arzte im Einklang mit den Erkenntnissen der Erblehre nach fachwissenschaftlicher Entscheidung ausgeführt wird, rechtlich zulässig und nicht Körperverletzung im Sinne des Strafgesetzes ist.
> Die Sterilisierung aus lediglich wirtschaftlichen Gründen ist vom ärztlichen Standpunkte aus zu verwerfen, weil sie gesunde Menschen der Fortpflanzungsfähigkeit beraubt und damit die Masse des wertvollen Erbgutes in unserem Volke vermindert.[284]

Im Gegensatz zur württembergischen Ärzteschaft, die wenige Wochen später einer noch weitergehenden eigenen Eingabe zum Themenkomplex Eugenik zustimmte, scheint es in Baden keine eigene öffentlich gemachte Stellungnahme gegeben zu haben. Ohnehin war die badische Ärzteschaft weitaus häufiger auf einer Linie mit den Vertretern des Hartmannbundes, als dies in Württemberg, welches mit öfteren Alleingängen auffiel, der Fall war.

Allerdings wurde die Badische Gesellschaft für Eugenik in den folgenden Wochen deutlich aktiver. So wurde eine größere Vortragsveranstaltung in den ÄMB angekündigt. Der Privatdozent Friedrich Curtius[285] von der medizinischen Fakultät der Universität Heidelberg sollte zu dem Thema „Soziales Schicksal und Erbanlage"[286] sprechen. Curtius führte dabei aus, dass eben nicht nur „die sog. Umwelteinflüsse den Werdegang, das soziale Schicksal des Menschen in der Hauptsache bestimmen"[287]. Die neue Lehre der Eugenik könne dagegen zeigen, „aus welcher Quelle so viel Menschenleid fließt: Die unüberlegte und daher oft fehlerhafte Gattenwahl"[288]. Ein zweiter Grund wurde darin gesehen, dass viele „Menschen mit hochwertigem biologischem Erbgute sich fast vollständig ausschließen oder wegen der Not der Zeit ausschließen müssen"[289]. Gerade auch innerhalb der Ärzteschaft waren die wirtschaftliche Not und die damit einhergehenden erschwerten Bedingungen für die Gründung einer Familie ein häufiges Thema.

Der von der Badischen Gesellschaft für Eugenik im Haus der Gesundheit in Karlsruhe veranstaltete Vortrag sollte sich neben den Ärzten auch an „Geistliche, Lehrer,

---

284 O. V.: Die 29. Hauptversammlung (1932), S. 260.
285 Curtius wechselte später nach Berlin. Er war nicht Mitglied in der NSDAP, allerdings als Beisitzer im Erbgesundheitsgericht tätig. Klee (2007), S. 98.
286 In den ÄMB durch Paull wiedergegeben, vgl. auch Anm. 142. Paull: Soziales Schicksal (1932), S. 281.
287 Paull: Soziales Schicksal (1932), S. 281.
288 Paull: Soziales Schicksal (1932), S. 281.
289 Paull: Soziales Schicksal (1932), S. 281.

Richter, Fürsorge- und Verwaltungsbeamte"[290] richten. Es wurden aber auch Vorträge gehalten, die den interessierten Zuhörer unabhängig von seiner Profession anziehen sollten.

Nachdem schon seit einigen Jahren eugenische Themen und Begrifflichkeiten wie ‚Ballastexistenzen' und ‚Aufartung' Eingang in die medizinisch-wissenschaftlichen Debatten gefunden hatten, wurden sie zunehmend auch in den ärztlichen Standesvereinigungen präsenter. 1932 steigerte sich sowohl die Zahl der Veranstaltungen als auch der Umfang der Berichterstattung[291] zu diesen Themen in besonderem Maße[292]. Der inzwischen pensionierte Paull trat in den ÄMB auch zunehmend als Rezensent von eugenischer Literatur auf und warb darüber hinaus weiter offensiv für den Eintritt badischer Ärzte in die Gesellschaft.[293] Insgesamt zeigt sich, dass in all den Debatten und Beiträgen die besondere Verantwortung der Ärzte für die Zukunft betont und immer radikalere Maßnahmen befürwortet wurden.

Nur kurze Zeit später sollten die Geschicke der badischen Ärzteschaft in den Händen von Ärzten liegen, die diese und noch weitaus radikalere Maßnahmen auch umzusetzen bereit waren.

Bibliographie

Archivalische Quellen

Landesarchiv Baden-Württemberg, Generallandesarchiv Karlsruhe (LABW GLAK)
231 Bü 9036
465 c Bü 889
465 h Bü 39841

Amtliche Quellen

Reichsgesetzblatt (1930; 1931; 1932)
Verhandlungen des Badischen Landtags. IV. Landtagsperiode (28. Oktober 1929 bis 27. Oktober 1933). 1. Sitzungsperiode (28. Oktober 1929 bis 27. Oktober 1930). Protokollheft Bd. II. Karlsruhe 1930.

Periodika

---

290 Paull: Soziales Schicksal (1932), S. 282.
291 Zur Debatte im DÄB siehe vor allem O. V.: Eugenische Fragen (1932), Ostermann (1932), Hartmann (1932), Eichelberg (1932), Vollmann (1932) und O. V.: Entschließung (1932).
292 Nußbaum (1932) und O. V.: Erbgesunde Familien (1932).
293 Paull: Soziales Schicksal (1932), S. 282, und Paull: Eugenik (1932).

Aerztliches Vereinsblatt für Deutschland 55=57 (1928)
Ärzteblatt für Südwestdeutschland 7 (1940)
Ärztliche Mitteilungen aus und für Baden 80 (1926)–87 (1933)
Der Führer. Das badische Kampfblatt für nationalsozialistische Politik und deutsche Kultur 5 (1931)–7 (1933)
Deutsches Ärzteblatt 57=59 (1930)–59=61 (1932)
Medizinisches Korrespondenz-Blatt für Württemberg 95 (1925)
Münchner Medizinische Wochenschrift 73 (1926)

Gedruckte Quellen

Axmann, Hans: Der Schicksalsweg studierter Frauen. In: Ärztliche Mitteilungen aus und für Baden 80 (1926), S. 188–190.
Bary, August de: Herbsttagung der badischen Aerzteschaft. In: Deutsches Ärzteblatt 57=59 (1930), S. 472.
Binding, Karl; Hoche, Alfred: Die Freigabe der Vernichtung lebensunwerten Lebens. Ihr Maß und ihre Form. Leipzig 1920.
Boeters, Gustav: Lex Zwickau. Entwurf zu einem Gesetz für den Deutschen Reichstag über „Die Verhütung unwerten Lebens durch operative Maßnahmen" in der Fassung vom 18. Oktober 1925. In: Münchner Medizinische Wochenschrift 73 (1926), S. 552.
Cahen, Gustav: Neujahrsbetrachtungen. In: Ärztliche Mitteilungen aus und für Baden 81 (1927), S. 411–414.
Cahen, Gustav: Neujahrsbetrachtungen. In: Ärztliche Mitteilungen aus und für Baden 83 (1929), S. 477–480.
Cahen, Gustav: 1931? In: Ärztliche Mitteilungen aus und für Baden 85 (1931), S. 3 f.
Cahen, Gustav: Offener Brief an den 60 jährigen Dr. Pertz. In: Ärztliche Mitteilungen aus und für Baden 85 (1931), S. 215 f.
Cahen, Gustav; Harms, Christof; Mampell, Otfried: Die Herbstversammlung 1926 der Aerztlichen Landeszentrale. In: Ärztliche Mitteilungen aus und für Baden 80 (1926), S. 313–316.
Cahen, Gustav; Mampell, Otfried: IV. Badischer Aerztetag. In: Ärztliche Mitteilungen aus und für Baden 81 (1927), S. 123.
Cahen, Gustav; Mampell, Otfried: Außerordentliche Hauptversammlung. In: Ärztliche Mitteilungen aus und für Baden 83 (1929), S. 389 f.
Cahen, Gustav; Mampell, Otfried: Aerztliche Landeszentrale. Gewerbeertragssteuer. In: Ärztliche Mitteilungen aus und für Baden 84 (1930), S. 248.
Cahen, Gustav; Mampell, Otfried: Herbsttagung der badischen Aerzteschaft. In: Ärztliche Mitteilungen aus und für Baden 84 (1930), S. 351.
Cahen, Gustav; Mampell, Otfried: Außerordentliche Hauptversammlung der Aerztlichen Landeszentrale für Baden e. V. In: Ärztliche Mitteilungen aus und für Baden 86 (1932), S. 3.
Clauß, Otto: An die jungen Aerzte Badens! In: Ärztliche Mitteilungen aus und für Baden 83 (1929), S. 188.
Eichelberg, Fritz: Ausmerzende Maßnahmen der Eugenik mit besonderer Berücksichtigung der psychiatrischen Krankheitsbilder. In: Deutsches Ärzteblatt 59=61 (1932), S. 416–419.
Fischer, Alfons: Badische Gesellschaft für soziale Hygiene. In: Ärztliche Mitteilungen aus und für Baden 82 (1928), S. 399.

Geißler, Oswald; Paull, Friedrich H.: Badische Gesellschaft für Eugenik. In: Ärztliche Mitteilungen aus und für Baden 85 (1931), S. 40.
Hadrich, Julius: Die Reform der Krankenversicherung. In: Ärztliche Mitteilungen aus und für Baden 82 (1928), S. 185–196.
Hadrich, Julius: Bisherige und künftige „Planwirtschaft". In: Ärztliche Mitteilungen aus und für Baden 84 (1930), S. 252–254, 267–270, 283–286, 301.
Harms, Christof: Die Tätigkeit der Aerztekammer. In: Ärztliche Mitteilungen aus und für Baden 81 (1927), S. 177–180.
Harms, Christof: Badische Aerztekammer. Wählerliste für die Aerztekammerwahl 1928. In: Ärztliche Mitteilungen aus und für Baden 81 (1927), S. 389–402.
Harms, Christof: Aufforderung zur Wahl der Kammermitglieder und Ersatzmänner. In: Ärztliche Mitteilungen aus und für Baden 82 (1928), S. 21.
Harms, Christof: Badische Aerztekammer. In: Ärztliche Mitteilungen aus und für Baden 83 (1929), S. 47.
Harms, Christof: Badische Aerztekammer. In: Ärztliche Mitteilungen aus und für Baden 84 (1930), S. 3.
Harms, Christof: Badische Aerztekammer. Wählerliste für die Aerztekammerwahl 1932. In: Ärztliche Mitteilungen aus und für Baden 86 (1932), S. 53–65.
Harms, Christof: Badische Aerztekammer. Aufforderung zur Wahl der Kammermitglieder und Ersatzmänner. In: Ärztliche Mitteilungen aus und für Baden 86 (1932), S. 73.
Harms, Christof: Badische Aerztekammer. Sitzung des bisherigen Vorstandes. In: Ärztliche Mitteilungen aus und für Baden 86 (1932), S. 117.
Harms, Christof: Badische Aerztekammer. In: Ärztliche Mitteilungen aus und für Baden 86 (1932), S. 134.
Harms, Christof; Pertz, Artur: Badische Aerztekammer. In: Ärztliche Mitteilungen aus und für Baden 85 (1931), S. 361.
Harms, Christof; Renner, Rudolf: Badische Aerztekammer. In: Ärztliche Mitteilungen aus und für Baden 80 (1926), S. 137–139.
Harms, Christof; Renner, Rudolf: Badische Aerztekammer. In: Ärztliche Mitteilungen aus und für Baden 81 (1927), S. 51–56.
Harms, Christof; Renner, Rudolf: Badische Aerztekammer. In: Ärztliche Mitteilungen aus und für Baden 82 (1928), S. 156–160.
Harms, Christof; Renner, Rudolf: Badische Aerztekammer. In: Ärztliche Mitteilungen aus und für Baden 83 (1929), S. 258–261.
Harms, Christof; Renner, Rudolf: Bericht über die Sitzung am 8. Februar 1930. In: Ärztliche Mitteilungen aus und für Baden 84 (1930), S. 195–198.
Harms, Christof; Renner, Rudolf: Bericht über die Sitzung am 22. März 1930. In: Ärztliche Mitteilungen aus und für Baden 84 (1930), S. 198–206.
Harms, Christof; Renner, Rudolf: Badische Aerztekammer. In: Ärztliche Mitteilungen aus und für Baden 85 (1931), S. 181–192.
Harms, Christof u. a.: Dr. Eduard Künzig †. In: Ärztliche Mitteilungen aus und für Baden 84 (1930), S. 119.
Hartmann, Johannes: Wege und Ziele der positiven Eugenik. In: Deutsches Ärzteblatt 59=61 (1932), S. 411–416.
Langbein, Friedrich: Ueber die Lage des Aerztestandes. In: Ärztliche Mitteilungen aus und für Baden 81 (1927), S. 214–220.

Lange, Helene: Axmann. „Der Schicksalsweg studierter Frauen". In: Ärztliche Mitteilungen aus und für Baden 80 (1926), S. 216–218.
Lenz, Paul: Buchführungspflicht der Aerzte. In: Ärztliche Mitteilungen aus und für Baden 86 (1932), S. 187–190.
Lorentz, Friedrich: Auslese der Begabten. In: Ärztliche Mitteilungen aus und für Baden 85 (1931), S. 246.
Lußheimer, Paul: Kolberg 1930. In: Ärztliche Mitteilungen aus und für Baden 84 (1930), S. 232–234, 237–240.
Lußheimer, Paul: Die Berufsauslese und ihre Beziehung zur Planwirtschaft. In: Ärztliche Mitteilungen aus und für Baden 84 (1930), S. 235 f., 251 f.
Mampell, Otfried: Dr. Gustav Cahen zum 60. Geburtstag. In: Ärztliche Mitteilungen aus und für Baden 85 (1931), S. 199 f.
Mampell, Otfried; Renner, Rudolf: Badische Aerztekammer. In: Ärztliche Mitteilungen aus und für Baden 86 (1932), S. 152–155.
Micklinghoff-Malten, Bernhardine: Der Schicksalsweg studierter Frauen. Bemerkungen einer Aerztin zu dem Aufsatz von San.-Rat Axmann. In: Ärztliche Mitteilungen aus und für Baden 80 (1926), S. 208 f.
Niedermeyer, Albert: Barth. Euthanasie. In: Aerztliches Vereinsblatt für Deutschland 55=57 (1928), Sp. 642.
Nußbaum, Willy: Die Bedeutung der Vererbung für die Frau. In: Ärztliche Mitteilungen aus und für Baden 86 (1932), S. 288 f.
O. V.: Berufsunkosten des Arztes. In: Medizinisches Korrespondenz-Blatt für Württemberg 95 (1925), S. 524.
O. V.: Badische Aerztekammer. In: Ärztliche Mitteilungen aus und für Baden 80 (1926), S. 169.
O. V.: Zahl der deutschen Aerzte 1926. In: Ärztliche Mitteilungen aus und für Baden 80 (1926), S. 290–292.
O. V.: Hinweis. In: Ärztliche Mitteilungen aus und für Baden 80 (1926), S. 299.
O. V.: 50 Jahre Verein Karlsruher Aerzte. In: Ärztliche Mitteilungen aus und für Baden 80 (1926), S. 347 f.
O. V.: Statistik der Kassenärzte. In: Ärztliche Mitteilungen aus und für Baden 81 (1927), S. 206 f.
O. V.: Aerztliche Secession. In: Ärztliche Mitteilungen aus und für Baden 81 (1927), S. 248 f.
O. V.: Badische Aerztekammer. In: Ärztliche Mitteilungen aus und für Baden 82 (1928), S. 71.
O. V.: Tagung sozialistischer Aerzte. In: Ärztliche Mitteilungen aus und für Baden 82 (1928), S. 217.
O. V.: Beschluss einer gemeinsamen Sitzung der Aerztekammer vom 13. Oktober 1928. In: Ärztliche Mitteilungen aus und für Baden 82 (1928), S. 347.
O. V.: Zur Einführung. In: Ärztliche Mitteilungen aus und für Baden 83 (1929), S. 11.
O. V.: Aufruf! In: Der Führer. Das badische Kampfblatt für nationalsozialistische Politik und deutsche Kultur vom 5. Mai 1931, S. 7.
O. V.: Gauparteitag. In: Der Führer. Das badische Kampfblatt für nationalsozialistische Politik und deutsche Kultur vom 20. September 1931, S. 1.
O. V.: N. S. Deutscher Aerztebund. In: Der Führer. Das badische Kampfblatt für nationalsozialistische Politik und deutsche Kultur vom 27. September 1931, S. 7.
O. V.: Sondertagung des NS.-Ärztebundes im Löwenrachen. In: Der Führer. Das badische Kampfblatt für nationalsozialistische Politik und deutsche Kultur vom 5. Oktober 1931, S. 6.

O. V.: Badische Aerztekammer. In: Ärztliche Mitteilungen aus und für Baden 86 (1932), S. 118–120.
O. V.: Der Preußische Minister für Volkswohlfahrt gegen Beschäftigung von ausländischen Aerzten an deutschen Krankenanstalten. In: Ärztliche Mitteilungen aus und für Baden 86 (1932), S. 203 f.
O. V.: Ueber das Einkommen der Aerzte. In: Ärztliche Mitteilungen aus und für Baden 86 (1932), S. 234.
O. V.: Die 29. Hauptversammlung des Verbandes der Aerzte Deutschlands. In: Ärztliche Mitteilungen aus und für Baden 86 (1932), S. 254–260.
O. V.: Erbgesunde Familien. In: Ärztliche Mitteilungen aus und für Baden 86 (1932), S. 289.
O. V.: Neuorganisation der NSDAP. im Gau Baden. In: Der Führer. Das badische Kampfblatt für nationalsozialistische Politik und deutsche Kultur vom 9. August 1932, S. 5.
O. V.: Die NS.-Ärzte tagen. In: Der Führer. Das badische Kampfblatt für nationalsozialistische Politik und deutsche Kultur vom 13. September 1932, S. 8.
O. V.: Eugenische Fragen. In: Deutsches Ärzteblatt 59=61 (1932), S. 407.
O. V.: Entschließung des Geschäftsausschusses des D. Ä. V. B. In: Deutsches Ärzteblatt 59=61 (1932), S. 423.
O. V.: „Der dünne Pertz". In: Ärztliche Mitteilungen aus und für Baden 87 (1933), S. 20.
O. V.: Unsere Reichstagskandidaten in Baden. In: Der Führer. Das badische Kampfblatt für nationalsozialistische Politik und deutsche Kultur vom 2. März 1933, S. 4.
Ostermann, Artur: Die erbbiologischen Grundlagen der Eugenik. In: Deutsches Ärzteblatt 59=61 (1932), S. 407–411.
Pakheiser, Theodor: Deutsche Aerzte und Apotheker! In: Der Führer. Das badische Kampfblatt für nationalsozialistische Politik und deutsche Kultur vom 25. Februar 1932, S. 1.
Pakheiser, Theodor: Teuflischer Anschlag des Basler Sonderausschusses gegen die nordische Rasse. In: Der Führer. Das badische Kampfblatt für nationalsozialistische Politik und deutsche Kultur vom 21. Januar 1932, S. 7.
Paull, Friedrich H.: Soziales Schicksal und Erbanlage. In: Ärztliche Mitteilungen aus und für Baden 86 (1932), S. 281 f.
Paull, Friedrich H.: Eugenik und Weltanschauung. In: Ärztliche Mitteilungen aus und für Baden 86 (1932), S. 308 f.
Paull, Friedrich H.: Deutsche Rassenhygiene: ein gemeinverständliches Gespräch über Vererbungslehre, Eugenik, Familie, Sippe, Rasse und Volkstum. Görlitz 1934.
Pertz, Artur: III. Badischer Aerztetag. In: Ärztliche Mitteilungen aus und für Baden 80 (1926), S. 139–142.
Pertz, Artur: Sanitäts- und Heilpersonal. In: Ärztliche Mitteilungen aus und für Baden 80 (1926), S. 174–176.
Pertz, Artur: Eisenach (Schluß). In: Ärztliche Mitteilungen aus und für Baden 80 (1926), S. 215 f.
Pertz, Artur: Badische Aerztekammer. In: Ärztliche Mitteilungen aus und für Baden 80 (1926), S. 244.
Pertz, Artur: Aerztekammer. In: Ärztliche Mitteilungen aus und für Baden 81 (1927), S. 51.
Pertz, Artur: IV. Badischer Aerztetag. In: Ärztliche Mitteilungen aus und für Baden 81 (1927), S. 159–162.
Pertz, Artur: Badische Aerztekammer. In: Ärztliche Mitteilungen aus und für Baden 82 (1928), S. 138.
Pertz, Artur: V. Badischer Aerztetag in Baden-Baden. In: Ärztliche Mitteilungen aus und für Baden 82 (1928), S. 173–175.

Pertz, Artur: 6. Badischer Aerztetag. In: Ärztliche Mitteilungen aus und für Baden 83 (1929), S. 228–238.
Pertz, Artur: Die Aerztetagung in Essen. In: Ärztliche Mitteilungen aus und für Baden 83 (1929), S. 267 f.
Pertz, Artur: VII. Badischer Aerztetag. In: Ärztliche Mitteilungen aus und für Baden 84 (1930), S. 179–182.
Pertz, Artur: Die derzeitige Lage. In: Ärztliche Mitteilungen aus und für Baden 84 (1930), S. 411 f.
Pertz, Artur: VIII. Badischer Aerztetag. In: Ärztliche Mitteilungen aus und für Baden 85 (1931), S. 165–175.
Pertz, Artur: IX. Badischer Aerztetag. In: Ärztliche Mitteilungen aus und für Baden 86 (1932), S. 162–171.
Pychlau, Waldemar: Zur 10 jährigen Wiederkehr der Gründung des NSD.-Ärztebundes. In: Ärzteblatt für Südwestdeutschland 7 (1940), S. 289 f.
Reichs-Medizinal-Kalender für Deutschland. 2. Teil: Ärztliches Handbuch und Ärzteverzeichnis. Leipzig 1926; 1929; 1931; 1935.
Schirmer, Hermann; Weiß, Max: Nachruf! In: Der Führer. Das badische Kampfblatt für nationalsozialistische Politik und deutsche Kultur vom 6. März 1931, S. 5.
Velden, Reinhard von den: Einiges Grundsätzliches über unsere Assistenten. In: Ärztliche Mitteilungen aus und für Baden 87 (1933), S. 20–28.
Vollmann, Siegmund: Die ausmerzenden Maßnahmen der Eugenik und ihre rechtliche Beurteilung. In: Deutsches Ärzteblatt 59=61 (1932), S. 419–423.
Wagner, Robert: Bekanntmachung der Gauleitung. In: Der Führer. Das badische Kampfblatt für nationalsozialistische Politik und deutsche Kultur vom 9. September 1932, S. 4.
Wingler, Fritz: Zur Reorganisation der Aerzteschaft. In: Ärztliche Mitteilungen aus und für Baden 80 (1926), S. 170 f.
Wingler, Fritz: Rück- und Ausblick zur Lage der deutschen Aerzteschaft. In: Ärztliche Mitteilungen aus und für Baden 81 (1927), S. 180–182.

Literatur

Benzenhöfer, Udo: Bemerkungen zur Binding-Hoche-Rezeption in der NS-Zeit. In: Riha, Ortrun (Hg.): Die Freigabe der „Vernichtung lebensunwerten Lebens". Beiträge des Symposiums über Karl Binding und Alfred Hoche am 2. Dezember 2004 in Leipzig. Aachen 2005, S. 114–133.
Brandt, Susanne: „Schmach" und „Schande". Parlamentsdebatten zum Versailler Vertrag. In: Aus Politik und Zeitgeschichte 69 (2019), H. 15 (Themenheft „Pariser Friedensordnung"), S. 50–53.
Conze, Eckart: Verhasster Vertrag. „Versailles" als Propagandawaffe gegen die Weimarer Republik. In: Aus Politik und Zeitgeschichte 69 (2019), H. 15 (Themenheft „Pariser Friedensordnung"), S. 45–49.
Hehl, Ulrich von: „Vordenker der Vernichtung"? Euthanasie-Debatten im Kaiserreich und in der frühen Weimarer Republik. In: Riha, Ortrun (Hg.): Die Freigabe der „Vernichtung lebensunwerten Lebens". Beiträge des Symposiums über Karl Binding und Alfred Hoche am 2. Dezember 2004 in Leipzig. Aachen 2005, S. 5–13.
Klee, Ernst: Das Personenlexikon zum Dritten Reich. Frankfurt/Main 2007.
Klee, Ernst: „Euthanasie" im NS-Staat. Die „Vernichtung lebensunwerten Lebens". Frankfurt/Main 2010.

Mack, Cécile: Die badische Ärzteschaft im Nationalsozialismus. (= Medizingeschichte im Kontext 6) Frankfurt/Main 2001.

Stadtarchive Mannheim und Karlsruhe (Hg.): Ludwig Marum. Das letzte Jahr in Briefen. 2. Aufl. Karlsruhe 2019.

Steinberg, Holger: Alfred Erich Hoche in der Psychiatrie seiner Zeit vor dem Hintergrund der Schrift „Die Freigabe der Vernichtung lebensunwerten Lebens". In: Riha, Ortrun (Hg.): Die Freigabe der „Vernichtung lebensunwerten Lebens". Beiträge des Symposiums über Karl Binding und Alfred Hoche am 2. Dezember 2004 in Leipzig. Aachen 2005, S. 68–102.

Tilitzki, Christian: Die deutsche Universitätsphilosophie in der Weimarer Republik und im Dritten Reich. Berlin 2002.

Weingart, Peter; Kroll, Jürgen; Bayertz, Kurt: Geschichte der Eugenik und Rassenhygiene in Deutschland. Frankfurt/Main 1988.

Wickert, Christl: Lange, Helene. In: Wagner, Fritz (Hg.): Neue deutsche Biographie. Bd. 13: Krell – Laven. Berlin 1982, S. 559 f.

Wormer, Eberhard J.: von Müller, Friedrich. In: Aretin, Karl Otmar von (Hg.): Neue deutsche Biographie. Bd. 18: Moller – Nausea. Berlin 1997, S. 379–381.

Internet

https://www.wahlen-in-deutschland.de/wRPW1932WG2.htm (letzter Zugriff: 1.12.2021).
https://www.wahlen-in-deutschland.de/wubaden.htm (letzter Zugriff: 1.12.2021).
https://www.wahlen-in-deutschland.de/wuwuerttemberg.htm (letzter Zugriff: 1.12.2021).

6. Eugenik und Rassenhygiene in der württembergischen Ärzteschaft
Protagonisten, Debatten und Veranstaltungen bis 1933

6.1 Frühe Debatten in der Weimarer Zeit

Schon vor Ende des Ersten Weltkrieges hatte Robert Eugen Gaupp den Weg „einer scharfen Scheidung zwischen unverbesserlichen und verbesserlichen Fürsorgezöglingen“[1] befürwortet. Die Zuschreibung und Trennung von Menschen in Kategorien wie ‚hoffnungsvoll‘ und ‚hoffnungslos‘ war dabei nur ein erstes Indiz für den neuen Zeitgeist. In der Politik wurden solche Fragen kurz nach Kriegsende ebenfalls diskutiert. Es waren jedoch besonders ärztliche Kreise, in denen diese Themen und derartige Unterscheidungen zwischen Menschen bzw. Patienten zunehmend auf die Tagesordnung kamen. So erklärten die Standesvertreter auf dem Außerordentlichen Deutschen Ärztetag am 23. Juni 1918 in Eisenach die soziale Hygiene und Eugenik zu zwei der wichtigsten Aufgaben für die Zukunft. Allerdings wurden solche Diskussionen unter anderen Vorzeichen geführt, ging man doch zu diesem Zeitpunkt noch von einem deutschen Sieg aus:[2]

> Gerade diese Bestrebungen, das ganze weite, für die Zukunft so überaus wichtige Gebiet der Bevölkerungspolitik, sozialen Hygiene oder wie man es nennen will, wird für uns Aerzte von besonderer Bedeutung werden. Greift doch vieles, was da geschehen muss, tief in unseren Beruf ein, und kann das Ganze doch nur dann zu einem wirklich guten Ergebnisse führen, wenn es von der Zustimmung und Mitarbeit aller Aerzte getragen wird. [...]

1 LABW HStAS, E 151/54 Bü 332, Pag. 355.

2 „Sehr verehrte Herrn! liebe Kollegen! Seit wir uns im Juni 1914 in München getrennt haben, steht die Erde in Flammen. [...] Der stärkste Feind ist besiegt. [...] Ja wahrlich, stolz und zuversichtlich darf der Deutsche um sich blicken, und an diesem Stolze haben gottlob auch wir deutschen Aerzte unser angemessen Teil. Auch die deutschen Aerzte haben eine Prüfung bestanden, wie sie schwerer nicht auszudenken war, und haben sie gut bestanden.“ LABW HStAS, E 151/54 Bü 285, Pag. 50.

> Hoffentlich haben wir recht bald die Möglichkeit, unsere Mitarbeit in der Bevölkerungspolitik auf einem ordentlichen Aerztetage eingehend zu besprechen.[3]

Auf dem nächsten Ärztetag am 27. und 28. September 1919, ebenfalls in Eisenach, wurde die Vererbungsforschung zu einem wichtigen Thema der Zukunft erklärt. Gerade Mediziner sollten in diesem Bereich besonders tätig werden und „für einen gesunden Nachwuchs“[4] sorgen:

> Die Vererbungsforschung schafft den wissenschaftlichen Boden für die Forderungen einer vernünftigen Eugenik, die über das wissenschaftlich Richtige nicht die Wirklichkeit und Schwierigkeit des praktischen Lebens verkennt. Unter ihre berechtigten Forderungen gehört die Förderung frühzeitiger Eheschliessung unter gesunden Menschen, die Bekämpfung der Geschlechtskrankheiten, des Alkoholismus, die Bekämpfung der Geisteskrankheiten, der geistigen und nervösen Ueberreizung, die uns der unheilvolle Krieg fast epidemisch beschert hat.[5]

Bereits während des Krieges fanden „nervöse[] Ueberreizung[en]“[6] sowie die ‚Kriegszitterer‘[7] Eingang in die medizinische Forschung. Die Ergebnisse einiger Arbeiten zeigten aber mitunter schon eindeutige Tendenzen. So wurde den Soldaten, die während des Krieges desertiert waren, häufig unterstellt, geistig minderwertig bzw. schwachsinnig zu sein.[8]

Der Fokus der meisten Ärzte sollte sich aber weniger auf die Forschung, sondern auf die praktische Anwendung der sozialen Hygiene richten. Deren Ziele wurden auf dem Ärztetag von 1919 ebenfalls kurz umrissen:

> Der ganzen Bevölkerung will die Sozialhygiene nützliche Arbeit leisten, wenn sie die Volkskrankheiten, Tuberkulose, Geschlechtskrankheiten und Alkoholismus nach ihrer Eigenart bekämpft. [...] Wenn ich noch die Krüppelfürsorge, die Kriegsbeschädigtenfürsorge, die Fürsorge für körperlich und geistig Defekte, die Wohnungsfürsorge, die Fürsorge für Krebskranke, die Sorge für gute Krankenhäuser und gute Krankenpflege, für einwandfreie erste Hilfe und zweckmässigen Krankentransport kurz benenne, so hätte ich wohl im wesentlichen das Tätigkeitsgebiet der sozialen Hygiene umrissen.[9]

---

3 LABW HStAS, E 151/54 Bü 285, Pag. 50.
4 LABW HStAS, E 151/54 Bü 285, Pag. 52.
5 LABW HStAS, E 151/54 Bü 285, Pag. 52.
6 Gaupp (1922) und LABW HStAS, E 151/54 Bü 285, Pag. 52.
7 Siehe hierzu auch Ude-Koeller (2020), S. 81 f.
8 „Bei meinem gesamten übrigen Materiale spielen für die unerlaubte Entfernung pathologische Momente die Hauptrolle, und zwar handelt es sich vorwiegend um krankhafte Reaktionen auf dem Boden der Entartung.“ Reiss (1918), S. 377. Zur Geschichte der Militärpsychiatrie siehe Riedesser/Verderber (1996).
9 LABW HStAS, E 151/54 Bü 285, Pag. 52.

Allerdings sollten in den unmittelbaren Nachkriegsjahren wirtschaftliche Themen meist eine höhere Priorität haben und die Eugenik, aber auch sozialhygienische Maßnahmen, zunächst in den Hintergrund treten. Erst fünf Jahre später, 1923, erfuhren diese Themenkomplexe verstärkte Aufmerksamkeit. Das hing v. a. mit der Veröffentlichung eines Artikels über „Vererbung und Rassenhygiene“[10] im MKB zusammen. Der Autor, Walter Gmelin[11], war ein junger praktischer Arzt in Schwenningen[12].

Sein Artikel basierte auf einem Vortrag, den er vor dem ärztlichen Bezirksverein in Rottweil gehalten hatte. Dabei ging er zunächst auf den bisherigen Forschungsstand ein, bevor er die Vielzahl an schädigenden Einflüssen auf das Erbgut erläuterte. Besonders gefährlich sei der Alkohol, aber es gäbe noch zahlreiche weitere „Keimgifte“[13], wie beispielsweise Tabak, Blei und Quecksilber, die zu einer „Entartung“[14] beitragen würden. Die wichtigste Rolle hierbei spielte seiner Ansicht nach jedoch die unterschiedlich stark ausgeprägte Fortpflanzung der Bevölkerungsschichten.

Eindeutig im Sinne des Sozialdarwinismus würden in der Natur nur die „widerstandsfähigsten, gesündesten und kräftigsten Individuen“[15] überleben. Durch die Zivilisation sei dies beim Menschen aber nicht mehr der Fall. Gmelin sah auch die ärztliche Kunst, neben der Gesetzgebung, als Grund für diese Entwicklung. Bedingt durch den Krieg, in dem „die Besten, Tapfersten und Gesündesten“[16] gefallen seien, würden sich nun vor allem die „Minderwertigen“[17] fortpflanzen.

Das Resultat sei eine „neue Menschengattung“[18], das Proletariat. Die bürgerlichen Schichten bekämen weniger Kinder, während sich das Proletariat ungehindert fortpflanzen würde. Gmelin sah darin eine „Gegenauslese größten Stiles“[19] und auch ein „Aussterben der Führernaturen in unserem Volke“[20]. Deshalb würde diese Entwicklung „den Untergang des Abendlandes[21] in bedrohliche Nähe“[22] rücken lassen.

Um dies alles zu verhindern, forderte Gmelin drei „rassenhygienische Maßnahmen“:[23]

---

10 Gmelin (1923), S. 21.
11 Gmelin war Jahrgang 1895 und hatte seine Approbation 1920 erhalten. LABW StAS, Wü 13 T 2 Nr. 2643/207.
12 Zu Gmelins weiterem Werdegang siehe das Kapitel zur Entnazifizierung.
13 Gmelin (1923), S. 21.
14 Gmelin (1923), S. 21.
15 Gmelin (1923), S. 21.
16 Gmelin (1923), S. 21.
17 Gmelin (1923), S. 21.
18 Gmelin (1923), S. 22.
19 Gmelin (1923), S. 22.
20 Gmelin (1923), S. 22.
21 Siehe dazu Spengler (1918) und Spengler (1922).
22 Gmelin (1923), S. 22.
23 Gmelin (1923), S. 22.

> 1. die Bekämpfung der keimschädigenden Momente, also z. B. des Alkohols, der Syphilis (Meldepflicht!);
> 2. Ein Eheverbot für Minderwertige. Verhinderung der Fortpflanzung von solchen durch Sterilisierung, Asplierung [sic! – vermutl. Asylierung, A. P.], unter Umständen Schwangerschaftsuntersuchung bei voraussichtlich minderwertigen Nachkommen.
> 3. Eine ärztliche Beratung vor der Ehe und die Vorlegung eines Heiratszeugnisses als Voraussetzung für dieselbe. (Aerztliche Registrierung der Bevölkerung.)[24]

Neben der Umsetzung dieser Maßnahmen sah Gmelin die Ärzte besonders in der Pflicht, sich in der Politik zu engagieren. Um die Realisierung seiner Forderungen zu gewährleisten, müssten die Standesgenossen ein Reichsgesundheitsministerium mit einem Mediziner an der Spitze fordern. Zudem sei es ärztliche Pflicht, dass das „rassenhygienische Denken Gemeingut des deutschen Volkes"[25] werde.

Neben den Rekursen auf Oswald Spengler, den geistigen Wegbereiter des Nationalsozialismus, und Alfred Ploetz, einen der Begründer der Eugenik in Deutschland, hatte Gmelin sowohl in seiner Rhetorik als auch in seinen Forderungen vieles der späteren NS-Gesundheitspolitik vorweggenommen.

Unmittelbare Reaktionen auf den Artikel sind zumindest im MKB nicht dokumentiert. Bis Mitte der 1920er Jahre war Gmelin der einzige württembergische Arzt, der sich wiederholt mit radikalen Positionen in der Standeszeitschrift und seiner Bezirksvereinigung äußerte. Allerdings schienen seine Ausführungen einige Aufmerksamkeit zu erfahren, hielt er doch schon im März 1924 einen weiteren Vortrag über „Rassefragen in Deutschland"[26] im Rahmen einer Versammlung seines Bezirksvereins in Rottweil.

6.2 Ein Aufruf an die deutsche Ärzteschaft

Im Jahr 1924 wurde unter anderem im *Aerztlichen Vereinsblatt* ein Aufruf zur „Sterilisation aller Minderwertigen"[27] veröffentlicht. Dabei schalteten sich auch württembergische Ärzte aktiv in die Debatte ein. Der in Zwickau ansässige Regierungsmedizinalrat Gustav Boeters forderte in seinem Aufruf gesetzliche Bestimmungen für Ärzte zur Durchführung von Sterilisationen:

> Eine ungeheure wichtige Kulturaufgabe harrt ihrer Lösung durch die deutsche Ärzteschaft! Neben schon jetzt unerträglichen und dabei stetig zunehmenden wirtschaftlichen

24 Gmelin (1923), S. 22.
25 Gmelin (1923), S. 22.
26 Clausnizer (1924), S. 39.
27 Boeters (1924), Sp. 3.

> Lasten droht uns die Vernichtung der geistigen Blüte des deutschen Volkes – ihr Untergang in einer Hochflut von geistig und moralisch minderwertigen Existenzen, die Verpöbelung unserer Rasse und damit das Ausscheiden Deutschlands aus der Reihe der Kulturnationen. Wer kann die drohende Gefahr in letzter Stunde noch abwenden? Niemand weiter als der deutsche Ärztestand![28]

In diesem Zuge verlangte Boeters die Fahndung nach „geistig Minderwertigen"[29] und deren anschließende Sterilisation durch die Ärzteschaft. Dabei hatte er behauptet, dass dies rechtlich gesehen keine Straftat sei, wenn die Zustimmung des gesetzlichen Vertreters vorläge.[30] Diese Ansicht wurde vielerorts nicht geteilt, die Reaktionen darauf fielen auch bei einigen württembergischen Ärzten sehr deutlich aus.

Der in Freudenstadt als Pädiater ansässige Karl Eichhorn sollte sich als erster von zwei Württembergern zu Wort melden. Er ging dabei nur bedingt auf die Äußerungen Boeters' ein. Eichhorn nannte aber als Gegenbeispiele für dessen Thesen zahlreiche prominente Persönlichkeiten mit vermeintlich schwerwiegenden geistigen Erkrankungen, darunter viele deutsche Geistesgrößen. Seiner Ansicht nach sei die „Verpöbelung unserer Rasse"[31] nicht durch Sterilisationen zu verhindern, das Problem müsste vielmehr an der Wurzel bekämpft werden. Dies bezog Eichhorn vor allem auf die „innen- und außenpolitische Ausbeutung"[32]. So müsse man gegen eine „gewisse Machtpolitik, mangelnden politischen Blick, wirtschaftliche Knechtung, [...] Alkohol, Unterernährung, Infektion[en]"[33] ankämpfen. Nur dadurch könne man die „Entartung an der Wurzel"[34] packen.

Konkreter auf die Äußerungen Boeters' ging der praktische Arzt Franz Schiler[35] aus Esslingen ein.

Auch in dessen Augen war Boeters „übers Ziel hinaus[geschossen]"[36]. Allerdings wäre der Grundgedanke nicht völlig verkehrt, denn „gewiss wäre es kein Fehler, wenn einzelne Menschen mit besonderen körperlichen oder sittlichen Fehlern an der Fortpflanzung verhindert würden."[37] Aber Boeters' Leitsätze überschritten seiner Ansicht nach zu viele Grenzen, hatte dieser doch auch eine Sterilisation von Blinden und Taubstummen gefordert. Diese könnten „körperlich und geistig durchaus gesund und völlig

28 Boeters (1924), Sp. 3 f.
29 Boeters (1924), Sp. 4.
30 Siehe auch Gnant (1924).
31 Eichhorn (1924), Sp. 41.
32 Eichhorn (1924), Sp. 41.
33 Eichhorn (1924), Sp. 41.
34 Eichhorn (1924), Sp. 41.
35 Reichs-Medizinal-Kalender (1926), S. 573.
36 Schiler (1924), Sp. 42.
37 Schiler (1924), Sp. 42.

unbedenklich für ihre Nachkommenschaft sein“[38]. Darum warf Schiler die Frage auf: „Mit welchem Recht kann man solche ihrer Zeugungsfähigkeit berauben?“[39] Dass Boeters nicht einmal im Einzelfall prüfen, sondern nach pauschalen Kriterien entscheiden wollte, ließ dessen Forderungen in den Augen Schilers noch viel unverhältnismäßiger erscheinen. Seiner Ansicht nach könne selbst eine Prüfung der Familienverhältnisse keinen ausreichenden Grund bieten, da eine Weitervererbung der defekten Gene gar nicht sicher sei. Deshalb wären viele dieser Sterilisationen eine sinnlose „Verstümmelung“[40]. Auch bei geistigen Einschränkungen sah Schiler keinen Grund für derart pauschale Vorverurteilungen. Allerdings gäbe es hier noch am ehesten eine Veranlassung für Sterilisationen: „Bei den Blödsinnigen ist es etwas anderes. Bei den ganz Blöden wird allerdings die Notwendigkeit selten eintreten, teils wegen ihrer ganzen Beschaffenheit, teils durch Obhut. Bei den Schwachsinnigen aber ist auch nach meiner Meinung der Eingriff sehr zu erwägen.“[41]

Schiler unterschied dabei wesentlich schärfer zwischen den in der Debatte ausgemachten Erkrankungen. So lehnte er bei Menschen mit Epilepsie und „Geisteskranken“[42] die Forderungen Boeters’ erneut ab. Hier gäbe es genügend „Fälle mit einwandfreier Nachkommenschaft“[43] und die „Erblichkeitslehre [habe] mancherlei Wendung erfahren“[44]. Nachdem Schiler noch weitere Gegenbeispiele aufgelistet hatte, warnte er vor den Folgen allzu leichtfertiger Sterilisationen:

> Woher will eine ‚Kulturnation‘ das Recht nehmen, a l l e n diesen krankgewesenen Menschen die Freude des Kinderhabens zu rauben? Das Bewusstsein um seines Lebens Glück und Zweck gebracht worden zu sein, könnte seinerseits zerrüttend auf eine wieder gesund gewordene Psyche einwirken. Berechtigte Vorwürfe und stille und laute Anklagen wären den Operateuren und ihren Helfern nicht erspart.[45]

Zudem sei die Operation etwas Unnatürliches und es sei noch nicht in ausreichendem Maß dazu geforscht worden. Schiler schloss seine Ausführungen mit einer Aufforderung an die Ärzteschaft: „Also mehr Zurückhaltung mit diesem ‚harmlosen Eingriff‘!“[46]

Die Aussprache im ÄVD wurde durch eine Stellungnahme des sächsischen Ministeriums des Innern fortgesetzt, welches den Behauptungen Boeters’ deutlich widersprach. Dabei betonte man, dass der Regierungsmedizinalrat nicht im Namen des Mi-

---

38 Schiler (1924), Sp. 42.
39 Schiler (1924), Sp. 42.
40 „Wozu dann diese Verstümmelung?“ Schiler (1924), Sp. 42.
41 Schiler (1924), Sp. 42.
42 Schiler (1924), Sp. 42.
43 Schiler (1924), Sp. 42.
44 Schiler (1924), Sp. 42.
45 Schiler (1924), Sp. 42. Hervorhebung im Original.
46 Schiler (1924), Sp. 43.

nisteriums gehandelt und gesprochen habe. Er galt bei seinem eigenen Arbeitgeber als Querulant und war schon 1922 als Amtsarzt suspendiert worden, was ihn nicht daran hinderte, sich weiterhin öffentlich vehement für eugenische Maßnahmen einzusetzen. In seiner Stellungnahme betonte das Ministerium auch, dass die Erlaubnis des gesetzlichen Vertreters nicht dazu führe, dass eine Sterilisation straffrei durchgeführt werden dürfte.

Allerdings hatte Boeters mit seinen Äußerungen derartige Aufmerksamkeit bekommen, dass vom Ministerium ein Rechtsgutachten darüber in Auftrag gegeben wurde, ob eine Sterilisation „aus sozialen, rassehygienischen und kriminalpolitischen Gründen auch mit Einwilligung des zu Operierenden oder seines Vertreters vom Standpunkte des Strafrechts zulässig erscheine“[47]. Dies wurde von den Gutachtern als „zum mindesten zweifelhaft“[48] erachtet. Entsprechend würden Ärzte in derartigen Situationen strafrechtlich auf eigene Verantwortung handeln, „wenngleich nicht verkannt werden soll, dass solche Operationen im Einzelfalle im Interesse des Volksganzen nur erwünscht sein können und die hierauf gerichteten Bestrebungen des Arztes volle Beachtung verdienen“[49]. Das erwähnte Rechtsgutachten wurde nicht der Öffentlichkeit zugänglich gemacht – eine Haltung, die die Schriftleitung des ÄVD kritisierte. Die Aussprache wurde daraufhin in der Standeszeitschrift für beendet erklärt.[50] Boeters trat aber weiterhin öffentlich mit seinen Anliegen in Erscheinung, und ein Jahr später legte er einen Gesetzesentwurf, von ihm als „Lex Zwickau“[51] bezeichnet, zu der Frage vor.

Die Debatte im ÄVD war 1924 auch im württembergischen Ministerium des Innern aufmerksam verfolgt und ein eigenes Gutachten in Auftrag gegeben worden. Dazu äußerte sich Obermedizinalrat Gottlieb Gnant im MKB. Er führte dabei aus, dass ihm Boeters' Behauptungen von Anfang an zu gewagt waren. Damit die württembergische Ärzteschaft in dieser heiklen Frage auf dem aktuellen Stand sei, wurde die Quintessenz des Gutachtens im MKB abgedruckt:

> In einem Gesetz ist diese Frage überhaupt noch nicht geregelt. Der Verfasser [Boeters, A. P.] hat offenbar die Tatsache im Auge, daß die Rechtsprechung den zu Heilzwecken unternommenen operativen Eingriff nicht für rechtswidrig und darum auch nicht für strafbar erklärt, wenn der Kranke oder sein gesetzlicher Vertreter die Einwilligung zur Operation gegeben hat; die Rechtswidrigkeit und Strafbarkeit ist aber keineswegs ausgeschlossen, wenn der operative Eingriff aus anderen, z. B. rassehygienischen Gründen erfolgt; auch die Einwilligung des gesetzlichen Vertreters vermag nach der herrschenden Rechtsprechung hieran nichts zu ändern. Die operative Unfruchtbarmachung von Blödsinnigen, Geistes-

47 Freund (1924), Sp. 43.
48 Freund (1924), Sp. 43.
49 Freund (1924), Sp. 43.
50 Schriftleitung (1924).
51 Boeters (1926), S. 552.

> kranken und Epileptikern wäre deshalb nach dem geltenden Recht als rechtswidrig und strafbar selbst dann anzusehen, wenn die Zustimmung des gesetzlichen Vertreters vorliegt.[52]

Gnant schloss seinen Artikel mit der Mahnung, dass die württembergischen Ärzte bei dieser Sachlage besser nach dem geltenden Gesetz handeln sollten. Er schränkte allerdings ein, dass sein Beitrag nicht dazu dienen könne, einen Ausblick auf zukünftige Entwicklungen und Gesetze zu geben.[53]

Der rechtliche Standpunkt in dieser Frage war zumindest für das Jahr 1924 eindeutig geklärt, es schien fürs Erste innerhalb der württembergischen Ärzteschaft auch keinen Diskussionsbedarf darüber zu geben. Dies sollte sich aber binnen weniger Jahre grundlegend ändern.

6.3 „Zukunftsmusik und unvergorener Enthusiasmus"[54] Vorstellungen von Rassenhygiene und ihre Bedeutung für die Ärzteschaft

Das Thema Rassenhygiene stieß seit 1924 auch in Württemberg auf zunehmendes Interesse. Dies zeigt nicht zuletzt die Gründung eines regionalen Ablegers der Deutschen Gesellschaft für Rassenhygiene in Tübingen. Unter den Gründungsmitgliedern war Professor Wilhelm Weitz[55], ein Schwager von Fritz Lenz[56], dem Inhaber des ersten rassenhygienischen Lehrstuhls in Deutschland an der Universität München. Zu Weitz' Assistenten gehörte beispielsweise auch Otmar Freiherr von Verschuer. In Stuttgart hatte man einen Ableger der Gesellschaft für Rassenhygiene schon vor dem Ersten Weltkrieg ins Leben gerufen. Initiator war der in der württembergischen Ärzteschaft für seine statistischen Arbeiten bestens bekannte Wilhelm Weinberg gewesen.[57] Bis weit in die 1920er Jahre hinein waren in dieser Gesellschaft nicht bei allen Mitgliedern rassistische Ansichten, wie sie in der NS-Zeit propagiert wurden, zu finden. Einige lehnten beispielsweise Ideen wie diejenige einer Überlegenheit des ‚Nordischen Ide-

52 Gnant (1924), S. 30.
53 Gnant (1924).
54 Schmidt (1925), S. 410.
55 Ab 1927 war Weitz, wohl überwiegend aus finanziellen Erwägungen, als Leiter der inneren Abteilung des Städtischen Krankenhauses in Cannstatt tätig und wurde zum Vorsitzenden des Stuttgarter Ablegers der Gesellschaft gewählt. Klee (2016), S. 665, und Eckart/Sellin/Wolgast (2006), S. 722.
56 Lenz war einer der führenden Rassenhygieniker seiner Zeit und befürwortete 1931 beispielsweise, „das untüchtigste Drittel der Bevölkerung" zu sterilisieren. Zit. n. Klee (2016), S. 366.
57 Zu Wilhelm Weinberg siehe auch Früh/Sperlich (2014).

als' strikt ab, so etwa der Arzt und Hygieniker Maximilian von Gruber[58], der auch in Tübingen einen Vortrag über das „rassenhygienische Ideal"[59] gehalten hatte. Er lehnte die Überhöhung des ‚reinrassigen Ideals'[60] ab.[61] Die Gesellschaft wurde aber über die Jahre zunehmend von Vertretern rassistischer Positionen dominiert.

Seit 1925 existierte zudem der Deutsche Bund für Volksaufartung und Erbkunde, welcher in Konkurrenz zur Gesellschaft für Rassenhygiene stand. Beide Vereinigungen wandten sich wiederholt an die zuständigen Landesbehörden, um für ihre Ziele zu werben. Im Ministerium des Innern stand man den zugrundeliegenden Ideen relativ offen gegenüber, aber nicht den Vereinigungen und ihren Vertretern.[62] So wurde beispielsweise bei Einladungen zu Veranstaltungen vermerkt, dass man diese besser nicht beantworten und ohne weitere Reaktionen zu den Akten legen sollte.[63]

Im September 1925 wurde das Thema Rassenhygiene von Medizinalrat Otto Schmidt[64] erstmals auch auf dem Württembergischen Ärztetag angesprochen. In seinem Vortrag ging er v. a. auf die Aufgaben der Medizinalbeamten und deren Verhältnis zu anderen Ärzten innerhalb des immer bedeutsamer werdenden Fürsorgewesens ein. Dieses wuchs rasch und umfasste mittlerweile neben der Seuchenbekämpfung einige weitere Aufgabengebiete:

> Säuglingswesen mit Mütterberatung, Berufsberatung, Eheberatung, rassenhygienische und Sportbeaufsichtigung, Vernichtung nicht mehr lebenswerten Lebens, biologische Ausscheidung der Minderwertigen und biologische Höherzüchtung der Hochwertigen usw.[65]

Schmidt schränkte umgehend ein, dass bei vielen dieser Punkte „noch recht viel Zukunftsmusik und unvergorener Enthusiasmus"[66] vorhanden wäre, und mahnte daher zunächst zur Zurückhaltung:

---

58 Gruber und dessen Haltung zum Nationalsozialismus und dessen Idealen beschreibt Fridolf Kudlien als „Beispiel eines radikal völkisch-konservativ-rechts gesonnenen Mannes […], der nichtsdestoweniger Hitler, dessen früher Bewegung und zumindest großen Teilen des von dieser vertretenen Ideengutes distanziert-kritisch, wenn nicht offen ablehnend gegenüberstand". Kudlien (1982), S. 374.

59 Gruber (2018), S. 465.

60 Das Ziel sollte seiner Ansicht nach auch „nicht Wiedervernordung heißen dürfe[n]". Zit. n. Kudlien (1982), S. 385.

61 Dazu auch: „Dagegen geht das Vorurteil gegen jede Rassenkreuzung irr, wonach Mischlinge stets mehr oder weniger, namentlich der Charakteranlage nach, mißraten." Zit. n. Kudlien (1982), S. 384.

62 So bemerkte Obermedizinalrat Gnant in einer Aktennotiz: „Persönlich stehe ich den von Berlin ausgehenden Neugründungen […] sehr kritisch u. skeptisch gegenüber. Im vorliegenden Fall ist wohl eine zuwartende Haltung das Gegebene. […] Die Ziele der Gründung sind ohne weiteres der Unterstützung würdig." LABW HStAS, E 151/54 Bü 3, Pag. 1.

63 „Der Bund scheint ein sehr privates Unternehmen zu sein. Die Zuschrift wird am besten nicht beantwortet." LABW HStAS, E 151/54 Bü 3, Pag. 7.

64 Reichs-Medizinal-Kalender (1926), S. 580.

65 Schmidt (1925), S. 410.

66 Schmidt (1925), S. 410.

> So interessant ja auch manche Einzelheiten in den Rassen- und sonstigen Vererbungsfragen sein mögen, wir müssen uns bewußt sein, daß wir in allen diesen Dingen noch nicht auf festem Boden stehen und daß zum Experimentieren im Großen das Menschenmaterial doch zu kostbar ist. Wir sind eben doch in Gottes Namen keine Tierzüchter.[67]

Damit erteilte er zumindest den radikalsten Stimmen eine Abfuhr. Schmidt erinnerte auch daran, dass „die nüchterne Betrachtung des Arztes in allen diesen Zweigen unentbehrlich“[68] sein müsse. So könne man „bei aller Hochachtung vor unserem Wissen“[69] noch nicht einmal vorhersagen, ob eine Mutter ein Mädchen oder einen Jungen bekommen würde, von anderen Eigenschaften ganz zu schweigen. Schmidt erachtete eine stärkere Spezialisierung in der Zukunft als unumgänglich, wobei die einzelnen Arbeitsbereiche sich stärker abgrenzen müssten. Wichtig sei dabei, dass das ganze Gebiet des Fürsorgewesens in den Händen der Ärzte bleibe, „schon damit eine gewisse Sachlichkeit verbürgt ist und laienhaftes Wesen sich nicht allzu breit macht, das nur zu leicht einem weitgehenden Feminismus, Infantilismus und einer Gemütsverfassung zum Opfer fällt“[70].

Wenn diese Ausführungen auch nicht der primäre Inhalt des Vortrags waren, so hatte Schmidt doch einige Themen angeschnitten, welche die württembergischen Ärzte zukünftig beschäftigen sollten. In den nächsten vier bis fünf Jahren spielte die Rassenhygiene auf den Versammlungen der beiden ärztlichen Standesvereinigungen aber kaum eine Rolle. Die bestimmenden Themen waren in dieser Zeit vor allem wirtschaftlicher Natur.[71]

Dennoch finden sich vereinzelt Vorträge, wie beispielsweise am 26. Juli 1926 von Verschuer in Tübingen zum Thema der „vererbungsbiologischen Zwillingsforschung“[72].

6.4 Die Veranstaltungsreihe der Stuttgarter Gesellschaft für Rassenhygiene

Ab 1930 sollte sich die Situation stark verändern. Innerhalb kurzer Zeit erschien eine ganze Reihe von Artikeln zum Thema Rassenhygiene. Die Stuttgarter Gesellschaft für Rassenhygiene veranstaltete zudem ab Januar eine Vortragsreihe, in deren Rahmen zunächst Fritz Lenz und anschließend, im März, Robert Eugen Gaupp vortrugen. Zu Gaupps Vortrag mit dem Titel „Unfruchtbarmachung geistig und sittlich Minderwer-

---

67 Schmidt (1925), S. 410.
68 Schmidt (1925), S. 410.
69 Schmidt (1925), S. 410.
70 Schmidt (1925), S. 410.
71 Siehe das Kapitel zu Württemberg in der Zeit von 1926 bis 1929.
72 Vogt (1927).

tiger und Kranker"[73] wurde aber nicht nur eine Ankündigung im MKB abgedruckt, es folgte eine direkte Aufforderung der ÄK an die Ärzteschaft, daran teilzunehmen:

> Die zu behandelnden Fragen sind von erheblicher praktischer Bedeutung und haben für alle Aerzte, auch die nicht rassenhygienisch speziell Interessierten, großes Interesse. Der Name des Redners, der sich bereits auf dem in dem Vortrag abzuhandelnden Gebiet wissenschaftlich betätigt hat, bürgt dafür, daß der Hörer über das Problem in mustergültiger Weise unterrichtet werden wird.[74]

Derartig direkte Aufforderungen wurden nur selten ausgesprochen. Gaupps Vortrag blieb der einzige innerhalb der Veranstaltungsreihe, bei dem explizit zum Erscheinen aufgerufen wurde. Weitere Vorträge, beispielsweise durch den Pädagogen Friedrich Reinöhl[75], folgten in den nächsten Monaten[76], am 3. Dezember bildete ein Referat von Verschuer über „Die Zwillingsforschung von heute"[77] den Abschluss.

Im Jahr 1931 wurde das Thema der Zwangssterilisation auch im Rahmen der Konflikte um den Fall Kienle-Wolf[78] und den § 218 diskutiert. Insbesondere der Bietigheimer Arzt Eduard Krauter[79] forderte dabei eine „Geburtenverhütung durch Zwangssterilisation"[80] und listete alle „asozialen Elemente"[81] auf, die in seinen Augen dafür in Frage kamen. Aufgrund seiner sehr pauschalen Kategorisierung hätte dies große Bevölkerungsteile betroffen.[82]

Krauter war mit seinen Forderungen aber bei weitem nicht allein. So meldete sich 1931 auch der aus Backnang stammende und zu diesem Zeitpunkt immer häufiger standespolitisch in Erscheinung tretende Alfred Bosler mit einem Artikel zur „Sterilisierung aus eugenischen Gründen"[83] zu Wort. Ursprünglich hatte er einen Vortrag zu diesem Thema am 7. Juni 1931 auf einer Versammlung des ärztlichen Bezirksvereins Ludwigsburg gehalten. Die Schriftleitung des MKB hatte sich aber entschlossen, das ganze Referat in mehreren Teilen abzudrucken und so der gesamten württembergischen Ärzteschaft zugänglich zu machen.[84]

---

73 Zoeppritz (1930), S. 92.
74 O. V. (1930), S. 101.
75 Reinöhl erhielt 1944 die Ehrendoktorwürde durch die medizinische Fakultät der Universität Tübingen „für seine Verdienste bei der Herausarbeitung und Ausbreitung erb- und rassenbiologischer Fragen". Zit. n. Müller (2013), S. 256.
76 Weitz: Gesellschaft für Rassenhygiene (1930).
77 Weitz: Stuttgarter Gesellschaft für Rassenhygiene (1930), S. 515.
78 Siehe hierzu das Kapitel Württemberg 1930–1933.
79 Reichs-Medizinal-Kalender (1931), S. 357.
80 Krauter (1931), S. 166.
81 Krauter (1931), S. 166.
82 Krauter (1931).
83 Bosler: Sterilisierung Teil 1 (1931), S. 389.
84 Bosler: Sterilisierung Teil 1 (1931); Bosler: Sterilisierung Teil 2 (1931).

Bosler wollte Rassenhygiene und Eugenik als „Lehre von der Wohlgezeugtheit des Menschen“[85] verstanden wissen. Um dies zu erreichen, waren in seinen Augen neben einer „überdurchschnittlichen Fortpflanzung der gesunden und tüchtigen Erbstämme des Volkes“[86] auch „Maßnahmen ausmerzender Rassenhygiene“[87] erforderlich. Die wichtigste Rolle spielte dabei in seinen Augen die „Sterilisation aus eugenischer Indikation“[88]. Im Jahr 1924 waren solche Forderungen im ÄVD noch von zahlreichen Ärzten scharf abgelehnt worden, und auch vom juristischen Standpunkt aus hatte man keine Berechtigung für derartige Eingriffe gesehen. Bosler ging in seinen Ausführungen auch auf Boeters' Äußerungen ein und bekundete sein Bedauern darüber, dass dessen Initiative damals keine Aussicht auf Umsetzung gehabt hätte. Selbst 1932 wurden Boeters' Entwürfe noch als zu weitgehend oder fehlgeleitet abgelehnt.[89]

Bosler hingegen sah in der Sterilisierung die einzig sichere Methode der Eugenik. Eheberatung und Eheverbote wären wünschenswert, könnten aber nicht den gewünschten Effekt erzeugen. Dabei trennte Bosler zwischen der eugenischen und der sozialen[90] Indikation. So kritisierte er den Grazer Chirurgen Hermann Schmerz; dieser hatte Sterilisierungen aus sozialer Indikation durchgeführt[91], was in den Augen Boslers „zweifellos ein höchst verwerfliches Beginnen“[92] war.

Um dem vorzubeugen, müsse der Gesetzgeber aktiv werden. Deshalb verwies Bosler als Nächstes auf die Entwicklungen im Ausland. Er ging vor allem auf schon existierende Gesetze in den USA ein. Insbesondere in Kalifornien sah Bosler „das gelobte Land der Sterilisierung zum Zweck der Aufbesserung des Menschengeschlechtes“[93]. Dabei ließ er tief auf seine persönlichen Vorstellungen einer medizinischen Ethik blicken:

> Die Amerikaner sind praktische Leute, sind großzügig und nicht angekränkelt von überlebten Vorstellungen wie der des Rechts der Persönlichkeit, sie geben sich auch bei der Indikationsstellung nicht mit Kleinigkeiten ab wie der sorgfältigen Diagnose und Abgrenzung

---

85 Bosler: Sterilisierung Teil 1 (1931), S. 389.
86 Bosler: Sterilisierung Teil 1 (1931), S. 389.
87 Bosler: Sterilisierung Teil 1 (1931), S. 389.
88 Bosler: Sterilisierung Teil 1 (1931), S. 389.
89 Der später in der ‚Aktion T 4‘ u. a. als Gutachter aktiv involvierte Carl Schneider äußerte sich auch 1932 noch ablehnend gegenüber dem Entwurf Boeters': „Bei dem Entwurf handelt es sich um den bereits längst bekannten, der ja von allen Seiten – selbst den Verfechtern der Sache – als zu weitgehend abgelehnt wird. […] An dem Boeters'schen Entwurf ist natürlich alles verfehlt. […] Wenn ein Paragraph in das neue Strafgesetz kommt, fällt er ganz gewiß nicht im Sinne der Boeters'schen Richtlinien aus.“ Zit. n. Hochmuth (1997), S. 214.
90 Indikation vor allem aus privaten, familienplanerischen und wirtschaftlichen Gründen.
91 „Auch in breiteren Kreisen als Chirurg angesehen, wurde er durch die von ihm aus sozialer Indikation vor allem an sozialdemokrat. organisierten Eisenbahnern (‚Schmerzmänner‘) durchgeführten Sterilisationsoperationen auch breiteren Kreisen bekannt.“ Höflechner (1994), S. 235 f.
92 Bosler: Sterilisierung Teil 1 (1931), S. 389.
93 Bosler: Sterilisierung Teil 1 (1931), S. 389.

> der einzelnen psychischen Störungen, sondern unter dem Sammelbegriff Geisteskrankheit, Blödsinn, Epilepsie und unter der Annahme gänzlich polymorpher Vererbungsweise der Degeneration wird sterilisiert.[94]

Persönlichkeitsrechte und sorgfältige Diagnose waren somit für Bosler nur störende Hürden auf dem Weg zur weitreichenden Sterilisierung großer Bevölkerungsteile. Aus dieser Einstellung heraus lobte er insbesondere den „unbekümmertste[n] der amerikanischen Rassenhygieniker"[95], Harry Hamilton Laughlin[96]. Dieser hatte die Forderung gestellt, dass fortlaufend etwa ein Zehntel der amerikanischen Bevölkerung sterilisiert werden sollte, „um den Aufstieg des amerikanischen Volkes nicht durch Aufzucht von Ballastexistenzen zu erschweren"[97]. Dass wie in den USA aber auch aus anderen Gründen als der eugenischen Indikation operiert werde, war nach Boslers Meinung aber für Deutschland nicht wünschenswert. Als Nächstes ging er auf die deutschen Verhältnisse ein und orientierte sich dabei überwiegend an den Zahlen aus Verschuers Untersuchung. Nach dessen Erhebungen wären mindestens 300000 Menschen in Deutschland zu sterilisieren. Dies hätte 1931 knapp 0,5 Prozent der Bevölkerung entsprochen. Bosler sah diese Zahlen aber noch als zu niedrig an.[98] Als Begründung für die große Zahl an Sterilisationen brachte er vor allem die gängigen Stereotype an; so wären diese Personen eine große Belastung für den Staatshaushalt und hätten einen Hang zum „Gewohnheitsverbrechertum"[99]. Belege dafür führte er nicht an, allerdings hatten sich diese Narrative inzwischen auch in ärztlichen Kreisen weitgehend durchgesetzt und wurden kaum noch in Frage gestellt. Eine Grenze zog Bosler bei den von Alfred Hoche und Karl Binding zur Diskussion gestellten Plänen bezüglich der „Vernichtung lebensunwerten Lebens"[100], zumindest „soweit es die lebenden Kranken betrifft"[101]. Das Ganze wäre zwar schon ernsthaft diskutiert worden, aber es sei zu Recht still um diese Pläne geworden. Für kommende Generationen müsse man aber trotzdem „schweren Erbübel[n]"[102] vorbeugen, weil sich die „geistig defekten Klassen […] doppelt so schnell vermehrt haben"[103]. Dazu zählte er auch „psychotisch Entartete"[104], worunter er v. a. an Schizophrenie Erkrankte verstand, selbst wenn neue Therapien dazu geführt

---

94 Bosler: Sterilisierung Teil 1 (1931), S. 389.
95 Bosler: Sterilisierung Teil 1 (1931), S. 389.
96 Zu Laughlins Gesetzesentwürfen siehe Harry Laughlin and Eugenics. A Selection of Historical Objects from Harry H. Laughlin Papers, URL: https://historyofeugenics.truman.edu/altering-lives/sterilization/model-law/ (letzter Zugriff: 15.12.2020).
97 Bosler: Sterilisierung Teil 1 (1931), S. 389.
98 Bosler: Sterilisierung Teil 1 (1931), S. 390.
99 Bosler: Sterilisierung Teil 1 (1931), S. 390.
100 Binding/Hoche (1922).
101 Bosler: Sterilisierung Teil 1 (1931), S. 390.
102 Bosler: Sterilisierung Teil 1 (1931), S. 390.
103 Bosler: Sterilisierung Teil 1 (1931), S. 390.
104 Bosler: Sterilisierung Teil 1 (1931), S. 390.

hätten, dass viele „soweit gebessert und bis zu einem solchen Zustand sozialer Brauchbarkeit gebracht würden, daß sie aus der Anstalt entlassen werden könnten“[105]. Bosler konnte darin aber keinen medizinischen Fortschritt erkennen. Denn in seinen Augen war diese Entwicklung kontraproduktiv, da sich dadurch nur die Wahrscheinlichkeit der Fortpflanzung dieser Personen erhöht hätte. Aus diesem Grund müsse auch hier sterilisiert werden. Um seine Ausführungen zu untermauern, führte er weitere Rassenhygieniker wie Ernst Rüdin, Theobald Lang, Hans Luxenburger und den Tübinger Hermann Hoffmann an.[106] Vor allem Luxenburger wurde ausführlich zitiert, hatte dieser doch wenige Wochen zuvor einen Vortrag in Stuttgart zu diesem Thema gehalten:[107]

> Wir fordern die Sterilisierung eines jeden Schizophrenen, dessen Diganose [sic!] sicher feststeht, vor der Entlassung aus einer geschlossenen Anstalt, sofern er noch im zeugungsfähigen oder gebärfähigen Alter steht. Dasselbe gilt für diejenigen Schizophrenen, die nicht anstaltsbedürftig werden. Unterwerfen sich diese der Unfruchtbarmachung nicht, so sind sie in eine geschlossene Anstalt einzuweisen.[108]

Das Gleiche sollte auch für manisch Depressive und Epileptiker gelten. Dies wäre man „der abendländischen Kultur“[109] schuldig. Bosler stimmte Luxenburger in allen Punkten zu. So handele es sich bei den Erkrankten um „reine Ballastexistenzen, um Minusvarianten, denen kein ausgleichendes Pluszeichen zu Hilfe kommt“[110]. Bosler reduzierte die Entscheidung über eine mögliche Sterilisation auf eine reine Kosten-Nutzen-Rechnung. Dabei sah er keinerlei Gründe, mit Vorsicht vorzugehen: „Die Wahrscheinlichkeit, daß mit den schlechten Keimanlagen auch wertvolle ausgemerzt werden, ist so gering, daß sie bei dieser Gruppe von Minderwertigen vernachlässigt werden darf.“[111]

Ebenso wenig hatte er etwas gegen Zwangssterilisationen einzuwenden, „da man bei den Geistesschwachen kein genügendes Verständnis für die Zweckmäßigkeit ihrer Sterilisierung wird voraussetzen dürfen“[112]. Mit geringfügigen Einschränkungen befürwortete er, den Zwang auch bei an Schizophrenie Erkrankten und Manisch-Depressiven anzuwenden. Wie viele andere Rassenhygieniker wollte er bei „Psychopathengruppen […] größere Vorsicht“[113] walten lassen, denn unter den „Psychopathen“ seien

105 Bosler: Sterilisierung Teil 1 (1931), S. 390.
106 Bosler: Sterilisierung Teil 1 (1931), S. 391.
107 Bosler: Sterilisierung Teil 2 (1931), S. 412.
108 Luxenburger (1930), S. 2020.
109 Bosler: Sterilisierung Teil 2 (1931), S. 412.
110 Bosler: Sterilisierung Teil 2 (1931), S. 412.
111 Bosler: Sterilisierung Teil 2 (1931), S. 412.
112 Bosler: Sterilisierung Teil 2 (1931), S. 412.
113 Bosler: Sterilisierung Teil 2 (1931), S. 413.

zahlreiche „[g]eniale Menschen"[114], wie eine Publikation Ernst Kretschmers[115] mit demselben Titel gezeigt habe[116].

Als Nächstes zitierte Bosler die überwiegend in Berlin tätige Ärztin Helenefriederike Stelzner:[117] „Die Minderwertigen versperren heute in Deutschland den Ungeborenen aus gut veranlagten Familien den Weg ins Freie."[118] Nach diesen Verweisen auf andere Rassenhygieniker wurde Boslers Rhetorik noch radikaler: „Im Mittelalter hat man die Geisteskranken als Hexen verbrannt oder in der Tollenkiste, oder sonstwie elendiglich zugrunde gehen lassen. Die fortgeschrittene Kultur umhegt sie und setzt, wofern sie dieselben nicht lebenslänglich interniert, ihrer Fortpflanzung bisher kein Hindernis in den Weg."[119]

Er plädierte in diesem Zuge dafür, dass sich die Ärzte mit Nachdruck für eine gesetzliche Regelung der Sterilisation einsetzen sollten. Bosler verwies dabei auf einen ersten Gesetzesentwurf des sächsischen Landesgesundheitsamtes, der anscheinend von den dortigen Ministerien des Innern und der Justiz befürwortet worden war:[120]

> § 224 a: Eine strafbare Körperverletzung liegt nicht vor, wenn durch einen Arzt zeugungsunfähig gemacht worden ist, wer an einer Geisteskrankheit, einer dieser gleichzuachtenden anderen Geistesstörung oder an einer betätigten [sic!], schweren verbrecherischen Veranlagung leidet oder gelitten hat, die nach dem Gutachten zweier hierfür amtlich anerkannter Aerzte mit großer Wahrscheinlichkeit schwere Erbschädigungen seiner Nachkommen erwarten läßt. Der Eingriff muß mit seiner Einwilligung oder bei Unmündigen mit Einwilligung des gesetzlichen Vertreters und in beiden Fällen mit Zustimmung des Vormundschaftsgerichtes vorgenommen worden sein. Als Gutachter können nur gelten ein Psychiater und ein in Eugenik und Rassenhygiene erfahrener Arzt.[121]

Dass derartige Gesetzesinitiativen auf Widerstand stoßen würden, war auch Bosler bewusst. Insbesondere aus den Reihen der Zentrumspartei und der katholischen Kirche sei Widerstand zu erwarten. In erster Linie spielte hier die Enzyklika Casti conubii[122]

---

114 Kretschmer (1929).

115 Kretschmer war ein württembergischer Psychiater, der unter Robert Eugen Gaupp an der Universitätsklinik in Tübingen gelernt hatte. 1929 war er für den Medizin-Nobelpreis nominiert. In der Zeit des Nationalsozialismus war er unter anderem Richter an Erbgesundheitsgerichten und befürwortete die ‚Aktion T 4', über die er detailliert informiert war. Klee (2016) und Seidler (1982).

116 Bosler: Sterilisierung Teil 2 (1931), S. 413.

117 Kurzbiographie: Helenefriederike Stelzner, geb. Westmann, URL: https://geschichte.charite.de/aeik/biografie.php?ID=AEIK00709 (letzter Zugriff: 15.12.2020).

118 Zit. n. Bosler: Sterilisierung Teil 2 (1931), S. 413.

119 Bosler: Sterilisierung Teil 2 (1931), S. 413.

120 Bosler: Sterilisierung Teil 2 (1931), S. 413.

121 Zit. n. Bosler: Sterilisierung Teil 2 (1931), S. 413.

122 Darin wurden u. a. staatliche Eingriffe in das Recht auf Eheschließung als auch Sterilisationen aus eugenischen Gründen abgelehnt.

eine Rolle.[123] Bosler hoffte aber, dass sich „die rassehygienisch einsichtigen Katholiken“[124] an den Papst wenden und damit entweder Erfolg haben würden oder dass alle, die dem päpstlichen Urteil nicht unterworfen wären, sich zusammenschließen und für die Sterilisation aus eugenischer Indikation aussprechen würden.

Die in den im September 1931 veröffentlichten Artikeln geäußerten Forderungen erfuhren in den folgenden Monaten größere Aufmerksamkeit, als Bosler wahrscheinlich selbst zu hoffen gewagt hatte. Der Autor, der seit der Wahl 1931 als Mitglied des Bezirks Ludwigsburg in der ÄK vertreten war, hatte mit Hermann Hoffmann, Robert Eugen Gaupp und Eugen Stähle einige ebenfalls standespolitisch tätige Kollegen, die seine Forderungen unterstützten.[125] Zudem war die ÄK auch Mitglied in einer rassenhygienischen Vereinigung[126] geworden.

In der zweiten Hälfte des Jahres wurde die Eugenik zum bestimmenden Thema medizinischer Vortragsveranstaltungen. So lud die Stuttgarter Eugenische Gesellschaft am 24. November 1931 beispielsweise zu einem Vortrag über „neuere Ergebnisse der Erbforschung und menschlichen Erblehre“[127] ein. Als Referent sprach Eugen Fischer[128], der Direktor des Kaiser-Wilhelm-Instituts für Anthropologie, menschliche Erblehre und Eugenik.

Wenige Wochen später, im Februar 1932, wurde eine Denkschrift Hermann Muckermanns[129], seines Zeichens Leiter der Abteilung Eugenik im KWI und erster Schriftführer der Deutschen Gesellschaft für Rassenhygiene, im MKB veröffentlicht. Der Autor, selbst Jesuit, sah in der Eugenik eine Wissenschaft zur Förderung der Familie als gesellschaftlicher Institution.[130] Zudem hatte er einen Entwurf für ein Gesetz zur Eugenik auf einer Sitzung des Preußischen Landesgesundheitsrates vorgestellt.[131]

---

123 Auch in einer umfangreichen Buchrezension widmete er sich diesem Thema. Bosler: Eugenik (1932).

124 Bosler: Sterilisierung Teil 2 (1931), S. 414.

125 Bosler und Gaupp als Mitglieder, Hoffmann und Stähle als Ersatzmänner: Neunhoeffer (1931); Langbein (1931).

126 Der Kassenbericht des Jahres 1931 führt beispielsweise Ausgaben für die Mitgliedschaft im Verein für Rassenhygiene auf. Langbein/Bosler (1932).

127 Weitz (1931), S. 503.

128 Fischer war ein badischer Mediziner und der wirkmächtigste nationalsozialistische Rassenhygieniker. Von 1918 bis 1927 war er Ordinarius für Anatomie an der Universität Freiburg im Breisgau und von 1927 bis 1942 Direktor des KWI in Berlin. Fischer wurde nach dem Zweiten Weltkrieg Ehrenmitglied der Deutschen Gesellschaft für Anthropologie. Klee (2016), S. 151 f., und Wolter (2018).

129 Trotz seiner maßgeblichen Rolle bei der Schaffung des ‚Gesetzes zur Verhütung erbkranken Nachwuchses‘ wurde er 1933 entlassen und erhielt 1936 gar Redeverbot. Bis 1945 war er Leiter der Bischöflichen Forschungsstelle für die Gestaltung von Ehe und Familie. Nach Ende des Zweiten Weltkrieges war Muckermann wieder universitär in seinem Forschungsfeld tätig, 1949 bis 1954 als Ordinarius für Anthropologie an der TU Berlin und von 1952 bis kurz vor seinem Tod als Leiter des Instituts für natur- und geisteswissenschaftliche Anthropologie, ebenfalls an der TU. Klee (2016), S. 417 f., und Lilienthal (1997).

130 Bosler: Eugenik (1932).

131 Rürup/Schüring (2008), hier S. 272–275.

Dabei könne nach Muckermann niemand daran zweifeln,

> daß wir nur dann einen Aufgang des Abendlandes erwarten dürfen, wenn wir die Zusammensetzung des Nachwuchses im Volke der Gegenwart so ändern, daß es die Erbgesunden sind, die in erster Linie unser Volk aufbauen. Dieser Gedanke sollte die Gesinnung und das Handeln der Menschen in Gesetzgebung, Verwaltung, Erziehung und Gesundheitspflege vollkommen beherrschen.[132]

Dass eine „Höherzüchtung“[133] der menschlichen Rasse zukünftig große Bedeutung haben müsse, war dabei keineswegs nur eine Position nationalistischer Kreise. Auch dem rechten Spektrum fernstehende Ärzte wie beispielsweise Magnus Hirschfeld[134] stimmten dem zu.

Dementsprechend sollte die Eugenik zum Hauptgegenstand der Geschäftsausschusssitzung des Deutschen Ärztevereinsbundes im September 1932 in Hannover werden. In der Ankündigung hieß es:

> Die Kernfrage für das praktische ärztliche Handeln wird neben den positiven eugenischen Maßnahmen die Hemmung der Fortpflanzung minderwertigen Lebens sein, wobei die eigentliche Rassenfrage nicht über Gebühr in den Vordergrund gerückt werden darf. Der objektiven wissenschaftlichen Ueberlegung ist hierbei die Führung einzuräumen.[135]

Wie wenig objektiv die wissenschaftliche Auseinandersetzung mitunter aber geworden war, zeigte sich schon in der von pauschalisierenden und vorverurteilenden Begrifflichkeiten durchdrungenen Verlautbarung selbst. So wurde darin ausgeführt: „In der Verhütungsmaßnahme der Sterilisierung schwer erbkranker Menschen, zu denen Geistesgestörte, rückfällige Gewohnheitsverbrecher und hochgradige Alkoholiker gehören, erblickt man das wirksamste Gegenmittel gegen das Entstehen solcher sozialen Ballastexistenzen.“[136]

---

132 Muckermann (1932).

133 Siehe dazu das Kapitel „Von Malthus bis Mendel. Die Höherzüchtung des Menschengeschlechts“ bei Hirschfeld (1928), S. 527–659.

134 Hirschfeld verteidigte teilweise auch Gustav Boeters, zumindest insofern, als dass dieser „von hohen Idealen erfüllte Mann meist falsch beurteilt wird“, und auch wenn „man vor allem grundsätzlich oder im einzelnen seinen Standpunkt nicht für richtig halten [mag], es bleibt ein großes Verdienst von Boeters, das bedeutsame Sterilisierungsproblem zur gründlichen Erörterung gestellt zu haben“. Hirschfeld (1930), S. 42 f.

135 O.V. (1932), S. 360.

136 O.V. (1932), S. 361.

6.5 „Eugenische Fragen und Maßnahmen"[137] – Die Position der Ärzteschaft

Die Eugenik entwickelte sich innerhalb der Ärzteschaft zum dominierenden Thema des Jahres 1932. Dies erkannte auch die ÄK und veranstaltete im Rahmen ihrer 13. Vollversammlung eine gesonderte Tagung zur „eugenischen Frage"[138]. Sie fand am 26. und 27. November 1932 statt.[139] Um die Bedeutung der Veranstaltung zu untermauern, waren nicht nur die Delegierten der Ärztekammer zum Erscheinen aufgefordert, sondern die gesamte württembergische Ärzteschaft. Damit die große Zahl an Teilnehmern (neben den Medizinern waren weitere Experten aus Politik und Wissenschaft geladen worden) Platz fand, war der große Hörsaal der Technischen Hochschule Stuttgart als Tagungsort ausgewählt worden. Das Hauptprogramm bildeten dabei vier Redner. An erster Stelle sprach Bosler, der inzwischen zum Wortführer in dieser Sache geworden war, vom „Standpunkt des Eugenikers"[140]. Gaupp übernahm dann die Behandlung der Angelegenheit aus der Sichtweise des Psychiaters, August Mayer[141] referierte aus dem Blickwinkel des Gynäkologen. Als letzter Redner sollte der Oberlandesgerichtsrat Hans Göz die wichtigsten juristischen Gesichtspunkte darlegen. Im Anschluss an die Vorträge folgte eine große Aussprache.

Initiator der Veranstaltung war der Vorsitzende der ÄK, Friedrich Langbein.[142] Dass er sich dabei die Positionen von Bosler und seinen Befürwortern zu Eigen gemacht hatte, ging schon aus seinen Begrüßungsworten hervor. So führte er aus,

> daß gerade erblich Minderwertige und schwer Erbkranke sich hemmunglos fortpflanzen und hierdurch den Anteil der Minderwertigen, sittlich Haltlosen und öffentliche Hilfe in Anspruch Nehmenden am Volke immer mehr vergrößern; während andererseits die zunehmende Industrialisierung, Wirtschaftsnot und eine verfehlte Steuerpolitik, aber auch Genußsucht und Bequemlichkeit den Willen zur Nachkommenschaft und die Erzielung eines erbgesunden Nachwuchses erschweren.[143]

Des Weiteren verwies er auf eine angeblich schon von „alten Kulturvölkern verbreitete Uebung auf Ausmerzung Minderwertiger"[144]. Im Gegensatz zu den „groben"[145] Metho-

---

137 Bosler: Eugenische Fragen Einführung (1932), S. 531.
138 Bosler: Eugenische Fragen Einführung (1932), S. 531.
139 LABW HStAS, E 151/54 Bü 284, Pag. 141 mit 142.
140 Langbein: Württ. Aerztekammer (1932), S. 501.
141 Zu Mayer und seinem Vortrag siehe auch Doneith (2008), S. 63–65.
142 So bedankte sich Bosler in seinem Kurzbericht im MKB ausdrücklich dafür: „Der Vorsitzende, Dr. Langbein, dessen Initiative die Veranstaltung der Tagung zu danken ist." Bosler: Eugenische Fragen Einführung (1932), S. 531.
143 Langbein: Eugenische Fragen (1932), S. 531.
144 Langbein: Eugenische Fragen (1932), S. 531.
145 Langbein: Eugenische Fragen (1932), S. 531.

den dieser Völker des Altertums[146] hätten die „modernen Kulturstaaten"[147] die Möglichkeit, dies durch „so gut wie ungefährliche"[148] Methoden handzuhaben. Im Deutschen Reich sei dies aber aufgrund der Gesetzeslage noch nicht ohne weiteres möglich. So drohe Ärzten nach wie vor das Gefängnis, wenn die Sterilisierung nicht aus rein medizinischen Gründen durchgeführt würde. Diesen Umstand zu ändern, hätten Vertreter der Eugenik, vor allem Ärzte und Juristen, schon seit geraumer Zeit versucht.[149] Eine Gesetzesänderung, welche die „Ausmerzung erblich Kranker und Minderwertiger erleichtern sollte"[150], sei bis dato jedoch nicht erreicht worden.

Entsprechend sah Langbein nun den Zeitpunkt für ein forscheres Herangehen gekommen: „Die ursprüngliche Absicht, diese Frage im Rahmen des neuen, seit vielen Jahren beratenen Strafrechts zu lösen, muß als aussichtslos aufgegeben werden. Eine rasche gesetzliche Regelung ist nur durch ein besonderes durch den Gesetzgeber oder eine Verordnung zu schaffendes Gesetz möglich."[151]

Zu diesem Zweck sollte auf der Versammlung über eine Entschließung an die württembergische Regierung abgestimmt werden. Damit wollte sich die ÄK in die erste Reihe der Befürworter stellen, zusammen mit dem Ärztevereinsbund, der Deutschen Gesellschaft für Rassenhygiene und dem Preußischen Landesgesundheitsrat. Diese hatten schon zuvor eigene Entschließungen verfasst.[152]

Zunächst sollten aber die vier Referenten das Wort erhalten, den Anfang machte Bosler. Im Vergleich zu seinen ein Jahr zuvor veröffentlichten Äußerungen wurde dieser nun noch pauschalisierender in seinen Urteilen: „Man denke sich einen Strich, eine Durchschnittslinie durch die Bevölkerung gezogen. Ueber dem Strich stehen die gesunden, tüchtigen, sozial und kulturell wertvollen Menschen und Gruppen, unter dem Strich die gegenteilig Veranlagten."[153] Bosler war der Ansicht, dass sich die Menschen unter dem „Strich" stärker fortpflanzten als diejenigen darüber, deshalb sei es notwendig, nun zu handeln. Der Staat sei schon längst gezwungen, ein „Heer von geistig und sittlich Schwachen und Kranken, von Fürsorgebedürftigen und Asozialen

146 Dabei wurden vor allem die Spartiaten als Beispiel erwähnt. Zur Rolle der Antike und insbesondere Spartas im nationalsozialistischen Weltbild siehe u. a. Chapoutot (2014).
147 Langbein: Eugenische Fragen (1932), S. 531.
148 Langbein: Eugenische Fragen (1932), S. 531.
149 „Die Vertreter der Erbwissenschaft, der Eugenik, Aerzte und Juristen, sind sich auch bei uns darüber einig, daß die Gesetzgebung einmal durch Aenderung der Steuergesetze, durch großzügige, bäuerliche Siedlung das gesunde Erbgut in unserem Volke pflegen und erhalten, andererseits durch Aenderung des Strafgesetzes die Ausmerzung erblich Kranker und Minderwertiger erleichtern sollte und haben im Lauf der letzten Jahre, leider bisher erfolglos, durch Entschließungen und Anträge an die gesetzgebenden Faktoren diese wichtige Frage einer Lösung entgegenführen wollen." Langbein: Eugenische Fragen (1932), S. 531.
150 Langbein: Eugenische Fragen (1932), S. 531.
151 Langbein: Eugenische Fragen (1932), S. 531.
152 Langbein: Eugenische Fragen (1932), S. 532.
153 Bosler: Eugenische Fragen vom Standpunkt (1932), S. 532.

durchzufüttern und durchzupflegen, deren Ausgabenlast in gar keinem Verhältnis zu dem steht, was für die Gesunden getan wird"[154].

Belege für seine Behauptungen konnte er jedoch nicht liefern, da es „keine genauen Zahlenangaben"[155] über die „Gesamtbelastung des deutschen Volkes durch die Minderwertigen"[156] gäbe. Darüber, dass diese aber „riesengroß ist"[157], konnte seiner Ansicht nach kein Zweifel herrschen.

Bosler ging jedoch nicht nur auf den finanziellen Aspekt ein, sondern verdeutlichte auch seinen Standpunkt zu ethischen Gesichtspunkten der Eugenik. Hierbei entsprach seine Auffassung offenkundig dem Zeitgeist, denn man dürfe nur die Folgen für die „Erbgesunden"[158] bedenken:

> Darum sei heute in dieser Versammlung bei dieser ersten Gelegenheit, da sich die Württ. Aerztekammer als mitberufene Hüterin der Volksgesundheit, d.i. die Gesundheit der lebenden und der kommenden Geschlechter, an eine weitere Oeffentlichkeit führender und einflußreicher Persönlichkeiten mit einer Forderung negativer, ausmerzender Eugenik wendet, mit aller Deutlichkeit ausgesprochen, daß sie dies um der Erbgesunden willen tut. Denn Eugenik ist nicht Lebensverneinung, sondern Lebensbejahung, Lebensbejahung im höchsten Sinne.[159]

Sein Ziel war es, neben der „ausmerzende[n] Eugenik"[160] eine Eheberatung einzuführen. Diese sollte den jungen Paaren vermitteln, dass die richtige Partnerwahl eine „Pflicht gegen Volk und Art"[161] sei. In diesem Zuge sollte auch die Frau wieder „zu ihrem schönsten und natürlichsten Beruf der Hausfrau und Mutter"[162] zurückgeführt werden.

Bosler forderte zur Umsetzung seiner Bestrebungen eine „Staatspolitik, durchdrungen und erfüllt vom eugenischen Geiste"[163]. Nur durch neue rechtliche Regelungen könne und müsse „die Eugenik mutig und mit freiem Gewissen an den Versuch der Ausschaltung der Minderwertigen und Erbkranken herangehen und eine Forderung erheben, der mancher auch der heute Anwesenden vielleicht zunächst fremd oder gar ablehnend gegenübersteht"[164].

154 Bosler: Eugenische Fragen vom Standpunkt (1932), S. 532.
155 Bosler: Eugenische Fragen vom Standpunkt (1932), S. 532.
156 Bosler: Eugenische Fragen vom Standpunkt (1932), S. 532.
157 Bosler: Eugenische Fragen vom Standpunkt (1932), S. 532.
158 Bosler: Eugenische Fragen vom Standpunkt (1932), S. 533.
159 Bosler: Eugenische Fragen vom Standpunkt (1932), S. 533.
160 Bosler: Eugenische Fragen vom Standpunkt (1932), S. 533.
161 Bosler: Eugenische Fragen vom Standpunkt (1932), S. 533.
162 Bosler: Eugenische Fragen vom Standpunkt (1932), S. 533.
163 Bosler: Eugenische Fragen vom Standpunkt (1932), S. 533.
164 Bosler: Eugenische Fragen vom Standpunkt (1932), S. 533.

In der Umsetzung eugenischer Maßnahmen sah Bosler weniger ein moralisches denn ein praktisches Problem: „Die Tötung der Minderwertigen, die unter der Bezeichnung der Vernichtung unwerten Lebens vor 10 Jahren ernstlich zur Diskussion gestellt wurde und die auch heute immer gefordert wird, müssen wir als undurchführbar ablehnen.“[165] Freiwillige sexuelle Abstinenz hielt er in diesem Zusammenhang für utopisch und Verhütungsmittel für zu unsicher. Zudem erreiche die Eheberatung bei „Geistesschwache[n], haltlose[n] Triebmenschen und Asoziale[n]“[166] nichts. Somit sei die Sterilisierung dieser Menschen die einzig logische Schlussfolgerung.[167]

Zum Ende kam er auf die praktischen Implikationen für die Ärzteschaft zu sprechen:

> Denn heute ist es doch so, daß der Arzt, der in klarer Erkennung der erbprognostischen Situation und im Bewußtsein seiner Verantwortung gegen seine Kranken wie gegen sein Volk eine eugenische Sterilisierung vornimmt oder dabei mitwirkt, gewärtig sein muß, mit Gefängnis oder Zuchthaus bestraft zu werden.[168]

Dass eine Sterilisierung selbstverständlich nur aus dem schon erwähnten Gefühl der „Pflicht gegen Volk und Art“[169] durchgeführt werde, betonte er erneut und führte dafür auch Beispiele an:

> Ob es sich nun um ein geistesschwaches Mädchen gehandelt hat, das alljährlich die Welt mit einem vaterlosen Kind beglückt oder ob in einer Familie die Geburt eines oder zweier erbkranker Kinder die unheilvolle Erbkombination der Ehe deutlich gemacht hat und die Eltern zum bisherigen Unglück hin noch mit der ständigen Angst weiterer kranker Kinder belastet und zermürbt.[170]

Nach Boslers Weltanschauung war es also nur folgerichtig, dass die ÄK durch eine eigene Eingabe eine Gesetzesänderung forderte. Nur dann hätten die Ärzte endlich freie Hand und könnten mit „freiem Gewissen“[171] die eugenischen Forderungen umsetzen. Auszuschließen sei bei dem neuen Gesetz aber nach wie vor eine Sterilisierung aus wirtschaftlichen bzw. sozialen Gründen. Diese würden in den Augen Boslers dazu führen, „der Bequemlichkeit und dem Eigennutz Vorschub zu leisten oder gar modernen Großstadtfrüchtchen zu dem zweifelhaften Ruf eines ungefährlichen und deshalb sehr gefragten Geschlechtspartners zu verhelfen“[172].

---

165 Bosler: Eugenische Fragen vom Standpunkt (1932), S. 534.
166 Bosler: Eugenische Fragen vom Standpunkt (1932), S. 534.
167 „So bleibt als einziges Mittel die Sterilisierung.“ Bosler: Eugenische Fragen vom Standpunkt (1932), S. 534.
168 Bosler: Eugenische Fragen vom Standpunkt (1932), S. 534.
169 Bosler: Eugenische Fragen vom Standpunkt (1932), S. 533.
170 Bosler: Eugenische Fragen vom Standpunkt (1932), S. 535.
171 Bosler: Eugenische Fragen vom Standpunkt (1932), S. 535.
172 Bosler: Eugenische Fragen vom Standpunkt (1932), S. 535.

Damit wird endgültig deutlich, wie in einer Zukunft nach Boslers Wünschen die Frage der Fortpflanzung oder eben deren Verhinderung und selbst der Geschlechtsverkehr zur Staatsangelegenheit werden sollten. Dass Persönlichkeitsrechte für ihn keine Rolle spielten, hatte er zuvor schon deutlich gemacht. Andere Sichtweisen waren für ihn zudem nicht vertretbar: „Wer sich die Frage nach ihrer ganzen Tiefe und Weite durchdenkt, der kann zu keinem anderen Ergebnis kommen."[173]

Als Nächstes referierte Gaupp aus dem Blickwinkel des Psychiaters. In seinem Vortrag wies er insbesondere auf die nachahmenswerten amerikanischen Verhältnisse hin. Dabei machte er deutlich, dass er allzu intensive Überlegungen über die Frage der Sterilisation weder für angebracht noch förderlich hielt.[174] Anschließend nannte er Beispiele aus dem europäischen Ausland, ehe er Bezug auf die Untersuchungen deutscher Vertreter der Eugenik wie etwa Rüdin, Lenz und Luxenburger nahm. Zudem ging er auf Studien des Oberregierungsrats im württembergischen Kultusministerium Reinhold Lotze[175], ein. Dieser habe für Stuttgart festgestellt, dass der Bevölkerungszuwachs vor allem aus Familien, „deren Kinder in die Hilfsschulen gehen"[176], komme. Gaupp kritisierte in diesem Zusammenhang, dass gerade die schlechte Wirtschaftslage dazu beitrage, dass „viele ungeheilte, aber harmlos gewordene Kranke aus den Anstalten herausgenommen"[177] würden und dadurch die Gelegenheit hätten sich fortzupflanzen. So sei es zwar schwer, in jedem Einzelfall einen Beweis zu erbringen, ob die Krankheiten ererbt oder nicht ererbt seien. Aber wo schon „minderwertige Nachkommenschaft"[178] vorliege, sei eine weitere Fortpflanzung nicht zu verantworten. Dabei zitierte er Hans von Hentig[179], der von „Schundkindern"[180] sprach. Gerade deren „hemmungslose Vermehrung"[181] müsse man, so Gaupp, verhindern. Er erwähnte in seinen Ausführungen auch Einwände, die gegen eine zu weitreichende Sterilisierung

173 Bosler: Eugenische Fragen vom Standpunkt (1932), S. 535.

174 „In einem Lande, das nicht von des Gedankens Blässe angekränkelt ist, das vielmehr gewohnt ist, wo es Uebelstände sieht, rasch praktisch einzugreifen, in Nordamerika hat diese Einsicht von der bedrohlichen Vermehrung der geistig und sittlich Minderwertigen zuerst zum praktischen Handeln geführt." Gaupp (1932), S. 535.

175 Zur Untersuchung von Lotze, auf die sich auch der Landesjugendarzt Max Eyrich später beziehen sollte, Eberle (2015), S. 51–55.

176 Gaupp (1932), S. 537.

177 Gaupp (1932), S. 537.

178 Gaupp (1932), S. 537.

179 Hans von Hentig war ein deutscher Kriminologe und gilt als einer der Begründer der Kriminalpsychologie. Er sprach sich für ein rassenhygienisch orientiertes Strafrecht aus. Allerdings lehnte er den Nationalsozialismus und dessen Strafrechtsreformen ab. Politisch hatte sich Hentig überwiegend in KPD-nahen Organisationen engagiert, dies führte 1935 auch zu seiner Pensionierung. Zur Frage der ‚Schundkinder' siehe auch Berg (2018), S. 87–93.

180 Zit. n. Gaupp (1932), S. 537.

181 Gaupp (1932), S. 537.

vorgebracht wurden, wischte diese aber mit Verweis darauf, dass die Begabten „keinen Lebensraum zu genügender Fortpflanzung"[182] fänden, beiseite.

Gaupp kam zu dem Schluss, dass die Fortpflanzung zukünftig von Politik und Ärzten rationalisiert werden müsse und diese sich dabei um die von ihm unter „Ballastexistenzen"[183] subsumierten Bevölkerungsgruppen nicht kümmern sollten[184].

Im nächsten Vortrag äußerte sich Mayer vornehmlich zur Sterilisierung von Frauen. Dabei erteilte er Forderungen, die von Männern angebracht worden waren, diesen Eingriff überwiegend an Frauen, auch den gesunden, durchführen zu lassen, eine deutliche Abfuhr. So etwas könne lediglich von „charakterlich und ethisch minderwertige[n] Männern"[185] postuliert worden sein. Im Hinblick auf die Frage, wann sterilisiert werden sollte, schloss sich Mayer zum größten Teil seinen Vorrednern an und legte dabei besonders großen Wert darauf, dass man als Arzt „ein gutes Werk"[186] verrichte. So würde man mitunter „geradezu händeringend"[187] von Patienten angefleht, „sterilisiert zu werden"[188]. In der Frage der Zwangssterilisierung glaubte Mayer zu diesem Zeitpunkt nicht, dass dies erreicht werden könnte, andererseits sei dies „für den Operateur vielleicht auch gar nicht erwünscht"[189]. Man sollte sich auf die freiwillige Sterilisierung fokussieren. Wenn diese aber aus wirtschaftlichen Gründen, also „Genußsucht oder Erwerbssucht"[190], gefordert und durchgeführt werde, sei das „ein schwerer Sittenverfall traurigster Art, der verhütet werden muß"[191]. Mayer sah vor allem zwei Gründe für die Einführung von Sterilisierungsgesetzen: einerseits um Missbrauch zu verhindern – die „angestrebte Rassenverbesserung"[192] dürfe nicht durch Entvölkerung zum gegenteiligen Effekt führen –, andererseits „zur Verhütung eines minderwertigen Nachwuchses"[193].

Im letzten Vortrag ging der Jurist Göz zunächst auf die vor allem in der Praxis bestehenden Probleme der bisherigen gesetzlichen Regelungen ein. Diese seien vielfach unsicher und unklar, weshalb schnelle Änderungen notwendig seien. Zunächst betrachtete er die im Ausland erlassenen Sterilisierungsgesetze. Über die Ausgestaltung eines möglichen Gesetzes für die deutschen Verhältnisse traf er jedoch keine Aussagen. So sprach er lediglich Grundsatzfragen an, wie beispielsweise die Einwilligung der Betroffenen als Voraussetzung für den Eingriff. Diese allein war in seinen Augen aber nicht

182 Gaupp (1932), S. 537.
183 Gaupp (1932), S. 537.
184 Gaupp (1932), S. 537.
185 Mayer (1932), S. 548.
186 Mayer (1932), S. 548.
187 Mayer (1932), S. 548.
188 Mayer (1932), S. 548.
189 Mayer (1932), S. 549.
190 Mayer (1932), S. 549.
191 Mayer (1932), S. 549.
192 Mayer (1932), S. 549.
193 Mayer (1932), S. 549.

ausreichend. Es brauche sowohl ein amtsärztliches Gutachten als auch ein Gremium, welches abschließend über den Fall zu befinden habe. Während Letzteres nicht verhandelbar sei, müsse die Einwilligung durch andere rechtliche Mittel ersetzt werden können, damit „das Gesetz nicht gerade bei denjenigen, auf die es Anwendung finden soll, versag[t]"[194]. Aber auch in diesem Fall solle „niemals ein unmittelbarer Zwang zur Durchführung der Sterilisation angewendet werden"[195]. Es gäbe auch andere staatliche Druckmittel, um die Einwilligung zu forcieren. Göz schlug beispielsweise vor, dass die Entziehung der staatlichen Fürsorgeleistungen angedroht werden sollte, wenn sich die zu Sterilisierenden „der Anordnung nicht fügen"[196] würden. Eine Sterilisierung aus sozialer Indikation lehnte er, wie seine Vorredner, gänzlich ab. Dabei handle es sich um völlig gegensätzliche Fälle und „auch weltanschaulich ganz verschieden zu wertende Eingriffe"[197]. Dass auch seine Anschauung vom Sozialdarwinismus geprägt war, wurde in Göz' abschließenden Ausführungen deutlich:

> Zu der Sterilisierung körperlich und geistig Minderwertiger halten wir uns für berechtigt deshalb, weil auch nach den Gesetzen der Natur diese Individuen im Kampf ums Dasein ausgeschieden und von der Fortpflanzung ausgeschlossen würden. Zur Sterilisierung dieser Minderwertigen halten wir uns aber auch für verpflichtet, weil wir, indem wir in den natürlichen Gang der Dinge eingreifen und diese Individuen aus humanen Gründen erhalten, doch Vorkehr dagegen treffen müssen, daß sie durch ihre ständige Weitervermehrung den gesunden Nachwuchs des Volkes schädigen und der Natur zuwider einengen.[198]

Bis ein Reichsgesetz erlassen sei, müsse aber an die jeweiligen Landesregierungen appelliert werden, damit diese Richtlinien auf den Weg gebracht würden. Es sei notwendig, „daß der nach den Richtlinien handelnde Arzt sicher sein kann, hierwegen nicht zur Verantwortung gezogen zu werden[199].

Nachdem die Vorträge beendet waren, erfolgte eine Aussprache, über die Bosler bezeichnenderweise kein Wort in seinem Bericht verliert und weshalb der Eindruck aufkommen könnte, als ob es keinen Widerspruch gab. Dass aber nicht alle anwesenden Ärzte die Meinung der Referenten teilten, sollte sich einige Wochen später noch zeigen.

Stattdessen lobte Bosler zum Abschluss des ersten Tages der Veranstaltung die Unterstützung durch den Vertreter des Innenministeriums, Obermedizinalrat Gnant, und den Vorsitzenden des Württembergischen Medizinalbeamtenvereins, Obermedizinalrat Kurt Zoeppritz.

194 Göz (1932), S. 551.
195 Göz (1932), S. 551.
196 Göz (1932), S. 551.
197 Göz (1932), S. 551.
198 Göz (1932), S. 551.
199 Göz (1932), S. 551.

Am nächsten Morgen folgte im Rahmen der Vollversammlung der ÄK auch die endgültige Abstimmung über die Entschließung. Diese hatte folgenden Wortlaut:

> Die Württ. Aerztekammer richtet an die Württ. Staatsregierung unter Hinweis auf die Entschließung des Geschäftsausschusses des Deutschen Aerztevereinsbundes (Anlage I), die Leitsätze der Deutschen Gesellschaft für Rassenhygiene (Eugenik) (Anlage II) und die Entschließung des preußischen Gesundheitsrats vom 2. Juli 1932 (Anlage III) die Bitte, den in diesen Kundgebungen niedergelegten Vorschlägen und Anträgen zur Erzielung eines erbgesunden und ausreichenden Bevölkerungsnachwuchses, wie zur Verhütung der Vererbung krankhafter Anlagen ernsteste Beachtung zu schenken und weitgehendste Durchführung im eigenen Lande, wie auch durch Antrag an die Reichsregierung im ganzen Reiche, zu sichern.
> Insbesondere bittet die Kammer, bei der Reichsregierung auf eine baldige und unabhängig von der erwarteten Strafrechtsreform zu erlassende gesetzliche Regelung der eugenischen Sterilisierung (Unfruchtbarmachung von Trägern eines schweren körperlichen oder geistigen Erbleidens) hinzuwirken. In diesem Gesetz ist grundsätzlich Einwilligung des Betroffenen in die Unfruchtbarmachung zu fordern; die Einwilligung kann in geeigneten, gesetzlich festzulegenden Fällen durch den Spruch einer in dem Gesetz zu schaffenden behördlichen Stelle ersetzt werden. Die bloße Einwilligung soll nicht genügen, um die Unfruchtbarmachung zu rechtfertigen. Die Unfruchtbarmachung von Erbgesunden aus lediglich wirtschaftlichen Gründen ist vom ärztlichen Standpunkt aus zu verwerfen.[200]

Das Ergebnis der Abstimmung war eine einstimmige Annahme. In spürbarer Euphorie berichtete Bosler im MKB über das Ergebnis dieses in vielerlei Hinsicht wegweisenden Wochenendes im November 1932:

> Die Eugenik ist auf dem Marsch. Diesem Eindruck konnte sich niemand entziehen, der am Samstagnachmittag (26. November) im großen Hörsaal der Technischen Hochschule zu Stuttgart die dichtgedrängten Reihen der Teilnehmer sah, die dem Ruf der Württ. Aerztekammer zu einer erweiterten Kammersitzung gefolgt waren, die der Besprechung eugenischer Fragen und Maßnahmen, insbesondere der Vorbereitung der gesetzlichen Regelung der Sterilisierung erblich Minderwertiger und schwer Erbkranker gewidmet war. Die Kammer hatte in weitgestecktem Rahmen Einladungen an Behörden Vereine und führende Einzelpersönlichkeiten ergehen lassen (sämtliche Ministerien, den Landtag, die Kirchen und Hochschulen des Landes, die Gerichte, die Presse usw.).[201]

Dass die Württembergische Ärztekammer, im Gegensatz zu einigen ÄKs in anderen deutschen Staaten, eine eigene Entschließung verfasst und beschlossen hatte, wurde dabei besonders hervorgehoben: „Mit dieser Tat hat sich die Württ. Aerztekammer

---

200 Bosler: Eugenische Fragen Einführung (1932), S. 531. Original in LABW HStAS, E 151/54 Bü 3, Pag. 18.
201 Bosler: Eugenische Fragen Einführung (1932), S. 531.

Arm in Arm mit dem Deutschen Aerztevereinsbund und mit dem preußischen Landesgesundheitsrat in die vorderste Reihe der Kämpfer gestellt, die mit dem Wissen und den Mitteln der Eugenik der Zukunft unseres Volkes dienen wollen."[202]

6.6 Nachwirkungen und Gegenstimme(n) zur Entschließung der Ärzteschaft

Bosler hatte, wie erwähnt, in seinem Bericht die der Abstimmung vorgeschaltete Aussprache mit keinem Wort erwähnt. Dass die Diskussion aber durchaus hitzig geführt worden war, zeigte sich, als der schon 1924 in der Debatte um die ‚Lex Zwickau' in Erscheinung getretene Eichhorn sich wenige Wochen später im MKB zu Wort meldete. Dies war ihm mit ausdrücklicher Genehmigung Langbeins ermöglicht worden. Obwohl Letzterer als Initiator der ganzen Veranstaltung selbstverständlich anderer Meinung als Eichhorn war, wurden demokratische Grundsätze zu diesem Zeitpunkt im MKB noch hochgehalten.

Die Aussprache am 26. November hatte hingegen weniger den guten Sitten entsprochen. Als Eichhorn das Wort ergriff und sich gegen die mehrheitliche Meinung der Versammlung stellte, führte dies zu großer Unruhe im Saal und letztendlich zu der Forderung, ihm das Wort zu entziehen.

Lebhafte Diskussionen hatte es zwar auch in den Jahren zuvor auf den Versammlungen der württembergischen Ärzteschaft gegeben, aber einem Standeskollegen das Wort aufgrund einer abweichenden Meinung zu entziehen, war bis dato nicht dokumentiert worden.

Nachdem Eichhorns Rede auf der Versammlung unterbrochen worden war, wollte er seinen Diskussionsbeitrag im MKB zu Ende führen. Er bemerkte dabei, dass es weniger die Vorträge waren, die ihn das Wort ergreifen ließen, als eine „allzu sichere Beurteilung einer gewaltigen Problematik, der man doch bestimmte Einwände und Bedenken entgegenzusetzen hatte"[203]. Im Gegensatz zu Bosler und vor allem Gaupp, die sich explizit gegen allzu viele Gedanken ausgesprochen hatten, forderte Eichhorn ein gründlicheres Durchdenken der ganzen Angelegenheit.

Er trat an die Frage von einem sehr philosophischen Blickwinkel heran, beispielsweise trennte er zwischen biologischen und „anti-biologischen"[204] Gesichtspunkten, widersprach Spengler und tendierte zu Arthur Schopenhauer, ohne die meisten dieser Punkte eingehender zu erläutern[205]. In seinem dadurch sprachlich als auch inhaltlich nur schwer nachzuvollziehenden Beitrag wurde er erst deutlicher, als er sich gegen die

---

202 Bosler: Eugenische Fragen Einführung (1932), S. 531.
203 Eichhorn (1933), S. 47.
204 Eichhorn (1933), S. 47.
205 Eichhorn (1933), S. 47.

moderne Art des Krieges aussprach. Durch diese würden nur „die besten Erbgüter“[206] vernichtet. Krieg wirke dadurch „entartend“[207]. Deshalb müsste jeder Eugeniker den Krieg als „furchtbarsten Feind bekämpfen“[208]. Spätestens hier scheint es ersten Widerspruch aus dem Plenum gegeben zu haben. Noch vehementer wurde dieser, als Eichhorn sich gegen die Ansichten Rüdins wendete, dem er später noch mangelnde „begriffliche Tiefe“[209] und Pseudowissenschaftlichkeit vorwarf.

Rüdin habe die „möglichst kräftige Vermehrung der gesunden und begabten Volkselemente, die möglichst geringe [Vermehrung, A. P.] der kranken, defekten und unbegabten“[210] gefordert. Eichhorn hingegen sah keinen zwangsläufigen Zusammenhang zwischen Begabung, Kraft und Gesundheit auf der einen sowie mangelnder Begabung, Krankheit und Defekten auf der anderen Seite. Diese simpel erscheinende Feststellung war vielen Versammlungsteilnehmern aber augenscheinlich zu viel der Kritik. Hier wurde Eichhorn das Wort entzogen.

In der Fortführung seines Diskussionsbeitrags im MKB stimmte er Gaupp und Bosler insofern zu, als dass die rückläufige Geburtenrate problematisch sei, er machte dafür aber andere Gründe als seine Vorredner aus: Nicht die zu geringe Förderung der „Erbgesunden“[211], sondern „übersteigerte Biologie in soziologischer und kämpferischer Richtung“[212] seien ursächlich. Deshalb sei es nur logisch, „daß im Sinne der Eugenik Europa unter sich keine Kriege mehr verträgt“[213]. Andernfalls würde dasselbe Schicksal wie das des antiken Griechenlands oder des Römischen Reiches drohen. Diese wären durch innere Konflikte zugrunde gegangen, und „keine Eugenik hätte Hellas oder Rom regenerieren oder geburtenreich machen können“[214]. Entsprechend müsse die „europäische Befriedigung [sic!]“[215] das Gebot der Stunde sein. In den Augen Eichhorns führte der auf der Versammlung propagierte Weg der Eugenik aber genau in die entgegengesetzte Richtung.[216]

Eine Antwort auf diesen Beitrag ließ nicht lange auf sich warten. Dabei wurde besonders rasch deutlich, dass Teile der württembergischen Ärzteschaft den Anschein von Einigkeit höher einordneten als eine demokratische Diskussionskultur.

---

206 Eichhorn (1933), S. 47.
207 Eichhorn (1933), S. 47.
208 Eichhorn (1933), S. 47.
209 Eichhorn (1933), S. 48.
210 Eichhorn (1933), S. 47.
211 Eichhorn (1933), S. 47.
212 Eichhorn (1933), S. 47.
213 Eichhorn (1933), S. 47.
214 Eichhorn (1933), S. 47.
215 Eichhorn (1933), S. 48.
216 „Die Verpöbelung können wir nur grundsätzlich aus den Ursachen hemmen: Ein falscher Marsch der Eugenik aber wird sie eher verstärken und die ‚Ausmerze‘ – um das schöne Wort nochmals zu deuten –, die ‚Ausmerze geistigen Überwertes‘ also könnte weiter verpöpelnd [sic!] wirken, und aus diesem mittelalterlichen Pöbel kompensiert sich der ihm adäquate Herrenmensch.“ Eichhorn (1933), S. 48.

So kritisierte der schon seit Anfang der 1920er Jahre für Sterilisierungen und weitere rassenhygienische Maßnahmen eintretende Gmelin auch unumwunden die Entscheidung Langbeins, Eichhorn überhaupt die Möglichkeit gegeben zu haben, im MKB das Wort zu ergreifen:

> Um die erfreuliche Einmütigkeit und Geschlossenheit, welche die Württ. Aerztekammer anläßlich ihrer Versammlung am 26. November 1932 durch ihre Stellungnahme in der Frage der Eugenik und Sterilisierung bekundet hat, in ihrer Wirkung nicht abzuschwächen, wäre es wohl besser gewesen, auf eine Diskussion an dieser Stelle zu verzichten.[217]

Gmelin gab zu, dass er Probleme mit Eichhorns „nicht immer ganz klaren Ausführungen"[218] gehabt hätte, stimmte ihm aber im Hinblick auf die vom eugenischen Standpunkt verheerende Wirkung des modernen Krieges zu. Um sich von Eichhorn abzugrenzen, betonte er, dass die Ablehnung des Krieges aus rassenhygienischen Gründen nicht mit „charakterlosem und schwächlichem Pazifismus"[219] gleichzusetzen sei.

Im Folgenden ging Gmelin auf die Kritik an einer „Ausmerzung geistiger Ueberwerte"[220], die mit allzu weitreichenden Sterilisationsmaßnahmen drohen könnte, ein. Diese Werte waren aber für ihn nicht bei den Eltern oder Kindern, „die nur in der Hilfsschule mitkommen können"[221], zu finden. Hier waren seiner Ansicht nach überwiegend „Asoziale"[222] vorherrschend. Entsprechend zeigte sich Gmelin völlig überzeugt, dass deren Sterilisation uneingeschränkt zu befürworten wäre: „Noch kein Genie ist je aus diesen schwachsinnigen ‚Schundkindern' entstanden."[223] Im Gegensatz zu den meisten seiner Vorredner in dieser Debatte sprach sich Gmelin deutlich für Zwangssterilisierungen aus:

> Allerdings muß ich, wenn ich solche Fälle im Auge habe, gestehen, daß ich bei der Wahl zwischen Zwang und Freiheit, die im einzelnen Fall über die Sterilisierung entscheiden sollen, mich zu einem Zwang bekenne. [Und] daß eine freiwillige Sterilisierung den rassenhygienischen Forderungen nicht immer entspricht, sondern daß gerade in den schwersten Fällen nur eine zwangsweise Sterilisierung eine wirksame Ausmerzung der minderwertigsten Anlagen der Erbmasse unseres Volkes herbeizuführen geeignet ist.[224]

Als glühender Anhänger der Rassenhygiene ging Gmelin so weit, zu fordern, „daß sich ihr [der Rassenhygiene, A. P.] auch das gültige Recht, die gesellschaftliche Ordnung, ja

---

217 Gmelin: Zur Frage (1933), S. 98.
218 Gmelin: Zur Frage (1933), S. 98.
219 Gmelin: Zur Frage (1933), S. 98.
220 Gmelin: Zur Frage (1933), S. 98.
221 Gmelin: Zur Frage (1933), S. 99.
222 Gmelin: Zur Frage (1933), S. 99.
223 Gmelin: Zur Frage (1933), S. 99.
224 Gmelin: Zur Frage (1933), S. 99.

auch sittliche und religiöse Anschauungen einfügen und – unterordnen dürfen“[225]. Sterilisationen sollten nur der Anfang sein. Gmelin verlangte in diesem Zuge auch Maßnahmen, damit „minderwertige Erbanlagen“[226] nicht neu entstehen könnten. Vor allem „Keimgifte“[227] wie Alkohol und Nikotin sollten in seinen Augen bekämpft werden.

Diese Maßnahmen wollte er auch auf seine Standeskollegen angewendet wissen, fänden doch gerade Ärzteversammlungen häufig in „rauchgeschwängerten Lokale[n]“[228] statt. Das langfristige Ziel müsse der „Wiederaufstieg unseres Volkes und [die] Höherentwicklung unserer Art“[229] sein. In diesem Zuge kritisierte er die Ärzteschaft noch deutlicher und gab ihr eine erhebliche Mitschuld an der momentanen Situation:

> Gerade weil wir Aerzte, wie überhaupt die führenden Kreise unseres Volkes, mit dem schlechten Beispiel der Beschränkung der Kinderzahl, dem Ein- und Zweikindersystem den Anfang gemacht haben, und zwar schon in guten Tagen, lange vor dem Kriege, muß auch von uns aus der Weg der Umkehr ausgehen, damit wir wieder die Führerstellung einnehmen, die unser Beruf beanspruchen kann.[230]

Er endete damit, dass die Ziele der Rassenhygiene als „wichtigste aller Forderungen an erster Stelle in der gesamten Politik, Wirtschaft und Kultur stehen“[231] müssten. Damit war die Aussprache in der Standeszeitschrift beendet.

Eichhorns Beitrag war in dieser Hinsicht auch der letzte Artikel im MKB, der trotz ausdrücklicher Kritik an der offiziellen Position der ÄK veröffentlicht wurde. Nur wenige Wochen später sollten sich die Standesvertretungen der württembergischen Ärzteschaft grundlegend ändern und mit ihnen auch die Diskussionskultur. Mit der Eingabe an die Regierung war die offizielle Marschrichtung der württembergischen Mediziner in der Frage von Eugenik und Rassenhygiene aber schon Anfang 1933 deutlich erkennbar.

Zahlreiche Vorträge wie beispielsweise von Muckermann in Stuttgart und Tübingen mit angeblich zwischen 1300 und 1600 Zuhörern[232] oder die Veranstaltungsreihe der Stuttgarter Gesellschaft für Eugenik[233] sollten in den nächsten Wochen folgen. Bosler und Gmelin traten auch weiterhin als lautstarke Befürworter der Eugenik und Rassenhygiene auf. Während Ersterer die Ärzte dazu aufrief, Eugeniker zu werden[234],

---

225 Gmelin: Zur Frage (1933), S. 99.
226 Gmelin: Zur Frage (1933), S. 99.
227 Gmelin: Zur Frage (1933), S. 99.
228 Gmelin: Zur Frage (1933), S. 99.
229 Gmelin: Zur Frage (1933), S. 100.
230 Gmelin: Zur Frage (1933), S. 100.
231 Gmelin: Zur Frage (1933), S. 100.
232 Bosler (1933).
233 O.V. (1933).
234 „Je mehr Aerzte Eugeniker werden, desto besser für Volkstum, Staat und Nation.“ Bosler (1933), S. 82.

stellte Gmelin bereits Gedanken zu „rassenhygienischen Schulungskursen"[235] an. Hierbei wurde er nicht müde, die vermeintlichen Defizite seiner Kollegen auf diesem Gebiet hervorzuheben und seine Vorreiterrolle zu betonen.[236] Als Koordinationsstelle für die verschiedenen Kurse sollte die ÄK dienen.

Bibliographie

Archivalische Quellen

Landesarchiv Baden-Württemberg, Staatsarchiv Sigmaringen (LABW StAS)
Wü 13 T 2 Nr. 2643/207

Landesarchiv Baden-Württemberg, Hauptstaatsarchiv Stuttgart (LABW HStAS)
E 151/54 Bü 3, Bü 284, Bü 285, Bü 332

Periodika

Aerztliches Vereinsblatt für Deutschland 51=53 (1924)
Medicinisches Correspondenz-Blatt des Wuerttembergischen Aerztlichen Landesvereins 88 (1918)
Medizinisches Korrespondenz-Blatt für Württemberg 93 (1923)–103 (1933)
Münchner Medizinische Wochenschrift 73 (1926), 77 (1930)

Gedruckte Quellen

Binding, Karl; Hoche, Alfred: Die Freigabe der Vernichtung lebensunwerten Lebens. 2. Aufl. Leipzig 1922.
Boeters, Gustav: Aufruf an die deutsche Ärzteschaft. In: Aerztliches Vereinsblatt für Deutschland 51=53 (1924), Sp. 3 f.
Boeters, Gustav: Lex Zwickau. Entwurf zu einem Gesetz für den Deutschen Reichstag über „Die Verhütung unwerten Lebens durch operative Maßnahmen" in der Fassung vom 18. Oktober 1925. In: Münchner Medizinische Wochenschrift 73 (1926), S. 552.
Bosler, Alfred: Sterilisierung aus eugenischen Gründen. Teil 1. In: Medizinisches Korrespondenz-Blatt für Württemberg 101 (1931), S. 389–391.
Bosler, Alfred: Sterilisierung aus eugenischen Gründen. Teil 2. In: Medizinisches Korrespondenz-Blatt für Württemberg 101 (1931), S. 412–414.

235 Gmelin: Vorschlag (1933), S. 206.
236 „Ich sage Schulung, da doch bei vielen Kollegen von einer ‚Fortbildung' in diesem Gebiet keine Rede sein kann." Gmelin: Vorschlag (1933), S. 206.

Bosler, Alfred: Eugenische Fragen und Maßnahmen. Erweiterte Sitzung der Aerztekammer vom 26. November 1932. Einführung. In: Medizinisches Korrespondenz-Blatt für Württemberg 102 (1932), S. 531.

Bosler, Alfred: Eugenische Fragen und Maßnahmen. Erweiterte Sitzung der Aerztekammer vom 26. November 1932. Vom Standpunkt des Eugenikers. In: Medizinisches Korrespondenz-Blatt für Württemberg 102 (1932), S. 532–535.

Bosler, Alfred: Eugenik und Weltanschauung. In: Medizinisches Korrespondenz-Blatt für Württemberg 102 (1932), S. 543–545.

Bosler, Alfred: Prof. Muckermann in Stuttgart und Tübingen. In: Medizinisches Korrespondenz-Blatt für Württemberg 103 (1933), S. 81 f.

Clausnizer, Theodor: Aerztlicher Bezirksverein XI und Wahlkreis XI Rottweil. In: Medizinisches Korrespondenz-Blatt für Württemberg 94 (1924), S. 39.

Eichhorn, Karl: Zu dem „Aufruf an die deutsche Aerzteschaft" des Herrn Reg.-Med.-Rat Dr. Boeters in Nr. 1297. Antwort X. In: Aerztliches Vereinsblatt für Deutschland 51=53 (1924), Sp. 41 f.

Eichhorn, Karl: Problematik der „Sterilisation". Unterbrochene Diskussionsrede am 26. November 1932. In: Medizinisches Korrespondenz-Blatt für Württemberg 103 (1933), S. 47 f.

Freund: Das sächsische Ministerium des Innern. In: Aerztliches Vereinsblatt für Deutschland 51=53 (1924), Sp. 43.

Gaupp, Robert: Schreckneurosen und Neurasthenie. In: Schjerning, Otto von u. a. (Hg.): Handbuch der ärztlichen Erfahrungen im Weltkriege. Bd. 4. Leipzig 1922, S. 68–101.

Gaupp, Robert: Eugenische Fragen und Maßnahmen. Erweiterte Sitzung der Aerztekammer vom 26. November 1932. Vom Standpunkt des Psychiaters. In: Medizinisches Korrespondenz-Blatt für Württemberg 102 (1932), S. 535–537.

Gmelin, Walter: Vererbung und Rassenhygiene. In: Medizinisches Korrespondenz-Blatt für Württemberg 93 (1923), S. 21 f.

Gmelin, Walter: Zur Frage der Eugenik und Sterilisierung. Bemerkungen zu den Ausführungen von Dr. Eichhorn. In: Medizinisches Korrespondenz-Blatt für Württemberg 103 (1933), S. 98–100.

Gmelin, Walter: Vorschlag für einen rassenhygienischen Schulungskurs. In: Medizinisches Korrespondenz-Blatt für Württemberg 103 (1933), S. 206.

Gnant, Gottlieb: Ist die operative Unfruchtbarmachung Blödsinniger, Geisteskranker und Epileptiker erlaubt? In: Medizinisches Korrespondenz-Blatt für Württemberg 94 (1924), S. 30.

Göz, Hans: Eugenische Fragen und Maßnahmen. Erweiterte Sitzung der Aerztekammer vom 26. November 1932. Vom Standpunkt des Juristen. In: Medizinisches Korrespondenz-Blatt für Württemberg 102 (1932), S. 549–551.

Hirschfeld, Magnus: Geschlechtskunde auf Grund dreißigjähriger Forschung und Erfahrung. Bd. 2: Folgen und Folgerungen. Stuttgart 1928.

Hirschfeld, Magnus: Geschlechtskunde auf Grund dreißigjähriger Forschung und Erfahrung. Bd. 3: Einblicke und Ausblicke. Stuttgart 1930.

Krauter, Eduard: Fachwissenschaftliche Aussprache über § 218. In: Medizinisches Korrespondenz-Blatt für Württemberg 101 (1931), S. 165 f.

Kretschmer, Ernst: Geniale Menschen. Berlin 1929.

Langbein, Friedrich: Württembergische Aerztekammer. In: Medizinisches Korrespondenz-Blatt für Württemberg 101 (1931), S. 465 f.

Langbein, Friedrich: Württ. Aerztekammer. In: Medizinisches Korrespondenz-Blatt für Württemberg 102 (1932), S. 501.

Langbein, Friedrich: Eugenische Fragen und Maßnahmen. Erweiterte Sitzung der Aerztekammer vom 26. November 1932. Begrüßung. In: Medizinisches Korrespondenz-Blatt für Württemberg 102 (1932), S. 531 f.

Langbein, Friedrich; Bosler, Alfred: Württembergische Aerztekammer. In: Medizinisches Korrespondenz-Blatt für Württemberg 102 (1932), S. 203–206.

Luxenburger, Hans: Welche Folgerungen hat die Eugenik aus den Ergebnissen der psychiatrischen Erblichkeitsforschung zu ziehen? In: Münchner Medizinische Wochenschrift 77 (1930), S. 2020.

Mayer, August: Eugenische Fragen und Maßnahmen. Erweiterte Sitzung der Aerztekammer vom 26. November 1932. Vom Standpunkt des Gynäkologen. In: Medizinisches Korrespondenz-Blatt für Württemberg 102 (1932), S. 547–549.

Muckermann, Hermann: Denkschrift für eugenische Vorschläge zur Erhaltung der erbgesunden Familie. In: Medizinisches Korrespondenz-Blatt für Württemberg 102 (1932), S. 53–55.

Neunhöffer, Ferdinand: Ergebnis der Aerztekammerwahlen. In: Medizinisches Korrespondenz-Blatt für Württemberg 101 (1931), S. 297 f.

O. V.: Württembergische Aerztekammer. In: Medizinisches Korrespondenz-Blatt für Württemberg 100 (1930), S. 101.

O. V.: Erbgesunde Familien. In: Medizinisches Korrespondenz-Blatt für Württemberg 102 (1932), S. 360 f.

O. V.: Stuttgarter Gesellschaft für Eugenik. In: Medizinisches Korrespondenz-Blatt für Württemberg 103 (1933), S. 132.

Reichs-Medizinal-Kalender für Deutschland. 2. Teil: Ärztliches Handbuch und Ärzteverzeichnis. Leipzig 1926; Leipzig 1931.

Reiss, Eduard: Gerichtsärztliche Erfahrungen mit geistig Minderwertigen im Heimatgebiet. In: Medicinisches Correspondenz-Blatt des Wuerttembergischen Aerztlichen Landesvereins 88 (1918), S. 377–381.

Schiler, Franz: Zu dem „Aufruf an die deutsche Aerzteschaft" des Herrn Reg.-Med.-Rat Dr. Boeters in Nr. 1297. Antwort XI. In: Aerztliches Vereinsblatt für Deutschland 51=53 (1924), Sp. 42 f.

Schmidt, Otto: Aerzte und Medizinalbeamte in Württemberg. In: Medizinisches Korrespondenz-Blatt für Württemberg 95 (1925), S. 406–411.

Schriftleitung: Anmerkung. In: Aerztliches Vereinsblatt für Deutschland 51=53 (1924), Sp. 43.

Spengler, Oswald: Der Untergang des Abendlandes – Umrisse einer Morphologie der Weltgeschichte. Bd. 1: Gestalt und Wirklichkeit. Wien 1918.

Spengler, Oswald: Der Untergang des Abendlandes – Umrisse einer Morphologie der Weltgeschichte. Bd. 2: Welthistorische Perspektiven. München 1922.

Vogt, Emil: Medizinisch-naturwissenschaftlicher Verein Tübingen. 222. Sitzung vom 26. Juli 1926. In: Medizinisches Korrespondenz-Blatt für Württemberg 97 (1927), S. 140.

Weitz, Wilhelm: Gesellschaft für Rassenhygiene. In: Medizinisches Korrespondenz-Blatt für Württemberg 100 (1930), S. 448.

Weitz, Wilhelm: Stuttgarter Gesellschaft für Rassenhygiene. In: Medizinisches Korrespondenz-Blatt für Württemberg 100 (1930), S. 515.

Weitz, Wilhelm: Einladung. In: Medizinisches Korrespondenz-Blatt für Württemberg 101 (1931), S. 503.

Zoeppritz, Kurt: Württembergischer Medizinalbeamtenverein. In: Medizinisches Korrespondenz-Blatt für Württemberg 100 (1930), S. 92.

Literatur

Berg, Florian: Die Bekämpfung des Verbrechers als Sicherung des Volkes. Die „Monatsschrift für Kriminalpsychologie und Strafrechtsreform" im Dritten Reich. Wiesbaden 2018.

Chapoutot, Johann: Der Nationalsozialismus und die Antike. Darmstadt 2014.

Doneith, Thorsten: August Mayer. Ein Klinikdirektor in Weimarer Republik, Nationalsozialismus und Nachkriegszeit. (= Contubernium 69) Stuttgart 2008.

Eberle, Gerhard: Hundert Jahre ‚VDS – Landesverband Baden-Württemberg'. Teil 2: Vom Beginn des NS-Regimes 1933 und der Gleichschaltung des Südwestdeutschen Hilfsschulverbands bis zu dessen ‚Wiederaufleben' nach 1945. In: Pädagogische Impulse 2 (2015), S. 38–110.

Eckart, Wolfgang U.; Sellin, Volker; Wolgast, Eike (Hg.): Die Universität Heidelberg im Nationalsozialismus. Heidelberg 2006.

Früh, Dorothee; Sperlich, Diether: Wilhelm Weinberg (1862–1937). Der zweite Vater des Hardy-Weinberg-Gesetzes. (= Acta biohistorica 15) Rangsdorf 2014.

Gruber, Helmut (Hg.): Gratwanderungen. Lebenserinnerungen von Wolfgang Gruber (1886–1971). München 2018.

Hochmuth, Anneliese: Spurensuche. Eugenik, Sterilisation, Patientenmorde und die v. Bodelschwinghschen Anstalten Bethel 1929–1945. Bielefeld 1997.

Höflechner, Walter: Schmerz, Hermann. In: Österreichisches biographisches Lexikon 1815–1950. Bd. 10: Savinšek Slavko – Schobert Ernst. Wien 1994, S. 235 f.

Klee, Ernst: Personenlexikon zum Dritten Reich. Wer war was vor und nach 1945. 2. Aufl. Hamburg 2016.

Kudlien, Fridolf: Max v. Gruber und die frühe Hitlerbewegung. In: Medizinhistorisches Journal 17 (1982), S. 373–389.

Lilienthal, Georg: Muckermann, Hermann. In: Neue deutsche Biographie. Bd. 18: Moller – Nausea. Berlin 1997, S. 257 f.

Müller, Bernhard: Friedrich Reinöhl und das Lehrerseminar Heilbronn 1912–1937. Eine Musteranstalt für Heilbronn. In: Schrenk, Christhard; Wanner, Peter (Hg.): Heilbronnica 5. Beiträge zur Stadt- und Regionalgeschichte. Heilbronn 2013, S. 239–262.

Riedesser, Peter; Verderber, Axel: „Maschinengewehre hinter der Front". Zur Geschichte der deutschen Militärpsychiatrie. Frankfurt/Main 1996.

Rürup, Reinhard; Schüring, Michael: Schicksale und Karrieren. Gedenkbuch für die von den Nationalsozialisten aus der Kaiser-Wilhelm-Gesellschaft vertriebenen Forscherinnen und Forscher. (= Geschichte der Kaiser-Wilhelm-Gesellschaft im Nationalsozialismus 14) Göttingen 2008.

Seidler, Eduard: Kretschmer, Ernst. In: Neue deutsche Biographie. Bd. 13: Krell – Laven. Berlin 1982, S. 15.

Ude-Koeller, Susanne: „Bis zur Unlöslichkeit verwickelt" – Zum Konzept von „Krieg und Geistesstörung" bei Gustav Specht. In: Gahlen, Gundula; Gnosa, Ralf; Janz, Oliver (Hg.): Nerven und Krieg: psychische Mobilisierungs- und Leidenserfahrungen in Deutschland (1900–1939). (= Krieg und Konflikt 10) Frankfurt/Main 2020, S. 77–98.

Wolter, Markus: Prof. Dr. Eugen Fischer. Die Freiburger Schule des Rassenwahns. In: Proske, Wolfgang (Hg.): Täter, Helfer, Trittbrettfahrer. NS-Belastete aus Baden-Württemberg. Bd. 9: NS-Belastete aus dem Süden des heutigen Baden-Württemberg. Gerstetten 2018, S. 66–91.

7. Die württembergischen Standesvereinigungen und ihre Politik
In der Zeit des Nationalsozialismus

7.1 Die Selbstgleichschaltung der württembergischen Standesvereinigungen

In der württembergischen Ärzteschaft hatte es schon deutlich vor der Ernennung Adolf Hitlers zum Reichskanzler öffentlich ausgetragene Konflikte zwischen den arrivierten Standespolitikern und den immer zahlreicher werdenden nationalsozialistisch eingestellten Medizinern gegeben. Trotzdem rechnete man zumindest seitens des Württembergischen Aerzteverbands (WAV) Anfang 1933 zunächst nicht mit allzu großen Veränderungen im Bereich der ärztlichen Standesvereinigungen. Noch am 4. März, einen Tag vor der Reichstagswahl, fand eine Sitzung des WAV-Ausschusses statt. Dabei wurde über den Termin einer ordentlichen Hauptversammlung sowie den Zeitpunkt für die Neuwahlen der WAV-Delegierten diskutiert. Erstere terminierte man für den 30. April, während die Neuwahlen bis zum 14. Mai abgeschlossen sein sollten.[1] Offenkundig rechnete man damit, dass auch zukünftig Wahlen nach dem bisherigen Muster durchgeführt werden würden.

Nachdem die Nationalsozialistische Deutsche Arbeiterpartei (NSDAP) reichsweit 43,9 Prozent und in Württemberg 41,9 Prozent der Stimmen auf sich hatte vereinigen können[2], sahen die Nationalsozialisten in der Ärzteschaft ihre Zeit gekommen. Anfang 1933 waren mehr als 160 württembergische Ärzte, Apotheker, Zahnärzte und Tierärzte im Nationalsozialistischen Deutschen Ärztebund (NSDÄB) organisiert. Ab Mitte März (im Volksmund wurde auch von ‚Märzgefallenen' gesprochen) sollte ihre Zahl

---

1 Sperling: Vorankündigung (1933).

2 Im Vergleich zur letzten Wahl im November 1932 hatte die NSDAP in Württemberg einen Zuwachs um mehr als 15 Prozent verbuchen können. Alle anderen Parteien, insbesondere die KPD und das Zentrum, hatten an Stimmen verloren: https://www.wahlen-in-deutschland.de/wrtwwuerttemberg.htm (letzter Zugriff: 7.10.2022).

rasant ansteigen und Ende des Jahrzehnts die Marke von 2000 Mitgliedern überschreiten.[3] Auch in der Stuttgarter Ärzteschaft gab es einige nationalsozialistische Mediziner, die nun aktiv ihren Platz bei der von ihnen erhofften Neuordnung einforderten.

Einen ersten Vorgeschmack auf die neuen Verhältnisse gab es bei einer drei Wochen nach der Reichstagswahl stattfindenden Sitzung des ärztlich-wirtschaftlichen Vereins. Diese begann schon mit tumultartigen Szenen, als der überzeugte Nationalsozialist und Leiter der ärztlichen Verrechnungsstelle, Friedrich Pursche, den Vereinsvorsitzenden Ferdinand Neunhöffer öffentlich dafür rügte, dass dieser „von der Anwesenheit der Fahnen keine Notiz"[4] genommen habe. Gemeint waren die Insignien der neuen Machthaber, die neue Reichsflagge mit Hakenkreuz. Dies war nur der erste Schritt weg von der bisherigen Haltung, dass ärztliche Vereinigungen und Versammlungen weitgehend unpolitisch sein sollten. Pursche bestand darauf, dass die Sitzung erst begonnen würde, wenn ein dreifaches ‚Sieg Heil' zu Ehren von Adolf Hitler erfolgt sei, was offenkundig auch geschah.[5]

Auch ohne diese politische Komponente war die Versammlung mit einiger Spannung erwartet worden, denn seit Wochen hatte es Gerüchte um einen Skandal innerhalb des Vereins gegeben. Angeblich sei es zur Veruntreuung fünfstelliger Summen gekommen. Neben einem externen Buchprüfer war auch die Staatsanwaltschaft zur Untersuchung der Vorgänge eingeschaltet worden. Neunhöffer musste den versammelten Ärzten berichten, dass ein angestellter Buchhalter mehr als 12.000 Reichsmark (RM) unterschlagen hatte und außer Landes geflohen war. Besonders erschwerend kam hinzu, dass ein Mediziner, dessen Aufgabe es gewesen wäre, die Buchhaltung zu beaufsichtigen, sich allerdings selbst zeitweise erhebliche Summen aus der Kasse hatte auszahlen lassen.[6] Bei diesem handelte es sich um den standespolitisch bekannten geschäftsführenden Arzt des Stuttgarter ärztlich-wirtschaftlichen Vereins, Karl Berner. Obwohl er die entnommenen Summen immer nach kurzer Zeit wieder zurückzahlte,

---

3 Reimold u. a. (1940).
4 Egloff (1933), S. 155.
5 Egloff (1933).
6 So heißt es in der Stellungnahme einer Anwaltskanzlei: „Nachdem aber anscheinend sich an die fraglichen Vorgänge eine gewisse Legendenbildung geknüpft hat, wird es wohl zur Unterbindung weiterer Gerüchte angezeigt sein, in der Vollversammlung doch immerhin folgendes bekanntzugeben: Der Ausschuß des Württ. Aerzteverbandes hat, als er davon erfuhr, daß Lange Unterschlagungen begangen habe und daß Dr. Berner sich von Lange zur vorübergehenden Verwendung zu persönlichen Zwecken Geld aus der Kasse des Verbands habe geben lassen, zunächst die Erstattung einer Strafanzeige bei der Staatsanwaltschaft nicht für opportun gehalten. Er hat vielmehr vorerst nur die Buchprüfung durch einen gerichtlich beeidigten Büchersachverständigen angeordnet. Diese Revision hat inzwischen ergeben, daß Dr. Berner sich von dem Buchhalter Lange vorübergehend Geldbeträge im Gesamtbetrag von RM 10 400.– in sechs Einzelposten hat ausfolgen lassen, die nach einiger Zeit wieder zurückgebucht wurden. Der Württ. Aerzteverband erscheint im Enderfolg höchstens insofern geschädigt, als die Zinsen aus diesen Beträgen in Höhe von etwa RM 200.– bis jetzt nicht zurückvergütet sind. Ob sich Dr. Berner wegen Möglichkeit sofortigen Rückersatzes oder aus anderen Gründen subjektiv für berechtigt halten konnte, diese vorübergehende Entnahme zu machen, unterliegt der Beurteilung der Strafbehörde." LABW HStAS, E 151/54 Bü 288, Pag. 117.

hatte er seine Position offenkundig missbraucht. Im Vorfeld der öffentlichen Auseinandersetzung hatte Berner ein ehrenrechtliches Verfahren gegen sich selbst beantragt, dessen Ausgang im März 1933 aber noch offen war. Allerdings rächte sich nun die bisherige Vorgehensweise der württembergischen Ärzteschaft, ihre finanziellen Angelegenheiten fast ausschließlich in Eigenregie ohne externe Kontrollen durchgeführt zu haben. Die Buchprüfung hatte darüber hinaus noch weitere Unstimmigkeiten, beispielsweise bei der Vergabe von Darlehen, ergeben.[7]

Neunhöffer hatte über diese Vorgänge schon einige Zeit Bescheid gewusst, aber nach eigenen Angaben die Ergebnisse der Untersuchung der Staatsanwaltschaft und die unabhängige Buchprüfung abwarten wollen. Dieses Verhalten trug ihm einige Kritik ein, resultierend in „stürmischen Rufen und Protestkundgebungen"[8] der anwesenden Ärzte. Die Unmutsbekundungen gingen so weit, dass Neunhöffer anbot, seinen Vorsitz niederzulegen. Dabei zeigte sich der neue Zeitgeist, denn anstatt einer vorgeschlagenen Abstimmung wurde Neunhöffer „durch heftigstes Zurufen, Lärm usw. zum Abtreten gezwungen"[9]. Derartiges Verhalten wäre in den Vorjahren als standesunwürdig angesehen und kaum vorstellbar gewesen. Im März 1933 war dies nicht mehr der Fall. Auch im weiteren Verlauf verhielten sich die anwesenden Ärzte keineswegs zurückhaltend: „Die Erregung der Kollegen machte sich in lauten Zurufen, in Lärm und Schreien und durch Anwendung von Lärminstrumenten (Hupen, Pfeifen) Luft."[10]

Nach weiteren Tumulten übernahm das Vorstandsmitglied Wilhelm Egloff den Vorsitz der Versammlung. Dieser verlas die Stellungnahme des WAV-Rechtsanwalts. So war dem Verband zwar kein nennenswerter Schaden durch Berner entstanden und auch im Falle des flüchtigen Buchhalters konnte der Verlust durch die Abtretung der Vermögenswerte von dessen Ehefrau, welche in Deutschland zurückgeblieben war, minimiert werden.[11] Allerdings war mehr als deutlich geworden, wie wenig Kontrolle

---

7 LABW HStAS, E 151/54 Bü 288, Pag. 87 zu 86 und 85.

8 Egloff (1933), S. 155.

9 Egloff (1933), S. 155.

10 Egloff (1933), S. 156.

11 „Lange, der einige Tage nach Aufdeckung der von ihm begangenen Unterschlagungen zu seinem Sohn nach Palästina gegangen ist und seither dort blieb, hat nach den bisherigen Feststellungen des Büchersachverständigen und nach seinem eigenen Geständnis RM 12 000.– unterschlagen. Ich [Rechtsanwalt Otto Mayer – A. P.] habe im Auftrag des Württ. Aerzteverbands wegen der Sicherstellung dieser Forderung mit der Ehefrau des Lange verhandelt, und letztere hat als dessen Generalbevollmächtigte dem Württ. Aerzteverband eine Briefgrundschuld abgetreten, welche auf sämtlichen Grundstücken ihres Ehemannes im Betrag von RM 25 000.– als Eigentümerschuld für Lange bestellt wurde. Der Grundschuldbrief ist dem Württ. Aerzteverband übergeben. Wenn Lange nicht in den nächsten Wochen seine Schuld gegenüber dem Württ. Aerzteverband im Betrag von RM 12 000.– abzudecken in der Lage ist, so wird diese Grundschuld versteigert oder die Zwangsversteigerung in die Grundstücke eingeleitet werden. Ich habe von der Firma Chr. Pfeiffer A.-G. hier, eine Schätzung des heute für die Grundstücke zu erlösenden Kaufpreises mir geben lassen. Die Grundstücke wurden auf RM 27 500.– geschätzt. Es ist also wohl sicher damit zu rechnen, daß die Ansprüche des Württ. Aerzteverbandes gegen Lange voll realisiert werden." LABW HStAS, E 151/54 Bü 288, Pag. 117.

und Fachwissen in Bezug auf finanzielle Angelegenheiten in den ärztlichen Vereinigungen vorhanden gewesen waren. Der bei der Sitzung anwesende Friedrich Langbein musste in seiner Stellungnahme eingestehen, dass er von Kassenführung und Buchhaltung „nicht viel verstanden"[12] habe und dass regelmäßige Kontrollen nicht durchgeführt worden waren.

Diese Berichte trugen erwartungsgemäß nicht zu einer Beruhigung der aufgeheizten Stimmung bei und führten zu zwei Misstrauensanträgen.[13] Dabei sprach man Berner das „schärfste Mißtrauen"[14] aus und er wurde aus seinem Amt entlassen. Auch dem gesamten Vorstand des ärztlich-wirtschaftlichen Vereins entzog man das Vertrauen. Daraufhin sollten Neuwahlen erfolgen. Hierbei wurde der schon zuvor im Vorstand befindliche Egloff als erster Vorsitzender und der Cannstatter Heinrich Braun als sein Stellvertreter gewählt. Bei beiden handelte es sich um überzeugte Nationalsozialisten. Auch von den weiteren sechs Ausschussmitgliedern war nur eines nicht in der NSDAP.[15] Nach dieser turbulenten Sitzung äußerte der Lungenfacharzt Theodor Stähle[16] die Hoffnung, dass bei den nächsten Versammlungen nicht erneut derart standesunwürdige Verhaltensweisen vorherrschen würden. Dem war aber mitnichten so. Die wiederholten Auseinandersetzungen sollten in den kommenden Wochen von nationalsozialistischer Seite aus einen willkommenen Anlass bieten, um gegen die bisherigen Standespolitiker in bis dato ungekannter Art und Weise zu agitieren.[17]

Zeitgleich zu diesen Vorgängen verlief auf Reichsebene schon die Gleichschaltung der beiden wichtigsten ärztlichen Standesvereinigungen. Nur vier Tage nach Ernennung des Vorsitzenden des NSDÄB, Gerhard Wagner, zum Kommissar des Hartmannbundes und des Aerztevereinsbundes zogen die württembergischen Standesorganisationen nach. So erkannte der WAV als eine der ersten regionalen ärztlichen

---

12 Egloff (1933), S. 155.

13 Ein Antrag hatte wohl 36 Unterzeichner, aber nur folgende Mitglieder wurden namentlich genannt: Gerhard Bartram, Paul Bächer, Ludwig Böhm, Paul Beetz, Paul Bernoulli, Robert Cades, Walter Claussen, Axel Daiber, Hermann Feldmann, Willy Grall, Elisabeth Haiges, Rudolf Hengstberger, Heinrich Hoffmann, Karl Jahr, Manfred Kaiser, Wilhelm Metzger, Lothar Murthum, Walter Pfeiffer, Friedrich Pursche, Wilhelm Reinhardt, August Renz, Paul Röttger, Max Sauter, Frida Sauter, Heinrich Schmidt, E. Schwarz, Theodor Stähle, Hermann Steinheil II, Werner Wundt. Vornamen wurden mit Hilfe des Reichs-Medizinal-Kalenders von 1933 ergänzt. LABW HStAS, E 151/54 Bü 288, Pag. 117, Anlage 3.

14 Egloff (1933), S. 156.

15 Die weiteren Ausschussmitglieder waren der geschäftsführende Arzt des WAV, Paul Sperling, sowie Paul Zenker, Hermann Feldmann, Heinrich Keßler, Hermann Steinheil II und Theodor Stähle. Von diesen war nur Zenker nicht in der NSDAP. BArch Berlin, R 9345.

16 Eine Verwandtschaft zu Eugen Stähle scheint nicht vorgelegen zu haben.

17 Der geschasste Neunhöffer äußerte sich im MKB zu den Vorgängen und kritisierte die Wortführer um Pursche, Sperling und Egloff deutlich. Zudem bot er an, seine Ämter im WAV zur Verfügung zu stellen. In einer Replik äußerte das neugewählte Vorstandsmitglied Theodor Stähle zwar sein Bedauern über den Abgang Neunhöffers, ließ aber auch durchblicken, dass die Angelegenheit in der außerordentlichen Hauptversammlung am 30. April erneut hochkochen könnte: „wir hoffen, daß uns ein ähnlicher Vorgang am 30. April erspart bleibt". Theodor Stähle (1933), S. 156; Neunhöffer (1933).

Vereinigungen[18] den Führer des württembergischen NSDÄB-Ablegers, Eugen Stähle[19], als Kommissar an. Kurze Zeit später zog auch die Ärztekammer nach:

> In Analogie mit der Vereinbarung des Württ. Aerzteverbandes mit dem Vorsitzenden des NSD. Aerztebundes Gau Württemberg und Hohenzollern anerkennt der Vorstand der Württ. Aerztekammer Herrn Dr. med. Staehle, M.d.R., Nagold als Kommissar für die Aerztekammer. Der Vorstand bleibt im Amt und führt in vertrauensvoller Zusammenarbeit mit Herrn Dr. Staehle die Geschäfte weiter.
> Der Vorsitzende: Dr. Langbein.[20]

Damit hatten sich die beiden württembergischen Standesvereinigungen noch vor einer offiziellen Ernennung von Stähle in vorauseilendem Gehorsam selbst gleichgeschaltet und ihre Geschicke in die Hände eines Arztes gelegt, der in den Jahren zuvor allenfalls als Gegner der alten Standespolitik aufgefallen war. Schon 1923 in die NSDAP eingetreten, war Stähle nach deren zeitweisem Verbot 1927 erneut Mitglied geworden und hatte sich seitdem als überzeugter Nationalsozialist wiederholt hervorgetan.

Nachdem Stähle vom neuen Staatspräsidenten Wilhelm Murr zum Staatskommissar für Volksgesundheit in Württemberg bestellt worden war, begann die Umgestaltung der Standesvereinigungen nach nationalsozialistischen Vorstellungen.[21]

Als eine der ersten Maßnahmen musste der jüdische Arzt Alfred Rosenstern seinen Posten in der württembergischen Arzneikommission aufgeben, an seine Stelle trat Heinrich Beuttenmüller. Neunhöffer, der beispielsweise seine Aufgaben im Vorstand der Versorgungskasse auch im April noch weitergeführt hatte, wurde von Stähle schriftlich informiert, dass er nicht mehr zur Arbeit erscheinen müsse. Er habe in der Sitzung am 25. März ein derart „amtsunwürdiges Verhalten an den Tag gelegt“[22], dass er mit sofortiger Wirkung auch von dieser Aufgabe entbunden sei. Zudem erklärte keine zwei Wochen, nachdem Stähle vom Vorstand des WAV freiwillig anerkannt worden war, dieser in der Ausschusssitzung am 8. April seinen geschlossenen Rücktritt.[23] Explizit wurde auch das Ausscheiden der drei jüdischen Ärzte[24], Otto Ein-

18 Siehe dazu auch Mayerle (1940).

19 Zur Biographie: „Prof. Dr. Stähle gehörte von 1919 bis 1922 der Deutschnationalen Volkspartei an. Im Jahre 1923 trat er dann der NSDAP bei, der er bis zu ihrer Auflösung angehörte. Anschließend betätigte er sich in der nationalen Freiheitsbewegung und wurde am 8. August 1927 wiederum Mitglied der NSDAP mit der Mitgliedsnummer 65877.“ LABW StAL, EL 20/1 III Bü 530, o. Pag.

20 Langbein (1933), S. 176.

21 Murr, der gleichzeitig Innen- als auch Wirtschaftsminister war, genehmigte dabei den von ihm selbst gestellten Antrag: „Ich stelle als Innenminister und zugleich als Wirtschaftsminister den Antrag, den praktischen Arzt Dr. med. Stähle in Nagold, M. d. R., zum Staatskommissar für Volksgesundheit in Württemberg zu bestellen. gez Murr“. LABW HStAS, E 151/54 Bü 333, Pag. 25.

22 LABW HStAS, E 151/54 Bü 288, Pag. 118.

23 LABW HStAS, E 151/54 Bü 284, Pag. 184.

24 Zu den Biographien der drei siehe Rueß (2009).

stein, Max Kramer und Gustav Feldmann, die bis dato im Vorstand vertreten gewesen waren, erwähnt[25].

Neben Stähle als Leiter sollten Hermann Feldmann[26] als sein Stellvertreter und Heinrich Braun als Kassier die Geschicke des Verbandes zukünftig mitbestimmen. Stähle setzte auch beim weiteren Umbau der ärztlichen Vereinigungen auf ihm bekannte nationalsozialistische Ärzte. So wurde beispielsweise Paul Sperling zu seinem Vertreter beim Hartmannbund bestimmt.[27] Gleiches galt für die Umbesetzung der Ehrenräte.[28] Auch diese Veränderungen gingen mit einigen Rücktritten einher; so legte beispielsweise der gesamte Ehrenrat im Bezirk Stuttgart seine Ämter nieder, und auch andernorts traten einige Ärzte in Kenntnis der politischen Stimmung freiwillig von ihren Positionen ab. Aber nicht jeder Rücktritt erfolgte aus politischen Gründen; mit Wilhelm Dörfler ging ein Vorsitzender eines Ehrenrats[29], der in der Folge als lautstarker Befürworter des Nationalsozialismus in Erscheinung treten sollte. Er wurde, wie viele andere Ärzte auch, 1933 Mitglied in der NSDAP, zeigte sich danach aber in der Öffentlichkeit umso überzeugter von der NS-Ideologie:

> Ihn selbst habe das tiefe Erlebnis jenes Tages so ergriffen, daß er sich aus innerster Ueberzeugung, aus dem Gefühl heißen Dankes unserem Führer gegenüber sich zum Eintritt in die NSDAP. gemeldet habe. ‚Wie mir', sagte Dörfler, ‚so wird es unter Ihnen manchem auch ergangen sein: eine heilige Begeisterung zum Führer, eine tiefe innerliche Bitte mit Dankbarkeit gegen Gott, daß es aus der Knechtschaft nun emporgehen möge zur sittlichen und wirtschaftlichen Wiedergeburt unseres Vaterlandes, hat uns seitdem erfaßt.'[30]

Wie viele andere Ärzte, die erst 1933, ob aus neuentdeckter Überzeugung oder reinem Opportunismus, zum Nationalsozialismus übertraten, kam aber auch Dörfler zunächst an keine bedeutendere Stellung in den Standesvereinigungen; insbesondere die ‚alten Kämpfer'[31] hatten bei den Besetzungen Vorrang. Spöttisch wurden diese neuen Parteimitglieder auch als ‚Märzgefallene'[32] bezeichnet.

Am 30. April 1933 war es dann so weit, die mit großer Spannung erwartete Hauptversammlung des WAV stand an.

---

25 Für sie sollten zumindest auf dem Papier Walter Riehm und Hermann Gundert nachrücken. Allerdings strukturierte Stähle in den folgenden Wochen die Standesvereinigungen personell umfassend um, so dass weder Riehm noch Gundert in der Folge standespolitisch in Erscheinung traten. LABW HStAS, E 151/54 Bü 284, Pag. 148 mit 149.
26 Sperling: Stellvertretung (1933).
27 Sperling: Verkehr (1933).
28 LABW HStAS, E 151/54 Bü 283, Pag. 51 zu 52.
29 LABW HStAS, E 151/54 Bü 283, Pag. 51 zu 52.
30 Schröder (1933), S. 314.
31 Darunter wurden Mitglieder verstanden, deren Mitgliedsnummer unter 300.000 lag oder die schon vor dem 30. Januar 1933 in der SA oder SS aktiv gewesen waren. Schmitz-Berning (2000), S. 26.
32 Falter (1998); Schmitz-Berning (2000), S. 399.

7.2 „Die Hauptversammlung unter dem Hakenkreuz“[33]

Mit mehr als 400 Teilnehmern war der Hörsaal der Technischen Hochschule Stuttgart gut gefüllt, viele der anwesenden Ärzte waren im Braunhemd erschienen, andere auch in den Uniformen der Sturmabteilung (SA) und Schutzstaffel (SS).[34] Viele waren aber auch explizit von der Veranstaltung ausgeschlossen. Was zuvor nur bei den Versammlungen des NSDÄB praktiziert worden war, galt nun auch für diejenigen der anderen Standesvereinigungen: „Juden und Freimaurer“[35] hatten keinen Zutritt. Von Anfang an wurde bei der Veranstaltung deutlich, dass sie nur noch wenig mit den früheren standespolitischen Versammlungen gemein hatte. Die Hauptversammlung des WAV, dessen Existenzgrundlage die Wahrung der wirtschaftlichen Belange der württembergischen Ärzteschaft gewesen war, geriet zur nationalsozialistischen Kundgebung. Schon zu Beginn forderte Stähle die anwesenden Ärzte zum Gelöbnis auf: „Die großen Führer des neuen Staates, des Dritten Reiches, der Herr Reichspräsident, Generalfeldmarschall von Hindenburg und der Volkskanzler, unser Führer, Adolf Hitler, Sieg Heil!“[36] Laut des offiziellen Berichts wurde dieser Aufforderung „mit heller Begeisterung“[37] entsprochen.

Stähle nutzte die Gelegenheit zur Selbststilisierung und führte seine maßgebliche Rolle beim Aufstieg des NSDÄB aus. Er benutzte den vorläufigen Höhepunkt seiner Macht ausgiebig, um ihm unliebsame Ärzte und vormals bedeutende Standespolitiker scharf zu attackieren.[38] Insbesondere der ohnehin in der Kritik stehende Karl Berner wurde zum Ziel dieser verbalen Angriffe. Dabei reichte es vielen Anwesenden offenkundig nicht aus, dass Berner aufgrund vermeintlicher kommunistischer Betätigung schon von der Kassenpraxis ausgeschlossen worden war. Einige gingen so weit, zu fordern, dass er in das erste Konzentrationslager in Württemberg auf dem Heuberg[39] gebracht werden sollte[40]. Als Fritz Landenberger als schon vor 1933 tätiger Standespolitiker das Wort bekam und versuchte, einige Sachverhalte klarzustellen, wurde sein Beitrag von vielen Zwischenrufen beständig unterbrochen. Im *Medizinischen Korrespondenz-Blatt für Württemberg* (MKB) nutzte Sperling die Gelegenheit, ebenfalls über seine ehemaligen Arbeitskollegen im WAV, die ihm wenige Jahre zuvor zu seiner Posi-

---

33 Sperling: Die Hauptversammlung (1933), S. 211.
34 Sperling: Die Hauptversammlung (1933); Sperling: Ordentl. Hauptversammlung (1933).
35 Eugen Stähle: National-Sozialistischer Deutscher Aerztebund (1933), S. 181.
36 Zit. n. Sperling: Die Hauptversammlung (1933), S. 212.
37 Sperling: Die Hauptversammlung (1933), S. 212.
38 Sperling: Die Hauptversammlung (1933).
39 Das Lager Heuberg war das erste Konzentrationslager in Württemberg und existierte seit dem 21. März. Hier waren bis Ende 1933 mehr als 2000 überwiegend politische Gefangene inhaftiert. Siehe auch Kienle (1998) und Schätzle (1980).
40 O. V.: Bericht (1933).

tion verholfen hatten, herzuziehen, und kommentierte die Ausführungen von Landenberger hämisch. Auch anderen gemäßigten Rednern erging es wenig besser.[41]

Sowohl am Personal als auch den organisatorischen Strukturen der alten Standesvereinigungen wurde kaum ein gutes Haar gelassen. Ganz im Sinne des autoritären Führungsstils beachtete man Anträge auf Satzungsänderungen von Stähle gar nicht erst, sondern schob sie mit dem Verweis auf die zukünftige Reichsärztekammer (RÄK) beiseite:

> Wir stehen heute vor größeren als vor der Aufgabe, Flickwerk an einem morschen Gebäude zu leisten. Wir stehen unmittelbar vor dem Neubau einer grundlegend geänderten Organisation des Aerztestandes überhaupt (Beifall), nämlich vor der Organisation der Reichsärzteschaft und ihrer gesetzlichen Vertretung, der Reichsärztekammer.[42]

Stähle hielt am 30. April aber auch eine programmatische Rede; dabei machte er deutlich, dass als erste Maßnahme der Ausschluss der nicht arischen Ärzte erfolgen sollte. Aber auch die weiblichen Mediziner sollten nach Ansicht von Stähle überwiegend von der Kassenzulassung zurücktreten. Insbesondere das „Doppelverdienertum“[43] war ihm ein Dorn im Auge und er lobte ausdrücklich eine Ärztin, die freiwillig auf ihre Zulassung verzichtet hatte. Ein freiwilliger Rücktritt war allerdings keinesfalls erforderlich, wie er deutlich machte; so sei Zwang jederzeit auch eine Option.[44] Die Aufforderung an „verheiratete Kolleginnen“[45], freiwillig von der Kassenpraxis zurückzutreten, war entsprechend nur eine dürftig kaschierte Androhung eines zwangsweisen Ausschlusses. Ihr wurde in den nächsten Wochen entsprechend zahlreich Folge geleistet.[46]

Als weiterer wichtiger Punkt auf der neuen Agenda stand die grundlegende Änderung der Versorgungskasse an. Mit dieser Aufgabe wurde Karl Reimold betraut. Mit diesem war Stähle im Ersten Weltkrieg ärztlich tätig gewesen und seitdem befreundet.[47] Als Erstes sollte die Genehmigung von Darlehen geändert werden; Stähle fand es beispielsweise besonders anstößig, dass das größte Darlehen an den jüdischen Arzt Cäsar Hirsch vergeben worden war.[48]

---

41 O. V.: Bericht (1933), S. 255.
42 O. V.: Bericht (1933), S. 255.
43 O. V.: Bericht (1933), S. 255.
44 „Ich freue mich, daß dem Zwange vorauseilend eine Kollegenfrau bereits freiwillig auf ihre Kassenzulassung verzichtet hat.“ Zit. n. O. V.: Bericht (1933), S. 255.
45 „Achtung! Doppelverdiener. Diejenigen verheirateten Kolleginnen, die noch selbst Kassenpraxis ausüben und deren Ehemann zur Kassentätigkeit ebenfalls zugelassen oder aber vollbesoldeter Beamter ist, werden, sofern nicht besondere Verhältnisse vorliegen, die ihre Betätigung rechtfertigen, aufgefordert, freiwillig von der Kassenpraxis zurückzutreten. Württ. Aerzteverband.“ Württ. Aerzteverband (1933), S. 238. Siehe auch Württ. Aerzteverband (1933), S. 317.
46 O. V.: NSD.-Aerztebund (1933).
47 Reimold (1933).
48 O. V.: Bericht (1933).

Wie bereitwillig sich große Teile der Ärzteschaft der neuen Führerfigur unterordneten, wurde auch dadurch deutlich, dass der Wegfall der Wahlen und damit das Mitspracherecht der Mediziner statt mit Empörung mit „Heiterkeit“[49] aufgenommen wurde. Demokratische Wahlen waren in den Augen von Stähle ohnehin nur ein „Gesellschaftsspiel“[50], das aber „seinen Sinn verloren“[51] habe. So machte er unter „stürmischem Beifall“[52] deutlich, wie er seine neue Rolle auszufüllen gedachte:

> Ich mache auch gar keinen Hehl daraus, daß ich nicht so unklug bin, mich wählen und damit an die Satzungen binden zu lassen, sondern daß ich mir die Freiheit vorbehalte, meinen Posten kommissarisch so auszufüllen, wie es mir mein Gewissen, mein Führer und das Wohl der württembergischen Aerzteschaft vorschreiben.[53]

Noch mehr Beifall bekam er dem Bericht zufolge für seine Aussage, dass er seinen Willen auch gegen die Mehrheit der Ärzte durchsetzen würde, sollten sie anderer Ansicht als er sein. Stähles Stellvertreter Feldmann bemühte sich darum, die Stimmung noch weiter anzuheizen, und forderte die Anwesenden mit der Bemerkung „Regem habemus“[54] dazu auf, ihren neuen König bedingungslos zu unterstützen. Mitverantwortlich für diese bereitwillige Unterordnung der in den Jahren zuvor häufig zerstrittenen württembergischen Ärzteschaft war die neue Rolle, die sie sich im neuen nationalsozialistischen Staat erhoffte. Dabei waren einige seit Jahren bestehende Forderungen binnen kürzester Zeit von den neuen Machthabern erfüllt worden. So führte Stähle aus:

> Heute schon hat die Aerzteschaft im Staate eine Position erreicht, die noch vor Wochen kein ärztlicher Führer zu erträumen gewagt hätte. In allen deutschen Ländern sind heute nationalsozialistische Staatskommissare für die Volksgesundheit ernannt, die fast überall den Innenministerien angegliedert und unterstellt sind. Dem verständnisvollen und dankenswerten Entgegenkommen unseres württ. Staatspräsidenten verdanken wir es, daß unser Staatskommissariat unmittelbar dem Herrn Staatspräsidenten unterstellt ist, und daher die der Bedeutung der Volksgesundheit im Staate angemessene Selbständigkeit übertragen erhielt. Ein alter Wunsch der Aerzteschaft, daß die Frage der Volksgesundheit letzten Endes nicht von einem Verwaltungsbeamten oder Juristen, sondern von einem Arzt entschieden werden soll, ist erfüllt.[55]

---

49 O. V.: Bericht (1933), S. 254.
50 O. V.: Bericht (1933), S. 254.
51 O. V.: Bericht (1933), S. 255.
52 O. V.: Bericht (1933), S. 255.
53 Zit. n. O. V.: Bericht (1933), S. 255.
54 O. V.: Bericht (1933), S. 256.
55 Zit. n. Sperling: Die Hauptversammlung (1933), S. 211.

7.3 Das Ende der ersten württembergischen Ärztekammer

Nach dem Verlauf dieser Versammlung und der massiven Kritik und mitunter unverhohlenen Drohungen gegenüber ehemaligen Standespolitikern kam es nicht überraschend, dass Friedrich Langbein seinen Rücktritt erklärte. Die wenige Wochen zuvor angekündigte „vertrauensvolle Zusammenarbeit"[56] war von Anfang an kaum mehr als ein Lippenbekenntnis gewesen. Am 27. Mai wurde Langbeins Rücktritt nach mehr als 30 Jahren standespolitischer Tätigkeit offiziell verkündet.[57] Nur eine Woche später erklärte man die Ärztekammer für aufgelöst:

> Mit Genehmigung des Herrn württ. Innenministers wurde die Württ. Aerztekammer aufgelöst. Die Abnahme der Jahresrechnung, Festsetzung der Beiträge, die Erledigung der schwebenden Ehrengerichtsverfahren und die Fortführung der Geschäfte der Versorgungskasse der württ. Aerzte erfolgt durch meine Beauftragten.
> Dr. Stähle, Staatskommissar.[58]

Allerdings ging damit nicht die Auflösung aller mit der Kammer verbundenen Einrichtungen einher. Am Beispiel der württembergischen Ärztekammer zeigt sich deutlich, welchen oft provisorischen und rückwirkend geltenden Charakter die nationalsozialistischen Gesetzgebungs- und Verwaltungsmaßnahmen hatten. So existierten Teile der Kammerorgane in rudimentärer Form auch nach der offiziellen Auflösung weiter. Zudem blieben auch Regelungen, welche explizit die Ärztekammer betroffen hatten, in Kraft. Es folgten weitere Erlasse und Gesetze, um die Befugnisse nach der überhastet wirkenden Auflösung der alten Kammer in der Person von Stähle zu vereinen. Beispielsweise wurde einige Monate später ein Gesetz „über die Umbildung der Ärztekammer, der Zahnärztekammer, der Tierärztekammer und der Apothekerkammer"[59] erlassen. Darin wurden Stähle Befugnisse zum Umbau der Organisation erteilt, welche er aber seit seiner Ermächtigung als Staatskommissar de facto längst innegehabt hatte.[60]

---

56 Langbein (1933), S. 176.
57 LABW HStAS, E 151/54 Bü 288, Pag. 122.
58 Eugen Stähle: Württ. Aerztetag (1933), S. 303; LABW HStAS, E 151/54 Bü 284, Pag. 154.
59 Mayer (1934), S. 25.
60 Das Gesetz „über die Umbildung der Ärztekammer, der Zahnärztekammer, der Tierärztekammer und der Apothekerkammer" wurde am 26. Januar 1934 erlassen. Es umfasste nur vier Artikel und hatte vor allem die Umstellung auf das ‚Führer-Prinzip' zum Inhalt. So wurden die Beendigung der Amtszeiten der vorherigen Delegierten und der Übergang von Befugnissen auf den Vorstand behandelt. Zukünftig sollte der Vorstand mindestens drei und maximal neun Mitglieder umfassen; diese sollten allein vom Innenministerium bestimmt werden. Im *Ärzteblatt für Württemberg und Baden* wurde das Gesetz kurz erläutert, ansonsten scheint es für die Ärzteschaft kaum von Bedeutung gewesen zu sein. Die Gleichschaltung war längst erfolgt und die Umstellung auf das ‚Führer-Prinzip' auch schon vor dieser nachträglichen rechtlichen Legitimierung umgesetzt worden. Zum Gesetz siehe *Regierungsblatt für Württemberg* (1934), S. 33.

Seltsamerweise musste zunächst auch nach der Auflösung der Kammer ein Mitgliedsbeitrag[61] für dieselbe gezahlt werden. Zudem blieb auch die Regelung, dass Gutachten zu Schwangerschaftsabbrüchen an den Vorsitzenden der Ärztekammer oder seinen Stellvertreter gemeldet werden mussten, in Kraft.[62] Darüber hinaus tauchte die Kammer als Institution auch weiterhin sporadisch in der Standeszeitschrift auf.[63]

Bis zur Gründung der RÄK und der Errichtung der regionalen Untergliederungen waren in Württemberg der WAV und der NSDÄB als Standesvereinigungen überregional bestimmend. Für die Kassenärzte war zudem mit der Einrichtung der Kassenärztlichen Vereinigung Deutschlands (KVD) und deren Landesstellen Württemberg und Baden eine neue übergeordnete Organisation geschaffen worden. In Württemberg standen auch bei dieser Stähle und Feldmann an der Spitze.[64]

Auch die Gleichschaltung in den lokalen ärztlichen Vereinigungen war ohne erkennbare Widerstände verlaufen und hatte viele personelle Änderungen zur Folge gehabt. Stähle verfügte hier ebenfalls über die Vollmacht, die Vorstände benennen zu dürfen.[65] In den folgenden Monaten zeigte sich in den Bezirksvereinigungen, wer sich bereitwillig zum Nationalsozialismus bekannte. Besonders lautstark hob der ehemalige Vorsitzende des WAV, Dörfler, seine plötzlich entdeckte NS-Gesinnung hervor. In zahlreichen im MKB veröffentlichten Reden huldigte er Adolf Hitler und dem Nationalsozialismus. Dabei lobte er auch explizit Stähle, mit dem er vor 1933 noch ein konfliktbehaftetes Verhältnis gehabt hatte.[66] Zudem kritisierte Dörfler diejenigen Ärzte, die sich nicht wie er dem Nationalsozialismus anschließen wollten.[67] Sein Verhalten ist ein besonders frappierendes Beispiel für den Opportunismus vieler württembergischer Mediziner. Nach dem Zweiten Weltkrieg gelang es ihm trotzdem, wieder in der Standespolitik aktiv sein zu können, bzw. die Ärzteschaft verwehrte ihm nicht die Mitwirkung.[68]

Nach etwas mehr als zwei Monaten war die Gleichschaltung innerhalb der Standesvereinigungen weitestgehend abgeschlossen. Stähle bemerkte hierzu, dass es nur geringe Widerstände gegen die Maßnahmen gegeben habe. Dabei führte er aus, dass

---

61 Dieser betrug 1934 6 RM für selbständige Ärzte und 3 RM für Ober-, Assistenz- und Volontärärzte. Schwarz: Württ. Aerztekammer (1934), S. 128.

62 Schwarz: Württ. Aerztekammer. Notiz zu Schwangerschaftsunterbrechungen (1934).

63 Beispielsweise bei der Zahlung von Aufwandsentschädigungen für Fortbildungsveranstaltungen. Das Gesuch für das Tagegeld musste an die Ärztekammer gerichtet werden. Schwarz: Württ. Aerztekammer. Notiz zu Fortbildungskurs (1934).

64 O. V.: Urlaub (1934).

65 LABW HStAS, E 151/54 Bü 333, Pag. 30.

66 „Dörfler betonte zum Schluß seiner Ausführungen, daß das außerordentlich große Vertrauen, das unserem Herrn Staatskommissar und Kollegen Dr. Stähle in einem Maße entgegengebracht werde, wie nie zuvor dem Leiter einer Hauptversammlung, die allgemeine große Begeisterung in letzter Linie auf unserer Liebe zum deutschen Vaterland beruhe." Schröder (1933), S. 315.

67 Schröder (1933).

68 O. V. (1949).

zur Not eben unverhohlen mit „revolutionäre[n] Möglichkeiten“[69] gedroht worden sei – womit insbesondere die Inhaftierung (die sogenannte Schutzhaft) in frühen Konzentrationslagern, in Württemberg vor allem das Lager Heuberg, gemeint war.

Ab Mitte des Jahres 1933 richtete sich der Fokus von der Neuordnung der Standesvereinigungen zunehmend in Richtung der Umgestaltung des Gesundheitswesens im nationalsozialistischen Sinne. So hielt der NSDÄB am 11. Juni im Kursaal Cannstatt eine Tagung mit hauptsächlich rassenhygienischen Themen ab. Der Oberregierungs-Medizinalrat Hermann Koetzle sprach über „Rassenpflege im Dritten Reich“[70], während Karl Ludwig Lechler über „Völker, Rassen und Revolutionen“[71] referierte.

Dass der NSDÄB in Württemberg sich schnell als zweite bestimmende ärztliche Vereinigung neben dem WAV etabliert hatte, zeigte sich auch beim Württembergischen Ärztetag. Dieser wurde ab 1933 eng mit den Veranstaltungen des NSDÄB verknüpft. Anstatt wie vormals die Versammlungen des WAV und der Ärztekammer zusammen abzuhalten, standen nun am ersten Tag die Themen des NSDÄB an, worauf am zweiten Tag die Veranstaltungen des WAV folgten.

7.4 Der Umbau der ärztlichen Standesvereinigungen

Das Programm des Ärztetages vom 5. und 6. August in Friedrichshafen stand unter dem Eindruck aktueller und kommender Gesetzesinitiativen. Bei den Veranstaltungen des NSDÄB waren explizit nur die ‚arischen Ärzte‘ eingeladen worden.[72] Nach einer Einführung durch Stähle sprach der Medizinalrat Ernst Wittermann über die Frage der „Ausmerzung Minderwertiger“[73], während der als Eugeniker sehr präsente Alfred Bosler zu den „Pflichten des praktizierenden Arztes im Dienste der Rassenpflege“[74] vortrug. Insbesondere die Auswirkung des Gesetzes zur Verhütung erbkranken Nachwuchses (GzVeN) vom 14. Juli stand im Zentrum der Ausführungen.[75]

Wie schon bei anderen Versammlungen war der Württembergische Ärztetag mit mehr als 400 Teilnehmern deutlich besser besucht, als dies in den Jahren zuvor der Fall gewesen war.[76] Offenkundig wollten große Teile der Ärzteschaft an den noch kommenden Veränderungen partizipieren. Viele Mediziner versprachen sich eine gesteigerte ideelle und finanzielle Wertschätzung und bekannten sich nun zumindest in

---

69 „Die leise Drohung mit dem Einsatz revolutionärer Möglichkeiten genügte stets zur Ueberwindung bürgerlicher Beharrungsversuche.“ Eugen Stähle: Zwei Monate (1933), S. 353.
70 O. V.: NSD.-Aerztebund (1933), S. 258.
71 O. V.: NSD.-Aerztebund (1933), S. 258.
72 Eugen Stähle: Württ. Aerztetag (1933).
73 Wittermann (1933), S. 383.
74 Bosler (1933), S. 362.
75 Bosler (1933), S. 363.
76 Eugen Stähle: Zwei Monate (1933).

der ärztlichen Öffentlichkeit zum Nationalsozialismus.[77] Die am darauffolgenden Tag stattfindende Tagung des WAV stand ebenfalls unter dem Eindruck der letzten Monate. So sprach neben dem Zürcher Otto Naegeli[78], der über „Konstitution und Vererbung“[79] referierte, der inzwischen dauerhaft nach München gewechselte Paul Sperling über die Entwicklung der nationalsozialistischen Bewegung[80].

Größeren Raum nahm das Thema der Umstrukturierung der Versorgungskasse (VK) ein. Der damit beauftragte Reimold hielt einen Vortrag über die kommenden Änderungen, ging aber noch ausführlicher auf die von ihm ausgemachten Versäumnisse seiner Vorgänger ein. Erwartungsgemäß rief dies auch weitere Kritiker auf den Plan, die aus ihrer Genugtuung über den unrühmlichen Abgang der Verantwortlichen auch keinen Hehl machten – so beispielsweise der als Kritiker der VK bekannte Vorsitzende des Heidenheimer Ärztevereins, Karl Bernhard. Unter dem Titel „Und wir Geschröpften?“[81] ließ er kaum ein gutes Haar an den vormals Verantwortlichen: „Die Zeit, wo man mit der im Sack geballten Faust hochnäsige Abfertigungen durch die verantwortlichen Herren der VK. hinnehmen mußte, statt ehrlichen Aufschluß zu erhalten, ist endgültig vorbei.“[82] Unter der Führung von Reimold sollten tiefgreifende Änderungen erfolgen. Insbesondere die Führung der VK in Selbstverwaltung prangerte dieser als grundlegenden Fehler an, den er korrigieren wollte.[83]

Zu diesem Zweck wurden neue Gutachten in Auftrag gegeben, welche zu dem Ergebnis kamen, dass neben zahlreichen Versäumnissen der Hauptgrund für das finanzielle Ungleichgewicht aber in der Auszahlung viel zu hoher Renten lag, die insbesondere denjenigen zugutekamen, die durch die Wirtschaftskrisen ihre Ersparnisse verloren hatten. Entsprechend wurde dies auch als „eine Art Standesopfer“[84] gewertet, damit solche Ärzte nicht in „unwürdige Verhältnisse“[85] kämen, sobald sie in den Ruhestand gingen. Neben einer fehlenden Trennung der verschiedenen Versorgungs- und Versicherungsleistungen wurde auch erneut die nicht nach professionellen Standards

---

77 Siehe dazu auch das Phänomen der ‚Märzgefallenen‘: Falter (1998).

78 Biographie von Otto Naegeli unter https://hls-dhs-dss.ch/de/articles/014568/2009-08-24/ (letzter Zugriff: 7.10.2022).

79 O. V.: IX. Württ. Aerztetag (1933), S. 323.

80 O. V.: IX. Württ. Aerztetag (1933).

81 Aerzteverein Heidenheim (1933), S. 313.

82 Zit. n. Aerzteverein Heidenheim (1933), S. 313.

83 Auszug aus einem Gutachten: „Ohne den Gründern zu nahe treten zu wollen, muss aber gesagt werden, dass sie entweder nicht die ausreichende Sachkenntnis hatten, um selbständig ein Unternehmen aufzubauen, das ausser der Kleinlebensversicherung auch noch das schwierige und nicht ungefährliche Gebiet der Rentenversicherung umfasste. Oder, wenn die Sachkenntnis vorhanden war, dass die Fachprüfung der Entwicklung des Unternehmens im Verhältnis mit den Annahmen nicht gründlich genug ausgeführt wurde. Eine solche Nachprüfung hätte spätestens vom Jahre 1927 an alljährlich durchgeführt werden müssen.“ LABW HStAS, E 151/54 Bü 288, Pag. 140.

84 Reimold (1933), S. 367.

85 Reimold (1933), S. 367.

vorgenommene Aktenführung und die ohne feste Kriterien erfolgte Vergabe von Darlehen bemängelt.[86]

Die Schlussfolgerung war, dass die Versorgungskasse zukünftig in die Hände von Fachleuten gelegt werden sollte. Entsprechende Verhandlungen waren schon mit Versicherungskonzernen geführt worden. Auf Reichsebene hatte es zudem Überlegungen für eine „Deutsche Reichs-Aerzteversicherung"[87] gegeben. Die Notwendigkeit einer Vereinheitlichung war nicht neu, eine schon 1931 durchgeführte Umfrage war zu dem Ergebnis gekommen:

> Das deutsche ärztliche Versorgungswesen bietet ein Bild schlimmster Zersplitterung. Eine von der Deutschen Aerzteversicherung im Jahre 1931 veranstaltete Umfrage ergab 84 ärztliche Versorgungseinrichtungen. Die Zahl ist aber sicher noch grösser. Darunter befinden sich Zwerggebilde von 12 Mitgliedern! Aerztekammern, ärztliche Bezirksvereine, Ortsgruppen, Provinzial- und Landesverbände des Hartmannbundes, der Hartmannbund selbst, Kassenarztvereine, freie ärztliche Vereinigungen, Verrechnungsstellen für die ärztliche Privatpraxis sind Gründer der Versorgungseinrichtungen, die entweder in eigener Verwaltung geführt werden oder teilweise oder ganz an private Versicherungseinrichtungen angelehnt sind. Einzelne Bezirke entbehren noch jeglicher Fürsorgeeinrichtung.[88]

Bis Mitte 1933 war es aber im Hinblick auf eine reichsweite Vereinheitlichung bei reinen Gedankenspielen geblieben. In Württemberg wurde dies zudem besonders kritisch gesehen, da erneute Zwangsmaßnahmen und -abgaben erwartet wurden. Deshalb sollte nur eine auf Württemberg beschränkte Lösung geschaffen werden.[89] Eine Weiterführung in der bisherigen Form stand dabei gar nicht erst zur Debatte, zukünftig sollte der Grundsatz „Facharbeiten den Fachleuten"[90] berücksichtigt werden.[91] Langbein, der bis zu diesem Zeitpunkt zumindest noch im Verwaltungsrat der VK gesessen hatte, war dabei nicht mehr involviert. Stähle hatte ihm den Rücktritt unmissverständlich nahegelegt, eine Aufforderung, der Langbein nachkam.[92] Nach längeren Verhandlungen sollte der Umbau der VK erst am 1. Oktober 1934 erfolgen. Bisher gewährte, zu hohe

---

86 Reimold (1933).
87 Reimold (1933), S. 368.
88 LABW HStAS, E 151/54 Bü 288, Pag. 140.
89 Reimold (1933).
90 LABW HStAS, E 151/54 Bü 288, Pag. 140.
91 Einer der Gutachter, der Versicherungsmathematiker Hans Parthier, zugleich Vorstandsmitglied der Allianz-Versicherung, kam in seiner Untersuchung zu dem Ergebnis, „dass nach Feststellung eines technischen Bilanz-Defizits von 11 1/3 Millionen [...] eine Weiterführung der Württ. Aerzte-Versorgung in der bisherigen Form kaum in Frage kommen dürfte". LABW HStAS, E 151/54 Bü 288, Pag. 140.
92 „Sehr geehrter Herr Kollege ! Ihre Aufforderung, Ihnen die Niederlegung meines Amtes als stv. Vorsitzender des Verwaltungsrats schriftlich zu bestätigen fasse ich keineswegs als Kränkung auf; andrerseits bitte ich es mir nicht verargen zu wollen, wenn ich dies in einer Form tue, die den Verdacht ausschliessen soll, als ob ich an der Versorgungskasse fahnenflüchtig geworden sei. Sie und alle anderen württ. Kollegen werden verstehen, dass ich darauf besonderen Wert lege." LABW HStAS, E 151/54 Bü 288, Pag. 133.

Renten wollte man kürzen bzw. deckeln. Die Unterstützungskasse sollte weiterhin in eigener Verwaltung und damit unabhängig von der VK bestehen. Man hoffte durch die beiden unabhängig voneinander arbeitenden Einrichtungen, dass im Fall einer erneuten Wirtschaftskrise zumindest eine der beiden überleben könnte.[93]

In Kenntnis dessen, dass auch mit dieser Regelung nicht alle einverstanden sein würden, appellierte Reimold an die Eigenverantwortung seiner Standeskollegen:

> Ich gebe mich nicht der Täuschung hin, dass Sie alle mit der neuen Lösung zufrieden sind. Aber allgemeine Zufriedenheit soll auch nicht das Ziel einer Standesversicherung sein. Wir wollen nie vergessen, dass wir Angehörige eines freien Berufes sind. Unser Verdienst steht im allgemeinen über dem zahlreicher anderer Volksgenossen. Sollten wir unser Einkommen nur betrachten unter dem Gesichtspunkt des Augenblicks und unsere Lebenshaltung entsprechend einstellen, dann wären wir schlechte Sachverwalter. Unser Einkommen dient dem Augenblick und dient der Zukunft. Die Zwangsversicherung, die wir für Sie abschliessen, soll nur eine Mindestversicherung darstellen, für die wir Ihnen so wenig wie möglich von Ihrem Einkommen einbehalten.
> […] Aber wer glaubt, dass die Organisation die Fürsorgeschwester ist, die für alles zu sorgen hat, der täuscht sich. Wer das risikolose Dasein eines Beamten will, der muss eben die Beamtenlaufbahn mit kargem Einkommen, aber sicherer Position wählen.[94]

Gegen diese Mindestversicherung gab es kaum öffentlichen Widerspruch, trotz der geringer ausfallenden Renten.[95] Ohnehin wurde der gesamte Umbau der Versorgungseinrichtungen öffentlich kaum thematisiert. Aufgeheizte Debatten wie in den 1920er Jahren ließ die neue Führung gar nicht erst zu.

Als Nächstes wurden Angebote verschiedener Versicherungsgesellschaften eingeholt. Die Entscheidung fiel zwischen der Allianz und der Deutschen Ärzteversicherung. Am Ende einigte man sich auf eine Beteiligung beider Gesellschaften mit jeweils 50 Prozent, wobei die Allianz als in Stuttgart ansässiges Unternehmen federführend sein sollte.[96] Der Vertrag wurde im Folgenden dem Ministerium des Innern und dem noch immer für zahlreiche Belange der Ärzteschaft zuständigen Ministerialrat Gustav Spindler zur Prüfung vorgelegt. So sollte die Beitragseinziehung weiterhin über die Ärzteschaft erfolgen[97], womit kein direkter Verkehr zwischen einzelnen Medizinern

93 LABW HStAS, E 151/54 Bü 288, Pag. 140.

94 LABW HStAS, E 151/54 Bü 288, Pag. 140.

95 „Wenn Sie diese kommende Regelung mit dem seitherigen System vergleichen, so mag es sein, dass der eine oder andere Uneingeweihte noch in Erinnerung an die hohen Renten, die früher versprochen und eine Zeitlang geleistet wurden, sein Urteil falsch einstellt und vergisst, dass die seitherige Versorgungskasse eine glänzende, herrliche Fassade hatte, die sich aber leider auf morsche Balken stützte." LABW HStAS, E 151/54 Bü 288, Pag. 140.

96 LABW HStAS, E 151/54 Bü 288, Pag. 140; Reimold (1934).

97 „Die Beiträge sind seitens der Aerzteschaft an die Gesellschaften zu zahlen; die Gesellschaften haben

und den Versicherungsgesellschaften stattfinden würde[98]. Klagen landeten also direkt bei der zuständigen Standesvereinigung. Die Beiträge sollten sich im Schnitt auf etwa 400 RM pro Jahr belaufen. Mit dem Vertrag ging auch eine Übernahme der bisherigen Alters-, Invaliden- und Witwenrenten einher. Im August 1934 bezogen 29 Ärzte eine Alters- und 46 eine Invalidenrente. Hinzu kamen noch 145 Empfänger von Hinterbliebenenrenten. Insbesondere bei den Witwenrenten gab es eine große Bandbreite bei den Auszahlungen; so reichten diese von 3 RM bis 343 RM. Mit dem Abschluss des Vertrages war zumindest bis auf weiteres das Kapitel der Versorgungskasse abgeschlossen.[99]

Vorgänge um die alte Kasse sollten aber die Ärzteschaft weiterhin beschäftigen. Kurz nach dem Württembergischen Ärztetag wurde auch der Fall Karl Berner erneut zum Thema. Berner war nicht nur wegen Untreue und Unterschlagung angezeigt worden, ihm war zudem aufgrund angeblicher ‚kommunistischer Betätigung' die Kassenzulassung entzogen worden. Im August lagen zu beiden Vorwürfen die juristischen Entscheidungen vor. Zum einen wurde Berner von dem Vorwurf der vorsätzlichen Untreue freigesprochen, zum anderen hatte das Reichsarbeitsministerium entschieden, dass der Verdacht kommunistischer Betätigung unberechtigt gewesen war und damit auch der Entzug der Kassenzulassung rückgängig zu machen war. Der Fall hatte jedoch das Interesse der Tagespresse geweckt; so wurde auch im *Stuttgarter Neuen Tagblatt* ausführlich darüber berichtet. Stähle missfiel die dortige Berichterstattung aber derart, dass er den *Staatsanzeiger* dazu nutzte, um seine Interpretation der Vorgänge zu veröffentlichen. Dabei wird auch seine Art von Rechtsverständnis deutlich, denn die Freisprüche von Berner sah er keinesfalls als Belege für dessen Unschuld an:

> Das ‚Stuttgarter Neue Tagblatt' vom 7.8.1933 hat unter der Ueberschrift ‚Gerechtfertigt' über den Fall des Dr. Berner einen Artikel gebracht, der nach Form und Inhalt zu beanstanden ist. Inhaltlich muß der uneingeweihte Leser zu dem Schluß kommen, daß die Behörden die völlige Unschuld des Dr. Berner in politischer und krimineller Hinsicht festgestellt haben. Dem ist aber nicht so. In Wirklichkeit enthält der Entscheid des Reichsarbeitsministers vom 3.8.1933 ausdrücklich die Feststellung, daß der gegen Dr. Berner erhobene Verdacht kommunistischer Betätigung nicht bestätigt worden sei. Damit ist keineswegs gesagt, daß der Vorwurf der kommunistischen Betätigung grundlos erhoben worden sei. Die dem pflichtmäßigen Bescheid des Württ. Aerzteverbandes zugrundeliegenden Tatsachen bestehen auch heute noch zu Recht. Auch wegen des weiteren Vorwurfs der Untreue bei der Kassenführung des Württ. Aerzteverbandes ist festzustellen, daß der Freispruch des Dr. Berner deswegen erfolgte, weil das Gericht eine vorsätzliche Untreue verneinte.

mit dem Einzug der Beiträge bei den einzelnen Aerzten nichts zu tun." LABW HStAS, E 151/54 Bü 288, Pag. 139.

98 „Im übrigen findet ein unmittelbarer Verkehr zwischen den versicherten Aerzten sowie deren Hinterbliebenen mit der Gesellschaft nicht statt." LABW HStAS, E 151/54 Bü 288, Pag. 139.

99 LABW HStAS, E 151/54 Bü 288, Pag. 139.

> Da eine fahrlässige Untreue nicht strafbar ist, kam eine Verurteilung nicht zustande. Damit ist aber auch für den Laien ohne Weiteres erkennbar, daß von Schuldlosigkeit des Dr. Berner nicht die Rede sein kann.[100]

7.5 Ärztliche Propaganda – Rassenhygiene in Aus- und Fortbildung

Das letzte Quartal des Jahres 1933 war geprägt von der Reichstagswahl am 12. November, wobei hier nochmals deutlich wurde, wie radikal sich das MKB von einer weitestgehend unpolitischen Standeszeitschrift zu einem nationalsozialistisch dominierten Blatt gewandelt hatte. Mehrmals rief es unter Benutzung martialischer Rhetorik im Namen des WAV zur Wahl auf. Dabei wurde gegen „den Schwindel der Internationale[n]“[101] und den „Wahnwitz der Demokratie“[102] gehetzt. Die Ärzte sollten dabei als Propagandisten des Dritten Reiches fungieren, denn wer nicht wähle, sei ein „Volksverräter“[103]. So sollten sie „alle unsere Kranken, alle unsere Freunde und Bekannten, alle unsere Hausgenossen auffordern und zur Wahlurne mitnehmen“[104].

Einer der Ärzte, der seine Aufgabe als Propagandist mit besonderem Enthusiasmus wahrzunehmen schien, war Karl Ludwig Lechler. So forderte er unter dem Titel „Aerzte heraus!“[105] seine Standeskollegen zu besonders aktiver politischer Überzeugungsarbeit auf. Besonders die Mediziner sollten dazu beitragen, dass die Mehrheit der Bevölkerung über die nationalsozialistischen Kampfbegriffe Bescheid wüsste. Aufgabe des Arztes sei es, die Schlagworte mit Leben zu füllen und zum Allgemeingut werden zu lassen. Dass die Begriffe „Blut und Rasse“[106] schon dazu geworden seien, sah er als großen Erfolg der bisherigen Propagandamaßnahmen an[107].

Aber auch die Fortbildungskurse der Ärzteschaft waren geprägt von diesen Themen. In einem dreitägigen Kurs waren im Oktober 1933 mehr als ein Dutzend Vorträge zu „Rasse und Rassenpflege“[108] gehalten worden. Damit nicht finanzielle Hürden für ein Fernbleiben vorgeschoben werden konnten, wurde der Kurs unentgeltlich angeboten. Zudem konnten für Fortbildungsveranstaltungen Zuschüsse zu Fahrt- und Übernachtungskosten beantragt werden.[109] Kaum ein Arzt war in dieser Zeit derart rege wie Lechler, fast jede NSDÄB-Veranstaltung hatte einen seiner Vorträge im Pro-

---

100 LABW HStAS, E 151/54 Bü 288, Pag. 128. Hervorhebung im Original.
101 WAV. (1933), S. 451.
102 WAV. (1933), S. 451.
103 WAV. (1933), S. 451.
104 WAV. (1933), S. 451.
105 Lechler (1933), S. 457.
106 Lechler (1933), S. 457.
107 Lechler (1933).
108 O. V.: Kurs- und Kongreßkalender (1933), S. 414.
109 Schwarz (1933).

gramm. Damit war er gewissermaßen zum obersten ärztlichen Ideologen in Württemberg geworden.[110]

Besonderen Wert legte man auf Schulungskurse für die psychiatrisch tätigen Ärzte. Ab Ende 1933 wurden auch für die württembergischen Mediziner an den in Frage kommenden Anstalten verstärkt „erbbiologisch-rassenhygienische Schulungskurse"[111] abgehalten. Dabei traten auch nationalsozialistische Größen als Referenten auf, so beispielsweise im November 1933. Dort hielt Arthur Gütt den Abendvortrag, während die Fachvorträge von badischen und württembergischen Spezialisten kamen.[112] Im Januar 1934 sollten einige württembergische Anstaltsärzte die Möglichkeit erhalten, zu einem neuntägigen Lehrgang nach München gehen zu dürfen. Dazu sollten sich die in Frage kommenden Personen schriftlich beim Innenministerium melden. Die Resonanz war überaus positiv, zahlreiche Bewerbungen gingen beim Ministerium ein. Die Auswahl der Ärzte sollte auch unter dem Gesichtspunkt getroffen werden, dass diese ihr in München erlerntes Wissen in der Folge auch an die anderen württembergischen Mediziner weitergeben sollten.[113] Einige der Teilnehmer des Kurses waren Ärzte, die später an der Umsetzung des GzVeN und der ‚Euthanasie'-Verbrechen in Württemberg beteiligt sein sollten. Unter den Bewerbern war beispielsweise der zu diesem Zeitpunkt an der Universitätsnervenklinik Tübingen[114] tätige Robert Ritter, aber auch spätere Anstaltsleiter wie Karl Eugen Jooss oder Otto Gutekunst und Anstaltsärzte, welche die nationalsozialistische Rassenpolitik mit vorantrieben, wie beispielsweise Ernst Wittermann[115].

Aber diese Themen sollten zukünftig nicht erst in der Fortbildung[116] angesprochen werden, sondern schon im Studium einen größeren Raum einnehmen. Eine Reform des Medizinstudiums inklusive einer Neuordnung der prüfungsrelevanten Fächer war deshalb schon in Planung. Dabei sollte vor allem der neuen Rolle der Ärzte in der NS-Gesundheitspolitik Rechnung getragen werden. So wurde die zukünftige Sonder-

---

110 Im Dezember 1933 sprach er im Rahmen einer NSDÄB-Gautagung beispielsweise auch zu dem Konfliktfeld „Religion und Politik, Staat und Kirche". O. V.: Vereinsleben (1933), S. 483. Siehe auch O. V.: NSD.-Aerztebund (1937).

111 LABW HStAS, E 151/54 Bü 3, Pag. 61.

112 LABW HStAS, E 151/54 Bü 3, Pag. 61.

113 Siehe Anlagen zu LABW HStAS, E 151/54 Bü 3, Pag. 63a.

114 Wiesing u. a. (2010).

115 Für eine vollständige Liste siehe LABW HStAS, E 151/54 Bü 3, Pag. 63a und 63c.

116 Da aus dem Reichsausschuss für das ärztliche Fortbildungswesen zahlreiche leitende Persönlichkeiten zurückgetreten waren, plante Wagner in Verbindung mit dem Reichsministerium des Innern, die Organisation ganz aufzulösen und im Zuge der Gründung der Reichsärztekammer neue Gremien zu schaffen: „Es sei nötig, die bisherige vage Organisation zu beseitigen und die ärztliche Fortbildung in innige Verbindung mit der Ärzteschaft als solcher – Angliederung an die kommende Reichsärztekammer – und mit der Reichsregierung zu bringen." Bis zur formellen Auflösung vergingen aber noch fast vier Jahre. LABW HStAS, E 151/54 Bü 262, Pag. 246 und 261.

stellung auch in einem Rundschreiben des Reichsinnenministeriums vom Dezember 1933 betont:

> Dem Arzt fallen im heutigen Staat besonders wichtige Aufgaben im Dienste des Volkes zu. Es ergibt sich hieraus ohne weiteres die Notwendigkeit, an eine Neuaufstellung der Grundlage für die Ausbildung zum Arzt, der ärztlichen Prüfungsordnung, heranzugehen. [...] Zum Teil liegt das daran, daß an den einzelnen Universitäten die personelle Regelung und die künftige Gestaltung des Unterrichts in der Vererbungslehre, Erbgesundheitspflege, Rassenkunde, Rassenpflege und verwandten Gebieten sich noch nicht ganz übersehen läßt, zum Teil auch daran, daß einige Fragen wie z. B. die Ableistung des Arbeitsdienstes, die Einführung der obligatorischen Beteiligung der Medizinstudierenden an Leibesübungen nicht ganz aus ihrem Zusammenhang mit der Neugestaltung des Universitätsstudiums überhaupt herausgelöst werden konnten.[117]

7.6 Die Situation der Ärztinnen im Nationalsozialismus

Während Mitglieder von Parteiorganisationen beim Studium bevorzugt behandelt werden sollten, beispielsweise durch Anrechnung des Dienstes in SA und SS[118], sollten viele andere vom Studium gänzlich ausgeschlossen werden. Neben ausländischen Studenten waren dies vor allem diejenigen mit jüdischer Herkunft.

Wäre es nach dem publizistisch seit einiger Zeit sehr regen Walter Gmelin gegangen, hätte noch eine weitere, immer größer werdende Gruppe innerhalb der Ärzteschaft vom Studium ferngehalten werden sollen: die Ärztinnen. Gmelin zeigte sich schnell als einer derjenigen, die das Frauenstudium nicht nur in der Medizin, sondern ganz allgemein ablehnten. Dabei wollte er vor allem die Sorge um eine hochwertige Nachkommenschaft als ausschlaggebend für seinen Vorstoß wissen. Der Arztberuf wurde von ihm als besonders aussagekräftiges Beispiel für den negativen Effekt des Frauenstudiums herangezogen. So würden Ärztinnen bedingt durch das lange Studium und die beruflichen Anforderungen meist sehr spät heiraten und hätten im Schnitt weniger Kinder. Gmelin war sich dabei sicher, dass es der größte Wunsch einer jeden Frau sein müsste, Mutter zu werden. Diejenigen, die dies nicht taten, waren in seinen Augen unnatürlich: „Nach dieser Aufgabe aber sehnt sich im Grunde jedes natürlich empfin-

117 LABW HStAS, E 130b Bü 2776, Pag. 977.

118 „III. Mit der Anrechnung des Dienstes in den Formationen der SA und SS auf die für die Zulassung zu den reichsgesetzlich geregelten Prüfungen vorgeschriebene Ausbildungszeit entsprechend den für die Kriegsteilnehmer vorgesehenen Vergünstigungen befaßt sich das [...] Schreiben des Herrn Preußischen Ministers des Innern vom 6. November 1933 [...] spreche auch ich [Reichsinnenminister Wilhelm Frick] mich für eine sinngemäße Anwendung der früher für Kriegsteilnehmer vorgesehenen Vergünstigungen auf die Vorkämpfer des nationalen Staates aus." LABW HStAS, E 130b Bü 2776, Pag. 977. Hervorhebung im Original.

dende und gesunde Mädchen als dem eigentlichen Sinn und Zweck seines Daseins."[119] Deshalb sollten die „deutsche[n] Ärzte zu einer Ablehnung des Frauenstudiums kommen [...] um die Frau ihrer eigentlichen Aufgabe wieder zuzuführen"[120]. Neben einer Reform der Familienpolitik, beispielsweise durch Förderung der Frühehe, sollte die Ärzteschaft ihren Teil dazu beitragen. Gmelin forderte, Praxisstellen bei der Kassenzulassung vor allem an Familienväter zu vergeben. Darüber hinaus sollten weitere Anreize für kinderreiche Ärzte geschaffen werden. Die Zeugung von ‚hochwertigem' Nachwuchs stand nach Gmelins Ansicht an erster Stelle, ging es doch in seinen Augen um nichts anderes als die „Erhaltung der Art"[121]. Damit entsprachen seine Forderungen ganz der nationalsozialistischen Politik, die einen deutlichen Geburtenüberschuss als Ziel ausgegeben hatte.[122] Frauen, die sich diesem Ziel nicht unterordneten, wurden von Gmelin wiederholt herabgewürdigt. Dabei sprach er auch Pionierleistungen wie denen von Elly Beinhorn[123] oder Marga von Etzdorf[124] weitgehend ihre Berechtigung ab, denn es wäre „für die Nation aber unendlich viel wertvoller, wenn sie ihrem Volke eine Anzahl tüchtiger Kinder mit ihren wertvollen Eigenschaften geschenkt hätten, als ihre gewiß auch anerkennenswerten flugsportlichen Taten"[125]. Dass mit dem Ausschluss der Frauen vom Medizinstudium und mittelfristig auch vom Arztberuf gleich noch das Problem der Überfüllung dieser Profession gelöst wäre, wurde zudem als willkommener Bonus angeführt.

Anstatt wie wenige Jahre zuvor noch starke Kritik hervorzurufen, waren im *Deutschen Ärzteblatt* (DÄB) weitere Artikel zu lesen, die Gmelins Absichten als überaus unterstützenswert erachteten. So äußerte sich unter anderem der als Doktorand am Kaiser-Wilhelm-Institut für Anthropologie, menschliche Erblehre und Eugenik unter Eugen Fischer tätige Erich Nehse[126] mit einem Beitrag zur „Frauenfrage vom eugenischen Standpunkt"[127]. Darin rechnete er vor, wie viele Studentinnen unverheiratet blieben und wie diejenigen, die verheiratet waren, weniger Kinder bekommen würden als Frauen, die nicht studiert hatten. Wie Gmelin sah Nehse es als großen Vorteil, wenn weniger Frauen den Arztberuf ausüben würden. Aber auch ganz allgemein sei die Arbeit von Frauen abzulehnen. Denn durch ihre untertarifliche Bezahlung wären sie günstigere Arbeitskräfte als die Männer und würden dadurch zu einer „untragba-

---

119 Gmelin (1933), S. 58.
120 Gmelin (1933), S. 58.
121 Gmelin (1933), S. 452.
122 Gmelin (1933), S. 58.
123 Beinhorn erlangte vor allem durch ihre Weltumrundung im Alleinflug Berühmtheit. Siehe dazu auch Probst (2014), S. 21–30.
124 Etzdorf erlangte vor allem aufgrund eines Alleinfluges von Deutschland nach Japan Berühmtheit. Siehe dazu auch Kellermann (2017), S. 90–99.
125 Gmelin (1933), S. 57.
126 Schmuhl (2005), S. 227, und Harten/Neirich/Schwerendt (2006), S. 142.
127 Nehse (1933), S. 105.

re[n] Verengerung [sic!] des Arbeitsmarktes für den Mann"[128] führen. Ganz im Geiste der Zeit sah er dabei die „sogenannte Frauenbewegung"[129] als „von jüdischen Führern geleitet"[130], die gar nicht im Interesse der Frauen handeln würde. Eine weitere Wortmeldung stammte vom zweiten Vorsitzenden des Hartmannbundes, Franz Reichert. Dieser äußerte sich dahingehend, dass „gewisse familienfeindliche Erscheinungen auf dem ärztlichen Stellenmarkt"[131] bestünden.

Bestärkt durch die Zustimmung, wurden die Aussagen von Gmelin in Sachen Arbeitsmarkt immer radikaler; so schlug er vor, Stellenangebote für ledige Assistenzärzte „grundsätzlich zu verbieten"[132]. Gegen solche immer übertriebeneren Forderungen erhob sich dann in der Folge doch noch Widerstand, beispielsweise von einem „wider Willen kinderlos Verheiratete[n]"[133]. Dieser sprach von „unmenschlicher Härte"[134] und dass Gmelins „Forderung nichts mit dem Nationalsozialismus zu tun hat"[135]. Dem widersprach der Kritisierte, dass ihn „gerade die Rassenhygiene, die Rassenpflege, welche die NSDAP. – im Gegensatz zu allen anderen Parteien – als Ziel in ihrem Programm aufgestellt hat, im Jahre 1925 zum Eintritt in die Partei, zur Gründung und Führung einer Ortsgruppe bewogen"[136] habe. Darüber hinaus engagierte er sich in seiner Stellung als Amtsarzt besonders in der Eheberatung und übersandte dem Ministerium des Innern zahlreiche Vorschläge zu rassenhygienischen Themen.[137]

In seinen Argumentationen wurde Gmelin immer radikaler und sprach Frauen schließlich jegliches Recht auf Selbstbestimmung ab. So sei eine unglückliche, aber kinderreiche Ehe „ethisch turmhoch über allen ‚charitativ sich betätigenden Jungfrauen'"[138]. Ordensschwestern unterstellte er gar, dass ihr Antrieb selbstsüchtig und materialistischen Ursprungs sei, sie nämlich nach „Gottes Lohn"[139] und einem „guten Platz im Himmel"[140] trachteten. Auch der Krankenschwester schrieb er eine geringere Eignung zu, da diese „durchschnittlich weniger Mitleid und Mitgefühl mit den Kranken zeige als der männliche Pfleger"[141]. Dasselbe Phänomen traf in seinen Augen auch auf die Ärztinnen zu. Letztlich gipfelten seine Aussagen darin, dass Männer alles besser könnten, nur eine Fähigkeit besäßen diese nicht: „Die von den Frauen, auch von den Ärz-

128 Nehse (1933), S. 104.
129 Nehse (1933), S. 104.
130 Nehse (1933), S. 104.
131 Zit. n. Gmelin (1933), S. 450.
132 Gmelin (1933), S. 450.
133 Schatz (1933), S. 507.
134 Schatz (1933), S. 507.
135 Schatz (1933), S. 507.
136 Gmelin (1933), S. 508.
137 Beispielsweise in LABW HStAS, E 151/54 Bü 339.
138 Gmelin (1933), S. 508.
139 Gmelin (1933), S. 509.
140 Gmelin (1933), S. 509.
141 Gmelin (1933), S. 510.

tinnen ausgeübten Berufe und Funktionen, insbesondere auch die Hervorbringungen von Kulturwerten, kann ihnen auch der Mann abnehmen und ebenso gut – oder noch besser – schaffen; was er aber den Frauen nicht abnehmen kann, ist das Gebären von Kindern."[142]

Wenn auch nicht alle Beiträge in der Debatte derartigen Charakter hatten, so war als Ergebnis unzweifelhaft, dass Kinderlosigkeit oder eine späte Ehe rechtfertigungsbedürftig geworden waren. Zudem wurde nicht selten der Vorwurf erhoben, dass ein solches Verhalten dem nationalsozialistischen Geist widerspräche. Den Ärztinnen, die ohnehin schon schlechtere Startbedingungen in einem gänzlich männlich dominierten Feld vorfanden, war damit die Ausübung ihres Berufes noch weiter erschwert. Nachdem Stähle schon diejenigen zum Verzicht auf die Kassenpraxis aufgefordert hatte, die mit einem Mediziner verheiratet waren, wurden in der Folge Forderungen laut, alle Ärztinnen von der Kassenpraxis auszuschließen. Dabei war deren Anteil unter den Kassenärzten ohnehin schon prozentual deutlich geringer als der ihrer männlichen Kollegen.

Während reichsweit insgesamt ca. 62 Prozent der Mediziner zur Kassenpraxis zugelassen waren (32152 von 51785), traf dies nur auf knapp 1500 der 3341 Ärztinnen zu. In Württemberg waren von 1959 im Reichs-Medizinal-Kalender von 1933 gemeldeten Ärzten 139 weiblich, d.h. 7,1 Prozent. Dies lag geringfügig über dem Reichsdurchschnitt von ca. 6,5 Prozent. Der Anteil der Mediziner mit Kassenpraxis entsprach in Württemberg 64 Prozent. Von den 139 württembergischen Ärztinnen waren nur 55 kassenärztlich tätig (38 als praktische Ärztinnen und 17 als Fachärztinnen).[143] Damit lag der Anteil der Kassenärztinnen in Württemberg noch einige Prozentpunkte unterhalb des Reichsdurchschnitts.

Entgegen den Forderungen von Medizinern wie Nehse und Gmelin stieg aber die Zahl der Ärztinnen auch in den folgenden Jahren an.[144] Spätestens im Zweiten Weltkrieg war an eine Versorgung der Bevölkerung ohne den massiven Einsatz von Ärztinnen gar nicht mehr zu denken.

Die öffentlich geführten Debatten zu dieser Thematik blieben aber auch in der Folge fast ausschließlich in der Hand männlicher Autoren.

7.7 Die öffentliche Berichterstattung und der Umgang mit Kritik

Hatten sich die Autoren vor 1933 überwiegend aus der Gruppe der standespolitisch aktiven Ärzte und der Medizinalbeamten gespeist, kamen nun vermehrt diejenigen hinzu, die sich in nationalsozialistischen Organisationen aktiv zeigten. Praktische Ärzte waren sowohl vor als auch nach 1933 als Autoren unterrepräsentiert. Als Haupthin-

142 Gmelin (1933), S. 511.
143 LABW HStAS, E 151/54 Bü 271, Pag 19a; Reichs-Medizinal-Kalender (1933), S. 483.
144 Hadrich: Zur sozialen und wirtschaftlichen Lage (1935).

derungsgrund für eine aktivere Teilnahme Letzterer wurde die mangelnde Zeit, vor allem aber die fehlende Vergütung für Beiträge ausgemacht. So schlug ein anonymer Autor vor, dass veröffentlichte Arbeiten „nach ihrem Wert für die Volksgemeinschaft aus einem Bildungsfonds“[145] honoriert werden sollten. Seiner Schlussfolgerung nach würde eine bessere Entlohnung zu einer „Hebung der Berufsfreudigkeit“[146] führen. Da ein solcher Fonds aber nie ernsthaft in Erwägung gezogen wurde, waren Beiträge von praktischen Ärzten auch weiterhin verhältnismäßig selten. Dementsprechend dominierten Autoren mit einem erhöhten Sendungsbewusstsein, da die finanzielle Belohnung hier eine geringe Bedeutung hatte.

Daran sollte auch die Ende 1933 folgende Zusammenlegung der badischen und württembergischen ärztlichen Standespresse nichts ändern. Neuordnungen dieser Art fanden auf Reichsebene ebenfalls statt, so dass 1934 nur noch 13 regionale Standesblätter existierten.[147] Zudem wurde die Zeitschrift nicht mehr vom WAV herausgegeben, sondern von den regionalen Ablegern der KVD. Der volle Titel ab 1934 lautete *„Ärzteblatt für Württemberg und Baden – Nachrichtenblatt der Kassenärztlichen Vereinigung Deutschlands, Landesstelle Württemberg und Baden“*[148] (ÄWB). Die Schriftleitung lag nun in den Händen von Emil Mayerle, Facharzt für Magen-, Darm- und Stoffwechselkrankheiten in Karlsruhe, der Druck erfolgte ebenfalls dort. Die Auflage belief sich auf 4000 Stück.[149]

Nur wenige Wochen später wurde im ÄWB kritisiert, dass die meisten Ärzte die Artikel der Zeitschrift nicht oder nicht aufmerksam genug lesen würden. Um dem entgegenzuwirken, sollten zukünftig alle absolut notwendigen Informationen speziell gekennzeichnet werden. Zukünftig sollte sich zudem kein Arzt mehr darauf berufen können, dass er die Bekanntmachungen nicht kennen würde, wenn sie in der Standeszeitschrift veröffentlicht worden waren.[150]

Im Gegensatz zu den Jahren vor 1933 fielen Berichte über Standesversammlungen zunehmend kürzer aus, stattdessen betonte man wiederholt die Einigkeit der Ärzteschaft. Auch in den Bezirksvereinigungen wurde das Bild einer verschworenen Gruppe suggeriert. Kritik sollte explizit nicht mehr geübt werden, „wenn man auch nicht gleich jede Maßnahme verstehe“[151]. Stähle, der auch weiterhin zahlreiche Vorträge hielt

---

145 O. V.: Und wir Praktiker? (1933), S. 489.

146 O. V.: Und wir Praktiker? (1933), S. 489.

147 „Ab 1. Januar 1934 werden von dem Reichsführer der deutschen Aerzteschaft aus allen ihm unterstehenden Organisationen nur noch 13 provinzielle Zeitschriften anerkannt und genehmigt. Demgemäß werden die bisherigen ‚Aerztlichen Mitteilungen aus und für Baden‘ mit dem ‚Medizinischen Korrespondenzblatt für Württemberg‘ zusammengelegt, und erscheinen von diesem Zeitpunkt an in neuem, braunen Gewande als ‚Aerzteblatt für Baden und Württemberg‘ [sic!]. Schriftleitung and [sic!] Verlag befinden sich künftig in Baden.“ LABW HStAS, E 151/54 Bü 286.

148 Stähle/Pakheiser (1934), S. 1.

149 Stähle/Pakheiser (1934).

150 O. V.: Bekanntmachungen (1934).

151 Schröder (1934), S. 293.

und häufig Gast bei den Sitzungen der Bezirksvereinigungen war, wurde zudem fast schon hofiert. So versprach beispielsweise Dörfler ihm gegenüber „treue Gefolgschaft und volle Unterstützung durch alle Mitglieder des Bezirksvereins unter Verzicht auf jegliche Kritik“[152].

Dass Kritik an der Ärzteschaft und ihren neuen Führern schwerwiegende Folgen haben konnte, wurde einige Monate später deutlich. Bei einem Kurs zu den Beziehungen[153] zwischen Berufsgenossenschaften und Ärzteschaft an der Universität Tübingen sprach auch der Geschäftsführer des Verbandes der südwestdeutschen Berufsgenossenschaften, Richard Rusche. Dieser kritisierte in seinem Vortrag[154] über das berufsgenossenschaftliche Heilverfahren die Ärzteschaft. Der ebenfalls anwesende Stähle verbot Rusche daraufhin das Wort.[155] Nur zwei Tage nach der Fortbildung beschwerte sich Stähle bei Gerhard Wagner über Rusche. Im Verlauf dieser Konversation erfuhr er, dass Rusche schon einmal in „Schutzhaft“[156] gewesen sei. Nach den neuerlichen Äußerungen in Tübingen forderte Stähle daraufhin drastischere Maßnahmen, denn die vorherige Haft hätte offenkundig „in keiner Weise auf ihn erzieherisch eingewirkt“[157] und daher „dürfte das Maß jetzt voll sein“[158].

7.8 Die neue Normalität – der Württembergische Ärztetag und weitere Veranstaltungen

Nach der erfolgten Gleichschaltung und Umstrukturierung der Ärzteschaft im Vorjahr standen zu Beginn des Jahres 1934 kaum größere standespolitisch relevante Veränderungen in Württemberg an. Andere Fragen wie die Neuordnung des staatlichen Gesundheitswesens und die neuen Gesundheitsämter oder die geplante Errichtung der Ämter für Volksgesundheit dominierten. Letztere sollten vor allem als gesundheitspolitische Propagandastellen der NSDAP auch auf Gau- und Kreisebene fungieren und zudem für alle gesundheitlichen Themen in den anderen Parteiorganisationen zuständig sein, mit Ausnahme von SA und SS, die über eigene Ärzte verfügten.

Stähle zeigte sich trotz seiner zahlreichen Positionen und Aufgabenfelder als genauer Beobachter bzw. Kontrolleur der lokalen Vereine. So verbot er Vorträge, bei denen

152 Schröder (1934), S. 293.
153 O. V.: 11. Württembergischer Aerztetag (1935).
154 Koch (1935).
155 Braun (1935).
156 „Nachträglich erfahre ich, daß Direktor Dr. Rusche wegen Zusammenarbeit mit Juden und wegen reaktionären Äußerungen früher in Schutzhaft genommen werden mußte.“ LABW HStAS, E 151/54 Bü 262, Pag. 256.
157 LABW HStAS, E 151/54 Bü 262, Pag. 256.
158 LABW HStAS, E 151/54 Bü 262, Pag. 256.

ihm die Themen nicht genehm waren[159], oder beschäftigte sich mit der Auflösung des Landesgesundheitsrates, der ohnehin nach einer langwierigen und komplizierten Entstehungsgeschichte nur selten und unter der Aufsicht von Stähle gar nicht mehr einberufen worden war[160]. Auch beim Aerztevereinsbund und dem Hartmannbund stand die Auflösung unmittelbar bevor. Ihre Aufgaben sollten zukünftig allein in die Zuständigkeit der KVD fallen.[161] Innerhalb der Bezirks- und Ortsvereine durften die bisherigen Inhaber ihre Ämter dagegen weiter ausfüllen.[162] Zudem wurde verstärkt darauf geachtet, dass der für die Kassenpraxis verpflichtende Vorbereitungskurs auch abgeleistet wurde.[163] Zu diesem Zweck sollte unmittelbar vor dem zehnten Württembergischen Ärztetag im September ein solcher Kurs für alle Kassenärzte, die neu zugelassen waren oder bisher nicht daran teilgenommen hatten, abgehalten werden. Dessen Notwendigkeit zeigte sich dadurch, dass mehr als 160 württembergische Ärzte vom 20. bis 22. September an dem Kurs in Bad Mergentheim teilzunehmen hatten. Am Nachmittag des 22. September begann der Ärztetag mit der Hauptversammlung des WAV. Dieses Mal standen wieder ausschließlich wirtschaftliche und rechtliche Themen wie die Umstellung der Versorgungskasse und die Überleitung der Aufgaben des Hartmannbundes auf die KVD auf dem Programm.[164]

Das Jahr 1935 begann mit einer ersten Versammlung der neuen Leiter der Ämter für Volksgesundheit. Zusammen mit dem NSDÄB hielt man auch eine Gautagung am 10. Februar im Stuttgarter Silberburg-Parkrestaurant ab. Nach der Versammlung der Kreisamtsleiter und ihrer Stellvertreter stand am Nachmittag eine Reihe von Vorträgen auf dem Programm.[165] Diese waren gut besucht, wurden doch mehr als 400 Teilnehmer gezählt.[166] Die Schaffung der Ämter für Volksgesundheit lehnte sich vielfach an die Aufteilung der staatlichen Gesundheitsämter an. Dabei waren meist mehrere Landkreise zusammengefasst worden. Dies geschah auch bei den Ämtern für Volksgesundheit; so konnte ein Kreisamt für bis zu vier Landkreise zuständig sein. Insgesamt gab es in Württemberg 27 Kreisämter mit jeweils einem Arzt als Leiter.[167] Nur in wenigen Fällen war der Stelleninhaber auch der Amtsarzt des Gesundheitsamtes – so

---

159 LABW HStAS, E 151/54 Bü 31, Pag. 4.

160 „Ich bemerke dabei, daß ich ein sachliches Bedürfnis für den Landesgesundheitsrat – jedenfalls in seiner derzeitigen Form – nicht mehr für gegeben halte. Ich habe ihn deshalb in den letzten Jahren nicht einberufen. Ich habe vielmehr schon seine Aufhebung erwogen." LABW HStAS, E 151/54 Bü 326, Pag. 42 und 44.

161 Wagner (1934).

162 Eugen Stähle (1934).

163 O. V.: NB! (1934).

164 O. V.: 10. Württembergischer Aerztetag (1934).

165 Eugen Stähle (1935).

166 O. V.: Gautagung (1935).

167 O. V.: Amt (1935).

beispielsweise in Schwäbisch Hall, wo Gmelin beide Positionen innehatte.[168] In Kenntnis der schwierigen Konkurrenzsituation der Ämter war die Gautagung gespickt mit Vorträgen, in welchen die Relevanz der neuen Einrichtungen betont wurde. Zur weiteren Legitimation war einige Parteiprominenz nach Stuttgart gekommen. Sowohl Reichsärzteführer Wagner als auch sein Stellvertreter Friedrich Bartels sprachen zu den anwesenden Medizinern. Nach einer Eröffnungsrede durch Stähle referierte Wagner über den „Arzt von heute"[169], während Bartels über „Geschichte und Aufbau des Amtes für Volksgesundheit"[170] vortrug. Dabei sprach er über die veränderte Ethik der Ärzte und hob besonders hervor, dass diese „nicht mehr wie früher dem einzelnen minderwertigen Individuum auf Kosten der Gesamtheit und des gesunden Teils des deutschen Volkes ein Uebermaß von Fürsorge und Betreuung zuwenden"[171]. Zudem forderte Bartels, „den Arzt politisch zu machen"[172] und zukünftig nur noch „weltanschaulich zuverlässige"[173] Mediziner zuzulassen. Darüber hinaus referierte auch Gmelin auf der Tagung über die „Praxis des Erbgesundheitsgerichtes"[174]. Auch in den folgenden Wochen hielten Ärzte des NSDÄB zahlreiche weitere Vorträge zum Amt für Volksgesundheit und zu rassenhygienischen Inhalten.[175] Um diese Themen aber noch stärker in die Ärzteschaft hineinzutragen, wurden zudem spezielle Schulungskurse eingerichtet. Beispielsweise waren am Kaiser-Wilhelm-Institut in Berlin-Dahlem zehnmonatige Kurse eingeführt worden, an denen auch württembergische Ärzte teilnehmen sollten.[176] Wenige Monate später wurden auch überarbeitete Richtlinien für eine Pflichtfortbildung erlassen. So sollte jeder Arzt alle fünf Jahre an einem dreiwöchigen Kurs teilnehmen müssen.[177] Diese Pflicht sollte bis zum 60. Lebensjahr bestehen.[178] Das Feld an möglichen Themen war sehr umfangreich, eine Besonderheit stellte aber der Komplex „Erbbiologie und Rassenpflege"[179] dar. Dies war das einzige Thema, bei dem die Vorlesungen und die jeweiligen Referenten vorher explizit genehmigt werden mussten.[180] In den folgenden Jahren wurden diese Kurse überwiegend in Stuttgart durchgeführt, vereinzelt fanden sie auch in Tübingen und Ulm statt.[181]

---

168 Ein anderer, der beide Stellen in Personalunion führte, war Hans Burchardt in Backnang. O. V.: Amt (1935).
169 Eugen Stähle (1935), S. 33.
170 O. V.: Gautagung (1935), S. 48.
171 Zit. n. O. V.: Gautagung (1935), S. 49.
172 O. V.: Gautagung (1935), S. 49.
173 O. V.: Gautagung (1935), S. 49.
174 Eugen Stähle (1935), S. 33.
175 Eugen Stähle (1935).
176 LABW HStAS, E 130b Bü 2769, Pag. 44 zu 43.
177 Blome (1935).
178 Kreuser (1936).
179 Coermann (1935), S. 166.
180 Coermann (1935).
181 Kreuser (1937).

Demgegenüber traten vormals dominierende wirtschaftliche Themen nicht nur in der Berichterstattung, sondern auch bei den ärztlichen Versammlungen immer mehr in den Hintergrund. So dauerte die Hauptversammlung des WAV und der KVD auf dem elften Württembergischen Ärztetag nur noch drei Stunden. Ganz im Gegensatz zur Weimarer Zeit, in der immer von einer Überfüllung des Arztberufes gesprochen worden war, wurden Mitte der 1930er Jahre ganz andere Töne angeschlagen. Da sich die Gesamtzahl kaum erhöht hatte, was in Anbetracht des Ausschlusses der jüdischen Ärzte und anderer Minderheiten kaum verwunderlich war, wurde daraus nun ein „ausgesprochene[r] Aerztemangel“[182] abgeleitet. Vor allem würde es an Ärzten zur Vertretung in der Praxis fehlen und auch bei den beamteten Medizinern gäbe es zu wenige Bewerber. Nur bei den Kassenärzten wären noch ausreichend Interessenten vorhanden. Trotzdem klagten auch diese, dass „der Durchschnittskassenarzt gerade wie der Vogel auf dem Ast von der Hand in den Mund leb[en]“[183] würde. Da mehrere Hilfs- und zwei Amtsarztstellen Ende 1935 nicht hatten besetzt werden können, sah sich Stähle in der Folge gezwungen, ausdrücklich für die Beamtenlaufbahn zu werben. Es wurde gar erwogen, Werbung für das Medizinstudium zu machen, man sah aber zu diesem Zeitpunkt noch einmal davon ab.[184]

Doch auch andere Probleme in der Ärzteschaft gerieten zunehmend in den Fokus; so sei es „kaum glaublich, in welchem Umfange die Rauschgiftsucht unter den Aerzten verbreitet ist“[185]. Für diese Ärzte wurde eine Fürsorgestelle geschaffen, deren Angestellte die Süchtigen kontrollieren und dazu veranlassen sollten, Entziehungskuren zu machen. Rauschgiftabhängigkeit war ein Grund für einen sofortigen Ausschluss von der Kassenpraxis und konnte zu dieser Zeit das Karriereende bedeuten.[186]

Erneut ausführlicher wurde über die Veranstaltungen des NSDÄB berichtet. Einem sogenannten Kameradschaftsabend folgte am nächsten Tag die Versammlung der Leiter der Kreisämter für Volksgesundheit.[187] Nationalsozialistische Symbolik und Propaganda spielten offenkundig auch beim Ärztetag eine große Rolle. Die eigentliche Tagung des NSDÄB fand erst im Anschluss an die anderen Veranstaltungen statt und umfasste keinen Vortrag eines Arztes. Stattdessen sprach Reichsstatthalter Murr zur Ärzteschaft.[188]

---

182 O. V.: Bericht (1935), S. 246.
183 O. V.: Bericht (1935), S. 245.
184 O. V.: Bericht (1935).
185 O. V.: Bericht (1935), S. 247.
186 O. V.: Bericht (1935). Siehe dazu auch Wenger (2020).
187 O. V.: 11. Württembergischer Aerztetag (1935), S. 215.
188 O. V.: 11. Württembergischer Aerztetag (1935), S. 227.

7.9 Reichsärzteordnung und Württemberg in der Reichsärztekammer

Die größte Veränderung für die württembergische Ärzteschaft kam am Ende des Jahres. Am 13. Dezember 1935[189] wurde die lange geplante Reichsärzteordnung (RÄO)[190] erlassen[191]. Laut Wagner verkörperte sie „in vollkommener Weise das Ideengut unserer nationalsozialistischen Weltanschauung“[192]. Dies bedeutete für die Ärzteschaft, dass sie „straff zusammengefaßt und einer autoritären Führung unterstellt“[193] wurde. In der RÄO adressierte man auch gleich im ersten Paragraphen die jahrelangen Diskussionen um die Gewerbesteuer, hieß es dort doch unmissverständlich: „Der ärztliche Beruf ist kein Gewerbe.“[194]

Mit der Errichtung der Reichsärztekammer wurde ein weiterer Wunsch der Ärzteschaft erfüllt. Dies brachte allerdings auch eine ganze Reihe organisatorischer Änderungen für die neuen Untergliederungen auf Landesebene mit sich. Ganz im Sinne des ‚Führer-Prinzips‘ wurden deren Leiter nicht gewählt, sondern von oben herab ernannt.[195] Jede Ärztekammer sollte zudem fünf Vertreter vorschlagen, aus denen der RÄK-Leiter ein Mitglied und einen Stellvertreter für den Beirat der RÄK auswählen sollte. Zudem war vorgesehen, dass mindestens ein Amtsarzt im Beirat sitzen sollte.[196] Im Gegensatz zu den vorherigen Regelungen gehörten also nun auch die verbeamteten Mediziner den Ärztekammern an.[197] Nur die Sanitätsoffiziere und zeitweise zur Wehrmacht eingezogene Ärzte sollten nicht der RÄK unterstehen.[198] Die jeweiligen Ärztekammern der Länder hatten dabei folgende vorgegebene Zusammensetzung:

> der Leiter der Ärztekammer, sein ständiger Stellvertreter, die Mitglieder des Beirats sowie je ein Vertreter der ihr nachgeordneten Bezirksvereinigungen und der medizinischen Universitätsfakultäten des Kammerbezirks. Einer jeden Ärztekammer hat mindestens ein Amtsarzt als Mitglied und ein weiterer Amtsarzt als dessen Stellvertreter anzugehören; sie werden nötigenfalls von der Reichsärztekammer berufen.[199]

Die Errichtung der Bezirksvereinigungen musste zudem zukünftig vom Reichsministerium des Innern abgesegnet werden.[200] In diesen Vereinigungen fanden hingegen tatsächlich noch Wahlen statt. Sie hatten allerdings nur eingeschränkte Bedeutung,

---

189 *Reichsgesetzblatt* (1935), Teil 1, S. 1433.
190 Rüther: Zucht (1997).
191 Siehe unter anderem Schwoch (2001) und Heyder (1996).
192 Wagner (1935), S. 1233.
193 Bartels (1935), S. 1235.
194 *Reichsgesetzblatt* (1935), Teil 1, S. 1433.
195 *Reichsgesetzblatt* (1935), Teil 1, S. 1436.
196 *Reichsgesetzblatt* (1935), Teil 1, S. 1436.
197 Hadrich: Die Zahl (1935).
198 *Reichsgesetzblatt* (1935), Teil 1, S. 1436.
199 *Reichsgesetzblatt* (1935), Teil 1, S. 1437.
200 *Reichsgesetzblatt* (1935), Teil 1, S. 1436.

war das Ergebnis doch nicht bindend. So sollten fünf Personen gewählt werden, aus denen die RÄK eine für die jeweilige Landesärztekammer bestimmte, wobei sich der Reichsärzteführer auch schlicht über die Vorschlagsliste hinwegsetzen konnte.[201] Die Amtsdauer der Mitglieder einer Bezirksvereinigung betrug vier Jahre. Jede Bezirksvereinigung sollte zudem einen eigenen Beirat haben, dessen Mitglieder ebenfalls von der RÄK bestimmt werden sollten.[202]

Dieser Umbau nahm reichsweit einige Zeit in Anspruch. Erst am 30. April 1936 wurden alle bisher noch bestehenden Vereinigungen, die nicht der neuen Organisationsstruktur entsprachen, aufgelöst. Darunter fielen alte Ärztekammern, der Ärztevereinsbund, der Hartmannbund sowie alle Bezirks- und Ortsvereinigungen dieser Verbände.[203]

Im April 1936 konnte die Errichtung der Ärztekammer für Württemberg und Hohenzollern verkündet werden. Als deren Leiter wurde erwartungsgemäß Stähle bestimmt, sein Stellvertreter wurde Richard Schwarz.[204] Als Ministerialdirektor im Ministerium des Innern und damit Beamter hätte Stähle rein rechtlich aber eine derart umfangreiche Position gar nicht annehmen dürfen. Dazu benötigte es eine Ausnahmegenehmigung durch das Reichs- und Preußische Ministerium des Innern, welches diese Nebenbeschäftigung weiterhin gestattete. Dieselben Ausnahmen wurden noch in Baden für Obermedizinalrat Theodor Pakheiser und in Sachsen für den Ministerialrat Ernst Wegener[205] gemacht. Dabei sollte es sich aber explizit um eine „vorübergehende Maßnahme“[206] handeln, um den Aufbau der neuen Ärztekammern zu beschleunigen. Allerdings kam es nie zu einer Änderung und Stähle vereinigte auch in den folgenden Jahren die für die Ärzteschaft wichtigsten Positionen in seiner Person.[207] Der Sitz der Kammer sollte erwartungsgemäß weiterhin in Stuttgart sein, allerdings sollte sie zukünftig anstatt 13 nur noch acht Bezirksvereinigungen umfassen. Dies bedeutete einige Änderungen für Kreise, die sich nun in neuen Bezirken wiederfanden. Die alten Vereine waren mit Wirkung zum 1. April 1936 aufgelöst worden.[208] Die ab Mai 1936 gültige Aufteilung der Bezirksvereinigungen und ihrer Leitungen sah folgendermaßen aus:[209]

---

201 *Reichsgesetzblatt* (1935), Teil 1, S. 1437.

202 *Reichsgesetzblatt* (1935), Teil 1, S. 1437.

203 Wagner (1936).

204 Schwarz war zudem Vertrauensarzt der Reichsversicherungsanstalt für Angestellte. Reichs-Medizinal-Kalender (1935), S. 376.

205 Siehe auch Sächsische Landesärztekammer (2020).

206 LABW HStAS, E 151/54 Bü 284, Pag. 168.

207 Stähle war unter anderem Leiter der Ärztekammer, des württembergischen Hauptamtes für Volksgesundheit, der KVD und Gauobmann des NSDÄB. Reichs-Medizinal-Kalender (1935), S. 16, 35 f. und 72.

208 Reimold (1937).

209 O. V. (1936); LABW HStAS, E 151/54 Bü 284, Pag. 170.

Tab. 7 Die Besetzung der Bezirksvereinigungen (1936)

Bezirksvereinigung	Leiter	Stellvertreter
Groß-Stuttgart	Hermann Feldmann, Stuttgart	Heinrich Braun, Bad Cannstatt
Heilbronn	Hans Eychmüller, Neckarsulm	Otto Wessel, Heilbronn
Crailsheim	Walter Gmelin, Schwäbisch Hall	Hans Mahler, Schwäbisch Gmünd
Ludwigsburg	Wilhelm Briem, Ludwigsburg	Karl Reimold, Asperg
Ulm	Carl Schwarze, Ulm	Hans Enders, Ulm
Tübingen	Max Goerlich, Reutlingen	Arthur Kreuzer, Reutlingen
Rottweil	Theodor Johannsen, Hechingen	Alfred Grundler, Rottweil
Ravensburg	Erich Waizenegger, Saulgau	Franz Mattes, Ravensburg

Die Leiter der Bezirksvereinigungen waren auch gleichzeitig die Amtsleiter der KVD-Bezirke. Die Positionen in Personalunion zu führen, wurde also nicht nur im Fall von Stähle bevorzugt.[210] Infolge der neuen Regelungen hatte jeder Arzt die Pflicht, sich bei der Ärztekammer zu melden und einen Fragebogen auszufüllen. Vielfach wurde dies versäumt und es kam zu einer ganzen Reihe von Ermahnungen.[211] Einer der aktivsten Redner war trotz seiner zahlreichen Aufgaben immer noch Stähle; so beteiligte er sich auch mit Vorträgen an Veranstaltungen[212] der kurzlebigen[213] Reichsarbeitsgemeinschaft für eine Neue Deutsche Heilkunde[214].

Zumindest körperlich schien das hohe Pensum seinen Tribut zu fordern, denn Ende 1936 erkrankte Stähle schwer[215] und fiel für fast zwei Monate größtenteils aus[216]. Durch die Vereinigung fast aller bedeutsamen Positionen in seiner Person hatte die Abwesenheit zahlreiche Verzögerungen und Probleme zur Folge. Zudem trat sein bisheriger Stellvertreter Richard Schwarz[217] von diesem Posten zurück und ließ seine Zulassung ruhen[218]. Offizieller Grund dafür war seine verstärkte Inanspruchnahme als Reichsbahnarzt.[219] Zukünftig sollte Reimold diese Aufgaben übernehmen, der angab, dies „einzig und allein Dr. Stähle zulieb getan"[220] zu haben.

210 Reichs-Medizinal-Kalender (1937), S. 43 f.
211 Schwarz (1936); Grote (1936).
212 Beispielsweise Heisler/Josenhans (1936); Kötschau (1936).
213 An Pfingsten 1935 gegründet, wurde sie schon Ende 1936 wieder aufgelöst. Wagner (1937).
214 Siehe unter anderem Mildenberger (2016); Haug (1985).
215 Auf dem Württembergischen Ärztetag 1937 wurden Beschwerden in Verbindung mit seinen Kriegsleiden angeführt. Reimold (1937).
216 Reimold u. a. (1940); Eugen Stähle (1940).
217 Siehe auch LABW HStAS, PL 502/29 Bü 42.
218 O. V.: Zulassungsausschuß (1937).
219 Reimold u. a. (1940); LABW HStAS, M 430/3 Bü 10539.
220 Reimold (1937), S. 198.

7.10 Die neue württembergische Ärztekammer

Im April 1937 präsentierte zudem Julius Hadrich eine Auswertung der unter Federführung der Reichsärztekammer erhobenen Daten aus den Fragebögen für Baden und Württemberg. Insgesamt wurden in Württemberg 2106 Ärzte vermeldet, darunter 181 weibliche. 1267 davon waren Kassenärzte, 102 verbeamtet und 494 angestellt. Drei Viertel der württembergischen Mediziner waren verheiratet, knapp ein Fünftel ledig und einige wenige verwitwet oder geschieden. Sogenannte kinderreiche[221] Ärzte gab es deutlich mehr als im Vergleich zu Baden. Insbesondere bei Familien mit fünf und mehr Kindern stachen die württembergischen Ärzte mit 113 gegenüber 66 deutlich hervor.[222] Bei der Frage der Konfessionszugehörigkeit gaben mehr als zwei Drittel der württembergischen Mediziner an, evangelisch zu sein, ein Viertel war katholisch. Noch etwa drei Prozent der Ärzteschaft waren jüdischen Glaubens. 56 waren glaubenslos, 16 gaben an, ‚gottgläubig'[223] zu sein, und vier wurden als Angehörige von Sekten verortet. Nach dem Erlass der Nürnberger Rassengesetze wurde diesen Punkten auch bei den Fragebögen besondere Bedeutung beigemessen. Die Umfrage ergab, dass die Gesetze auf 5,1 Prozent der württembergischen Ärzte in irgendeiner Form[224] Anwendung fanden. Bei 94,9 Prozent galten beide Partner als ‚deutschblütig'. Zum Anteil der Ärzteschaft, die in der NSDAP oder deren Parteiorganisationen waren, gab es 1936 ebenfalls Fragen. Zum Zeitpunkt der Meldebogenaktion waren 767 württembergische Ärzte Parteimitglieder. Bezogen auf die Gesamtzahl ergab sich somit ein Anteil von 36,4 Prozent. Dieser sollte aber nach der endgültigen Aufhebung der NSDAP-Mitgliedersperre im Mai 1937 noch erheblich ansteigen. In der SA waren 545 Ärzte gemeldet, in der SS 76. Das Nationalsozialistische Kraftfahrerkorps (NSKK) und die Hitlerjugend (HJ) zählten 134 bzw. 131 Mediziner. Die NS-Frauenschaft hatte 31 ärztliche Mitglieder. Bezüglich der Altersstruktur der Parteimitglieder zeigte sich, dass hier – wie auch bei ihrem Anteil an der Gesamtärzteschaft – die Altersstufen zwischen 31 und 40, 41 und 50 sowie 51 und 60 deutlich überwogen, bei denen zwischen 38,2 und 45,5 Prozent in der NSDAP waren. Die jungen Ärzte bis 30 waren zu diesem Zeitpunkt mit knapp 30 Prozent vertreten. Am geringsten war der Anteil unter den Älteren. Nur 19 Prozent der über 60-Jährigen waren Parteimitglied. Im Hinblick auf die Zulassung zur Kassenpraxis lag der Anteil der württembergischen Ärzte bei 60,2 Prozent. 5,4 Prozent der Kassenärzte waren nach der Definition der Rassengesetze jüdisch, ‚Mischlinge' oder ‚jüdisch versippt', 29,8 Prozent waren Fachärzte. Wie groß der Anteil der Kriegsgenera-

221 Sigmund (2013); Stephenson (1979); https://www.dhm.de/lemo/kapitel/ns-regime/innenpolitik/mutterkreuz.html (letzter Zugriff: 7.10.2022).

222 Hadrich (1937).

223 Schmitz-Berning (2000).

224 Die Möglichkeiten waren, in der NS-Sprache: beide Partner jüdisch; deutschblütig mit Jude; deutschblütig mit Mischling I; deutschblütig mit Mischling II; Jude mit deutschblütig; Mischling I mit deutschblütig; Mischling II mit deutschblütig; Jude mit Mischling I. Siehe auch Essner (2002).

tion unter den Medizinern war, zeigte die Erhebung ebenfalls. 58,9 Prozent der württembergischen Ärzte hatten am Ersten Weltkrieg teilgenommen.[225]

Obwohl mancherorts sich schon ein Ärztemangel, insbesondere bei den Stellen für Medizinalbeamten und Assistenzärzte, bemerkbar gemacht hatte, hielten einige an dem Narrativ der Überfüllung des Berufes fest. So wurden Prognosen abgegeben, dass man die Aussichten „geradezu als direkt katastrophal bezeichnen“[226] müsste. Dabei wurde immer wieder ausgeführt, dass die schlimmste Phase der Überfüllung noch kommen würde. Dieses Schreckgespenst war schon ab 1919 aufgrund der zahlreichen notapprobierten Ärzte bemüht worden. Doch wurde nach 1933 nicht mehr, wie noch in der Weimarer Zeit, der Regierung oder den Krankenkassen die Schuld zugeschoben. So lobte der Autor[227] eines Beitrages zu dieser Debatte ausdrücklich die Maßnahmen der nationalsozialistischen Regierung, die Klagen blieben aber dieselben[228]. Besonders kritisch stellte er die Lage bei den alten Ärzten dar; diese würden zunehmend von den jüngeren und damit „leistungs- und konkurrenzfähigen“[229] Medizinern verdrängt werden – eine Diagnose, die sich zumindest auf Württemberg bezogen nicht stützen ließ. Wie in den Jahren zuvor wurden auch die Gehälter der verbeamteten Ärzte kritisiert und eine deutliche Aufstockung gefordert. Neu war, dass auch zunehmend die militärische Laufbahn wieder in den Blick geriet. Allerdings waren vor allem die Ränge der Unter- und Assistenzärzte im Militärdienst für das ärztliche Empfinden viel zu schlecht besoldet.[230]

Nachdem er im Vorjahr nicht stattgefunden hatte, gab es am 12. und 13. Juni 1937 in Heilbronn wieder einen Württembergischen Ärztetag.[231] Neben Wagner hatten sich weitere Parteigrößen angemeldet, beispielsweise der stellvertretende Reichsärzteführer Heinrich Grote, der württembergische Innen- und Wirtschaftsminister Jonathan Schmid und der Leiter der badischen Ärztekammer, Waldemar Pychlau.[232] Zudem trat Stähle nach langer Krankheit wieder öffentlich auf.[233]

Der erste Tag befasste sich mit den Veranstaltungen und Vorträgen der KVD. Dieses Mal wurde eine verhältnismäßig geringe Besucherzahl von 200 Teilnehmern vermeldet. Eines der Hauptthemen waren die Aufgaben der Ärzteschaft im Rahmen des „Vierjahresplans“[234] und die neue Rolle des Arztes als wichtigstes Element der

225 Hadrich (1937).
226 Hansberg (1937), S. 113.
227 Geheimrat Wilhelm Hansberg aus Dortmund.
228 Hansberg (1937).
229 Hansberg (1937), S. 114.
230 Hansberg (1937).
231 Eugen Stähle (1937).
232 O. V.: 12. Württembergischer Ärztetag (1937).
233 Schliz (1937).
234 Schliz (1937), S. 179.

„Gesundheitsführung"[235] im ‚Dritten Reich'. Weitere Vorträge befassten sich mit der Entwicklung der württembergischen KV, der Versorgungskasse und dem Durchgangsarztverfahren.[236]

Einen Überblick über die Arbeit der neuen Ärztekammer bot der Tätigkeitsbericht von Reimold. Er schilderte überwiegend die Entwicklung des ersten Jahres seit der Gründung der RÄK und dem Erlass der RÄO. So waren zum 1. April 1936 mit Ausnahme der weiterhin bestehenden Unterstützungskasse alle verbliebenen Einrichtungen der alten Kammer aufgelöst worden. Die Umstellung von 13 auf acht Bezirksvereinigungen und die Ernennung der neuen Leiter durch die RÄK waren dabei ohne erkennbaren Widerstand verlaufen. In den führenden Positionen saßen nun ausschließlich Parteimitglieder. Besonders hervor hob Reimold, „daß die Ausmerzung jüdischen Einflusses in der Arbeit der Organisation durchgeführt ist, daß seit 1.1.35 es in Württemberg kein Krankenhaus mehr gibt, – auch kein charitatives –, an dem ein Jude oder Mischling als Arzt tätig ist, und daß die Reihe der noch ärztlich tätigen Juden täglich kleiner wird"[237]. Die Nürnberger Gesetze waren seiner Ansicht nach „keine politischen Gesetze, sondern Naturgesetze"[238]. Nach 1945 sollte er in seinem Spruchkammerverfahren hingegen behaupten, dass er sich in großem Maße für die jüdischen Ärzte eingesetzt hätte.[239]

Besonders hervorgehoben wurde auch die neu geschaffene Abteilung für „Rassenpflege"[240] unter der Leitung von Lechler; hier fände ein „vollwertiger Ausbau"[241] statt und es gäbe keine Konflikte mit anderen rassenpolitischen Verbänden. Auch bei den inzwischen regelmäßig abgehaltenen Pflichtfortbildungsmaßnahmen war das Thema sehr präsent. Neu war aber die verstärkte Präsenz württembergischer Ärzte bei den Kursen in der Führerschule der Deutschen Ärzteschaft in Alt-Rehse.[242] In dieser Kaderschmiede hatten zu diesem Zeitpunkt schon 30 württembergische Mediziner an überwiegend ideologischen Fortbildungen teilgenommen.[243]

Bei der Behandlung der wirtschaftlichen Fragen zeigte sich weniger Einigkeit. So hatte es trotz der Umstrukturierung und des Abschlusses mit Versicherungskonzernen Kritik an der Arbeit der neuen Verantwortlichen der VK gegeben. Obwohl die Beitragssätze von mehr als neun Prozent in den 1920er Jahren auf anderthalb Prozent

235 Schliz (1937), S. 179.
236 Schliz (1937).
237 Reimold (1937), S. 198.
238 Reimold (1937), S. 198.
239 LABW StAL, EL 902/15 Bü 17863.
240 Reimold (1937), S. 199.
241 Reimold (1937), S. 199.
242 Rüther: Ärztliches Standeswesen (1997); Stommer (2015); Maibaum (2007).
243 Reimold (1937).

des Bruttoeinkommens gesenkt worden waren, gab es weiterhin viele unzufriedene Ärzte.[244]

Positiver schilderte man die Arbeit der KVD, wobei hier die Buchprüfungen weiterhin nicht von einem Fachmann durchgeführt wurden.[245] In dieser Hinsicht hatte sich also auch nach der Machtübergabe[246] wenig geändert, trotz wiederholter Probleme saßen an den maßgeblichen Stellen Ärzte und keine Wirtschaftsfachleute. Die KVD Württemberg beschäftigte inzwischen 40 Mitarbeiter und arbeitete mit einem Unkostensatz von einem Prozent bei einem Umsatz von etwa 14 Millionen RM pro Jahr. In dem Bericht wurden die Beziehungen zwischen den Ärzten und Krankenkassen als derartig harmonisch geschildert, dass Württemberg in dieser Hinsicht eine „Oase in Deutschland“[247] sei. Dabei betonte der Autor August Gerlach, dass sich erst nach 1933 alles zum Positiven gewandelt hätte. Die Weimarer Zeit wurde als eine Phase von „Katastrophen und grobe[n] Unzulänglichkeiten“[248] dargestellt. Allerdings spiegelte sich dies ganz und gar nicht in den durchschnittlichen Einnahmen der Kassenärzte wider. Im Vergleich zu den Jahren unmittelbar vor der Machtübergabe war das Einkommen sogar um mehrere 100 RM pro Jahr gesunken.[249]

Der Sonntag stand ganz im Zeichen des NSDÄB und seines Führers. 300 Teilnehmer hatten sich eingefunden und nach einführenden Worten von lokalen Parteigrößen folgte die Rede Wagners. Dieser sprach vor allem über die nationalsozialistische Gesundheitspolitik und vom „höheren Recht des Volkes über den Körper des Einzelnen“[250]. Der im ÄWB berichterstattende Manfred Schliz bot darüber hinaus keine Inhaltsangabe, da die Rede „von einer solch überwältigenden Rhetorik und einem solch durchgeistigten Inhalt getragen [worden sei], daß eine weitergehende Inhaltsangabe nur ein unbefriedigender Abglanz davon wäre“[251]. Derartige Lobeshymnen, verbunden mit wenig inhaltlicher Tiefe, waren zunehmend häufiger in den Berichten des ÄWB zu finden. Eine Vielzahl an Artikeln und Vorträgen hatte nun ideologische Inhalte; so wurden die Kampfbegriffe ‚Blut und Boden‘ auch im *Ärzteblatt* in immer stärkerem Umfang gebraucht. Zudem sollte die Zeitschrift weiter umgebaut werden und den Charakter eines „amtlichen Bekanntmachungsorgans“[252] erhalten. Die bisherige Praxis, wichtige Informationen per Rundschreiben den Ärzten zur Kenntnis zu bringen,

---

244 Reimold (1937).
245 Der berichterstattende August Gerlach gab zu Protokoll, dass seine Buchprüfungen „nicht so in die Tiefe dringen wie die des Fachmannes“. Gerlach (1937), S. 206.
246 Da der Begriff ‚Machtübernahme‘ von der NS-Propaganda verwendet wurde und ‚Machtergreifung‘ den Charakter eines Staatsstreichs implizieren würde, den die Vorgänge allerdings nicht hatten, wird in diesem Zusammenhang im Folgenden von einer Machtübergabe gesprochen.
247 Gerlach (1937), S. 205.
248 Gerlach (1937), S. 205.
249 Gerlach (1937).
250 Schliz (1937), S. 180.
251 Schliz (1937), S. 180.
252 Stähle/Mayerle/Pychlau (1937), S. 309.

wurde als Verschwendung von Ressourcen betrachtet und sollte auf ein Mindestmaß reduziert werden. Im Rahmen dieser Änderungen erhielt das *Ärzteblatt* auch einen neuen Namen, ab 1. März 1938 erschien die Zeitschrift unter der Bezeichnung *Ärzteblatt für Südwestdeutschland*.[253] Damit gingen weitere Änderungen einher. Bis dato war der Bezug obligatorisch, aber kostenlos gewesen. Ab März 1938 war der Bezug freigestellt und sollte pro Jahr 3 RM kosten. Aufgrund des amtlichen Charakters wurde aber von jedem Arzt vorausgesetzt, dass er über den Inhalt Bescheid wusste. Das Vorschützen von Unkenntnis sollte nicht vor möglichen Strafen bewahren.[254]

7.11 Personelle Umwälzungen in den Standesvereinigungen

Die Veränderungen beschränkten sich allerdings nicht nur auf die organisatorische Ebene, auch in personeller Hinsicht kam es 1938 zu einigen Umwälzungen. Eine der namhaftesten Personalien war die von Hermann Feldmann, der bis dato in den verschiedenen ärztlichen Organisationen sehr aktiv gewesen war. Er war seit 1931 Mitglied in der NSDAP und der SS gewesen und zweifelsohne einer der frühen und besonders aktiven nationalsozialistischen Ärzte in Württemberg. Durch seine aktive Mitarbeit in einer Vielzahl von NS-Organisationen hatte er nach 1933 schnell wichtige Positionen innerhalb der ärztlichen Standesvereinigungen erhalten.[255] Zudem war er 1933 Ratsherr in der Stadtverwaltung Stuttgart geworden.[256]

Offiziell trat Feldmann auf eigenen Wunsch von seinem Amt als Vorsitzender des Zulassungsausschusses bei der KVD ab.[257] Diese Position sollte zukünftig der bisherige Leiter der Honorarprüfungskommission[258], Otto Speidel, innehaben, der damit erheblich an Einfluss gewann[259]. Nur eine Woche später wurde verlautbart, dass Feldmann auch seine Ämter als Leiter der Groß-Stuttgarter Bezirksvereinigung und als Leiter der KVD in Stuttgart niedergelegt hätte.[260] Beide Positionen sollte zukünftig Heinrich Braun innehaben.[261] Zusammen mit Hermann Lehr als Stellvertreter bildete Braun das neue Führungsduo der Stuttgarter Bezirksvereinigung.[262]

---

253 Stähle/Mayerle/Pychlau (1937), S. 309.
254 Stähle/Mayerle/Pychlau (1937).
255 Feldmann war seit 1. Januar 1931 in der NSDAP und hatte in der SS zuletzt den Rang eines Standartenführers inne. Zudem war er Mitglied im NSDÄB, der Deutschen Arbeitsfront (DAF) und der Arbeitsgemeinschaft Arzt und Seelsorger. LABW StAL, EL 902/20 Bü 19083, Pag. 1; BArch Berlin, R 9345.
256 LABW StAL, EL 902/20 Bü 19083, Pag. 1.
257 Grote (1938); O. V.: Zulassungsausschuß (1938).
258 Reimold (1937).
259 O. V.: Zulassungsausschuß (1938).
260 Wagner: Bekanntmachungen (1938), S. 109.
261 Wagner: Bekanntmachungen (1938), S. 109, 316.
262 Beide waren Mitglieder der NSDAP und des NSDÄB. Lehr war in der SS und dort auch nebenamtlich als SS-Arzt tätig. Wagner: Bekanntmachungen (1938), S. 316, und BArch Berlin, R 9345.

Feldmanns Abgang geschah ohne ein Wort des Dankes bzw. der sonst üblichen Verabschiedung. Als Stähle auf dem Württembergischen Ärztetag zudem davon sprach, dass er Feldmann „wegen Erreichung der physiologischen und gesetzlichen Altersgrenze von seinem Amte enthoben“[263] habe, wurde deutlich, dass dies keineswegs ein freiwilliger Rücktritt gewesen war. Aus den Unterlagen zu seinem Spruchkammerverfahren aus den Jahren 1947 und 1948 geht hervor, dass Feldmann Unregelmäßigkeiten in der Amtsführung[264] vorgeworfen worden waren: „Man machte dem Betr[-effenden,] zum Vorwurf, dass er für sich selbst eine Vergütung aus der Kasse gewährt hatte, obwohl dies früher ohne weiteres üblich gewesen war.“[265] Standespolitisch sollte Feldmann nach dem Januar 1938 keine Rolle mehr spielen, damals nahm er seine Kassentätigkeit in Untertürkheim wieder auf.[266] Auch nach 1945 sollte er nicht mehr standespolitisch in Erscheinung treten.[267]

Immer größeren Einfluss gewann hingegen Lechler, der neben seiner Position als Gauamtsleiter des Rassenpolitischen Amtes der NSDAP in Württemberg-Hohenzollern inzwischen auch den Vorsitz in der Ortsgruppe der rassenhygienischen Gesellschaft übernommen hatte. Seine Praxis hatte er aufgegeben und war nun als Obervertrauensarzt bei der Landesversicherungsanstalt in Stuttgart angestellt. Damit verzichtete er freiwillig auf die besseren Verdienstmöglichkeiten als Arzt mit eigener Praxis. Lechler wollte mit diesem Schritt mehr Zeit für seine zahlreichen nebenberuflichen Tätigkeiten in rassen- und parteipolitischen Organisationen gewinnen. Zu diesem Zweck zog er 1938 auch nach Stuttgart um.[268] Näher am Zentrum der Macht, konnte Lechler noch stärker an den Veranstaltungen der NSDAP, des NSDÄB und der

263 O. V.: Bericht (1938), S. 177.

264 LABW StAL, EL 902/20 Bü 19083, Pag. 30.

265 Ob eine derartige Vergütung über die Aufwandsentschädigungen für die ehrenamtlichen Tätigkeiten hinaus üblich war, geht aus den Akten nicht hervor. Dass eine eigenständige Entnahme einer Vergütung üblich gewesen sein soll, konnte aber in keinem Fall festgestellt werden. Auch bei der Unterstützungskasse wurde nichts Derartiges in den eingesehenen Unterlagen sichtbar. LABW StAL, EL 902/20 Bü 19083, Pag. 30 und 34. – Die Vorwürfe wurden 1948 von Feldmanns Rechtsanwalt vehement bestritten und Konflikte mit Stähle aufgrund von Widerstandshandlungen und seiner Mitgliedschaft in einer evangelischen Freikirche (Brüderkirche) als Gründe für seine Absetzung angeführt. Allerdings gibt es für diese Behauptungen keinerlei stichhaltige Beweise. Das 1948 gefällte Urteil fiel trotz seiner aktiven Rolle milde aus, der ursprüngliche Spruch als Minderbelasteter wurde dahingehend geändert, dass Feldmann sofort in die Gruppe der Mitläufer eingereiht wurde und er darüber hinaus keine weiteren Sühnemaßnahmen zu leisten hatte. Passenderweise machte Feldmann die meisten seiner Angaben aus dem „Gedächtnis“, da die Unterlagen verlorengegangen seien. So wurden die meisten seiner Aussagen mangels anderslautender Beweise im Spruchkammerverfahren als zutreffend bzw. nicht zu widerlegen angenommen. LABW StAL, EL 902/20 Bü 19083, Pag. 1.

266 O. V.: Personalnachrichten (1938), S. 23.

267 Nach einem politischen Urteil über Feldmann gefragt, beschrieben die Mitglieder des „Entnazifizierungskomitee[s] der Ärztekammer Nord-Württemberg“ ihn als besonders aktiven Nationalsozialisten und Militaristen; zudem wurde sein „unsoziales Verhalten“ hervorgehoben. LABW StAL, EL 902/20 Bü 19083, Pag. 50.

268 O. V.: Personalnachrichten (1938), S. 127.

rassenhygienischen Gesellschaft partizipieren. So eröffnete er auch eine größere Tagung am 19. Januar 1938. Der NSDÄB und die rassenhygienische Gesellschaft hatten zu mehreren Vorträgen im Hörsaal der Technischen Hochschule Stuttgart geladen. In seinem Referat hob Lechler unter anderem die Bedeutung der Zwillingsforschung und die Verhinderung der Fortpflanzung von ‚Erbkranken' hervor.[269] In der Folge sollte er sich auch auf die Erfassung von sogenannten Asozialen und Gemeinschaftsfremden konzentrieren.[270]

Zudem war Lechler inzwischen Beisitzer beim Ehrengericht der Ärztekammer geworden. Als zweiter Mediziner saß der Hals-Nasen-Ohren-Arzt Karl Jahr bei. Den Vorsitz hatte der Rechtsanwalt Wolfgang Engelhorn[271] inne. Die erste Sitzung in der neuen Besetzung fand am 9. Oktober 1937 statt, 45 Verfahren waren aufgelaufen.[272] Bis zum April 1938 waren davon 29 Fälle behandelt und erledigt worden. In nur einem einzigen Fall wurde die Höchststrafe der Berufsunwürdigkeit ausgesprochen. Daneben existierten aber noch die Parteigerichte der NSDAP und der ihr angeschlossenen Organisationen. Da viele württembergische Ärzte Mitglied im NSDÄB waren, hatten sich auch hier zahlreiche Fälle angesammelt. Allerdings sollte das Jahr 1938 in dieser Hinsicht eine Zäsur darstellen. Denn am 27. April hatte Adolf Hitler eine Amnestie für die parteieigene Gerichtsbarkeit erlassen. Am 17. Mai war von Wagner Ähnliches für die Gerichtsbarkeit des NSDÄB verfügt worden, so hieß es unter anderem:

> 1. Ehrengerichtliche Verfahren werden wegen Handlungen, die vor dem 10. April 1938 begangen worden sind, nicht eingeleitet, wenn es sich um Verfehlungen handelt, für die eine geringere Strafe als die Amtsenthebung oder der Ausschluß aus dem NSD.=Ärztebund zu erwarten ist. 2. In demselben Umfange werden anhängige Verfahren eingestellt und erkannte Strafen erlassen und gelöscht.[273]

Da sich ein Großteil der Verfahren auf Vergehen erstreckte, die mit einer Geldstrafe geahndet wurden, fiel die Mehrheit unter die Amnestieregelung. Nach der neuen Durchführungsverordnung sollte dies auch für zukünftige Verfahren gelten.[274]

Knapp zwei Jahre später wurde Gleiches auch für das Ehrengericht bei der Ärztekammer verfügt. So erließ Hitler am 6. April 1940[275] eine Amnestie, die sich allgemein auf Berufsvergehen erstreckte, die vor dem 1. September 1939 stattgefunden hatten. Einzige Ausnahme waren auch hier Verfahren, bei denen die Höchststrafe zu erwarten

---

269 Prominentester Gastredner war der Direktor des rassenbiologischen Instituts der Universität Königsberg, Lothar Löffler. Hoffmann (1938). Siehe auch Schmuhl (2005).

270 LABW HStAS, E 151/54 Bü 282, Pag. 84; LABW HStAS, E 151/54 Bü 341, Pag. 37–40.

271 Der einzige in den Akten auffindbare Anwalt war Wolfgang Engelhorn. LABW StAL, EL 902/20 Bü 1301.

272 Reimold (1938).

273 Wagner: Amnestie (1938), S. 391.

274 Scholten (1938).

275 O. V.: Gnadenerlaß (1940).

war, im Fall der ärztlichen Berufsgerichtsbarkeit die Berufsunwürdigkeit. Diese Amnestie war als notwendig erachtet worden, da durch den Kriegsbeginn die ärztlichen Ehrengerichte ihrer Tätigkeit kaum noch hatten nachkommen können. Von 26 Fällen war fast die Hälfte unerledigt geblieben, in keinem erledigten Verfahren war die Höchststrafe verhängt worden.[276] Auch bei der Ärztekammer sollte die Regelung auf zukünftige Verfahren angewandt werden.[277]

7.12 Die wirtschaftliche Situation Ende der 1930er Jahre

1938 fand wieder ein Württembergischer Ärztetag statt, am 28. und 29. Mai war nach Ulm geladen. Das Programm begann am Samstagnachmittag mit den Mitgliederversammlungen der KVD und der Ärztekammer. Wie auch schon im letzten Jahr nahmen die Tätigkeitsberichte den größten Raum ein.[278] In seinem Bericht zur Ärztekammer ging Reimold vor allem auf die umfangreichen Fortbildungsmaßnahmen ein. Insgesamt hatten in den letzten zwölf Monaten 17 Landarztkurse und sieben Stadtarztkurse mit insgesamt 379 Teilnehmern stattgefunden. Zudem war erwogen worden, eine zentrale Stätte für die ärztliche Fortbildung in Württemberg ins Leben zu rufen. Dazu war angedacht gewesen, ein geeignetes Gebäude in Tübingen zu erwerben. Allerdings hatte Stähle sich dagegen ausgesprochen, solange die Finanzierung der Einrichtung nicht aus dem laufenden Betrieb erfolgen könne. Eine Finanzierung durch Zuschüsse aus den Standesvereinigungen lehnte er ab.[279] Darüber hinaus sprach Reimold über die Arbeit des Ehrengerichtes, den Kampf gegen das Durchgangsarztsystem, das ‚Kurpfuscherproblem' und die Frage des Pflichtsonntagsdienstes bzw. einer fixen Sonntagsruhe. Letzteres war schon in einigen Orten eingerichtet, aber gerade in den ländlichen Regionen Württembergs erwies sich dies als problematisch. Insbesondere die Frage, wer die Kosten für die Bekanntmachung der diensthabenden Ärzte bezahlen sollte, sorgte für Konflikte. Die Ärzteschaft lehnte eine Übernahme der Kosten genauso ab wie der Gemeindetag oder der Verband der Deutschen Zeitungsverleger. In Stuttgart wurde diese Aufgabe über das Amtsblatt kostenlos erledigt, andernorts rang man noch viele Monate um separate Lösungen.[280]

Den Bericht über die Arbeit der KVD Württemberg hielt Speidel. Er konnte dabei konstatieren, dass sich die wirtschaftliche Lage der Ärzteschaft merklich verbessert

---

276 Reimold (1940).

277 Ein ausführlicher Bericht zu diesem Thema wurde angekündigt, fiel wohl aber der kriegsbedingten Einstellung des *Ärzteblattes für Südwestdeutschland* zum Opfer.

278 Allerdings wurde nur der Bericht von Reimold über die Tätigkeit der Ärztekammer im ÄSW abgedruckt. Speidel trat zumindest als Beiträger des ÄSW nur selten über die amtlichen Bekanntmachungen hinaus in Erscheinung.

279 Reimold (1938).

280 LABW HStAS, E 151/54 Bü 274, Pag. 1–6.

hätte. Inzwischen waren die Kassenhonorare erheblich angestiegen. Entsprechend groß war der Andrang zur Kassenpraxis. Als neuer Vorsitzender des Zulassungsausschusses hatte er binnen eines Jahres 204 Bewerbungen zu bearbeiten gehabt. 71 neu zugelassenen Ärzten standen fast ebenso viele Abgänge gegenüber. Unter Letzteren waren auch einige jüdische Mediziner, die noch bis 1. Januar 1938 zu den Ersatzkassen zugelassen gewesen waren.[281] Insgesamt wurde die Zulassung zur Kassenpraxis in Württemberg restriktiver gehandhabt als beispielsweise im benachbarten Baden.[282] Im Hinblick auf die Verhältniszahl von einem Arzt für 600 Versicherte ließ man in Württemberg deutlich weniger Ärzte zu, als möglich gewesen wäre. Im Bezirk Stuttgart kamen am 1. April 1938 671 Versicherte auf jeden Kassenarzt, im ländlich geprägten Rest waren es gar 790 Versicherte pro Arzt. Die Verhältniszahl von 1:600 zugrunde gelegt, hätten in Württemberg mehr als 300 weitere Mediziner zugelassen werden können.[283] Dies wurde aber meist mit der Begründung abgelehnt, dass zusätzliche Konkurrenz die Existenz der bestehenden Kassenärzte bedrohen würde. Im Hinblick auf das Einkommen von Nichtkassenärzten ging es aber wohl mehr darum, die Pfründe der Kassenpraxis zu sichern, als eine tatsächlich existenzbedrohende Minderung des Einkommens zu verhindern.

Da seitens der Kassen aber keine Kritik daran geübt wurde, war das Verhältnis zwischen diesen und der KVD überwiegend positiv, und es wurde darauf geachtet, den Status quo zu erhalten. So betonte man, dass es seit der Machtübergabe kaum noch Konflikte zwischen den Kassen und deren Vertrauensärzten auf der einen und der KVD bzw. den Kassenärzten auf der anderen Seite gegeben hätte. In Württemberg gab es 1938 17 hauptamtliche und 30 nebenamtliche Vertrauensärzte. Neben der möglichen Nachuntersuchung von Kassenmitgliedern war bei diesen Ärzten das Aufgabengebiet der Erb- und Rassenpflege neu hinzugekommen. Die Auswahl der Mediziner war auch nicht mehr Aufgabe der Kassen oder des Landesversicherungsamtes, sondern des Reichsführers der KVD, womit auch die Bedeutung dieser Ärzte in der Gesundheitsfürsorge hervorgehoben wurde. In Württemberg hatte Heinrich Beuttenmüller die Position des Landesvertrauensarztes inne.[284]

An den Vorträgen vom Sonntag waren keine württembergischen Ärzte mehr beteiligt. Neben dem Gauinspekteur und Ulmer Kreisleiter Eugen Maier[285] sprachen Kurt

281 O. V.: Bericht (1938).
282 In Baden lag man mit 638 Versicherten pro Arzt ein gutes Stück unter den württembergischen Zahlen. Pychlau (1938).
283 Zum 1. April 1938 kamen in Württemberg auf 970661 Versicherte 1278 Kassenärzte. Mit Blick auf die Verhältniszahl hätten theoretisch aber bis zu 1618 Ärzte zur Kassenpraxis zugelassen werden können. Speidel (1938).
284 O. V.: Bericht (1938); Reichs-Medizinal-Kalender (1937), S. 529.
285 Lilla/Döring/Schulz (2004), S. 396 f.

Blome[286], der österreichische Minister für soziale Verwaltung, Hugo Jury, der Reichsjugendwalter der deutschen Apothekerschaft, Ernst Benno Mutschler[287] aus Heidenheim und der Zahnärztefunktionär Drexler aus Berlin. Da kaum ärztliche Angelegenheiten besprochen wurden, fiel auch der Bericht entsprechend kurz aus.[288]

Im Oktober gab es eine weitere Änderung beim *Ärzteblatt für Südwestdeutschland*. Die Zeitschrift fungierte nun nicht nur als Amtsblatt der Ärztekammern und der KVD in Baden und Württemberg, sondern auch für die Saarpfalz.[289] Inhaltlich hatte dies aber kaum Auswirkungen, denn Beiträge, die nur die Saarpfälzer Ärztekammer betrafen, gab es sehr selten.

Entgegen den Berichten, dass sich die wirtschaftliche Lage im Großen und Ganzen positiv entwickelt hätte und insbesondere die Kassenärzte Honorarsteigerungen hatten verzeichnen können, war die Situation des Nachwuchses weniger zufriedenstellend. Im Nachgang des Ärztetages wurde das Thema auch in Württemberg erneut intensiv diskutiert. Vor allem Medizinalpraktikanten befanden sich in einer prekären Lage. Diese erhielten in Württemberg oft nur ein geringes Tagegeld; freie Kost und Unterkunft waren nicht in jedem Fall inkludiert.[290] Nach der Approbation war der Weg zu einem sicheren Auskommen in der Kassenpraxis nicht weniger steinig. So war eine vorgeschriebene „Vorbereitungszeit zur Kassenpraxis"[291] abzuleisten. Hier kamen zunehmend auch Parteiorganisationen wie die SS ins Spiel. Da die Bezahlung sowohl bei der Wehrmacht als auch den paramilitärischen Parteiorganisationen im Vergleich zur Kassenpraxis gering war, genossen diese Stellen keine große Beliebtheit. Entsprechend wurden neue Anreize geschaffen; so sollte die Zeit als SS-Arzt zukünftig auf die Vorbereitungszeit angerechnet werden. Bei den SS-Totenkopfverbänden ging damit eine Verpflichtung für mindestens zwei Jahre einher. Je nach Berufserfahrung betrug der Sold vergleichsweise geringe 3.600 bzw. 4.800 RM pro Jahr.[292] Weil die Stellen bei der SS daher nicht immer besetzt werden konnten, wurden zunehmend auch Studierende und Medizinalpraktikanten eingestellt. Allerdings mussten sich diese „bis mindestens zum 45. Lebensjahr"[293] verpflichten. Die wirtschaftliche Notlage des Nachwuchses wurde an dieser Stelle wiederholt ausgenutzt, um ansonsten unattraktive Positionen, insbesondere bei der kasernierten SS (Verfügungstruppe), zu besetzen.[294]

---

286 Blome war der Hauptverantwortliche für die systematischen Aus- und Weiterbildungsmaßnahmen der Ärzte im Sinne des Nationalsozialismus. Baader (1983).
287 Hein/Schwarz (1997), S. 217 f.
288 O. V.: Bericht (1938); O. V.: Gautagung (1938).
289 O. V.: Anordnung (1938).
290 LABW HStAS, E 130b Bü 2777, Pag. 44.
291 Dermietzel (1938), S. 255.
292 Zum Vergleich: Die Einkünfte aus der Kassenpraxis lagen im Durchschnitt deutlich über 10.000 RM pro Jahr.
293 Dermietzel (1938), S. 255.
294 Dermietzel (1938).

Zuständig für Fragen, die die medizinische Versorgung der SS betrafen, war der jeweilige SS-Oberabschnittsarzt. Dies war für die Region Südwest der beim Stuttgarter Gesundheitsamt tätige Walter Saleck. Er hatte 1938 den Rang eines SS-Hauptsturmführers inne.[295] Sein Pendant bei der SA für den Bereich Südwest war der Stuttgarter Axel Daiber im Rang eines SA-Sanitätsgruppenführers.[296] Die HJ vertrat der Stuttgarter Erich Bauer im Rang eines Gefolgschaftsführers.[297] Zudem befand sich die Reichssanitätsschule der SA in Tübingen, dort fanden auch überregionale Tagungen für die SA-Ärzte statt.[298]

Im Dezember 1938 stand auch der Abschluss eines neuen Reichsvertrages über die kassenärztliche Versorgung an. Dieser war allerdings nur vorläufig, da die Verhandlungen über die Vergütung einiger Leistungen noch nicht abgeschlossen waren. Bis dahin sollte unter den bisherigen Bedingungen weitergearbeitet werden. Mit der endgültigen Fassung der Neuregelung wurde für die erste Hälfte des Jahres 1939 gerechnet.[299] Im Kontrast zu den Verhandlungen vor 1933 diskutierte man das Thema in den Standeszeitschriften kaum, Artikel stammten fast ausnahmslos von offiziellen Vertretern. Diskussionsbeiträge aus der Ärzteschaft waren entweder nicht eingetroffen oder – viel wahrscheinlicher – gar nicht erst erwünscht gewesen.

Ähnlich verhielt es sich auch bei dem Streitthema der Pflichtversicherung in der Versorgungskasse. Durch eine reichsweite Vereinheitlichung im ärztlichen Versorgungswesen und eine Angliederung der VK an die Ärzteversorgung der Reichsärztekammer waren die Verhältnisse vielerorts vergleichbar und Kritik an der VK nun gleichbedeutend mit Kritik an der RÄK. Im Januar 1939 wurde auch für Württemberg ein Vertrag abgeschlossen. Ohne größere Erläuterung veröffentlichte man diesen Vertrag auf eine Versicherung auf Gegenseitigkeit zwischen der Ärztekammer Württemberg-Hohenzollern, der Allianz, der Stuttgarter Lebensversicherungsbank und der Deutschen Aerzteversicherung im Ärzteblatt. Kritik und Unverständnis über den Vertragsinhalt und das Vorgehen existierten zwar, wurden aber nicht mehr öffentlich diskutiert, sondern nur noch beiläufig in den Tätigkeitsberichten von Reimold erwähnt.[300] Dieser sollte auch weiterhin die Leitung der Abteilung für Ärzteversorgung innehaben. Unterstützt wurde er dabei durch den Ausschuss für das Versorgungswesen. Dieser setzte sich zu diesem Zeitpunkt aus Heinrich Braun, Adolf Brommer und Hermann Steinheil II zusammen.[301] Reimold konnte sich in jenen Monaten immer deutlicher als zweiter

295 In etwa dem Rang eines Hauptmannes entsprechend. Reichs-Medizinal-Kalender (1937), S. 7.
296 In etwa dem Rang eines Generalleutnants entsprechend. Reichs-Medizinal-Kalender (1937), S. 79.
297 In etwa dem Rang eines Leutnants entsprechend. Reichs-Medizinal-Kalender (1937), S. 79.
298 O. V.: SA-Gruppenärzte (1939).
299 O. V.: Zum neuen Reichsvertrag (1939).
300 Beispielsweise Reimold (1939); Reimold (1940).
301 Eugen Stähle: Pflichtversorgung (1939).

Mann nach Stähle positionieren.[302] War er in der Ärztekammer schon Stellvertreter, sollte er dies im Mai 1939 auch für die KVD in Württemberg werden.[303]

7.13 Die letzten Monate vor Kriegsbeginn (Schein-)Wahlen und Rassenpolitik

Nachdem im März 1939 der Reichsärzteführer Wagner unerwartet schnell an Krebs verstorben war, gab es im *Ärzteblatt für Südwestdeutschland* viele Beileidsbekundungen und Rückblicke auf seine Rolle in der nationalsozialistischen Ärzteschaft.[304] Hinzu kam eine ganze Reihe von Artikeln zur Amtseinführung seines Nachfolgers Leonardo Conti.[305]

Mitte 1939 standen in der Ärztekammer Württemberg-Hohenzollern zum ersten Mal seit der Errichtung der Reichsärztekammer Wahlen an. Diese hatten aber nichts mit den demokratischen Wahlen der Weimarer Zeit gemein. So konnten nur die Leiter und Stellvertreter bei den Bezirksvereinigungen gewählt werden. Zudem mussten die Kandidaten (je fünf pro Vereinigung) vorab von der Reichsärztekammer abgesegnet werden. Als Wahlleiter waren zudem die bisherigen Stelleninhaber bestimmt worden.[306] Die acht Bezirksvereinigungen setzten sich nach der Wahl im Juni 1939 folgendermaßen zusammen:[307]

Tab. 8 Die Besetzung der Bezirksvereinigungen (1939)

Bezirksvereinigung	Leiter	Stellvertreter
Groß-Stuttgart	Heinrich Braun, Stuttgart	Hermann Lehr, Stuttgart
Heilbronn	Hans Eychmüller, Neckarsulm	Erwin Eisenlohr, Sontheim
Crailsheim	Hans Mahler, Schwäbisch Gmünd	Eric Windisch, Schwäbisch Hall
Ludwigsburg	Wilhelm Briem, Ludwigsburg	Hans Burchardt, Backnang
Ulm	Carl Schwarze, Ulm	Hans Enders, Ulm
Tübingen	Max Goerlich, Reutlingen	Ernst Walker, Neckartenzlingen
Rottweil	Theodor Johannsen, Hechingen	Alfred Grundler, Rottweil
Ravensburg	Erich Waizenegger, Saulgau	Franz Mattes, Ravensburg

302 Zudem war Feldmann im Januar noch von seinem letzten verbliebenen Posten, dem Verwaltungsrat der Unterstützungskasse, zurückgetreten. Auch diese Position sollte zukünftig Reimold innehaben. Zoeppritz (1939).
303 O. V.: Zulassungsausschuß (1938).
304 Beispielsweise Bartels (1939).
305 O. V.: Staatsrat (1939).
306 Eugen Stähle: Bekanntmachung (1939).
307 Blome (1940); O. V.: Bekanntmachungen (1940).

Diese Zusammensetzung sollte sich in den nächsten Jahren kaum verändern, weitere Wahlen fanden während der Zeit des Nationalsozialismus nicht mehr statt. Am 17. Juli 1939 war zudem eine neue Bestallungsordnung erlassen worden. In insgesamt 81 Paragraphen hatte man erhebliche Änderungen in der Ausbildung- und Prüfungsordnung vorgenommen.[308] So sollte die Ausbildungsdauer verkürzt werden. Diese war schon ein Jahr zuvor um ein Semester reduziert worden. Nun sollte ab 1. April 1940 auch das praktische Jahr wegfallen und die Bestallung direkt nach Ablegung der ärztlichen Prüfung erteilt werden. Im Anschluss sollte aber eine mindestens ein Jahr andauernde Zeit als Assistenzarzt (Pflichtassistent) folgen. Diese Zeit konnte auch bei Parteiorganisationen, bevorzugt den paramilitärischen, abgeleistet werden. Anstelle des praktischen Jahres sollten schon vor dem Studium aber andere praktische Dienste absolviert werden, beispielsweise ein sechsmonatiger Krankenpflegedienst.[309] In den Semesterferien sollten zudem sechswöchige Dienste in einer Fabrik oder auf dem Land geleistet werden. In der Prüfungsordnung waren vor allem die Rassenhygiene und ‚naturgemäße Heilmethoden'[310] neu aufgenommen worden. Insgesamt wurde auch hier deutlich, dass schon während des Studiums die Arbeitskraft der angehenden Ärzte genutzt werden sollte. Die Verkürzung der Ausbildungsdauer war eine weitere Reaktion auf den zunehmenden Bedarf an Medizinern, die Klagen zur Überfüllung des Arztberufes waren schon seit geraumer Zeit verstummt. Kaum einen Monat später sollte sich der Bedarf an Ärzten aufgrund des Kriegsausbruchs schlagartig um ein Vielfaches steigern.

Mitte des Jahres wurde der erste Deutsche Ärztetag seit der Machtübergabe angekündigt. Geplant war eine ärztliche Großveranstaltung im Berliner Sportpalast.[311] Begleitend sollten weitere Fachtagungen stattfinden, bei denen darauf geachtet wurde, dass sie sich nicht mit dem Programm des Ärztetages überschnitten. Darunter waren Veranstaltungen für die SA-Ärzte oder ein „Appel [sic!] der Ärztinnen“[312], welcher vom Referat Ärztinnen in der RÄK organisiert werden sollte. Das Begleitprogramm umfasste die Besichtigung eines Arbeitsdienstlagers oder eine Führung durch die Reichsmütterschule in Wedding.[313] Für die württembergische Ärzteschaft bedeuteten diese Planungen, dass der Württembergische Ärztetag 1939 ausfallen würde.[314] Die Tätigkeitsberichte der Ärztekammer und der KVD für 1938 sollten entsprechend im ÄSW veröffentlicht werden. Reimold kam dem auch in verkürzter Form nach.[315] Zu-

---

308 *Reichsgesetzblatt* (1939), Teil 1, S. 1273–1289.
309 O. V.: Neugestaltung (1939).
310 O. V.: Erster Deutscher Aerztetag (1939).
311 O. V.: Deutscher Aerztetag (1939).
312 O. V.: Erster Deutscher Aerztetag (1939), S. 347.
313 O. V.: Erster Deutscher Aerztetag (1939).
314 Reimold: Tätigkeitsbericht (1939), S. 414 f.
315 Der Bericht wurde mit einiger Verzögerung nachgereicht, da Reimold vom September 1939 bis Januar 1940 als Oberarzt der Reserve bei einer Pioniereinheit (Bau-Bataillon 54) eingesetzt war. LABW StAL, EL 902/15 Bü 17863, Pag. 103.

nächst erinnerte er an die Verstorbenen des vergangenen Jahres, darunter bekannte Namen wie Friedrich Prinzing und Karl Mangold, den Gründer des Esslinger Delegiertenverbandes. Beim Berufsgericht hatten sich 30 Fälle angehäuft, die Verfahren endeten überwiegend mit ihrer Einstellung oder einer Verwarnung. Stark zugenommen hatte aber das Problem der rauschgiftsüchtigen Ärzte. Diejenigen, die den Entzugsmaßnahmen nicht zustimmten, liefen Gefahr, aus dem Stand der Ärzte ausgeschlossen zu werden: „Leider ist auch in Württemberg nötig, darauf hinzuweisen. Die Tatsachen zwingen zur offenen Sprache."[316]

Im Hinblick auf die Fortbildung hatte die Zahl der Teilnehmer an den verpflichtenden Kursen weiter zugenommen. Insgesamt 502 Ärzte hatten 31 Weiterbildungsveranstaltungen besucht. Reimold hob in seinem Bericht den positiven Einfluss der Fortbildungen auf die praktischen Ärzte auf dem Land hervor, da gerade diese im Gegensatz zu den Fachärzten oder den im Krankenhaus angestellten Medizinern sich nur unter erschwerten Bedingungen mit den neuesten wissenschaftlichen Methoden vertraut machen könnten.[317]

Diese Kurse betrafen hingegen nicht die beamteten Ärzte. Deren Fortbildung galt der besondere Fokus von Stähle – waren sie doch maßgeblich dafür verantwortlich, die NS-Gesundheitspolitik praktisch umzusetzen. Der besondere Fokus auf die Erb- und Rassenpflege wurde noch dadurch hervorgehoben, dass zusätzliche Kurse außerhalb Württembergs durchgeführt wurden. So waren wiederholt Kleingruppen von Amts- und Hilfsärzten nach Frankfurt zu den Fortbildungen unter der Leitung von Otmar Freiherr von Verschuer geschickt worden. Allein an 16 solcher Kurse hatten württembergische Ärzte zwischen Februar 1937 und März 1939 teilgenommen. Die Dozenten für das Thema Erb- und Rassenpflege mussten dabei explizit durch das Reichsministerium des Innern genehmigt werden. In Württemberg waren dies neben dem staatlichen Schulungsleiter Stähle noch sein Stellvertreter Otto Mauthe und Lechler als Gauamtsleiter des Rassenpolitischen Amtes der NSDAP. Als ebenfalls geeignet wurden die weiteren Mitarbeiter des Rassenpolitischen Amtes und der Vorstand des rassekundlichen Instituts an der Universität Tübingen, Wilhelm Gieseler, erachtet.[318]

Die Absage des Württembergischen Ärztetags zugunsten des Deutschen Ärztetags war letztlich umsonst, denn nur wenige Wochen nach der Ankündigung musste auch dieser abgesagt werden – der Zweite Weltkrieg hatte begonnen.[319]

---

316 Reimold: Tätigkeitsbericht (1939), S. 415.
317 Reimold: Tätigkeitsbericht (1939), S. 414 f.
318 LABW HStAS, E 151/54 Bü 356, Pag. 5 und 6.
319 O. V.: Der Erste Großdeutsche Aerztetag (1939).

7.14 Die württembergische Ärzteschaft im Zweiten Weltkrieg

Zu Beginn des Zweiten Weltkrieges waren in Deutschland (ohne Österreich und das Sudetenland) ca. 60000 Ärzte erfasst.[320] Die Zahl war seit 1937 trotz des Approbationsentzugs bei den jüdischen Medizinern um mehr als 4000 angewachsen. In Württemberg waren 2562 Ärzte, darunter 369 Ärztinnen, registriert. Das Land hatte damit den zweithöchsten Anteil an Ärztinnen, nur übertroffen von Berlin. Seit 1932 war ihre Zahl um mehr als das Zweieinhalbfache angewachsen.[321] Den größten Anteil hatten die niedergelassenen (1442), gefolgt von den angestellten Medizinern (622). 242 Ärzte waren verbeamtet oder anderweitig angestellt und 256 zum Zeitpunkt der Erhebung ohne Berufsausübung. Insbesondere aus der letzten Gruppe sollten einige aus dem Ruhestand zurückkommen, um vor allem in den weiträumigen ländlichen Gebieten zumindest eine grundlegende ärztliche Versorgung aufrechterhalten zu können.

Mit Ausbruch des Zweiten Weltkrieges und der massiven Einberufung zum Militär trat ein erheblicher Ärztemangel ein. Entsprechend hatten standespolitische Angelegenheiten eine deutlich geringere Priorität und die Arbeit der ärztlichen Vereinigungen bestand überwiegend daraus, auf die sich auftuenden Probleme zu reagieren. Es wurde davon ausgegangen, dass allein in den ersten Monaten des Krieges 7000 Ärzte ihre Approbation vorzeitig erhalten hatten, um den gestiegenen Bedarf zu decken.[322] Große Bedeutung kam auch den Vertrauens- und Betriebsärzten zu. Während Erstere dazu angewiesen wurden, besonders scharf darauf zu achten, keine laxen Standards bei der Ausstellung von Arbeitsunfähigkeitsbescheinigungen anzulegen[323], wurden Letztere in größerer Zahl eingestellt, um die größtmögliche Effizienz in kriegsrelevanten Wirtschaftszweigen zu gewährleisten[324]. Anfang 1939 wurden laut DÄB 467 Betriebsärzte deutschlandweit eingesetzt. Baden und Württemberg verfügten zu diesem Zeitpunkt über die wenigsten Betriebsärzte.[325] Kompetenzstreitigkeiten bei den zahlreichen involvierten Parteiorganisationen sorgten aber für zahlreiche Probleme beim Einsatz dieser Mediziner.[326] Hauptverantwortlich für die Koordination war das Amt für Volksgesundheit, dessen Aufbau aufgrund geringer Mittel nur schleppend voran-

---

320 Kann (1940). Der geplante Reichs-Medizinal-Kalender für 1939 war durch den Krieg nicht mehr veröffentlicht worden, wodurch detailliertere Erfassungen außerhalb des DÄB selten sind.

321 Anteil der Ärztinnen: Württemberg 14,4 Prozent, Berlin 15,6 Prozent, reichsweiter Schnitt 9,8 Prozent. Insbesondere bei der Zahl der nicht berufstätigen Ärzte unterschieden sich die Angaben mitunter erheblich. Während Kann knapp 5000 nennt, werden an anderer Stelle mehr als 10000 angeführt. Kann (1940); O. V.: Berufstätige Ärzte (1940).

322 Kann (1940).

323 Lechler (1939).

324 O. V.: 467 Betriebsärzte (1939).

325 In Baden waren zu diesem Zeitpunkt nur ein hauptamtlicher und drei nebenamtliche Betriebsärzte tätig. In Württemberg waren neun nebenamtliche Betriebsärzte erfasst worden. O. V.: 467 Betriebsärzte (1939).

326 Baader (1983).

gegangen war. In insgesamt 41 Gauen waren 582 Kreisdienststellen errichtet worden.[327] Im Rahmen des verlängerten Vierjahresplans[328] sollte der Einsatz von Betriebsärzten stark ausgebaut werden.

Mitte 1940 häuften sich auch im *Ärzteblatt für Südwestdeutschland* die Nachrufe auf im Krieg gefallene Ärzte.[329] Hinzu kamen zahlreiche Nachrichten über Kriegs- und andere Dienstauszeichnungen, darunter auch die für besonders langjährige Parteimitgliedschaft in der NSDAP. An erster Stelle genannt wurde Stähle, der für insgesamt 15 Jahre in der Partei hervorgehoben wurde, womit er „ältester nationalsozialistischer Arzt Württembergs“[330] sei. Seit mehr als zehn Jahren in der NSDAP waren auch Reinhold Stierlin, Ulrich Kuttroff, Friedrich Schroedter, Maximilian Dirr, Manfred Schliz, Manfred Steiner, Axel Daiber und Karl Ludwig Lechler.[331] Insbesondere die letzten beiden hatten in verschiedenen Parteiorganisationen ranghohe Positionen inne.[332]

Im November wurde in überschwänglichen Artikeln an den 50. Geburtstag von Stähle erinnert. Dabei meldeten sich die maßgeblichen nationalsozialistischen Ärzte Württembergs zu Wort, darunter Reimold, Lechler, Mauthe und Koetzle. Mehrmals wurde dabei die in diesem Kontext als besonders positiv betonte Kompromiss- und Rücksichtslosigkeit von Stähle bei der Verbreitung und Durchsetzung nationalsozialistischer Agenda in der württembergischen Ärzteschaft hervorgehoben. Darüber hinaus wurden aber auch die immer häufiger angegriffene Gesundheit und die zunehmenden krankheitsbedingten Auszeiten angesprochen.[333] In diese Wochen fiel auch der zehnjährige Gründungstag des NSDÄB in Württemberg. Neben einem Rückblick auf die Anfangszeit wurden auch die verschiedenen Tätigkeiten des Bundes und seiner Mitglieder thematisiert. Im Januar 1933 noch mit 150 Mitgliedern[334], waren es im November 1940 mit 2119 mehr als 14-mal so viele. Allein 1742 von ihnen waren Ärzte – hierbei wurden vermutlich auch die Anwärter hinzugerechnet, andernfalls würde diese Menge den in der Reichsärztekammerkartei vermeldeten Zahlen erheblich widersprechen.[335]

Der Rest entfiel auf die Zahnärzte (193), Apotheker (114) und Tierärzte (70).[336] Stähle hatte einer von ihm selbst verfassten Festschrift zufolge allein bis zum Sommer 1936 auf 400 Versammlungen mit mehr als 200000 Zuschauern gesprochen.[337] Zudem

---

327 O. V.: Volksgesundheitliche Ziele (1940).
328 Siehe beispielsweise Petzina (1968).
329 O. V.: Personalnachrichten (1940).
330 Reimold u. a. (1940), S. 291.
331 O. V.: Personalnachrichten (1940).
332 Reimold u. a. (1940).
333 Reimold u. a. (1940).
334 Reimold (1940).
335 Andererseits wurde die Kartei in der Zeit des Zweiten Weltkrieges in vielen Kategorien nur noch lückenhaft ausgefüllt.
336 Eugen Stähle (1940), S. 19.
337 Eugen Stähle (1940), S. 14.

redete er regelmäßig auf den Vierteljahrestagungen des Amtes für Volksgesundheit.[338] Über die Artikel zum Geburtstag von Stähle und dem Jubiläum des NSDÄB hinaus waren aber keine Festlichkeiten zu den beiden Anlässen angekündigt.

Dafür hatte am 2. November 1940 die erste Mitgliederversammlung[339] der Ärztekammer Württemberg und Hohenzollern stattgefunden. Damit waren mehr als vier Jahre vergangen, seit die Kammer als Untergliederung der Reichsärztekammer ins Leben gerufen worden war. Der berichterstattende Reimold versuchte entsprechend auch den Eindruck zu vermeiden, dass die Angelegenheiten der ärztlichen Standesvereinigungen bis zu diesem Zeitpunkt allein autoritär geregelt worden waren: „Nachdem die Geschäfte der Ärztekammer seit dem Jahre 1933 erledigt worden sind, könnte der Eindruck entstehen, daß diese Arbeit in der verflossenen Zeit vor der Berufung des jetzt konstituierten Gremiums der Reichsärztekammer in diktatorischer Weise geleistet worden sei."[340]

Er verwies auf die Reichsärzteordnung, an die die Leitung der Ärztekammer in Württemberg gebunden gewesen sei. Dabei enthielt diese schon mehr als genügend autoritäre Elemente und ließ nur in der Amtsführung mehr Freiräume bei der Gestaltung des Führungsstils. Da bis zu diesem Zeitpunkt keine Versammlung der Ärztekammer einberufen worden war, hatte man auch die Mitglieder, die durch den Reichsärzteführer bestimmt werden mussten, nicht im *Ärzteblatt* veröffentlicht. Zu Beginn des Zweiten Weltkrieges bestand die Ärztekammer Württemberg-Hohenzollern aus folgenden Medizinern:[341]

Tab. 9 Die Besetzung der Ärztekammer (1940)

Position	Mitglied	Stellvertreter
Leitung der Ärztekammer	Eugen Stähle, Stuttgart	Karl Reimold, Asperg
Bezirksvereinigung I Groß-Stuttgart	Heinrich Braun, Stuttgart	Hermann Lehr, Stuttgart
Bezirksvereinigung II Heilbronn	Hans Eychmüller, Neckarsulm	Erwin Eisenlohr, Sontheim
Bezirksvereinigung III Crailsheim	Hans Mahler, Schwänisch Gmünd	Eric Windisch, Schwäbisch Hall
Bezirksvereinigung IV Ludwigsburg	Hans Burchardt, Backnang[342]	Wilhelm Briem, Ludwigsburg

338 Reimold (1940).
339 LABW HStAS, E 151/54 Bü 284, Pag. 201.
340 Reimold (1940), S. 311.
341 Reimold (1940).
342 Entweder handelt es sich hier um einen Fehler oder Burchardt vertrat Briem von Anfang an in der Ärztekammer. Wenige Wochen zuvor wurde Briem noch als Leiter und Burchardt als sein Stellvertreter geführt. Briem trat laut DÄB 1941 von seinem Posten zurück und Burchardt übernahm erst zu diesem Zeitpunkt die Leitung der Bezirksvereinigung. Conti (1941).

Position	Mitglied	Stellvertreter
Bezirksvereinigung V Ulm	Carl Schwarze, Ulm	Hans Enders, Ulm
Bezirksvereinigung VI Tübingen	Max Goerlich, Reutlingen	Ernst Walker, Neckartenzlingen
Bezirksvereinigung VII Rottweil	Theodor Johannsen, Hechingen	Alfred Grundler, Rottweil
Bezirksvereinigung VIII Ravensburg	Walter Gmelin, Friedrichshafen	Franz Mattes, Ravensburg
Vertreter der Universität Tübingen	Willy Usadel,	Hermann Hoffmann
Mitglied des Beirats[343]	Axel Daiber, Stuttgart	
Mitglied des Beirats	Otto Speidel, Stuttgart	
Mitglied des Beirats	Ferdinand Dietrich, Öhringen	
Mitglied des Beirats	Erwin Stubbe, Stuttgart	
Mitglied des Beirats	Rudolf Herrmann, Stuttgart	

Am Beispiel von Walter Gmelin wird deutlich, wie wenig die Ergebnisse der Wahl vom 25. Juni 1939 wert waren. Gmelin, zuvor in Schwäbisch Hall tätig, war nicht gewählt[344], nun aber trotzdem als Vertreter der Bezirksvereinigung VIII berufen worden. Paradoxerweise führte Reimold aus, dass im Gegensatz zu den Wahlen der Weimarer Zeit nun „Willkür und persönliche Gefühle nicht ausschlaggebend bei dem Ergebnis sein konnten"[345]. War doch gerade die Hinwegsetzung über die Wahlergebnisse Beleg genug für die mögliche Willkür bei der Bestimmung der Vertreter. Die neuen Führungsstrukturen böten darüber hinaus die Gewähr, dass „die Ewiggestrigen und Eigenhorizontigen"[346] keine Möglichkeit mehr hätten, „Verwirrung hervorzurufen"[347]. Die Unterdrückung anderslautender Meinungen wurde also explizit als positives Merkmal der neuen Ärztekammer hervorgehoben.

Als wichtigster Punkt der Versammlung stand die Abnahme des Tätigkeitsberichts für das Jahr 1939 an. Vor dem Berufsgericht waren 26 Fälle anhängig geworden; inwiefern die Amnestie durch Hitler vom 6. April 1940 darauf Anwendung fand, sollte in einem weiteren Bericht erörtert werden. Dieser erschien allerdings nie. Noch präsenter war das Problem der rauschgiftsüchtigen Ärzte geworden. So waren die Berichte der Anstalten über die zum Entzug eingewiesenen Mediziner häufig allzu positiv und führten dazu, dass die Betroffenen zu schnell wieder entlassen wurden. Hier wirkte

343 Nach § 30 der RÄO. *Reichsgesetzblatt* (1935), Teil 1, S. 1436.
344 O.V.: Bekanntmachungen (1940).
345 Reimold (1940), S. 311.
346 Reimold (1940), S. 311.
347 Reimold (1940), S. 312.

sich der kriegsbedingte Bedarf an Ärzten zusätzlich negativ aus. Zu früher Abbruch des Entzugs in Verbindung mit Stress durch die kriegsbedingt häufig gestiegenen Anforderungen führte vermehrt zu Rückfällen.[348]

Die verpflichtenden Fortbildungsmaßnahmen waren seit Kriegsbeginn vollständig zum Erliegen gekommen. Stattdessen hatten seit Herbst 1939 in jeder Bezirksvereinigung Luftschutzkurse stattgefunden und einige Ärzte waren für den Einsatz in Luftschutzrettungsstellen weitergebildet worden. Insgesamt waren im Jahr 1939 2571 zahlende Mitglieder in der Ärztekammer vertreten gewesen.[349]

Hatte der Krieg 1940 schon zu einem merklichen Rückgang der speziell Württemberg betreffenden Beiträge in der Standeszeitschrift geführt, machte sich dies ein Jahr später noch deutlich stärker bemerkbar. Den Inhalt des *Ärzteblattes für Südwestdeutschland* bestimmten überwiegend amtliche Bekanntmachungen, Nachrichten über verstorbene und gefallene Ärzte und kriegsbezogene Artikel von nicht württembergischen Autoren aus verschiedenen Reichsministerien oder Parteistellen. Die standespolitische Arbeit der ärztlichen Vereinigungen scheint schon Ende 1940 über die Aufrechterhaltung des Tagesgeschäfts hinaus fast vollständig zum Erliegen gekommen zu sein. So finden sich weder Jahres- noch anderweitige Tätigkeitsberichte mehr. Der Umfang einer einzelnen Ausgabe des Blattes hatte sich von in der Regel 30 oder mehr Seiten auf nur noch rund ein Dutzend verringert. Aber auch diese rudimentäre Form des *Ärzteblattes* sollte nur noch kurze Zeit fortgeführt werden. Ende Mai 1941 hieß es am Ende der elften Ausgabe des Jahres nur noch lapidar:

> An unsere Bezieher!
> Die Kriegswirtschaft erfordert stärkste Konzentration aller Kräfte. Diese Zusammenfassung macht es notwendig, daß das Ärzteblatt für Südwestdeutschland mit dem heutigen Heft bis auf weiteres sein Erscheinen einstellt, um Menschen und Material für andere kriegswichtige Zwecke freizumachen.[350]

Nach mehr als 100 Jahren gab es erstmals keine regionale ärztliche Standeszeitschrift mehr. Auch andernorts wurden die regionalen Ärzteblätter sukzessive eingestellt. So hieß es in einem Rundschreiben der RÄK vom 15. September 1941:

> Durch die Einstellung der örtlichen Ärzteblätter soll die laufende Unterrichtung der Ärzte, wie sie bisher durch diese Ärzteblätter erfolgte, selbstverständlich nicht beeinträchtigt werden. Im Interesse der Papierersparnis sind aber künftig die notwendigen Richtlinien, Anweisungen usw. seitens der Ärztekammern über die Ärztlichen Bezirksvereinigungen den Ärzten, soweit irgend möglich, mündlich zu geben.[351]

---

348 Reimold (1940).
349 Reimold (1940).
350 O.V. (1941), S. 208.
351 BArch Koblenz, 432 RÄK 1936–1945, o. Pag.

Falls dies nicht möglich war, sollten Rundschreiben verschickt werden.[352] Das *Deutsche Ärzteblatt* war in der Folge das einzig nennenswerte verbliebene ärztliche Blatt für standespolitische Meldungen[353] – so auch für personelle Veränderungen, wobei diese während des Krieges eine relative Seltenheit waren. Im September 1941 wechselte die Leitung der Bezirksvereinigung und KVD-Stelle Ludwigsburg. Der bisherige Vorsitzende Wilhelm Briem[354] hatte offiziell „aus Gesundheitsrücksichten"[355] um seine Entbindung gebeten. Die Nachfolge trat sein bisheriger Stellvertreter, der Medizinalrat und Amtsarzt Hans Burchardt, an.[356]

1942 veröffentlichte der Nachfolger für die medizinischen Statistiken, Edmund van Kann, einen der wenigen Artikel, die zumindest einen kleinen Einblick in die württembergischen Verhältnisse boten. Auf das „Großdeutsche Reich"[357] bezogen waren 75960 Ärzte erfasst worden. Nicht nur durch die Hinzunahme von Österreich (Ostmark) und dem Sudetenland war die Zahl der Mediziner stark gestiegen. Um den kriegsbedingten Bedarf zu decken, hatte sich auch in Württemberg die Zahl der Approbationen deutlich vermehrt. Wie schon im Ersten Weltkrieg waren dabei die Anforderungen stark herabgesetzt worden. In Württemberg wurden 1942 2859 Ärzte gezählt. Die Zahl der Kassenärzte hatte sich dabei mit 1241 nur geringfügig erhöht. Die meisten neuapprobierten Mediziner wurden für den Militärdienst und die notwendige Versorgung in den überlasteten Krankenanstalten eingesetzt. Besonders gestiegen war auch die Zahl der weiblichen Ärzte, mit 444 betrug ihr Anteil fast ein Sechstel. Insbesondere in den Krankenhäusern wurden die meist sehr jungen Ärztinnen verstärkt eingesetzt. Mehr als ein Drittel (150) von ihnen war direkt in einer Krankenanstalt tätig, weitere 86 als sogenannte Hilfskassenärzte in verschiedenen Stellungen, beispielsweise bei den Gesundheitsämtern. Weniger als ein Viertel von ihnen arbeiteten als niedergelassene Ärztinnen. Bei den männlichen Medizinern stellte sich das Verhältnis anders dar. Von den 2415 männlichen Ärzten waren 1267 niedergelassen, 634 in Krankenanstalten, als Vertreter oder als Hilfskassenärzte angestellt sowie 220

---

352 Von der württembergischen Ärztekammer sind aus der Zeit vor 1945 so gut wie keine Unterlagen erhalten geblieben. Weder bei der Ärztekammer selbst noch in den staatlichen Archiven konnten aus dieser Zeit nennenswerte Bestände gefunden werden. Entsprechend können auch keine Aussagen über mögliche Rundschreiben und deren potentielle Inhalte gemacht werden. Die einzigen schriftlichen Quellen ab Mitte 1941 bestehen aus den Veröffentlichungen im *Deutschen Ärzteblatt* und der Überlieferung der Ministerien.

353 Die Zeitschrift des NSDÄB wurde ab 1939 unter dem Titel *Die Gesundheitsführung. Ziel und Weg* herausgegeben, befasste sich aber nicht in erwähnenswertem Umfang mit standespolitischen Themen. Der einzige württembergische Arzt, der regelmäßig dort Stellung nahm, war Lechler mit dem fast ausschließlichen Fokus auf die rassenpolitischen Themen, beispielsweise Lechler (1940).

354 Zur Person Briem siehe auch BArch Berlin, R 9345; LABW StAL, EL 903/3 Bü 30; LABW StAL, EL 903/7 Bü 1384; LABW StAL, EL 904/8 Bü 456.

355 Conti (1941), S. 340.

356 Conti (1941).

357 Ohne Protektorate, nichtdeutsche Ärzte und die Mediziner im Elsass, in Lothringen und Luxemburg.

verbeamtet. Insgesamt 402 Ärzte wurden ohne Berufsausübung gelistet, davon 294 männliche und 108 weibliche.[358]

Darüber hinaus wird 1942 die Einrichtung eines sogenannten Gaugesundheitsrates in Württemberg erwähnt, dessen Zweck es sein sollte, die „einheitliche Lenkung der gesundheitlichen Maßnahmen in Partei und Staat“[359] zusammenzufassen. An der Spitze sollte auch hier Stähle stehen. Ähnlich dem Landesgesundheitsrat, der de facto schon längst nicht mehr bestand[360], wollte man auch hier bei Bedarf verschiedene Arbeitskreise (im NS-Jargon ‚Arbeitsringe‘) gründen. Die Gaugesundheitsräte sollten nach und nach in jedem Gau eingerichtet werden. Über mehr als das Planungsstadium scheint der Rat aber nicht hinausgekommen zu sein.[361]

7.15 Der Zusammenbruch und das erneute Ende der Ärztekammer

Mit zunehmender Kriegsdauer büßte auch das *Deutsche Ärzteblatt* an Umfang ein. Nachrichten mit Bezug auf die württembergische Ärzteschaft stellten dabei immer mehr eine Seltenheit dar.[362] Der Inhalt des DÄB beschränkte sich überwiegend auf Kriegsnachrichten, Glückwünsche zu runden Geburtstagen[363] oder Auflistungen der verstorbenen und gefallenen Ärzte. Unter Letzteren wurde 1943 auch Lechler aufgeführt. Im Gegensatz zur Darstellung des DÄB war Lechler aber nicht gefallen, sondern hatte Suizid begangen. Die Umstände seines Todes sollten nach 1945 auch in seinem posthumen Spruchkammerverfahren ausführlich erörtert werden.[364]

Auch für 1944 finden sich nur noch sporadische Nachrichten mit regionalem Bezug. Die eigentlich fälligen Wahlen zur württembergischen Ärztekammer fanden erwartungsgemäß nicht statt. Eine Liste der reichsweiten Besetzung der Ärztekammern und der Gauämter für Volksgesundheit wies auch keine nennenswerten personellen

---

358 In diese Rubrik fielen auch Ärzte, die eingezogen waren, aber keine ärztliche Tätigkeit in den verschiedenen Heeresteilen ausübten. In der Reichsärztekammerkartei sind sie meist mit dem Hinweis auf die Truppengattung und das Kürzel „o. ä. T.“ (ohne ärztliche Tätigkeit) aufgeführt.

359 O. V. (1942), S. 388.

360 So heißt es auch in den Akten nur noch: „Durch die Verfügung des Reichsstatthalters und Reichsverteidigungskommissars im Wehrkreis V vom 19. Oktober 1942 ist die Einrichtung eines Gaugesundheitsrats angeordnet worden. Dadurch ist eine Weiterbetätigung des Landesgesundheitsrats gegenstandslos geworden. Von seiner formalen Aufhebung kann wohl abgesehen werden, es erscheint aber angezeigt diesen Sachverhalt in den Akten ausdrücklich festzustellen.“ LABW HStAS, E 151/54 Bü 326, Pag. 45.

361 LABW HStAS, E 151/53 Bü 83; LABW HStAS, E 151/53 Bü 84.

362 So wurde beispielsweise die Einrichtung eines Ausschusses zur Ernennung von Sachverständigen für erbbiologische Abstammungsgutachten bei der Deutschen Gesellschaft für Rasseforschung unter der Leitung des Tübinger Professors Wilhelm Gieseler vermeldet. Neben diesem saßen in dem Ausschuss noch die Professoren Otmar Freiherr von Verschuer (Berlin-Dahlem), Otto Reche (Leipzig) und Lothar Loeffler (Wien). O. V.: Liste (1943).

363 Beispielsweise Siegmund (1943) und Mayer-List (1943).

364 O. V.: Die deutsche Ärzteschaft (1943); LABW StAL, EL 902/20 Bü 78070.

Veränderungen auf.[365] Der Fokus lag auf der Aufrechterhaltung der notwendigsten medizinischen Versorgung, was sich in immer restriktiveren Verordnungen niederschlug. So war es Mitte 1944 den Ärzten unter Strafe verboten, den jeweiligen Ärztekammerbereich ohne Genehmigung zu verlassen. Zudem häuften sich die Fälle, in denen Ärzte und ihre Praxen Opfer von Luftangriffen wurden. Immer öfter gab es Aufrufe zur Sammlung medizinischer Instrumente und weiteren Materials. Ebenfalls Opfer eines Luftangriffs wurde die RÄK in München. Am 25. April 1944 brannte die gesamte Dienststelle aus und mit ihr auch ein großer Teil der Akten. In einem Rundschreiben wurden die jeweiligen regionalen Ärztekammern dazu aufgerufen, verschiedenste Informationen erneut an die RÄK zu senden. Insbesondere die Akten zur Berufsgerichtsbarkeit waren fast vollständig verbrannt.[366]

Ein ähnliches Schicksal sollte die württembergische Ärztekammer ereilen.[367] Das Ärztehaus in der Keplerstraße war infolge der wiederholten Luftangriffe[368] am 25. Juli 1944 stark beschädigt worden. Viele der Unterlagen, so auch das Arztregister, konnten geborgen werden, aber insbesondere die aktuellen Dokumente der KV waren zerstört worden.[369] Infolgedessen wurde die Dienststelle der Ärztekammer nach Winnenden in das Gasthaus Zum Lamm verlegt.[370] Dort konnte die Arbeit am 9. August wiederaufgenommen werden. In Stuttgart richtete man ein notdürftiges Büro zuerst im Paulinenhospital, später in der Königstraße 4 ein, um den Ärzten zumindest eine Ansprechstelle zu bieten. Das Fernsprechnetz war zu diesem Zeitpunkt schon weitgehend zerstört worden. Aber auch zahlreiche Arztpraxen waren von den Luftangriffen betroffen – allein 186 im Bezirk Groß-Stuttgart. Durch die Luftangriffe waren vom Februar 1944 bis Februar 1945 insgesamt 14 Ärztinnen und zehn Ärzte in ganz Württemberg umgekommen.[371]

Über die notdürftige Aufrechterhaltung der ärztlichen Versorgung der Zivilbevölkerung hinaus gab es zumindest noch eine nennenswerte Maßnahme, die auch während des Krieges durchgeführt worden war. Dabei handelte es sich um die „Volks-

---

365 Blome (1944).
366 BArch Koblenz, 432 RÄK 1936–1945, o. Pag.
367 Wie wohl auch das badische Pendant. In einem Verteiler wird neben der württembergischen Ausweichstelle in Schnait auch eine Ausweichadresse der Ärztekammer für das Gau Baden genannt. Diese befand sich in der damaligen Volksschule im Gernsbacher Stadtteil Scheuern. LABW HStAS, E 151/54 Bü 484, Pag. 474.
368 Insbesondere am 25. und 26. Juli 1944. Liste aller Luftangriffe auf Stuttgart unter http://www.schutzbauten-stuttgart.de/Portals/0/Luftangriffe%20Stuttgart.pdf (letzter Zugriff: 7.10.2022). Siehe auch Müller (1988).
369 Speidel (1962), S. 77.
370 „Infolge Beschädigung des Aerztehauses in Stuttgart N, Keplerstraße 26, sind unsere Dienststellen bis auf weiteres nach Schnait im Remstal (Kreis Waiblingen) Gasthaus zum Lamm verlegt worden. Bahnstation ist Beutelsbach." LABW HStAS, E 151/54 Bü 284, Pag. 217.
371 Speidel (1962), S. 77 f.

röntgenuntersuchung“[372] des gesamten Gaues Württemberg-Hohenzollern. Die Tuberkulosesterblichkeit hatte 1938 bei 53 Fällen pro 100000 Einwohner gelegen. Allerdings befürchtete man ein kriegsbedingtes starkes Ansteigen der Fallzahlen. Als besonders hoch wurde die Sterblichkeit bei den „Zivilarbeitern aus dem Osten“[373] geschildert – hinter dieser Bezeichnung verbargen sich fast ausnahmslos zur Zwangsarbeit Verschleppte[374]. Die Aktion hatte aber von Anfang an mit erheblichen Bedenken aus der Bevölkerung zu kämpfen gehabt. Die NS-Gesundheitspolitik, insbesondere im Hinblick auf Erbkrankheiten mit dem GzVeN als dem prägenden Gesetz, hatte dazu geführt, dass viele hinter der Aktion eine weitere Maßnahme zur Erfassung von Erbkranken vermuteten. Durchgeführt wurden die Untersuchungen meist durch den sogenannten Röntgensturmbann, eine Kompanie der Waffen-SS, was ebenfalls nicht dazu beitrug, das Vertrauen in die Aktion zu erhöhen. Kreis für Kreis wurde systematisch abgearbeitet, wobei die Industriebetriebe besondere Priorität hatten und man in diesen zuerst testete. Die Kosten von 80 Pfennigen pro Untersuchung übernahmen hier auch meist die Arbeitgeber. Untersuchungsergebnisse wurden in dem Bericht keine genannt, nur dass die „Tuberkulosegefährdung“[375] in Württemberg unterhalb des Reichsdurchschnitts liegen würde. Über die letzten Kriegsmonate gibt es kaum noch nennenswerte Berichte, stellte das DÄB doch Anfang 1945 sein Erscheinen ebenfalls ein. Da auch im Ministerium des Innern nur wenige Unterlagen aus diesen Monaten überliefert sind, beruhen die meisten Informationen auf den ersten Berichten nach Kriegsende. So wird im *Württembergischen Ärzteblatt* aus dem Jahr 1946 ausgeführt, dass die württembergische Ärztekammer nominell noch bis zur Besetzung Stuttgarts fortbestand. Letztlich sollte Stähle sie gewissermaßen zum zweiten Mal auflösen; diesmal genügte ein einfacher Telefonanruf.[376]

Bibliographie

Archivalische Quellen

Bundesarchiv Berlin (BArch Berlin)
R 9345

Bundesarchiv Koblenz (BArch Koblenz)
432 RÄK 1936–1945

---

372 Eugen Stähle (1944), S. 204.
373 Eugen Stähle (1944), S. 205.
374 https://www.bpb.de/izpb/239456/zwangsarbeiterinnen-und-zwangsarbeiter (letzter Zugriff: 7.10.2022).
375 Eugen Stähle (1944), S. 206.
376 Ehrlich (1946).

Landesarchiv Baden-Württemberg, Staatsarchiv Ludwigsburg (LABW StAL)
EL 20/1 III Bü 530
EL 902/15 Bü 17863
EL 902/20 Bü 1301, Bü 19083, Bü 78070
EL 903/3 Bü 30
EL 903/7 Bü 1384
EL 904/8 Bü 456

Landesarchiv Baden-Württemberg, Hauptstaatsarchiv Stuttgart (LABW HStAS)
E 130b Bü 2769, Bü 2776, Bü 2777
E 151/53 Bü 83, Bü 84
E 151/54 Bü 3, Bü 31, Bü 262, Bü 271, Bü 274, Bü 282, Bü 283, Bü 284, Bü 286, Bü 288, Bü 326, Bü 333, Bü 339, Bü 341, Bü 356, Bü 484
M 430/3 Bü 10539
PL 502/29 Bü 42

Amtliche Quellen

Regierungsblatt für Württemberg (1934)
Reichsgesetzblatt (1935–1939)

Periodika

Ärzteblatt für Südwestdeutschland 5 (1938)–8 (1941)
Ärzteblatt für Württemberg und Baden 1 (1934)–5 (1938)
Deutsches Ärzteblatt 60=62 (1933)–71=73 (1944)
Die Gesundheitsführung. Ziel und Weg 9 (1940)
Medizinisches Korrespondenz-Blatt für Württemberg 103 (1933)
Württembergisches Ärzteblatt 1 (1946)–4 (1949)

Gedruckte Quellen

Aerzteverein Heidenheim: Und wir Geschröpften? In: Medizinisches Korrespondenz-Blatt für Württemberg 103 (1933), S. 313 f.
Bartels, Friedrich: Die Reichsärztekammer zum Geleit. In: Deutsches Ärzteblatt 62=64 (1935), S. 1235 f.
Bartels, Fritz [Friedrich]: Dr. Gerhard Wagner im Gedächtnis seiner Mitarbeiter. In: Ärzteblatt für Südwestdeutschland 6 (1939), S. 125.
Blome, Kurt: Neue Richtlinien über ärztliche Fortbildung. Ärztliche Pflichtfortbildung. In: Zur sozialen und wirtschaftlichen Lage der angestellten Ärzte. In: Deutsches Ärzteblatt 62=64 (1935), S. 773–775.
Blome, Kurt: Berufung der Leiter der Ärztlichen Bezirksvereinigungen und ihrer ständigen Stellvertreter im Altreich. In: Deutsches Ärzteblatt 67=69 (1940), S. 63–66.

Blome, Kurt: Bekanntmachungen der Reichsärztekammer. Derzeitige Besetzung der Gauämter für Volksgesundheit. In: Deutsches Ärzteblatt 71=73 (1944), S. 141 f.
Bosler, Alfred: Die Pflichten des praktizierenden Arztes im Dienste der Rassenpflege. In: Medizinisches Korrespondenz-Blatt für Württemberg 103 (1933), S. 362–364.
Braun, Heinrich: Aerztlicher Fortbildungskurs in Tübingen vom 24. bis 26. Oktober 1935. In: Ärzteblatt für Württemberg und Baden 2 (1935), S. 257 f.
Coermann, Wilhelm: Reichsgerichtsentscheidung. In: Deutsches Ärzteblatt 62=64 (1935), S. 166.
Conti, Leonardo: Bekanntmachungen der Reichsärztekammer. In: Deutsches Ärzteblatt 68=70 (1941), S. 340.
Dermietzel, Friedrich Karl: Neueinstellung für SS-Aerzte. In: Ärzteblatt für Südwestdeutschland 5 (1938), S. 255.
Egloff, Wilhelm: Aerztlich-wirtschaftlicher Verein für Stuttgart und Umgebung. In: Medizinisches Korrespondenz-Blatt für Württemberg 103 (1933), S. 155 f.
Ehrlich, Karl: Bericht aus Württemberg. In: Württembergisches Ärzteblatt 1 (1946), S. 4 f.
Gerlach, August: Referat über Revisionen bei der KVD. beim Württembergischen Aerztetag. In: Ärzteblatt für Württemberg und Baden 4 (1937), S. 205 f.
Gmelin, Walter: Frauenstudium und Familienpolitik. In: Deutsches Ärzteblatt 60=62 (1933), S. 55–60, 450–452, 508–511.
Grote, Heinrich: Meldepflicht sämtlicher Aerzte. In: Ärzteblatt für Württemberg und Baden 3 (1936), S. 193.
Grote, Heinrich: Bekanntmachungen der Kassenärztlichen Vereinigung Deutschlands. In: Deutsches Ärzteblatt 65=67 (1938), S. 66.
Hadrich, Julius: Die Zahl der Ärzte Deutschlands und ihre Gliederung im Jahre 1935. In: Deutsches Ärzteblatt 62=64 (1935), S. 696–700.
Hadrich, Julius: Zur sozialen und wirtschaftlichen Lage der angestellten Ärzte. In: Deutsches Ärzteblatt 62=64 (1935), S. 159–161.
Hadrich, Julius: Zur Statistik der Aerztekammern Baden und Württemberg. In: Ärzteblatt für Württemberg und Baden 4 (1937), S. 107–109.
Hansberg, Wilhelm: Die voraussichtliche Entwicklung der wirtschaftlichen Verhältnisse der deutschen Aerzte. In: Ärzteblatt für Württemberg und Baden 4 (1937), S. 110–116.
Heisler, August; Josenhans, Wilhelm: Kongreßkalender. In: Ärzteblatt für Württemberg und Baden 3 (1936), S. 106.
Hoffmann, Heinrich: Nationalsozialistischer Deutscher Aerztebund. Kreis Stuttgart. In: Ärzteblatt für Südwestdeutschland 5 (1938), S. 86 f.
Kann, Edmund van: Die Zahl der Ärzte und ihre Gliederung im Jahre 1939. In: Deutsches Ärzteblatt 67=69 (1940), S. 283–286.
Koch, Friedrich: Fortbildungskurs für Aerzte. In: Ärzteblatt für Württemberg und Baden 2 (1935), S. 214 f.
Kötschau, Karl: Reichsarbeitsgemeinschaft für eine Neue Deutsche Heilkunde. In: Ärzteblatt für Württemberg und Baden 3 (1936), S. 111.
Kreuser, Friedrich: Begrüßungsansprache am Kameradschaftsabend der Pflichtfortbildungskurse in Stuttgart am 18. Mai 1936. In: Ärzteblatt für Württemberg und Baden 3 (1936), S. 155 f.
Kreuser, Friedrich: Zur Wiedereröffnung der Pflichtfortbildungskurse. In: Ärzteblatt für Württemberg und Baden 4 (1937), S. 122 f.
Langbein, Friedrich: Württembergische Aerztekammer. In: Medizinisches Korrespondenz-Blatt für Württemberg 103 (1933), S. 176.

Lechler, Karl-Ludwig: Aerzte heraus! In: Medizinisches Korrespondenz-Blatt für Württemberg 103 (1933), S. 457 f.
Lechler, Karl-Ludwig: Vertrauensärztliche Randbemerkung. In: Ärzteblatt für Südwestdeutschland 6 (1939), S. 394.
Lechler, Karl-Ludwig: Rasse, Volk und Staat. In: Die Gesundheitsführung. Ziel und Weg. Monatsschrift des Hauptamtes für Volksgesundheit der NSDAP., des Sachverständigenbeirates und des Nationalsozialistischen Deutschen Ärztebundes e.V. 9 (1940), S. 55–61.
Mayer, P.: Die württembergische Ärztekammer im neuen Bild. In: Ärzteblatt für Württemberg und Baden 1 (1934), S. 25.
Mayer-List, R.: Otfried Müller zum 70. Geburtstag. In: Deutsches Ärzteblatt 70=72 (1943), S. 231 f.
Mayerle, Emil: Geschichte des NSD.-Ärztebundes e.V., Gau Württemberg-Hohenzollern. In: Ärzteblatt für Südwestdeutschland 7 (1940), S. 309 f.
Nehse, Erich: Die Frauenfrage vom eugenischen Standpunkt aus betrachtet. In: Deutsches Ärzteblatt 60=62 (1933), S. 104 f.
Neunhöffer, Ferdinand: Nachwort zu meinem Rücktritt von der Vorstandschaft des Aerztlichwirtschaftlichen Vereins Stuttgart und Umgebung. In: Medizinisches Korrespondenz-Blatt für Württemberg 103 (1933), S. 156.
O.V.: Bericht über die Hauptversammlung des WAV. am 30. April 1933. In: Medizinisches Korrespondenz-Blatt für Württemberg 103 (1933), S. 253–257.
O.V.: IX. Württ. Aerztetag. In: Medizinisches Korrespondenz-Blatt für Württemberg 103 (1933), S. 323.
O.V.: Kurs- und Kongreßkalender. In: Medizinisches Korrespondenz-Blatt für Württemberg 103 (1933), S. 414.
O.V.: NSD.-Aerztebund, Gau Württemberg-Hohenzollern. In: Medizinisches Korrespondenz-Blatt für Württemberg 103 (1933), S. 258.
O.V.: Und wir Praktiker? In: Medizinisches Korrespondenz-Blatt für Württemberg 103 (1933), S. 489.
O.V.: Vereinsleben. NSD.-Aerztebund, Gau Württemberg-Hohenzollern. In: Medizinisches Korrespondenz-Blatt für Württemberg 103 (1933), S. 483.
O.V.: 10. Württembergischer Aerztetag. In: Ärzteblatt für Württemberg und Baden 1 (1934), S. 191, 231 f.
O.V.: Bekanntmachungen. NB! In: Ärzteblatt für Württemberg und Baden 1 (1934), S. 173.
O.V.: NB! Vorbereitungskurs in Bad Mergentheim. In: Ärzteblatt für Württemberg und Baden 1 (1934), S. 190.
O.V.: Urlaub des Amtsleiters. In: Ärzteblatt für Württemberg und Baden 1 (1934), S. 173.
O.V.: 11. Württembergischer Aerztetag. In: Ärzteblatt für Württemberg und Baden 2 (1935), S. 215, 227.
O.V.: Amt für Volksgesundheit. Gau Württemberg-Hohenzollern. Verwaltungsstellen (Kreisamtsleitungen). In: Ärzteblatt für Württemberg und Baden 2 (1935), S. 75.
O.V.: Bericht des Herrn Min. Rat Dr. Stähle vom 12.10.1935, auf der Jahresversammlung des WAV. und der Landesstelle W. der KVD. In: Ärzteblatt für Württemberg und Baden 2 (1935), S. 245–248.
O.V.: Gautagung des NSD.-Aerztebundes Gau Württemberg-Hohenzollern. In: Ärzteblatt für Württemberg und Baden 2 (1935), S. 48 f.
O.V.: Anordnung über die Errichtung der Aerztekammern und Aerztlichen Bezirksvereinigungen. In: Ärzteblatt für Württemberg und Baden 3 (1936), S. 147.
O.V.: 12. Württembergischer Ärztetag. In: Ärzteblatt für Württemberg und Baden 4 (1937), S. 149.

O. V.: NSD.-Aerztebund Kreis Ludwigsburg und Besigheim. In: Ärzteblatt für Württemberg und Baden 4 (1937), S. 49.
O. V.: Zulassungsausschuß. In: Ärzteblatt für Württemberg und Baden 4 (1937), S. 27.
O. V.: Anordnung des Reichsärzteführers. In: Ärzteblatt für Südwestdeutschland 5 (1938), S. 305.
O. V.: Bericht über den 13. Württembergischen Aerztetag in Ulm a. D. In: Ärzteblatt für Südwestdeutschland 5 (1938), S. 177–179.
O. V.: Gautagung des NSD.-Aerztebundes. In: Ärzteblatt für Südwestdeutschland 5 (1938), S. 179–181.
O. V.: Personalnachrichten. In: Ärzteblatt für Württemberg und Baden 5 (1938), S. 23, 127.
O. V.: Zulassungsausschuß. In: Ärzteblatt für Württemberg und Baden 5 (1938), S. 20.
O. V.: 467 Betriebsärzte eingesetzt. Die Verteilung auf die einzelnen Gaue. In: Deutsches Ärzteblatt 66=68 (1939), S. 185.
O. V.: Der Erste Großdeutsche Aerztetag verschoben. In: Ärzteblatt für Südwestdeutschland 6 (1939), S. 356.
O. V.: Deutscher Aerztetag. In: Ärzteblatt für Südwestdeutschland 6 (1939), S. 281.
O. V.: Erster Deutscher Aerztetag. In: Ärzteblatt für Südwestdeutschland 6 (1939), S. 347.
O. V.: Neugestaltung des Ausbildungsganges der Aerzte. In: Ärzteblatt für Südwestdeutschland 6 (1939), S. 321.
O. V.: SA-Gruppenärzte in Tübingen. In: Ärzteblatt für Südwestdeutschland 6 (1939), S. 251.
O. V.: Staatsrat Dr. Conti zum Reichsgesundheitsführer und Reichsärzteführer berufen. In: Ärzteblatt für Südwestdeutschland 6 (1939), S. 174.
O. V.: Zum neuen Reichsvertrag über die kassenärztliche Versorgung. In: Ärzteblatt für Südwestdeutschland 6 (1939), S. 5.
O. V.: Bekanntmachungen der Reichsärztekammer. Aerztekammer für das Land Württemberg und die Hohenzollernschen Lande. Berufung der Vertreter der Aerztlichen Bezirksvereinigungen in die Aerztekammern. In: Ärzteblatt für Südwestdeutschland 7 (1940), S. 71.
O. V.: Berufstätige Ärzte im alten Reichsgebiet (1940). In: Ärzteblatt für Südwestdeutschland 7 (1940), S. 210 f.
O. V.: Gnadenerlaß für Ärzte, Zahnärzte, Tierärzte und Apotheker! In: Ärzteblatt für Südwestdeutschland 7 (1940), S. 142.
O. V.: Personalnachrichten. In: Ärzteblatt für Südwestdeutschland 7 (1940), S. 177.
O. V.: Volksgesundheitliche Ziele der Partei im Kriege. In: Ärzteblatt für Südwestdeutschland 7 (1940), S. 37.
O. V.: An unsere Bezieher! In: Ärzteblatt für Südwestdeutschland 8 (1941), S. 208.
O. V.: Gaugesundheitsrat in Württemberg. In: Deutsches Ärzteblatt 69=71 (1942), S. 388.
O. V.: Die deutsche Ärzteschaft und das Hauptamt für Volksgesundheit der NSDAP. gedenken ihrer gefallenen Berufskameraden. In: Deutsches Ärzteblatt 70=72 (1943), S. 217.
O. V.: Liste der zur Erstattung von erbbiologischen Abstammungsgutachten anerkannten Sachverständigen. In: Deutsches Ärzteblatt 70=72 (1943), S. 73.
O. V.: Neue Ärztekammer in Württemberg-Hohenzollern. In: Württembergisches Ärzteblatt 4 (1949), S. 30.
Pychlau, Waldemar: Bekanntmachungen der Kassenärztlichen Vereinigung Deutschlands. Baden. In: Deutsches Ärzteblatt 65=67 (1938), S. 360.
Reichs-Medizinal-Kalender für Deutschland. 2. Teil: Ärztliches Handbuch und Ärzteverzeichnis. Leipzig 1933; Leipzig 1935; Leipzig 1937.
Reimold, Karl: Versorgungskasse. In: Medizinisches Korrespondenz-Blatt für Württemberg 103 (1933), S. 366–369.

Reimold, Karl: Die Umstellung der Versorgungskasse der württembergischen Aerzte. In: Ärzteblatt für Württemberg und Baden 1 (1934), S. 232–239.
Reimold, Karl: Bericht. 12. Württembergischer Aerztetag. In: Ärzteblatt für Württemberg und Baden 4 (1937), S. 197–199.
Reimold, Karl: 13. Württembergischer Aerztetag in Ulm. Jahresbericht der Reichsärztekammer, Aerztekammer für das Land Württemberg und die Hohenzollernschen Lande. In: Ärzteblatt für Südwestdeutschland 5 (1938), S. 162–168.
Reimold, Karl: Tätigkeitsbericht der Aerztekammer für das Land Württemberg und die Hohenzollernschen Lande über das Jahr 1938. In: Ärzteblatt für Südwestdeutschland 6 (1939), S. 414 f., 430–432.
Reimold, Karl: Tätigkeitsbericht der Württembergischen Aerztekammer über 1939. In: Ärzteblatt für Südwestdeutschland 7 (1940), S. 310–318.
Reimold, Karl u. a.: Ministerialrat Dr. Eugen Stähle wird am 17. November dieses Jahres 50 Jahre alt. In: Ärzteblatt für Südwestdeutschland 7 (1940), S. 290–292.
Schatz, Roland: Frauenstudium und Familienpolitik. In: Deutsches Ärzteblatt 60=62 (1933), S. 507.
Schliz, Manfred: Bericht über den 12. Württembergischen Aerztetag in Heilbronn. In: Ärzteblatt für Württemberg und Baden 4 (1937), S. 179 f.
Scholten, Gustav: Durchführungsverordnung des Vorsitzenden des Disziplinargerichtshofes des NSD.-Ärztebundes zur Amnestie des Leiters des NSD.-Ärztebundes. In: Deutsches Ärzteblatt 65=67 (1938), S. 392.
Schröder, Friedrich: Aerztlicher Bezirksverein XIII Ravensburg. In: Medizinisches Korrespondenz-Blatt für Württemberg 103 (1933), S. 314–317.
Schröder, Friedrich: Aerztlicher Bezirksverein XIII Ravensburg. In: Ärzteblatt für Württemberg und Baden 1 (1934), S. 293.
Schwarz, Richard: Aerztlicher Fortbildungskurs in Tübingen. In: Medizinisches Korrespondenz-Blatt für Württemberg 103 (1933), S. 445.
Schwarz, Richard: Württ. Aerztekammer. In: Ärzteblatt für Württemberg und Baden 1 (1934), S. 128.
Schwarz, Richard: Württ. Aerztekammer. Notiz zu Fortbildungskurs in Tübingen. In: Ärzteblatt für Württemberg und Baden 1 (1934), S. 252.
Schwarz, Richard: Württ. Aerztekammer. Notiz zu Schwangerschaftsunterbrechungen. In: Ärzteblatt für Württemberg und Baden 1 (1934), S. 260–263.
Schwarz, Richard: Aerztekammer für das Land Württemberg und die Hohenzollernschen Lande. In: Ärzteblatt für Württemberg und Baden 3 (1936), S. 175.
Siegmund, Herbert: Zum 70. Geburtstag von Prof. Dr. A. Dietrich, Stuttgart. In: Deutsches Ärzteblatt 70=72 (1943), S. 73.
Speidel, Otto: Bekanntmachungen der Kassenärztlichen Vereinigung Deutschlands. Württemberg. In: Deutsches Ärzteblatt 65=67 (1938), S. 360.
Sperling, Paul: Die Hauptversammlung unter dem Hakenkreuz. In: Medizinisches Korrespondenz-Blatt für Württemberg 103 (1933), S. 211–213.
Sperling, Paul: Ordentl. Hauptversammlung des WAV. In: Medizinisches Korrespondenz-Blatt für Württemberg 103 (1933), S. 191.
Sperling, Paul: Stellvertretung des Kommissars beim WAV. In: Medizinisches Korrespondenz-Blatt für Württemberg 103 (1933), S. 238.
Sperling, Paul: Verkehr mit der Geschäftsstelle. In: Medizinisches Korrespondenz-Blatt für Württemberg 103 (1933), S. 187.

Sperling, Paul: Vorankündigung. In: Medizinisches Korrespondenz-Blatt für Württemberg 103 (1933), S. 109.

Stähle, Eugen: National-Sozialistischer Deutscher Aerztebund. Einladung. In: Medizinisches Korrespondenz-Blatt für Württemberg 103 (1933), S. 181.

Stähle, Eugen: Württ. Aerztetag. In: Medizinisches Korrespondenz-Blatt für Württemberg 103 (1933), S. 303.

Stähle, Eugen: Zwei Monate Staatskommissar für die Volksgesundheit in Württemberg. Weg und Ziel. In: Medizinisches Korrespondenz-Blatt für Württemberg 103 (1933), S. 353 f.

Stähle, Eugen: Vorbereitung der Ueberleitung des Deutschen Aerztevereinsbundes und des Hartmannbundes auf die KVD. In: Ärzteblatt für Württemberg und Baden 1 (1934), S. 173.

Stähle, Eugen: Gautagung des Amtes für Volksgesundheit des NSD-Ärztebundes. In: Ärzteblatt für Württemberg und Baden 2 (1935), S. 33.

Stähle, Eugen: Württembergischer Aerztetag. In: Ärzteblatt für Württemberg und Baden 4 (1937), S. 126 f.

Stähle, Eugen: Bekanntmachung der Ärztekammer für das Land Württemberg und die Hohenzollernschen Lande. In: Ärzteblatt für Südwestdeutschland 6 (1939), S. 157.

Stähle, Eugen: Pflichtversorgung – Gruppenversorgung. In: Ärzteblatt für Südwestdeutschland 6 (1939), S. 49.

Stähle, Eugen: Geschichte des Nationalsozialistischen Deutschen Ärztebundes e. V. Gau Württemberg-Hohenzollern. Stuttgart 1940.

Stähle, Eugen: Zum Abschluß der Volksröntgenuntersuchung im Gau Württemberg-Hohenzollern. In: Deutsches Ärzteblatt 71=73 (1944), S. 204–207.

Stähle, Eugen; Mayerle, Emil; Pychlau, Waldemar: Bekanntmachung. In: Ärzteblatt für Württemberg und Baden 4 (1937), S. 309.

Stähle, Eugen; Pakheiser, Theodor: Das Jahr 1933. In: Ärzteblatt für Württemberg und Baden 1 (1934), S. 1.

Stähle, Theodor: Offener Brief. In: Medizinisches Korrespondenz-Blatt für Württemberg 103 (1933), S. 156.

Wagner, Gerhard: Ueberleitung der Provinzial- und Landesverbände sowie der Ortsgruppen des Hartmannbundes auf die KVD. In: Ärzteblatt für Württemberg und Baden 1 (1934), S. 149.

Wagner, Gerhard: Die Reichsärzteordnung vom 13. Dezember 1935. Die Reichsärzteordnung. Ein Instrument nationalsozialistischer Gesundheitspolitik. In: Deutsches Ärzteblatt 62=64 (1935), S. 1233 f.

Wagner, Gerhard: Auflösung der Ärztekammern, des Deutschen Aerztevereinsbundes und des Hartmannbundes. In: Deutsches Ärzteblatt 63=65 (1936), S. 517 f.

Wagner, Gerhard: Auflösung der Reichsarbeitsgemeinschaft für eine Neue Deutsche Heilkunde. In: Ärzteblatt für Württemberg und Baden 4 (1937), S. 3.

Wagner, Gerhard: Amnestie des Leiters des NSD.-Ärztebundes für die Ehrengerichtsbarkeit. In: Deutsches Ärzteblatt 65=67 (1938), S. 391.

Wagner, Gerhard: Bekanntmachungen der Reichsärztekammer. In: Deutsches Ärzteblatt 65=67 (1938), S. 109, 316.

WAV.: Der schwäbische Arzt stimmt am 12. November mit Ja. In: Medizinisches Korrespondenz-Blatt für Württemberg 103 (1933), S. 451.

Wittermann, Ernst: Ausmerzung Minderwertiger. In: Medizinisches Korrespondenz-Blatt für Württemberg 103 (1933), S. 383–386.

Württ. Aerzteverband: Achtung! Doppelverdiener. In: Medizinisches Korrespondenz-Blatt für Württemberg 103 (1933), S. 238, 317.

Zoeppritz, Kurt: Württembergische ärztliche Unterstützungskasse. In: Ärzteblatt für Südwestdeutschland 6 (1939), S. 76.

Literatur

Baader, Gerhard: Militarisierung des Gesundheitswesens im Nationalsozialismus und heute. In: Das Argument 107 (1983), S. 85–94.
Essner, Cornelia: Die ‚Nürnberger Gesetze' oder Die Verwaltung des Rassenwahns 1933–1945. Paderborn 2002.
Falter, Jürgen W.: Die „Märzgefallenen" von 1933. Neue Forschungsergebnisse zum sozialen Wandel innerhalb der NSDAP-Mitgliedschaft während der Machtergreifungsphase. In: Geschichte und Gesellschaft 24 (1998), H. 4, S. 595–616.
Harten, Hans-Christian; Neirich, Uwe; Schwerendt, Matthias: Rassenhygiene als Erziehungsideologie des Dritten Reichs. Bio-bibliographisches Handbuch. Berlin 2006.
Haug, Alfred: Die Reichsarbeitsgemeinschaft für eine Neue Deutsche Heilkunde (1935/36). Ein Beitrag zum Verhältnis von Schulmedizin, Naturheilkunde und Nationalsozialismus. Husum 1985.
Hein, Wolfgang-Hagen; Schwarz, Holm-Dietmar (Hg.): Deutsche Apotheker-Biographie. Ergänzungs-Bd. 2. Stuttgart 1997.
Heyder, Babett: Die Reichsärzteordnung von 1935 und ihre Folgen für den ärztlichen Berufsstand in den Jahren der nationalsozialistischen Diktatur. Aachen 1996.
Kellermann, Katharina: Heroinen der Technik zwischen 1918 und 1945. Selbstinszenierung – Funktionalisierung – Einschreibung ins deutsche kulturelle Gedächtnis. Bamberg 2017.
Kienle, Markus: Das Konzentrationslager Heuberg bei Stetten am Kalten Markt. Ulm 1998.
Lilla, Joachim; Döring, Martin; Schulz, Andreas: Statisten in Uniform. Die Mitglieder des Reichstags 1933–1945. Ein biographisches Handbuch. Unter Einbeziehung der völkischen und nationalsozialistischen Reichstagsabgeordneten ab Mai 1924. Düsseldorf 2004.
Maibaum, Thomas: Die Führerschule der deutschen Ärzteschaft Alt-Rehse. Diss. Hamburg 2007.
Mildenberger, Florian: Der Deutsche Zentralverein homöopathischer Ärzte im Nationalsozialismus. Bestandsaufnahme, Kritik, Interpretation. Göttingen 2016.
Müller, Roland: Stuttgart zur Zeit des Nationalsozialismus. Stuttgart 1988.
Petzina, Dietmar: Autarkiepolitik im Dritten Reich. Der nationalsozialistische Vierjahresplan. (= Schriftenreihe der Vierteljahrshefte für Zeitgeschichte 16) Stuttgart 1968.
Probst, Ernst: Königinnen der Lüfte. Biographien berühmter Fliegerinnen wie Elly Beinhorn, Hanna Reitsch, Amelia Earhart, Jacqueline Auriol und Valentina Tereschkowa. Hamburg 2014.
Rueß, Susanne: Stuttgarter jüdische Ärzte während des Nationalsozialismus. Würzburg 2009.
Rüther, Martin: Ärztliches Standeswesen im Nationalsozialismus 1933–1945. In: Jütte, Robert (Hg.): Geschichte der deutschen Ärzteschaft. Köln 1997, S. 143–194.
Rüther, Martin: „Zucht und Ordnung in den eigenen Reihen." Die Reichsärzteordnung vom 13. Dezember 1935 und ihre Auswirkungen auf die ärztliche Standespolitik (Teil I: Entstehung). In: Deutsches Ärzteblatt 94 (1997), S. A 434–439.
Sächsische Landesärztekammer (Hg.): Sachsen – Wiege der ärztlichen Selbstverwaltung in Deutschland. Dresden 2020.
Schätzle, Julius: Stationen zur Hölle. Konzentrationslager in Baden und Württemberg 1933–1945. 2. Aufl. Frankfurt/Main 1980.

Schmitz-Berning, Cornelia: Vokabular des Nationalsozialismus. Berlin 2000.
Schmuhl, Hans-Walter: Grenzüberschreitungen. Das Kaiser-Wilhelm-Institut für Anthropologie, menschliche Erblehre und Eugenik 1927–1945. (= Geschichte der Kaiser-Wilhelm-Gesellschaft im Nationalsozialismus 9) Göttingen 2005.
Schwoch, Rebecca: Ärztliche Standespolitik im Nationalsozialismus. Julius Hadrich und Karl Haedenkamp als Beispiele. Husum 2001.
Sigmund, Anna Maria: Die Frauen der Nazis (Neuausgabe). München 2013.
Speidel, Otto: Württembergs ärztliche Organisationen im Wandel der Zeit. Stuttgart 1962.
Stephenson, Jill: „Reichsbund der Kinderreichen". The League of Large Families in the Population Policy of Nazi Germany. In: European History Quarterly 9 (1979), H. 3, S. 351–375.
Stommer, Rainer: Alt Rehse. Idylle und Verbrechen: Was wir von bösen Orten lernen können. In: Deutsches Ärzteblatt 112 (2015), S. 30–32.
Wenger, Sebastian: Arzt – Ein krankmachender Beruf? Arbeitsbelastungen, Gesundheit und Krankheit von Ärztinnen und Ärzten im ausgehenden 19. und 20. Jahrhundert. Stuttgart 2020.
Wiesing, Urban u. a. (Hg.): Die Universität Tübingen im Nationalsozialismus. (= Contubernium 73) Stuttgart 2010.

Internet

https://hls-dhs-dss.ch/de/articles/014568/2009-08-24/ (letzter Zugriff: 7.10.2022).
https://www.bpb.de/izpb/239456/zwangsarbeiterinnen-und-zwangsarbeiter (letzter Zugriff: 7.10.2022).
https://www.dhm.de/lemo/kapitel/ns-regime/innenpolitik/mutterkreuz.html (letzter Zugriff: 7.10.2022).
http://www.schutzbauten-stuttgart.de/Portals/0/Luftangriffe%20Stuttgart.pdf (letzter Zugriff: 7.10.2022).
https://www.wahlen-in-deutschland.de/wrtwwuerttemberg.htm (letzter Zugriff: 7.10.2022).

8. Die badischen Standesvereinigungen und ihre Politik
In der Zeit des Nationalsozialismus

8.1 Die Selbstgleichschaltung der badischen Standesvereinigungen

Nachdem in den Jahren zuvor zahlreiche Rufe nach einer durchgreifenden Führerfigur geäußert worden waren, sollten diese Wünsche im März 1933 gewissermaßen erhört werden. Mit Leopold Jacob Schütz erhielt die badische Ärzteschaft eine solche Führerfigur. Durch Bekanntmachung des Reichsministeriums des Innern wurde er am 18. März 1933 zum Kommissar für „die Badische Aerztekammer, die Aerztliche Landeszentrale für Baden, die Versorgungskasse für badische Aerzte, die Gesellschaft der Aerzte in Mannheim"[1].

Mit Schütz wurde mit einem Schlag eine zuvor standespolitisch kaum in Erscheinung getretene Persönlichkeit, wie auch Eugen Stähle in Württemberg, zu einem der wirkmächtigsten Akteure in der badischen Ärzteschaft. Bemerkenswert war dabei, dass nicht der Gauobmann des Nationalsozialistischen Deutschen Ärztebundes (NSDÄB) in Baden, der Dermatologe Theodor Pakheiser, sondern Schütz ernannt worden war. Ausschlaggebend dafür war wohl eine Unterredung im März 1933 im Ministerium des Innern, bei welcher der bisherige Vorsitzende der Ärztekammer, Otfried Mampell, zusammen mit seinem Vetter Schütz erschienen war. Infolge dieser Besprechung wurde Schütz wohl ohne Rücksprache mit dem Vorsitzenden des badischen NSDÄB zum kommissarischen Leiter der ärztlichen Standesvereinigungen ernannt.[2] Dieser Umstand sollte auch zeitnah für große Konflikte sorgen – legte doch Gerhard Wagner (nicht zu verwechseln mit dem Gauleiter von Baden, Robert Wagner) großen Wert darauf, dass NSDÄB-Ärzte die wichtigsten Positionen in der Ärzteschaft besetzten, um die Vormachtstellung des Bundes zu sichern.[3] Allerdings erhielt Wagner selbst

1 Schütz: Bekanntmachungen (1933), S. 83.
2 LABW GLAK, 465t Bü 263, Pag. 153.
3 Siehe auch Mack (2001), S. 67 f.

die Befugnisse als kommissarischer Leiter der beiden ärztlichen Spitzenverbände, des Ärztevereins- und des Hartmannbundes, erst am 24. März.[4] Zu diesem Zeitpunkt war die Ernennung von Schütz in Baden schon erfolgt. Seine umgehende Absetzung erschien in Anbetracht der anfänglich chaotischen Lage[5] kaum opportun.

Noch am Tag seiner Ernennung erließ Schütz zahlreiche tiefgreifende Verfügungen. Er eilte damit insbesondere beim Ausschluss der jüdischen Ärzte den reichsweiten Entwicklungen deutlich voraus. Seine ersten Amtshandlungen richteten sich dabei insbesondere gegen Gustav Cahen und weitere ihm bekannte jüdische Ärzte[6] (siehe Kapitel über jüdische Ärzte in Baden)[7].

Am selben Tag widmete er sich auch der teilweisen Neubesetzung der Standesvereinigungen. Mit seinen Bestimmungen waren auch alle vorherigen Wahlergebnisse hinfällig. Bei der Badischen Ärztekammer, der Aerztlichen Landeszentrale (ÄLZ) und der Versorgungskasse verblieb der bisherige Vorsitzende Mampell zunächst in seinen Ämtern. Dabei dürfte seine Verwandtschaft mit Schütz eine nicht unerhebliche Rolle gespielt haben.[8] Als zweiter Vorsitzender für die genannten Vereinigungen wurde der Ober- und ehemalige Militärarzt Franz Emil Waldemar Barsickow[9] aus Heidelberg ernannt. Zum Geschäftsführer wurde Wilhelm Behm[10], praktischer Arzt in Mannheim, bestimmt[11]. Für die Gesellschaft der Ärzte in Mannheim, der zu diesem Zeitpunkt wirkmächtigsten lokalen Ärztevereinigung, ernannte Schütz mit dem Sportarzt August Söhngen einen besonders frühen Nationalsozialisten zum ersten Vorsitzenden. Zweiter und dritter Vorsitzender wurden die praktischen Ärzte Valentin Türk und Fritz Heck. Zum Geschäftsführer bestimmte er den praktischen Arzt Ernst Klehr.

Auch bei der Schriftleitung der *Ärztlichen Mitteilungen aus und für Baden* (ÄMB) gab es Änderungen, nach der Machtübergabe wurde der Facharzt für Magen-, Darm-

---

4 Siehe auch Walder (1933).

5 Wagner beschreibt im Rückblick die Zustände als „Durcheinander, das damals in einem Teil der Bünde – jedenfalls in der Führung herrschte". Zit. n. Mack (2001), S. 63.

6 So geht aus der Spruchkammerakte von Schütz deutlich hervor, dass er mit Cahen zuvor schon ein konfliktreiches Verhältnis gehabt hatte. LABW GLAK, 465c Bü 2171, o. Pag.

7 Seine ersten Anordnungen lauteten: „Ich ordne hiermit die sofortige Beurlaubung des bisherigen Geschäftsführers der Aerztlichen Landeszentrale für Baden und der Gesellschaft der Aerzte in Mannheim Dr. Cahen und des Prüfungsarztes der Gesellschaft der Aerzte in Mannheim Dr. Oppenheimer an." „Bei allen Verbänden und in allen fremden Organisationen, bei denen Dr. Cahen mit der Vertretung badischer Organisationen [gemeint ist beispielsweise der Hartmannbund, A. P.] beauftragt oder in die er gewählt war, wird seine Vollmacht mit sofortiger Wirkung aufgehoben." Schütz: Bekanntmachungen (1933), S 83. „Zur Abwehr der internationalen jüdischen Greuelpropaganda gegen Deutschland verfüge ich, daß in ganz Baden die jüdischen Ärzte von ihrer Tätigkeit bei den Krankenkassen und Fürsorgeverbänden mit sofortiger Wirkung ausgeschlossen werden und nur noch zu dem Prozentsatz zugelassen sind, den die jüdische Bevölkerung an der Gesamtbevölkerung ausmacht." Zit. n. Sauer (1966), S. 131.

8 LABW GLAK, 465c Bü 2171, o. Pag.

9 BArch Berlin, R 9345.

10 LABW StAL, EL 903/7 Bü 1267, o. Pag.

11 LABW GLAK, 465c Bü 1171, o. Pag.

und Stoffwechselkrankheiten Emil Mayerle zuständig. War bis dato der NSDÄB mit keinem Wort in den ÄMB erwähnt worden, wurde nun in breitem Umfang über die Veranstaltungen des Bundes berichtet. Den Anfang machte die nur drei Wochen nach der Einsetzung von Schütz stattfindende Landesversammlung des NSDÄB des Gaues Baden am 8. April 1933.[12]

Eingeleitet wurde die Versammlung durch den Gauobmann des NSDÄB, Pakheiser. Anschließend verkündete Schütz die personelle Neubesetzung der Ärztekammer und deren Neuausrichtung: „Sie wurde im Sinne des Totalitätsanspruchs der NSDAP in eine politische Einrichtung umgewandelt."[13] Bei den neu berufenen Mitgliedern handelte es sich in der überwiegenden Mehrheit um die Obmänner des NSDÄB in den jeweiligen Bezirken.[14] Hinzu kamen noch zwei Vertreter der medizinischen Fakultäten in Freiburg und Heidelberg. Bezeichnenderweise wurden alle Mitglieder nicht mit ihrem akademischen Titel adressiert, sondern nur mit ‚Pg.' für Parteigenosse[15] und ihrer Position im NSDÄB, was als Ausdruck der hohen Bedeutung politischer Anschauung gedeutet werden kann.

Tab. 10 Die Mitglieder der Badischen Ärztekammer (1933)

Konstanz	Hermann Montfort, Allensbach
Villingen	Karl Haushalter, Villingen
Waldshut	Erhard Hübner, Rickenbach
Freiburg	Josef Haal, Freiburg
Lörrach	Georg Lettau, Lörrach
Offenburg	Ferdinand Wohlfarth, Offenburg
Mittelbaden	Otto Holzapfel, Rastatt
Karlsruhe	Walter Scholz, Karlsruhe
Mannheim	August Söhngen, Mannheim
Heidelberg	Walter Hoffmann, Heidelberg[16]
Mosbach	Hans Blumers, Wertheim
Vertreter der Universität Freiburg	Prof. Wilhelm Starlinger
Vertreter der Universität Heidelberg	Heinrich Kunstmann[17]

12 O. V.: Landesversammlung (1933).

13 LABW GLAK, 465c Bü 2171, o. Pag.

14 In Karlsruhe und Offenburg hatten ein Apotheker bzw. ein Zahnarzt die Leitung inne, für sie rückten die Ärzte Scholz bzw. Wohlfarth nach. O. V.: Landesversammlung (1933) und Pakheiser: Anschriften (1933).

15 Auch im *Deutschen Ärzteblatt* (DÄB) wird darüber berichtet, dass „ausnahmslos" Mitglieder der NSDAP berufen worden waren. O. V.: Die Zukunft (1933), S. 179.

16 Wenige Monate später hatte diese Position der ebenfalls in Heidelberg ansässige Gynäkologe Rudolf Amersbach inne. Pakheiser: Anschriften (1933).

17 Kunstmann war auch nach 1945 ärztlich und politisch tätig. Er trat dabei als besonders rechtsradikaler Politiker in der Nachkriegszeit auf. Grüttner (2004), S. 105.

Keine Vertretung in der Ärztekammer, obwohl sie eigene NSDÄB-Bezirke darstellten, hatten Bruchsal und Pforzheim.[18] Die dortigen Obmänner waren die praktischen Ärzte Friedrich Hölzer[19] bzw. Günther Scholtz. Beim Blick auf das Jahr der Approbation von Mitgliedern der Ärztekammer und auch der anderen NSDÄB-Bezirksobmänner fällt auf, dass eine überproportional große Zahl jüngerer Mediziner (sechs, Approbation 1920 oder später) vertreten war. Mit Josef Haal war nur ein Arzt vor 1900 approbiert worden. Zudem ist beachtenswert, dass in Baden viele der in den Anfangsjahren der NS-Herrschaft standespolitisch bedeutsamen Ärzte auch schon vor 1933 in den Verbänden der Sturmabteilung (SA) oder der Schutzstaffel (SS) tätig gewesen waren. Listen zu den ersten Jahren[20] der Sanitätsabteilungen von SA und SS in den Beständen des Generallandesarchivs in Karlsruhe nennen neben Pakheiser als Gauobmann des NSDÄB, der in der SS agierte, die Bezirksobmänner Haushalter, Hölzer, Montfort, Söhngen und Wohlfarth. Auch andere, wie der neue Geschäftsführer Behm, waren in der SS tätig.[21] Insofern erscheint die Jahre später vorgenommene Selbstzuschreibung früher Nationalsozialisten, dass sie sich „nicht in erster Linie als Arzt, sondern einfach als Soldat Adolf Hitlers in der Bewegung“[22] wahrgenommen hätten bzw. als solcher wahrgenommen werden wollten, durchaus zutreffend. Die paramilitärischen Parteiorganisationen und ihr militaristisches Auftreten scheinen eine Generation von Ärzten besonders angezogen zu haben, die entweder in sehr jungen Jahren selbst am Krieg teilgenommen oder ihn als Kinder und Jugendliche miterlebt hatten und für die die Niederlage sowie die nachfolgenden Verträge (insbesondere Versailles) überaus negativ konnotiert waren.

Keiner der genannten Ärzte war zuvor standespolitisch spürbar in Erscheinung getreten. Aber nicht nur personell wurden die bisherigen ärztlichen Standesvereinigungen umfassend verändert. Auch in organisatorischer Hinsicht sollte die badische Ärztekammer tiefgreifend umstrukturiert werden. Drei Abteilungen sollten ihr zukünftig angegliedert werden: die bisherige ÄLZ als wirtschaftlicher Teil, die Versorgungskasse und eine neu zu schaffende „Abteilung für Rasse“[23].

Ziel dieser Gliederung war es, „die nationalsozialistische Weltanschauung in die Aerzteschaft und von da bis in die weitesten Kreise des Volkes“[24] zu tragen. Ebenso sah Schütz darin die Möglichkeit, „die badische Ärzteschaft der notwendigen Reinigung von fremdstämmigem Einfluß und rassefremder Durchsetzung reibungslos zu unter-

18 Pakheiser: Anschriften (1933).

19 Hölzer sollte später als Vertrauensarzt bei der AOK tätig sein und dazu auch nach Karlsruhe umziehen, spätestens ab 1940 war er Landesvertrauensarzt. O. V.: Bericht (1940).

20 Spätere Eintritte in die Organisationen scheinen in diesen Beständen nicht erfasst zu sein; so gibt es zahlreiche badische SA- und SS-Ärzte, die in den Listen keine Erwähnung finden, deren Eintritt aber nach 1933 stattfand. Akten für den Zeitraum nach 1933 konnten nicht eruiert werden.

21 LABW GLAK, 465c Bü 1171.

22 O. V.: Bericht (1938), S. 194.

23 O. V.: Landesversammlung (1933), S. 99.

24 Zit. n. O. V.: Landesversammlung (1933), S. 99.

ziehen"[25]. Damit hatte er entsprechend seiner eigenen Agenda schon im März durch die Entlassung jüdischer Ärzte in Mannheim begonnen.

Aber wie in seiner von martialischen Elementen durchdrungenen Rede deutlich wurde, sah er hierin nur einen Anfang:

> Aber nicht nur die Reinigung von dem unerwünschten fremden Blute hat stattzufinden, sondern auch eine Beseitigung aller unerwünschten Elemente, die daran schuld sind, daß im deutschen Aerztestande die alte ärztliche Ethik in den Hintergrund gedrängt wurde von einer geschäftstüchtigen, raffenden, materiell eingestellten Strömung. Die durch diese materielle Einstellung hervorgerufene Entfremdung zwischen Arzt und Volk kann nur durch eine unerbittliche brutale Gewalt beseitigt werden.[26]

Im Folgenden führte Schütz die vermeintlichen Fehler der bisher demokratisch gestalteten Vereinigungen an und erwähnte eine angebliche Zuschrift „von der Aerzteschaft"[27]. Darin wurden die autoritäre Führungsstruktur und der einheitliche Aufbau der ärztlichen Organisationen über alle Maßen gelobt. Mampell war als einer der wenigen Standesvertreter der Weimarer Zeit zumindest auf dem Papier in seinen Ämtern verblieben, wenn auch de facto ohne große Einflussmöglichkeiten. Fast gönnerhaft führte Schütz diesen Umstand aus:

> Der im Aufbau einer einheitlichen Organisation grau gewordene 1. Vorsitzende der badischen ärztlichen Standesorganisationen, aus der Wahl und dem Vertrauen der badischen Aerzte berufen, wurde vom Kommissar wieder ernannt und in den autoritären Aufbau der neuen Zeit eingegliedert und so das Gute und Bodenständige der alten Organisation übernommen als Grundlage für den ständischen Aufbau der badischen Aerzteschaft, die immer ein organisatorisches Muster für die deutschen Aerzte war.[28]

Mit der Übernahme von Mampell hatte man in den Augen von Schütz anscheinend alles „Gute und Bodenständige"[29] aus den letzten Jahren übernommen, denn darüber hinaus waren sowohl personell als auch strukturell tiefgreifende Änderungen angeordnet worden.

Offiziell erhielt Schütz erst am 6. Mai 1933 das temporär angelegte Kommissariat, welches ihm die Umgestaltung der ärztlichen Organisationen gestattete. Dieser Aufgabe hatte er sich aber schon längst angenommen; seine Handlungen wurden dadurch höchstens nachträglich legitimiert.[30] Da Schütz seiner drastischen und martialischen Rhetorik auch ähnlich radikale Taten folgen und fast jede ihm untergeordnete Stelle

---

25 Zit. n. O. V.: Landesversammlung (1933), S. 99.
26 Zit. n. O. V.: Landesversammlung (1933), S. 99.
27 Zit. n. O. V.: Landesversammlung (1933), S. 100.
28 Zit. n. O. V.: Landesversammlung (1933), S. 100.
29 Zit. n. O. V.: Landesversammlung (1933), S. 100.
30 LABW GLAK, 465c Bü 2171, o. Pag.

mit einem genehmen Vertreter besetzen ließ und auch sonst wenig Rücksicht an den Tag legte, gab es schnell zahlreiche Konflikte, auch mit anderen Parteiorganisationen.

Die größten Auseinandersetzungen bestanden mit Pakheiser, dem nach gängiger Praxis das Kommissariat von Schütz zugestanden hätte. Dieser Umstand wurde nur drei Tage nach der Gautagung teilweise korrigiert, indem Pakheiser ein eigenes Kommissariat erhielt. Am 11. April wurde er zum „Sonderkommissar für das Gesundheitswesen bestellt, und als Ministerialreferent in das Ministerium des Innern“[31] berufen. Ganz im Gegensatz zum Vorgehen im benachbarten Württemberg vereinigte man die Position im Ministerium des Innern und den Vorsitz der Standesorganisationen nicht in einer Person. Schnell sollten sich zwischen diesen konkurrierenden Positionen nicht mehr zu ignorierende Konflikte entzünden.

Neben Schütz trat aber auch eine ganze Reihe anderer Ärzte in Erscheinung, die zuvor kaum präsent gewesen waren, oft auch zum Leidwesen der Minderheiten in der Ärzteschaft. Wie in Württemberg forderten auch in Baden viele Mediziner, dass die Rolle der Frau in der Gesellschaft dem nationalsozialistischen Weltbild angepasst werden müsste. So postulierte Max Krieger, der sowohl im NSDÄB als auch später im Amt für Volksgesundheit sehr aktiv war: „Die Frauen müssen wieder zu diesem ihrem Dienst an der Nation erzogen werden. Kinderscheu muß als Schande gelten, als Ehre aber, Gattin und Mutter möglichst vieler Kinder zu werden.“[32] Dies sollte auch für Ärztinnen gelten; ihre Rolle in der Ärzteschaft wollte man entsprechend minimieren. Dahinter stand nicht nur das nationalsozialistische Bild der Frau als Mutter, sondern auch Interessen rein wirtschaftlicher Natur, war doch der Konkurrenzdruck in der badischen Ärzteschaft insbesondere in den Städten erheblich.

Die vor 1933 betriebene, klassische Berufspolitik sollte ebenfalls keine große Rolle mehr spielen. Der Staat bzw. die Partei sollte den ärztlichen Stand „regieren“[33], der innerhalb gewisser Grenzen aber eigenständig handeln durfte. Dies bedeutete allerdings lediglich, dass die neu ernannten ‚Führer‘ in ihrem Zuständigkeitsbereich sehr viele Freiheiten hatten. Die von Wagner ernannten „Beauftragten“[34] der Landesverbände sollten „im Sinne einer autoritären Führung“[35] nur ihm allein unterstehen. Allerdings hatte Schütz, obwohl nachträglich auch von Wagner in seinem Kommissariat bestätigt[36], zahlreiche Verfügungen erlassen, die reichsgesetzlichen Regelungen vorgegriffen hatten. Daraus resultierten neue Konflikte, welche die Position von Schütz immer prekärer werden ließen. Beispielsweise wurden schon Ende April 1933 einige von ihm vorschnell erlassene Anordnungen wieder zurückgenommen bzw. mussten

31 O. V.: Ministerium (1933), S. 99.
32 Krieger (1933), S. 120.
33 Haedenkamp (1933), S. 119.
34 Wagner: Verfügungen (1933), S. 135.
35 Wagner: Verfügungen (1933), S. 135.
36 Wagner: Notiz (1933).

den auf Reichsebene erlassenen Verfügungen weichen. Dies geschah in der Frage der jüdischen Ärzte durch die „Verordnung über die Zulassung von Aerzten zur Tätigkeit bei den Krankenkassen vom 22. April 1933“[37].

Trotz dieser Konflikte auf der Führungsebene wurde die Umstrukturierung der ärztlichen Vereinigungen und Einrichtungen in den nächsten Wochen rasch vorangetrieben. So wurden Anfang Mai die Ehrengerichte und der Ehrengerichtshof aufgelöst.[38] Andere Vereinigungen wie die Vertretung der meisten angestellten Mediziner, der Verein der Badischen Krankenhausärzte, gliederte man in die Ärztekammer ein. In diesem Zuge wurde der Vorsitzende Hugo Starck, der nach der Machtübergabe umgehend in die NSDAP und den NSDÄB eingetreten war[39], als Kammermitglied berufen. Die ÄMB veränderten sich ebenfalls erheblich; nun diente die Standeszeitschrift verstärkt dazu, Stimmung gegen ‚nicht arische‘ und politisch missliebige Ärzte zu machen. Besonders häufig waren Ärzte aus Mannheim, die vor 1933 bedeutend gewesen waren, das Ziel, unter anderem erneut Cahen. Schütz scheint somit seine neue Macht genutzt zu haben, um alte Rechnungen zu begleichen. Diese Ärzte wurden häufig zeitweise inhaftiert, im NS-Jargon in ‚Schutzhaft‘ genommen.[40]

Aber auch sonst wurde ein neuer Tonfall angeschlagen; zu ärztlichen Versammlungen forderte man nun vielfach vollständige Anwesenheit. Andernfalls wurde implizit ein mangelndes Interesse oder gar eine Ablehnung des nationalsozialistischen Staates unterstellt.[41]

8.2 Die Revolution frisst ihre Kinder – Die Fälle Schütz und Söhngen

Im Zuge dieser Veränderungen erwies sich aber die Situation mit zwei Kommissaren, einem für die Ärzteschaft und einem im Ministerium des Innern, schnell als derartig dysfunktional, dass eine Reaktion von oberster Stelle folgte. Reichsärzteführer Wagner setzte dabei durch, dass Schütz offiziell seiner Posten enthoben wurde:[42]

> Im Interesse einer einheitlichen Regelung sämtlicher ärztlichen Belange habe ich an Stelle von Herrn Dr. Schütz, Mannheim, den Gauobmann des Aerztebundes und Staatskommissar für das Land Baden Herrn Dr. Pakheiser, Karlsruhe, zu meinem Beauftragten ernannt. Dr. Wagner.[43]

37 *Reichsgesetzblatt* (1933), Teil 1, S. 222.
38 Schütz: Verfügungen (1933).
39 Schütz: Gleichschaltung (1933).
40 O. V.: Verhaftung (1933).
41 Beispielsweise bei den Versammlungen der badischen Krankenhausärzte: „Da jeder [...] an der zu behandelnden Tagesordnung Interesse hat, darf ich wohl erwarten, daß keiner der Herren Kollegen bei der Versammlung fehlt.“ Starck (1933), S. 174.
42 LABW GLAK, 465c Bü 2171, o. Pag.
43 Wagner: Notiz (1933), S. 191.

Pakheiser war durch diese Zusammenlegung somit zum Stellvertreter Wagners in Baden geworden und stand dadurch bis auf weiteres unangefochten an der Spitze der badischen Ärzteschaft. Er war damit auch maßgeblich verantwortlich für deren Rolle bei der Umsetzung der NS-Politik. Pikanterweise verfasste Pakheiser wenige Tage später den Artikel zur Verabschiedung für Schütz. Neben den üblichen Floskeln, dass dieser, „wie das bei Nationalsozialisten üblich ist, nach Beendigung seines Auftrages wieder bescheiden in das allgemeine Glied der Aerzteschaft zurück[treten]“[44] würde, würdigte Pakheiser in vermeintlich konzilianter Weise die Verdienste von Schütz:

> Die badischen Aerzte, die die Tätigkeit des Kollegen Schütz besonders in den ersten Wochen der nationalen Revolution beobachten konnten, wissen, mit welch selbstlosem Einsatz seiner Persönlichkeit Kollege Schütz für die Bereinigung und die Belange der badischen Aerzteschaft eingetreten ist und der Dank, den ich hier im Namen aller gutwilligen Kollegen zum Ausdruck bringen möchte, ist nur ein schwacher Ausdruck dessen, was uns bewegt. Die Tatsache, daß Kollege Schütz auch vielfachen Anfeindungen ausgesetzt war, ist in unseren Augen geradezu ein Zeichen dafür, daß Kollege Schütz das ihm übertragene Amt im Sinne der nationalen Revolution wohl verwaltet hat, denn wo es gilt, Schäden und Schädlinge auszumerzen, ist es unmöglich, sich der Sympathie aller zu erfreuen.[45]

In der Realität trat Schütz aber keineswegs „bescheiden“[46] beiseite. Er beschwerte sich an höchster Stelle. Unter dem Deckmantel einer Eingabe „hochpolitischen Inhalts um die Stellung des deutschen Arztes im Gesundheitsdienst“[47] richtete sich Schütz an Adolf Hitler persönlich. Das Schreiben enthielt aber wohl in der Hauptsache „Vorwürfe gegen Pg. Dr. Pakheiser, teilweise in schwer beleidigender Form, wie Unfähigkeit; unehrliche Handlungsweise“ [sic!] Beihilfe zu listig angelegten Ränken“[48]. Als Zeugen für diese Vorgänge nannte Schütz den damals noch als Gauamtsleiter im Hauptamt für Volksgesundheit tätigen Staatsrat Leonardo Conti. Dieser sah sich nicht in der Lage, die Anschuldigungen zu bestätigen, da ihm Pakheiser gar nicht näher bekannt sei. Letztlich führte das Schreiben dazu, dass Schütz vor dem Gaugericht angeklagt wurde.[49]

Neben den Anschuldigungen wurden Schütz in dem Verfahren auch fehlende Sachlichkeit und zahlreiche Zweideutigkeiten zur Last gelegt. Des Weiteren hielt man ihm vor, dass er einige Sachverhalte zu seiner Person falsch dargestellt und stark überhöht hätte. Insbesondere Formulierungen wie „Mit dem Recht des nationalen Revolutionärs habe habe [sic!] ich als erster nat.-soz. Arzt in ganz Deutschland [...]“[50] oder die

---

44 Pakheiser: Unser Dank! (1933), S. 191.
45 Pakheiser: Unser Dank! (1933), S. 191 f.
46 Pakheiser: Unser Dank! (1933), S. 191.
47 LABW GLAK, 465c Bü 2171, o. Pag.
48 LABW GLAK, 465c Bü 2171, o. Pag.
49 LABW GLAK, 465c Bü 2171, o. Pag.
50 LABW GLAK, 465c Bü 2171, o. Pag.

Behauptung, dass er vom Nürnberger Parteitag ausgeschlossen worden wäre[51], wurden ihm vorgehalten. So war er weder der erste nationalsozialistische Arzt noch hatte man ihn vom Parteitag ausgeschlossen. Ebenso konnten keine Beweise für seine Behauptung gefunden werden, dass er nach seiner Absetzung als Kommissar Opfer zahlreicher Verleumdungen geworden sei.

Schütz' unwahre Äußerungen sollten zwar laut Protokoll keinen direkten Einfluss auf das Urteil haben, jedoch unterstellte man ihm „eine Einstellung, die keineswegs gebilligt werden kann"[52]. Der Untersuchung zufolge wollte man aber zumindest seinen Einsatz für den Nationalsozialismus seit 1931 berücksichtigen. Als Resultat sollte die „geringst zulässige Strafe"[53] stehen. Deshalb endete das Verfahren nur mit einem Verweis, welcher Schütz durch Gauleiter Robert Wagner persönlich mitgeteilt wurde.[54] Damit kam die Karriere von Schütz im ‚Dritten Reich' schon nach wenigen Wochen zum Stillstand, er trat, soweit feststellbar, danach überhaupt nicht mehr standespolitisch in Erscheinung. Nach Ende des Zweiten Weltkrieges sollte er allerdings vielfach als Abbild des „typischen Naziverbrecher[s]"[55] und als Sündenbock für auch zeitlich nach seiner Absetzung gelegene Verfehlungen der badischen Ärzteschaft herhalten müssen.

Schütz war keineswegs ein Einzelfall, weitere nach der Machtübergabe ernannte langjährige nationalsozialistische Ärzte sollten schnell von ihrer eigenen Bewegung ausgeschlossen werden. Dies belegt auch der Fall von August Söhngen, dem von Schütz ernannten Obmann für den Bezirk Mannheim. Dabei zeigt sich, dass die Gleichschaltungen alles andere als reibungslos verliefen. Söhngen scheiterte nicht am Konflikt zwischen Schütz und Pakheiser, von denen er überaus geschätzt wurde. Diese Wertschätzung wurde aber nicht überall geteilt und daraus resultierende Konflikte sollten die Parteistellen über Jahre beschäftigen.

Seinen Anfang nahm der Fall Anfang 1934 mit der geplanten Ernennung von Söhngen zum Kreisamtsleiter für Volksgesundheit in Mannheim. Dies wurde allerdings von dem mit ihm verfeindeten Kreisleiter Reinhold Roth[56] abgelehnt[57]. Roth schlug stattdessen Ferdinand Gaa, einen ‚alten Kämpfer', vor. Dies wurde wiederum von Pakheiser abgelehnt. Da auch im Folgenden weder Pakheiser noch Roth von ihrem Standpunkt abwichen[58], wandte sich Ersterer an den stellvertretenden Gauleiter Hermann

51 „Selbst von dem Nürnberger Parteitag wurde ich ausgeschlossen!" LABW GLAK, 465c Bü 2171, o. Pag.
52 LABW GLAK, 465c Bü 2171, o. Pag.
53 LABW GLAK, 465c Bü 2171, o. Pag.
54 LABW GLAK, 465c Bü 2171, o. Pag.
55 LABW GLAK, 465o Bü 8389, Pag. 24.
56 Lilla/Döring/Schulz (2004), S. 527.
57 LABW GLAK, 465c Bü 2173, o. Pag.
58 „Zwecks Ernennung eines Kreisamtsleiters für das Amt für Volksgesundheit hatte ich den Pg. Dr. Gaa vorgeschlagen. Pg. Dr. Pakheiser wollte aber Pg. Dr. Söhngen als Kreisamtsleiter des Amtes für Volksge-

Röhn. Er begründete seine Entscheidung für Söhngen damit, dass dieser seit 1931 Parteigenosse sei und zu den ersten Mitgliedern des NSDÄB im Bezirk Mannheim gehört habe. Fachliche Qualifikationen waren im Vergleich zur Dauer der Parteimitgliedschaft nicht nur in diesem Fall von nachrangiger Bedeutung. Zudem sei

> Pg. Dr. Söhngen neben Pg. Dr. Schütz unzweifelhaft das rührigste NSD-Ärztebund-Mitglied, das zu keiner Zeit aus seiner nationalsozialistischen Einstellung einen Hehl machte und sich herausstellte im Gegensatz zu anderen Pg.-Ärzten, deren Mitgliedschaft wohl dem NSD-Ärztebund, der Kreisleitung, weniger aber der Öffentlichkeit bekannt war.[59]

Als Nächstes landete der Fall vor dem zuständigen „Gebietsinspekteur"[60] und sollte bis zu dessen Entscheidung offenbleiben[61]. Da Pakheiser aber weiterhin auf seiner Ernennung bestand, wurde Roth dazu aufgefordert, seine Ablehnung ausführlich zu begründen. Dieser Aufforderung kam er auch vollumfänglich nach und gab zu Protokoll, dass Söhngen unter anderem ein „durch und durch schlechter Charakter"[62] sei. Zudem würde er mit allen Mitteln versuchen, „seine politische Stelle wirtschaftlich für sich in durchaus nichtnationalsozialistischer Weise auszunützen"[63]. Dabei würde er alte nationalsozialistische Ärzte unterdrücken, um „auf keinen Fall Konkurrenten in der Besetzung von Parteiämtern zu haben"[64]. Zudem käme es permanent zu persönlichen Angriffen von Söhngen: „Ich muß Dr. Söhngen als einen der Haupthetzer gegen den Kreisleiter und die Kreisleitung bezeichnen."[65] Er, Roth, habe sich darüber schon bei Reichsärzteführer Wagner persönlich beschwert. Da sich weder Roth noch Pakheiser annäherten, wurde als Nächstes ein Untersuchungs- und Schlichtungsausschuss, kurz „Uschla"[66], bemüht. Dabei sollte neben Söhngen auch Pakheiser erscheinen und zu neu aufgekommenen Vorwürfen von zwei Ärzten, die ebenfalls Parteimitglieder waren, Stellung nehmen.[67]

Nach diesen Untersuchungen erging im November 1934 der Bescheid[68] des Gaupersonalamts an Pakheiser, dass die Ernennung von Söhngen abgelehnt worden sei. Als

---

sundheit einsetzen. Ich lehnte damals Pg. Dr. Söhngen ab, ebenso auch heute noch." LABW GLAK, 465c Bü 2173, o. Pag.

59 LABW GLAK, 465c Bü 2173, o. Pag.

60 „Da der Fall Dr. Söhngen ebenfalls vom Gebietsinspekteur Pg. Oexle untersucht wird, bitte ich um Aufschub dieser Entscheidung bis nach Abschluß der Untersuchung." LABW GLAK, 465c Bü 2173, o. Pag.

61 Dessen Untersuchung zog sich aber über mehrere Monate hin; in diesem Zeitraum hatte der Fall schon weitere Kreise gezogen. LABW GLAK, 465c Bü 2173, o. Pag.

62 LABW GLAK, 465c Bü 2173, o. Pag.

63 LABW GLAK, 465c Bü 2173, o. Pag.

64 LABW GLAK, 465c Bü 2173, o. Pag.

65 LABW GLAK, 465c Bü 2173, o. Pag.

66 LABW GLAK, 465c Bü 2173, o. Pag.

67 „[D]ann werde ich [Pakheiser] wohl auch in die Lage versetzt sein vor dem Uschla die beiden Ärzte, die Pgg. sind, zu charakterisieren, welche sich in den letzten Monaten über Pg. Dr. Söhngen beklagt haben." LABW GLAK, 465c Bü 2173, o. Pag.

68 Über die Verhandlung vor dem ‚Uschla' sind keine Unterlagen in der Akte.

Begründung wurden die Angriffe gegen die Kreisleitung angeführt. Damit war die Angelegenheit aber nicht abgeschlossen – nachdem der Fall einigen Aufruhr verursacht hatte, wurde beschlossen, dass Söhngen auch nicht mehr als Obmann des NSDÄB in Mannheim tragbar sei und ersetzt werden müsste. Gaa erhielt in der Folge sowohl die Leitung des Amts für Volksgesundheit als auch des NSDÄB im Kreis Mannheim. Söhngen verblieb aber zunächst als Bezirksstellenleiter der Kassenärztlichen Vereinigung Deutschlands (KVD).[69]

Die Konflikte waren allerdings keineswegs beigelegt und ein Jahr später verlangte Roth, dass Söhngen auch von diesem Posten enthoben werden müsste.[70] Diesem Ansinnen entsprach das Gaupersonalamt und Pakheiser wurde angewiesen, Söhngen abzuberufen. Allerdings legte jener erneut Widerspruch ein.[71] Da sich keine der beiden Seiten bewegte, wurden dieselben Mechanismen wie schon ein Jahr zuvor in Bewegung gesetzt. Offenkundig der ganzen Angelegenheit inzwischen überdrüssig[72], bat der Leiter des Gaupersonalamts, dass Roth gegen Söhngen ein Parteigerichtsverfahren anstrengen sollte.

Dies erfolgte dann auch. In dem Verfahren wurde aber nicht nur die Auseinandersetzung mit Roth verhandelt, sondern auch weitere Konflikte von Söhngen mit anderen Parteimitgliedern herangezogen. Diese reichten zum Teil mehrere Jahre zurück. Besonders schwer wogen die Vorwürfe, dass er einem SS-Mann unrechtmäßig gekündigt und ihn körperlich bedroht hätte.[73] Unter den vernommenen Zeugen waren auch einige Ärzte, die Söhngen belasteten.[74] Die Versuche einer gütlichen Einigung in den einzelnen Anklagepunkten verliefen alle ergebnislos, da weder Söhngen noch die Ankläger einen Vergleich fanden. Auch deshalb zog sich das Verfahren über mehr als ein Jahr.[75]

In der Zwischenzeit war Söhngen aber schon von seinem Posten bei der KVD abberufen worden. Stattdessen sollte er als Vertrauensarzt bei der Landesversicherungsanstalt (LVA) ins Beamtenverhältnis übernommen werden, um trotzdem ein gesichertes Auskommen zu haben. Sein hohes Alter von inzwischen 58 Jahren stand aber einer

69 LABW GLAK, 465c Bü 2173, o. Pag.

70 Als Begründung führte er an, dass „das jetzige Amt des Pg. Dr. Söhngen als Leiter der kassenärztlichen Vereinigung [...] dahingehend ausgelegt [wird], als wenn Pg. Söhngen mit seinen Anklagen doch nicht so ganz unrecht haben könnte. Ich glaube, dass auch Sie selbst der Ansicht sind, dass Dr. Söhngen das Amt nicht behalten kann, zumal es mir dadurch unmöglich ist, mit diesem Amt die Verbindung aufzunehmen." LABW GLAK, 465c Bü 2173, o. Pag.

71 LABW GLAK, 465c Bü 2173, o. Pag.

72 „Nach Rücksprache mit dem Gaupersonalamtsleiter Pg. Schuppel, bitten wir Sie, gegen Pg. Dr. Söhngen ein Parteigerichtsverfahren zu beantragen, damit endlich einmal diese Angelegenheit vom Kreisparteigericht bereinigt wird." LABW GLAK, 465c Bü 2173, o. Pag.

73 So soll die Androhung „Mensch ich haue Ihnen eine runter" gefallen sein. LABW GLAK, 465c Bü 2173, o. Pag.

74 Unter anderem die ebenfalls standespolitisch bedeutsamen Behm, Hoffmann und Karl Rohrhurst.

75 LABW GLAK, 465c Bü 2173, o. Pag.

Verbeamtung im Weg. Für diese war zudem ein Zeugnis der politischen Einstellung, ein „Fragebogen zur politischen Beurteilung“[76], erforderlich. Bezeichnenderweise für die Abläufe in der nationalsozialistischen Parteibürokratie war es nun Roth, der auf Anfrage des Gaupersonalamtes eben jene Beurteilung von Söhngen auszufüllen hatte. Erwartungsgemäß fiel das Urteil keineswegs positiv aus, zudem erwähnte Roth das laufende Verfahren gegen Söhngen:

> Gegen Dr. Söhngen schwebt ein Parteigerichtsverfahren, das voraussichtlich für ihn ganz ungünstig enden wird. Dr. Söhngen ist in Wirklichkeit trotz seiner frühen Mitgliedsnummer kein Nationalsozialist, er versucht rücksichtslos Leute um Brot, Stellung und Ehre zu bringen. [...] Besonders die Stelle als Vertrauensarzt erfordert ein soziales Verständnis, was Dr. Söhngen vollständig abgeht.[77]

Nach diesem vernichtenden Urteil riet das Gaupersonalamt der LVA, den weiteren Gang des Parteigerichtsverfahrens abzuwarten. Dieses endete im April 1937 zunächst mit dem Ausschluss von Söhngen, und damit waren auch seine Aussichten auf die Verbeamtung dahin:

> Im Nachgang zu unserem Schreiben vom 14. Januar d. J. teilen wir Ihnen mit, dass in der Entscheidung des Kreisgerichts Mannheim vom 8.4.1937 der Ausschluss des Dr. August Söhngen, Mannheim, Richard Wagnerstr. 1. verfügt wurde. Von seiner Übernahme ins Beamtenverhältnis wolle daher Abstand genommen werden, auch wenn Söhngen gegen seinen Ausschluss beim Gaugericht Beschwerde eingelegt hat.[78]

Die Berufung von Söhngen wurde knapp sechs Monate später verhandelt und das Urteil abgemildert, so dass er nur noch eine Verwarnung erhielt.[79] Damit war auch die Begründung für die Ablehnung der LVA nichtig, insbesondere da sich Pakheiser weiterhin für seinen Standeskollegen einsetzte. Vor allem dessen Eigenschaft als „Altparteigenosse[]“[80] wurde sehr zugunsten von Söhngen betont. Letztlich verdankte er diesem Umstand, dass seine wirtschaftliche Existenz bestehen blieb, während er standespolitisch keine Rolle mehr spielen sollte.

Wie bei Schütz auch wurde trotz seiner kurzen Zeit in der Standespolitik Söhngen nach 1945 von seinen Standeskollegen als einer der schlimmsten Nationalsozialisten

---

76 LABW GLAK, 465c Bü 2173, o. Pag.
77 LABW GLAK, 465c Bü 2173, o. Pag.
78 LABW GLAK, 465c Bü 2173, o. Pag. Hervorhebung im Original.
79 „Aufgrund des rechtskräftigen Beschlusses des Gaugerichts Baden vom 23. November 1937, Nr. 2650/35, erteile ich Ihnen hiermit wegen Verstosses gegen § 4 Abs. 2 b der Satzung eine Verwarnung. Die Entscheidung ist endgültig.“ LABW GLAK, 465c Bü 2173, o. Pag.
80 „Wenn selbst das gegen Dr. Söhngen durchgeführte Parteigerichtsverfahren mit einer Verwarnung endete, stelle ich doch die Bedenken gegen seine Überführung in das Beamtenverhältnis mit Rücksicht darauf, dass es sich bei diesem Arzt um einen Altparteigenossen handelt, zurück.“ LABW GLAK, 465c Bü 2173, o. Pag.

angeführt und wurde für viele Vorgänge verantwortlich gemacht, obwohl daran weitaus mehr Ärzte sich bereitwillig beteiligt hatten. Beide Fälle dienen somit als Beispiele für Mediziner, die früh von ihrer eigenen Bewegung ausgeschlossen wurden und trotzdem nach Ende des Zweiten Weltkrieges unisono für auch zeitlich weit nach dem Ende ihrer standespolitischen Karriere liegende Vorgänge verantwortlich gemacht wurden. Während ihre Rolle als Sündenböcke für die Verfehlungen mitunter ungerechtfertigt erscheint, stehen Söhngen und vor allem Schütz beispielhaft für diejenigen Ärzte, welche ihre in der NS-Anfangszeit gewonnene Macht ohne erkennbare Skrupel einsetzten und dabei keineswegs vor ihren Standeskollegen haltmachten.[81]

8.3 Die Umstrukturierung der Ärzteschaft

Aber auch andernorts zeigten sich Probleme innerhalb der Ärzteschaft, sich an die neuen Gegebenheiten anzupassen. Während in der Weimarer Zeit die gewählten Standesvertreter sich mit einer Vielzahl von Problemen, Klagen und anderweitigen Beschwerden aus dem Kollegenkreis auseinanderzusetzen hatten und dies meist tatsächlich taten, wehte nun ein anderer Wind. So wurde beispielsweise im Juli 1933 öffentlich verlautbart, dass sich Ärzte nur noch in besonders bedeutsamen Fällen an den Sonderkommissar zu wenden hätten. Zu diesem Zweck wurde mittwochs und freitags eine Sprechstunde von 10 bis 13 Uhr eingerichtet. Dabei machte man auch deutlich, dass der Kommissar nicht dafür zuständig sei, „in häufigen und langen Besuchen die von einzelnen Kollegen betriebene Kleinlichkeitskrämerei und Kirchturmspolitik entgegenzunehmen und zu bearbeiten“[82]. Die Sprechstundenzeiten seien auch von denjenigen Ärzten einzuhalten, „die sich auf ‚langjährige persönliche Freundschaft‘ berufen“[83] würden.

Mit der Umstellung der ÄMB im Juli zum offiziellen Gaunachrichtenblatt des NSDÄB wurde auch optisch deutlich, dass es sich keineswegs mehr um eine unpolitische Zeitschrift handeln würde. Das Hakenkreuz prangte nun an prominenter Stelle in der Kopfzeile des Blattes. Die Untrennbarkeit der Standespolitik mit den Zielen des NSDÄB wurde in der Ankündigung noch explizit betont, was in Anbetracht der personellen Besetzung der maßgeblichen Positionen kaum noch notwendig war.[84]

Um die Ärzteschaft auf ihre neue Rolle einzuschwören, wurde auch in Baden nicht an pathetischen Reden gespart und ein neues Zeitalter ausgerufen.[85] Nachdem das 19.

81 Söhngen starb am 23. August 1959 und Schütz am 23. August 1947: O. V. (1959) und LABW GLAK, 465t Bü 263, Pag. 221.
82 O. V.: Ärztekammer (1933), S. 153.
83 O. V.: Ärztekammer (1933), S. 153.
84 Pakheiser: Zum Geleit! (1933).
85 Pakheiser: Im Umbruch (1933).

Jahrhundert auch zuvor schon als bessere Zeit verklärt worden war, bejubelte man die Zäsur von 1933. So wähnten sich viele Mediziner wieder auf dem Weg hin zu alter gesellschaftlicher Stellung, als Ärzte „noch ganze Kerle“[86] und „kleine Könige in ihrem Reich waren“[87]. Bei derartig verzerrter Selbstwahrnehmung, die zwangsläufig mit der Realität kollidieren musste, hofften viele Ärzte darauf, im Nationalsozialismus zumindest wieder einen Teil der ihnen nach eigenem Empfinden zustehenden ideellen und monetären Anerkennung zurückerlangen zu können.[88] Diese Selbstüberhöhung fand im Nationalsozialismus eine große Zahl an Anknüpfungspunkten; so sah man sich als Stand an der Spitze einer Gesundheitspolitik, die auch das restliche Volk zu neuen Höhen führen sollte. Dabei wollten sich viele Ärzte in vorderster Reihe positioniert wissen.[89] Dies spiegelte sich nicht zuletzt im Zulauf zur Partei und den ihr angeschlossenen Organisationen wider. Ob aus plötzlich entdeckter Überzeugung oder aus profanem Opportunismus – der NSDÄB erlebte unter den badischen Ärzten nun derartigen Andrang, dass im August neue Richtlinien für die Aufnahme erlassen wurden. So sollten nur diejenigen Mitglieder werden können, die bereits vor dem 1. Mai 1933 in der NSDAP gewesen waren. Neue Parteimitglieder und auch die stark ansteigenden Anwärter für SA und SS sollten vorerst nur als „Sympathisierende“[90] im NSDÄB geführt werden.

Um ihre Verbundenheit mit dem Nationalsozialismus öffentlich zu demonstrieren, wurden auch die zahlreich ins Leben gerufenen Spendenaktionen genutzt. Beispielsweise veröffentlichte man die Gaben für die neue „Rassenhygienische Propagandaspende“[91] unter Namensnennung in den ÄMB. Insbesondere die Heidelberger Ärzteschaft unter ihrem neuen Vorsitzenden Waldemar Pychlau trat dabei hervor.[92] Aber auch andere Aktionen, beispielsweise für den „Aufbau des neuen Deutschlands“[93], wurden reichlich genutzt, um die nationalsozialistische Einstellung in harter Währung zu belegen. Dabei waren die Spendenanlässe breitgefächert und reichten von der „Förderung der nationalen Arbeit“[94] über die „Flugzeugbeschaffung“[95] bis hin zu einem Denkmal für Albert Leo Schlageter[96] in Karlsruhe. Als Richtwert diente häufig die Gabe eines Prozentes des eigenen Kasseneinkommens. Wenige Jahre zuvor war bei

---

86 Mampell: Der Arzt (1933), S. 219.
87 Mampell: Der Arzt (1933), S. 219.
88 Siehe auch die Reaktionen auf den Artikel von Mampell, beispielsweise Dr. H. (1933).
89 Pychlau (1933).
90 Pakheiser: Nachrichten (1933), S. 243.
91 Pakheiser: Nachrichten (1933), S. 243.
92 Pakheiser: Rassenhygienische Propagandaspende (1933), S. 259.
93 Pakheiser: Die badische Aerzteschaft (1933), S. 251.
94 Pakheiser: Die badische Aerzteschaft (1933), S. 251.
95 Pakheiser: Die badische Aerzteschaft (1933), S. 251.
96 Siehe dazu Zwicker (2006).

der Frage um die Wohlfahrtseinrichtungen der Ärzteschaft noch um Promille gestritten worden, nun wurde kein sichtbarer Widerspruch laut.[97]

Aber auch an anderer Stelle gab es Möglichkeiten, die eigene Verbundenheit mit den Zielen der neuen Machthaber betonen zu können. So war vom NSDÄB die Gründung eines „Aufklärungsamtes für Rassenbiologie und Rassenhygiene“[98] initiiert worden. Dieses sollte den Ärzten „Kenntnisse in der Rassenkunde, Vererbungslehre, Erbgesundheitspflege, Rassenhygiene und Bevölkerungspolitik“[99] vermitteln. Das sollte mit Hilfe von Kursen, die ab September 1933 in jedem Bezirk stattfanden, geschehen. Dabei wurde keineswegs auf die freiwillige Teilnahme vertraut. Für Mitglieder, Anwärter und ‚Sympathisierende‘ des NSDÄB war der Besuch dieser Kurse zu „Rassenhygiene und Bevölkerungspolitik als Schicksalsfragen des deutschen Volkes“[100] verpflichtend[101]. Dies galt ebenso für die Apotheker, Tier- und Zahnärzte.[102] Darüber hinaus wurden fortan wichtige Bekanntmachungen als „Paroleausgabe für die Vereine“[103] in einer eigenen Rubrik veröffentlicht. Im benachbarten Württemberg hatte Eugen Stähle die Ärztekammer 1933 vollständig aufgelöst, während die badische Organisation, namentlich in Person von Mampell, noch gelegentlich in Erscheinung trat. Ansonsten fand sie als Institution in den ersten Monaten nach der Machtübergabe jedoch kaum noch Erwähnung. In der Tagesarbeit scheint dies keinen feststellbaren Unterschied gemacht zu haben. Bis zur Einrichtung der Reichsärztekammer und ihrer regionalen Untergliederungen war die Badener Organisation nicht mehr präsent, Mitgliederversammlungen werden weder 1933 noch in den Folgejahren erwähnt.

Umso bedeutender waren hingegen die neu geschaffenen KV; auch die dort zu vergebenden Positionen erhielten bekannte nationalsozialistische Ärzte. Im Gegensatz zu Württemberg, wo es nur eine Landesstelle der KVD in Stuttgart gab, wurden in Baden zwölf Bezirksstellen eingerichtet:[104]

Tab. 11 Besetzung der KVD Baden (1933)

Bezirke	Amtsstellenleiter
Mannheim	August Söhngen
Heidelberg	Waldemar Pychlau
Franken-Taubergau	Hans Blumers
Karlsruhe	Walter Scholz

97 Pakheiser: Die badische Aerzteschaft (1933).
98 Pakheiser: Die badische Aerzteschaft (1933), S. 251.
99 Pakheiser: Die badische Aerzteschaft (1933), S. 251.
100 Pakheiser: Nachrichten (1933), S. 305.
101 Für das inhaltliche Programm eines solchen Kurses siehe beispielsweise O. V.: Programm (1933).
102 Pakheiser: Nachrichten (1933), S. 305.
103 Beispielsweise Mampell: Paroleausgabe (1933), S. 260.
104 Pakheiser: Kassenärztliche Vereinigung Deutschlands (1933) und Wagner (1934).

Bezirke	Amtsstellenleiter
Pforzheim	Günther Scholtz
Mittelbaden	Otto Holzapfel
Ortenau	Ferdinand Wohlfarth
Breisgau	Josef Haal
Lörrach	Fritz Holdermann
Waldshut	Erhard Hübner
Hochschwarzwald	Karl Haushalter
Seekreis	Hermann Montfort

Nicht nur aufgrund ihrer Funktion bei der Zulassung zur Kassenpraxis über die KV waren die Bezirksvereinigungen und deren Leiter für das Tagesgeschäft am bedeutendsten.[105] Durch die Überwachung der ärztlichen Tätigkeit im jeweiligen Bezirk hatten die KV und ihre Leiter großen Einfluss auf die einzelnen Ärzte. Kritik am System oder Konflikte mit dem Leiter einer KV konnten erhebliche berufliche Einschnitte bedeuten. Stark nationalsozialistische Ärzte wie beispielsweise Söhngen scheuten sich auch keineswegs, ihre Macht einzusetzen.[106] Wie genau die KV die ihr unterstellten Ärzte beobachtete, zeigt sich auch in den zahlreichen statistischen Erfassungen, die weit über die reinen Zahlenverhältnisse hinausgingen.[107]

Damit waren die Veränderungen des Jahres 1933 aber noch nicht abgeschlossen. Nach 87 Jahren ununterbrochenen Erscheinens wurden die ÄMB eingestellt.[108] Für das nächste Jahr kündigte man ein gemeinsam mit Württemberg herausgegebenes *„Aerzteblatt für Baden und Württemberg"*[109] an. Letzten Endes wurde jedoch Württemberg an erster Stelle genannt und die Zeitschrift firmierte unter dem Titel *Ärzteblatt für Württemberg und Baden* (ÄWB). Auch andere ärztliche Zeitschriften fielen diesen Zentralisierungsbestrebungen zum Opfer. So wurden nur noch 13 regionale Standesblätter anerkannt.[110] Weitere Zusammenlegungen sollten im Lauf der NS-Zeit folgen.[111] Mit der Fusion der beiden Standeszeitschriften nahm auch der landesspezifische Informationsgehalt massiv ab. Obwohl die Schriftleitung in Karlsruhe in Händen von Mayerle verblieb, fällt die Diskrepanz zwischen den ÄMB und dem neuen ÄWB für Baden noch deutlicher auf, als dies in Württemberg der Fall war. So finden sich häufig nur noch Bekanntmachungen übergeordneter staatlicher Einrichtungen und in geringerem Umfang die der Parteiorganisationen. Die Zeitschrift bietet nur noch geringe

105 Siehe auch Mack (2001), S. 149.
106 LABW GLAK, 465c Bü 2173.
107 Pakheiser: Rassenhygienische Propagandaspende (1933), S. 243.
108 Pakheiser: Paroleausgabe (1933), S. 390.
109 Schriftleitung (1933), S. 352.
110 Schriftleitung (1933).
111 Stähle/Pychlau/Mayerle (1937).

Einblicke in die praktische Arbeit und die Probleme und Fragen der Ärzteschaften. Mit der Implementierung des Führerprinzips und der Personalunion der wichtigsten Positionen bei den jeweiligen NSDÄB-Bezirksobmännern wurden Entscheidungen bzw. deren Findung nur noch als vollendete Tatsachen präsentiert. Im Gegensatz zu der Zeit vor 1933 gibt es kaum noch Berichte über Treffen von ärztlichen Vereinen auf Ebene der Bezirksvereinigungen. Auch die sonst regelmäßigen Artikel über Versammlungen entfielen meist ganz. Nur die Tagungen des NSDÄB oder der neu geschaffenen Ämter für Volksgesundheit fanden noch Erwähnung, wenn auch meist auf einer höchst oberflächlichen Ebene.[112] Einzig der Badische Ärztetag bzw. später der Gauärztetag erhielt etwas größeren Raum in der Berichterstattung.

Damit wurde das Interesse der Ärzteschaft an der neuen Zeitschrift aber keineswegs gesteigert; häufig kritisierte man, dass das ÄWB „anscheinend [...] wenig gelesen wird, jedenfalls die Bekanntmachungen häufig nicht beachtet werden“[113].

8.4 Die Ämter für Volksgesundheit

Fast zeitgleich mit der Schaffung der neuen Gesundheitsämter wurde 1934 eine direkt mit diesen konkurrierende Einrichtung aufgebaut.[114] Nachdem im Juni auf Reichsebene die Gründung des Amtes für Volksgesundheit verfügt worden war, sollten derartige Ämter in der Folge reichsweit mindestens bis auf die Kreisebene hinab errichtet werden. Bei Bedarf sollten gar Ortsgruppen ins Leben gerufen werden dürfen. Als Aufgabenstellung wurde die volksgesundheitliche Betreuung aller Parteigliederungen mit Ausnahme von SA und SS, die eigene Sanitätsabteilungen hatten, definiert. Zumindest in der Theorie sollte zukünftig keine Parteiorganisation mehr ohne Zustimmung des Amtes in volksgesundheitlichen Fragen agieren. Die Arbeit von Organisationen mit ähnlichen bzw. sich überschneidenden Arbeitsfeldern wie dem NSDÄB, dem Rassenpolitischen Amt, der Nationalsozialistischen Volkswohlfahrt (NSV), der Hitlerjugend (HJ) und der Deutschen Arbeitsfront (DAF) sollten aber nicht davon berührt werden.[115] Mit diesen alles andere als klar abgegrenzten Aufgabenfeldern[116] waren Kompetenzkonflikte schon mit der Gründung vorprogrammiert. Das wirkliche Problem für diese neue Institution stellte aber die direkte Konkurrenz zu den staatlichen Gesundheitsämtern dar.[117] Trotz der ähnlichen Ausrichtung verfügten die staatlichen Ämter

112 Eine Liste der initial ernannten Kreisamtsleiter befindet sich in LABW GLAK, 465c Bü 2173.
113 O. V. (1934), S. 173.
114 Siehe auch Mack (2001), S. 142.
115 Ley (1934).
116 Für die Probleme siehe auch LABW StAF, A 96/1 Bü 1012.
117 Diese hielt auch über die Jahre an, siehe beispielsweise LABW StAF, A 96/1 Bü 1012.

über eine deutlich bessere finanzielle Ausstattung, wohingegen die Ämter für Volksgesundheit oft nur ein sehr mageres Budget erhielten.

Im Gegensatz zu der in der Ärzteschaft häufig praktizierten Personalunion waren die staatlichen und parteiamtlichen Gesundheitseinrichtungen meist getrennt. Zwar war auch hier eine Personalunion erwogen worden, allerdings erwies sich ein Austausch von verbeamteten Ärzten, die weder ‚rassisch' noch ‚gesinnungsmäßig' beanstandet werden konnten, als schwer durchführbar (siehe Kapitel zum staatlichen Gesundheitswesen). Letztlich führte dies dazu, dass die Leitung des lokalen Gesundheitsamtes und des Amtes für Volksgesundheit nur in seltenen Fällen in einer Hand lag und damit die Konkurrenzsituation weiter befeuert wurde. Häufig übernahmen die Bezirksobmänner des NSDÄB zusätzlich die Leitung des Amtes für Volksgesundheit. Dementsprechend tauchen auf der Liste der initialen 26 Ämter einige bekannte Namen wie Josef Haal, Otto Holzapfel, Walter Scholz, Ferdinand Wohlfarth oder der schon thematisierte August Söhngen auf.[118]

8.5 Baden in der Reichsärztekammer

Die im Vergleich zu Württemberg deutlich eingeschränktere Berichterstattung im ÄWB über Vorgänge in der badischen Ärzteschaft zog sich auch 1935 fort. Während für das Nachbarland zumindest umfangreichere Artikel über NSDÄB-Gautagungen oder den Württembergischen Ärztetag vorhanden waren, sind in Baden derartige ärztliche Großveranstaltungen für 1935 nicht feststellbar. Über die üblichen rechtlichen Bekanntmachungen und das Tagesgeschäft der KV wie die Zulassung zur Kassenpraxis hinaus finden sich kaum erwähnenswerte Vorgänge.

Das Geschehen auf Reichsebene im Hinblick auf die Errichtung der Reichsärztekammer wurde im ÄWB ebenfalls nur am Rande thematisiert. Wenn überhaupt, gab man Berichte des DÄB in verkürzter Form wieder. Es scheint vorausgesetzt bzw. gehofft worden zu sein, dass die Ärzte neben dem ÄWB auch das DÄB regelmäßig lasen. Dass diese Annahme nicht immer korrekt war, wurde häufiger moniert, insbesondere bei Nichtkenntnis neuer Bestimmungen, änderte aber nichts an der spärlichen Berichterstattung.[119] Selbst im Zuge der reichsweiten Vereinheitlichung der ärztlichen Wohlfahrtseinrichtungen, „um mit dem Dilettantismus vergangener Jahre zu brechen"[120], gab es keine sichtbare öffentliche Debatte. Ohne Aufhebens darum zu machen, wurden Angebote verschiedener Versicherungsgesellschaften eingeholt und die Arbeit in die Hände von externen Fachleuten gelegt.[121]

---

118 Komplette Liste zu finden in LABW GLAK, 465c Bü 2173, o. Pag.
119 Beispielsweise Pakheiser (1935).
120 Pakheiser: Die Versorgung (1936), S. 257.
121 Pakheiser: Die Versorgung (1936).

Aber auch in der Folgezeit kamen vormals zentrale Themen wie beispielsweise neue Richtlinien für die ärztliche Fortbildung, insbesondere die eingeführte Pflichtfortbildung, kaum oder gar nicht vor. Ähnlich sah es im Hinblick auf die Veränderungen durch den Erlass der Reichsärzteordnung und die Errichtung der Reichsärztekammer und deren badischer Untergliederung aus. Im Gegensatz zu Württemberg erachtete man es in Baden scheinbar nicht für nötig, die Zusammensetzung der dortigen Ärztekammer im ÄWB zu veröffentlichen[122], was indirekt auch Rückschlüsse über deren geringere Bedeutung im Vergleich zu anderen Einrichtungen zulässt. Mit der Anordnung vom 30. April 1936 wurden die zumindest noch auf dem Papier bestehenden Ärztekammern, der Ärztevereinsbund und der Hartmannbund sowie ihre jeweiligen Untergliederungen rückwirkend zum 1. April aufgelöst.[123]

Auch im DÄB wurde nur eine verkürzte Zusammenstellung der neu geschaffenen Ärztekammern auf Länderebene veröffentlicht.[124] Als Leiter der badischen Ärztekammer benannte man wenig überraschend Pakheiser, welcher das Amt aber nur noch für kurze Zeit innehaben sollte. Sein Stellvertreter wurde Behm. Die zuvor schon bestehende Dominanz der NSDÄB-Bezirksobmänner in standespolitischen Fragen bestand auch nach Errichtung der neuen Ärztekammer fort. Die Leiter der Bezirksvereinigungen waren 1936 wie folgt:

Tab. 12 Die Besetzung der Bezirksvereinigungen (1936)

Bezirksvereinigung	Leiter	Stellvertreter
Mannheim	Ferdinand Gaa, Mannheim	Karl Rohrhurst, Mannheim
Heidelberg	Waldemar Pychlau, Heidelberg[125]	Rudolf Amersbach, Heidelberg
Franken-Taubergau	Hans Blumers, Wertheim	Wilhelm Eisele, Großrinderfeld
Karlsruhe	Walter Scholz, Karlsruhe	Rudolf Markert, Karlsruhe
Mittelbaden	Friedrich Dreher, Gernsbach	Max Krieger, Baden-Baden
Pforzheim	Karl Hillenbrand, Pforzheim	Günther Scholtz[126], Ellmendingen
Ortenau	Ferdinand Wohlfarth, Offenburg	Carl Merckle, Wolfach

122 Die im Folgenden gemachten Angaben sind dem DÄB und dem Reichs-Medizinal-Kalender von 1937 entnommen und decken sich mit den von Mack gemachten Erfahrungen, dass kaum vollständige Angaben über die Zusammensetzung der badischen Ärztekammer gemacht wurden.

123 Wagner: Auflösung (1936).

124 Mack (2001), S. 150 f., und Reichs-Medizinal-Kalender (1937), S. 19 f.

125 Nach der Versetzung von Pakheiser nach München und der Ernennung Pychlaus zu seinem Nachfolger übernahm Franz Rudolf Berg aus Dossenheim die Leitung der Bezirksvereinigung.

126 Wurde 1934 als umgezogen vermeldet und trat deshalb von seiner Position als Obmann des NSDÄB zurück. Ob auch andere Ursachen zugrunde lagen, wäre ein Gegenstand für weiterführende biographische Recherchen.

Bezirksvereinigung	Leiter	Stellvertreter
Breisgau	Josef Haal[127], Freiburg	Eduard Eschbacher, Freiburg[128]
Lörrach	Fritz Holdermann, Lörrach	Fritz Edelmann, Steinen
Waldshut	Erhard Hübner, Rickenbach	Otto Meier, Säckingen
Hochschwarzwald	Karl Haushalter, Villingen	Werner Freiberg, Tennenbronn[129]
Seekreis	Hans Schaal, Konstanz	Emil Schildknecht, Radolfzell

Informationen über die eigentlich vorgesehenen zusätzlichen Mitglieder der Ärztekammer aus den medizinischen Fakultäten und ein Vertreter der Amtsärzte wurden im Reichs-Medizinal-Kalender von 1937 nicht genannt. Wie in Württemberg (die erste Versammlung wurde dort 1939 einberufen) scheint es auch bei der badischen Ärztekammer keine zeitnahen Sitzungen gegeben zu haben, Artikel darüber finden sich jedenfalls keine. Berichte aus den Bezirksvereinigungen und deren Versammlungen veröffentlichte man auch weiterhin nicht im ÄWB.[130]

Trotzdem brachten die neue Ärzteordnung und -kammer einige Änderungen für die badische Ärzteschaft mit sich. Beispielsweise war mit der neuen Kammer die Pflicht eines jeden Mediziners, sich binnen zwei Monaten bei seiner Bezirksvereinigung zu melden, einhergegangen.[131] Zu diesem Zweck war ein Meldebogen versandt worden, mit dessen Hilfe eine reichsweite Ärztekartei angelegt wurde, die sich bei der Reichsärztekammer in München befand. Dadurch hatte jede Bezirksvereinigung einen tiefgehenden Einblick in die in ihrem Bereich ansässigen Ärzte. Auch bei der Beitragserhebung wurden deutlich weniger Kompromisse als vor 1933 gemacht; so sollte jeder approbierte Arzt zahlen, ob ärztlich tätig oder nicht. Dies hatte zur Folge, dass auch Mediziner, die an den Universitäten in anderen als den medizinischen Fakultäten beschäftigt waren, zu den Mitgliedsbeiträgen herangezogen werden sollten[132] – unter ihnen beispielsweise Karl Jaspers oder Willy Hellpach. Beide legten Einspruch gegen

127 Nach seinem Tod folgte Eduard Eschbacher.

128 Nach dem Tod von Haal nahm diese Position Bernhard Villinger ein.

129 Ab Anfang 1937 übernahm Otto Holzapfel diese Position. Wagner (1937).

130 Auch in Württemberg waren diese seltener geworden, aber es gab in der Regel mehrere Berichte pro Jahr, welche zumindest einen groben Einblick in die Versammlungen auf Bezirksebene bieten.

131 Siehe auch Mack (2001), S. 152.

132 „Nach § 25 der Reichsärzteordnung unterstehen der Reichsärztekammer ‚alle Ärzte im Deutschen Reich'. Nach § 8 ist ein Verzicht auf die Bestallung und auch ein Verzicht auf die Ausübung des ärztlichen Berufs möglich. Während der Verzicht auf die Bestallung sämtliche Beziehungen zum Ärztestand löst und damit die Beendigung aller Rechte und Pflichten dem Stande gegenüber, insbesondere auch die Beendigung der Unterstellung unter die Reichsärztekammer, zur Folge hat, bleibt durch den Verzicht auf die Ausübung des ärztlichen Berufs die Standeszugehörigkeit unberührt, sodaß auch die Pflichten gegenüber dem Stande und die Unterstellung unter die Ärztekammer grundsätzlich bestehen bleiben. Infolge dessen kann nach § 42 der Reichsärzteordnung die Reichsärztekammer auch weiterhin von den Betroffenen Beiträge erheben." LABW GLAK, 235 Bü 5170, o. Pag.

die Zahlung der Beiträge ein. Zu dem für eine Befreiung von der Beitragspflicht geforderten Schritt, auf ihre Approbation zu verzichten, konnten sich beide aber nicht durchringen.[133]

Einer der wenigen Berichte über eine Versammlung im ÄWB behandelte eine Wochenendtagung der Fachgruppe Gesundheit der DAF. Dabei zeigte sich erneut, dass zu viele Interessensgruppen in dem ohnehin schon überfrachteten Bereich mitzuwirken versuchten.[134] Wie schon vor 1933 waren viele Expertengremien, ob Landesgesundheitsrat oder andere Ausschüsse, oft nur auf dem Papier existent, aber in der Realität hatten sie keine oder bestenfalls geringe Bedeutung. Auch auf Reichsebene fanden kaum für die Ärzteschaft relevante Versammlungen statt, unter der Maßgabe „Staatsbürgerpflicht geht vor Berufspflicht!"[135] wurden auch schon geplante Veranstaltungen auf Anordnung Wagners verschoben.

Einige Monate nach der Einrichtung der neuen Ärztekammer und der tiefgehenden statistischen Erfassung der badischen Ärzteschaft präsentierte Julius Hadrich Ergebnisse seiner Auswertung der Meldebögen. So waren Mitte 1936 2251 Ärzte in Baden ansässig, darunter 184 weibliche Ärzte. 1178 waren Kassenärzte, 129 beamtete Ärzte, 115 Chefärzte, 364 Ober- und Assistenzärzte sowie 113 Volontärärzte.[136]

Beim Blick auf die Zusammensetzung der Kassenärzte zeigt sich, dass ihr Anteil in Baden im Vergleich zu Württemberg deutlich geringer war (52,3 vs. 60,2 Prozent). Ebenfalls deutlich wird, dass junge Ärzte kaum eine Chance auf eine Zulassung zur Kassenpraxis hatten, ihr Anteil betrug lediglich 1,2 Prozent. Fast 80 Prozent verteilten sich auf die Altersgruppen zwischen 30 und 60. Der Rest entfiel auf die über 60-Jährigen.[137] Damit können die in der Weimarer Republik unternommenen Versuche, ältere Ärzte durch eine Abfindung oder Altersrente zu einer früheren Abgabe ihrer Kassenpraxis zugunsten der Jüngeren zu bewegen, als weitestgehend gescheitert angesehen werden.[138]

Die allgemeine ärztliche Altersstruktur zeigt, dass knapp ein Sechstel der badischen Mediziner 30 oder jünger war. Jeweils ca. ein Viertel entfiel auf die 31- bis 40-Jährigen und 41- bis 50-Jährigen. Etwa 17 Prozent waren zwischen 51 und 60 Jahre alt und 19 Prozent über 60. Beim Blick auf andere Ärztekammern wird deutlich, dass die badische

---

133 „Das Ergebnis ist mithin, daß die Professoren Hellpach und Jaspers der Reichsärztekammer unterstehen, solange sie nicht auf ihre Bestallung verzichtet haben, was sie offensichtlich beide nicht wollen. Sie unterliegen mithin auch der Beitragspflicht und können von den übrigen Verpflichtungen nur soweit befreit werden, als dies die Reichsärzteordnung allgemein für ärztliche Beamte vorsieht." LABW GLAK, 235 Bü 5170, o. Pag. Hervorhebung im Original.

134 Pakheiser: Anordnung (1936).

135 Wagner: Staatsbürgerpflicht (1936), S. 73.

136 Hadrich (1937). Der zur Gesamtzahl fehlende Rest übte vermutlich keine ärztliche Tätigkeit aus.

137 Hadrich (1937).

138 Hailer (1926).

Ärzteschaft verhältnismäßig jung war. Der Anteil der unter 30-Jährigen war in Baden reichsweit am höchsten.[139]

Große Unterschiede gab es erwartungsgemäß auch bei der Frage der Konfessionszugehörigkeit. Etwas mehr als die Hälfte der badischen Ärzte gab evangelisch an, 40 Prozent katholisch. 5,4 Prozent gehörten der jüdischen Glaubensgemeinschaft an, während 3,6 Prozent auf keine Glaubensrichtung entfielen. Nur 15 Ärzte oder 0,7 Prozent hatten zu diesem Zeitpunkt ‚gottgläubig' angegeben. Insgesamt fällt bei der Auswertung von Hadrich der Fokus auf die verschiedenen Abgrenzungsmerkmale gegenüber ‚nicht arischen' Ärzten auf. Neben der Frage der Konfessionszugehörigkeit waren auch Erhebungen zu den in den Rassegesetzen von 1935 aufgestellten Kriterien und auch zur Frage der Kassenzulassung jüdischer Ärzte gemacht worden.[140]

Während vor 1933 vielfach proklamiert wurde, dass die Ärzteschaft unpolitisch sei, und man dieses Narrativ auch nach 1945 gerne heranzog, zeigt sich in der Erfassung, wie stark sich die badischen Mediziner 1936 in der NSDAP und ihren Organisationen engagierten. Mit Aufhebung der Mitgliedersperre der Partei am 1. Mai 1937[141] sollte sich der Anteil der Ärzte noch einmal erheblich steigern. Mitte 1936 waren 679 badische Mediziner in der NSDAP, was einem Anteil von fast genau 30 Prozent an der badischen Ärzteschaft entsprach. Damit hatte diese schon alle anderen Berufsgruppen im Hinblick auf den Anteil an Parteimitgliedern hinter sich gelassen, bis 1945 sollte die Zahl noch weiter ansteigen. Die größte Gruppe stellten die 41- bis 50-jährigen Ärzte, dicht gefolgt von den 31- bis 40-Jährigen.[142] Im Vergleich zu Württemberg waren in Baden die jungen Mediziner (30 oder jünger) stärker vertreten. Aber auch bei den Älteren waren zu diesem Zeitpunkt mehr als ein Fünftel in der NSDAP Mitglied.[143]

Ebenfalls enorm war der Anteil der badischen Ärzte in den paramilitärischen Parteigliederungen. 454 engagierten sich Mitte 1936 in der SA und 127 in der SS. Insbesondere im Vergleich zu Württemberg mit 76 SS-Mitgliedern fällt auf, dass sich in Baden weitaus mehr Ärzte bei der SS gemeldet hatten. Diese Zahlen sollten in den Folgejahren noch erheblich ansteigen. Im nationalsozialistischen Kraftfahrerkorps waren 139 Ärzte Mitglied und 132 in der HJ. Von den 184 badischen Ärztinnen waren zu diesem Zeitpunkt 31 in der NS-Frauenschaft engagiert.

---

139 Hadrich (1937).

140 Hadrich (1937). Siehe zu diesem Aspekt das Kapitel zur Verfolgung jüdischer und ‚nicht arischer' Ärzte.

141 Wetzel (2009).

142 Die bei Hadrich genannten Zahlen entsprechen dem Anteil der ärztlichen Parteimitglieder an der Gesamtheit der badischen Ärzte und nicht, wie anhand der Aufstellung vermutet werden könnte, dem Anteil der Parteimitglieder für die jeweilige Altersgruppe.

143 Hadrich (1937).

8.6 Der Führungswechsel von Pakheiser zu Pychlau

Auf dem Papier bestand somit zwar die neue Ärztekammer, für das Tagesgeschäft bedeutsamer blieb aber die KV. Sowohl in der Kammer als auch der KV sollte es Ende 1936 zu einer personellen Umbesetzung kommen. Zum 1. November wurde Pakheiser auf eine Stelle im „Stab des Stellvertreters des Führers"[144] (Rudolf Heß) nach München berufen. Zu seinem Nachfolger in der Ärztekammer wurde Pychlau ernannt.[145] Dieser übernahm sowohl die Position als Leiter der KVD-Landesstelle Baden als auch die Leitung des Gauamtes für Volksgesundheit sowie den Vorsitz des Zulassungsausschusses.[146] Im Gegensatz zu Pakheiser, der aufgrund seiner Stellung im Ministerium noch über weitaus mehr Macht verfügt hatte, sollte Pychlau weniger durch seine Maßnahmen als vielmehr durch seine radikale Rhetorik auffallen.

Aber auch andernorts gab es personelle Veränderungen.[147] Langfristig von besonderer Bedeutung waren diejenigen in der Bezirksvereinigung Freiburg. Am 9. Dezember 1936 war mit Haal der führende nationalsozialistische Arzt der Stadt verstorben.[148] Damit musste sowohl die Leitung der Bezirksvereinigung als auch die der dortigen KV neubesetzt werden. In beiden Fällen wurde Eduard Eschbacher der Nachfolger von Haal, sein Stellvertreter wurde Bernhard Villinger.[149]

Mit dem Wechsel von Pakheiser zu Pychlau ging auch ein merklicher Wandel in der Berichterstattung im ÄWB einher. Dabei fiel nicht nur die scharfe und mitunter plumpe Rhetorik des sich als besonders fanatisch gerierenden Pychlau auf, sondern es wurde auch wieder ausführlicher über Veranstaltungen mit ärztlicher Mitwirkung berichtet.[150] Allerdings lag der Fokus dabei keineswegs auf standespolitischen Inhalten, sondern vor allem auf medizinisch verbrämten Propagandaveranstaltungen. Pychlau zeigte sich als besonders willig, seine Gedanken zur zukünftigen NS-Gesundheitspolitik unter die Ärzte bzw. die anderen Heilberufe zu bringen.

So auch bei einer Sondertagung des Gauamtes für Volksgesundheit im April 1937. Ursprünglich hätte der Reichsamtsleiter des Hauptamtes für Volksgesundheit und stellvertretende Reichsärzteführer Friedrich Bartels sprechen sollen, da dieser aber verhindert war, übernahm Pychlau den Vortrag über die „Gesundheitsführung im Dritten Reich"[151]. Dabei richtete er „einen flammenden Appell"[152] an die Ärzte, dass sie

144 Pychlau (1936), S. 291.
145 Pakheiser: Anordnung (1936).
146 Pakheiser: Anordnung (1936).
147 Für eine Liste der 1937 gültigen Besetzung der KV Baden siehe Reichs-Medizinal-Kalender (1937), S. 61 f.
148 Pychlau: Josef Haal (1937).
149 Pychlau: Baden (1937).
150 Siehe auch Mack (2001), S. 186.
151 Mayerle: Sondertagung (1937), S. 121.
152 Zit. n. Mayerle: Sondertagung (1937), S. 121.

die „kämpferische Einstellung des Nationalsozialisten voranzustellen und aus dieser Auffassung an die Aufgaben der Gegenwart heranzugehen"[153] hätten. Damit bezog er sich vor allem auf die Ziele des Vierjahresplans. Neben den wirtschaftlichen Vorhaben stand die militärische Aufrüstung im Fokus. Die Ärzte sollten hierzu ihren Teil durch die Steigerung der „Leistungsfähigkeit des deutschen Arbeiters"[154] beitragen. Dabei spielte auch die Implementierung des relativ neuen Typus des Betriebsarztes in das Wirtschaftsleben eine große Rolle. Vielfach wurden als politisch zuverlässig angesehene Ärzte mit dieser Aufgabe betraut.[155]

Weitere Maßnahmen, bei denen die Ärzteschaft mitwirken sollte, waren beispielsweise die Steigerung der Geburtenzahl und die Senkung der Säuglingssterblichkeit. Was in kaum einer Rede von Pychlau fehlte, war zudem der Verweis auf die Vorbildfunktion Adolf Hitlers und die Ermahnung, dass die Ärzte nicht in erster Linie ihrem Stand verpflichtet sein sollten, sondern dem Nationalsozialismus.[156] Die vormals häufig angeführten Lippenbekenntnisse zur Hochhaltung besonderer ethischer und wissenschaftlicher Standards wurden in diesen Jahren nicht mehr bemüht. Nach Ansicht von Pychlau war es auch die Pflicht eines jeden nationalsozialistischen Arztes, auf die politische Einstellung bzw. die ‚Gesinnung' seiner Patienten einzuwirken.[157] Damit befand er sich ganz auf der Linie von Reichsärzteführer Wagner, der sich wiederholt ähnlich geäußert hatte.

8.7 Gesundheitsführung – Die badische Ärzteschaft im Dienste des Nationalsozialismus

Wagner sollte nur wenige Wochen später nach Baden kommen. Anlass war ein nach längerer Pause wieder angesetzter Badischer Ärztetag. Dieser sollte am 22. und 23. Mai 1937 in Freiburg stattfinden. Im Gegensatz zu früheren Jahren wurde weder ein detailliertes Tagesprogramm aufgestellt noch ein Unterhaltungsprogramm für die Ärzteehefrauen angeboten. Beides trat gegenüber der geplanten Sonderkundgebung mit Wagner als Hauptredner zurück.[158] Mehr als 300 Ärzte erschienen zu diesem Anlass in Freiburg und demonstrierten ihre Verbundenheit mit dem Nationalsozialismus. Das ganze Wochenende stand im Zeichen einer nationalsozialistischen Machtdemonstration. So marschierten Formationen von NS-Organisationen zu zwei weiteren ‚Großkundgebungen' in der Festhalle und der Aula der Freiburger Universität auf. Aus der

---

153 Zit. n. Mayerle: Sondertagung (1937), S. 121.
154 Zit. n. Mayerle: Sondertagung (1937), S. 121.
155 Pfütsch (2017).
156 Mayerle: Sondertagung (1937).
157 Siehe auch Mack (2001), S. 186.
158 Pychlau: Badischer Aerztetag (1937).

Berichterstattung zu den Veranstaltungen wird spürbar, wie sehr diese aus den Reihen der Ärzteschaft befürwortet wurden, wähnte man sich doch nun endlich in der gesellschaftlich hervorgehobenen Rolle, die vielen Ärzten in ihren Augen auch zustand:

> die allgemeine Teilnahme der Bevölkerung wie der Behörden und Formationen der Bewegung, der Universität, der Studentenschaft und der HJ. gestalteten die beiden Großkundgebungen [...] zu Höhepunkten inneren Erlebens und äußerlicher Anerkennung entsprechend der Bedeutung, die die Tätigkeit des NS-Arztes heute in der Gesundheitsführung des Volkes gewonnen hat.[159]

Nicht zuletzt durch die Befriedigung des ärztlichen Geltungsbedürfnisses durch derartige Veranstaltungen zeigten sich viele Mediziner überzeugt von der NS-Gesundheitspolitik. Vorbei waren die Zeiten, in denen die Regierung meist als Feind der Ärzteschaft scharf kritisiert worden war. Die Rede von Wagner selbst hatte dahingegen inhaltlich wenig Neues zu bieten und reihte sich nahtlos in die zahlreichen anderen in den Ärzteblättern veröffentlichten Reden von ihm ein.[160]

Der Badische Ärztetag war somit zu einer reinen Propagandaveranstaltung geworden und hatte kaum noch etwas mit den früheren standespolitischen Versammlungen gemein. Die zahlreichen Berichte über die Tätigkeiten einer Berufsgruppe mit immer komplexeren Arbeitsfeldern hatten zuvor einen tiefergehenden Blick in die Entwicklung der badischen Ärzteschaft ermöglicht.

Um die Standeszeitschrift stand es wenig besser. Nachdem sie Ende 1937 in *Aerzteblatt für Südwestdeutschland*[161] (ÄSW) umbenannt worden war, wurde vor allem darauf hingewiesen, dass der Bezug und die Rezeption der Zeitschrift für jeden Arzt notwendig seien, um auf dem aktuellen Stand zu bleiben. Denn Unkenntnis der Anordnungen sollte nicht vor möglichen Strafen schützen. Allerdings war der Bezug zum Preis von 3 RM pro Jahr jedem Arzt freigestellt, und in Anbetracht der häufig wiederkehrenden Klagen über schlecht informierte Ärzte hatten wohl viele badische Mediziner davon abgesehen. Aufgrund von Maßnahmen zur Papierersparnis sollten Rundschreiben, auch die der Reichsärztekammer, nur noch in absoluten Ausnahmefällen erfolgen, alles andere sollte als Bekanntmachung im ÄSW erscheinen.[162] Zudem wurden ab Mitte 1938 auch die Bekanntmachungen und Beiträge der Ärztekammer der Saarpfalz im ÄSW abgedruckt. Andernorts erfolgte ebenso eine Zusammenlegung der regionalen Ärzteblätter, so beispielsweise im Falle des *Aerzteblattes für Norddeutschland*.[163]

Auch 1938 wurde wiederholt betont, dass sich die Ärzteschaft verstärkt für die Erreichung der Ziele des Vierjahresplans und die Steigerung der Leistungsfähigkeit in

---

159 Mayerle: Der Badische Gauärztetag 1. Tag (1937), S. 143.
160 Mayerle: Der Badische Gauärztetag 1. Tag (1937).
161 Stähle/Pychlau/Mayerle (1937).
162 Stähle/Pychlau/Mayerle (1937).
163 O. V.: Anordnung (1938).

weiten Teilen der Bevölkerung einzusetzen hätte. Bei einer Tagung des Gauamtes für Volksgesundheit wurden die Berichte der Verwaltungsstellen zur Durchführung der betriebsärztlichen Betreuung der arbeitenden Bevölkerung thematisiert. Dabei gab man das Ziel aus, fast alle Betriebe mit mehr als 10 bis 20 Arbeitern zu erfassen.[164] Mittelfristig erstrebte man die komplette Untersuchung der Belegschaft eines jeden erfassten Betriebes. Diese Mammutaufgabe sollte mit Hilfe zahlreicher staatlicher und parteilicher Akteure erfolgen.[165] Allerdings gelang die Zusammenarbeit zwischen DAF, NSV und insbesondere den Gauämtern für Volkswohlfahrt auf der einen und den Vertrauensärzten des Landesarbeitsamtes auf der anderen Seite nur sporadisch. Die gewerbehygienischen Maßnahmen sind somit nur ein Beispiel unter vielen für die mangelhafte Effizienz der zahlreichen in Konkurrenz zueinander befindlichen Einrichtungen und Organisationen.

Keine Zweifel an dem Erfolg des Nationalsozialismus und seiner Maßnahmen hegte offensichtlich Pychlau, trat dieser doch als lautstärkster Befürworter in der Ärzteschaft auf – so auch im Zuge der Reichstagswahl 1938.[166] Dabei verpflichtete der Leiter der Ärztekammer die badische Ärzteschaft dazu, alle Patienten, selbst die bettlägerigen, zur Wahl zu melden, deren Stimmen durch eine „fliegende Wahlkommission“[167] erfasst werden konnten. Persönlichkeitsrechte spielten in den Augen von Wagner wie auch Pychlau offenkundig schon lange keine Rolle mehr. So hatte Wagner beispielsweise vom „höheren Recht des Volkes über den Körper des Einzelnen“[168] gesprochen. Diese Ansicht fand nun in der Veröffentlichung von Pychlau ihre praktische Anwendung:

> Jeder deutsche badische Arzt wird von mir verpflichtet, bis Samstag, den 9. April 1938, seine bettlägerigen Kranken, die voraussichtlich nicht zur Wahl gehen können, dem zuständigen Ortsgruppenleiter zu melden (Zuständigkeit nach dem Wohnort des Patienten). Es ist hierbei ein besonderer Vermerk zu machen, ob der betr. Kranke transportfähig ist oder nicht. Die am Sonntag, den 10. April 1938 akut erkrankten Volksgenossen bitte ich ebenfalls sofort der zuständigen Ortsgruppe zu melden, damit die fliegende Wahlkommission diese kranken Volksgenossen aufsuchen kann. Keine Stimme darf am Sonntag, den 10. April verloren gehen, was wir Ärzte dazu beitragen können, ist unsere selbstverständliche Pflicht dem Führer gegenüber. Ich erwarte von jedem badischen Arzt, daß er sein Wartezimmer reichlich mit Wahlpropagandamaterial versieht und auch entsprechend ausschmückt. Auch im Wartezimmer des Arztes muß es sich zeigen, daß am 10. April sich Jeder für Großdeutschland bekennt.[169]

---

164 O. V.: Tagung (1938).
165 O. V.: Tagung (1938).
166 Am selben Tag fand auch die Abstimmung über den Anschluss Österreichs statt. Über den Ablauf dieser ‚Scheinwahl‘ siehe beispielsweise Evans (2006).
167 Pychlau (1938), S. 95.
168 Zit. n. Schliz (1936), S. 180.
169 Pychlau (1938), S. 95.

In Anbetracht dessen, dass zur Wahl ohnehin nur eine Einheitsliste existierte und damit das Ergebnis von vornherein feststand, zeigen die Anweisungen von Pychlau deutlich, dass das Wohl der Patienten gegenüber einem Propagandaerfolg nachrangig war. Aber nicht nur Pychlau setzte sich massiv für eine Beeinflussung der Patientenschaft im Sinne des Nationalsozialismus ein, auch andere Ärzte betrieben aktiv Propaganda. Das nach 1945 weidlich genutzte Narrativ der angeblich unpolitischen Ärzteschaft geht auch in Baden völlig fehl.

1938 war die letzte Reichstagswahl, während des Zweiten Weltkrieges wurde per Gesetz die Wahlperiode einfach um vier Jahre verlängert.[170] Dies hielt Pychlau aber keineswegs davon ab, sich weiterhin vornehmlich als ärztlicher NS-Ideologe in Baden zu gerieren. So sprach er auf einer Tagung des NSDÄB im Kreis Karlsruhe am 19. Juni 1938 zum Thema „Nationalsozialistische Weltanschauung und der deutsche Arzt“[171]. Dabei äußerte er sich neben den zum Standard gewordenen Ausführungen über den Idealismus des nationalsozialistischen Arztes auch zu den jüdischen Medizinern. In einer völlig verdrehten Sicht der Dinge unterstellte er diesen eine „Haßeinstellung“[172] gegenüber den Nichtjuden. Pychlau sah auch Mitte 1938 noch den Bedarf, weiter gegen die jüdische Bevölkerung vorzugehen. Insbesondere der „zersetzende Einfluß in Theater und Kunst, Familienleben, Sitte und Kultur [sei] auch heute noch nicht überwunden“[173]. Dabei sollten auch die Ärzte seiner Ansicht nach aktiver hervortreten.

Auch 1938 wurde ein badischer Gauärztetag abgehalten. Die Großveranstaltung fand am 25. und 26. Juni in Heidelberg statt. Im Gegensatz zur Tagung des Vorjahres standen dieses Mal vermehrt Vorträge mit praktischeren Inhalten auf dem Programm. Weitere Themen neben einer Veranstaltung des Amtes für Volksgesundheit waren beispielsweise die Kinderlandverschickung[174], die Arbeit der HJ-Bannärzte oder die Tätigkeit der Betriebsärzte und deren Kooperation mit der DAF. Ursprünglich hatte sich mit dem Reichsleiter der KV, Heinrich Grote, auch ärztliche NS-Prominenz angekündigt, war letztlich aber doch nicht erschienen. Stattdessen sprach der bestens bekannte Pakheiser bei einer Sitzung der Kreisamtsleiter und Beauftragten für Erb- und Rassenpflege des Amtes für Volksgesundheit. Als dessen Reichshauptstellenleiter referierte er über „Neue Wege der Gesundheitsführung“[175]; dabei hob er die Bedeutung der positiven Eugenik im Gegensatz zur ‚Ausmerze‘ hervor. Letztere hatte er im Zuge der Umsetzung des ‚Gesetzes zur Verhütung erbkranken Nachwuchses‘ in Baden reichlich vorangetrieben, nun sprach er über den Wert der Eheberatung. In diesem Zusammenhang verkündete Pakheiser einen bevorstehenden Erlass von Heß, der die

170 *Reichsgesetzblatt* (1943), Teil 1, S. 65.
171 O. V.: Kreistagung (1938), S. 181.
172 Zit. n. O. V.: Kreistagung (1938), S. 181.
173 Zit. n. O. V.: Kreistagung (1938), S. 181.
174 Kock (1997).
175 O. V.: Badischer Gauärztetag in Heidelberg. Neue Wege (1938), S. 209.

Einführung einer verbindlichen Ehegenehmigung für alle Mitglieder der NSDAP und ihrer Organisationen umfassen sollte.[176] An diesen Personenkreis sollten besondere Anforderungen (über die des Ehegesundheitsgesetzes hinaus) gestellt werden.[177]

Das Abendprogramm des Ärztetages bestand aus einer öffentlichen Kundgebung des Gauamtes für Volksgesundheit in der Aula der Heidelberger Universität. Hauptredner war der Leiter der bayerischen Ärztekammer, Carl Oskar Klipp.[178] Dieser sprach über „produktive Krankenfürsorge in der Gesundheitsführung“[179]. Dabei riss er eine Vielzahl von Themen an, der Schwerpunkt lag aber auf der ökonomischen Rechtfertigung nationalsozialistischer (Zwangs-)Maßnahmen. So setzte er sich dafür ein, dass im Falle von ‚Geisteskranken‘, die als „unheilbar interniert“[180] sein müssten, „nichts getan werden [solle], um den schicksalsmäßigen Lebensablauf dieser unheilbar Kranken zu verlängern“[181]. Keine zwei Jahre später sollte man bekanntermaßen weit darüber hinausgehen. Auch bei der Frage der Abtreibung äußerte sich Klipp radikal: „Wer abtreibt, ist genau so zu bestrafen wie ein Hoch- und Landesverräter, der Abtreiber hat sein Leben verwirkt.“[182] Damit forderte er quasi die Todesstrafe. Ob dies auch diejenigen umfasste, die die nicht genehmigten Abtreibungen vorgenommen hatten, ging aus seinen Ausführungen nicht hervor. Jedenfalls sprach er sich für eine Aufhebung der ärztlichen Schweigepflicht aus, da die Interessen des Einzelnen nachrangig seien.[183]

Nachdem schon am Samstag ein „Kameradschaftsabend“[184] des NSDÄB stattgefunden hatte, stand der Sonntag ganz im Zeichen einer Großkundgebung des Bundes. In der Aula sprach der badische Ministerpräsident Walter Köhler zur Ärzteschaft.[185] Dabei führte er aus, dass „das deutsche Volk in Adolf Hitler den Arzt gefunden habe, der es durch die Willensbildung des Nationalsozialismus wieder aus dem Zustand der Hoffnungslosigkeit herausgeführt habe“[186]. Pychlau beschloss den Ärztetag mit einem ähnlich fragwürdigen Vergleich und gelobte im Namen der badischen Ärzte, „alles daransetzen zu wollen, um als politische Soldaten Adolf Hitlers ihre Pflicht zu tun und ihre ganze Kraft in der Gesundheitsführung des deutschen Volkes einzusetzen“[187].

---

176 O. V.: Badischer Gauärztetag in Heidelberg. Neue Wege (1938), S. 209.
177 O. V.: Bericht (1938).
178 Klee (2016), S. 317.
179 O. V.: Badischer Gauärztetag in Heidelberg. Neue Wege (1938), S. 210.
180 Zit. n. O. V.: Badischer Gauärztetag in Heidelberg. Neue Wege (1938), S. 210.
181 Zit. n. O. V.: Badischer Gauärztetag in Heidelberg. Neue Wege (1938), S. 210.
182 Zit. n. O. V.: Badischer Gauärztetag in Heidelberg. Neue Wege (1938), S. 210.
183 O. V.: Badischer Gauärztetag in Heidelberg. Neue Wege (1938), S. 210.
184 O. V.: Badischer Gauärztetag in Heidelberg (1938), S. 173.
185 O. V.: Badischer Gauärztetag in Heidelberg (1938).
186 Zit. n. O. V.: Bericht (1938), S. 194.
187 Zit. n. O. V.: Bericht (1938), S. 194.

8.8 Die badische Ärzteschaft am Vorabend des Zweiten Weltkrieges

Am Ende des Jahres standen noch ein namhafter personeller Wechsel in der Führungsriege der badischen Ärzte sowie einige organisatorische Änderungen an. Der stellvertretende Leiter Behm hatte sich dafür entschieden, sein Amt zugunsten der Übernahme einer größeren Praxis in Mannheim abzugeben. Behm hatte die Stelle seit der Machtübergabe innegehabt. Seine Nachfolge trat der bisherige Leiter der Mannheimer Bezirksvereinigung, Gaa, an.[188]

Mit einem Bericht zur Gründung einer eigenen „Abteilung Ärzteversorgung"[189] wurde die Versorgungsfrage erstmals seit mehreren Jahren wieder öffentlich thematisiert. Bezüglich der Leistungen änderte sich nur wenig. Neben einem Sterbegeld sowie Renten für die Hinterbliebenen wurde ab dem 70. Lebensjahr eine Altersrente ausgezahlt. Die Berufsunfähigkeitsversicherung griff ab einer Einschränkung von 66,6 Prozent und nur, wenn keine kassenärztliche Tätigkeit ausgeübt wurde. Allerdings sollte auch die Leitung dieser Abteilung Pychlau obliegen. Damit ging einher, dass die Entscheidung über Härtefälle nun auch in dessen Händen lag. Ihm zur Seite sollte ein Ausschuss gestellt sein, dessen Mitglieder er aber selbst vorschlagen konnte. Wie in anderen Ärztekammern handelte es sich auch in Baden um eine reine Notversorgung, deren Beitrag möglichst gering gehalten wurde. In Baden entsprach er einem Prozent vom Bruttoeinkommen des jeweiligen Arztes.[190] Allerdings trug sich damit diese Art der Versorgung nicht selbst, so dass zeitweilig höhere Beiträge von 2,5 Prozent erhoben werden mussten, um die schon vorhandenen Rentenempfänger weiterversorgen zu können.[191]

Standespolitisch recht ereignisarm verliefen die ersten Monate des Jahres 1939. Der Tod Gerhard Wagners und die Regelung seiner Nachfolge nahmen mit den größten Raum im Ärzteblatt ein.[192] Abgesehen davon gab es wenig mehr als die amtlichen Bekanntmachungen. Auch das neue Heilpraktikergesetz wurde nur recht knapp thematisiert, eine über die Veröffentlichung hinausgehende Erörterung der Auswirkungen für die Ärzteschaft unterblieb fast vollständig.[193]

Nachdem Mitte 1939 die Amtszeiten der Leiter der Bezirksvereinigungen und der badischen Ärztekammer abgelaufen waren, hätte dies in demokratischen Zeiten ein standespolitisch bedeutsames Wahljahr zur Folge gehabt. In Zeiten des ‚Führerprinzips' war dies aber erwartungsgemäß nicht der Fall. Während die Leiter der Bezirksvereinigungen gewählt werden sollten, wurden die Mitglieder der Ärztekammer be-

---

188 Wagner (1938).
189 Grote (1938), S. 68.
190 Grote (1938).
191 O. V.: Das neue Versorgungswesen (1938).
192 Beispielsweise Bartels (1939).
193 O. V.: Gesetz (1939) und O. V.: Erste Durchführungsverordnung (1939).

stimmt. Das Berufungsrecht lag dabei in den Händen von Leonardo Conti. Dieser machte von seinem Recht aber keinen Gebrauch und übertrug es auf Pychlau, welcher im Juni 1939 die Mitglieder bestimmte. Auch hier lag die Betonung ausdrücklich darauf, dass es sich bei den Berufenen um Parteigenossen handelte. Standespolitische Tätigkeit setzte sowohl unter Pakheiser als auch Pychlau offenkundig die Mitgliedschaft in der NSDAP voraus:[194]

Tab. 13 Durch die Reichsärztekammer berufene Mitglieder der badischen Ärztekammer (1939)

Vertreter der	Mitglied Wohnort	Stellvertreter (falls genannt)
Bezirksvereinigung	Rudolf Amersbach, Heidelberg	
Bezirksvereinigung	Alfred Hieber, Konstanz	
Bezirksvereinigung	Karl Rohrhurst, Mannheim	
Bezirksvereinigung	Theodor Stöber, Neustadt (Schw.)	
Bezirksvereinigung	August Wanger, Heidelberg	
Amtsärzte	Ernst Ruch, Rastatt[195]	Otto Schmelcher, Karlsruhe
Medizinische Fakultät	Prof. Hans Stein, Heidelberg	Prof. Karl Schmidhuber, Heidelberg
Medizinische Fakultät	Prof. Eduard Rehn, Freiburg	Prof. Friedrich Siegert, Freiburg

Neben diesen von Pychlau ernannten Mitgliedern wurden einige Monate später – der Zweite Weltkrieg hatte zum Zeitpunkt der Verkündung schon begonnen – auch die gewählten[196] Leiter der ärztlichen Bezirksvereinigungen offiziell in die Ärztekammer berufen[197]. Im ÄSW wird aber über keine einzige Mitgliederversammlung berichtet.

Folgende Ärzte waren als Leiter bzw. Stellvertreter gewählt worden und später zumindest offiziell ebenfalls Mitglied bzw. Stellvertreter in der Ärztekammer:[198]

Tab. 14 Delegierte der Bezirksvereinigungen in der badischen Ärztekammer

Bezirksvereinigung	Leiter	Stellvertreter
Mannheim	Ferdinand Gaa, Mannheim	Karl Rohrhurst, Mannheim
Heidelberg	Franz Rudolf Berg, Dossenheim	Rudolf Amersbach[199], Heidelberg
Franken-Taubergau	Hans Blumers, Wertheim	Wilhelm Eisele, Großrinderfeld

194 Pychlau: Bekanntmachungen (1939) und O. V.: Die Zukunft (1933).
195 BArch Berlin, R 9345.
196 Pychlau: Bekanntmachung (1939) und Blome (1940).
197 O. V.: Bekanntmachungen (1940).
198 O. V.: Bekanntmachungen (1940).
199 Zuvor Leiter der ärztlichen Bezirksvereinigung; hier gab es auch schon bei der Ernennung zur Ärztekammer eine Ausnahme.

Bezirksvereinigung	Leiter	Stellvertreter
Karlsruhe	Walter Scholz, Karlsruhe	Rudolf Markert, Karlsruhe
Mittelbaden	Werner Bankwitz, Rastatt	Ernst Ruch, Rastatt
Pforzheim	Karl Hillenbrand, Pforzheim	Günther Scholtz, Ellmendingen
Ortenau	Ferdinand Wohlfarth, Offenburg	Carl Merckle, Wolfach
Breisgau	Eduard Eschbacher, Freiburg	Bernhard Villinger, Freiburg
Lörrach	Fritz Holdermann, Lörrach	Fritz Edelmann, Steinen
Waldshut	Erhard Hübner, Rickenbach	Otto Meier, Säckingen
Hochschwarzwald	Karl Haushalter, Villingen	Leonard Krauß, Villingen
Seekreis	Hans Schaal, Konstanz	Emil Schildknecht, Radolfzell

Die personellen Veränderungen hielten sich erwartungsgemäß in überschaubaren Grenzen.[200] Nur in Mittelbaden hatte es einen Wechsel bei der Leitung der Bezirksvereinigung gegeben.[201]

Wenige Wochen später, am 1. und 2. Juli, fand der badische Gauärztetag des Jahres 1939 in Karlsruhe statt. Als erste Veranstaltung wurde die Eröffnung der Reichsschau „Ewiges Volk"[202] zelebriert.[203] Dabei handelte es sich um eine Wanderausstellung des Deutschen Hygiene-Museums in Kooperation mit dem Hauptamt für Volksgesundheit. Zentrales Thema waren die Schwerpunkte der nationalsozialistischen „Gesundheitsführung"[204]. Mitverantwortlich für die Reichsschau zeichnete mit Pakheiser ein alter Bekannter. Neben seiner Funktion als Reichshauptstellenleiter beim Amt für Volksgesundheit war er seit 1937 auch als wissenschaftlicher Leiter am Dresdner Hygienemuseum tätig. So hatte er 1938 schon die Reichsschau mit dem Titel „Gesundes Leben – frohes Schaffen"[205] mitentworfen.

Im Anschluss an die Eröffnung stand der erste Teil einer Tagung der Kreisamtsleiter des Amtes für Volksgesundheit und der Leiter der Bezirksvereinigungen an. Der zweite Teil folgte am Sonntagmorgen. Dabei wurde vom neu ernannten Gauarzt der NSV, dem Facharzt für Röntgenologie August Schnorr, unter anderem der weitere Ausbau der Betreuung von Unternehmen durch Betriebsärzte thematisiert. Der Gebietsarzt der HJ, der am Gesundheitsamt in Karlsruhe angestellte Medizinalrat Hermann Frank[206], sprach über neue Entwicklungen in der Arbeit der HJ. Zudem war ein „Jahr

200 O. V.: Bekanntmachungen (1940) und Pychlau: Bekanntmachung (1939).
201 Blome (1940).
202 Für Bildmaterial siehe auch O. V. (1937).
203 In Karlsruhe wurden innerhalb von vier Wochen über 25000 Besucher gezählt. Karlsruher Adreßbuch (1940), S. 6.
204 O. V. (1937), o. Pag.
205 Pakheiser: Gesundes Leben (1938) sowie Pakheiser: Ein neuer Ausstellungsstil (1938), S. 306.
206 Reichs-Medizinal-Kalender (1937), S. 79.

der Gesundheitspflicht“[207] ausgerufen worden, durch welches die jüngeren Jahrgänge verstärkt zum Arzt geführt werden sollten[208]. Zahlreiche badische Mediziner, die in der HJ tätig waren, wirkten somit unter Ausnutzung des Vertrauensverhältnisses zwischen Arzt und Jugendlichem bereitwillig bei der politischen Indoktrination mit.

Am Sonntagnachmittag fand eine Dienstbesprechung im großen Sitzungssaal des Hotels Germania statt. Dabei waren neben den Ärzten auch die Vertreter der anderen Heilberufe eingeladen.[209] Sowohl bei der Besprechung als auch der darauffolgenden „Großkundgebung des Gauamtes für Volksgesundheit“[210] am Abend in der Karlsruher Festhalle sprach Reichsgesundheitsführer Conti zu den versammelten Vertretern der Heilberufe. Dabei wiederholte er aber nur die bekannten Schwerpunkte der nationalsozialistischen Gesundheitspolitik mit dem Fokus auf Leistungsfähigkeit, Wehrhaftigkeit und größte Zurückhaltung gegenüber schädlichen Einflüssen. Zu Letzterem zählte er nicht nur Genussgifte, sondern auch moralische Verfehlungen, denn „niemand hat heute mehr das Recht, so zu leben, wie es ihm gerade paßt“[211]. Den Abschluss des Gauärztetages bildete ein ‚Kameradschaftsabend‘ des NSDÄB.[212]

Nur wenige Wochen später wurde der erste Deutsche Ärztetag seit der Machtübergabe angekündigt. Die Vorfreude sollte aber nur kurze Zeit währen, wurde doch die auf 23. und 24. September angesetzte Veranstaltung alsbald „bis auf weiteres verschoben“[213]. Der Zweite Weltkrieg hatte mit dem Überfall auf Polen begonnen.

8.9 Die badische Ärzteschaft im Zweiten Weltkrieg

Durch den Zweiten Weltkrieg traten nicht nur standespolitische Fragen in den Hintergrund, auch schon begonnene Arbeiten am Reichs-Medizinal-Kalender für das Jahr 1939 wurden nicht vollendet. Die vom Nachfolger von Julius Hadrich, Edmund van Kann, 1940 veröffentlichten Zahlen über die Ärzteschaft beschränkten sich ebenfalls auf eine kurze Zusammenstellung. Zu Beginn des Zweiten Weltkrieges waren etwas weniger als 60000 Ärzte reichsweit erfasst worden.[214] Damit hatte die Zahl der Mediziner in den letzten Jahren nochmals deutlich zugenommen. Auch in Baden war die An-

207 O. V.: Gauärztetag Gau Baden (1939), S. 298.
208 O. V.: Großkundgebung (1939).
209 Zur Dienstbesprechung geladen waren „die Mitarbeiter des Gauamtes für Volksgesundheit, die Kreisamtsleiter des Amtes für Volksgesundheit, die Leiter der Bezirksvereinigungen der Reichsärztekammer, Ärztekammer Baden und die Vertreter sämtlicher Heilberufe zusammen mit Vertretern des Gaufachamtes Volksgesundheit der DAF“. O. V.: Gauärztetag 1939 (1939), S. 277.
210 O. V.: Großkundgebung (1939), S. 298.
211 Zit. n. O. V.: Großkundgebung (1939), S. 299.
212 O. V.: Gauärztetag 1939 (1939).
213 O. V.: Der Erste Großdeutsche Aerztetag (1939), S. 356.
214 Ohne Österreich und das Sudetenland.

zahl der Ärzte deutlich angestiegen. Mit insgesamt 2568 waren im Vergleich zu 1937 fast 200 Ärzte hinzugekommen.[215] Der Anteil der Ärztinnen lag mit zwölf Prozent in Baden knapp über dem Reichsdurchschnitt. Die badische Ärzteschaft hatte inzwischen 300 Frauen in ihren Reihen, womit sich deren Zahl seit 1932 fast verdoppelt hatte. Nach wie vor machten die niedergelassenen Mediziner mit 1365 das Gros der Ärzteschaft aus. Die Zahl der angestellten Ärzte belief sich auf 740, die der verbeamteten betrug 194, wohingegen 269 ohne ärztliche Tätigkeit gemeldet waren. Kriegsbedingt sollte der Bedarf aber noch weitaus höher liegen.[216] In den folgenden Jahren machte sich auch in Baden, insbesondere in den ländlichen Bezirken, ein Ärztemangel in der Versorgung der Zivilbevölkerung bemerkbar.

Mit Kriegsbeginn war die ohnehin schon geringe Zahl von Berichten über die Arbeit der ärztlichen Vereinigungen in Baden noch weiter zusammengeschrumpft. Eine der wenigen Ausnahmen stellte die Tätigkeit der Ämter für Volksgesundheit dar, die aber nach wie vor im Schatten der staatlichen Einrichtungen des Gesundheitswesens standen. Im Hinblick auf die spärliche Berichterstattung scheinen die Tätigkeitsberichte der Volksämter zu deren Legitimation zu dienen. Mit insgesamt 582 Kreisdienststellen in 41 Gauen war reichsweit ein hoher Aufwand betrieben worden, der nur überschaubare Ergebnisse geliefert hatte. Bis auf die Tätigkeit der neu geschaffenen Betriebsärzte gab es häufig wenig Handfestes zu vermelden.[217] Aber auch deren Zahl nimmt sich in Anbetracht hochtrabender Pläne recht überschaubar aus, von reichsweit 500 waren in Baden kurz vor Beginn des Krieges gerade mal ein Hauptamtlicher und drei Betriebsärzte im Nebenamt eingesetzt gewesen.[218] Zahlen über einen etwaigen Ausbau während des Krieges finden sich zumindest in den beiden Ärzteblättern keine mehr, die Notwendigkeit dafür wurde hingegen wiederholt betont.[219] Um die verbesserungswürdige Kooperation zwischen den Ämtern für Volksgesundheit und den staatlichen Gesundheitsämtern zu vertiefen, fand am 3. März 1940 eine gemeinsame Tagung in Baden-Baden statt.[220] Eröffnet wurde die Veranstaltung unter anderem von Pychlau und dem inzwischen zum Leiter des staatlichen Gesundheitswesens aufgestiegenen Ludwig Sprauer. Einer der Hauptredner war mit Schnorr erneut der Gauarzt der NSV. Er berichtete zusammen mit seinem Ko-Referenten, Karl Huber vom Gesundheitsamt in Villingen, über die Rachitis-Prophylaxe mittels Vitamin-D-Tabletten (Vigantol) und machte die englische Blockade als hauptverantwortlich für die sich verschlechternde Versorgungslage aus. Erneut thematisiert wurde auch die gesundheitliche Untersuchung und Betreuung der HJ durch den zuständigen Gebietsarzt Frank. Zum

215 1937 waren in Baden 2377 Ärzte erfasst worden. Kann (1940).
216 Kann (1940).
217 O. V.: Volksgesundheitliche Ziele (1940).
218 O. V.: 467 Betriebsärzte (1939).
219 O. V.: Bericht (1940).
220 LABW StAF, A 96/1 Bü 1014.

Abschluss sprach Pychlau über vorgenommene Umstrukturierungen in der Trennung zwischen den Ämtern für Volksgesundheit und der Abteilung Volksgesundheit der DAF. Offenkundig hatte sich auch hier die mangelnde Abgrenzung der koexistierenden Institutionen als hinderlich erwiesen.[221] Auch in den folgenden Monaten wurden weitere Reformen der Ämter für Volksgesundheit diskutiert und vorgenommen.

Nach dem Waffenstillstand von Compiègne am 22. Juni 1940 und der ungeachtet des Vertrages erfolgten de-facto-Annexion großer Teile von Elsass und Lothringen sollten überwiegend badische Ärzte für die Einbindung der elsässischen Ärzteschaft in die nationalsozialistische Gesundheitsführung verantwortlich sein.[222] Nachdem am 18. Juli der Unterarzt Frucht[223] einem Bericht des DÄB zufolge bei der Übergabe der Stadt die ‚Hakenkreuzfahne' auf dem Straßburger Münster gehisst hatte[224], fand nur zwei Tage später eine Tagung der Kreisamtsleiter des Amtes für Volksgesundheit sowie der Ärztekammer und der KVD Baden statt. Am 20. und 21. Juli wurde in Baden-Baden beschlossen, dass vier Kreisamtsleiter zusätzlich zu ihrem badischen Kreis noch einen Teil des Elsass zu verwalten hatten.

Der Karlsruher Kreisamtsleiter Walter Scholz[225] sollte zusammen mit dem ebenfalls in Karlsruhe ansässigen Wilfer[226] den nördlichen Teil des Elsass um Weißenburg und Zabern übernehmen. Der Leiter des Lahrer Kreisamts, Brauch[227], war laut Beschluss für Hagenau zuständig. Eschbacher sollte neben Freiburg noch Colmar verwalten, während der Kreisamtsleiter von Lörrach, Rothmund[228], noch den Bezirk Mülhausen zu beaufsichtigen hatte. Straßburg und Umgebung übernahm Pychlau höchstpersönlich.[229] Nachdem der badische Gauleiter Wagner zum „Chef der Zivilverwaltung"[230] er-

221 O. V.: Gemeinsame Tagung (1940).

222 Eine detailliertere Darstellung der Vorgänge findet sich bei Mack. Da sich das hier vorliegende Projekt auf das Gebiet des heutigen Bundeslandes Baden-Württemberg beschränkt, wird nur in stark verkürzter Form auf die Vorgänge im Elsass verwiesen. Mack (2001), S. 189–199.

223 Der einzige Arzt dieses Nachnamens in der Reichsärztekammerkartei ist der Leipziger Adolf-Henning Frucht. BArch Berlin, R 9345.

224 O. V.: Übergabe (1940).

225 O. V.: Bericht (1940) und O. V.: Organisation (1940).

226 Weder im Reichs-Medizinal-Kalender, den Beständen des Generallandesarchivs Karlsruhe noch in der Reichsärztekammerkartei findet sich ein Arzt mit diesem Nachnamen. Da mehrere Optionen (Wilfert, Wilser etc.) für einen Schreibfehler in Frage kommen, konnte die Person nicht zweifelsfrei identifiziert werden. O. V.: Organisation (1940).

227 Es existieren im Reichs-Medizinal-Kalender von 1937 zwei Ärzte des Namens in Lahr, Theodor und Max Brauch. Mit einem Approbationsjahr von 1887 war Theodor Brauch zu diesem Zeitpunkt vermutlich um die 70 Jahre alt und scheidet damit höchstwahrscheinlich als Kreisamtsleiter aus. Max Brauch war dagegen Approbationsjahrgang 1920 und wäre damit um die 40 gewesen und daher deutlich wahrscheinlicher.

228 Adolf Rothmund ist der einzige Arzt, der in dieser Zeit in Südbaden (Lörrach, Weil am Rhein, Konstanz) gemeldet war, seine vorherigen Beschäftigungen an den Gesundheitsämtern in Konstanz und Heidelberg lassen ihn umso mehr als geeigneten Kandidaten für eine derartige Tätigkeit erscheinen. BArch Berlin, R 9345.

229 O. V.: Bericht (1940).

230 O. V.: Organisation (1940), S. 222.

nannt worden war, wurde Pychlau auch offiziell die Aufgabe erteilt, die ärztlichen Organisationen im Elsass an die des Deutschen Reiches anzugleichen[231]. Im Zuge dessen wurde das Ärztehaus in Straßburg und ein weiteres in Mülhausen von der badischen Ärztekammer übernommen. Elsässische Mediziner sollten zudem für die Kassenpraxis „zunächst kommissarisch beauftragt und verpflichtet"[232] werden. Dies galt natürlich nicht für französische, jüdische und ‚jüdisch versippte' Ärzte.[233]

In der Folgezeit verlegte Pychlau auch seine bisherige ärztliche Tätigkeit von Heidelberg nach Colmar.[234] Er wurde Direktor des dortigen Krankenhauses und wie schon zuvor in Heidelberg der Leiter der chirurgischen Abteilung.[235] Der Anschluss des elsässischen Gesundheitswesens sollte in enger Zusammenarbeit mit den zuständigen Kreisleitern der NSV erfolgen. Dazu wurden in den nächsten Wochen neue staatliche Gesundheitsämter errichtet und unter die Leitung von badischen Amtsärzten gestellt.[236] Dabei beauftragte das Amt für Volksgesundheit, Gau Baden, „die vom staatlichen Sektor eingesetzten Amtsärzte [...] kommissarisch auch mit der Führung der Geschäfte eines Kreisamtsleiters des Amtes für Volksgesundheit für den Bereich seines Kreises"[237]. Diese Verbindung zwischen staatlichen und parteilichen Gesundheitsstellen zeigt auch für das Beispiel des Elsass, dass die Ämter für Volksgesundheit bestenfalls als Nebenamt wahrgenommen wurden und in ihrer Bedeutung weiterhin deutlich hinter die staatlichen Gesundheitsämter zurücktraten.[238] Darüber hinaus sollten die Amtsärzte im Elsass aber noch eine weitere Funktion in Personalunion ausüben, wurden sie doch zugleich zu den kommissarischen Leitern der ärztlichen Bezirksvereinigungen ernannt.[239] Bei derartiger Anhäufung von Ämtern und Aufgabenbereichen ist es nur folgerichtig, dass für standespolitische Arbeiten kaum Zeit blieb und die Amtsärzte über die Arbeitsbelastung klagten. Zumindest sollte aber eine Grundlage für eine spätere Organisationsstruktur nach dem Vorbild einer Untergliederung der Reichsärztekammer gelegt werden. Um die elsässische Ärzteschaft auf ihre neue Rolle vorzubereiten, wurden in den größeren Städten ärztliche Versammlungen unter der Leitung von Pychlau anberaumt. Zu diesem Zweck verlegte er sowohl seinen persönlichen Wohnsitz, die badische Ärztekammer und die KVD-Baden ins Elsass. Ab dem 1. Dezember 1940 hatten die beiden badischen ärztlichen Organisationen ihren Sitz in Straßburg. Im ÄSW hieß es dazu:

231 O. V.: Organisation (1940).
232 O. V.: Organisation (1940), S. 224.
233 O. V.: Organisation (1940).
234 Mack (2001), S. 194.
235 LABW GLAK, 465f Bü 1930.
236 O. V.: Organisation (1940).
237 O. V.: Organisation (1940), S. 222.
238 Mack (2001), S. 191.
239 O. V.: Organisation (1940).

> Bekanntmachung der Reichsärztekammer, Aerztekammer Baden, und der Kassenärztlichen Vereinigung Deutschlands, Landesstelle Baden
> Die Ausrichtung des elsässischen Gesundheitswesens nach dem deutschen Vorbild machte es erforderlich, daß sowohl die Ärztekammer Baden als auch die KVD. Landesstelle Baden ab 1. Dezember 1940 ihren Sitz nach Straßburg, Ärztehaus, Ludendorfstraße 3 verlegen. Solange der Verkehr zwischen dem Reich und dem Elsaß gewissen Beschränkungen unterworfen ist, unterhält sowohl die Ärztekammer Baden, als auch die KVD. Landesstelle Baden eine Außenstelle in Mannheim, die den Berufskameraden auch zur persönlichen Vorsprache zur Verfügung steht. Der Leiter: Dr. Pychlau.[240]

Damit war offiziell Straßburg das Zentrum der ärztlichen Standesvereinigungen geworden, mit Mannheim als Außenstelle.[241]

Ab 1. Januar 1941 fanden die Regularien der Reichsärztekammer auch offiziell für die elsässische Ärzteschaft Anwendung und die Mediziner wurden Mitglieder der badischen Ärztekammer. In seiner an die badischen und elsässischen Ärzte adressierten Neujahrsansprache betonte Pychlau, dass die elsässische Ärzteschaft „im ganzen gesehen freudig sofort an ihre nicht leichte Aufgabe im befreiten Elsaß herangegangen ist“[242]. Aus der Einschränkung wird ersichtlich, dass die Gleichschaltung wohl nicht ganz reibungslos erfolgt war. Dass sich Pychlau während seiner Amtszeit zahlreiche Feinde gemacht hatte, sollte nur wenige Jahre später auf aufsehenerregende Art und Weise deutlich werden. In seiner Ansprache zeigte er sich auch zuversichtlich, dass die ärztliche Versorgung der Zivilbevölkerung im Elsass auch während der kommenden Kriegsmonate gewährleistet sei.[243]

Ende April 1941 beehrte auch der Reichsgesundheitsführer die elsässische Ärzteschaft mit seiner Anwesenheit. Im Anschluss an eine Tagung der Kreisamtsleiter des Amtes für Volksgesundheit am 26. April in Straßburg lud Conti die Amtsärzte zu einem persönlichen Gespräch.[244] Er verbrachte darüber hinaus einige Zeit im Südwesten. So

---

240 Pychlau (1940), S. 338.

241 Mit dem Umzug der Ärztekammer nach Straßburg ging vermutlich auch ein Ortswechsel zahlreicher Akten einher, Mack konnte aber im Elsass keine nennenswerten Bestände bei ihren Recherchen auffinden. Vermutlich ging der größte Teil dieser Akten im Krieg verloren. In Südbaden befinden sich laut schriftlicher Aussage der Leitung der dortigen Bezirksärztekammer keine Bestände aus der Zeit vor 1945. Dies deckt sich mit den Ergebnissen der Recherchen von Mack. Für Nordbaden konnte allerdings auch ein Fall von bewusster Aktenvernichtung in der unmittelbaren Nachkriegszeit nachgewiesen werden. Darüber hinaus befinden sich die Bestände der Bezirksärztekammer Nordbaden im Generallandesarchiv Karlsruhe und stellen somit eine Ausnahme in der ansonsten äußerst dürftigen Überlieferungssituation dar. Auch bei der Landesärztekammer sind keine Akten aus der Zeit vor 1945 überliefert. Ob diese beim Umzug in die Außenstelle verloren gingen oder bei einem Bombenangriff auf Stuttgart im Sommer 1944 vernichtet oder später bewusst vernichtet wurden, muss auch hier offenbleiben. Mack (2001), S. 153, und LABW GLAK, 69 BÄKHD Bü 44, o. Pag.

242 Pychlau (1941), S. 3.

243 Pychlau (1941).

244 LABW StAF, A 96/1 Bü 1014.

hielt er am 11. Mai in Straßburg eine Rede vor einer Versammlung der elsässischen Mediziner im dortigen Ärztehaus. Dabei hob er besonders die Pflicht der elsässischen Ärzteschaft hervor, sich ebenfalls mit rassenbiologischen Fragen zu beschäftigen. Dies war einer der letzten Artikel im ÄSW, kaum zwei Wochen später wurde die Zeitschrift mit dem Verweis auf „kriegswichtige Zwecke"[245] eingestellt. Die ohnehin schon spärliche Berichterstattung über die Tätigkeit der ärztlichen Standesvereinigungen sollte in der Folge auf ein absolutes Minimum beschränkt sein. Tagungen fanden in den späteren Kriegsjahren nur noch in sehr geringer Zahl statt. Meist handelte es sich dabei um Versammlungen und Besprechungen der Amtsärzte und der anderen an den Gesundheitsämtern angestellten Ärzte. Die zunehmende Bedeutung der Medizinalbeamten zeigt sich jedoch dadurch, dass Ludwig Sprauer, der Regierungsdirektor und Leiter der Gesundheitsabteilung im Ministerium des Innern, zum stellvertretenden Leiter der Ärztekammer Badens ernannt wurde.[246]

Mit der Verlagerung der badischen Ärztekammer fanden auch viele Besprechungen vermehrt im Elsass statt – so beispielsweise eine Dienstversammlung der Amtsärzte Badens und des Elsass in Colmar am 5. und 6. September 1942.[247] Anhand der Programmpunkte wird deutlich, dass die ärztliche Versorgung der Zivilbevölkerung und die Seuchenbekämpfung zunehmend in den Vordergrund traten. Zudem finden sich auch vermehrt Hinweise auf die stark wachsende Zahl an Zwangsarbeitern in Baden, war doch die „Überwachung der fremdvölkischen Arbeiter"[248] eine Aufgabe, die in das Tätigkeitsfeld der Gesundheitsämter fiel.

Darüber hinaus wurde die Einbindung der elsässischen Bevölkerung in die nationalsozialistischen Organisationen schnell vorangetrieben. So berichtete man im Juni 1942, dass 35 Prozent der ‚deutschstämmigen' Bevölkerung im Elsass in der Partei oder den ihr angeschlossenen Verbänden Mitglied wären. Auf die NSDAP entfielen 15000 Personen, auf SA und SS 13101 bzw. 2128 und der NSDÄB zählte zu diesem Zeitpunkt 108 Mitglieder im Elsass.[249]

Die Quote war damit noch recht gering, wurden doch insgesamt 580 Ärzte im Elsass registriert. Baden verfügte 1942 über 2969 Ärzte. Trotz des Umzugs einiger Mediziner ins Elsass war die Zahl der badischen Ärzte somit nochmals stark angewachsen. Dies erklärt sich auch im Kontext des kriegsbedingt gestiegenen Bedarfs an Medizinern und dem gleichzeitigen Absenken der Anforderungen an die Ausbildung. Notapprobationen und der Einsatz von Medizinalpraktikanten wurden mit zunehmender Kriegsdauer immer häufiger.[250] Wie viele Ärzte in dieser Zeit beim Militär eingesetzt waren,

---

245 O. V. (1941), S. 208.
246 Mack (2001), S. 193.
247 LABW StAF, A 96/1 Bü 1014.
248 LABW StAF, A 96/1 Bü 1014, o. Pag.
249 O. V. (1942).
250 Benzenhöfer (2016), S. 72.

wurde in den Auswertungen des DÄB hingegen nicht erfasst. Dass der Zuwachs aber vor allem aus dem Bedarf des Militärs resultierte, zeigt sich in der im Gegensatz zur Gesamtzahl nicht gestiegenen Anzahl der niedergelassenen Ärzte.[251] Deutlich angewachsen war auch der Anteil der Ärztinnen, spielten diese doch eine immer wichtigere Rolle bei der Versorgung der Zivilbevölkerung. Mit 482 stellten sie in Baden knapp ein Sechstel der Ärzteschaft, deutlich über dem Reichsschnitt von 12,4 Prozent.[252] Die Ärztinnen wurden überwiegend an den Krankenhäusern und als Hilfskassenärztinnen eingesetzt, nur knapp ein Fünftel von ihnen war niedergelassen.[253]

Die schlechte Quellenlage[254] führt dazu, dass zu den letzten beiden Kriegsjahren in Baden kaum Informationen über die ärztlichen Organisationen verfügbar sind. Mit Einstellung des Ärzteblattes und dem Umzug nach Straßburg dürfte der Einfluss der ärztlichen Standesvereinigungen, deren Leitung in der Person Pychlau vereinigt war, in den vorherigen standespolitischen Zentren, Mannheim und Karlsruhe, weiter zurückgegangen sein.[255] Die Ärztekammer als Organisation hatte in der NS-Zeit ohnehin im Vergleich zur KVD an Bedeutung verloren. Insbesondere in der Kriegszeit ging es vor allem darum, die Tagesgeschäfte am Laufen zu halten, und überwiegend erfüllte die KVD diese verwaltungstechnischen Aufgaben. In Verbindung mit der Vielzahl an im Gesundheitswesen gleichzeitig involvierten Akteuren und den zahlreichen Positionen, die sich auf wenige Ärzte verteilten[256], erscheinen sowohl Ärztekammer als auch der NSDÄB und die damit zusammenhängenden Ämter für Volksgesundheit als zunehmend schwache Akteure, die über den Verlauf der NS-Zeit hinweg um ihren Einfluss rangen. Insbesondere den Ämtern für Volksgesundheit fehlte es an rechtlich festgelegter Relevanz und ihre Einrichtung war mehr mit großen propagandistisch aufgebauschten Ankündigungen denn mit spürbarer Wirkung verbunden.[257] Zu gering war ihre finanzielle Ausstattung, und bis auf wenige Gutachtertätigkeiten und Untersuchungsgebühren bot die Arbeit den Ärzten kaum wirtschaftlichen Anreiz, um sich zusätzlich zu engagieren.[258] Dementsprechend traten dort meist nur die überzeugten Nationalsozialisten aktiv in Erscheinung.[259] Die staatlichen Gesundheitsämter deckten viele der in Frage kommenden Tätigkeitsfelder wirksam ab, während die Ämter für Volksgesundheit aufgrund ihrer geringen wirtschaftlichen und personellen Ausstat-

---

251 1939 waren in Baden noch 2568 Ärzte erfasst worden; inklusive des Abgangs ins Elsass dürfte sich die Zahl der badischen Mediziner binnen dreier Jahre also um fast 500 gesteigert haben.
252 Kann (1942).
253 Kann (1942).
254 Mack (2001), S. 196.
255 Siehe auch Mack (2001), S. 233.
256 Mack (2001), S. 237.
257 Zu den wenigen nennenswerten durchgeführten Handlungen gehören die Röntgenreihenuntersuchung im Rahmen der Tuberkulosebekämpfung und die Rachitis-Prophylaxe mittels verstärkter Vitamin-D-Gabe.
258 Mack (2001), S. 122.
259 Mack (2001), S. 121.

tung kaum Impulse setzen konnten. Trotzdem hatten die Medizinalbeamten tendenziell ein nur geringes Ansehen und galten mitunter als Ärzte zweiter Klasse.[260]

Aber auch die Ärztekammer hatte kriegsbedingt stark an Bedeutung für die Ärzteschaft verloren. An regelmäßige Fortbildungsveranstaltungen und eine Durchsetzung von Strafen bei ärztlichem Fehlverhalten war im Zweiten Weltkrieg nicht mehr zu denken, geschweige denn an regelmäßige standespolitische Versammlungen.

Durch die Besetzung vieler Stellen mit ein und derselben Person waren zudem die Abgrenzungen zwischen den einzelnen Ämtern in den ärztlichen Organisationen stark verwischt worden.[261] Mit dieser Abhängigkeit von Einzelpersonen stieg und fiel auch das entsprechende Ansehen der Institutionen. Die große Mehrheit der badischen Ärzteschaft trug das System aber offenkundig stillschweigend mit. Wirtschaftliche Autonomie und ein vermeintlich höheres Ansehen als neue „Gesundheitsführer"[262] hatten viele Ärzte an die Ideologie des Nationalsozialismus gebunden. Dies ist insofern umso bemerkenswerter, als dass vormals vehement verfochtene ärztliche Freiheiten nach 1933 binnen kurzer Zeit ohne erkennbaren Widerstand gegen neue Privilegien eingetauscht wurden.[263]

Letztlich machte der Kriegsverlauf eine mehrfache Verlegung des Sitzes der badischen Ärztekammer notwendig; in den letzten Wochen befand sich dieser in der Volksschule des Gernsbacher Stadtteils Scheuern (10 km östlich von Baden-Baden gelegen), während das Ministerium des Innern in einem Baden-Badener Hotel untergebracht war.[264]

8.10 Giftmord in Colmar

Mit Pychlau hatte ein mehr als überzeugter Nationalsozialist an der Spitze der ärztlichen Vereinigungen gestanden, der über seine scharfe Rhetorik hinaus aber als schwache Führungspersönlichkeit erscheint. Mit seiner Amtsführung hatte er sich zudem zahlreiche Feinde auch innerhalb seines Standes gemacht. Dies führte zu einem einmaligen Fall in der Geschichte der badischen Ärzteschaft – einem Mordanschlag auf ihren Leiter:

> Am Samstag vormittag den 13. Mai 1944 erschien bei mir der Chefarzt des Städt. Krankenhauses Kolmar Dr. Waldemar Pychlau und teilte mir mit, daß seine Tochter, die verh. Frauen-

260 Mack (2001), S. 123.
261 Mack (2001), S. 237 f.
262 Mitunter war gar vom ‚Gesundheitsblockwart' die Rede. Mack (2001), S. 122, und Labisch/Tennstedt (1991), S. 54.
263 Mack (2001), S. 238.
264 LABW HStAS, E 151/54 Bü 484, Pag. 474.

> ärztin Ingeborg Müller-Pychlau am 13. Mai 1944 nachts halb 2 Uhr plötzlich gestorben sei, nachdem sie offenbar vergiftete Pralinen am Abend vorher genossen habe.[265]

Mit diesen Worten berichtete der Oberstaatsanwalt Willi Heuß[266] am Landgericht in Colmar am 16. Mai der Generalstaatsanwaltschaft in Karlsruhe vom Tod der Frauenärztin Müller-Pychlau. Große politische Bedeutung erhielt der Fall durch die Tatsache, dass ihr Vater Waldemar Pychlau der ursprüngliche Adressat der Pralinen gewesen war. Dieser hatte Anfang Mai laut eigener Aussage ein kleines Päckchen erhalten. Als er es zu Hause öffnete, befand sich neben den Pralinen ein Zettel mit den Worten: „nach 10 jähriger Genesung in tiefer Dankbarkeit L. Meylen“[267]. Da ihm eine Person dieses Namens nicht bekannt war, schaute er nach dem Poststempel und stellte fest, dass das Päckchen in Heidelberg abgeschickt worden war. Pychlau berichtete weiter, dass ihm die Pralinen zu unappetitlich ausgesehen hätten und er sie deshalb auf dem Buffet habe stehen lassen, wo sie auch bis zum 12. Mai geblieben wären. An diesem Freitagabend sei seine Tochter zu Besuch gekommen und hätte während des Gesprächs mit ihrer Mutter eine der Pralinen gegessen und diese für gut befunden. In seiner Aussage gab Pychlau an, dass er an diesem Abend früh ins Bett gegangen sei, während seine Tochter und seine Frau sich noch unterhalten hätten. Im Zuge des Gesprächs hätte seine Tochter noch eine weitere Praline probiert. Allerdings sei diese derart bitter gewesen, dass sie sie wieder ausgespuckt hätte.

Nachts wäre er dann durch seine Tochter geweckt worden, wobei sie über einen sehr unangenehmen Geschmack im Mund berichtet hätte, „wie wenn sie Pfeffer gegessen hätte“[268]. Er habe dann seine Tochter künstlich erbrechen lassen, was zumindest temporäre Besserung gebracht hätte. Einige Zeit später wären als weitere Symptome ein prickelndes Gefühl in den Zehen und Fingerspitzen hinzugekommen, was sowohl er als auch seine Tochter zunächst als Nervosität bzw. Hysterie abgetan hätten. Als allerdings kurze Zeit später ein Krampfanfall aufgetreten wäre, sei ihm ein erster Verdacht auf eine Vergiftung mit Strychnin (v. a. Rattengift) gekommen. Daraufhin wurde der Chefarzt der Inneren Abteilung am Krankenhaus in Colmar, der Frauenarzt Heinrich Fleurent[269], verständigt. Bevor es aber zu einer Behandlung kommen konnte, sei seine Tochter nach weiteren Krampfanfällen gegen 1:30 Uhr verstorben.

Da es sich aufgrund der Tätigkeitsfelder von Pychlau möglicherweise um einen politisch motivierten Mord bzw. Mordversuch handelte, wurde durch den Oberstaatsanwalt die Sicherheitspolizei eingeschaltet. Eine daraufhin gebildete Mordkommission

265 LABW GLAK, 309 Zugang 1987–54 Bü 1563, o. Pag.
266 LABW GLAK, 465c Bü 1085.
267 Auf dem Fahndungsplakat ist hingegen „H. Meiling“ vermerkt. LABW GLAK, 309 Zugang 1987–54 Bü 1563, o. Pag.
268 LABW GLAK, 309 Zugang 1987–54 Bü 1563, o. Pag.
269 Reichs-Medizinal-Kalender, Nachtrag 8 (1942), S. 13.

der Kriminalpolizei aus Straßburg wurde für die weiteren Ermittlungen nach Colmar entsandt. Zudem hatte Pychlau die Obduktion seiner Tochter beantragt. Diese erfolgte durch den Medizinalrat Werner Eisenlohr[270] vom staatlichen Gesundheitsamt Colmar und den Stellvertreter des gerichtsärztlichen Instituts der Universität Straßburg, Gerhard Rossow[271].

Da Pychlau in seiner Aussage schon den Verdacht geäußert hatte, dass die Pralinen vergiftet gewesen seien, wurden diese zunächst an das pharmakologische Institut der Universität Straßburg zur weiteren Untersuchung gebracht. Dabei bestätigte sich ein erster Verdacht auf Strychnin nicht. Neben weiteren Untersuchungen der Pralinen sollten auch Gewebeproben der Verstorbenen chemisch analysiert werden.[272] Nach dem Ausschluss von Strychnin wurde auf Spuren weiterer Gifte getestet, darunter Nikotin und Aconitin (Eisenhut). Zudem wurden zusätzliche Experten hinzugezogen.

Nach einer Woche erhielt der Oberstaatsanwalt die Mitteilung, dass es sich mit größter Wahrscheinlichkeit um eine Vergiftung mit Aconitin[273] gehandelt habe. Der Nachweis sei allerdings äußerst kompliziert und chemisch nicht zweifelsfrei zu erbringen[274] – zumal durch das künstliche Erbrechen kaum noch Rückschlüsse aus dem Mageninhalt möglich seien. Als letzte Option wurden Tierversuche gemacht, unter anderem an Froschherzen. Am inzwischen hinzugezogenen pharmakologischen Institut äußerte man aber wiederholt die Vermutung, dass es sich höchstwahrscheinlich um Aconitin handele. Zudem zeigte man sich überzeugt, dass nur eine Praline vergiftet gewesen sei, da in allen anderen nichts festgestellt werden konnte. Aufgrund dieser Indizien wurde der Schluss gezogen, dass es sich aufgrund der Raffinesse beim Täter nur um einen Fachmann handeln könnte. Insbesondere die Vorgehensweise, nur eine Praline zu vergiften, spreche für eine genau durchdachte Tat. Wäre sie vollständig verzehrt worden, wäre keine Tatwaffe zur forensischen Untersuchung vorhanden gewesen; entsprechend wurde es für die Ermittlungen als Glücksfall gewertet, dass nur die eine Hälfte der Praline gegessen worden war.[275]

Die Tierversuche dauerten etwa zwei Wochen, am 1. Juni 1944 ging Oberstaatsanwalt Heuß das endgültige Gutachten des Instituts für gerichtliche Medizin und Kriminalistik zu. Eisenlohr und Rossow kamen dabei zu dem Urteil:

---

270 Reichs-Medizinal-Kalender, Nachtrag 8 (1942), S. 13.

271 Reichs-Medizinal-Kalender, Nachtrag 8 (1942), S. 24.

272 LABW GLAK, 309 Zugang 1987–54 Bü 1563.

273 http://www.toxcenter.org/stoff-infos/a/aconitin.pdf (letzter Zugriff: 28.6.2022).

274 Der Nachweis nach Munier-Dragendorff wurde erst 1953 veröffentlicht: https://www.ncbi.nlm.nih.gov/pubmed/13141097 (letzter Zugriff: 28.6.2022).

275 LABW GLAK, 309 Zugang 1987–54 Bü 1563.

Endgültiges Gutachten.

I. Frau Dr. med. Müller-Pychlau ist eines gewaltsamen Todes an einer Akonitvergiftung [sic!] gestorben. Das Gift konnte im Mageninhalt durch Tierversuche nachgewiesen werden (s. Gutachten des Pharmakologischen Instituts).

II. Es ist mit großer Wahrscheinlichkeit anzunehmen, daß die Vergiftung auf den Genuß eines halben Stück Konfektes zurückzuführen ist, da die Untersuchung des restlichen Stückchens Anhaltspunkte für das Vorhandensein von Akonitin ergeben hat. Die Untersuchung der weiteren Stückchen Konfekte durch das Pharmakologische Institut ist noch nicht abgeschlossen.

III. Das Akonitin stellt das stärkste uns bekannte Gift dar, von dem 1–4 mg genügen, um einen erwachsenen Menschen zu töten. Es wird in der Medizin nur sehr selten und höchstens in homöopathischen Dosen verordnet. Es ist anzunehmen, daß ein Laie keine Kenntnisse von der starken Wirkung dieses Giftes hat und daß ihm die Beschaffung eines solchen Giftes schwer fallen muß.

IV. Die Befunde sprechen im Verein mit den polizeilichen Ermittlungen für einen Mord.

gez. Dr. Rossow gez. Dr. Eisenlohr[276]

Die polizeilichen Ermittlungen gestalteten sich allerdings einem Bericht des zuständigen Kriminalkommissars zufolge äußerst schwierig. So war ein Fahndungsplakat veröffentlicht worden und zahlreiche Aufrufe in den Zeitungen ergangen. Zudem wurde aufgrund der Bedeutung des Verfahrens eine Belohnung von 10.000 RM ausgelobt.[277]

Trotz dieser Maßnahmen kamen die Ermittlungen nicht voran, denn „weder von dem Betroffenen Dr. Pychlau selbst, noch aus dem Publikum [haben sich] bis jetzt sachdienliche Hinweise auf bestimmte Personen als mutmaßliche Täter [er]geben“[278].

Pychlau zeigte sich allerdings überzeugt, dass der Täter aus dem Elsass kommen müsste und der Postweg über Heidelberg ein Scheinmanöver sei. Seine Annahme, dass er in Baden keine Feinde hätte, erschien den zuständigen Ermittlern allerdings ganz und gar nicht zutreffend. Zahlreiche aktenkundige Konflikte, auch vor seinem Umzug nach Colmar, sprachen eine andere Sprache. Entsprechend richtete sich der Fokus der Ermittlungen auf Ärzte und Apotheker sowohl aus Baden als auch dem Elsass, die sich im persönlichen und dienstlichen Umfeld von Pychlau befanden. Dazu wurden die Unterlagen der Ärztekammer für Baden und das Elsass auf Personen hin untersucht, mit denen Pychlau Differenzen hatte. Da allein aufgrund dieser ersten Ermittlungen sage und schreibe 53 Ärzte mit einem möglichen Motiv festgestellt wurden, zog man zu genaueren Überprüfungen weitere Dienststellen der Geheimen Staatspolizei (Gestapo) und des Sicherheitsdienstes (SD) hinzu. Diese erweiterten den Kreis

276 LABW GLAK, 309 Zugang 1987–54 Bü 1563, o. Pag. Hervorhebung im Original.
277 LABW GLAK, 309 Zugang 1987–54 Bü 1563.
278 LABW GLAK, 309 Zugang 1987–54 Bü 1563, o. Pag.

der Verdächtigen noch um die Angehörigen der Betroffenen, und so nahm die Untersuchung noch erheblich zu:

> Diese Überprüfung erstreckt sich auch auf alle Ärzte u. Ärztinnen, die bereits in einem Arbeits- u. Erziehungslager waren u. außerdem auf die Angehörigen von Ärzten u. Ärztinnen, die jetzt noch inhaftiert sind. Im Elsaß handelt es sich um insgesamt 93 Personen. Die Zahl der Personen aus Baden, ist noch nicht bekannt, dürfte aber noch weit höher sein, da hier nicht das Jahr 1940 [Beginn der Tätigkeit Pychlaus im Elsass, A. P.] sondern das Jahr 1936, in welchem Dr. P. Gauärzteführer Baden wurde, zugrunde gelegt werden muß.[279]

Der Kreis der Verdächtigen war damit auf eine dreistellige Zahl angewachsen. Entsprechend verschlangen die Ermittlungen immer mehr Ressourcen. Die Kriminalpolizei in Straßburg und Karlsruhe ordnete unter anderem eine Untersuchung sämtlicher Apotheken an. Aber auch in diese Richtung verliefen die Ermittlungen ergebnislos. So war in den meisten Apotheken zwar Aconitin vorhanden, aber kein Apotheker gab an, eine größere Menge abgegeben zu haben. Da die zahlreichen Aufrufe und Ausschreibungen in Meldeblättern und Zeitungen ebenfalls keine sachdienlichen Hinweise ergaben und auch andere Dienststellen keine Informationen liefern konnten, gerieten die Nachforschungen zunehmend ins Stocken.

Eine weitere Richtung, in die ermittelt werden sollte, war die Handschrift des Täters. Allerdings hatte Pychlau die Verpackung und den Zettel voreilig weggeschmissen, was für die Untersuchungen als besonders hinderlich bewertet wurde. So verblieb nur noch der Briefumschlag. Im Folgenden wurden nun alle anlässlich des Todes an Pychlau gerichteten Beileidsschreiben einem Schriftvergleich unterzogen. Zusätzlich wurde von jeder Person im Umfeld von Pychlau, unabhängig von Verdachtsmomenten, eine Schriftprobe genommen. Eine erste Sichtung erfolgte durch die kriminaltechnische Untersuchungsstelle in Straßburg. War eine gewisse Ähnlichkeit zwischen den Schriftproben festzustellen, gingen diese zur endgültigen Begutachtung an Sachverständige der Reichshandschriftensammlung.

Die Ermittlungen waren im Herbst 1944 noch in vollem Gange, als durch „Feindeinwirkung“[280] (den Luftangriff vom 27. September 1944[281]) die Akten der Generalstaatsanwaltschaft in Karlsruhe vernichtet wurden. Das Verfahren lief aber noch im März 1945, als um die Überlassung der Handakten der elsässischen Staatsanwaltschaft und von Heuß gebeten wurde. Aufgrund des Kriegsverlaufs waren diese Unterlagen inzwischen nach Wolfach (Kinzigtal) gebracht worden. Allerdings kam von dort nur

---

279 LABW GLAK, 309 Zugang 1987–54 Bü 1563, o. Pag.

280 „Meine Akten sind am 27.9.1944 durch Feindeinwirkung vernichtet worden. Zwecks Wiederherstellung derselben ersuche ich um kurzfristige Überlassung der dortigen Handakten.“ LABW GLAK, 309 Zugang 1987–54 Bü 1563, o. Pag.

281 So fiel am 27. September 1944 fast eine halbe Million Brandbomben bei einem Fliegerangriff vor allem auf die Innenstadt und die Weststadt. Siehe dazu https://stadtlexikon.karlsruhe.de/index.php/De:Lexikon:ereig-0037 (letzter Zugriff: 11.7.2024).

der Bescheid, dass die Akten sich in einem Ausweichlager befänden und zurzeit nicht greifbar seien.[282]

Danach sind keine weiteren Vorgänge zu dem Verfahren aktenkundig. Nach Ende des Zweiten Weltkrieges scheint es zu keiner Wiederaufnahme durch die bundesdeutschen Behörden gekommen zu sein. Pychlau sollte sich Jahre später in seinem Spruchkammerverfahren noch zu dem Fall äußern. Die ersten Nachkriegsjahre hatte er in französischer Haft verbracht.[283]

Bibliographie

Archivalische Quellen

Bundesarchiv Berlin (BArch Berlin)
R 9345

Landesarchiv Baden-Württemberg, Staatsarchiv Freiburg (LABW StAF)
A 96/1 Bü 1012, Bü 1014

Landesarchiv Baden-Württemberg, Generallandesarchiv Karlsruhe (LABW GLAK)
69 BÄKHD Bü 44
235 Bü 5170
309 Zugang 1987–54 Bü 1563
465c Bü 1085, Bü 1171, Bü 2171, Bü 2173
465f Bü 1930
465o Bü 8389
465t Bü 263

Landesarchiv Baden-Württemberg, Staatsarchiv Ludwigsburg (LABW StAL)
EL 903/7 Bü 1267

Landesarchiv Baden-Württemberg, Hauptstaatsarchiv Stuttgart (LABW HStAS)
E 151/54 Bü 484

Amtliche Quellen

Reichsgesetzblatt (1933–1943)

282 LABW GLAK, 309 Zugang 1987–54 Bü 1563.
283 LABW GLAK, 309 Zugang 1987–54 Bü 1563.

Periodika

Medizinisches Korrespondenz-Blatt für Württemberg 96 (1926)
Deutsches Ärzteblatt 60=62 (1933)–69=71 (1942)
Ärztliche Mitteilungen aus und für Baden 87 (1933)
Ärzteblatt für Württemberg und Baden 1 (1934)–5 (1938)
Ärzteblatt für Südwestdeutschland 5 (1938)–8 (1941)
Straßburger Neueste Nachrichten (1942)
Ärzteblatt für Baden-Württemberg 14 (1959)

Gedruckte Quellen

Bartels, Fritz: Dr. Gerhard Wagner im Gedächtnis seiner Mitarbeiter. In: Ärzteblatt für Südwestdeutschland 6 (1939), S. 125.
Blome, Kurt: Berufungen der Leiter der Ärztlichen Bezirksvereinigungen und ihrer ständigen Stellvertreter im Altreich. In: Deutsches Ärzteblatt 67=69 (1940), S. 63–66.
Dr. H.: Der Arzt als Helfer und Verdiener. In: Ärztliche Mitteilungen aus und für Baden 87 (1933), S. 238.
Grote, Heinrich: Anordnung über das Versorgungswesen der Aerztekammer Baden. In: Ärzteblatt für Südwestdeutschland 5 (1938), S. 67–70.
Hadrich, Julius: Zur Statistik der Aerztekammern Baden und Württemberg. In: Ärzteblatt für Württemberg und Baden 4 (1937), S. 107 f.
Haedenkamp, Karl: Der Arzt im neuen Staate. In: Ärztliche Mitteilungen aus und für Baden 87 (1933), S. 119 f.
Hailer, Eduard: 23. Hauptversammlung des Leipziger Verbands und 45. Deutscher Aerztetag in Eisenach. In: Medizinisches Korrespondenz-Blatt für Württemberg 96 (1926), S. 276–280.
Kann, Edmund von: Die Zahl der Ärzte und ihre Gliederung im Jahre 1939. In: Deutsches Ärzteblatt 67=69 (1940), S. 283–286.
Kann, Edmund von: Die Zahl der Ärzte 1942 und ein Rückblick bis 1937. In: Deutsches Ärzteblatt 69=71 (1942), S. 300–303.
Karlsruher Adreßbuch 1940. Karlsruhe 1940.
Krieger, Max: Aufgaben des nationalen Aerztestandes. In: Ärztliche Mitteilungen aus und für Baden 87 (1933), S. 120.
Ley, Robert: Amt für Volksgesundheit. In: Ärzteblatt für Württemberg und Baden 1 (1934), S. 149.
Mampell, Otfried: Der Arzt als Helfer und Verdiener. In: Ärztliche Mitteilungen aus und für Baden 87 (1933), S. 219 f.
Mampell, Otfried: Paroleausgabe für die Vereine. Bekanntmachung. In: Ärztliche Mitteilungen aus und für Baden 87 (1933), S. 260.
Mampell, Otfried: Rückblick. In: Ärztliche Mitteilungen aus und für Baden 87 (1933), S. 385.
Mayerle, Emil: Sondertagung des Gauamtes für Volksgesundheit Gau Baden. In: Ärzteblatt für Württemberg und Baden 4 (1937), S. 121.
Mayerle, Emil: Der Badische Gauärztetag in Freiburg i. Br. 1. Tag. In: Ärzteblatt für Württemberg und Baden 4 (1937), S. 143.
O. V.: Ärztekammer Baden. In: Deutsches Ärzteblatt 60=62 (1933), S. 153.
O. V.: Die Zukunft der Ärztekammern. In: Deutsches Ärzteblatt 60=62 (1933), S. 179.

O. V.: Landesversammlung des NSD.-Aerztebundes des Gaues Baden in Mannheim (1933). In: Ärztliche Mitteilungen aus und für Baden 87 (1933), S. 99 f.

O. V.: Ministerium des Innern. In: Ärztliche Mitteilungen aus und für Baden 87 (1933), S. 99.

O. V.: Programm des Fortbildungskurses des Aufklärungsamts für Rassenbiologie und Rassenhygiene beim N. S. D. Aerztebund, Gau Baden. In: Ärztliche Mitteilungen aus und für Baden 87 (1933), S. 342.

O. V.: Verhaftung der Mannheimer Aerzte Dr. Jordan-Narath und Dr. Rusche. In: Ärztliche Mitteilungen aus und für Baden 87 (1933), S. 138 f.

O. V.: Bekanntmachungen. In: Ärzteblatt für Württemberg und Baden 1 (1934), S. 173.

O. V.: Bilder von der Reichsschau „Ewiges Volk". In: Deutsches Ärzteblatt 64=66 (1937), o. Pag.

O. V.: Tagung des Gauamtes für Volksgesundheit Gau Baden vom 13. Februar 1938 in Heidelberg. In: Ärzteblatt für Südwestdeutschland 5 (1938), S. 52.

O. V.: Das neue Versorgungswesen der badischen Aerztekammer. In: Ärzteblatt für Südwestdeutschland 5 (1938), S. 161 f.

O. V.: Badischer Gauärztetag in Heidelberg. In: Ärzteblatt für Südwestdeutschland 5 (1938), S. 173.

O. V.: Kreistagung des NSD.-Aerztebundes, Bezirk Karlsruhe. In: Ärzteblatt für Südwestdeutschland 5 (1938), S. 181.

O. V.: Bericht über den Badischen Gauärztetag in Heidelberg. In: Ärzteblatt für Südwestdeutschland 5 (1938), S. 193 f.

O. V.: Badischer Gauärztetag in Heidelberg. Neue Wege der Gesundheitsführung. In: Ärzteblatt für Südwestdeutschland 5 (1938), S. 209 f.

O. V.: Anordnung des Reichsärzteführers. In: Ärzteblatt für Südwestdeutschland 5 (1938), S. 305.

O. V.: Gesetz über die berufsmäßige Ausübung der Heilkunde ohne Bestallung (Heilpraktikergesetz). In: Ärzteblatt für Südwestdeutschland 6 (1939), S. 83.

O. V.: Erste Durchführungsverordnung zum Gesetz über die berufsmäßige Ausübung der Heilkunde ohne Bestallung (Heilpraktikergesetz). In: Ärzteblatt für Südwestdeutschland 6 (1939), S. 84.

O. V.: 467 Betriebsärzte eingesetzt. Die Verteilung auf die einzelnen Gaue. In: Deutsches Ärzteblatt 66=68 (1939), S. 185.

O. V.: Gauärztetag 1939. Gau Baden. In: Ärzteblatt für Südwestdeutschland 6 (1939), S. 277.

O. V.: Gauärztetag Gau Baden 1939, 2. Tag. In: Ärzteblatt für Südwestdeutschland 6 (1939), S. 298.

O. V.: Großkundgebung. In: Ärzteblatt für Südwestdeutschland 6 (1939), S. 298 f.

O. V.: Der Erste Großdeutsche Aerztetag verschoben. In: Ärzteblatt für Südwestdeutschland 6 (1939), S. 356.

O. V.: Volksgesundheitliche Ziele der Partei im Kriege. In: Ärzteblatt für Südwestdeutschland 7 (1940), S. 37.

O. V.: Gemeinsame Tagung des Amtes für Volksgesundheit Gau Baden und der Staatl. Gesundheitsämter in Baden-Baden am Sonntag, 3. März 1940 im Kurhaus. In: Ärzteblatt für Südwestdeutschland 7 (1940), S. 63–67.

O. V.: Bekanntmachungen der Reichsärztekammer. Aerztekammer Baden. In: Ärzteblatt für Südwestdeutschland 7 (1940), S. 84.

O. V.: Bericht über die Kreisamtsleiter-Tagung für Volksgesundheit der NSDAP. und gleichzeitige Tagung der Ärztekammer und KVD. Baden. In: Ärzteblatt für Südwestdeutschland 7 (1940), S. 182 f.

O. V.: Organisation und Aufbauarbeit im Elsaß im Rahmen der Arbeit des Gauamtes für Volksgesundheit der NSDAP., Gau Baden und der Reichsärztekammer, Ärztekammer Baden. In: Ärzteblatt für Südwestdeutschland 7 (1940), S. 222–224.

O. V.: Übergabe der Stadt Straßburg und Flaggenhissung auf dem Münster In: Deutsches Ärzteblatt 67=69 (1940), S. 495.
O. V.: An unsere Bezieher! In: Ärzteblatt für Südwestdeutschland 8 (1941), S. 208.
O. V.: Das politische Führerkorps des Landes. In: Straßburger Neueste Nachrichten vom 22. Juni 1942, S. 4.
O. V.: Wir trauern um unsere Toten. In: Ärzteblatt für Baden-Württemberg 14 (1959), S. 248.
Pakheiser, Theodor: Unser Dank! In: Ärztliche Mitteilungen aus und für Baden 87 (1933), S. 191 f.
Pakheiser, Theodor: Zum Geleit! In: Ärztliche Mitteilungen aus und für Baden 87 (1933), S. 205.
Pakheiser, Theodor: Im Umbruch. In: Ärztliche Mitteilungen aus und für Baden 87 (1933), S. 209 f.
Pakheiser, Theodor: Anschriften der Bezirksobmänner des N.-S. D. Aerztebundes, Gau Baden. In: Ärztliche Mitteilungen aus und für Baden 87 (1933), S. 211.
Pakheiser, Theodor: Nachrichten des N.-S. D. Aerztebundes Gau Baden. In: Ärztliche Mitteilungen aus und für Baden 87 (1933), S. 243, 305.
Pakheiser, Theodor: Rassenhygienische Propagandaspende. In: Ärztliche Mitteilungen aus und für Baden 87 (1933), S. 243, 259.
Pakheiser, Theodor: Die badische Aerzteschaft beteiligt sich am Aufbau des neuen Deutschlands! In: Ärztliche Mitteilungen aus und für Baden 87 (1933), S. 251.
Pakheiser, Theodor: Paroleausgabe für die Vereine. In: Ärztliche Mitteilungen aus und für Baden 87 (1933), S. 342.
Pakheiser, Theodor: Kassenärztliche Vereinigung Deutschlands. In: Ärztliche Mitteilungen aus und für Baden 87 (1933), S. 351.
Pakheiser, Theodor: Paroleausgabe für die Vereine. In: Ärzteblatt für Württemberg und Baden 2 (1935), S. 157.
Pakheiser, Theodor: Die Versorgung der badischen Aerzte. In: Ärzteblatt für Württemberg und Baden 3 (1936), S. 257.
Pakheiser, Theodor: Anordnung. In: Ärzteblatt für Württemberg und Baden 3 (1936), S. 257.
Pakheiser, Theodor: Ein neuer Ausstellungsstil. In: Ärzteblatt für Südwestdeutschland 5 (1938), S. 306 f.
Pakheiser, Theodor: „Gesundes Leben. Frohes Schaffen." In: Deutsches Ärzteblatt 65=67 (1938), S. 458 f., 650 f.
Pychlau, Waldemar: Ansprache des Hilfskommissars für Arztwesen und Volksgesundheit Kreis Heidelberg. In: Ärztliche Mitteilungen aus und für Baden 87 (1933), S. 221–230.
Pychlau, Waldemar: Ministerialrat Prof. Dr. Pakheiser. In: Ärzteblatt für Württemberg und Baden 3 (1936), S. 291.
Pychlau, Waldemar: Josef Haal †. In: Deutsches Ärzteblatt 64=66 (1937), S. 73.
Pychlau, Waldemar: Badischer Aerztetag. In: Ärzteblatt für Württemberg und Baden 4 (1937), S. 129.
Pychlau, Waldemar: Baden. In: Deutsches Ärzteblatt 64=66 (1937), S. 580.
Pychlau, Waldemar: Bekanntmachungen der KVD. Die Volksabstimmung In: Ärzteblatt für Südwestdeutschland 5 (1938), S. 95.
Pychlau, Waldemar: Bekanntmachung der Reichsärztekammer – Aerztekammer Baden. In: Ärzteblatt für Südwestdeutschland 6 (1939), S. 160 f.
Pychlau, Waldemar: Bekanntmachungen der Reichsärztekammer – Aerztekammer Baden. In: Ärzteblatt für Südwestdeutschland 6 (1939), S. 279.
Pychlau, Waldemar: Bekanntmachungen der Reichsärztekammer, Aerztekammer Baden, und der Kassenärztlichen Vereinigung Deutschlands, Landesstelle Baden. In: Ärzteblatt für Südwestdeutschland 7 (1940), S. 338.

Pychlau, Waldemar: An die Aerzte Badens und Elsaß! Zum Neujahr 1941! In: Ärzteblatt für Südwestdeutschland 8 (1941), S. 3.
Reichs-Medizinal-Kalender für Deutschland. 2. Teil: Ärztliches Handbuch und Ärzteverzeichnis. Leipzig 1937.
Reichs-Medizinal-Kalender, Nachtrag 8 zum Ärzteverzeichnis. Leipzig 1942.
Schliz, Manfred: Bericht über den 12. Württembergischen Aerztetag in Heilbronn. In: Ärzteblatt für Württemberg und Baden 3 (1936), S. 179 f.
Schriftleitung: Zur Neuorganisation der Aerztlichen Standespresse. In: Ärztliche Mitteilungen aus und für Baden 87 (1933), S. 352.
Schütz, Leopold: Bekanntmachungen. In: Ärztliche Mitteilungen aus und für Baden 87 (1933), S. 83.
Schütz, Leopold: Gleichschaltung in der Aerzteschaft. In: Ärztliche Mitteilungen aus und für Baden 87 (1933), S. 138.
Schütz, Leopold: Verfügungen des Sonderkommissars für das badische Aerztewesen. In: Ärztliche Mitteilungen aus und für Baden 87 (1933), S. 138.
Stähle, Eugen; Pychlau, Waldemar; Mayerle, Emil: Bekanntmachung. In: Ärzteblatt für Württemberg und Baden 4 (1937), S. 309.
Starck, Hugo: Verband der Krankenhausärzte Badens. In: Ärztliche Mitteilungen aus und für Baden 87 (1933), S. 174.
Wagner, Gerhard: Verfügungen des Kommissars der ärztlichen Spitzenverbände Dr. Wagner. In: Ärztliche Mitteilungen aus und für Baden 87 (1933), S. 135 f.
Wagner, Gerhard: Notiz. In: Ärztliche Mitteilungen aus und für Baden 87 (1933), S. 191.
Wagner, Gerhard: Ueberleitung der Provinzial- und Landesverbände sowie der Ortsgruppen des Hartmannbundes auf die KVD. In: Ärzteblatt für Württemberg und Baden 1 (1934), S. 149.
Wagner, Gerhard: Staatsbürgerpflicht geht vor Berufspflicht! In: Ärzteblatt für Württemberg und Baden 3 (1936), S. 73.
Wagner, Gerhard: Auflösung der Ärztekammern, des Deutschen Ärztevereinsbundes und des Hartmannbundes. In: Deutsches Ärzteblatt 63=65 (1936), S. 517 f.
Wagner, Gerhard: Bekanntmachungen der Reichsärztekammer. In: Deutsches Ärzteblatt 64=66 (1937), S. 157.
Wagner, Gerhard: Bekanntmachungen der Reichsärztekammer. Berufungen. In: Deutsches Ärzteblatt 65=67 (1938), S. 627.
Walder, Curt: Bericht über die Sitzung des Geschäftsausschusses des Deutschen Ärztevereinsbundes am 2. April 1933. In: Deutsches Ärzteblatt 60=62 (1933), S. 141–143.

Literatur

Benzenhöfer, Udo: Geschichte der Medizin im Überblick. Ulm 2016.
Evans, Richard: Das Dritte Reich. München 2006.
Grüttner, Michael: Biographisches Lexikon zur nationalsozialistischen Wissenschaftspolitik. (= Studien zur Wissenschafts- und Universitätsgeschichte 6) Heidelberg 2004.
Klee, Ernst: Das Personenlexikon zum Dritten Reich. Wer war was vor und nach 1945. Frankfurt/Main ²2016.
Kock, Gerhard: „Der Führer sorgt für unsere Kinder …“. Die Kinderlandverschickung im Zweiten Weltkrieg. Paderborn 1997.

Labisch, Alfons; Tennstedt, Florian: Gesundheitsamt oder Amt für Volksgesundheit? Zur Entwicklung des öffentlichen Gesundheitsdienstes seit 1933. In: Frei, Norbert (Hg.): Medizin und Gesundheitspolitik in der NS-Zeit. München 1991, S. 35–66.

Lilla, Joachim; Döring, Martin; Schulz, Andreas: Statisten in Uniform: Die Mitglieder des Reichstags 1933–1945. Ein biographisches Handbuch. Unter Einbeziehung der völkischen und nationalsozialistischen Reichstagsabgeordneten ab Mai 1924. Düsseldorf 2004.

Mack, Cécile: Die badische Ärzteschaft im Nationalsozialismus. (= Medizingeschichte im Kontext 6) Frankfurt/Main 2001.

Pfütsch, Pierre: Bedeutung von Betriebsärzten im Dritten Reich. In: Arbeitsmedizin, Sozialmedizin, Umweltmedizin. Zeitschrift für medizinische Prävention 52 (2017), H. 8, S. 587–589.

Sauer, Paul: Dokumente über die Verfolgung der jüdischen Bürger in Baden-Württemberg durch das nationalsozialistische Regime. Bd. 1. (= Veröffentlichung der staatlichen Archivverwaltung Baden-Württemberg 16) Stuttgart 1966.

Wetzel, Juliane: Die NSDAP zwischen Öffnung und Mitgliedersperre. In: Benz, Wolfgang (Hg.): Wie wurde man Parteigenosse? Die NSDAP und ihre Mitglieder. Frankfurt/Main 2009, S. 74–90.

Zwicker, Stefan: „Nationale Märtyrer": Albert Leo Schlageter und Julius Fučík. Heldenkult, Propaganda und Erinnerungskultur. Paderborn 2006.

Internet

http://www.toxcenter.org/stoff-infos/a/aconitin.pdf (letzter Zugriff: 28.6.2022).

https://stadtlexikon.karlsruhe.de/index.php/De:Lexikon:ereig-0037 (letzter Zugriff: 11.7.2024).

https://www.ncbi.nlm.nih.gov/pubmed/13141097 (letzter Zugriff: 28.6.2022).

9. Statistische Untersuchungen zur badischen und württembergischen Ärzteschaft in der Zeit des Nationalsozialismus

9.1 Vorgehensweise

Die Grundlage dieses Kapitels bildet eine Analyse der Reichsärztekammerkartei.[1] Eine vollständige quantitative und qualitative Auswertung der dort erfassten badischen und württembergischen Ärzte (etwa 6000 bis 7000)[2] war im Rahmen dieses Projektes nicht möglich. Die Gründe hierfür liegen v. a. im hohen Arbeitsaufwand und pandemiebedingt stark eingeschränkter Zugänglichkeit. Hinzu kommt, dass die Auswertungen von Julius Hadrich[3] für das Jahr 1937 bereits Anhaltspunkte für eine statistische Untersuchung der badischen und württembergischen Ärzteschaft liefern. Aus diesen Gründen wurde eine Stichprobe mit einer ungefähren Größe von 20 Prozent aller Ärzte beider Länder gezogen.[4]

Die Stichprobe umfasst somit etwa 1250 Karteikarten von in Baden und Württemberg zwischen der Einrichtung der Kartei Mitte der 1930er Jahre und ca. Anfang 1945

---

1 BArch Berlin, R 9345. Zur Problematik der Reichsärztekammerkartei als Quelle siehe den Abschnitt im einleitenden Kapitel.

2 Die Schätzung basiert auf der Gesamtzahl der Karteikarten im Verhältnis zur prozentualen Verteilung der einzelnen deutschen Länder im Reichs-Medizinal-Kalender und auf den späteren statistischen Veröffentlichungen im *Deutschen Ärzteblatt*.

3 Hadrich war Volkswirt und in dieser Funktion Leiter der Statistischen Abteilung bei der Kassenärztlichen Vereinigung. Zu seiner Tätigkeit und seinem weiteren Schicksal siehe unter anderem Schwoch (2001).

4 Dazu wurden aus der alphabetisch geordneten Kartei mehrere Filmrollen mit demselben Anfangsbuchstaben des Nachnamens ausgewählt. Die Auswahl erfolgte auf Basis der Häufigkeit bei deutschen Nachnamen. Hierzu wurden diese in Kategorien von ‚sehr häufig' bis ‚sehr selten' gruppiert und jeweils ein Buchstabe zufällig gezogen. Am häufigsten sind Nachnamen mit dem Anfangsbuchstaben S mit einem Anteil von ca. 13 Prozent, gefolgt von K und B mit neun bis zehn Prozent. Den geringsten Anteil haben Nachnamen mit X, Y, Q und I, diese liegen teils deutlich unter einem Prozent.

tätigen Medizinern.[5] Eine nicht unwesentliche Zahl dieser verfilmten Dokumente befindet sich jedoch in unvollständigem sowie schlecht bzw. nur teilweise lesbarem Zustand. Viele der Karteikarten hatten einen Wasserschaden oder wurden bei der Aufnahme über- oder unterbelichtet. Dies führt dazu, dass bei einigen bestimmte Kategorien nicht vorhanden oder nicht lesbar sind; diese wurden entsprechend für das jeweilige Sample herausgerechnet. Häufig waren davon am Rande notierte Kategorien wie etwa die Art der Beschäftigung oder die Beitragsstufe betroffen. Für große Teile der statistischen Auswertung ergibt sich mit diesen Einschränkungen eine Stichprobengröße von n = 1100 bis 1150.

Die Detailauswertungen, beispielsweise zur Zusammensetzung der Ärztekammern, zu den Amtsärzten oder den Erbgesundheitsgerichten, befinden sich in den jeweiligen Kapiteln und werden hier nicht nochmals aufgeführt.

9.2 Allgemeine Daten zu den badischen und württembergischen Ärzteschaften

Geschlecht

Die badische und württembergische Ärzteschaft bestand zu 77,3 Prozent aus Männern und zu 22,7 Prozent aus Frauen. In Baden lag der Anteil an Ärztinnen mit 24,6 Prozent jedoch höher als in Württemberg mit 21,0 Prozent. Diese Tendenz war auch in den Erhebungen im *Deutschen Ärzteblatt* oder dem Reichs-Medizinal-Kalender in den 1920er Jahren sichtbar. Hatte der Anteil der Ärztinnen 1926 noch bei 4,8 Prozent in Baden bzw. 2,8 Prozent in Württemberg gelegen,[6] war er 1937 auf 9,4 bzw. 8,8 Prozent angewachsen.[7] Während des Zweiten Weltkrieges stiegen die Zahlen aufgrund des stark erhöhten Bedarfs an Medizinern nochmals deutlich an. Hatte es 1939 noch reichsweit knapp unter 60000 Ärzte gegeben, waren es 1942 schon mehr als 75000.

Darunter waren überproportional viele Ärztinnen. Im Jahr 1942 lag ihr Anteil an der Ärzteschaft Badens und Württembergs bereits bei 16,2 bzw. 15,5 Prozent.[8] In der Zeit bis zum Ende des Zweiten Weltkrieges sollte sich dieser Trend weiter fortsetzen und

---

5 Karteikarten, bei denen nicht mit absoluter Sicherheit bestimmt werden konnte, ob die Ärzte in Baden oder Württemberg tätig waren, wurden nicht ausgewertet. Als ausschlaggebendes Kriterium hierfür wurde die Eintragung in der Kategorie „Bezirksvereinigung" genommen. Diejenigen Fälle, bei denen nur die Adresse lesbar war, wurden nicht gewertet, da dies oft nicht mit den Tätigkeitsorten korrespondierte bzw. bei im Militär befindlichen Ärzten häufig die Adresse von Angehörigen angegeben war. Die auf der Rückseite befindlichen Angaben über einen Wechsel des Tätigkeitsortes wurden berücksichtigt, da auch hier eine zweifelsfreie Identifikation der Bezirksvereinigung und zuständigen Ärztekammer möglich war.

6 Eigene Auszählung des Reichs-Medizinal-Kalenders von 1926. Reichs-Medizinal-Kalender (1926).

7 Reichs-Medizinal-Kalender (1937), S. 84.

8 Eine Auflistung Edmund van Kanns zum Jahr 1939 widerspricht hingegen dem Trend recht deutlich und erscheint wenig plausibel bzw. enthält möglicherweise einen Fehler. Dort lag Württemberg mit 14,4 Prozent plötzlich deutlich vor Baden mit 11,7 Prozent, bevor drei Jahre später wieder Baden einen höhe-

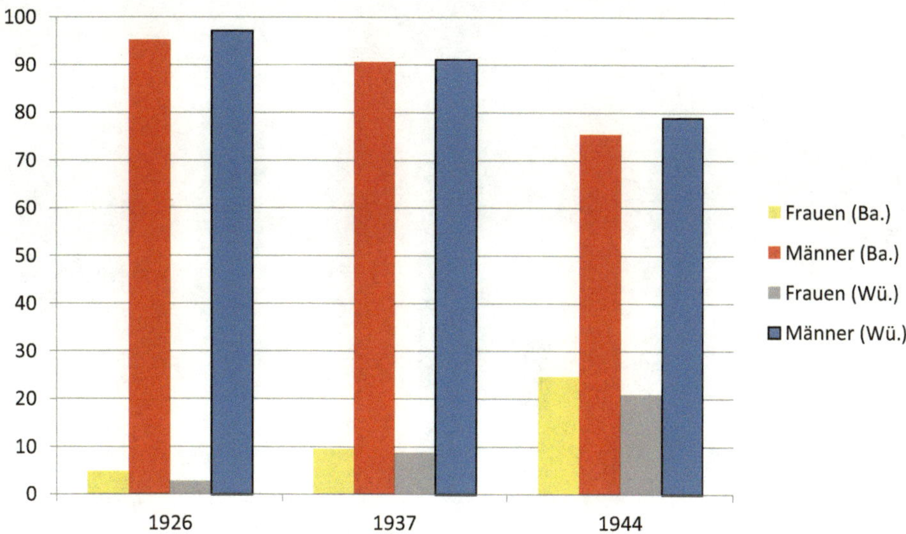

Abb. 1 Geschlechterverhältnisse in der badischen und württembergischen Ärzteschaft

führte dazu, dass sich die Zahl der Ärztinnen in beiden Ländern auf über 20 Prozent erhöhte.

Alterszusammensetzung der badischen und württembergischen Ärzte

Um statistische Aussagen über das Alter der badischen und württembergischen Mediziner zu treffen, wurden diese in das jeweilige Jahrzehnt ihrer Geburt unterteilt.[9]

Der älteste in der Stichprobe gefundene Arzt war im Februar 1860 geboren, die älteste Ärztin im Juli 1877. Zu den jüngsten noch in die Kartei aufgenommenen Medizinern zählten ein Mann und eine Frau, die beide im April 1920 geboren waren. Die Alterskohorte der zwischen 1860 und 1869 geborenen Ärzte hatte Ende 1944 denn auch den geringsten Anteil an der Ärzteschaft mit nur 2,4 Prozent.[10] Die Jahrgänge von 1870 bis 1879, 1880 bis 1889 und 1890 bis 1899 lagen bei 5,1 bzw. 8,9 und 15,3 Prozent. Etwa ein Viertel der Ärzte stellte die Gruppe der Geburtsjahre von 1900 bis 1909 mit 25,2 Prozent.

---

ren Anteil an weiblichen Medizinern hatte. Derartige Schwankungen sind eher unwahrscheinlich. Kann (1940); Kann (1942).

9 Zur Orientierung: Die überwiegende Mehrheit der Ärzte erhielt ihre ‚Bestallung'/Approbation zwischen dem 25. und 28. Lebensjahr. Hier sind allerdings durch die zahlreichen Notapprobationen große Spitzen in der Zeit des Ersten Weltkrieges erkennbar. Dasselbe Phänomen zeigt sich mit Beginn des Zweiten Weltkrieges; auch hier kam es zu einem deutlichen Anstieg an Notapprobationen.

10 Eine Unterscheidung zwischen Baden und Württemberg wurde bei diesen teils besonders geringen Zahlen (n = unter 50) aufgrund mangelnder Aussagekraft nicht durchgeführt, bei den zahlenmäßig stärker vertretenen Kohorten nach 1880 ist aber erkennbar, dass die Ärzte aus Baden tendenziell etwas jünger waren.

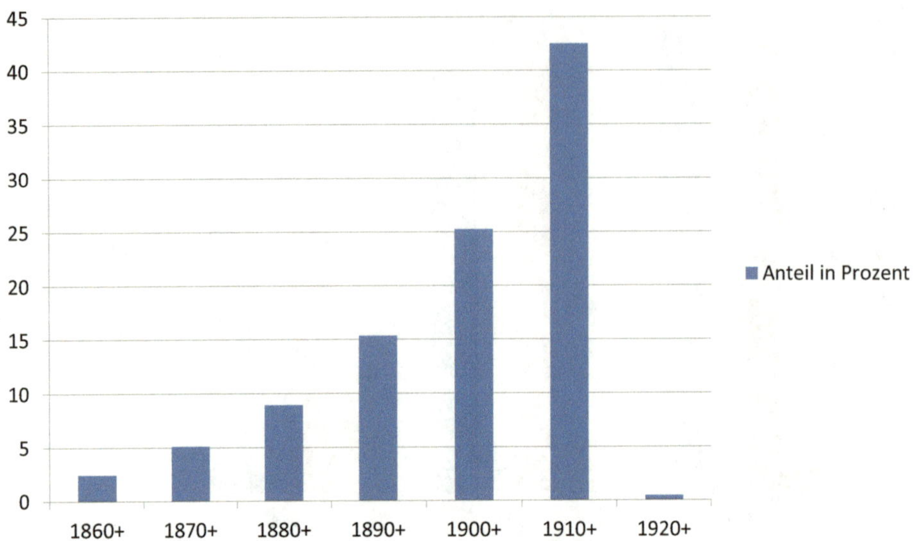

Abb. 2 Alterszusammensetzung der badischen und württembergischen Ärzteschaft

Den größten Anteil hatten die Jahrgänge von 1910 bis 1919 mit 42,5 Prozent. Die am stärksten vertretenen Geburtsjahre fallen in den Zeitraum zwischen 1909 und 1914. Sie machen 35,3 Prozent der gesamten Ärzteschaft zum Ende des Zweiten Weltkrieges aus.

Religionszugehörigkeit

Von den Ärzten Badens und Württembergs waren 57,8 Prozent evangelisch und 33,6 Prozent katholisch. 3,9 Prozent gaben ‚gottgläubig'[11] an und 4,7 Prozent entfielen auf konfessionslose und diverse Glaubensrichtungen, beispielsweise griechisch-orthodox, ‚deutschgläubig'[12], freireligiös oder nicht zu kategorisierende Zuschreibungen wie die einer Christengemeinschaft.

Für die beiden Landesteile zeigt sich bei den Ärzten die für Baden stärker vorhandene katholische Prägung und umgekehrt die protestantische für Württemberg.[13] Während in Baden mit 51,6 Prozent etwas mehr als die Hälfte der Mediziner evangelischen Glaubens war, lag ihr Anteil in Württemberg mit 63,4 Prozent deutlich höher. Umge-

---

11 ‚Gottgläubigkeit' war nach einem Erlass vom 26. November 1936 eine mögliche Religionszugehörigkeit und beschrieb diejenigen, die aus der Kirche ausgetreten, aber nicht glaubenslos waren. Mit der Zugehörigkeit ging meist eine besonders starke Identifikation mit nationalsozialistischem Gedankengut einher. Schmitz-Berning (2007), S. 281 f.

12 Als ‚deutschgläubig' bezeichnete sich eine Gruppierung, die geprägt von völkischen Ideen einen ‚arischen' Glauben propagierte, der aber nicht mit ‚gottgläubig' verwechselt werden darf. Schmitz-Berning (2007), S. 150 f.; Junginger (2012).

13 Siehe auch die nach Landkreisen aufgeschlüsselte Karte der konfessionellen Unterschiede in Landeszentrale für politische Bildung (1999), S. 97.

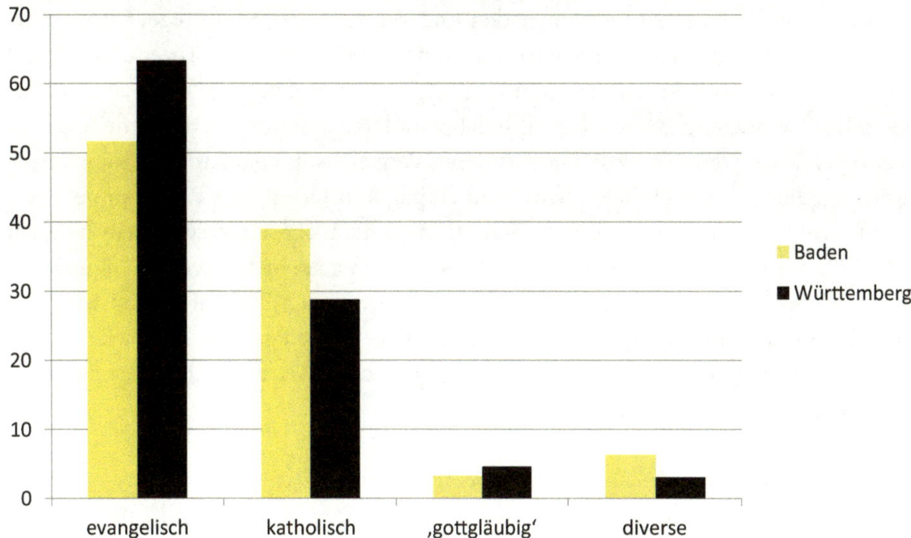

Abb. 3 Religionszugehörigkeit der badischen und württembergischen Ärzte

kehrt sah es im Hinblick auf die Quote der katholischen Ärzte aus; hier lag sie in Baden bei 38,9 Prozent, wohingegen sie in Württemberg nur 28,8 Prozent betrug. ‚Gottgläubig' gaben in Baden 3,2 Prozent und in Württemberg 4,7 Prozent an. Dies deckt sich mit den Tendenzen der 1937 veröffentlichten Erhebung[14] von Julius Hadrich für die evangelische und katholische Glaubensrichtung. Durch das Fehlen jüdischer Ärzte[15] in der Reichsärztekammerkartei war der prozentuale Anteil der anderen Religionen etwas angestiegen. Deutlich angewachsen ist hingegen die Zahl derjenigen mit der Angabe ‚gottgläubig'. Hier waren es laut Hadrich 1937 insgesamt nur 31 Ärzte gewesen, was 0,7 bzw. 0,8 Prozent entsprochen hatte. Allein in der Stichprobe wurde diese Zahl schon deutlich übertroffen und prozentual ist ein Anstieg in Baden um mehr als das Vierfache, in Württemberg um fast das Sechsfache festzuhalten.

Fachärzte und Allgemeinmediziner

Ein Blick auf die Unterscheidung zwischen Fachärzten und praktischen Ärzten zeigt auch einige Besonderheiten, sowohl zwischen den einzelnen deutschen Ländern als auch in der zeitlichen Entwicklung.

14 Hadrich (1937).

15 Vereinzelt lassen sich noch Karteikarten mit dem Vermerk „Jude!" finden, für Baden und Württemberg war dies jedoch nicht der Fall.

1937 hatte die Facharztquote in Baden und Württemberg 26,9 Prozent betragen.[16] Damit lag sie leicht unter dem reichsweiten Durchschnitt von 28,4 Prozent.[17] Während des Krieges sank der Anteil um mehr als fünf Prozent und betrug nur noch 21,4 Prozent. Das lag nicht zuletzt an den zahlreichen notapprobierten Ärzten ohne Spezialisierung. Dieser Trend deckt sich mit anderen Vergleichsuntersuchungen. Katers Auswertung, die keinen regionalen Schwerpunkt hat, konstatiert eine Facharztquote von 23,7 Prozent[18], womit der reichsweite Schnitt ähnlich stark gesunken wäre wie in Baden und Württemberg. Die Auswertung der hessischen Ärzteschaft unter der Leitung von Hafeneger nennt als Ergebnis eine Facharztquote von 24,3 Prozent.[19] Beim Blick auf die Geschlechterverteilung wird deutlich, dass die Spezialgebiete noch viel stärker männlich dominiert waren, als dies bei den praktischen Ärzten der Fall war. 89,3 Prozent der Fachärzte waren Männer.

Anstellung und Niederlassung sowie Ärzte ohne Berufsausübung

Auch die Unterscheidung zwischen denjenigen Ärzten, die angestellt, niedergelassen oder ohne ärztliche Tätigkeit waren, zeigt deutlich, dass die Kartei den Kriegszustand wiedergibt. So ist der Anteil der Mediziner, die Ende 1944 nicht als ‚ärztlich tätig' aufgeführt werden, weit höher als in Friedenszeiten. Im Jahr 1937[20] waren etwa zwei Drittel der badischen und württembergischen Ärzteschaft zumindest teilweise freipraktizierend tätig. Etwa die Hälfte war in einer Anstellung oder verbeamtet. Überschneidungen kommen aufgrund der Ärzte mit Anstellung in Teilzeit, die neben dieser Tätigkeit noch eine Praxis führten, zustande. Es gab jedoch auch Mediziner, die ihren Beruf nicht ausübten. Deren Anteil lag sowohl in Baden als auch in Württemberg deutlich unter einem Zehntel.

Ende 1944 bzw. Anfang 1945 stellt sich die Situation stark verändert dar. Fast die Hälfte (48,1 Prozent) der badischen und württembergischen Ärzteschaft befand sich in einer Anstellung (verbeamtete Ärzte wurden zu dieser Gruppe hinzugerechnet) und nurmehr etwa ein Drittel (33,7 Prozent) führte noch eine Praxis. In den zahlreichen Krankenanstalten, Lazaretten, aber auch in den Gesundheitsämtern arbeiteten v. a. jüngere Mediziner. Diese sollten die Versorgung der Zivilbevölkerung aufrechterhalten. In den flächenmäßig großen ländlichen Bezirken gestaltete sich diese Aufgabe jedoch zunehmend schwerer. So kam es dazu, dass gerade in diesen Regionen häufig junge Ärzte und v. a. Ärztinnen mittels einer sogenannten Notdienstverpflichtung eingesetzt wurden.

16 Hadrich (1937).
17 Reichs-Medizinal-Kalender (1937), S. 82–85.
18 Kohorten des Samples zusammengerechnet. Kater (2000), S. 398.
19 Hafeneger/Velke/Frings (2016), S. 231.
20 Im Reichs-Medizinal-Kalender von 1937 kommt es aufgrund der Doppelnennung bei Ärzten, die eine Anstellung hatten und gleichzeitig noch eine Praxis führten, zu erheblichen Überschneidungen, weshalb hier eine genauere Ausdifferenzierung nicht möglich ist. Reichs-Medizinal-Kalender (1937), S. 84.

Der Anteil der Mediziner ohne ärztliche Tätigkeit stieg im Vergleich zu den Vorkriegsjahren stark an und betrug fast ein Fünftel. Dies ist vor allem auf die vielen Ärzte zurückzuführen, die zum Militär eingezogen worden waren. Hinzu kommen noch einige der älteren Mediziner im Ruhestand. Viele Ältere, die sich in normalen Zeiten höchstwahrscheinlich zur Ruhe gesetzt hätten, übten während des Krieges aber zumindest zeitweise eine ärztliche Tätigkeit aus. Nur knapp ein Zehntel (11,3 Prozent) derjenigen ohne ärztliche Tätigkeit waren Mediziner, die zu diesem Zeitpunkt 65 Jahre oder älter waren. Dagegen traf dieser Status auf fast zwei Drittel (64,5 Prozent) der Jahrgänge 1910 bis 1919 zu. 80 Prozent davon waren männliche Ärzte, die zum Militär einberufen worden waren.

Mobilität von Ärzten

Ein Blick auf die Mobilität der badischen und württembergischen Ärzteschaft zeigt, dass insbesondere junge Mediziner in starkem Umfang wie eine Ware behandelt und je nach Bedarf an unterschiedliche Orte verlegt sowie in verschiedenen Bereichen eingesetzt wurden.[21] Bei knapp einem Drittel der Ärzte lassen sich auf der Rückseite der Karteikarten mehrere Anschriften finden. Diese Personen hatten mindestens einen Ortswechsel über die Grenzen einer Bezirksvereinigung hinaus zu verzeichnen. Die jüngsten Jahrgänge wiesen oftmals zahlreiche Änderungen auf.[22] Insbesondere die während des Krieges ‚bestallten' Ärzte wurden innerhalb eines Jahres oft mehrfach gegen ihren Willen versetzt. Dies geht u. a. auch aus den Akten zur Versorgung der Zivilbevölkerung hervor.[23] Während mehr als 40 Prozent der Ärzte aus den Jahrgängen ab 1900 mindestens einen Wechsel in diesen Jahren hinter sich hatten, traf dies nur auf jeden Zehnten vor 1900 geborenen Mediziner zu. Ärzte in mittlerem oder höherem Alter mussten zudem kaum befürchten, während des Krieges bei einem Bedarf bzw. Überschuss zwangsweise den Tätigkeitsort wechseln zu müssen. Hier wurde explizit darauf geachtet, möglichst junge Standeskollegen ohne Verpflichtungen wie Kinder oder pflegebedürftige Angehörige zu versetzen. Ausnahmen bildeten größere Konflikte zwischen Ärzten. In diesen Fällen war ein unfreiwilliger Wechsel des Dienstortes auch in fortgeschrittenem Alter möglich.[24]

---

21 Hierzu wurde berücksichtigt, ob es bei den jeweiligen Ärzten zu Änderungen ihrer Anschrift bzw. der Bezirksvereinigung und Ärztekammer, bei der sie gemeldet waren, kam. Dies wurde auf der Rückseite der Karteikarten vermerkt.

22 Wechsel innerhalb derselben Bezirksvereinigung, die häufig nur innerhalb des Wohnorts stattfanden, wurden nicht berücksichtigt.

23 Mehrere Fälle, beispielsweise in LABW HStAS, E 151/53 Bü 737.

24 Siehe beispielsweise die Akten zur Versorgung der Zivilbevölkerung in Stuttgart. LABW HStAS, E 151/53 Bü 733–738.

9.3 Die badischen und württembergischen Ärzteschaften in NS-Organisationen

Im Folgenden werden die badischen und württembergischen Mediziner und ihre Mitgliedschaft in der NSDAP und den weiteren Parteiorganisationen nach unterschiedlichen Kategorien aufgeschlüsselt. Dabei stehen nicht zuletzt die Unterschiede zwischen den beiden Ländern und ihren Ärzteschaften im Fokus.

Mitgliedschaft in der Nationalsozialistischen Deutschen Arbeiterpartei (NSDAP)

Die Stichprobe ergab[25], dass in Baden und Württemberg insgesamt 47,2 Prozent der Ärzte NSDAP-Mitglieder waren[26]. Rechnet man noch diejenigen hinzu, die den Status als Anwärter innehatten, waren es gar 48,4 Prozent. Damit lagen Baden und Württemberg zusammen merklich über dem reichsweiten Schnitt von 44,8 Prozent, den Kater in seiner Stichprobe festgestellt hatte.[27] Weitere regionale Untersuchungen zeichnen aber auch hier ein differenziertes Bild, wobei sie tendenziell alle über dem von Kater erhobenen Schnitt liegen.[28] Für Niederschlesien wurde von Methfessel und Scholz ein Wert von 47,7 Prozent ermittelt.[29] Rüther nennt für Thüringen einen Anteil von 50,3 Prozent[30], während die von Hafeneger geleitete Untersuchung für Hessen (Volksstaat Hessen und Hessen-Nassau) eine Quote von 53,2 Prozent angibt[31]. Zimmermann ermittelte für das Rheinland gar einen Anteil von 56,0 Prozent.[32]

Nicht nur aufgrund der damals eigenständigen Länder Baden und Württemberg, sondern auch wegen zahlreicher anderer Unterschiede ergibt ein Blick auf die beiden Ärzteschaften mehr Sinn, als diese nur in ihrer Gesamtheit zu betrachten. Während in Württemberg 52,0 Prozent der Ärzte Mitglied in der NSDAP waren, traf dies nur auf 42,0 Prozent der badischen Mediziner zu. Diese Tendenz zeigte sich bereits bei der Untersuchung von Hadrich aus dem Jahr 1937. Zu diesem Zeitpunkt lag Württemberg

---

25 Auf zahlreichen Karteikarten sind allerdings nachweislich existierende Mitgliedschaften nicht eingetragen. So stellt sich die Frage, inwieweit die Kartei auf dem aktuellen Stand gehalten wurde. Insbesondere mit Beginn des Zweiten Weltkrieges scheinen die Karten häufig nicht mehr vollständig ausgefüllt und Änderungen nicht in jedem Fall eingetragen worden zu sein.

26 Bei Doppeleintragungen von Mitgliedschaft und Anwärterschaft wurden die Ärzte als Mitglied gewertet, da auch bei einigen anderen Kategorien veraltete Daten nicht ausgestrichen wurden und entsprechend davon auszugehen ist, dass in diesen Fällen aus der Anwärterschaft zwischenzeitlich eine Mitgliedschaft geworden war.

27 Kater (2000), S. 107.

28 Zur Kritik an Kater siehe beispielsweise Rüther (2001), S. A 3264.

29 Methfessel/Scholz (2006), S. A 1064.

30 Rüther (1997), S. 167.

31 Hafeneger/Velke/Frings (2016), S. 232.

32 Rüther (1997), S. 167. Siehe auch Zimmermann (1999).

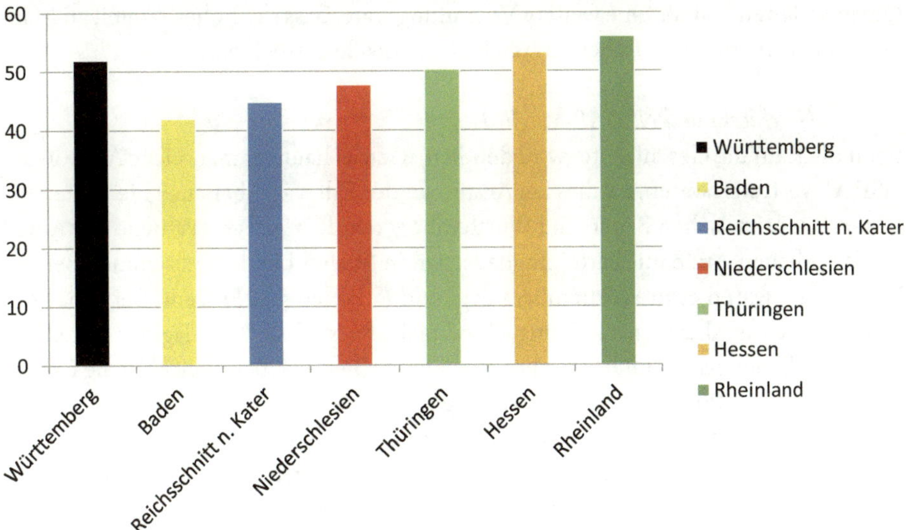

Abb. 4 NSDAP-Mitgliedschaft im Vergleich zum Reichsschnitt und weiteren Ärzteschaften

ebenfalls mit 36,4 Prozent deutlich vor Baden mit 30,2 Prozent.[33] Damit wird aber auch deutlich, dass schon vor der Aufhebung der Mitgliedersperre im Jahr 1937 große Teile der Ärzteschaft in der NSDAP vertreten waren und die Zahlen danach zwar weiter zunahmen, es aber zu keinem sprunghaften Anstieg kam. Das nach dem Zweiten Weltkrieg vielfach vorgebrachte Narrativ des späten Eintritts in die NSDAP ist daher auch für Baden und Württemberg nicht haltbar.[34]

Darüber hinaus wurden die Ärzte keineswegs zum Parteieintritt gedrängt, wie vielfach nach 1945 behauptet. Es konnte im Rahmen des Projekts nur eine Handvoll Fälle gefunden werden, bei denen überhaupt nennenswerter Druck ausgeübt worden war. Am häufigsten gab es dies noch bei den Beamten.[35] Demgegenüber bedeutete ein Nichteintritt aber karrieretechnische und finanzielle Einschnitte – etwas, zu dem die wenigsten Ärzte bereit waren.[36]

Ein möglicher Erklärungsansatz für den höheren Prozentsatz an NSDAP-Mitgliedern in Württemberg ist die deutlich höhere Zahl an Protestanten, die tendenziell geringere Berührungsängste[37] mit dem Nationalsozialismus und seinen verschiedenen

---

33 Hadrich (1937), S. 107 f.
34 Siehe hierzu u. a. Kudlien (1984) und Rüther (1997).
35 Siehe Kellerhoff (2009).
36 Siehe beispielsweise die Beiträge von Haar (2009), Wetzel (2009) und Weigel (2009) in dem Sammelband von Wolfgang Benz.
37 Siehe beispielsweise den Beitrag von Falter (2020).

Organisationen hatten. Eine weitere Vermutung wäre, dass der höhere Anteil an Männern in der württembergischen Ärzteschaft eine Rolle gespielt hat.

Geschlecht und NSDAP-Mitgliedschaft

Beim Blick auf die Geschlechter wird deutlich, wie viel häufiger männliche Ärzte in der NSDAP vertreten waren, als dies bei Ärztinnen der Fall war. Aber auch hier treten die Unterschiede zwischen Baden und Württemberg deutlich zutage. Während der Anteil der männlichen Ärzte mit Parteimitgliedschaft in beiden Ländern zusammen bei 57,2 Prozent lag, waren es in Württemberg 62,4 und in Baden 51,4 Prozent. Bei den weiblichen Ärzten ist dieser große Unterschied nicht feststellbar. Hier lag der Anteil der Parteimitglieder insgesamt bei 12,7 Prozent, unterschied sich beim Blick auf die Länder mit 13,0 bzw. 12,5 Prozent aber nur geringfügig.

Diese Zahlen decken sich in ihrer Tendenz mit anderen Erhebungen. So machte Kater 49,9 Prozent der männlichen und 19,7 Prozent der weiblichen Ärzte als NSDAP-Mitglieder aus.[38] Für Hessen wurden 57,7 bzw. 18,7 Prozent ermittelt.[39] In Thüringen lagen diese Werte bei 55 bzw. 10 Prozent.[40] Niederschlesien weist Anteile von 52 bzw. 21,9 Prozent auf.[41] Bemerkenswert ist, dass der Faktor, um den sich die Länderquoten unter den weiblichen Ärzten unterscheiden, wesentlich größer ist als bei den männlichen Pendants.

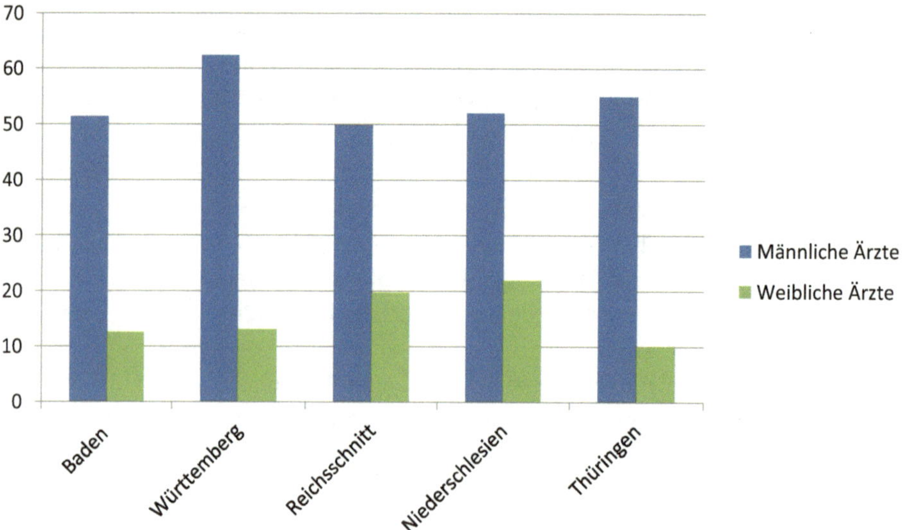

Abb. 5 NSDAP-Mitgliedschaft im Geschlechtervergleich

38 Kater (2000), S. 402.
39 Hafeneger/Velke/Frings (2016), S. 243.
40 Rüther (1997), S. 166.
41 Methfessel/Scholz (2006), S. A 1064.

Konfession und NSDAP-Mitgliedschaft

Anhänger der protestantischen Glaubensrichtung hatten wie bereits erwähnt tendenziell geringere Berührungsängste mit dem Nationalsozialismus und seinen Parteiorganisationen. Dies zeigt sich auch bei den badischen und württembergischen Ärzten. Insgesamt waren 50,9 Prozent der evangelischen und 44,0 Prozent der katholischen Mediziner NSDAP-Mitglieder. Deutlich an der Spitze lagen die ‚gottgläubigen' Ärzte mit 69,6 Prozent.

Es zeigen sich aber auch hier Unterschiede zwischen den beiden Ländern. Während 55,3 Prozent der evangelischen Ärzte in Württemberg Parteimitglied waren, traf dies auf 45,1 Prozent bei ihren badischen Glaubensbrüdern zu. Ähnlich sah es bei den katholischen Medizinern aus, hier waren es in Württemberg 46,1 und in Baden 42,2 Prozent. ‚Gottgläubige' Ärzte waren in Württemberg ebenfalls häufiger als in Baden in der NSDAP.

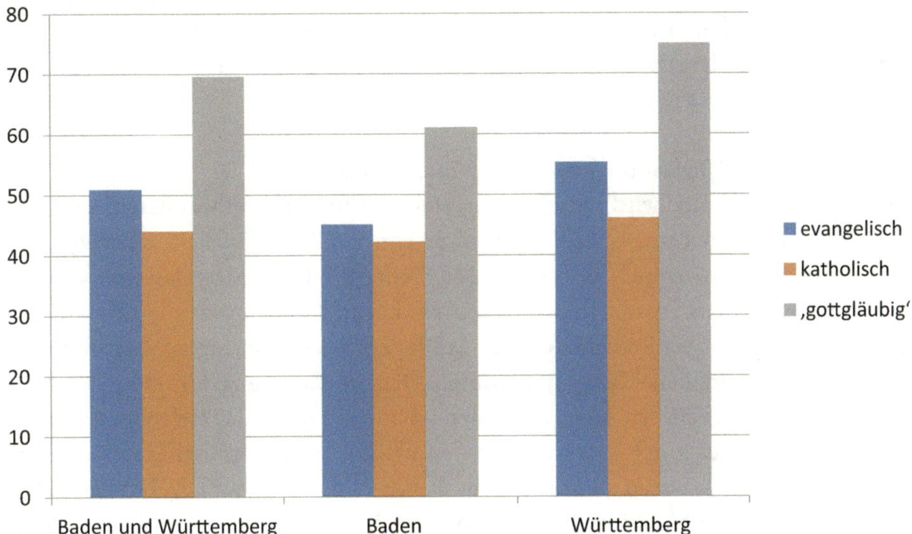

Abb. 6 NSDAP-Mitgliedschaft im Hinblick auf die Konfessionszugehörigkeit

Alter und NSDAP-Mitgliedschaft

Ein Blick auf die verschiedenen Alterskohorten zeigt, dass ähnlich wie in anderen Ländern auch in Baden und Württemberg insbesondere Ärzte mittleren Alters NSDAP-Mitglieder waren.[42] Junge und alte Mediziner wiesen hingegen geringere prozentuale Anteile auf. Die höchsten Quoten hatten in Baden und Württemberg diejenigen, die zwischen 1880 und 1889 sowie 1890 und 1899 geboren waren. Das Ergebnis allein ist

42 Siehe dazu auch Wahl (2017), insbesondere S. 60–105.

aber wenig aussagekräftig, da in diesen Jahrgängen beinahe alle Ärzte männlichen Geschlechts waren. Nach 1900 kamen immer mehr Frauen hinzu. Wird der Anteil der weiblichen Ärzte jedoch in den späteren Jahrgängen herausgerechnet, so bewegen sich auch diese Alterskohorten auf ähnlich hohem Niveau, welches beständig über 50 Prozent lag. Ein Blick auf die ‚Bestallung' bestätigt diese Tendenzen. Auch hier relativieren sich die Unterschiede zwischen den Jahrgängen, wenn der steigende Anteil der weiblichen Ärzte herausgerechnet wird.

Belässt man die Ärztinnen in der Stichprobe, so sinkt die Zahl der Parteimitglieder in den Jahren des Zweiten Weltkrieges deutlich ab, da hier verhältnismäßig viele Frauen die Approbation erhielten, um die Versorgung der Zivilbevölkerung aufrechtzuerhalten. Betrachtet man hingegen lediglich die männlichen Mediziner, so verringert sich die Anzahl der NSDAP-Mitglieder nur geringfügig und liegt noch immer bei etwa 50 Prozent.

Einzig bei den alten Ärzten war der Anteil derjenigen, die sich der NSDAP anschlossen, sehr klein. Lediglich zwei von 26 Medizinern aus der Stichprobe, die vor 1870 geboren wurden, traten in die Partei ein. Bei den in den 1870er Jahren Geborenen war hingegen schon mehr als ein Drittel NSDAP-Mitglied.[43]

NSDAP-Mitgliedschaft und Art der ärztlichen Tätigkeit

In diesem Unterkapitel wird zwischen angestellten (inklusive verbeamteten) und niedergelassenen Ärzten sowie Medizinern ohne eine ärztliche Tätigkeit unterschieden. Am höchsten lag der Anteil der NSDAP-Mitglieder bei den niedergelassenen Ärzten, von ihnen waren 53,8 Prozent in der Partei. Nur knapp darunter befanden sich die angestellten Ärzte mit 51,1 Prozent. Mit nur 41 Prozent waren diejenigen Mediziner vertreten, die keine ärztliche Tätigkeit ausübten. Dies ist dadurch zu erklären, dass hierunter auch viele der älteren Ärzte, die in den 1860er und 1870er Jahren geboren waren, fielen. Beim Vergleich der Kategorien in den beiden Ländern treten erneut größere Unterschiede auf. So waren unter den niedergelassenen Ärzten nur 44,3 Prozent in Baden, aber 60,1 Prozent in Württemberg in der Partei. Bei den angestellten Ärzten waren die badischen Standeskollegen mit 47,3 Prozent seltener NSDAP-Mitglied, als dies bei ihren württembergischen Pendants mit 55,1 Prozent der Fall war. Bei denjenigen, die keine ärztliche Tätigkeit mehr ausübten, weichen die Zahlen kaum voneinander ab. Hier lagen die badischen Mediziner mit 40,2 Prozent nur knapp hinter ihren württembergischen Standeskollegen mit 41,7 Prozent.

---

43 Eine Unterteilung in Gruppen mit kleinteiligerer Abgrenzung, beispielsweise in Kohorten mit einem Zeitraum von fünf Jahren, zeigt zwar graduelle Unterschiede, ändert aber an den grundlegenden Aussagen nichts und unterbleibt deshalb an dieser Stelle.

Fachärzte und Allgemeinmediziner in der NSDAP

Deutliche Unterschiede bei der Parteimitgliedschaft zeigen sich auch beim Vergleich zwischen Allgemeinmedizinern und Fachärzten. Hierbei fällt jedoch stark die männliche Dominanz unter Letzteren ins Gewicht. So waren 57,2 Prozent der Fachärzte in der NSDAP vertreten, während es bei den praktischen Ärzten 46,0 Prozent waren. Beim Blick auf lediglich männliche Mediziner relativieren sich diese Unterschiede ein wenig. Der prozentuale Anteil lag hier bei 62,7 Prozent für Fachärzte und bei 55,4 Prozent für praktische Ärzte. Im Ländervergleich zeigt sich wieder, dass die Allgemein- und Fachärzte Württembergs häufiger in der Partei vertreten waren als ihre badischen Kollegen.

Nationalsozialistischer Deutscher Ärztebund (NSDÄB)

Beim Blick auf die Mitgliedschaft im NSDÄB liegen die beiden Ärzteschaften zusammen mit 32,1 Prozent knapp oberhalb des reichsweit festgestellten Schnittes von 31 Prozent.[44] Nicht außer Acht gelassen werden sollte aber die große Zahl an Anwärtern. 14,7 Prozent der badischen und württembergischen Ärzte hatten diesen Status inne. Der Vergleich zwischen den beiden Ländern zeigt, dass in Württemberg mit 38,6 Prozent mehr Mediziner Mitglied im NSDÄB waren als in Baden mit 25,1 Prozent. Geringer sind die Unterschiede bei den Anwärtern mit 15,4 bzw. 14,2 Prozent. Im Falle des NSDÄB empfiehlt sich der Vergleich zwischen den Geschlechtern besonders. Denn nur 5,1 Prozent der Ärztinnen waren in dem Bund vertreten, bei den Männern waren es 40,3 Prozent. Umgekehrt ist es hingegen bei den Anwärtern. Diesen mitunter auch als ‚Sympathisanten' bezeichneten Status hatten 16,8 Prozent der Frauen inne. Bei den Männern waren es nur 14,1 Prozent.

Sturmabteilung (SA) und Schutzstaffel (SS)

Keinen Sinn würde der Geschlechtervergleich bei der Untersuchung der SA- und SS-Mitgliedschaften ergeben, denn diese Organisationen standen Frauen nicht offen.[45] In der SA waren 30,8 Prozent der badischen und württembergischen Ärzte. Damit lagen sie über dem von Kater ermittelten reichsweiten Schnitt von 26,0 Prozent. Beim Vergleich zwischen den beiden Ländern liegt auch hier Württemberg mit 33,0 vor Baden mit 28,0 Prozent. Die Zahlen entsprechen den Ergebnissen aus anderen regionalen Untersuchungen. Rüther ermittelte für Thüringen beispielsweise eine Quote von 27,2 Prozent[46], während Hafeneger 29,6 Prozent für Hessen nennt[47].

---

44 Rüther (1997), S. 165; Kater (2000), S. 394.

45 Allerdings waren beispielsweise auch Ärztinnen in Konzentrationslagern tätig. Diese wurden zum „SS-Gefolge" gerechnet, mitunter werden sie in der Fachliteratur auch als „SS-Ärztinnen" bezeichnet. Heike (1994). Weiterführend dazu auch Taake (1998).

46 Rüther (1997), S. 167.

47 Hafeneger/Velke/Frings (2016), S. 235.

In der SS vertreten waren 7,0 Prozent der Ärzteschaft. Dies entsprach in etwa dem Reichsschnitt, den Kater bei 7,2 Prozent verortete. Hier zeigt sich erstmals in Baden ein höherer Mitgliedsanteil als in Württemberg. 7,8 Prozent der badischen Ärzte waren in der SS, in Württemberg waren es 6,1 Prozent. Einen möglichen Erklärungsansatz liefern besonders engagierte Mediziner im Bereich der badischen Großstädte, insbesondere im Einzugsgebiet von Karlsruhe, Heidelberg und Mannheim. Wie aus den Akten des Generallandesarchivs Karlsruhe hervorgeht, wurden dort mitunter besondere Anstrengungen unternommen, um Ärzte für die Sanitätsabteilungen (Sanitätsstürme) der SS, aber auch der SA zu rekrutieren.[48] Andere regionale Untersuchungen kommen auf ähnliche Werte. So wurde für Hessen ein Anteil von 6,1 Prozent ermittelt[49], für Niederschlesien 7,8 Prozent[50]. Das Rheinland fällt hingegen mit vergleichsweise geringen 3,6 Prozent deutlich ab.[51]

Hitlerjugend (HJ)

In der HJ waren 10,1 Prozent der gesamten Ärzteschaft tätig. Damit befand man sich knapp über dem Reichsschnitt von 9,3 Prozent. Hier lag der Anteil der württembergischen Ärzteschaft wieder über dem in Baden. Ähnliche Werte wurden für Hessen und das Rheinland mit 9,0 bzw. 9,3 Prozent ermittelt.[52]

An dieser Stelle muss jedoch wieder die Rolle der weiblichen Ärzte berücksichtigt werden. Diese waren mit 12,6 Prozent häufiger in der HJ tätig als ihre männlichen Kollegen, die auf 9,5 Prozent kamen.

Weitere Parteiorganisationen[53]

Zu weiteren Parteiorganisationen liegen bislang nur wenige regionale Erhebungen vor. Als Vergleichsgröße für diese Arbeit wird die hessische Studie von Hafeneger herangezogen.

In der NS-Frauenschaft (NSF) waren in Baden und Württemberg 17,1 Prozent der Ärztinnen vertreten, in Hessen lag der Anteil bei 17,0 Prozent. Im Nationalsozialistischen Kraftfahrerkorps (NSKK) waren 9,6 Prozent der männlichen Ärzte Mitglied. In Hessen betrug der Wert 9,0 Prozent. Der Anteil der Ärztinnen mit Mitgliedschaft im Bund Deutscher Mädel (BDM) lag in Baden und Württemberg bei insgesamt 3,9 Prozent. Für Hessen wurden 5,5 Prozent ermittelt. Im Nationalsozialistischen Deutschen Studentenbund (NSDStB) waren 3,2 Prozent der Ärzteschaft vertreten, in Hessen wa-

48 LABW GLAK, 465 c Bü 482.

49 Hafeneger/Velke/Frings (2016), S. 238.

50 Methfessel/Scholz (2006), S. A 1064.

51 Rüther (2001), S. A 3265.

52 Hafeneger/Velke/Frings (2016), S. 237; Rüther (2001), S. A 3265.

53 Besonders bei den Organisationen mit niedrigem einstelligem Anteil muss beachtet werden, dass es sich hier um eine Stichprobe handelt und bei diesen Werten schon eine Handvoll Ärzte einige Zehntel-Prozentpunkte verändern würde. Entsprechend sind die Werte als Anhaltspunkte zu interpretieren.

ren es 1,8 Prozent. Mitglied im Nationalsozialistischen Fliegerkorps (NSFK) waren 1,2 Prozent (Hessen 0,7 Prozent).[54]

9.4 Die badischen und württembergischen Ärzteschaften im NS-System

Zu guter Letzt wird noch ein zusammenfassender Blick auf die Mitgliedschaft von Ärzten in der NSDAP und allen weiteren Parteiorganisationen geworfen, d. h. welcher Anteil an Medizinern in irgendeiner Art und Weise im NS-System involviert war und damit dieses stützte. Dabei wurden an dieser Stelle auch Anwärter hinzugerechnet, da hiermit offen der Willen und die Absicht verbunden waren, im nationalsozialistischen System mitzuwirken. Bezogen auf die gesamte Ärzteschaft Badens und Württembergs kommt der enorm hohe Wert von 75,7 Prozent heraus. Drei von vier Ärzten waren also in irgendeiner Art und Weise mit dem Nationalsozialismus verflochten. Reichsweit hatte Kater hier 69,2 Prozent ermittelt, Zimmermann für das Rheinland 74 Prozent.[55] Würden diejenigen herausgerechnet, die nur einen Anwärterstatus innehatten, käme man für Baden und Württemberg zusammen ebenfalls auf einen Wert von 69,2 Prozent.

Auch hier zeigt sich die württembergische Ärzteschaft bereitwilliger, im NS-System mitzuwirken. 80,1 Prozent der in der Stichprobe erhobenen Mediziner waren Mitglied

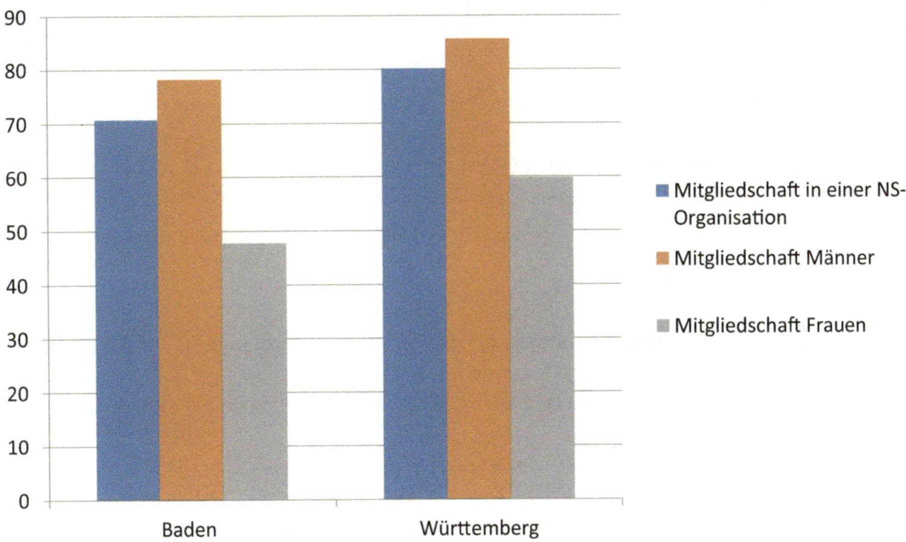

Abb. 7 Prozentualer Anteil der Ärzte und Ärztinnen in mindestens einer NS-Organisation

54 Vgl. das Kapitel Erhebung der Reichsärztekammer in Hafeneger/Velke/Frings (2016), S. 227–246.
55 Rüther (2001), S. A 3265.

oder Anwärter in einer nationalsozialistischen Organisation. In Baden lag dieser Wert bei 70,7 Prozent.

Der Vergleich der Geschlechter ist hier von besonderem Interesse. Während 82,1 Prozent der männlichen Ärzte im NS-System aktiv involviert waren, traf dies bei den weiblichen Ärzten auf 53,5 Prozent zu. Die Unterschiede zwischen den beiden Ländern finden sich ebenfalls wieder. Während in Baden 78,2 Prozent der männlichen und 47,7 Prozent der weiblichen Ärzte Mitglied oder Anwärter in mindestens einer NS-Organisation waren, traf dies bei ihren württembergischen Pendants auf 85,6 bzw. 59,8 Prozent zu.

Bibliographie

Archivalische Quellen

Bundesarchiv Berlin-Lichterfelde (BArch Berlin)
R 9345

Landesarchiv Baden-Württemberg, Generallandesarchiv Karlsruhe (LABW GLAK)
465 c Bü 482

Landesarchiv Baden-Württemberg, Hauptstaatsarchiv Stuttgart (LABW HStAS)
E 151/53 Bü 733–738

Periodika

Ärzteblatt für Württemberg und Baden 4 (1937)
Deutsches Ärzteblatt 67=69 (1940)–69=71 (1942)

Gedruckte Quellen

Hadrich, Julius: Zur Statistik der Aerztekammern Baden und Württemberg. In: Ärzteblatt für Württemberg und Baden 4 (1937), S. 107–109.

Kann, Edmund van: Die Zahl der Ärzte und ihre Gliederung im Jahre 1939. In: Deutsches Ärzteblatt 67=69 (1940), S. 283–286.

Kann, Edmund van: Die Zahl der Ärzte 1942 und ein Rückblick bis 1937. In: Deutsches Ärzteblatt 69=71 (1942), S. 300–303.

Reichs-Medizinal-Kalender für Deutschland. 2. Teil: Ärztliches Handbuch und Ärzteverzeichnis. Leipzig 1926; Leipzig 1937.

Literatur

Falter, Jürgen W.: Die konfessionelle Spaltung des Wahlverhaltens. In: Großbölting, Thomas; Blaschke, Olaf (Hg.): Was glaubten die Deutschen zwischen 1933 und 1945. Frankfurt/Main 2020, S. 55–82.

Haar, Ingo: Zur Sozialstruktur und Mitgliederentwicklung der NSDAP. In: Benz, Wolfgang (Hg.): Wie wurde man Parteigenosse? Die NSDAP und ihre Mitglieder. Frankfurt/Main 2009, S. 60–73.

Hafeneger, Benno; Velke, Marcus; Frings, Lukas: Geschichte der hessischen Ärztekammern 1887–1956. Schwalbach 2016.

Heike, Irmtraud: „… da es sich ja lediglich um die Bewachung der Häftlinge handelt …". Lagerverwaltung und Bewachungspersonal. In: Füllberg-Stollberg, Claus (Hg.): Frauen in Konzentrationslagern. Bergen-Belsen und Ravensbrück. Bremen 1994, S. 221–239.

Junginger, Horst: Die Deutsche Glaubensbewegung als ideologisches Zentrum der völkisch-religiösen Bewegung. In: Puschner, Uwe (Hg.): Die völkisch-religiöse Bewegung im Nationalsozialismus. Eine Beziehungs- und Konfliktgeschichte. (= Schriften des Hannah-Arendt-Instituts für Totalitarismusforschung 47) Göttingen 2012, S. 65–102.

Kater, Michael H.: Ärzte als Hitlers Helfer. Hamburg; Wien 2000.

Kellerhoff, Sven Felix: Die Erfindung des Karteimitglieds. Rhetorik des Herauswindens. Wie heute die NSDAP-Mitgliedschaft kleingeredet wird. In: Benz, Wolfgang (Hg.): Wie wurde man Parteigenosse? Die NSDAP und ihre Mitglieder. Frankfurt/Main 2009, S. 167–180.

Kudlien, Fridolf: Der Ärzte-Anteil in der frühen NS-Bewegung. Ein soziologisch-soziographisches Problem. In: Medizinhistorisches Journal 19 (1984), H. 4, S. 363–384.

Landeszentrale für politische Bildung (Hg.): Baden-Württemberg. Eine kleine politische Landeskunde. 3. Aufl. Stuttgart 1999.

Methfessel, Birgit; Scholz, Albrecht: Ärzte in der NSDAP. Regionale Unterschiede. In: Deutsches Ärzteblatt 103 (2006), S. A 1064 f.

Rüther, Martin: Ärztliches Standeswesen im Nationalsozialismus 1933–1945. In: Jütte, Robert (Hg.): Geschichte der deutschen Ärzteschaft. Organisierte Berufs- und Gesundheitspolitik im 19. und 20. Jahrhundert. Köln 1997, S. 143–194.

Rüther, Martin: Geschichte der Medizin. Ärzte im Nationalsozialismus. Neue Forschungen und Erkenntnisse zur Mitgliedschaft in der NSDAP. In: Deutsches Ärzteblatt 98 (2001), S. A 3264 f.

Schmitz-Berning, Cornelia: Vokabular des Nationalsozialismus. 2. Aufl. Berlin 2007.

Schwoch, Rebecca: Ärztliche Standespolitik im Nationalsozialismus. Julius Hadrich und Karl Haedenkamp als Beispiele. (= Abhandlungen zur Geschichte der Medizin und der Naturwissenschaften 95) Husum 2001.

Taake, Claudia: Angeklagt. SS-Frauen vor Gericht. Diplomarbeit Oldenburg 1998.

Wahl, Markus: Treatments of the Past. Medical Memories and Experiences in Postwar East Germany. Diss. Kent 2017.

Weigel, Björn: „Märzgefallene" und Aufnahmestopp im Frühjahr 1933. In: Benz, Wolfgang (Hg.): Wie wurde man Parteigenosse? Die NSDAP und ihre Mitglieder. Frankfurt/Main 2009, S. 91–109.

Wetzel, Juliane: Die NSDAP zwischen Öffnung und Mitgliedersperre. In: Benz, Wolfgang (Hg.): Wie wurde man Parteigenosse? Die NSDAP und ihre Mitglieder. Frankfurt/Main 2009, S. 74–90.

Zimmermann, Uwe: Organisierte Ärzte in der NS-Ära. Überblick mit Spezialstudien zu den Ärztekammern Köln-Aachen, Düsseldorf, Moselland. Unveröffentl. Examensarbeit Köln 1999.

10. Das staatliche Gesundheitswesen und die Amtsärzte

10.1 Die Situation in Baden und Württemberg vor 1933

Schon in der Weimarer Zeit war sowohl auf Reichs- als auch auf Landesebene eine weitreichende Reform des Gesundheitswesens gefordert worden. Die in Württemberg Anfang der 1920er Jahre rund um die Auflösung des Medizinalkollegiums durchgeführten Neuerungen hatten sowohl Ärzte als auch Regierungsvertreter meist unbefriedigt zurückgelassen. So bestanden beispielsweise in der Frage der Bekämpfung und Untersuchung von Seuchen- und Geschlechtskrankheiten, aber auch hinsichtlich zunehmender Krebserkrankungen vom Staat unabhängige Gesellschaften und Organisationen, die versuchten, die vorhandenen Lücken zu schließen. Auch aus der württembergischen Ärzteschaft waren wiederholt Forderungen nach einer Reform des staatlichen Gesundheitswesens laut geworden. Die vorhandenen Strukturen um die Oberamtsärzte wurden trotz eines erst 1912 erlassenen Gesetzes[1] als unzureichend befunden. So waren trotz ihrer staatlichen Anstellung immer noch einige Oberamtsärzte ohne Vollbeschäftigung und mussten entweder zusätzlich eine Praxis führen oder weiteren Nebentätigkeiten nachgehen, um ein Auskommen zu finden. Entsprechend unattraktiv waren viele der Stellen und auch der württembergische Medizinalbeamtenverein zeigte sich wiederholt unzufrieden. 1922 war beispielsweise vor allem im Hinblick auf die Bekämpfung der Tuberkulose vom Württembergischen Aerzteverband und dem Medizinalbeamtenverein gefordert worden, „in jedem Bezirk ein Gesundheitsamt zu errichten, dessen Leiter der Oberamtsarzt sei“[2].

Auch die Bezahlung der Amtsärzte war ein beständiges Streitthema. 1925 waren von 44 Oberamtsärzten immerhin 30 mit einer vollen Stelle versorgt.[3] Dafür durften sie aber auch keine Praxis mehr nebenher ausüben. Nebentätigkeiten wie die eines Vertrauens-

---

1 LABW HStAS, E 30 Bü 1255; Zoeppritz (1925).
2 Dörfler (1928), S. 490.
3 Zoeppritz (1925).

arztes waren jedoch weiterhin gestattet. In zahlreichen Oberämtern hatten die Ärzte in Ermangelung besserer medizinischer Infrastruktur viele Aufgabengebiete. Neben der beratenden[4] und kontrollierenden Tätigkeit waren sie unter anderem Gerichts- und Gefängnisarzt, für Impfungen und die schulärztlichen Untersuchungen zuständig. Zudem waren sie häufig als Gutachter gefragt, eine Tätigkeit, die aufgrund ihrer häufig[5] zusätzlichen Vergütung gerne angenommen wurde. Mit den zahlreichen Aufgaben ging aber eine immer weiter anwachsende verwaltungstechnische Arbeit einher. Insbesondere die als eines Arztes unwürdig empfundene Schreibarbeit wurde als belastend hervorgehoben. Da den Oberamtsärzten häufig weder eine Schreibhilfe noch geeignete Amtsräume zur Verfügung standen, musste meistens auf die vorhandene verwaltungstechnische Infrastruktur der Landratsämter zurückgegriffen werden. In einigen Fällen wurden diese Arbeiten aber auch von zu Hause aus erledigt. Dabei mussten nicht selten die Ehefrauen bei der Schreibarbeit mithelfen, ohne dafür eine Bezahlung zu erhalten.[6]

Zudem wurden vor allem in den ländlichen Bezirken die weiten Wegstrecken kritisiert. Selbst bei einer bestehenden Bahnverbindung hätten die Mediziner oft viele Kilometer am Tag zu Fuß zwischen ihren Einsatzorten zurückzulegen. Ein vom Staat zur Verfügung gestelltes Kraftfahrzeug gab es meist nicht und nicht jeder Amtsarzt konnte oder wollte sich ein privates Fahrzeug anschaffen. So wurde bemängelt, dass den Amtsärzten aufgrund dieser Einschränkung häufig die Zeit fehlen würde, sich ausreichend über aktuelle wissenschaftliche Entwicklungen zu informieren. Entsprechend drang man auf spezielle Fortbildungskurse.[7]

Ähnlich wie in Württemberg war auch in Baden[8] schon vor 1933 eine Reform des Gesundheitswesens von den meisten betroffenen Akteuren gefordert worden. Planungen für eine diesbezügliche Neuordnung waren auch im Ministerium des Innern schon längst begonnen worden. Dabei kam man zu dem Ergebnis, dass zu viele verschiedene Stellen im Gesundheitswesen „herumfuhrwerken"[9] würden und erhebliche Redundanzen die Folge waren. Es wurde ein Einsparpotential von etwa 50 Prozent vermutet, würde das Gesundheitswesen fast ausschließlich von staatlicher Seite organisiert werden. Anstelle der zahlreich vorhandenen Bezirksärzte sollte dem preußischen Vorbild entsprechend zukünftig ein Gesundheitsamt für einen oder im Falle der kleineren Bezirke für mehrere von diesen zuständig sein. Die Leitung der Ämter sollte

---

4 So existierten beispielsweise Beratungsstellen für „Mütter, Säuglinge, Tuberkulöse und Geschlechtskranke". Zoeppritz (1925), S. 377.

5 In einigen Oberämtern war diese Tätigkeit explizit nicht Bestandteil des Anstellungsvertrages, da die Aufgabe schon von einem anderen ansässigen Arzt versehen wurde. Durch solche Einschränkungen bei den Verdienstmöglichkeiten verringerte sich der Kreis der Bewerber meist erheblich.

6 Siehe beispielsweise die Berichte und Beschwerden in LABW HStAS, E 151/52 Bü 173.

7 Als Beispiel für einen Kurs und dessen Inhalt siehe Müller (1933).

8 Für die Situation in Baden sei auf die Studie von Mack verwiesen, weshalb auch der spezifisch badische Teil an dieser Stelle komprimiert dargestellt wird. Mack (2001).

9 LABW HStAS, E 151/54 Bü 333, Pag. 82 mit 83 und 84.

überwiegend in die Hände der vorhandenen Bezirksärzte übergehen. Je nach Größe wollte man weitere Mediziner und Hilfs- sowie Schreibpersonal anstellen. Allerdings waren bis zur Schaffung und Einrichtung der Ämter größere Investitionen notwendig.

10.2 Die Situation auf Reichsebene

Aufgrund der bescheidenen Verhältnisse und der im Vergleich geringen Verdienstmöglichkeiten wurden die Medizinalbeamten häufig als Ärzte zweiter Klasse wahrgenommen. Nur während der Teuerungskrise der 1920er Jahre hatten die verbeamteten Mediziner einen Vorteil durch die zeitnah vorgenommenen Anpassungen an die Inflation gehabt, während die Kassenärzte durch die zeitlich verzögerte Auszahlung des Kassenhonorars besonders darunter gelitten hatten.

In den allgemeinen ärztlichen Tenor über den Ansehensverlust des ärztlichen Berufes stimmten die Medizinalbeamten insbesondere Ende der 1920er Jahre mit ein. So wäre früher „in der Regel der tüchtigste und angesehenste Arzt der Oberamtsstadt oder des Bezirks ernannt“[10] worden und dieser hätte häufig ein besonderes Vertrauensverhältnis zu den praktischen Ärzten in seinem Umfeld gehabt. Nun träte aufgrund der Berufsbedingungen meist ein „Neuling in den Beamtenkörper“[11], der sich seine Anerkennung erst mühsam erarbeiten müsste und entsprechend anfänglich nicht die für das Amt geforderte Respektsperson darstellen könne.

Wenige Wochen nach der Machtübergabe begannen im Reichsministerium des Innern unter der Leitung von Wilhelm Frick konkrete Planungen für eine Neuordnung des Gesundheitswesens.[12] Maßgebliche Triebfedern waren Frick und der als Referent tätige Arthur Gütt. So wurden rassenpolitisch geprägte Pläne für eine zentral organisierte Gesundheitsverwaltung verlautbart:

> In Anbetracht der Bedeutung, die dem Gesundheitswesen in bevölkerungs- und rassepolitischer Hinsicht für die Bestandserhaltung und Aufartung unseres Volkes wie für den Neubau des Reiches zukommt, halte ich [Frick – A. P.] daher [...] den Zeitpunkt für gekommen, [...] das gesamte öffentliche Gesundheitswesen nach reichsgesetzlichen Richtlinien neu zu regeln. Da ich auf die Zusammenarbeit mit den Ländern gerade in dieser Frage besonderen Wert lege, werde ich die zuständigen Ministerien der Länder demnächst zu einer Besprechung hierüber in das Reichsministerium des Innern einladen. Bis zu diesem Zeitpunkt bitte ich, von Maßnahmen auf dem Gebiet des öffentlichen Gesundheitswesens, die der von mir geplanten Neuregelung vorgreifen könnten, grundsätzlich abzusehen.[13]

---

10 Zoeppritz (1925), S. 379.
11 Zoeppritz (1925), S. 379.
12 Zur Entwicklung des Reichsgesundheitsamtes bis 1933 siehe auch Hüntelmann (2008).
13 LABW HStAS, E 151/54 Bü 333, Pag. 32.

Das auch von ärztlicher Seite zwischenzeitlich geforderte eigene Ministerium mit einem Mediziner an der Spitze sollte es aber auch unter nationalsozialistischer Herrschaft nicht geben. Allerdings wollte man das auf Landesebene und oft bis hinab auf kommunaler Ebene sehr unterschiedliche öffentliche Gesundheitswesen vereinheitlichen. Im Sinne des nationalsozialistischen Staates sollte eine zentralistische Struktur geschaffen werden mit der Abteilung IV für Gesundheitswesen und Volkspflege des Reichsministeriums des Innern als leitender Stelle. Mit Arthur Gütt saß dort ein überzeugter Eugeniker, der maßgeblich an der Einführung des Gesetzes zur Verhütung erbkranken Nachwuchses beteiligt sein sollte.[14] Zudem war er als Referent seit Mai 1933 unter anderem für Fragen bezüglich der Neuorganisation des Gesundheitswesens zuständig. Gütt war vor seiner Tätigkeit im Ministerium selbst Kreisarzt gewesen und kannte dementsprechend die Situation des staatlichen und kommunalen Gesundheitswesens aus eigener Erfahrung.[15] Ein weiterer relevanter Referent war der für die kommunale Gesundheitsfürsorge zuständige Friedrich Bartels, der zuvor als Schularzt tätig gewesen war. Bartels zeichnete auch verantwortlich für die propagandistisch aufgeladenen Pläne für eine Neuausrichtung auf eine staatliche ‚Gesundheitsführung' anstatt der Gesundheitsfürsorge.[16] Vor allem Gütt hatte einen zentral organisierten öffentlichen Gesundheitsdienst im Auge, mit besonderem Fokus auf der Rassenpolitik.[17] Aufgrund seiner besseren Einbindung in die Ministerialbürokratie konnte er sich mit seinen Vorstellungen zunächst gegen konkurrierende Pläne weiterer Akteure, beispielsweise des späteren Reichsärzteführers Gerhard Wagner, durchsetzen. Dabei kollidierten die Vorstellungen einer mit weitgehenden Befugnissen ausgestatteten Gesundheitsverwaltung durch Medizinalbeamte mit denen einer Reichsärztekammer ohne parallel existierende „Beamtenbürokratie"[18].

In Anbetracht der in anderen Staaten oft den reichsrechtlichen Regelungen vorauseilenden Schaffung neuer Einrichtungen wurden die zuständigen Ministerialabteilungen deutlich zur Zurückhaltung ermahnt:

> Das neuerdings stark in Erscheinung tretende Bestreben einzelner Länder und Kommunen, besondere Rasseämter ohne Zusammenhang mit den bisherigen Einrichtungen des Gesundheitswesens zu bilden, ist geeignet, die Lage noch verwickelter und unübersichtlicher zu gestalten, wenn nicht die einheitliche Zusammenfassung und Auswertung der Untersuchungsergebnisse verbürgt werden.[19]

14 Labisch/Tennstedt (1984), S. 195 f.
15 Labisch/Tennstedt (1985), S. 423 f.
16 Siehe dazu Reeg (1988).
17 Siehe dazu Süß (2003).
18 Labisch/Tennstedt (1984), S. 197.
19 LABW HStAS, E 151/54 Bü 333, Pag. 32.

Zunächst war geplant worden, die betreffenden Einrichtungen der Gesundheitsverwaltung unter kommunaler Aufsicht zu belassen. Die beschäftigten Ärzte sollten allerdings staatliche und nicht kommunale Medizinalbeamte sein. Damit wären aber auch die Kosten zu großen Teilen Ländersache geworden. Der Medizinalbeamtenverein unter seinem Vorsitzenden Gustav Bundt sah in dem geplanten Gesetz zur Neuordnung für sich auch die große Chance, endlich die ersehnte einflussreiche Position innerhalb des Gesundheitswesens erlangen zu können. So plante Gütt eine Aufwertung der Amtsärzte dahingehend, dass in jedem Kreis ein Gesundheitsamt geschaffen werden sollte, in welchem neben entsprechenden Räumlichkeiten auch Hilfspersonal für die Mediziner verfügbar sein sollte. Entsprechend bot man sich der neuen Führung als willfähriges Instrument zur Umsetzung der neuen rassenhygienischen Pläne an, unabhängig davon, ob dies positive oder negative Eugenik sein sollte. Konkreter wurden die Vorbereitungen von Gütt im September 1933. Um die höchst unterschiedlichen Regelungen auf Länderebene vereinheitlichen zu können, wurden zunächst Erhebungen über den aktuellen Zustand angestellt.[20]

Gütt konnte dabei auf die Protektion Fricks zählen und der anfängliche Widerstand gegen die Reformbestrebungen in den anderen Ministerien ließ nach. Zudem befürwortete Adolf Hitler persönlich eine weitreichende Zentralisierung und die damit einhergehende Entmachtung der Länder.[21]

Im Februar 1934 erhielt Gütt darüber hinaus auch die Leitung einer eigenen Medizinalabteilung, mit der seine Beförderung zum Ministerialdirektor einherging. Gegen den Widerstand der Gemeinden und Städte, beispielsweise auch Stuttgart, gelangte der sechste Gesetzentwurf ins Reichskabinett. Am 3. Juli 1934[22] stimmte es dem Entwurf zu[23]. In Kraft treten sollte das Gesetz am 1. April 1935[24] und innerhalb von neun Monaten wollte man die Gesundheitsämter errichten[25].

10.3 Die Situation in Württemberg ab 1933

Bis zur Machtübergabe waren in Württemberg in der Abteilung X (Gesundheitswesen) des Ministeriums des Innern drei ärztliche Berichterstatter beschäftigt gewesen: Ministerialrat Gottlieb Gnant als Hauptberichterstatter[26], Obermedizinalrat Rudolf

20 Labisch/Tennstedt (1984), S. 198.
21 Labisch/Tennstedt (1984), S. 199.
22 *Reichsgesetzblatt* (1934), Teil 1, S. 531 f.
23 Labisch/Tennstedt (1984), S. 200.
24 *Reichsgesetzblatt* (1934), Teil 1, S. 532.
25 Siehe dazu auch Schleiermacher (2019).
26 Gnant verstarb schon 1935. Siehe zu ihm auch die Landesbibliographie Baden-Württemberg unter https://www.leo-bw.de/web/guest/detail/-/Detail/details/PERSON/wlbblb_personen/1012266761/

Camerer[27], zuständig für das ‚Irrenwesen' und Direktor der Heilanstalt Winnental, sowie Medizinalrat Hans Mayser[28], der Vorstand des Medizinischen Landesuntersuchungsamtes war. Zukünftig sollte Eugen Stähle die Position von Gnant als Ministerialrat und dessen Rolle als ärztlicher Hauptberichterstatter innehaben. Während der 1868 geborene Gnant in Pension ging, verblieb der 1869 geborene Camerer noch kurze Zeit im Ministerium. Nach seiner Pensionierung wurde Otto Mauthe berufen. Mayser war auch noch über 1945 hinaus als ärztlicher Berichterstatter[29] im Ministerium des Innern und schied erst 1964 altersbedingt aus[30]. Darüber hinaus gab es 40 Oberamtsärzte in Württemberg, davon 33 in vollbesoldeten Stellen. Die verbliebenen sieben Ärzte hatten Stellen in der untersten Besoldungsgruppe für Medizinalbeamte und erhielten nur 70 bis 80 Prozent des vollen Gehalts.[31] Zu den aufgezählten staatlichen Medizinalbeamten kamen noch 21 hauptamtlich angestellte Anstaltsärzte. Zudem gab es noch drei Ärzte unter den kommunalen Gesundheitsbeamten.[32] Bei insgesamt 62[33] „unteren Verwaltungsbezirken"[34] wäre entsprechend den Plänen von Gütt, für jedes Oberamt bzw. jeden Bezirk ein Gesundheitsamt mit einem Amtsarzt zu schaffen, eine erhebliche Zahl von neuen Beamtenstellen notwendig gewesen. Der erste Entwurf von Gütt scheiterte aber an einem auf breiter Basis vorhandenen Widerstand sowohl in der Partei als auch in anderen Ministerien. Insbesondere das Reichsfinanzministerium hatte erhebliche Einwände gegen die kostenintensiven Pläne. Auch im württembergischen Finanzministerium zeigte man sich ob der erheblichen Mehrkosten wenig erfreut:

> Nun hat sich aber bei der Besprechung der Entwürfe im Innenministerium ergeben, dass die Durchführung der neuen Organisation in Württemberg sowohl dem Staat, als auch besonders den Amtskörperschaften ganz wesentliche Mehrbelastungen bringen müsste. Ich [der württembergische Finanzminister Alfred Dehlinger – A. P.] muss mich mit aller Entschiedenheit dagegen wenden, und zwar auch für die Amtskörperschaften, deren Belastung mittelbar auch wieder auf den Staat zurückwirkt.[35]

---

person (letzter Zugriff: 19.10.2022) und https://www.schwaebische.de/landkreis/landkreis-biberach/bad-buchau_artikel,-ehrenamtliche-erinnern-an-ehrenbuerger-_arid,10731953.html (letzter Zugriff: 19.10.2022).

27 Camerer war weder in der NSDAP noch Mitglied einer anderen NS-Organisation, er verstarb 1946. BArch Berlin, R 9345; LABW HStAS, E 151/52 Bü 140.

28 Mayser war sowohl NSDAP- als auch NSDÄB-Mitglied und darüber hinaus noch in der SA. BArch Berlin, R 9345.

29 Thebal-Verlag (1960), S. 9.

30 LABW HStAS, EA 2/150 Bü 1128; Thebal-Verlag (1960).

31 LABW HStAS, E 151/54 Bü 333, Pag. 43a.

32 LABW HStAS, E 151/54 Bü 333, Pag. 43a.

33 Bestrebungen, eine Verringerung der Anzahl an Oberämtern zu erreichen, waren 1911 in einer Vorlage zur „Vereinfachung der Verwaltung" spürbar. Allerdings wurde der Entwurf abgelehnt. Aufhebungen von Oberämtern gab es aber trotzdem, beispielsweise 1923 das von Cannstatt sowie 1926 das von Weinsberg. So verblieben 61 Kreise und Stuttgart, welches eine Sonderposition einnahm. Siehe dazu auch Grube (1975).

34 LABW HStAS, E 151/54 Bü 333, Pag. 98.

35 LABW HStAS, E 151/54 Bü 333, Pag. 48. Hervorhebung im Original.

Vor allem die personelle Besetzung im ersten Entwurf war auf Widerstand gestoßen. Darin waren zwei hauptamtliche Ärzte, ein Sekretär, eine Schreibgehilfin und ein Hausmeister, der zugleich Kraftwagenführer und -pfleger sein sollte, vorgesehen.[36] Allein bei den Anfang 1934 bestehenden drei kommunalen Gesundheitsämtern (Stuttgart, Heilbronn und Ulm[37]) waren durch die 19 hauptamtlich und zwei nebenamtlich angestellten Ärzte Gehaltskosten von über 152.000 RM zu verzeichnen. Die Gesamtkosten der drei Ämter beliefen sich auf fast 330.000 RM.[38] Bei einer möglichen Schaffung eines entsprechenden Gesundheitsamtes in jedem Kreis wären die Kosten geradezu explodiert. Aufgrund der geringen Bevölkerungsdichte in den meisten der württembergischen Verwaltungsbezirke – knapp 400000 Menschen lebten allein in Stuttgart, wohingegen die anderen Bezirke im Schnitt auf nur 37800 Einwohner kamen[39] – hatten viele Oberamtsärzte zwei Bezirke zu versorgen. Diese Regelung traf Anfang 1934 auf 23 Oberamtsärzte zu.[40] Entsprechend plante man auch zukünftig in Württemberg, den meisten Gesundheitsämtern zwei Bezirke zur Versorgung zuzuweisen.[41]

Die Vereinheitlichung gelang in den meisten Fällen, aber einige Ausnahmen verwässerten das Gesetz, und so blieb es in der Praxis hinter den ursprünglichen Plänen zurück. Reichsweit wurden zwar 642 staatliche, aber immer noch 93 kommunale Gesundheitsämter zum Teil mit einem staatlichen und zum Teil einem kommunalen Amtsarzt an der Spitze geschaffen.[42] So auch in Stuttgart; Oberbürgermeister Karl Strölin[43] hatte sich wiederholt für eine Erhaltung des kommunalen Amtes starkgemacht[44] und sich damit offenkundig durchsetzen können[45]. Die geplante Zusammenfassung von Bezirken verlief erwartungsgemäß ebenfalls nicht reibungsfrei. So beschwerten sich zahlreiche Landräte und Bürgermeister, wenn ihr Kreis bzw. ihre Stadt bei der

---

36 LABW HStAS, E 151/54 Bü 333, Pag. 59.

37 Die ursprünglich kommunalen Gesundheitsämter Ulm und Heilbronn wurden nach dem Gesetz zur Vereinheitlichung des Gesundheitswesens zu staatlichen Gesundheitsämtern, Stuttgart verblieb damit das einzige kommunale Amt in Württemberg. LABW HStAS, E 151/54 Bü 336.

38 LABW HStAS, E 151/54 Bü 333, Pag. 98.

39 LABW HStAS, E 151/54 Bü 333, Pag. 98.

40 „Deswegen werden schon seit etwa 20 Jahren der Mehrzahl der Oberamtsärzte je zwei Oberamtsbezirke als Dienstbezirk zugewiesen. Zur Zeit bestehen 23 Oberamtsarztbezirke aus je 2 Oberamtsbezirken." LABW HStAS, E 151/54 Bü 333, Pag. 98.

41 LABW HStAS, E 151/54 Bü 333, Pag. 98.

42 Labisch/Tennstedt (1984), S. 200.

43 Zu Strölin siehe auch Nachtmann (1995).

44 „Die Stadt Stuttgart hat aus eigener Initiative und weit über den Rahmen der bisherigen gesetzlichen Verpflichtungen hinaus zum Nutzen der Stuttgarter Bevölkerung ihr Gesundheitsamt schon in früheren Jahren und erst recht seit der Machtergreifung des Nationalsozialismus derart ausgebaut, dass es schon jetzt weitaus die meisten der den künftigen vereinheitlichten Gesundheitsämtern nach dem Gesetz vom 3. Juli 1934 obliegenden Aufgaben erfüllt. [...] Das städtische Gesundheitsamt wird selbstverständlich auch künftig allen ihm obliegenden Pflichten auf das genaueste nachkommen, sodass von dieser Seite aus keinerlei Anlass für eine Verstaatlichung gegeben ist." LABW HStAS, E 151/54 Bü 333, Pag. 146 mit 147.

45 LABW HStAS, E 151/54 Bü 334, Pag. 277.

Vergabe des Gesundheitsamtes übergangen wurden und stattdessen ein benachbarter Kreis ausgewählt wurde.[46]

Mit dem neuen Gesetz ging auch die reichsweite Einführung (erste Durchführungsverordnung vom 6. Februar 1935)[47] der neuen Bezeichnung ‚Amtsarzt' einher:

> Die Bezeichnung ‚Amtsarzt' ist im ganzen Reich dem leitenden Arzt eines Gesundheitsamtes vorbehalten. Er muß in jedem Fall hinsichtlich seiner arischen Abstammung und der seiner Ehefrau den Erfordernissen des § 1 a Abs. 3 des Reichsbeamtengesetzes vom 31. März 1873 in der Fassung des Gesetzes vom 30. Juni 1933 (Reichsgesetzbl. I S. 433) genügen.[48]

Dabei wurde der rassenpolitische Anspruch an die Amtsärzte nicht nur im Hinblick auf ihre Abstammung deutlich, auch ihre politische Einstellung sollte unzweifelhaft nationalsozialistisch sein: „Bei der Auswahl der Ärzte, insbesondere derjenigen, die in der Erb- und Rassenpflege tätig werden sollen, sind vornehmlich solche zu berücksichtigen, die weltanschaulich auf dem Boden der Nationalsozialistischen Deutschen Arbeiterpartei stehen."[49]

Dies gelang in Anbetracht der Übernahme zahlreicher schon vor 1933 tätiger Oberamtsärzte in die neuen Stellungen nicht immer, wie noch zu zeigen sein wird. Die Verdrängung von Nichtparteimitgliedern aus diesen Positionen wurde in Württemberg mit geringerem Nachdruck verfolgt als im benachbarten Baden.[50] Da rechtlich kaum eine Handhabe bestand, einen langjährigen Amtsarzt mit ‚einwandfreier' Abstammung aus seinem Amt zu entlassen, verblieben einige über die gesamte Zeit des Nationalsozialismus in ihrer Position, obwohl ihre ‚Weltanschauung' als nicht nationalsozialistisch erachtet wurde. Dies bedeutete allerdings keineswegs, dass die Handlungen dieser Ärzte im Rahmen der NS-Gesundheitspolitik gegenüber ihren offen nationalsozialistischen Kollegen zurückstanden.

Auch im weiteren Verlauf sollten finanzielle Probleme die Umsetzung des Gesetzes in Württemberg ständig begleiten. Neben den höheren Gehaltskosten für die Amtsärzte und das neue Hilfspersonal musste auch die notwendige Ausstattung für die neuen Gesundheitsämter erworben werden. Bis dato hatten die Ärzte trotz ihrer Anstellung beim Staat häufig auf ihre privaten Instrumente zurückgreifen müssen. Dies wurde aber als „Unding"[51] erachtet. Allein für die medizinisch-technische Ausrüstung

---

46 Beispielsweise protestierte der Bürgermeister von Biberach: „Es ist allmählich zur Manie geworden – ich kann es nicht anders bezeichnen –, dass derartige Versuche gemacht werden, Biberach Aemter und Einrichtungen streitig zu machen." LABW HStAS, E 151/54 Bü 333, Pag. 202.

47 *Reichsgesetzblatt* (1935), Teil 1, S. 177.

48 LABW HStAS, E 151/54 Bü 333, Pag. 207. Hervorhebung im Original.

49 LABW HStAS, E 151/54 Bü 333, Pag. 207.

50 Siehe Mack (2001), S. 76–81.

51 LABW HStAS, E 151/54 Bü 334, Pag. 234 mit 235.

wurde mit weiteren Kosten von mindestens 150.000 bis 180.000 RM gerechnet.[52] In Verbindung mit der vergleichsweise schlechten Entlohnung waren die Amtsarztstellen auch nach der erfolgten Gesetzesänderung weiterhin nicht allzu beliebt. Stähle beklagte sich diesbezüglich auch bei Gütt persönlich:

> Er [Stähle, A. P.] schilderte dann die personellen Schwierigkeiten, die in Württemberg bei der Besetzung von Amtsarztstellen schon seit geraumer Zeit auftreten, und betonte, dass diese Schwierigkeiten bei einer unbefriedigenden Gebührenregelung in unerträglicher Weise sich noch weiter verschärfen würden. Bei Besetzung einer der letzten württ. Amtsarztstellen sei es überhaupt nur vermöge seiner persönlichen Beziehungen möglich gewesen, einen Bewerber für die Stelle zu bekommen.[53]

Trotz dieser Anstrengungen konnten nicht alle offenen Stellen besetzt werden, zudem sorgte jedes Ausscheiden eines Amtsarztes erneut für Probleme bei der Suche nach einem Nachfolger. Stähle forderte deshalb einen höheren Sold und prognostizierte das Ausscheiden weiterer Amtsärzte, wenn zukünftig keine bessere Entlohnung erfolgen würde.[54]

In Preußen war die Situation noch schlechter, dort musste den Amtsärzten zeitweise die Ausübung einer Privatpraxis gestattet werden, um die Stellen überhaupt besetzen zu können.[55] Dies wurde für Württemberg aus mehreren Gründen deutlich abgelehnt.[56]

Eine ähnliche Wahrnehmung bezüglich der Probleme bei der Stellenbesetzung machte auch der erste Stadtarzt von Stuttgart, Alfred Gastpar, der hervorhob, dass sich nicht einmal mehr die jüngeren Mediziner für die Beamtenlaufbahn[57] interessieren würden[58]. Die jahrelang herbeigeredete ‚Ärzteschwemme' war auch 1935 nicht wirklich erfolgt, so dass unattraktive Stellen weiterhin nur wenige Anwärter hatten. Ent-

---

52 LABW HStAS, E 151/54 Bü 334, Pag. 234 mit 235.

53 LABW HStAS, E 151/54 Bü 334, Pag. 305.

54 LABW HStAS, E 151/54 Bü 334, Pag. 628 mit 629.

55 LABW HStAS, E 151/54 Bü 334, Pag. 628 mit 629.

56 „Ministerialrat Dr. Stähle erwiderte, er müsse die Gestattung von Privatpraxis vom dienstlichen Standpunkt aus als ein gewagtes Unternehmen bezeichnen. Die württ. Amtsärzte seien schon vermöge ihrer starken dienstlichen Inanspruchnahme gar nicht in der Lage, neben ihrer amtlichen und vertrauensärztlichen Tätigkeit noch Privatpraxis zu betreiben. – Aus Äusserungen von Amtsärzten ist immer wieder herauszuhören, dass sie die Gestattung von Privatpraxis gar nicht wünschen, da die Autorität des Amtsarztes gegenüber den Privatärzten und der Bevölkerung durch die Ausübung von Privatpraxis untergraben würde. Der Amtsarzt dürfe nicht in den Verruf eines Konkurrenten der Privatärzte kommen." LABW HStAS, E 151/54 Bü 334, Pag. 628 mit 629.

57 Die schriftlichen Prüfungsakten für die beamtenärztliche Staatsprüfung geben Aufschluss über die verschiedenen Abschlussjahrgänge der Amtsärzte und befinden sich in LABW HStAS, E 151/55 Bü 1–52.

58 „Wir wissen ja alle, wie schwer es ist unter den gegenwärtigen Verhältnissen den Nachwuchs für die beamteten Ärzte sicher zu stellen." LABW HStAS, E 151/54 Bü 334, o. Pag.

sprechend mussten häufig zusätzliche Anreize gesetzt werden, wie beispielsweise die Auszahlung einer Impfzulage.[59]

Mitte 1935 hatte Württemberg 36 Gesundheitsämter plus eine Nebenstelle. Die Zahl sollte sich aber durch weitere Zusammenlegungen in den Folgejahren noch leicht verringern.[60] Im benachbarten Baden waren es 1935 22 mit ebenfalls einer Nebenstelle.[61] Das größte Gesundheitsamt insgesamt war erwartungsgemäß Stuttgart.[62]

Tab. 15 Liste der Oberamtsärzte und der neu geschaffenen Gesundheitsämter[63]

Bezirke (Sitz des späteren Gesundheitsamtes ist unterstrichen)	Oberamtsärzte vor der Machtübergabe (Stand 11/1932)[64]	Oberamtsärzte nach der Machtübergabe (Stand 5/1935)[65]	Leiter der Gesundheitsämter (Stand 6/1937)[66]
Aalen u. Neresheim	Julius Angele (1912)	Julius Angele	Julius Angele
Backnang u. Marbach	Oskar Beutter (1919)	Hans Burchardt (1919)[67]	Hans Burchardt
Balingen	Otto Schmid (1905)	Otto Schmid	Albrecht Fechter (1919)[68]
Besigheim u. Brackenheim	Eberhard Villinger (1900)	Eberhard Villinger	Eberhard Villinger
Biberach u. Laupheim	Franz Funk (1901)	Franz Funk	Kurt Groeschel (1905)
Böblingen u. Leonberg	Karl Heudorfer (1917)	Karl Heudorfer	Karl Heudorfer
Calw u. Neuenbürg	Gerhard Lang (1913)	Gerhard Lang	Gerhard Lang

59 LABW HStAS, E 151/54 Bü 334, o. Pag.
60 LABW HStAS, E 151/54 Bü 334, Pag. 336a; Heubach (1935), S. 159 f.
61 LABW HStAS, E 151/54 Bü 334, Pag. 336b.
62 „Bei dem grossen Umfang und der Vielgestaltigkeit der Aufgaben des Gesundheitsamts wird es notwendig die Aufgaben der Stellvertretung zu teilen. Es ist beabsichtigt, Obermedizinalrat Dr. Schmidt zum 1. Stellvertreter des Amtsarztes, den bisherigen 2. Stadtarzt, Dr. Lempp, zum 2. Stellvertreter und den Leiter der Tuberkulose-Abteilung, den bisherigen 3. Stadtarzt, Dr. Schrag, zum 3. Stellvertreter des Amtsarztes zu bestellen." LABW HStAS, E 151/54 Bü 334, Pag. 356.
63 In der Klammer befindet sich das jeweilige Approbationsjahr der Ärzte.
64 Die Angaben des Reichs-Medizinal-Kalenders von 1933 hatten den Stand vom 1. November 1932. Reichs-Medizinal-Kalender (1933), S. V.
65 Ein Stichtag für die erhobenen Personalien wird nicht genannt, das Vorwort ist auf den Mai 1935 datiert. Die erst kurz vor der Drucklegung errichteten Gesundheitsämter (April 1935) werden angesprochen, allerdings sind noch die Oberamtsärzte genannt. Reichs-Medizinal-Kalender (1935), S. VI.
66 Ein Stichtag für die erhobenen Personalien wird nicht genannt, das Vorwort ist auf den Juni 1937 datiert. Im Reichs-Medizinal-Kalender sind auch die Namen der weiteren vollbeschäftigten Ärzte an den Gesundheitsämtern vermerkt, diese wurden hier aber um der Übersichtlichkeit willen nur in Sonderfällen aufgenommen. Reichs-Medizinal-Kalender (1937), S. VII.
67 Sein Vorgänger Beutter war nun Leiter des Gesundheitsamtes in Reutlingen.
68 Offiziell nur als stellvertretender Amtsarzt geführt, in Ermangelung eines leitenden Amtsarztes aber de facto Leiter.

Bezirke (Sitz des späteren Gesundheitsamtes ist unterstrichen)	Oberamtsärzte vor der Machtübergabe (Stand 11/1932)	Oberamtsärzte nach der Machtübergabe (Stand 5/1935)	Leiter der Gesundheitsämter (Stand 6/1937)
Crailsheim[69]	Otto Magenau (1914)	Otto Magenau	zusammengelegt mit Ellwangen
Ehingen u. Riedlingen	Alfred Brasser (1922)	Arnold Cremer (1917)[70]	Arnold Cremer
Ellwangen[71]	Gotthold Holzapfel (1899)	vakant[72]	Eduard Krauter (1920)[73]
Esslingen[74]	Adolf Schott (1896)	Adolf Schott	Karl Maas (1900)
Freudenstadt u. Nagold	Walter Huwald (1911)	Walter Huwald	Walter Huwald
Gaildorf u. Hall	Adolf Hermann (1890)	Walter Gmelin (1920)[75]	Walter Gmelin
Geislingen[76]	Willy Schol (1914)	Willy Schol	zusammengelegt mit Göppingen
Gmünd u. Welzheim	August Gerlach (1899)	August Gerlach	August Gerlach
Göppingen[77]	Max Kauffmann (1894)	Max Kauffmann	Willy Schol (1914)[78]
Groß-Stuttgart	Kurt Zoeppritz (1894) und Otto Schmidt (1896)	Kurt Zoeppritz und Otto Schmidt	Alfred Gastpar (1898)[79]
Heidenheim	Werner Walz (1919)	Werner Walz	Oswald Molsen (1931)[80]

69 Die Oberamtsarztstelle existierte laut Reichs-Medizinal-Kalender von 1935 noch, Crailsheim war aber schon dem Gesundheitsamt Ellwangen zugeteilt worden.
70 Sein Vorgänger Brasser war nun Leiter des Gesundheitsamtes in Tübingen.
71 Nach der Reform zusammengefasst mit Crailsheim.
72 Holzapfel war nun Leiter des Gesundheitsamtes in Ludwigsburg.
73 Offiziell nur als stellvertretender Amtsarzt geführt, in Ermangelung eines leitenden Amtsarztes aber de facto Leiter.
74 Nach der Reform zusammengefasst mit Stuttgart-Amt und Kirchheim.
75 Sein Vorgänger Hermann wurde als ‚im Ruhestand' geführt.
76 Die Oberamtsarztstelle existierte laut Reichs-Medizinal-Kalender von 1935 noch, der Kreis Geislingen war aber schon dem Gesundheitsamt Göppingen zugeteilt worden.
77 Nach der Reform zusammengefasst mit Geislingen.
78 Von Geislingen versetzt, sein Vorgänger Kauffmann wurde als ‚im Ruhestand' geführt.
79 Sein Vorgänger Zoeppritz wurde als ‚im Ruhestand' geführt, Schmidt war im Amt weiterhin angestellt. Aufgrund der Größe des Stuttgarter Gesundheitsamtes und der Vielzahl an Ärzten seien an dieser Stelle alle Vollangestellten aufgelistet: Otto Schmidt (1896), Karl Lempp (1904), Eugen Schrag (1924), Walter Saleck (1921), Otto Schmid (1905), Karl Jauch (1920), Kurt Bofinger (1934), Rupprecht Hoffmann (1935), Rudolf Herrmann (1935), Olga Schneider (1925), Maria Schiller (1918), Gerhard Liebendörfer (1934), Ernst Wöhrle (1933).
80 Offiziell nur als stellvertretender Amtsarzt geführt, in Ermangelung eines leitenden Amtsarztes aber de facto Leiter. Sein Vorgänger Walz war inzwischen Chefarzt am Kreiskrankenhaus in Heidenheim.

Bezirke (Sitz des späteren Gesundheitsamtes ist unterstrichen)	Oberamtsärzte vor der Machtübergabe (Stand 11/1932)	Oberamtsärzte nach der Machtübergabe (Stand 5/1935)	Leiter der Gesundheitsämter (Stand 6/1937)
Heilbronn[81]	Herbert Graner (1912)	Herbert Graner	Herbert Graner u. Friedrich Lebküchner (1898) (Nebenstelle Neuenstadt)
Herrenberg u. Horb	Otto Mauthe (1920)	Otto Mauthe	Hanns Walter (1925)[82]
Kirchheim	Ernst Haffner (1900)	Ernst Haffner	zusammengelegt mit Esslingen
Leutkirch u. Wangen	Max Dentler (1901)	Hubert Stegmann (1919)[83]	Hubert Stegmann
Ludwigsburg	Heinrich Betz (1895)	Gotthold Holzapfel (1899)[84]	Hermann Scherb (1922)[85]
Maulbronn u. Vaihingen[86]	Eduard Schefold (1904)	Eduard Schefold	Karl v. Langsdorff (1923)[87]
Mergentheim u. Gerabronn	Friedrich Förstner (1920)	Friedrich Förstner	Friedrich Förstner
Münsingen u. Blaubeuren	Rudolf Dierolff (1925)	Rudolf Dierolff	Rudolf Dierolff
Neckarsulm[88]	Friedrich Lebküchner (1898)	Friedrich Lebküchner	zusammengelegt mit Heilbronn
Nürtingen u. Urach	Walafried Baumann (1914)	Walafried Baumann	Walther Wiegand (1922)[89]
Oberndorf u. Sulz	Hans Schwarz (1920)	Hans Schwarz	Hans Schwarz
Öhringen u. Künzelsau	Paul Steinhauser (1894)	Erich Geisel (1926)[90]	Erich Geisel
Ravensburg u. Tettnang	Heribert Müller (1905)	Heribert Müller	Heribert Müller
Reutlingen	Konrad Stoll (1893)	Oskar Beutter (1919)[91]	Oskar Beutter

81 Nach der Reform zusammengefasst mit Neckarsulm.
82 Sein Vorgänger Mauthe war ans Ministerium des Innern berufen worden.
83 Sein Vorgänger Dentler war verstorben.
84 Von Ellwangen versetzt, sein Vorgänger Betz wurde als ‚im Ruhestand' geführt.
85 Sein Vorgänger Holzapfel war verstorben.
86 Der Sitz des Gesundheitsamtes war in Mühlacker.
87 Sein Vorgänger Schefold war als Leiter ans Gesundheitsamt in Ulm gewechselt.
88 Die Oberamtsarztstelle existierte laut Reichs-Medizinal-Kalender von 1935 noch, Neckarsulm war aber schon dem Gesundheitsamt Heilbronn zugeteilt worden.
89 Sein Vorgänger Baumann war zwischenzeitlich nach Rastatt verzogen und dort als Oberstabsarzt im Heer tätig.
90 Sein Vorgänger Steinhauser wurde als ‚im Ruhestand' geführt.
91 Sein Vorgänger Stoll wurde als ‚im Ruhestand' geführt.

Bezirke (Sitz des späteren Gesundheitsamtes ist unterstrichen)	Oberamtsärzte vor der Machtübergabe (Stand 11/1932)	Oberamtsärzte nach der Machtübergabe (Stand 5/1935)	Leiter der Gesundheitsämter (Stand 6/1937)
Rottweil	Hermann Fink (1915)	Hermann Fink	Hermann Fink
Saulgau u. Waldsee	Hans Kugler (1921)	Hans Kugler	Hans Kugler
Stuttgart-Amt[92]	Karl Maas (1900)	Karl Maas	zusammengelegt mit Esslingen
Tübingen u. Rottenburg	Julius Seeger (1894)	Alfred Brasser (1922)[93]	Alfred Brasser
Tuttlingen u. Spaichingen	Alfred Schöck (1923)	Alfred Schöck	Alfred Schöck
Ulm	Heinrich Lörcher (1896)	vakant[94]	Eduard Schefold (1904)
Waiblingen u. Schorndorf	Ferdinand Notz (1919)	Ferdinand Notz	Ferdinand Notz

10.4 Politische Einstellung und personelle Veränderungen bei den württembergischen Amtsärzten

Im Hinblick auf die Mitgliedschaft in der NSDAP und ihr angeschlossenen Parteiorganisationen zeigt sich in Württemberg ein differenziertes Bild. Eine Auswertung der Reichsärztekammerkartei ergab, dass immerhin 69,2 Prozent der Oberamtsärzte, deren Karteikarte überliefert ist und die ihr Amt vor der Machtübergabe und der Reform ausübten, in der Partei waren. Derselbe Anteil ist für die Mitgliedschaft im NSDÄB festzustellen. Bei den anderen Parteiorganisationen sticht insbesondere die SA mit knapp über 30 Prozent hervor, nur ein Arzt war in der SS vertreten. Größere personelle Umbesetzungen aufgrund des politischen Wechsels sind in Württemberg bei den Amtsärzten nicht festzustellen. Auch das nachfolgende Gesetz über die Vereinheitlichung des Gesundheitswesens vom 3. Juli 1934 brachte in Württemberg bei der Zusammensetzung der Amtsärzteschaft vor allem im Hinblick auf die Umstrukturierung der Bezirke nur bedingte Änderungen mit sich.[95] In dem Gesetz war auch

92 Stuttgart-Amt sind umliegende Orte wie Echterdingen, Vaihingen, Möhringen etc. Nach der Auflösung des Oberamtsbezirks Cannstatt wurden Teile davon auch dem Oberamtsbezirk Stuttgart-Amt zugerechnet. Der Sitz des Gesundheitsamtes war in Bad Cannstatt.

93 Sein Vorgänger Seeger war weiterhin in Tübingen als praktischer Arzt gemeldet.

94 Heinrich Lörcher war verstorben.

95 Einer der wenigen Mediziner, die nicht offensichtlich eine bessere Stelle angenommen hatten oder versetzt, verzogen, in Rente gegangen oder verstorben waren, war der ehemalige Oberamtsarzt von Tübingen und Rottenburg, Julius Seeger. Laut Reichsärztekammerkarteikarte war er weder NSDAP-Mitglied noch in irgendeiner anderen Parteiorganisation vertreten, allerdings vom Amt für Volksgesundheit zuge-

explizit festgehalten worden, dass die bisherigen Oberamtsärzte zunächst auch Leiter der neuen Gesundheitsämter werden sollten.[96] Aber vor allem die Zusammenfassung einiger Oberämter führte zum Wegfall von mehreren leitenden Stellen.[97]

Ein Blick auf die Leiter der im Zuge der Reform geschaffenen Gesundheitsämter[98] zeigt aber einen deutlichen Anstieg der NSDAP-Mitgliedschaft. Hier waren 83,9 Prozent in der NSDAP, der Anteil des NSDÄB lag nur wenige Prozentpunkte darunter. Für die Mitgliedschaft in der SA ist kein nennenswerter Anstieg zu verzeichnen, dafür waren aber nun vier leitende Amtsärzte in der SS.

Insgesamt fällt auf, dass die Amtsärzte in der Mehrheit verhältnismäßig jung waren, was ein deutliches Zeichen für die geringe Beliebtheit dieser Stellen bei den Medizinern war.[99] Aufgrund des Bedarfs erhielten einige umgehend nach der Ablegung der amtsärztlichen Prüfung eine Stelle als Leiter eines Gesundheitsamtes.[100]

Von den nach 1933 neu hinzugekommenen Amtsärzten fallen insbesondere Eduard Krauter und Walter Gmelin aufgrund ihrer publizistischen Tätigkeit in den Standeszeitschriften auf. Beide traten als überzeugte Nationalsozialisten auf. Zudem ist festzuhalten, dass sich fast alle Veränderungen vor und nach 1933 entweder durch Alter, Tod oder eine Versetzung in teils deutlich besser dotierte Stellungen erklären lassen. Eine offensichtliche Verdrängung von Amtsärzten aufgrund fehlender nationalsozialistischer Ansichten ist nicht festzustellen.[101] Im Gegenteil, so gab es beispielsweise eine Ausnahmeregelung für einen Amtsarzt mit einer Ehefrau, die nach den Rassegesetzen als ‚Mischling 1. Grades' galt, oder einen als politisch unzuverlässig geltenden Amts-

---

lassen. Eine politisch motivierte Ablösung kann nicht ausgeschlossen werden, tiefergehende biographische Recherchen wären aber notwendig. Die Spruchkammerakte befindet sich im Staatsarchiv Sigmaringen. LABW StAS, Wü 13 T 2 Bü 2093/061; BArch Berlin, R 9345.

96 Heubach (1935), S. 159 f., 170 f.

97 Im Rahmen der Umstrukturierung waren aber einige Mediziner in andere Amtsarztbezirke versetzt worden. Mindestens drei Amtsärzte waren zwischen Ende 1932 und 1937 verstorben und mindestens sechs in Rente gegangen sowie einer verzogen. Andere wie beispielsweise Werner Walz hatten besser dotierte Stellen angenommen. Otto Mauthe war ans Innenministerium berufen worden und fünf Oberamtsarztstellen waren durch die Zusammenlegungen weggefallen.

98 Stand des Reichs-Medizinal-Kalenders von 1937. Aufgrund des Zeitpunkts der Stichprobe und der überwiegend jungen Amtsärzte waren diese fast alle auch gegen Ende des Zweiten Weltkrieges noch am Leben und entsprechend konnten 90 Prozent der Leiter in der Reichsärztekammerkartei gefunden und ausgewertet werden.

99 19 der 35 für 1937 gelisteten Ärzte hatten ihre Approbation nach 1918 erhalten. Die Zahl der vor 1900 approbierten Amtsärzte sank innerhalb von fast fünf Jahren von 13 auf drei. Reichs-Medizinal-Kalender (1933; 1935; 1937).

100 So legten beispielsweise Molsen, Krauter und Walter ihre schriftliche Prüfung für den ärztlichen Staatsdienst erst 1936 ab, hatten aber 1937 schon Stellen als Leiter bzw. de facto die Leitung inne (Krauter und Molsen wurden aus gehaltstechnischen Gründen als stellvertretende Amtsärzte geführt, leiteten aber das jeweilige Amt, da kein leitender Amtsarzt benannt war). LABW HStAS, E 151/55 Bü 44.

101 Dies kann im Einzelfall bei den im Ruhestand befindlichen Ärzten nicht ausgeschlossen werden, hier wären tiefergehende biographische Nachforschungen notwendig. Das ist aber im Rahmen dieses Projektes nicht machbar.

arzt, der bis zum Ende der NS-Zeit im Amt blieb. Dies hatte weniger mit einer zurückhaltenden Politik des Ministeriums zu tun als vielmehr damit, dass gerade auch diese Mediziner ihr Amt ganz im Sinne der NS-Gesundheitspolitik ausübten, teils mehr als ihre offen nationalsozialistischen Kollegen.[102]

10.5 Die Situation in Baden ab 1933

Bis zur Machtübergabe an die Nationalsozialisten waren im badischen Ministerium des Innern zwei ärztliche Referenten angestellt gewesen, Ministerialrat Otto Kautzmann[103] und Obermedizinalrat Otto Heinrich Schmelcher[104]. Zukünftig sollten Obermedizinalrat Theodor Pakheiser und Obermedizinalrat Ludwig Sprauer zusammen mit Schmelcher als ärztliche Referenten tätig sein, der 1870 geborene Kautzmann ging hingegen in Rente. Wie in Württemberg war die Gesundheitsverwaltung in den Bezirken durch Amtsärzte, die in Baden als Bezirksärzte bezeichnet wurden, geregelt. Dabei war die Mehrheit der Mediziner nur im Nebenamt beschäftigt. 21 hauptamtlich tätigen Ärzten standen 60 im Nebenamt gegenüber. Die gesamten Kosten der Gesundheitsverwaltung in Baden waren erheblich, insgesamt 1.400.000 RM wurden aufgelistet. 600.000 RM entfielen auf die staatliche Medizinalverwaltung und 800.000 RM auf die städtische Gesundheitsverwaltung. Diese Kosten waren auch deshalb so enorm, da aufgrund der nicht zweifelsfrei geklärten Trennung zwischen staatlichen und städtischen Belangen zahlreiche Redundanzen bestanden. Daher wurde bei der Vorbereitung der Reform des badischen Gesundheitswesens ein enormes Einsparpotential prognostiziert.[105]

Im Gegensatz zu Württemberg stand in Baden gar nicht erst zur Debatte, dass in jedem Bezirk ein Gesundheitsamt geschaffen werden könnte. Es war von vornherein klar, dass ein Amt für mehrere Bezirke zuständig sein müsse, insbesondere wenn diese klein waren. Trotz dieser Neuordnung nahmen die Gehälter für die Ärzte den größten Posten bei der zukünftigen Gesundheitsverwaltung ein. Um die Kosten möglichst gering zu halten, sollten nur 23 Gesundheitsämter geschaffen werden, mit Mannheim als größtem (zuständig für 375000 Einwohner) und Müllheim als kleinstem (zuständig für 22000 Einwohner). Trotz dieser Verringerung auf 23 Ämter rechnete man damit,

102 Siehe die Beispiele Julius Angele und Walter Huwald im Kapitel zur Umsetzung des GzVeN.

103 Kautzmann war weder in der NSDAP noch Mitglied einer anderen NS-Organisation. 1938 verzichtete er auf die Ausübung der ärztlichen Tätigkeit, er starb 1949. BArch Berlin, R 9345; LABW GLAK, 466/22 Bü 12991.

104 Der 1888 geborene Schmelcher war Mitglied der NSDAP, des NSDÄB und darüber hinaus noch in der Nationalsozialistischen Volkswohlfahrt vertreten. BArch Berlin, R 9345.

105 LABW HStAS, E 151/54 Bü 333, Pag. 82 mit 83 und 84.

dass 54 hauptamtliche und etwa 150 nebenamtliche Ärzte benötigt werden würden – also mehr als doppelt so viele wie bisher.[106]

Die notwendige Zahl an vollbesoldeten Amtsärzten sollte möglichst gering gehalten werden, die weiteren an den Ämtern angestellten Mediziner wollte man deshalb nur mit einer Stelle auf geringer Besoldungsstufe versehen. Entsprechend kamen vor allem sehr junge Ärzte oder gar Berufsanfänger dafür in Frage. Nur in den badischen Großstädten Freiburg, Heidelberg, Karlsruhe und Mannheim sollten aufgrund der Größe der Gesundheitsämter mehrere Amtsärzte beschäftigt werden. Bis zur Verkündung des geplanten Gesetzes zur Vereinheitlichung des Gesundheitswesens vergingen aber noch einige Monate. Mit den Aufgaben im Rahmen des ‚Gesetzes zur Verhütung erbkranken Nachwuchses' (GzVeN) wurde aber besonders deutlich, dass die bisherigen Strukturen in Baden nicht ausreichten und vielerorts die Arbeitsbelastung noch deutlich ansteigen würde. Das GzVeN wurde dementsprechend auch als Anlass genommen, für bessere personelle und materielle Voraussetzungen in den zu schaffenden Ämtern zu kämpfen. Andernfalls, so die Argumentation, würden die Maßnahmen nicht wie intendiert durchgeführt werden können.[107]

Neuanstellungen von Ärzten sollten zunächst trotzdem nur sehr zurückhaltend vorgenommen werden, denn ohne den Erlass des Gesetzes zur Vereinheitlichung des Gesundheitswesens bestand keine wirkliche Planungssicherheit: „bei der Ungeklärtheit der Verhältnisse [ist] die Einstellung von Aerzten in den Staatsdienst z. Zt. überhaupt nicht möglich."[108] Dies nahm der im April 1933 ernannte Staatskommissar für das Gesundheitswesen, Theodor Pakheiser, zum Anlass, wiederholt zu einer beschleunigten Behandlung des Gesetzes zu drängen: „Es ist daher g a n z d r i n g e n d e r f o r d e r l i c h, dass das in Aussicht gestellte ‚Gesetz über die Vereinheitlichung der Gesundheitsverwaltung' sofort erscheint, damit ich in der Lage bin, die Gesundheitsämter einzurichten […]."[109]

Mit Erscheinen des Gesetzes wurde die schon geplante Reformierung des badischen Gesundheitswesens zeitnah in Angriff genommen. Hinderlich wirkten sich die zunächst nicht bewilligten finanziellen Zuschüsse durch das Reich aus. Die Kosten für die Gesundheitsämter sollten von den betroffenen Stadt- und Landkreisen getragen werden, mit den entsprechenden Folgen für die personelle und materielle Ausstattung. Da sich die Umsetzung des Gesetzes aufgrund von Konflikten zwischen Kostenträgern und wegen der persistierenden finanziellen Probleme erheblich zu verzögern drohte, wurden Anfang 1935 doch Zuschüsse durch das Reichsministerium des Innern

106 LABW HStAS, E 151/54 Bü 333, Pag. 84 zu 82.

107 „Zunächst steht einmal fest, dass die der Gesundheitsverwaltung zugewiesenen Aufgaben von den vorhandenen Stellen nicht bewältigt werden können (vergl. Ehestandsdarlehen, Sterilisierungsgesetz)." LABW HStAS, E 151/54 Bü 333, Pag. 82 mit 83 und 84.

108 LABW GLAK, 236 Bü 28566, o. Pag.

109 LABW GLAK, 236 Bü 28566, o. Pag.

bewilligt. Insgesamt sollten 300.000 RM gezahlt werden. Mit diesen zusätzlichen Mitteln konnten bis Mitte 1935 zumindest 22 Gesundheitsämter errichtet werden, fünf weitere (Kehl, Wolfach, Müllheim, Donaueschingen und Säckingen)[110] sollten bis Juni 1937 folgen[111]. Im Gegensatz zum benachbarten Württemberg waren alle Ämter in Baden staatlicher Natur.[112]

Tab. 16 Liste der Oberamtsärzte und der neu geschaffenen Gesundheitsämter[113]

Bezirke mit Bezirksarzt (1933 u. 1935)	Bezirksärzte vor der Machtübergabe (Stand 11/1932)[114]	Bezirksärzte nach der Machtübergabe (Stand 5/1935)[115]	Sitz des Amtes nach Reform	Leiter der Gesundheitsämter (Stand 6/1937)[116]
Adelsheim	Otmar Jaeger (1919)	zusammengelegt mit Mosbach	inzwischen Amtsbezirk Buchen	
Bretten	Wilhelm Kopp (1919)	Wilhelm Kopp	auf vier Bezirke verteilt[117]	
Bruchsal	Wilhelm Dörner (1895)	vakant[118]	Bruchsal	Wilhelm Frey (1920)
Buchen	Emil Baumann (1897)	Emil Baumann	Buchen	Wilhelm Machleid (1920)[119]
Bühl	Walther Moog (1913)	Walther Moog	Bühl	Walther Moog
Donaueschingen	Julius Duffing (1893)	Paul Brutschy (1914)[120]	Donaueschingen	Arthur Hofmann (1922)

110 LABW GLAK, 240 Zugang 1987–53 Bü 829, Pag. 243.

111 Mack (2001), S. 132.

112 Reichs-Medizinal-Kalender (1935), S. 59.

113 In der Klammer befindet sich das jeweilige Approbationsjahr der Ärzte. Aufgrund der weitreichenden und auch 1937 noch nicht abgeschlossenen Reform zur Aufteilung der Amtsbezirke (teilweise wurden aufgelöste Bezirke auf bis zu vier andere Bezirke verteilt) und der deutlichen Reduzierung der Amtsarztbezirke wird der Sitz des Gesundheitsamtes (Stand 1937) in einer eigenen Spalte geführt. Siehe für die Zeit des Zweiten Weltkrieges auch LABW StAF, 30/1 Bü 3546, o. Pag.

114 Die Angaben des Reichs-Medizinal-Kalenders von 1933 hatten den Stand vom 1. November 1932. Reichs-Medizinal-Kalender (1933), S. V.

115 Ein Stichtag für die erhobenen Personalien wird nicht genannt, das Vorwort ist auf den Mai 1935 datiert. Die erst kurz vor der Drucklegung errichteten Gesundheitsämter (April 1935) werden angesprochen, allerdings sind noch die Bezirksärzte genannt. Reichs-Medizinal-Kalender (1935), S. VI.

116 Ein Stichtag für die erhobenen Personalien wird nicht genannt, das Vorwort ist auf den Juni 1937 datiert. Im Reichs-Medizinal-Kalender sind auch die Namen der weiteren vollbeschäftigten Ärzte an den Gesundheitsämtern vermerkt, diese wurden hier aber um der Übersichtlichkeit willen nur in Sonderfällen aufgenommen. Reichs-Medizinal-Kalender (1937), S. VII.

117 Bruchsal, Karlsruhe, Pforzheim, Sinsheim.

118 Dörner war verstorben.

119 Sein Vorgänger Baumann wurde als ‚im Ruhestand' geführt.

120 Sein Vorgänger Duffing wurde als ‚im Ruhestand' geführt.

Bezirke mit Bezirksarzt (1933 u. 1935)	Bezirksärzte vor der Machtübergabe (Stand 11/1932)	Bezirksärzte nach der Machtübergabe (Stand 5/1935)	Sitz des Amtes nach Reform	Leiter der Gesundheitsämter (Stand 6/1937)
Emmendingen	Richard Weber (1903)	Richard Weber	Emmendingen	Richard Weber
Engen	Hans Roth (1914)	Hans Roth	auf drei Bezirke verteilt[121]	
Ettlingen	Eugen Grundler (1907)	Otto Heck (1925)[122]	nun Amtsbezirk Karlsruhe	
Freiburg	Walter Hassmann (1904) / Walter Füsslin (1923)	Walter Hassmann / Walter Füsslin	Freiburg	Walter Hassmann
Heidelberg	Ernst Herzog (1914) / Alfred Pfunder (1908)	Ernst Herzog / Alfred Pfunder	Heidelberg	Alfred Pfunder
Karlsruhe	Otto Schmelcher (1916) / Friedrich Bruch (1900)	Otto Schmelcher / Hans Braun (1920)	Karlsruhe	Otto Schmelcher
Kehl	Karl Merck[123] (1895)	vakant[124]	Kehl	Hans Braun (1920)[125]
Konstanz	Ludwig Sprauer (1908)[126]	Ferdinand Rechberg (1927)	Konstanz	Ferdinand Rechberg
Lahr	Eugen Buck (1910)	Eugen Buck	Lahr	Eugen Buck
Lörrach	Karl Staatsmann (1903)	Karl Staatsmann	Lörrach	Otmar Jaeger (1919)[127]
Mannheim	Eugen Kreß (1902) / Karl Schäfer (1900) / Friedrich Rose (1913)	Eugen Kreß / Karl Schäfer / Friedrich Rose	Mannheim	Eugen Kreß
Meßkirch	Max Kohler (1914)	Max Kohler	nun Amtsbezirk Stockach	
Mosbach	Friedrich Obländer (1911)	Friedrich Obländer	Mosbach	Friedrich Obländer
Müllheim	Ernst Nohl (1899)	Helmuth Hanke (1920)[128]	Müllheim	Otto Heck (1925)[129]

121 Donaueschingen, Konstanz, Stockach.
122 Sein Vorgänger Grundler wurde als ‚im Ruhestand' geführt.
123 Schreibweise mitunter auch Merk.
124 Merck wurde als ‚im Ruhestand' geführt.
125 Versetzt von Karlsruhe.
126 Als Obermedizinalrat ans Ministerium des Innern versetzt.
127 Siehe dazu Mack (2001), S. 78.
128 Sein Vorgänger Nohl wurde als ‚im Ruhestand' geführt.
129 Versetzt von Ettlingen, sein Vorgänger Hanke war am Gesundheitsamt in Freiburg angestellt.

Bezirke mit Bezirksarzt (1933 u. 1935)	Bezirksärzte vor der Machtübergabe (Stand 11/1932)	Bezirksärzte nach der Machtübergabe (Stand 5/1935)	Sitz des Amtes nach Reform	Leiter der Gesundheitsämter (Stand 6/1937)
Neustadt	Alfred Mayer (1920)	Rudolf Hauger (1924)[130]	Neustadt	Rudolf Hauger[131]
Oberkirch	Karl Huber (1925)	Karl Huber	nun Amtsbezirk Offenburg	
Offenburg	Josef Volk (1898)	Josef Volk	Offenburg	Josef Volk
Pforzheim	Karl Croissant (1908)	Karl Croissant	Pforzheim	Karl Croissant
Pfullendorf	Ernst Korte (1904)	Ernst Korte	nun Amtsbezirk Überlingen	
Rastatt (mit Nebenstelle Baden-Baden)	Kurt Walther (1913)/Eduard Raither (1911)	Kurt Walther/Eduard Raither	Rastatt	Eduard Raither
Säckingen	Karl Gerteis (1919)	Karl Gerteis	Säckingen	Max Reitze (1925)
Schopfheim	Hans Göckel (1910)	Heinrich Neu (1922)[132]	auf drei Bezirke verteilt[133]	
Sinsheim	Albert Schulz (1922)	Albert Schulz	Sinsheim	Albert Schulz
Staufen	Eduard Hummel (1912)	Eduard Hummel	auf zwei Bezirke verteilt[134]	
Stockach	Ernst Meihofer (1919)	Ernst Meihofer	Stockach	Otto Riedel (1925)[135]
Tauberbischofsheim	Peter Bopp (1891)	zusammengelegt mit Wertheim	Tauber bischofsheim	Werner Eisenlohr (1914)
Überlingen	Paul Brutschy (1914)	vakant[136]	Überlingen	Max Kohler (1914)
Villingen	Karl Wentzel (1906)	Josef Heid (1926)[137]	Villingen	Karl Huber (1925)[138]

130 Zu seinem Vorgänger Mayer siehe Mack (2001), S. 78.
131 Siehe auch Marquart (2015), S. 247–250.
132 Zu seinem Vorgänger Göckel siehe Mack (2001), S. 78.
133 Lörrach, Neustadt, Säckingen.
134 Freiburg und Müllheim.
135 Sein Vorgänger Meihofer war inzwischen stellvertretender Amtsarzt in Heidelberg.
136 Brutschy war nach Donaueschingen gewechselt.
137 Sein Vorgänger Wentzel war inzwischen in Pforzheim ohne ärztliche Tätigkeit gemeldet.
138 Sein Vorgänger Heid war inzwischen stellvertretender Amtsarzt in Konstanz.

Bezirke mit Bezirksarzt (1933 u. 1935)	Bezirksärzte vor der Machtübergabe (Stand 11/1932)	Bezirksärzte nach der Machtübergabe (Stand 5/1935)	Sitz des Amtes nach Reform	Leiter der Gesundheitsämter (Stand 6/1937)
Waldshut	Oskar Frey (1895)	Max Reitze (1925)[139]	Waldshut	Karl Gerteis (1919)[140]
Wertheim	Wilhelm Frey (1920)	Wilhelm Frey	nun Amtsbezirk Tauberbischofsheim	
Wiesloch	Rudolf Hauger (1924)	vakant[141]	zukünftig Heidelberg	
Wolfach	Odilo Fleig (1923)	Odilo Fleig	Wolfach	Odilo Fleig

10.6 Politische Einstellung und personelle Veränderungen bei den badischen Amtsärzten

Dass auch schon die badischen Bezirksärzte dem Nationalsozialismus gegenüber sehr aufgeschlossen waren, zeigt die Auswertung der Reichsärztekammerkartei im Hinblick auf die Mitgliedschaft in NSDAP und NSDÄB der vor 1933 als Bezirksärzte tätigen Mediziner. 89 Prozent der Ärzte, deren Karteikarten noch überliefert sind, waren in der NSDAP, die Mitgliedschaft im NSDÄB lag bei 78 Prozent. Damit befand sich Baden deutlich über dem Schnitt des benachbarten Württemberg.[142] Dementsprechend ist es nicht verwunderlich, dass im Gegensatz zu den Standesvereinigungen keine umfangreiche Neubesetzung stattfand, zumal es rechtliche Hürden gab, Amtsärzte, die nicht aufgrund ihrer Herkunft und ihrer politischen Einstellung als verdächtig galten, zu entlassen. So blieben die verbeamteten Mediziner größtenteils auch nach 1933 in ihrer Position. Der hohe Zuspruch zur NSDAP und dem NSDÄB zeigt aber auch, dass sich die Mehrheit der badischen Medizinalbeamten ohne offenkundige Gewissenskonflikte mit dem Nationalsozialismus arrangieren konnte und dessen Politik langfristig mittrug.

Nachdem die beiden Stellen im Ministerium des Innern mit Pakheiser und Sprauer besetzt worden waren, ging die Leitung des Gesundheitsamtes Karlsruhe an Schmelcher. Zudem sollte er auch im Rahmen des GzVeN an dem ebenfalls in Karlsruhe befindlichen Erbgesundheitsobergericht als ärztlicher Beisitzer vertreten sein. Auch in den anderen größeren Gesundheitsämtern saßen Mediziner, deren Rolle bei der Umsetzung des GzVeN kaum unterschätzt werden kann – so beispielsweise Walter

139 Sein Vorgänger Frey war inzwischen nach München verzogen und als Medizinalrat a. D. geführt.

140 Er hatte mit seinem Vorgänger Reitze die Position in Säckingen getauscht.

141 Hauger war nach Neustadt gewechselt.

142 In Preußen wurden 1937 nur 240 von 634 (= 37,9 Prozent) hauptamtlichen Amtsärzten als Parteimitglieder gemeldet. Labisch/Tennstedt (1984), S. 201.

Füsslin[143] in Freiburg oder Eugen Kreß in Mannheim[144], die in ihren Zuständigkeitsbereichen die neue Politik vorantrieben und in Hunderten von Fällen in den Jahren ab 1934 eine Sterilisation beantragten. Standespolitisch nennenswert hervorgetreten war vor 1933 keiner der hier aufgelisteten Amtsärzte.

Entsprechend verlief die ‚Gleichschaltung' der beamteten Ärzteschaft in Baden recht reibungslos, die wenigen Umbesetzungen geschahen meist unter dem Deckmantel vorgezogener Pensionierungen. Nur zwei Amtsärzte wurden unmittelbar nach der Machtübergabe aus politischen Gründen entlassen. Dabei handelte es sich um den ‚nicht arischen' Bezirksarzt in Neustadt, Alfred Mayer, und den aufgrund seiner Mitgliedschaft in der SPD als politisch unzuverlässig angesehenen Otmar Jaeger aus Adelsheim. Letzterer war allerdings NSDAP-Mitglied geworden und konnte dadurch seine Wiedereinstellung erwirken.[145] Ab 1934 wurden aber mehrere Bezirksärzte aus vorgeschobenen „gesundheitlichen Gründen"[146] pensioniert. Das hing maßgeblich mit der Durchführung des GzVeN seitens dieser Mediziner zusammen. So wurde unter anderem der Bezirksarzt in Schopfheim, Hans Göckel, in den Ruhestand versetzt. Dies geschah keineswegs freiwillig. Göckel, der sowohl NSDAP-Mitglied als auch Sturmbannarzt in der SA war[147], erhielt zudem große Fürsprache seitens der NSDAP-Kreisleitung. Der seit der Machtübergabe im Ministerium des Innern zuständige ehemalige Bezirksarzt Sprauer blieb hingegen bei der Pensionierung und wies die Einwände zurück.[148] Mack konnte zudem einzelne Fälle herausarbeiten, bei denen die Mediziner aufgrund verschiedener Umstände ihre Position ganz oder zeitweise verloren. Vielfach sind diese Umstände unklar und ob bzw. inwiefern Konflikte mit dem Nationalsozialismus ursächlich waren.[149]

Eine weitere Auswertung der Reichsärztekammer im Hinblick auf die NSDAP-Mitgliedschaft der Leiter[150] der Gesundheitsämter zeigt, dass die Parteizugehörigkeit auch hier nicht zwingend vorausgesetzt wurde, eine fehlende Mitgliedschaft aber die absolute Ausnahme darstellte. Alle Leiter der Gesundheitsämter, deren Karteikarten noch überliefert sind, waren bis auf eine Ausnahme in der Partei und zudem Mitglied oder Anwärter im NSDÄB. Die Ausnahme war der Müllheimer Amtsarzt Otto Heck.[151]

---

143 Zu Füsslin siehe auch https://ns-ministerien-bw.de/2019/12/vorkaempfer-der-zwangssterilisationen-und-apologet-der-euthanasie-der-freiburger-amtsarzt-walter-fuesslin/ (letzter Zugriff: 19.10.2022) und https://www.zeit.de/1971/12/gerechtfertigter-mord/komplettansicht (letzter Zugriff: 19.10.2022).

144 Siehe beispielhaft für die Arbeit der Amtsärzte eines Gesundheitsamtes im Rahmen des GzVeN: Berninger (1992), S. 67–89.

145 Mack (2001), S. 78.

146 Mack (2001), S. 79; LABW GLAK, 233 Bü 27851, o. Pag.

147 BArch Berlin, R 9345.

148 Mack (2001), S. 80.

149 Mack (2001), S. 137.

150 Basis dieser Erhebung ist die Besetzung der Gesundheitsämter in der letzten veröffentlichten Ausgabe des Reichs-Medizinal-Kalenders von 1937.

151 Auf Basis der in der RÄK vorhandenen Karteikarten.

Bibliographie

Archivalische Quellen

Bundesarchiv Berlin (BArch Berlin)
R 9345

Landesarchiv Baden-Württemberg, Staatsarchiv Freiburg (LABW StAF)
30/1 Bü 3546

Landesarchiv Baden-Württemberg, Generallandesarchiv Karlsruhe (LABW GLAK)
233 Bü 27851
236 Bü 28566
240 Zugang 1987–53 Bü 829
466/22 Bü 12991

Landesarchiv Baden-Württemberg, Staatsarchiv Sigmaringen (LABW StAS)
Wü 13 T 2 Bü 2093/061

Landesarchiv Baden-Württemberg, Hauptstaatsarchiv Stuttgart (LABW HStAS)
E 30 Bü 1255
E 151/52 Bü 140, Bü 173
E 151/54 Bü 333, Bü 334, Bü 336
E 151/55 Bü 1–52, Bü 44
EA 2/150 Bü 1128

Amtliche Quellen

Reichsgesetzblatt (1933–1935)

Periodika

Medizinisches Korrespondenz-Blatt für Württemberg 95 (1925)–103 (1933)
Ärzteblatt für Württemberg und Baden 2 (1935)

Gedruckte Quellen

Dörfler, Wilhelm: VI. Württembergischer Aerztetag in Bad Mergentheim. Die Tuberkulose-Fürsorge in Württemberg und ihre Bedeutung für den Aerztestand. In: Medizinisches Korrespondenz-Blatt für Württemberg 98 (1928), S. 489–493.

Heubach, Ernst: Die Neuregelung des Gesundheitswesens in Württemberg. In: Ärzteblatt für Württemberg und Baden 2 (1935), S. 159 f., 170 f.

Müller, Otfried: Die besonderen gesundheitlichen Eigenarten des schwäbischen Volkes und die Frage der Rassenpflege in Schwaben. In: Medizinisches Korrespondenz-Blatt für Württemberg 103 (1933), S. 454–456.

Reichs-Medizinal-Kalender für Deutschland. 2. Teil: Ärztliches Handbuch und Ärzteverzeichnis. Leipzig 1933; Leipzig 1935; Leipzig 1937.

Zoeppritz: Das Oberamtsgesetz von 1912. In: Medizinisches Korrespondenz-Blatt für Württemberg 95 (1925), S. 377–379.

Literatur

Berninger, Stefan: Zwangssterilisation im Nationalsozialismus – Eine Beschreibung der Praxis der Zwangssterilisationen im Nationalsozialismus mit Auswertung der Quellen zu Mannheim. Magisterarbeit Mannheim 1992.

Grube, Walter: Vogteien, Ämter, Landkreise in Baden-Württemberg. Stuttgart 1975.

Hüntelmann, Axel C.: Hygiene im Namen des Staates. Das Reichsgesundheitsamt 1876–1933. Göttingen 2008.

Labisch, Alfons; Tennstedt, Florian: 50 Jahre „Gesetz über die Vereinheitlichung des Gesundheitswesens". In: Soziale Sicherheit 33 (1984), H. 7, S. 193–201.

Labisch, Alfons; Tennstedt, Florian: Der Weg zum ‚Gesetz über die Vereinheitlichung des Gesundheitswesens' vom 3. Juli 1934. Entwicklungslinien und -momente des staatlichen und kommunalen Gesundheitswesens in Deutschland. Teil 2. Düsseldorf 1985.

Mack, Cécilie: Die badische Ärzteschaft im Nationalsozialismus. (= Medizingeschichte im Kontext 6) Frankfurt/Main 2001.

Marquart, Karl-Horst: „Behandlung empfohlen". NS-Medizinverbrechen an Kindern und Jugendlichen in Stuttgart. Stuttgart 2015.

Nachtmann, Walter: Karl Strölin. Stuttgarter Oberbürgermeister im „Führerstaat". Tübingen 1995.

Reeg, Karl-Peter: Friedrich Georg Christian Bartels (1892–1968). Ein Beitrag zur Entwicklung der Leistungsmedizin im Nationalsozialismus. Husum 1988.

Schleiermacher, Sabine: Gesundheitssicherung als staatliche Aufgabe. Der öffentliche Gesundheitsdienst im Rahmen „völkischer Staatspolitik". In: Das Gesundheitswesen 81 (2019), H. 3, S. 171–175.

Süß, Winfried: Der „Volkskörper" im Krieg. Gesundheitspolitik, Gesundheitsverhältnisse und Krankenmord im nationalsozialistischen Deutschland 1939–1945. (= Studien zur Zeitgeschichte 65) München 2003.

Thebal-Verlag (Hg.): Ärzte-Adressbuch Nordwürttemberg. Band C der Gesamtausgabe Baden-Württemberg 1959/60. Stuttgart 1960.

Internet

https://ns-ministerien-bw.de/2019/12/vorkaempfer-der-zwangssterilisationen-und-apologet-der-euthanasie-der-freiburger-amtsarzt-walter-fuesslin/ (letzter Zugriff: 19.10.2022).

https://www.leo-bw.de/web/guest/detail/-/Detail/details/PERSON/wlbblb_personen/1012266761/person (letzter Zugriff: 19.10.2022).

https://www.schwaebische.de/landkreis/landkreis-biberach/bad-buchau_artikel,-ehrenamtliche-erinnern-an-ehrenbuerger-_arid,10731953.html (letzter Zugriff: 19.10.2022).
https://www.zeit.de/1971/12/gerechtfertigter-mord/komplettansicht (letzter Zugriff: 19.10.2022).

11. Das ‚Gesetz zur Verhütung erbkranken Nachwuchses'
Seine Entstehungsgeschichte und seine Umsetzung in Württemberg

11.1 Die Entstehungsgeschichte

Eine der umfangreichsten neuen Aufgaben der Amtsärzte bzw. der neuen Gesundheitsämter war die Durchführung des „Gesetzes zur Verhütung erbkranken Nachwuchses"[1] (GzVeN) – mussten sie doch die eingehenden Anzeigen[2] bewerten und gegebenenfalls den Antrag auf ‚Unfruchtbarmachung' stellen[3]. Um die erwartete Menge an Anzeigen bearbeiten zu können, war die zeitnahe Schaffung der Gesundheitsämter wesentlich. Entsprechend untrennbar sind diese Einrichtungen in der NS-Zeit mit den Zielsetzungen der nationalsozialistischen Gesundheitspolitik verknüpft:[4]

> Die ärztliche Arbeit zum Gesetz über erbkranken Nachwuchs gehört unlösbar zu den Aufgaben der kommenden Gesundheitsämter. Mit deren [der ärztlichen Arbeit – A. P.] Durchorganisation wird sie sich von selbst organisch weiterentwickeln. Der deutsche Amtsarzt wird sie in vollem Verantwortungsbewußtsein durchführen als Beauftragter und Teuhänder [sic!] des staatlichen Willens.[5]

---

1 *Reichsgesetzblatt* (1933), Teil 1, S. 529–531.

2 Formular Anlage 3 nach *Reichsgesetzblatt* (1933), Teil 1, S. 1024.

3 Auf die genaue Durchführung und die Antragstellung bzw. Verfahren und Anlagen des GzVeN soll hier nicht genauer eingegangen werden. Literatur zu diesem Thema, insbesondere in Form regionaler Untersuchungen, existiert in großem Umfang. Zu einer rechtlichen Einordnung siehe beispielsweise Becker (2020), für die Entwicklung auf Reichsebene unter anderem Bock (1986/2010).

4 Neben der Umsetzung des GzVeN wurde auch die damit Hand in Hand gehende Erfassung weiter Kreise der Bevölkerung für erbbiologische Karteien als eine der langfristig besonders bedeutsamen Aufgaben angesehen.

5 LABW HStAS, E 151/54 Bü 334, Pag. 234 mit 235.

Die Diskussion um Sterilisierungsgesetze hatte es schon seit einigen Jahren gegeben. Spätestens mit den ersten Vorschlägen Gustav Boeters' und seiner ‚Lex Zwickau' war das Thema der gezielten ‚Unfruchtbarmachung' von als ‚erbkrank' befundenen Personen auch innerhalb der badischen und württembergischen Ärzteschaft präsent. Ende 1932 war von der württembergischen Ärztekammer zu diesem Komplex eine eigene Großveranstaltung abgehalten und eine Eingabe an die Staatsregierung verfasst worden. Nur wenige Monate später sollte der darin geäußerte Wunsch in Erfüllung gehen. Ein Entwurf für das Gesetz hatte ohnehin schon existiert, war doch dem preußischen Landesgesundheitsrat ein solcher unter anderem durch Hermann Muckermann schon 1932 vorgelegt worden. Sowohl dieser Entwurf als auch die Eingaben des Aerztevereinsbundes[6] und der württembergischen Ärzteschaft hatten allerdings keine expliziten Zwangssterilisierungen vorgesehen, auch wenn dies damals ebenfalls von einigen Medizinern gefordert worden war. Unterstützung fanden die Forderungen nach einer Möglichkeit für Sterilisierungen gegen den Willen der Betroffenen nicht nur bei Parteien des rechtsnationalistischen Spektrums, auch sozialdemokratische Kreise befürworteten dies mitunter.[7] Häufig wurde dabei auf ähnliche Gesetzesinitiativen in den Vereinigten Staaten und skandinavischen Ländern verwiesen. Infolge der politischen Situation war es 1932 aber nicht mehr zu einer Annahme des Gesetzes gekommen. Nach der Machtübergabe wurde die Umsetzung jedoch umgehend forciert und so wurde das GzVeN schon am 14. Juli 1933 verabschiedet.[8] Dabei definierte man die vermeintlichen Krankheitsbilder, auf die es Anwendung finden sollte, folgendermaßen:

> Erbkrank im Sinne dieses Gesetzes ist, wer an einer der folgenden Krankheiten leidet: 1. angeborenem Schwachsinn, 2. Schizophrenie, 3. zirkulärem (manisch-depressivem) Irresein, 4. erblicher Fallsucht, 5. erblichem Veitstanz (Huntingtonsche Chorea), 6. erblicher Blindheit, 7. erblicher Taubheit, 8. schwerer erblicher körperlicher Mißbildung. (3) Ferner kann unfruchtbar gemacht werden, wer an schwerem Alkoholismus leidet.[9]

In Anbetracht der mitunter äußerst unscharf und unwissenschaftlich definierten einzelnen Punkte bot das Gesetz entsprechend großen Handlungsspielraum für die entscheidungsbefugten Akteure.[10] Daraus resultierte auch eine sehr unterschiedliche

---

6 O. V. (1932).

7 Siehe beispielsweise den Abgeordneten Benno Chajes: Zehmisch (2002). Weiterführend auch Schmuhl (2005).

8 Zur Einordnung des Gesetzes im DÄB siehe vor allem O. V. (1933), Bober (1933) und Gütt (1933).

9 *Reichsgesetzblatt* (1933), Teil 1, S. 529.

10 „Zum einen ist bemerkenswert, dass dabei von Anfang an, und ganz offen, der strengen Wissenschaftlichkeit, das heisst dem Nachweis der Erblichkeit bei den vom Gesetz angesprochenen Krankheiten und Defekten, gar keine sehr grosse Beachtung geschenkt wurde. [...] Zum anderen war von vornherein, für die Praktizierung des Gesetzes, eine enorme Ausdehnung des Betroffenenkreises weit über die in § 1 des Gesetzes definierte Gruppe von Krankheiten und Defekten hinaus intendiert." Winau (1985), S. 197 f.

Handhabung auf Länderebene.[11] An der tatsächlichen Umsetzung waren von der Meldung eines vermeintlich ‚Erbkranken' bis zur Sterilisation auf fast allen Ebenen vor allem Ärzte, insbesondere die Medizinalbeamten, beteiligt. Der Einfluss der Juristen auf die Einzelfallentscheidung war nicht zuletzt auf Betreiben der Ärzteschaft erheblich zurückgedrängt worden.[12] Alle approbierten Mediziner sowie eine ganze Reihe weiterer Personen[13], vor allem die Mitarbeiter der Fürsorge- und Wohlfahrtsbehörden, hatten die Pflicht, diejenigen, die sie für verdächtig hielten, ‚erbkrank' zu sein, anzuzeigen. Eine Zuwiderhandlung gegen die Anzeigepflicht, d. h. vor allem das Unterlassen der Anzeige, stand unter Strafe. Festgehalten waren diese Pflichten in der Verordnung zur Ausführung des GzVeN vom 5. Dezember 1933.[14] Anschließend hatten die Amtsärzte darüber zu befinden, ob die Anzeigen einen Antrag rechtfertigten. Anfänglich wurde noch größerer Wert darauf gelegt, dass die ‚Erbkranken' dazu bewegt wurden, den Antrag auf ‚Unfruchtbarmachung' selbst zu stellen.[15] Dadurch sollte zumindest der Eindruck erweckt werden, dass das Gesetz von den Betroffenen selbst gewünscht bzw. befürwortet wurde und keinen von Ärzten bzw. den zuständigen Behörden ausgeübten Zwang darstellte.[16] Wurde dies nicht erreicht, so stellte der Amtsarzt oder im Falle von Patienten einer Anstalt der dortige Leiter den Antrag.[17]

Für die Behandlung der Anträge[18] sollten extra zu diesem Zweck geschaffene Erbgesundheitsgerichte (EGG) zuständig sein. Hier wird besonders deutlich, dass trotz der langen Vorlaufzeit der Debatte um Sterilisationsgesetze überhaupt keine Infrastruktur für eine derart invasive Gesundheitspolitik vorhanden war. Binnen weniger Monate sollten die EGG eingerichtet werden, dabei mussten sowohl juristische als auch medizinische Fachleute in dem Gremium vertreten sein: „Das Erbgesundheitsgericht ist einem Amtsgericht anzugliedern. Es besteht aus einem Amtsrichter als Vorsitzenden, einem beamteten Arzt und einem weiteren für das Deutsche Reich approbierten Arzt, der mit der Erbgesundheitslehre besonders vertraut ist. Für jedes Mitglied ist ein Vertreter zu bestellen."[19]

Entsprechend dem Entwurf bestand ein EGG aus drei Mitgliedern, darunter zwei Ärzten. Da die Entscheidung nicht einstimmig getroffen werden musste, sondern eine einfache Stimmenmehrheit ausreichte, konnten die beiden Ärzte diese alleine herbei-

---

11 Kinas (2020).

12 Wittermann (1933).

13 Darüber hinaus konnten von weiteren Einrichtungen wie den Versorgungsämtern, der Wehrmacht oder ordentlichen Gerichten Anzeigen eingehen. Siehe dazu beispielsweise auch Birk (2005), S. 68–100.

14 *Reichsgesetzblatt* (1933), Teil 1, S. 1021.

15 „Hält der beamtete Arzt die Unfruchtbarmachung für geboten, so soll er dahin wirken, daß der Unfruchtbarzumachende selbst oder sein gesetzlicher Vertreter den Antrag stellt." *Reichsgesetzblatt* (1933), Teil 1, S. 1021 f.

16 Wittermann (1933).

17 *Reichsgesetzblatt* (1933), Teil 1, S. 1021 f.

18 Formular Anlage 4 nach *Reichsgesetzblatt* (1933), Teil 1, S. 1024.

19 *Reichsgesetzblatt* (1933), Teil 1, S. 529.

führen. Die Mitglieder sollten für ein Jahr berufen werden, ihre Amtszeit konnte aber beliebig häufig um ein weiteres Jahr verlängert werden.

Die Ärzte, die im jeweiligen Fall den Antrag gestellt hatten, sollten explizit von dessen Entscheidung im EGG-Verfahren ausgeschlossen sein. Gegen das Urteil konnte binnen eines Monats Beschwerde eingelegt werden, welche dann vor dem Erbgesundheitsobergericht (EGOG) verhandelt wurde. Dessen Entscheidung hatte endgültigen Charakter.

Den Eingriff durften nur dazu ‚ermächtigte' Ärzte in von den zuständigen Behörden zugelassenen Krankenhäusern durchführen. Die maßgebliche Änderung des GzVeN im Vergleich zu den Gesetzesvorschlägen vor 1933 lag in § 12. Dort war festgehalten, dass der Eingriff auch gegen den Willen der Betroffenen durchgeführt werden konnte:

> Hat das Gericht die Unfruchtbarmachung endgültig beschlossen, so ist sie auch gegen den Willen des Unfruchtbarzumachenden auszuführen, sofern nicht dieser allein den Antrag gestellt hat. Der beamtete Arzt hat bei der Polizeibehörde die erforderlichen Maßnahmen zu beantragen. Soweit andere Maßnahmen nicht ausreichen, ist die Anwendung unmittelbaren Zwanges zulässig.[20]

Unklarheit bestand in der Frage der Kostenübernahme. Während das erbgesundheitsgerichtliche Verfahren der Staatskasse zur Last fiel, sollte der Eingriff entweder von den Betroffenen selbst, deren Versicherung oder dem Fürsorgeverband übernommen werden. Insbesondere Letztere wehrten sich mitunter vehement dagegen, für diese Kosten aufkommen zu müssen.[21]

11.2 Ärztliche Reaktionen zum GzVeN

Zur Einführung wurden in den ärztlichen Standeszeitschriften wie dem *Medizinischen Korrespondenz-Blatt für Württemberg* (MKB) und dem *Deutschen Ärzteblatt* (DÄB) zahlreiche Artikel zu den verschiedenen Aspekten des Gesetzes veröffentlicht. Zudem wurde eine ganze Reihe von einführenden Vorträgen gehalten.

Darunter war beispielsweise derjenige vom Direktor der Heilanstalt Zwiefalten, Obermedizinalrat Julius Daiber. Dieser ging in seinen Ausführungen sowohl auf die Zahl der zu Sterilisierenden als auch auf die Kosten und Nutzen des Gesetzes ein. Ökonomische Begründungen für das GzVeN gab es reichlich, vermeintliche finanzielle Zwänge wurden als eine der wichtigsten Ursachen für die Einführung angegeben. Laut Daiber kamen 410600 Personen im Hinblick auf die genannten Krankheiten für eine Sterilisierung in Frage. Er veranschlagte 20 RM für den Eingriff bei Männern und

20 *Reichsgesetzblatt* (1933), Teil 1, S. 530.
21 *Reichsgesetzblatt* (1933), Teil 1, S. 530.

50 RM bei Frauen. Die so zustande kommenden Kosten von 14 Millionen RM seien aber eine Investition, die „so reiche Zinsen, wie noch nie ein Kapital"[22] tragen würden. Dabei bezog sich Daiber vor allem auf Fritz Lenz. Dieser hatte die Rechnung aufgestellt, dass der jährliche Aufwand „für die Erbkranken im geringsten Falle mit 350 Millionen RM"[23] zu veranschlagen sei. Für Daiber stand außer Frage, dass durch das GzVeN massive Einsparungen möglich seien, und er zeigte sich überzeugt von dessen zu erwartender Wirkung: „[D]er Erfolg ist sicher."[24]

In Kenntnis dessen, dass das Gesetz in der Öffentlichkeit trotz der Befürwortung aus ärztlichen Kreisen nicht beliebt sein würde, hatte man bestimmt, dass alle an den Eingriffen beteiligten Personen zur Verschwiegenheit verpflichtet waren. Zuwiderhandlung sollte mit einer Geldstrafe oder Freiheitsentzug bis zu einem Jahr geahndet werden.[25] Allerdings sollte sich schnell zeigen, dass der Kreis der Personen mit Schweigepflicht in den folgenden Monaten noch deutlich erweitert werden musste. Insbesondere auf dem Land verstießen Gemeindemitarbeiter mehrfach gegen die Verschwiegenheitspflicht.[26] Damit das Gesetz nicht noch negativer wahrgenommen werden würde, standen Beleidigungen und üble Nachrede gegenüber den von ihm Betroffenen explizit unter Strafe. Diese konnte von einer Geldbuße bis hin zu einer Gefängnisstrafe reichen. Derartige Fälle wurden auch öffentlichkeitswirksam behandelt; so musste ein Göppinger für die Beleidigung eines ‚Erbkranken' für zwei Monate ins Gefängnis.[27] Die Urteile wurden auch in den ärztlichen Standeszeitschriften veröffentlicht.[28] Aber auch im Rahmen der Verfahren gab es wiederholt Verstöße gegen die Bestimmungen des GzVeN. So wurden beispielsweise bei der Urteilsverkündung der EGG die eingeholten Gutachten mitunter wortwörtlich wiedergegeben, wodurch Rückschlüsse auf den Anzeigensteller und den Gutachter möglich waren. Man befürchtete, dass sich insbesondere Zwangssterilisierte dadurch an den beteiligten Medizinern „rächen"[29] könnten[30]. Auch war es keineswegs ausgeschlossen, dass Ärzte unter das Gesetz fielen und sich ihre Standeskollegen in diesen Fällen nicht an die Geheimhaltungspflicht hielten.[31]

Deshalb wurde wiederholt auf die Rechte und Pflichten der Ärzte im Rahmen des Gesetzes hingewiesen. Mit besonderem Bezug auf die „Pflichten des praktizierenden

22 Daiber (1934), S. 14.
23 Daiber (1934), S. 14.
24 Daiber (1934), S. 14.
25 *Reichsgesetzblatt* (1933), Teil 1, S. 531.
26 Siehe Einzelfälle in den Akten zur Durchführung des GzVeN: LABW HStAS, E 151/54 Bü 339–341.
27 O. V.: Strafe (1936).
28 Beispielsweise O. V. (1938).
29 LABW HStAS, E 151/54 Bü 6, Pag. 173.
30 Siehe dazu auch Berninger (1992), S. 91.
31 Beispielsweise LABW HStAS, E 151/54 Bü 6, Pag. 184, und Bü 340, o. Pag.

Arztes im Dienste der Rassenpflege"[32] hob Alfred Bosler diese und weitere Aspekte hervor. Als besonders bedeutsam sah er die im Rahmen der Umsetzung des GzVeN stattfindende Sammlung „erbbiologischen und erbpathologischen Materials"[33] an. Um für diese Aufgabe gerüstet zu sein, sei es die Pflicht der Ärzte, sich auch auf diesem Gebiet fortzubilden. Das sollte neben dem selbständigen Studium der Forschungsliteratur durch die Teilnahme an entsprechenden Fortbildungskursen geschehen.[34] Ein erster solcher Kurs für praktische Ärzte mit dem Fokus auf Rassenpflege und Behandlung des neuen Gesetzes wurde vom 19. bis 21. Oktober 1933 in Tübingen abgehalten. Die Leitung hatte Professor Otfried Müller, seines Zeichens Vorstand der medizinischen Klinik. Müller befürwortete dabei auch die Sterilisation weiter Bevölkerungskreise.[35]

Insbesondere bei der Einrichtung einer umfassenden ‚Erbkartei' galt die Mitarbeit der Hausärzte als unverzichtbar. Bosler hob die Notwendigkeit für eine sorgfältige Arbeitsweise hervor, auch wenn dies gerade die häufig ungeliebte ärztliche „Kleinarbeit"[36] darstellte. Über die Erfassung von möglichen ‚Erbkrankheiten' hinaus sah er auch Vorteile in einer tiefgehenden Familienforschung. Den Nachforschungen der Ärzte waren dabei in seinen Augen keine Grenzen im Hinblick auf die Privatsphäre ihrer Patienten gesetzt. So sei es „keinem Arzt benommen, von sich aus nicht weiter zu gehen und erbbiologische Familienforschung bei seiner Klientel zu betreiben"[37].

Da dies aber nicht von jedem Arzt in großem Umfang gefordert werden könnte, sei es zweckmäßig, „erbbiologische Sammelstellen"[38] zu schaffen. Diese sollten die Erfassung der Daten koordinieren. Ohne die bereitwillige Mitarbeit der Ärzte bei diesen Erhebungen bliebe nach Boslers Dafürhalten das GzVeN ohne statistische Grundlage: „Das Sterilisierungsgesetz dagegen fußt einzig und allein auf ärztlichen und erbkundlichen Feststellungen und damit auf der Arbeit der erbbiologischen Sammelstellen, der erbbiologischen Abteilungen der kommenden Gesundheitsämter."[39]

Eine Meldepflicht für Ärzte wollte Bosler zumindest 1933 noch nicht eingeführt sehen. Zwar seien die Mediziner durch das Gesetz von der Wahrung des Berufsgeheimnisses entbunden, allerdings dürfte das Vertrauensverhältnis zwischen Arzt und Patient nicht zu sehr beschädigt werden. Dies treffe umso mehr auf Ärzte zu, die ihre Patienten an einen direkten Konkurrenten verlieren könnten. Entsprechend müssten die Mediziner in den Städten mehr darum fürchten, bei einer Anzeige von ‚Erbkrank-

32 Bosler (1933), S. 362.
33 Bosler (1933), S. 363.
34 Bosler (1933).
35 „Darum wurde auch jüngst in den nationalsozialistischen Monatsheften die Zahl der notwendigen Sterilisationen – meines Erachtens mit Recht – sehr hoch eingeschätzt." Müller (1933), S. 455.
36 Bosler (1933), S. 363.
37 Bosler (1933), S. 363.
38 Bosler (1933), S. 363.
39 Bosler (1933), S. 363.

heiten' ihre Klientel zu verlieren, als dies in ländlichen Kreisen mit geringer Ärztedichte der Fall wäre. Bosler kritisierte den Eigensinn und die Fokussierung auf wirtschaftliche Belange bei den praktischen Ärzten allerdings deutlich:

> Wer die Arbeitsweise und bisherige Mentalität der ärztlichen Praktiker kennt – und so schnell wird die sich nicht ändern –, der weiß daß die erbkundlichen Feststellungen der Aerzte nur dann in ausreichender Zahl und ohne lästige Rückfragen den Weg zu den erbbiologischen Sammelstellen finden werden, wenn dieser Weg geebnet und geglättet ist. Vorgedruckte Formulare, adressierter Freiumschlag muß kostenlos zur Verfügung gestellt werden. Ob für die Einsendung erbbiologischer Mitteilungen eine kleine Vergütung gewährt werden kann und soll, darüber möchte ich keine Vorschläge machen. Es ist eine Frage der Pädagogik, ob man mehr dazu neigt, Wohlverhalten durch kleine Geschenke zu belohnen, oder schlechtes Verhalten irgendwie zu bestrafen. Erreicht werden muß aber die Mitarbeit der praktizierenden Aerzte und event. muß sie erzwungen werden. Der heutige Staat hat die Macht dazu und versteht sie anzuwenden. Sonst ginge es in der Rassenpflege ja auch nicht vorwärts.[40]

Damit hatte er sowohl die Abneigung vieler Ärzte gegenüber zusätzlicher Schreibarbeit als auch die Tendenz, ohne finanzielle Anreize kaum mobilisierbar zu sein, hervorgehoben. War derartiges Verhalten vor 1933 vielfach kritisiert worden, aber kaum sanktionierbar gewesen, so erschien dies nun zumindest möglich. Allerdings waren die neuen Machthaber bei der Umsetzung ihrer Gesundheitspolitik derart abhängig von der Kooperation der Ärzteschaft, dass etwaige Zwangsmaßnahmen bzw. Strafen in den Ministerien nicht ernsthaft in Erwägung gezogen wurden. Für eine Vergütung hingegen standen wiederum keine Mittel zur Verfügung, war der Haushaltsplan ob der Errichtung der Gesundheitsämter doch schon ausgereizt. Selbst eine Aufwandsentschädigung für die ärztlichen Mitglieder der EGG hatte zunächst für Diskussionen gesorgt.[41]

Ein weiterer Beitrag zum GzVeN kam von einem unmittelbar in die Umsetzung involvierten Anstaltsarzt. Es handelte sich um den Medizinalrat Ernst Wittermann, seines Zeichens Oberarzt an der Heilanstalt Winnental in Winnenden. Dieser zeigte sich fast ekstatisch aufgrund des neuen Zeitgeists; so habe man „in nationalen Dingen wieder klar denken gelernt"[42] und nähme den „Auslesekampf"[43] endlich an. Dabei sah er die Rassenhygiene als grundlegend für die neue Innenpolitik an. In geradezu grotesk anmutender Weise beschrieb er die Zeit nach 1918 als eine, in der fast alles falsch gemacht worden sei:

40 Bosler (1933), S. 364.
41 LABW HStAS, E 151/54 Bü 339.
42 Wittermann (1933), S. 383.
43 Wittermann (1933), S. 383.

> Uebertriebener Gerechtigkeitssinn suchte auch das abscheulichste Verbrechen verständlich zu machen, übertriebene Fürsorge förderte Schwaches und Krankhaftes, vernachlässigte Gesundes und Starkes, für das kein Verständnis war, Minderwertigkeit wurde eine Tugend, Anstand und Ehre sanken zu Begriffen herab, deren Betätigung als Zeichen des Schwachsinns angesehen wurden.[44]

Mit der Machtübergabe an die Nationalsozialisten sah er nun die Zeit gekommen, dies zu ändern, und wähnte die Ärzteschaft dabei an vorderster Front: „Wir erleben beinahe jeden Tag in erhebendster Weise, wie etwas, was man durchzuführen für unmöglich hielt, doch möglich gemacht wird, das ist ja das Erquickende und Befreiende dieser Zeit."[45]

Welcher Art von Ethik Wittermann anhing, zeigen auch seine Ausführungen zu Menschenrechten und dem Wert der Menschen überhaupt. Erstere tat er als sozialdemokratischen und kommunistischen Standpunkt und daher rundweg falsch ab[46], während er bei Letzterem kritisierte, dass vor 1933 Werturteile verboten worden seien, etwas in seinen Augen völlig Unverständliches[47]. Damit lag er ganz auf der Linie des Reichsärzteführers. Gerhard Wagner lehnte die „Rechte des Menschen auf den eigenen Körper"[48] ebenfalls als marxistisch und groben Fehler des „liberalistischen Systems"[49] der Weimarer Zeit ab.

Wie auch Bosler zuvor sah Wittermann das GzVeN nur als einen bescheidenen Start der erst im Anlaufen begriffenen rassenhygienischen Politik. Deshalb müsse es die Aufgabe der Ärzte sein, aufklärend auf die Bevölkerung einzuwirken, damit die Maßnahmen positiv wahrgenommen würden. Zunächst sei es deshalb auch richtig gewesen, keine festen Quoten für die Sterilisierungen in dem Gesetz verankert zu haben. Für längerfristige Zielsetzungen bezog sich Wittermann sowohl auf Lenz als auch auf Alfred Grotjahn, die zwischen zehn Prozent und einem Drittel der Bevölkerung als einer Sterilisation bedürfend erachteten. Nach der Ansicht von Wittermann waren diese Zahlen keineswegs zu hoch angesetzt, wären sie doch „aus der konsequenten Anwendung der Vererbungsgesetze zu erklären"[50]. Im Hinblick auf den zu erwartenden Widerstand aus der Bevölkerung befürwortete er aber ein schrittweises Vorgehen.

---

44 Wittermann (1933), S. 383.
45 Wittermann (1933), S. 383.
46 „Die Sozialdemokratie betrieb eine gewisse Proletarisierung, sie vertrat ebenso wie der Kommunismus den ganz gewiß falschen Standpunkt, daß alle Menschen gleich sind und gleiches Recht haben, der Kommunismus stützte sich auf das Gemeine im Menschen und bekämpfte alles Edle und Vornehme, der Nationalsozialismus will die Förderung des gesunden deutschen Menschen." Wittermann (1933), S. 383.
47 „Es hat Zeiten gegeben, in denen in der Wissenschaft Werturteile strengstens verboten waren, Zeiten die erst eben vorübergegangen sind und an die wir heute uns gar nicht mehr erinnern wollen." Wittermann (1933), S. 383.
48 O. V.: Dr. Wagner (1934), S. 585.
49 O. V.: Dr. Wagner (1934), S. 585.
50 Wittermann (1933), S. 385.

Besondere Bedeutung für die zielgerichtete Umsetzung des GzVeN maß er der Zurückdrängung juristischer Bedenken bei. Dies war insbesondere bei den EGG schon geschehen, weshalb die Ärzte den nationalsozialistischen Führern „nicht dankbar genug sein [müssten] dafür, daß ein Druck in dieser Richtung geübt wurde"[51]. In anderer Hinsicht forderte er noch weitgehendere Änderungen. So wollte er das ärztliche Berufsgeheimnis in Bezug auf das GzVeN weitgehend aufgehoben wissen. Aus der neuen Führungsrolle heraus, in der Wittermann die Ärzteschaft wähnte, leitete er das Recht des behandelnden Mediziners ab, darüber zu entscheiden, wie mit den Informationen der Patienten umzugehen wäre.[52] Ebenso selbstverständlich war in seinen Augen, dass das Gesetz die Möglichkeit umfasste, die Sterilisationen zwangsweise vornehmen zu können: „Nur der Zwang kann zum Erfolg bei der Ausmerzung Minderwertiger führen."[53] Für Wittermann sollte beim GzVeN weder die Stimme der Betroffenen und schon gar nicht die eines Juristen ausschlaggebend sein, sondern allein die des Arztes.

Noch deutlichere Befürwortung der Zwangssterilisation kam von einer Ärztin. Dabei handelte es sich um die schon bei anderen Themen mit sehr radikalen Ansichten in Erscheinung getretene Clara Ehrmann-Ernst. Sie wollte die Betroffenen gar nicht erst zu Wort kommen lassen, sondern in vielen Fällen gleich ohne ein EGG-Verfahren handeln:

> Man hat sich auf die Sterilisation geeinigt, hoffentlich auf die zwangsweise. Der gegebene Weg liegt sehr einfach. Bei jedem Großreinemachen nimmt man zuerst das Gröbste. Dazu braucht es nicht viel wissenschaftliche Forschung. Wenn man von den nächsten Wochen und Monaten an alle die sterilisieren würde, bei welchen jedes Kind mit Sicherheit erkennt, daß da was nicht ist, wie es sein soll, so hätte man schon in wenigen Jahren auf dem Gebiete, das man jetzt als Hilfsschule bezeichnet, eine große von Jahr zu Jahr zunehmende Besserung zu genießen. Zuerst alle in Betracht kommenden Anstaltsinsassen, und zwar sollte das einfach gemacht werden ohne viel Fragen.[54]

Ihre radikalen Forderungen beschränkten sich aber nicht nur auf die im GzVeN schon festgehaltenen Personengruppen, Ehrmann-Ernst wollte die Zwangssterilisation noch erheblich ausgedehnt wissen: „Die nächste Menschensorte, die daran kommen muß, und zwar mit tunlichster Beschleunigung, ist der Berufslandstreicher und die Dirne, die fahrende sowohl wie die polizeilich beaufsichtigte."[55] Denn, so war sie sich sicher,

---

51 Wittermann (1933), S. 385.

52 „Jeder Arzt hat wohl schon mitgemacht, wie betrübend und erschütternd es ist, wenn man Menschen ins Unglück hineinrennen sieht, ohne daß man seine Stimme warnend erheben darf, weil man durch das ärztliche Berufsgeheimnis zur Stummheit, zum Schweigen verurteilt ist." Wittermann (1933), S. 385.

53 Wittermann (1933), S. 385.

54 Ehrmann-Ernst (1933), S. 393.

55 Ehrmann-Ernst (1933), S. 393.

die aus diesen Personengruppen hervorgehenden Kinder könnten nur kriminell werden: „der Knabe wird stehlen und das Mädchen wird eine Dirne werden.“[56]

Die Ansichten von Ehrmann-Ernst entsprachen ganz der nationalsozialistischen Vorstellung von geplanten Abkömmlingen zur „Züchtung eines zahlreichen vollwertigen Volksnachwuchses“[57]. In ihren Augen konnte nur sorgfältig geplanter Nachwuchs die richtige Lösung sein, alles andere schien in ihrer Gedankenwelt gar nicht vorstellbar.

Es gab auch Widerspruch gegen Ehrmann-Ernsts Aussagen, allerdings kam dieser nicht von den Gegnern des GzVeN – im Gegenteil, gerade den Befürwortern waren ihre teils sehr wirr anmutenden Ausführungen ein Dorn im Auge. Letztlich wurde die Diskussion im MKB von oberster Stelle herab durch Eugen Stähle beendet: „Um zu verhüten, daß diese ernsten Fragen auf das Niveau des Kaffeeklatsches hinabgezogen werden, wird die Diskussion hierüber in unserem Blatt beendet.“[58]

Aber auch in universitären Kreisen zeigte man sich angetan von den neuen Gesetzesinitiativen. Bei einem Diskussionsabend des medizinisch-naturwissenschaftlichen Vereins Tübingen zum Thema „Das Problem der Entartung“[59] sprach unter anderem der Anfang 1934 als Lehrstuhlinhaber für Chirurgie nach Tübingen[60] gewechselte Willy Usadel[61]. Dieser bezeichnete das GzVeN „als eine Großtat“[62]. Dabei äußerte er auch den Wunsch, dass über die im Gesetz genannten Merkmale hinaus weitere Krankheitsbilder herangezogen werden sollten und dazu Richtlinien erstellt werden müssten.[63]

Eine erste Konkretisierung zur Umsetzung des GzVeN bildete die Durchführungsverordnung vom 5. Dezember 1933.[64] In dieser wurde neben der Form und Ausführung aller nötigen Formulare festgehalten, dass der Eingriff nicht erfolgen sollte, wenn die Betroffenen aufgrund ihres hohen Alters oder aus anderweitigen Gründen nicht in

---

56 Ehrmann-Ernst (1933), S. 393.

57 Ehrmann-Ernst (1933), S. 393.

58 Stähle (1933), S. 404.

59 Unter den anderen Referenten waren weitere bekannte Namen wie der Hygieniker und Vorsitzende der Tübinger Ortsgruppe der Deutschen Gesellschaft für Rassenhygiene, Hermann Dold, oder Albert Dietrich, der Pathologe und kurzzeitige Rektor der Universität. Klee (2007), S. 116, sowie https://www.springermedizin.de/der-pathologe-und-kurzzeitrektor-albert-dietrich-1873-1961-und-s/17504992 (letzter Zugriff: 19.10.2022).

60 Über die Vorgänge an der Universität Tübingen siehe den Bericht des Arbeitskreises „Universität Tübingen im Nationalsozialismus“ unter https://docplayer.org/21640832-Bericht-des-arbeitskreises-universitaet-tuebingen-im-nationalsozialismus-zu-zwangssterilisationen-an-der-universitaet-tuebingen.html (letzter Zugriff: 8.1.2023) sowie unter anderem die Dissertationen von Kaasch (2003); Keller (2009); Kießling (2005); Schneider (2014).

61 Unter Usadels Leitung wurden an der chirurgischen Universitätsklinik auch mindestens 503 Sterilisationen an Männern im Rahmen des GzVeN durchgeführt: https://docplayer.org/21640832-Bericht-des-arbeitskreises-universitaet-tuebingen-im-nationalsozialismus-zu-zwangssterilisationen-an-der-universitaet-tuebingen.html (letzter Zugriff: 8.1.2023).

62 Jacobj (1935), S. 29.

63 Jacobj (1935).

64 *Reichsgesetzblatt* (1933), Teil 1, S. 1021–1036.

der Lage wären, sich fortzupflanzen. Darunter fiel auch die dauerhafte Unterbringung in einer geschlossenen Anstalt; diese hatte aber „volle Gewähr dafür [zu] bieten, daß die Fortpflanzung unterbleibt"[65]. Wie auch in anderen Punkten war bezüglich des Alters keine feste Obergrenze in der Durchführungsverordnung festgehalten. Die Entscheidung lag also auch hier im Ermessen des zuständigen Arztes bzw. des EGG. Nach unten hin war eine feste Grenze gesetzt. Diese besagte, dass der Eingriff nicht „vor Vollendung des zehnten Lebensjahres vorgenommen werden"[66] sollte. Die Möglichkeit einer Zwangssterilisation war erst ab einem Alter von 14 vorgesehen.[67]

Da der antragstellende Arzt explizit von der EGG-Verhandlung ausgeschlossen sein sollte, er aber in Württemberg als festes beamtenärztliches Mitglied vorgesehen war, unterzeichneten häufig die stellvertretenden Amtsärzte die Anträge.[68] Andernfalls musste eben dieser Stellvertreter bei der Verhandlung einspringen. Dies waren häufig die Amtsärzte der Nachbarbezirke. Bei dem weiteren ärztlichen Mitglied konnte es sich zudem ebenfalls um einen verbeamteten Mediziner handeln, in den meisten Fällen war es aber jemand, der auf dem Gebiet der Eugenik und Rassenhygiene als besonders fachkundig galt.

Ein Arzt, auf den dies zutraf, war Landesjugendarzt Max Eyrich. Ihm kam nicht nur aufgrund seines Tätigkeitsbereichs eine besondere Stellung zu. So sah er seine Aufgabe beim Landesjugendamt darin, als „erbbiologisches Sieb"[69] zu fungieren. Zudem hatte Stähle ihm den Auftrag gegeben, „Richtlinien für die Unfruchtbarmachung bei angeborenem Schwachsinn"[70] auszuarbeiten. Eyrich war dem zeitnah nachgekommen und präsentierte eine 28-seitige Ausführung, die allerdings nur bedingt den Charakter einer Handlungsanleitung hatte. Dies führte er darauf zurück, dass es nicht möglich sei, immer „verallgemeinerungsfähige Richtlinien aufzustellen"[71]. Er führte aber zahlreiche Beispiele für Fälle an, bei denen man seines Erachtens „mit der Entscheidung der Unfruchtbarmachung nicht bedenklich sein"[72] sollte – wobei er große Unterschiede zwischen Männern und Frauen machte und sich mitunter vermehrt für die ‚Unfruchtbarmachung' der Frauen aussprach[73], obwohl hier der Eingriff komplizierter war

---

65 *Reichsgesetzblatt* (1933), Teil 1, S. 1021.

66 *Reichsgesetzblatt* (1933), Teil 1, S. 1021.

67 „Bei Jugendlichen darf der Eingriff unter Anwendung eines unmittelbaren Zwanges nicht vor Vollendung des vierzehnten Jahres ausgeführt werden." *Reichsgesetzblatt* (1933), Teil 1, S. 1021.

68 Kinas (2020), S. 128.

69 Siehe auch das gleichnamige Kapitel bei Marquardt (2015), S. 53 ff.

70 „In der Sitzung über das Gesetz zur Verhütung erbkranken Nachwuchses im Württ. Innenministerium am 16. Januar 1934 ist mir durch Herrn Ministerialrat Dr. Stähle der Auftrag erteilt worden, Richtlinien für die Unfruchtbarmachung bei angeborenem Schwachsinn auszuarbeiten. Sie werden in der Anlage nebst einer Mehrfertigung vorgelegt." LABW HStAS, E 151/54 Bü 3, Pag. 140.

71 LABW HStAS, E 151/54 Bü 3, Pag. 141.

72 LABW HStAS, E 151/54 Bü 3, Pag. 141.

73 „Die Unfruchtbarmachung weiblicher Schwachsinniger wird häufiger und in jüngerem Alter notwendig werden als bei den männlichen. In gewissen Fällen könnte die Unfruchtbarmachung jüngerer männli-

und schwerwiegendere gesundheitliche Komplikationen auftreten konnten. Allerdings sah er zu diesem Zeitpunkt noch keine Möglichkeit zur „Unfruchtbarmachung aller an angeborenem Schwachsinn leidenden“[74], deren Zahl er auf etwa drei Prozent der Bevölkerung bezifferte. Vor allem bei „asozialen schwachsinnigen Sippen“[75] wollte er die ‚Unfruchtbarmachung‘ durchgeführt sehen. Diese Forderung bezog er auch auf Roma, denen er eine „parasitäre[] Lebensweise“[76] unterstellte. Allerdings äußerte er Bedenken, ob das Gesetz hierzu in seiner aktuellen Fassung überhaupt berechtigen würde. Eine zunächst geringere Dringlichkeit sah er bei den in Anstalten untergebrachten ‚Erbkranken‘.[77]

11.3 Die Zusammensetzung der Erbgesundheitsgerichte

Anfang März 1934 war nach längerer Vorlaufzeit[78] die Besetzung der EGG abgeschlossen. Das EGOG hatte seinen Sitz in Stuttgart. Vorsitzender war der in der Ärzteschaft gut bekannte Oberlandesgerichtsrat Hans Göz.[79] Dieser war im November 1932 einer der vier Hauptreferenten bei der Versammlung der Ärztekammer zur „eugenischen Frage“[80] gewesen, was als Grund für seine Ernennung explizit hervorgehoben wurde: „Dr. Göz hat auf dem betreffenden Gebiet bereits bemerkenswerte Kenntnisse und hat vor einiger Zeit im ärztlichen Verein einen Vortrag über einschlägige Fragen gehalten.“[81]

Sein Stellvertreter war ein Oberlandesgerichtsrat namens Böckmann.[82] Das beamtenärztliche Mitglied war Eugen Stähle, dessen Stellvertreter der Obermedizinalrat Rudolf Camerer, seines Zeichens ärztlicher Berichterstatter im Ministerium des

---

cher Schwachsinniger sogar zu unerwünschten Nebenwirkungen i. S. verstärkter Sexualität führen. Bei der Anordnung der Sterilisierung jüngerer Männer ist daher Zurückhaltung ratsam. In manchen Fällen wird die Kastration den Vorzug verdienen.“ LABW HStAS, E 151/54 Bü 3, Pag. 141. Die Zahl der Kastrierten stieg im Rahmen des Gesetzes vom 24. November 1933 gegen „gefährliche Gewohnheitsverbrecher“ ebenfalls stark an. Siehe beispielsweise O. V.: Bisher 111 Entmannungen (1934) sowie das Gesetz in *Reichsgesetzblatt* (1933), Teil 1, S. 995–1000 und Ausführungsgesetz S. 1000–1008.

74 LABW HStAS, E 151/54 Bü 3, Pag. 141.

75 LABW HStAS, E 151/54 Bü 3, Pag. 141. Hier führte er vor allem Beispiele aus den USA an: Goddard (1912) und Dugdale (1891).

76 „Die Fortpflanzung der Zigeuner ist angesichts ihrer durchaus parasitären Lebensweise vom Standpunkt des Gemeinwohls zweifellos unerwünscht. Ob aber ihre Unfruchtbarmachung nach den Bestimmungen des Gesetzes zur Verhütung erbkranken Nachwuchses gesetzlich berechtigt ist, ist zweifelhaft.“ LABW HStAS, E 151/54 Bü 3, Pag. 141.

77 LABW HStAS, E 151/54 Bü 3, Pag. 141.

78 Zu den vorherigen Entwürfen bzw. Besetzungen für die EGG siehe auch LABW HStAS, E 151/54 Bü 3, Pag. 76 zu 75 und Pag. 94 zu 93.

79 Zur Rolle von Göz siehe auch Dross (2016).

80 Hans Göz (1932).

81 LABW HStAS, E 151/54 Bü 3, Pag. 3.

82 Vermutlich Eugen Böckmann, siehe LABW HStAS, EA 4/150 Bü 115; LABW StAL, F 215 Bü 520.

Innern und Direktor der Heilanstalt Winnental, sowie der ebenfalls im Innenministerium beschäftigte Medizinalrat Hans Mayser.[83] Das weitere ärztliche Mitglied war der Vorsitzende der rassenhygienischen Gesellschaft in Stuttgart und Professor für Rassenhygiene an der dortigen Technischen Hochschule, Wilhelm Weitz. Dessen Stellvertreter wiederum war Hermann Feldmann, der zu diesem Zeitpunkt die rechte Hand von Stähle in den Standesvereinigungen war.[84]

Auch für die EGG bestand die Aufteilung, dass immer zwei Mitglieder und zwei Stellvertreter ernannt werden mussten. Bei 38 EGG kam daher eine erhebliche Zahl an Ärzten zustande, die somit aktiv an der Umsetzung des GzVeN mitwirkten. In der Regel vertraten sich bei den beamtenärztlichen Mitgliedern die Oberamtsärzte (OAA) benachbarter Bezirke gegenseitig, aber es existierten Ausnahmen, bei denen explizit ein anderer Mediziner genannt wurde. Untenstehende Auflistung führt die im März 1934 im Amtsblatt des Justizministeriums veröffentlichte und zu diesem Zeitpunkt für Württemberg gültige Besetzung der EGG im Hinblick auf die ärztlichen Mitglieder auf (der Übersichtlichkeit wegen wurde auf eine Nennung der vorsitzenden Juristen verzichtet).[85]

Tab. 17 Die Besetzung der Erbgesundheitsgerichte in Württemberg (1934)

EGG	beamtenärztliches Mitglied (OAA)	Stellvertreter	weiteres ärztliches Mitglied	Stellvertreter
Aalen	Julius Angele	OAA in Ellwangen	Helmut Jahnke	Eugen Stützel
Backnang	Hans Burchardt[86]	OAA in Ludwigsburg	Alfred Bosler	Alfred Rumpel
Balingen	Otto Schmid	OAA in Tübingen	Ulrich Kuttroff	Theodor Johannsen
Besigheim	Eberhard Villinger	OAA in Ludwigsburg	Georg Cleß	Eduard Krauter
Biberach	Franz Funk	OAA in Ulm	Friedrich Schroedter	Josef Krautwig
Böblingen	Karl Heudorfer	OAA in Herrenberg	Friedrich Kochendörfer	Hans Vogel
Calw	Gerhard Lang	Eberhard Mezger	Wilhelm Josenhans	Karl Schmitz

83 Mayser wurde kurze Zeit später zum Obermedizinalrat befördert und war zugleich Vorstand des Medizinischen Landesuntersuchungsamtes. LABW HStAS, EA 2/150 Bü 1128.

84 Speidel (1933).

85 Im Amtsblatt des Justizministeriums werden die Mitglieder häufig nur mit Nachnamen und Wohnort sowie gelegentlich ihrer Position (Direktor o. Ä.) genannt, die Vornamen wurden anhand des Reichs-Medizinal-Kalenders von 1933 und 1935 sowie der für Württemberg vorhandenen Ärzte-Adressbücher von 1934 und 1935 vervollständigt. Nur in einem Fall (Fritz Glökler) werden zwei Ärzte exakt desselben Namens (vermutlich Vater und Sohn) im selben Ort genannt. *Amtsblatt des Württembergischen Justizministeriums* (1934), S. 165–176; Reichs-Medizinal-Kalender (1933; 1935); Württembergischer Aerzteverband (1934; 1935).

86 Bei der Veröffentlichung war die Stelle des Oberamtsarztes in Backnang noch nicht besetzt, dies geschah dann mit der Berufung von Burchardt.

EGG	beamtenärztliches Mitglied (OAA)	Stellvertreter	weiteres ärztliches Mitglied	Stellvertreter
Crailsheim	Otto Magenau	OAA in Mergentheim	Artur Mülberger	Gustav Haug
Ehingen	Alfred Brasser	OAA in Münsingen	Arnold Cremer	Willy Mißmahl II
Ellwangen	Gotthold Holzapfel	Berthold Kleinknecht	Berthold Klein-knecht	Xaver Gundling
Esslingen[87]	Adolf Schott	Franz Schiler	Bruno Niekau	Hermann Kemmler
Freudenstadt	Walter Huwald	OAA in Herrenberg	Otto Sigel bzw. der OAA in Nagold	Alfred Bubenhofer
Geislingen	Willy Schol	OAA in Göppingen	Karl Groschopf	Helmut Roser
Gmünd	August Gerlach	OAA in Waiblingen	Albert Honold	Ludwig Wörner
Göppingen	Max Kauffmann	OAA in Geislingen	Georg Wannenwetsch	Karl Lenz
Hall	Walter Gmelin	OAA in Öhringen	Max Kibler	Reinhold Stierlin
Heidenheim	Werner Walz	OAA in Aalen	Gustav-Adolf Büllmann	Karl Bernhard
Heilbronn	Herbert Graner	Otto Zorn	Manfred Schliz	Otto Wessel
Herrenberg	Otto Mauthe	OAA in Freudenstadt	Karl Ludwig Lechler	Hans Riehm
Kirchheim	Ernst Haffner	OAA in Nürtingen	Alfred Wepfer	Fritz Glökler[88]
Ludwigsburg	Heinrich Betz	Emil Beck	Wilhelm Briem	Karl Reimold
Maulbronn	Eduard Schefold	OAA in Besigheim	Gottfried Simons	Arthur Pfisterer
Mergent-heim	Friedrich Förstner	OAA in Crailsheim	Karl Oehrl	Hermann Haug
Münsingen	Rudolf Dierolff	OAA in Ehingen	Maximilian Dirr	Hans Häberlin
Neckarsulm	Friedrich Lebküchner	OAA in Heilbronn	Hans Eychmüller	Theophil Trumpp
Nürtingen	Walafried Baumann	OAA in Kirchheim	Hans Schneider	Ernst Walker
Oberndorf	Hans Schwarz	OAA in Rottweil	Karl Würz	Hans Würz
Öhringen	Paul Steinhauser	OAA in Hall	Ferdinand Dietrich	Gerhard Lutz

87 Für Esslingen siehe die lokale Untersuchung von Silberzahn-Jandt (2015).

88 Im Reichs-Medizinal-Kalender 1933 und 1935 sind zwei Ärzte namens Fritz Glökler in Kirchheim gelistet. Welcher der beiden praktischen Ärzte (Approbationsjahre 1892 und 1920) im EGG vertreten war, konnte nicht ohne weiteres eruiert werden. Reichs-Medizinal-Kalender (1933), S. 389, und Reichs-Medizinal-Kalender (1935), S. 384.

EGG	beamtenärztliches Mitglied (OAA)	Stellvertreter	weiteres ärztliches Mitglied	Stellvertreter
Ravensburg	Heribert Müller	Heinrich Schuler für Ravensburg und der OAA in Wangen für Tettnang	Emil Schröder	Carl Hartmann
Reutlingen	Oskar Beutter	Gustav Müller	Max Goerlich	Hermann Heimberger
Rottweil	Hermann Fink	Hermann Röger	Walther Bronsert	Leo Eha
Saulgau	Hans Kugler	OAA in Ehingen für Saulgau, OAA in Ravensburg für Waldsee	Erich Waizenegger	Anton Frick
Stuttgart	Kurt Zoeppritz	Otto Schmidt	Georg Boesebeck	Alfred Gastpar
Tübingen	Julius Seeger	Heinrich Abegg	Wilhelm Kinkelin	Hans Walter
Tuttlingen	Alfred Schöck	Reinhold Klaus für Tuttlingen, der OAA in Rottweil für Spaichingen	Georg Sippel	Walter Meuret
Ulm	Heinrich Lörcher	Fritz Prinzing II	Ernst Grünler	Hans Enders
Waiblingen	Ferdinand Notz	OAA in Gmünd	Ernst Wittermann	Albrecht Gmelin
Wangen	Hubert Stegmann[89]	OAA in Ravensburg	Siegfried Mutschler	Hellmuth Deist

Damit waren in Württemberg 38 EGG geschaffen, mehr als doppelt so viele wie im benachbarten Baden, obwohl die Zahl der Einwohner zu diesem Zeitpunkt ähnlich war.[90] Im Hinblick auf die Aufgabe der EGG waren erwartungsgemäß zahlreiche Ärzte vertreten, die sich schon vor 1933 für ein Sterilisationsgesetz eingesetzt hatten. Insbesondere mit Alfred Bosler, Walter Gmelin, Karl Ludwig Lechler und Alfred Bubenhofer waren einige der wortgewaltigsten Befürworter von Eugenik und Rassenhygiene auch hier dabei. Darüber hinaus war die Mehrheit der nach 1933 maßgeblichen Vertreter der ärztlichen Vereinigungen in EGOG und EGG vertreten, allen voran Eugen Stähle und Hermann Feldmann sowie bis auf eine Ausnahme alle Leiter der ärztlichen Bezirksvereinigungen.[91] Standespolitik und die Umsetzung der nationalsozialistischen Gesundheitspolitik waren also auch beim GzVeN personell untrennbar miteinander verbunden.

89 Bei der Veröffentlichung war die Stelle des Oberamtsarztes in Wangen noch nicht besetzt, dies geschah dann mit der Berufung von Stegmann.

90 Siehe auch O. V.: Wochenschau (1934).

91 Nur der Leiter der Ulmer Bezirksvereinigung war nicht vertreten, dafür sein Stellvertreter. Siehe dazu O. V.: Anordnung (1936).

11.4 Die Umsetzung des GzVeN

Mit der Besetzung der EGG und dem einsetzenden Ausbau bzw. der Errichtung der Gesundheitsämter waren die meisten relevanten Vorarbeiten in Württemberg bis Anfang 1934 erfolgt. Mit welchen Größenordnungen man bei den Anzeigen zunächst rechnete, zeigen die Listen für die Vordrucke und deren Verteilung an die einzelnen Amtsbezirke. So wurden von den gängigsten Formularen 5000 Stück bestellt und zur Verteilung gebracht.[92]

Über die Finanzierung wurde weiterhin vehement gestritten. Vor allem der Konflikt mit den Fürsorgeverbänden um die Übernahme der Kosten für den Eingriff und den nachfolgenden Klinikaufenthalt sollte sich über Jahre hinziehen.[93] Auch die Amtsärzte klagten über die Kostenregelungen. So sah das Gesetz keine Vergütung für die Antragstellung und die in der Folge notwendigen ärztlichen Gutachten vor[94], was wiederum großen Widerstand hervorrief. Die Klage eines Amtsarztes gegen diese Regelung wurde allerdings abgewiesen und nur Mediziner, die nicht in einem festen Besoldungsverhältnis standen, sollten zukünftig eine Aufwandsentschädigung für derartige Arbeiten erhalten.[95] Schon nach kurzer Zeit wurden die Klagen über die große Zahl an zu bearbeitenden Anzeigen, Anträgen und Verhandlungen vor den EGG aus den Reihen der Amtsärzte immer lauter: „Die jetzige Arbeitswelle, die die Arbeit von 30 Jahren auf 2 Jahre zusammendrängt, muß in schwerer Überarbeit bewältigt werden."[96]

Um eine Versetzung bzw. Enthebung von seinem Posten bat allerdings kein einziger leitender Amtsarzt. Hingegen taten dies in Schwäbisch Hall gleich beide Stellvertreter. Sowohl Adolf Hammer als auch Eugen Allgaier baten Anfang 1934 um ihre Enthebung und führten als Grund die „Überlastung"[97] durch das GzVeN an. Insbesondere Allgaier soll dabei laut des leitenden Amtsarztes Gmelin abgelehnt haben, die Anträge auf ‚Unfruchtbarmachung' zu stellen. Gmelin zeigte sich über diese Entwicklung hingegen erfreut und nahm die Möglichkeit wahr, um einen ihm genehmeren Arzt mit nationalsozialistischer ‚Gesinnung' zu seinem Stellvertreter berufen zu können.[98]

---

92 LABW HStAS, E 151/54 Bü 3, Pag. 120.

93 LABW HStAS, E 151/54 Bü 340, o. Pag.

94 „Das Gesetz zur Verhütung erbkranken Nachwuchses und seine Ausführungsverordnungen kennen keine Gebühren für die Antragstellung und Erstattung von Gutachten. […] Nach § 2 Abs. 1 Satz 1 der Verordnung über die Gebührenerhebung der Gesundheitsämter vom 28. März 1935 (Reichsgesetz.Bl. [sic!] I S. 481) sind die Verrichtungen auf Grund des Gesetzes zur Verhütung erbkranken Nachwuchses gebührenfrei vorzunehmen." LABW HStAS, E 151/54 Bü 334, Pag. 663a.

95 LABW HStAS, E 151/54 Bü 334, Pag. 663a.

96 LABW HStAS, E 151/54 Bü 334, Pag. 250.

97 LABW HStAS, E 151/54 Bü 3, Pag. 166.

98 LABW HStAS, E 151/54 Bü 3, Pag. 166.

Gmelin war auch an anderer Stelle mehr als motiviert, seine Vorstellungen einer nationalsozialistischen Gesundheitspolitik durchzusetzen. So hatte er schon zum 1. April 1934 eine Eheberatung eingeführt.[99] Für ganz Württemberg sollte dies erst mehr als ein Jahr später erfolgen.[100] Eheuntersuchungen, etwa um ein ‚Ehestandsdarlehen' zu beanspruchen, wurden hingegen auch andernorts vorgenommen. Dabei spielten Krankheiten aber zunächst eine untergeordnete Rolle; so erfolgten die meisten Ablehnungen zunächst aufgrund von Vorstrafen und „politischer Unzuverlässigkeit"[101].

Aber nicht überall zeigten sich die Amtsärzte derart überzeugt und motiviert von ihrer neuen Aufgabe.

Um einen Überblick über die Arbeit der EGG zu gewinnen, wurde seitens des Ministeriums des Innern eine erste Bestandsaufnahme in die Wege geleitet. In einem Runderlass war Ende 1934 veranlasst worden, dass die EGG dem Ministerium regelmäßig Bericht[102] über den Umfang ihrer Tätigkeit erstatten sollten. Bis zum 30. Juni 1935, also etwas mehr als ein Jahr, nachdem die EGG ihre Arbeit aufgenommen hatten, waren schon 5072 Verfahren behandelt worden. Bei 4000 von diesen war schon eine Entscheidung erfolgt. In 3160 Fällen war eine ‚Unfruchtbarmachung' angeordnet worden, bei 840 hatte man den Antrag zurückgewiesen. Damit war in 79 Prozent aller Fälle der Antrag bejaht und in 21 Prozent abgelehnt worden. Jedoch zeigten die einzelnen EGG mitunter große Abweichungen vom landesweiten Schnitt. In Aalen wurde beispielsweise bei 116 bearbeiteten Fällen in 103 eine Sterilisation angeordnet, was eine Quote von 89 Prozent ergibt. In Esslingen lag die Quote zu diesem Zeitpunkt gar bei über 95,5 Prozent (64 von 67 Fällen). Mit 65 Prozent (125 von 193 Fällen) am unteren Ende befand sich das EGG Oberndorf.[103]

Vor allem die absoluten Zahlen stellen zu diesem Zeitpunkt aber nur eine Momentaufnahme dar, hatten doch die EGG einen sehr unterschiedlichen Stand bei der Bearbeitung der vorliegenden Verfahren.

---

99 LABW HStAS, E 151/54 Bü 339, o. Pag.

100 LABW HStAS, E 151/54 Bü 339, o. Pag.

101 Laut eines Berichts im DÄB wurden bei 1234 untersuchten Personen in Stuttgart 169 abgelehnt, davon 73 wegen Vorstrafen, 55 wegen „politischer Unzuverlässigkeit" und 28 wegen Krankheiten. 16 Anträge wurden zurückgezogen oder zurückgestellt. O. V.: Wochenschau (1934); siehe dazu auch Mezynski (1936).

102 Zu den ausführlichen Jahresberichten der Gesundheitsämter bezüglich der Durchführung des GzVeN siehe LABW HStAS, E 151/53 Bü 162 und 163.

103 LABW HStAS, E 151/54 Bü 5, Pag. 213 zu 212.

11.5 „Die Rolle des Sterilisators"[104] – die Mitwirkung der Ärzte

Nur explizit dazu ‚ermächtigten' Ärzten in bestimmten Krankenanstalten war es gestattet, die operative Sterilisierung vorzunehmen. Der Kreis dieser Mediziner und Kliniken war zunächst bewusst klein gehalten worden. Eine erste Liste umfasste nur 20 Ärzte an 19 Krankenanstalten.[105] Allerdings zeigte sich schnell, dass viele Mediziner mit Nachdruck darum kämpften, ebenfalls diese ‚Ermächtigung' zu erhalten. Um dies zu erreichen, wurden teils umfangreiche Eingaben an das Ministerium des Innern verfasst. In den meisten Fällen begründete man dies mit der Versorgung und dem Wohl der eigenen Patienten.[106] Einige Ärzte gaben aber auch unverblümt zu, dass sie sich gegenüber ihren Kollegen zurückgesetzt fühlen würden, wenn sie nicht ebenfalls ‚ermächtigt' würden.[107] In der Folge wurde die Liste der zugelassenen Ärzte und Krankenanstalten stark erweitert und wuchs bis 1936 auf mehr als 70 Mediziner an.[108] Darunter befanden sich auch einige Beisitzer bei einem EGG wie beispielsweise Wilhelm Briem[109] oder Stierlin, der nun sowohl Operateur als auch stellvertretender Amtsarzt und Mitglied des EGG war. Ein anderer bekannter Name auf der Liste war der Leiter der chirurgischen Abteilung des Kreiskrankenhauses Biberach und ehemalige Vorsitzende des WAV, Wilhelm Dörfler, der sich nach 1933 als begeisterter Nationalsozialist und großer Befürworter der rassenhygienischen Maßnahmen hervorgetan hatte.[110]

Die restriktive Handhabung der Zulassung und die wiederholte Betonung, dass nur ‚ermächtigte' Ärzte die Eingriffe durchführen dürften, hatte durchaus nachvollziehbare Gründe. So waren einige beamtete Mediziner irrtümlich davon ausgegangen, dass sie aufgrund ihrer Position dazu berechtigt wären, die Operationen vorzunehmen. Aber auch andere nicht ‚ermächtigte' Ärzte hatten Sterilisationen durchgeführt, mit teils gravierenden Folgen.[111] So war es wiederholt zu Todesfällen bei Eingriffen gekommen, die von nicht zugelassenen Ärzten durchgeführt worden waren:

> Vor kurzem wurden in verschiedenen zur Unfruchtbarmachung zugelassenen Krankenanstalten drei Unfruchtbarmachungen von Ärzten vorgenommen, die dazu nicht ermächtigt waren. Nach kurzer Zeit sind die Operierten gestorben. Diese Fälle geben mir [Gustav Himmel, Ministerialrat im Innenministerium – A. P.] Veranlassung, erneut auf die Bestimmung des § 11 des Gesetzes zur Verhütung erbkranken Nachwuchses hinzuweisen, wonach

104 Walter Göz (1935), S. 1261.
105 *Amtsblatt des Württembergischen Justizministeriums* (1934), S. 175.
106 Beispielsweise LABW HStAS, E 151/53 Bü 149, Pag. 172.
107 Siehe einige Beispiele in LABW HStAS, E 151/53 Bü 149.
108 Beispielsweise LABW HStAS, E 151/53 Bü 149, Pag. 262b.
109 Briem zeigte sich beispielsweise mit einem ausführlichen Beitrag im ÄWB als glühender Verfechter der Eugenik und Rassenhygiene sowie des GzVeN. In seinen Augen sei das Gesetz aus reiner „Liebe zum Leben unseres deutschen Volkes" entstanden. Briem (1936), S. 78.
110 LABW HStAS, E 151/53 Bü 149, Pag. 262b.
111 LABW HStAS, E 151/53 Bü 149, Pag. 305.

> nur solche Ärzte den Eingriff vornehmen dürfen, denen von mir die Ausführung der Unfruchtbarmachung überlassen worden ist.[112]

Folgen hatte dies für die beteiligten Ärzte hingegen kaum, mögliche Strafen wurden im Rahmen der Meldungen zumindest im württembergischen Ministerium des Innern nicht thematisiert. Bei einem weiteren Fall einer Operation durch einen nicht ‚ermächtigten' Mediziner bestand die Reaktion darin, dass der Vorfall „auf das Schärfste mißbilligt"[113] wurde. Darüber hinaus wurden aber keine weiteren Folgen aktenkundig. Zukünftig sollten derartige Fälle an das Reichsjustizministerium gemeldet werden. Zudem ermahnte man die ‚ermächtigten' Ärzte, dass sie genauer darauf zu achten hätten, dass niemand außer ihnen die Eingriffe in der jeweiligen Krankenanstalt durchführte.[114]

Aber die in direkter Folge der Operation vorkommenden Todesfälle waren bei weitem nicht die einzigen, die im Zusammenhang mit den Sterilisierungen erfolgten. So meldeten sich beim Ministerium des Innern wiederholt Angehörige von Suizidenten, bei denen der starke Verdacht bestand, dass der Tod seine Ursache in der Sterilisation oder zumindest deren Anordnung hatte. In einem Fall nahm sich ein Betroffener das Leben, nachdem er die Vorladung zu seinem EGG-Verfahren erhalten hatte.[115] In einem anderen Fall beschwerte sich ein NSDAP-Ortsgruppenleiter beim Ministerium darüber, dass sein Sohn nach der Sterilisation wiederholt Selbstmordgedanken geäußert und sich schließlich das Leben genommen hatte: „denn seit dem Zeitpunkt der Sterilisation habe sein Sohn ein Gefühl der Minderwertigkeit gehabt. Nach seinen Äußerungen habe er sich als zum Idioten gestempelt betrachtet."[116] Der Logik der zuständigen Bearbeiter nach war aber in keinem dieser Fälle ein Zusammenhang mit dem Eingriff gegeben. Die Ursache für die Suizide sei allein in der ‚Erbkrankheit' zu sehen.[117] Diese Begründung wurde auch bei anderen Komplikationen, die unmittelbar nach dem Eingriff bei den Betroffenen auftraten, herangezogen. So bat ein Landwirt um die Kostenübernahme für die psychiatrische Einweisung seines Sohnes. Dessen psychische Probleme traten nach Schilderung des Vaters unmittelbar nach der Sterilisation auf und wären seitdem kaum mehr in den Griff zu bekommen gewesen. Auch in diesem

---

112 LABW HStAS, E 151/53 Bü 149, Pag. 211.

113 LABW HStAS, E 151/53 Bü 149, Pag. 313 und 323.

114 „Den ermächtigten Aerzten ist vertraulich mitzuteilen, daß der Herr Reichs- und Preuß. Minister des Innern von jetzt ab alle Komplikationsfälle, in denen der ärztliche Eingriff von nicht besonders ermächtigten Aerzten vorgenommen worden ist, dem Herrn Reichsjustizminister zur Klärung der Schuldfrage zuleiten wird. Die zugelassenen Aerzte haben sicher zu stellen, daß ausser [sic!] ihnen niemand Unfruchtbarmachungen vornimmt." LABW HStAS, E 151/53 Bü 149, Pag. 230a.

115 LABW HStAS, E 151/54 Bü 6, Pag. 101.

116 LABW HStAS, E 151/54 Bü 6, Pag. 104.

117 LABW HStAS, E 151/54 Bü 6, Pag. 104.

Fall wurde seitens des Ministeriums ein „ursächlicher Zusammenhang zwischen Sterilisierung und Verschlimmerung der Erkrankung"[118] nicht anerkannt.

Bei denjenigen Ärzten, welche die komplizierteren Eingriffe bei Frauen vornahmen, kamen aufgrund der zahlreichen Probleme wohl mitunter Zweifel auf, auch wenn diesbezügliche schriftliche Äußerungen in den gesichteten Akten des Ministeriums nicht gefunden werden konnten. Allerdings berichtete der Vorsitzende des württembergischen EGOG, Oberlandesgerichtsrat Göz, dass einige Frauenärzte der neuen „Rolle des Sterilisators"[119] mit „einer gewissen inneren Abneigung"[120] gegenüberständen. Er sah dies aber nur als ein temporäres Problem an, welches sich nach den ersten Anlaufschwierigkeiten in Wohlgefallen auflösen würde. Seiner Ansicht nach sollten insbesondere die Gynäkologen ihre neue Rolle als „leuchtendes Vertrauensvotum für die Kunst des deutschen Arztes"[121] betrachten.

Ein Gynäkologe, der keine dieser Bedenken zu zeigen schien, war August Mayer, der Direktor der Universitätsfrauenklinik in Tübingen. Er bezeichnete sich in einem Schreiben an Obermedizinalrat Mauthe als ersten deutschen Gynäkologen, der sich für ein derartiges Gesetz stark gemacht hätte und deshalb auch an der „glatten Durchführung in der Praxis natürlich das allergrösste Interesse"[122] hätte. Er veröffentlichte unter anderem auch im Ärzteblatt für Württemberg und Baden (ÄWB) einen Artikel über „Klinische Erfahrungen mit der eugenischen Sterilisierung"[123]. Mayer berichtete darin über 106 in seiner Klinik in Tübingen durchgeführte Sterilisierungen. Dabei wies er darauf hin, dass es nur in neun Fällen gelungen wäre, die ‚Erbkranken' zu einem Selbstantrag zu bewegen. Allerdings vermutete er in diesen Fällen mehr wirtschaftliche Hintergründe, als dass das Gesetz tatsächlich bejaht worden wäre. Um den Gegnern des GzVeN keine weiteren Argumente zu liefern, sei es in seinen Augen hilfreich, genauer zu differenzieren. Dabei wies er auf diejenigen ‚Erbkranken' hin, bei denen ohnehin keine Fortpflanzungsfähigkeit vorhanden gewesen sei und daher auch keine Operation notwendig wäre. Er begrüßte ausdrücklich die Vorgehensweise, nach der in solchen Fällen die ‚Erbkranken' vorab an der Universitätsklinik begutachtet würden. Bis zum Februar 1935 sei es zu vier Fällen von „polizeilicher Zwangseinlieferung"[124] gekommen. Darüber hinaus beurteilte er die „Verhütung von Entlaufen, Selbstmord-

118 LABW HStAS, E 151/52 Bü 457, Pag. 17 und 23.

119 Walter Göz (1935), S. 1261.

120 Walter Göz (1935), S. 1261.

121 Walter Göz (1935), S. 1261.

122 „Nachdem ich als erster deutscher Gynäkologe schon im Jahr 1929 für ein Sterilisierungsgesetz eintrat, habe ich an seiner glatten Durchführung in der Praxis natürlich das allergrösste Interesse." LABW HStAS, E 151/54 Bü 5, Pag. 432.

123 Mayer (1935), S. 57.

124 Mayer (1935), S. 57.

versuchen etc."[125] als „nicht leichte Spezialaufgabe"[126], für welche die Klinik aber keine Verantwortung tragen könnte.

Für mehr Zurückhaltung plädierte er hingegen bei den Verhandlungen in den EGG. So sollte in seinen Augen auch nach positiven Eigenschaften bei den Betroffenen gesucht werden. Durch „rücksichtsloses Zuvielsterilisieren"[127] bestünde die Gefahr, „hohe Geisteswerte"[128] zu verlieren. Zudem könne man seinen Fehler auch im Nachhinein korrigieren und die Nachkommenschaft immer noch sterilisieren; dadurch sei eben „die Ausmerzung nur um eine Generation verschoben"[129]. Auch wenn er daraus keine generelle Berechtigung über das Für und Wider eines Eingriffs abgeleitet wissen wollte, so forderte Mayer doch, dass die Notwendigkeit für eine Sterilisierung letztlich im Ermessen des Operateurs liegen sollte. Gleiches träfe auf die Operationsfähigkeit der Betroffenen zu. Ein Eingriff mit bleibenden Schäden beim Patienten sei nicht zu billigen. Dies betreffe auch Todesfälle, wobei er hier eine Einschränkung machte:

> Man kann es jedenfalls nicht generell billigen, wenn man gelegentlich hört, der Tod eines Erbkranken sei kein Verlust und eigentlich nur zu begrüßen. Wenn das auch für schwere Geisteskrankheiten gelten mag, so können doch viele andere Erbkranke einen hohen Gegenwartswert darstellen, sei es für ihre Familie, sei es für die Allgemeinheit.[130]

Ebenso dürften wirtschaftliche Erwägungen keine Rolle spielen, so sie „zu Lasten von Leben und Gesundheit der Operierten"[131] gingen. Auch wenn Mayer der nationalsozialistischen Gesundheitspolitik nicht kritiklos gegenüberstand, konnte er sich doch ohne sichtbare Konflikte mit dieser identifizieren und sich ein- und unterordnen.[132] An der Frauenklinik der Universität Tübingen wurden bis 1944 mindestens 740 Frauen Opfer einer Zwangssterilisation. Dabei kam es zu mindestens vier Todesfällen.[133]

Die Zahlen wären weitaus höher geworden, wenn Überlegungen des Ministeriums des Innern ihre Umsetzung gefunden hätten. So war die Schaffung einer „Erbgesundheitsklinik in Tübingen als Zentralstelle für die Unfruchtbarmachungen für ganz Württemberg"[134] erwogen worden.[135] Diese Gedanken wurden aber im Reichsministerium des Innern sehr kritisch gesehen. Arthur Gütt äußerte große Bedenken gegenüber dem Plan, vor allem im Hinblick auf die finanzielle Belastung und die zu erwartende nega-

---

125 Mayer (1935), S. 57.
126 Mayer (1935), S. 57.
127 Mayer (1935), S. 58.
128 Mayer (1935), S. 58.
129 Mayer (1935), S. 58.
130 Mayer (1935), S. 58.
131 Mayer (1935), S. 59.
132 1933 in die SA eingetreten, wurde er 1937 auch Mitglied in der NSDAP. Doneith (2007), S. 227.
133 Doneith (2007), S. 226.
134 LABW HStAS, E 151/53 Bü 149, Pag. 135.
135 Siehe auch Grün (2010).

tive öffentliche Wahrnehmung. Insbesondere bei Letzterer befürchtete er erhebliche negative Auswirkungen, wenn die ‚Unfruchtbarmachungen‘ zentral an einer Klinik ausgeführt werden würden. Allerdings machte er den Vorschlag, die Operationen verstärkt den gewünschten Kliniken und Ärzten zuzuleiten, indem anderen die Genehmigung zur Durchführung entzogen würde.[136] Bis dato war man in Württemberg allerdings den entgegengesetzten Weg gegangen und hatte immer mehr Ärzte ‚ermächtigt'. 1936 waren mehr als 70 Mediziner an fast 60 Krankenhäusern[137] zugelassen.

1936 sollte neben der „operativen Unfruchtbarmachung“[138] eine neue Behandlungsoption hinzukommen, die „Unfruchtbarmachung durch Strahlenbehandlung“[139]. Aufgrund der beschränkten Menge an Kliniken mit dem notwendigen Equipment war die Zahl der Ärzte, die für die Röntgenbehandlung ‚ermächtigt‘ wurden, aber wesentlich geringer als bei der chirurgischen Variante.[140] Zunächst waren in Württemberg nur neun Ärzte an Krankenhäusern in Tübingen, Stuttgart, Ulm und Heilbronn zugelassen.[141] Erwartungsgemäß sahen sich aber auch hier einige Mediziner übergangen und beantragten in der Folge die Zulassung zu dieser Behandlungsmethode, darunter auch Ärzte aus kleineren Orten wie beispielsweise Welzheim.[142] Eine Zurückhaltung ob der möglicherweise aus dem Gesetz resultierenden Verschlechterung des Arzt-Patienten-Verhältnisses scheint dabei bestenfalls eine nachrangige Bedeutung in den Überlegungen vieler Mediziner gespielt zu haben. Aber damit standen sie nicht allein; auch andere Berufsgruppen drängten sich bei der Umsetzung des GzVeN geradezu auf, insbesondere die Fürsorgerinnen[143], welche wiederholt dem Ministerium des Innern ihre Mitarbeit anboten[144].

---

136 LABW HStAS, E 151/53 Bü 149, Pag. 135.

137 Laut einer Liste waren es genau 75 Ärzte an 58 Kliniken. LABW HStAS, E 151/53 Bü 149, Pag. 262b.

138 LABW HStAS, E 151/53 Bü 149, Pag. 262b.

139 LABW HStAS, E 151/53 Bü 149, Pag. 183.

140 Siehe auch O. V.: Verzeichnis (1936).

141 LABW HStAS, E 151/53 Bü 149, Pag. 169 zu 168.

142 LABW HStAS, E 151/53 Bü 149, Pag. 174 und 175.

143 Für eine aktuelle Arbeit zu diesem Thema siehe unter anderem Lehnert (2020).

144 So sah beispielsweise der Verein der Bezirksfürsorgerinnen eine Chance durch seine Mitarbeit bei der erbbiologischen Erfassung der Bevölkerung, sich berufspolitisch zu legitimieren. In einem Schreiben an das Ministerium des Innern wurde die besondere Eignung der Fürsorgerinnen für diese Aufgabe hervorgehoben, da sie sich schon das Vertrauen der Familien in ihrem Bezirk erarbeitet hätten und entsprechend verlässlicher an diese Daten kommen könnten. Auch einige Monate später betonte eine Denkschrift der Arbeitsgemeinschaft der württembergischen Kreisfürsorgerinnen deren Nutzen für die Umsetzung des GzVeN: „Durch die planmässige Zusammenarbeit mit den parteiamtlichen Stellen, Gemeindebehörden, Pfarrämtern und Vertrauensleuten war es den betreuten Volksgenossen schwer, die Familienfürsorgerin zu hintergehen oder ihr falsche Angaben zu machen. Auch das staatliche Gesundheitsamt wird die letzten Familienzusammenhänge, die für die erbbiologische Bestandsaufnahme der Bevölkerung erforscht werden müssen, auf keinem anderen Weg in Erfahrung bringen können, als es die Fürsorgerin tat.“ LABW HStAS, E 151/54 Bü 334, Pag. 657a. Siehe auch LABW HStAS, E 151/54 Bü 333, Pag. 79.

11.6 Widerstand gegen das GzVeN

Bei einer Berufsgruppe wurde hingegen damit gerechnet, dass sich diese in Teilen der Mitarbeit bei den Sterilisationen verweigern würde: den Krankenschwestern, genauer gesagt bei den katholischen Schwestern. Insgesamt erwartete man, dass der größte Widerstand aus kirchlichen Kreisen kommen würde. Insbesondere den Äußerungen des Papstes zu dieser Thematik wurde große Wirkmächtigkeit zugeschrieben. Entsprechend verfolgte man auch im Ministerium des Innern die Äußerungen aus Rom und anderen kirchlichen Kreisen aufmerksam. Die knapp drei Jahre zuvor veröffentlichte Enzyklika Casti Connubii wurde dabei als für die Umsetzung der nationalsozialistischen Rassenpolitik und insbesondere des GzVeN in katholischen Kreisen besonders kritisch angesehen.[145] Das aus Rom kommende Machtwort hatte man entsprechend wenig erfreut zur Kenntnis genommen: „Ganz entschieden wendet sich der Heilige Vater gegen die Unfruchtbarmachung. Nur als Strafe wäre sie erlaubt, ist aber als solche im Gesetz nicht vorgesehen, gegebenenfalls auch zu Heilzwecken. Über die Erlaubtheit der Unfruchtbarmachung tobte lange ein Streit der Meinungen. Roma locuta, causa finita."[146]

Insbesondere Stähle, der selbst erwartungsgemäß ‚gottgläubig'[147] war, agitierte bei öffentlichen Reden und in Artikeln mehrmals gegen kirchliche Kreise und warf ihnen unter anderem vor, das Volk zu spalten[148]. Allerdings erschien die Furcht vor größerem Widerstand der katholischen Kirche in Württemberg kaum begründet. So äußerte sich beispielsweise der Bischof Joannes Baptista Sproll[149] zu den Vorhaltungen[150] von Stähle in Richtung der Glaubensgemeinschaften. Insbesondere den Vorwurf des Widerstandes wies er zurück und wollte dies auch gegenüber den Behörden richtiggestellt wissen: „Ist der Bericht [bezüglich der Anschuldigungen von Stähle – A. P.] richtig, so können wir zu einer solchen irrigen Charakterisierung der katholischen Anschauungen von amtlicher Seite unmöglich schweigen."[151] Trotz dieser Aussagen wurde mit großer Vorsicht gegenüber konfessionellen Angestellten in Kliniken und auf kommunaler Ebene agiert. Unter keinen Umständen sollte Druck auf konfessionelle Schwestern ausgeübt werden, wenn diese ihre Mitarbeit bei der Umsetzung des GzVeN ver-

---

145 Siehe https://www.vatican.va/content/pius-xi/en/encyclicals/documents/hf_p-xi_enc_19301231_casti-connubii.html (letzter Zugriff: 19.10.2022).

146 LABW HStAS, E 151/54 Bü 3, Pag. 43.

147 Siehe seine Aussage bei der Vernehmung am 26. Juni 1945, beispielsweise unter LABW StAL, EL 905 Bü 253, o. Pag. In der Reichsärztekammerkartei ist hingegen noch die alte Zugehörigkeit zur evangelischen Kirche vermerkt.

148 LABW HStAS, E 151/54 Bü 3, Pag. 145.

149 Raberg (2001), S. 882.

150 Laut Berichten soll Stähle die Kirche und ihre Anhänger als „Spalter" und „Patentchristen" bezeichnet haben. LABW HStAS, E 151/54 Bü 3, Pag. 145.

151 LABW HStAS, E 151/54 Bü 3, Pag. 145.

weigerten.[152] Auch auf die Anfrage eines Pfarrers[153], ob Gemeindeschwestern berechtigt oder gar verpflichtet seien, ‚Erbkranke' zu melden, wollte Stähle in einem ersten Entwurf eines Antwortschreibens diese Pflicht zunächst bejahen, äußerte sich dann aber nur dahingehend, dass die Schwestern dazu zwar berechtigt, aber nicht verpflichtet seien[154].

Stähle vermutete trotz gegenteiliger Beteuerungen weiterhin die Widerstände gegen das GzVeN vor allem in religiösen Kreisen. Besonders scharfe Kritik übte er im April 1935. Unter dem Titel „Unfruchtbarmachung und Weltanschauung!"[155] warf er im ÄWB insbesondere der Kirche und ihren Anhängern vor, dass diese versuchen würden, große Teile der Bevölkerung gegen das Gesetz aufzuwiegeln. Andere von ihm ausgemachte Gegner, wie beispielsweise „Liberalisten und Materialisten"[156], sprach er nur ganz am Rande an. Dabei unterschied er nicht zwischen Katholiken oder Protestanten. In seinen Augen gab es in dem von ihm postulierten „Weltanschauungskampf"[157] nur die Wahl zwischen Kirche und Volk – wobei er die Behauptung aufstellte, dass die Kirche den Konflikt gesucht hätte und nicht die Nationalsozialisten:

> An diesem Gesetz […] entbrennt ganz unnötig und herausgefordert der größte Weltanschauungskampf, den die Geschichte unserer Tage zu verzeichnen haben wird und für Jeden, dem das wahre Wohl seines Volkes am Herzen liegt, wird einmal dieses Gesetz zum Prüfstein seiner nationalsozialistischen Gesinnung werden.[158]

Somit war nicht nur die Kirche schuld an dem Konflikt, sondern auch ihre Anhänger waren nach dieser Logik keine ‚wahren' Nationalsozialisten. Insbesondere im Hinblick auf die breite Zustimmung zum Nationalsozialismus in evangelischen Kreisen scheinen die pauschalisierenden Anschuldigungen von Stähle mehr dazu zu dienen, überhaupt eine Gegnerschaft heraufzubeschwören, um sich an ihr öffentlich abarbeiten zu können. Denn in dem von ihm skizzierten Ausmaß scheint der Widerstand in Württemberg überhaupt nicht vorhanden gewesen zu sein, erst recht nicht in der Ärzteschaft.[159]

---

152 „Aus der Weigerung der katholischen Schwestern zur Mitwirkung bei Unfruchtbarmachungsoperationen haben sich bisher keine Schwierigkeiten ergeben, da für diese Zwecke eine nichtkonfessionelle Schwester eingestellt wurde. Nach der Äußerung des Chefarztes des Krankenhauses bestehen auch keinerlei Anhaltspunkte dafür, daß die Schwestern die Einrichtung der Unfruchtbarmachung gefährden oder die Erbkranken etwa in dem Sinne beeinflussen, die Operation nicht vornehmen zu lassen." LABW HStAS, E 151/53 Bü 149, Pag. 177.

153 Der Pfarrer äußerte in seinem Schreiben Bedenken, dass das Vertrauensverhältnis darunter leiden könnte und zudem diese Angaben auch anderweitig zu bekommen wären. LABW HStAS, E 151/54 Bü 3, Pag. 14.

154 LABW HStAS, E 151/54 Bü 3, Pag. 14.

155 Stähle (1935), S. 81.

156 Stähle (1935), S. 82.

157 Stähle (1935), S. 81.

158 Stähle (1935), S. 81.

159 Ein Umstand, den Stähle auch in seiner Vernehmung nach der Festnahme im Juni 1945 auf Nachfrage zu Protokoll gab: „Meiner Ansicht nach waren die Widerstände, die gegen das Gesetz im Volk vorhanden

Aber auch hier wollte Stähle alles, was nicht bereitwillige Mitarbeit war, automatisch als Widerstand gegen das Gesetz verstanden wissen. Insbesondere Einwände, dass der Mensch ein Recht auf seinen Körper hätte, erregten seinen Unmut. Wie zahlreiche andere Parteigrößen verneinte er, dass ein solches Recht überhaupt bestünde.[160]

Als es um die Beschreibung der Wirkung und der Ziele des Gesetzes ging, bemühte er aber wiederholt religiöse Bilder, die er vollständig in die Argumentation des Sozialdarwinismus einbettete.[161] Dementsprechend stand für ihn außer Frage, dass ein Arzt nicht auf die Ausführungen eines Vertreters der Kirche hören sollte, so diese dem Gesetz widersprächen. Ohnehin hätte sich die Kirche in derlei Dinge nicht einzumischen, denn „die Sorge um das gesundheitliche Wohl unseres Volkes [sei] getrost den berufenen Fachleuten zu überlassen"[162].

Mit seinem Angriff auf die Religionsgemeinschaften betrieb Stähle aber nicht nur Selbstvergewisserung im Hinblick auf die Richtigkeit des ärztlichen Handelns im Rahmen des Gesetzes, sondern lieferte auch eine Begründung für eine schärfere Verfolgung der Gegner. Dass es ihm damit durchaus ernst war, bewies er kurze Zeit später. So ordnete er im Juli 1935 an, dass der Amtsarzt eines jeden Gesundheitsamtes dem Ministerium darüber Bericht zu erstatten hatte, ob und in welcher Form es zu Propaganda oder „Hetze"[163] gegen das GzVeN gekommen sei[164]. Dabei war die Formulierung wohl bewusst derart vage gehalten, dass es im Ermessen der Amtsärzte lag, welche Vorfälle, egal wie unbedeutend diese anmuteten, sie meldeten.

Schnell zeigte sich, wie wenig Widerstand, zumindest aus Sicht der Amtsärzte, auf religiöse Überzeugungen zurückzuführen war. Beispielsweise vermeldete ein Amtsarzt, dass es keinerlei Widerstand in seinem Bezirk gebe, „wohl vor allem aus dem Grund, weil die überwiegende Mehrheit der Einwohner des Kreises dem evangelischen Bekenntnis angehöre. Es mussten daher auch keine Massnahmen zur Abwehr einer Hetze angeordnet werden."[165] Eine fast deckungsgleiche Meldung fand sich in einem anderen Bezirk, wobei besonders Bezug auf die Vorwürfe von Stähle gegen die katholische Kirche genommen wurde: „Vor allem liess sich keine Propaganda der katholischen Kirche feststellen."[166] Der Tenor lautete in beiden Fällen, dass der Sinn und Zweck des Gesetzes auch in diesen Kreisen eingesehen würde.

---

waren, nicht erheblich und die Vorschriften des Gesetzes wurden von allen Amtsärzten, auch den katholischen, loyal durchgeführt, genau so wie die Eingriffe selbst von katholischen Ärzten ohne weiteres durchgeführt wurden." LABW StAS, Wü 29/3 T 1, Nr. 1754/01/20.

160 Stähle (1935), S. 82.

161 Stähle (1935), S. 82.

162 Stähle (1935), S. 82.

163 LABW HStAS, E 151/54 Bü 5, o. Pag.

164 LABW HStAS, E 151/54 Bü 5, o. Pag.

165 LABW HStAS, E 151/54 Bü 5, o. Pag.

166 LABW HStAS, E 151/54 Bü 5, Pag. 349.

Viele Rückmeldungen beschränkten sich auf den Verweis, dass es zu keinen Vorfällen gekommen war. Einige Amtsärzte hingegen nahmen die Anordnung als Anlass, detailliert darüber Bericht zu erstatten, in welchen Fällen ihren Befehlen nicht Folge geleistet worden war.

So schilderte im Januar 1936 der Ludwigsburger Amtsarzt Gotthold Holzapfel, wie sich Betroffene mitunter gegen das Gesetz und dessen Vollstrecker gewehrt hatten. In den Augen Holzapfels hätten sich „glücklicherweise nur in verschwindend geringen Fällen offensichtliche Widerstände feststellen lassen“[167]. Was er darunter verstand, legte er im Folgenden detaillierter dar. So hätte die Ortspolizei in zehn Fällen dafür sorgen müssen, dass die Betroffenen überhaupt zur Untersuchung erschienen wären. In acht Fällen sei nach der erfolgten Verhandlung vor dem EGG die Einlieferung durch die Polizei gewaltsam vorgenommen worden.[168] Laut der im Ministerium des Innern vorliegenden Listen waren bis Ende 1935 in Ludwigsburg 193 Anträge bearbeitet worden. Holzapfel berichtete aber auch sehr freimütig über weitere Mittel, mit denen die Betroffenen bei Nichtbefolgung der amtlichen Anordnung unter Druck gesetzt worden waren. So erwähnte er den Fall einer Familie, bei der die Gestapo den Bruder des von der zwangsweisen Sterilisation Bedrohten erst in Schutzhaft genommen und danach in ein Konzentrationslager gebracht hätte. Holzapfel hob an dieser Stelle allerdings explizit hervor, dass dies nicht auf Antrag des Gesundheitsamtes geschehen sei. Dies war bei weitem kein Einzelfall, wie sich an anderen Beispielen von überwiegend ins Konzentrationslager Dachau Verschleppten, die sich den Anordnungen im Rahmen des GzVeN widersetzt hatten, zeigt.[169] In drei weiteren Fällen berichtete Holzapfel, dass zumindest mit dem KZ gedroht worden sei.[170]

Der Amtsarzt des Gesundheitsamtes Freudenstadt, Walter Huwald, berichtete mehrmals[171] über den Fall eines ‚taubstummen‘ Ehepaares, welches sich der ‚Unfruchtbarmachung‘ widersetzt hätte. Obwohl im EGG-Verfahren schon der Eingriff bei der Frau beschlossen worden war, hatte Huwald zusätzlich noch gegen den Mann Strafanzeige erstattet. Allerdings war der Fall inzwischen einer breiteren Öffentlichkeit bekanntgeworden, weshalb von der Operation der Frau zunächst abgesehen worden war: „Aus politischen Gründen wäre es allerdings unerwünscht, nachdem die Angelegenheit in Igelsberg und Umgebung schon grosses Aufsehen erregt hat, wenn [sich] bei der Ehefrau S. […] bei der Unfruchtbarmachung irgendwelche gesundheitlichen Schädigungen ergeben würden.“[172] Stattdessen sollte nun zuerst ein EGG-Verfahren gegen den Mann eröffnet werden. Da hier aber ein zeitgleich laufendes Strafverfahren

167 LABW HStAS, E 151/54 Bü 5, o. Pag.
168 LABW HStAS, E 151/54 Bü 5, o. Pag.
169 Beispielsweise LABW HStAS, E 151/52 Bü 457, Pag. 59 und 60.
170 LABW HStAS, E 151/54 Bü 5, o. Pag.
171 LABW HStAS, E 151/54 Bü 5, o. Pag.
172 LABW HStAS, E 151/54 Bü 5, o. Pag.

hinderlich gewesen wäre, sollte selbiges aufgeschoben werden. Huwald zeigte sich dabei überzeugt, dass das EGG „zweifellos“[173] eine Sterilisation des Mannes beschließen und dass diese „nötigenfalls mit Zwang“[174] ausgeführt werden würde. Zudem wollte er die Strafanzeige erneut stellen, falls der Mann sich wieder über das Gesetz äußern würde. Huwald erledigte sein Amt und die Durchsetzung des GzVeN offenkundig ganz in nationalsozialistischem Sinne und zur Zufriedenheit der übergeordneten Stellen, denn zwei Jahre später sollte der Reichsminister des Innern und mit Unterstützung durch Stähle in einer anderen Angelegenheit zu seinen Gunsten eine Ausnahmeregelung treffen. Die Position von Huwald als Amtsarzt war nämlich dadurch gefährdet, dass seine Frau als „Mischling I. Grades“[175] galt. Dementsprechend bedurfte es einer Ausnahmeregelung, damit er seine Stellung trotz dieses offenkundigen Verstoßes gegen die nationalsozialistische ‚Weltanschauung' weiter innehaben durfte.[176]

Im Rahmen der amtsärztlichen Berichte wird aber auch deutlich, dass zumindest in einigen Bezirken gegen das GzVeN agitiert wurde. In den meisten Fällen handelte es sich um Flugblätter oder Schreiben, in denen das Gesetz bzw. dessen Vollstrecker karikaturistisch verhöhnt und oft auf derbere Art und Weise verspottet wurden. Dass man die Ärzte durchaus als hauptverantwortlich für die Zwangssterilisationen wahrnahm und anprangerte, zeigen mehrere Vorfälle; exemplarisch kann einer aus dem Oberamt Gaildorf herangezogen werden.

Dort war ein Flugblatt eines fiktiven Arztes namens „Dr. Pimmel“[177] aufgetaucht, der als „erster Sackabschneider“[178] innerhalb einer sogenannten „Reichssterilisierungskammer“[179] das Schreiben unterzeichnet hatte. Eine Person, die es mit sich geführt hatte, war angezeigt worden. Ein konzeptionell und inhaltlich ähnlich formuliertes zweites Flugblatt enthielt den satirischen Hinweis: „Lautes Schreien und unbändiges Betragen vor und während der Operation ist unbedingt zu unterlassen. Betäubung mit dem Holzhammer kann gegen mässige Gebühr auf Wunsch schriftlich beantragt werden.“[180] In diesen und weiteren ähnlich gelagerten Vorfällen wurden Ermittlungen aufgenommen, über deren Ausgang aber nur selten berichtet wurde.

Handfester Widerstand gegen das Gesetz trat aber fast ausschließlich bei den Betroffenen und ihren Familienangehörigen auf. Dies hatte oft existentielle Gründe,

173 LABW HStAS, E 151/54 Bü 5, o. Pag.
174 LABW HStAS, E 151/54 Bü 5, o. Pag.
175 LABW HStAS, E 151/54 Bü 484, Pag. 465.
176 LABW HStAS, E 151/54 Bü 484, Pag. 465.
177 LABW HStAS, E 151/54 Bü 5, o. Pag.
178 LABW HStAS, E 151/54 Bü 5, o. Pag.
179 Zudem enthielt das Flugblatt angeblich folgendes Postskriptum: „Über die Hoden ist bereits verfügt. Der leere Sack kann gegen Zahlung von RM 1.00 von Ihren Angehörigen abgeholt werden.“ LABW HStAS, E 151/54 Bü 5, o. Pag.
180 LABW HStAS, E 151/54 Bü 5, o. Pag.

bedeuteten doch ein Eingriff und eine damit einhergehende temporäre Arbeitsunfähigkeit erhebliche finanzielle Schwierigkeiten. Insbesondere in ländlichen Kreisen wurde über Widerstände berichtet, wenn die Sterilisationen in die Erntezeit gefallen wären.[181]

Diese Verfolgung von Widerständen gegen das GzVeN durch die Behörden hatte aber auch zur Folge, dass es reihenweise zu Denunziationen kam. Dabei wurden auch Vorwürfe bewusst fälschlich erhoben, in Kenntnis dessen, dass eine derartige Anschuldigung zumindest in den ersten Jahren nach der Einführung des Gesetzes Ermittlungen nach sich ziehen würde.[182] Aber auch Ärzte nutzten das Mittel der Denunziation und bezichtigten sich untereinander, gegen das Gesetz gehandelt zu haben. Besonders häufig fand sich der Vorwurf, dass andere Mediziner zu positive Zeugnisse für ihre Patienten ausstellen würden, um diesen einen Vorteil für anstehende EGG-Verfahren zu verschaffen.[183] Anstatt den von einer Zwangssterilisation bedrohten Patienten zu helfen, wurde in diesen Fällen die offenkundig scharfe Verfolgung von tatsächlichem oder vermeintlichem Widerstand gegen das GzVeN von einigen Ärzten dazu genutzt, einer persönlichen Agenda nachzugehen.

Allerdings gab es auch zumindest einen Fall, in dem ein Amtsarzt aufgrund allzu pflichtbewusster Erfüllung der gesetzlichen Vorgaben in den Fokus der Ermittlungsbehörden geriet. So wurde dem Aalener Amtsarzt Julius Angele vorgeworfen, über den Rahmen des Gesetzes hinaus zu handeln und gar „einen Übereifer entwickelt“[184] zu haben. Diese Vorwürfe waren umso bemerkenswerter, als Angele politisch als unzuverlässig galt. Er war insbesondere in den Monaten nach der Machtübergabe in der nationalsozialistischen Presse mehrfach angefeindet worden.[185] Die Absetzung eines langjährigen Amtsarztes war rechtlich allerdings nicht ohne weiteres möglich[186], zumal in Württemberg ohnehin Probleme bestanden, die Stellen überall zu besetzen, und so verblieb auch Angele nach 1933 auf seinem Posten. Seinen eigenen Angaben im Spruchkammerverfahren zufolge habe er auf die Anfeindungen der Nationalsozialisten dadurch reagiert, dass er sich „streng an die vorhandenen Gesetze gehalten und der Partei keine Zugeständnisse gemacht“[187] habe.

---

181 „Ein gewisser Widerstand gegen die Durchführung des Eingriffs seitens der bäuerlichen Bevölkerung ist dann spürbar, wenn der Fristablauf in die Zeit gehäufter landwirtschaftlicher Arbeiten fällt.“ LABW HStAS, E 151/54 Bü 5, o. Pag.

182 Als Beispiel kann der Fall des Ehinger Arztes Isidor Zwick dienen. Dieser hatte sich aufgrund seiner Mitwirkung beim GzVeN zahlreiche Feinde gemacht (unter anderem hatte er seinen eigenen Schwager angezeigt). LABW HStAS, E 151/54 Bü 5, Pag. 362 und 368–371.

183 LABW HStAS, E 151/54 Bü 5, Pag. 326 zu 325.

184 LABW HStAS, E 151/54 Bü 6, Pag. 88.

185 LABW StAL, EL 902/1 Bü 1650.

186 *Reichsgesetzblatt* (1934), Teil 1, S. 531 f.

187 LABW StAL, EL 902/1 Bü 1650, Pag. 32.

Dass er dabei das GzVeN auch auf die Angehörigen von Parteimitgliedern anwandte, trug ihm die Beschwerde eines Vaters ein, dessen Tochter im Rahmen des Gesetzes sterilisiert worden war. Dieser befand, dass Angele das Ansehen des GzVeN beschädigen würde und zudem seine Einwände mit den Worten abgewiesen habe, dass er sich nicht beschweren solle – „sein Führer"[188] hätte doch das Gesetz erlassen. Da Angele es genauestens befolgt hatte, konnte ihm kein Fehlverhalten nachgewiesen werden, und auch diese Untersuchung blieb folgenlos. Angele, der, wie oben beschrieben, keineswegs im Verdacht stand, nationalsozialistisch gesinnt zu sein, war durch seine strenge Auslegung des Gesetzes einer derjenigen Amtsärzte mit der höchsten Quote an Sterilisationen, und auch im Hinblick auf die Menge der Erbgesundheitsverfahren in Relation zur Einwohnerzahl lag er weit vorne.[189]

11.7 Zwischenstand und geringere Bedeutung des GzVeN nach 1938

Zu wie vielen Widersprüchen es in der Tat kam, zeigen die Zahlen der vor dem EGOG behandelten Beschwerden. Am 8. Januar 1936 vermeldete das EGOG für das vergangene Geschäftsjahr 579 Beschwerden[190], im Jahr darauf waren es gar 917[191]. Dabei hatten sich 832-mal vom Gesetz Betroffene vor dem Gericht gegen die angeordnete Sterilisierung gewehrt. Dass es in keinem Fall eine Beschwerde von einem Betroffenen gegen eine abgelehnte ‚Unfruchtbarmachung' gegeben hatte, wurde explizit auch erwähnt. Dafür kam der Widerspruch von anderer Seite: 85-mal zeigten sich der Amtsarzt oder das Gesundheitsamt als Behörde nicht mit der Entscheidung des EGG einverstanden.[192]

Insgesamt waren bis Ende 1936 10.839 Anträge vor den EGG behandelt worden. 9599 dieser Fälle waren zu diesem Zeitpunkt abgeschlossen, 7174-mal war eine Sterilisation angeordnet, 2425-mal abgelehnt worden. 6252 Eingriffe waren zu diesem Zeitpunkt schon erfolgt.[193] Auch 1937 war die Zahl der zu bearbeitenden Anzeigen und Anträge noch derart hoch, dass beispielsweise Landesjugendarzt Eyrich darum bat, von der Antragstellung entbunden zu werden. Der bürokratische Arbeitsaufwand war in seinen Augen zu groß, während bei wichtigeren Fragen des GzVeN auf seine Mitwirkung „nicht verzichtet werden"[194] könnte. Welchen Umfang diese Mitwirkung

188 LABW HStAS, E 151/54 Bü 6, Pag. 88.

189 LABW HStAS, E 151/54 Bü 6, Pag. 13. Später wurde die Zahl der Erbgesundheitsgerichte von über 30 auf acht erheblich reduziert und Aalen wurde dem EGG Ellwangen zugerechnet. Siehe dazu LABW HStAS, E 151/54 Bü 6, Pag. 106 zu 105.

190 LABW HStAS, E 151/54 Bü 5, Pag. 301.

191 LABW HStAS, E 151/54 Bü 5, Pag. 301, und Bü 6, Pag. 13.

192 LABW HStAS, E 151/54 Bü 6, Pag. 13.

193 LABW HStAS, E 151/54 Bü 6, Pag. 101.

194 LABW HStAS, E 151/54 Bü 6, Pag. 55.

angenommen hatte, wird nicht zuletzt aus den Berichten Eyrichs an das Ministerium des Innern deutlich. Allein vom 1. April 1934 bis 31. März 1937 war der Landesjugendarzt für 746 Anträge[195] auf ‚Unfruchtbarmachung' verantwortlich. Von April 1937 bis Ende März 1938 kamen weitere 96 Anträge hinzu.[196] Da bis Ende März 1938 in Württemberg insgesamt 13.114 „Erbgesundheitssachen"[197] vor den EGG verhandelt worden waren, zeichnete allein Eyrich zu diesem Zeitpunkt für mehr als sechs Prozent davon verantwortlich. Erwartungsgemäß war die ‚Erfolgs'-Quote bei Anträgen des Landesjugendarztes besonders hoch. Allein im Berichtsjahr 1935/36 war bei 171 behandelten Anträgen 145-mal eine ‚Unfruchtbarmachung' beschlossen worden, in 14 Fällen war das Verfahren aufgrund von Beschwerden ausgesetzt und nur zwölfmal hatte das Gericht die Sterilisierung abgelehnt.[198] Einige Monate später sah Eyrich hingegen die „vorhandenen Bestände jetzt im wesentlichen aufgearbeitet"[199], kritisierte aber im selben Atemzug auch die „überaus zurückhaltende Spruchpraxis der Gerichte"[200]. Von April 1938 bis März 1939 zeichnete er aber immer noch für 95 Anträge auf ‚Unfruchtbarmachung' verantwortlich.[201]

Auch die zusammenfassenden vierteljährlichen Berichte der EGG an das Ministerium des Innern zeigen einen deutlichen Rückgang bei der Zahl der behandelten Verfahren. Bis Ende September 1938 wurde so bei 14.854 (teils noch nicht abgeschlossenen) Fällen 9.874-mal eine Sterilisation angeordnet; 3.862 Fälle waren zurückgenommen oder abgewiesen worden. Mehr als 90 Prozent der Eingriffe waren zu diesem Zeitpunkt schon erfolgt. Später wurde der Durchführung des GzVeN spürbar geringere Bedeutung beigemessen. Zudem war schon Anfang 1937 deutlich geworden[202], dass die Zahl der EGG weit über dem tatsächlichen Bedarf lag, und so wurden diese sukzessive reduziert, bis 1938 nur noch acht existierten[203]. Dadurch entstanden bei den Amtsärzten Kapazitäten für den Fokus auf andere Aufgaben, beispielsweise die ‚erbbiologische Erfassung' der Bevölkerung.

195 Die Zahl der Anträge verteilt sich wie folgt auf die einzelnen Berichtsjahre: 1. April 1934 bis 31. März 1935 236; 1. April 1935 bis 31. März 1936 290; 1. April 1936 bis 31. März 1937 220. LABW HStAS, E 151/54 Bü 5, Pag. 355b, und Bü 6, Pag. 164.
196 LABW HStAS, E 151/54 Bü 6, Pag. 164.
197 LABW HStAS, E 151/54 Bü 6, Pag. 85 zu 84.
198 LABW HStAS, E 151/54 Bü 5, Pag. 355b.
199 LABW HStAS, E 151/54 Bü 6, Pag. 175.
200 LABW HStAS, E 151/54 Bü 6, Pag. 175.
201 LABW HStAS, E 151/54 Bü 6, Pag. 175.
202 Beispielsweise LABW HStAS, E 151/54 Bü 6, Pag. 32.
203 Beispielsweise LABW HStAS, E 151/54 Bü 6, Pag. 106 zu 105.

11.8 Die ärztliche Mitwirkung bei ‚erbbiologischen Erfassungen'

Auch Eyrich war bei der ‚erbbiologischen Erfassung' der ‚Fürsorgezöglinge' sehr aktiv und machte diesbezüglich weitere Vorschläge in seinen Berichten. In diesem Kontext war beispielsweise eine „Erfassung der früheren, jetzigen und künftigen Zöglinge der württembergischen Taubstummenanstalten in einer zentralen Kartei"[204] gefordert worden. Bei den meisten Amtsärzten erfreute sich die Aufgabe der ‚erbbiologischen Erfassung' der Bevölkerung und damit einhergehend die Anlage von umfangreichen Karteien hingegen keiner großen Beliebtheit. Einerseits handelte es sich um die höchst ungeliebte Schreibarbeit, andererseits, was einigen Äußerungen zufolge wesentlich schwerer wog, war zunächst keinerlei zusätzliche Vergütung für diese Tätigkeit vorgesehen gewesen.[205] Die zentrale Erbkartei für Württemberg befand sich in Stuttgart.[206] Allein im Jahr 1938 wurden für den Bereich von ‚Groß-Stuttgart' mehr als 250.000 Karteikarten geordert.[207] Aber auch für die anderen Gesundheitsämter forderte man mindestens vier- bis fünfstellige Zahlen von Karteikarten an. Die tatsächlich stattfindende Erfassung hing allerdings maßgeblich von der personellen Besetzung und der Bereitschaft der Ärzte an den jeweiligen Gesundheitsämtern ab. Entsprechend unterschiedlich schnell schritt diese Arbeit voran. Meist bewegte sich die Zahl der ausgefüllten Karteikarten bei den staatlichen Gesundheitsämtern Ende 1938 im niedrigen bis mittleren vierstelligen Bereich, d.h. bei durchschnittlich etwas weniger als 40000 Einwohnern pro Amtsbezirk waren weniger als zehn Prozent von ihnen erfasst worden.[208] Es gab allerdings auch Ärzte, die hier größeren Elan an den Tag legten. Auch bei dieser Aufgabe zeigte sich Walter Gmelin in Schwäbisch Hall als besonders eifriger Diener der nationalsozialistischen ‚Gesundheitsführung' und regte gar die Schaffung weiterer „Sonderkarteien"[209] beispielsweise für ‚Geschlechtskranke' an[210]. Andernorts scheiterte die Anlage der Karteien hingegen schon an der mangelhaften Ausstattung der Gesundheitsämter; so beklagte das Amt in Heilbronn das Fehlen von Karteikästen.[211] In vielen Fällen hatten zudem die leitenden Amtsärzte die ungeliebte Aufgabe einem jüngeren Arzt übertragen, aber mit fortschreitender Zeit wurde sie immer weiter delegiert, so dass zunehmend auch Gesundheitspflegerinnen sie erledigten.[212]

---

204 LABW HStAS, E 151/54 Bü 5, Pag. 355b.

205 LABW HStAS, E 151/54 Bü 339, o. Pag.

206 Siehe dazu auch den Vortrag von Alfred Gastpar zum Thema „Ueber die Ausgestaltung der Erbkartei und Erbaktei im Gesundheitsamt Stuttgart" vor der Untergruppe Württemberg der „Wissenschaftlichen Gesellschaft der Deutschen Ärzte des öffentlichen Gesundheitsdienstes": LABW HStAS, E 151/54 Bü 31, Pag. 6.

207 LABW HStAS, E 151/54 Bü 339, o. Pag.

208 LABW HStAS, E 151/54 Bü 339, Pag. 80.

209 LABW HStAS, E 151/54 Bü 339, o. Pag.

210 LABW HStAS, E 151/54 Bü 339, o. Pag.

211 LABW HStAS, E 151/54 Bü 341.

212 LABW HStAS, E 151/54 Bü 339, Pag. 163.

Im Gegensatz dazu wurden die gewonnenen Daten als derart wertvoll angesehen, dass dem Schutz bzw. der Erhaltung dieser Karteien während des Zweiten Weltkrieges große Bedeutung beigemessen wurde. Vor allem gegen Ende des Krieges verlegte man die Karteien mehrfach an vermeintlich sicherere Orte.[213] Allerdings gelang dies nur bedingt; so wurde ein Betrieb, der die Karteikarten als zusätzliche Sicherheitsmaßnahme verfilmen sollte, im Jahr 1944 durch einen Luftangriff zerstört und mit ihm alle Filmaufnahmen der Erbkartei.[214]

11.9 Die ‚Asozialenkartei' und die Kooperation zwischen Gesundheitsämtern und den Ämtern für Volksgesundheit

Da das GzVeN nur einen ersten Schritt innerhalb der rassenhygienischen Gesundheitspolitik darstellen sollte, wurde nach der Abnahme der Anzeigen und Anträge zunehmend mit einer Ausweitung der negativen eugenischen Maßnahmen auf weitere, nicht den nationalsozialistischen Idealvorstellungen entsprechende Bevölkerungsgruppen geliebäugelt. Spätestens Mitte der 1930er Jahre wurde ein gezieltes Vorgehen gegen sogenannte Asoziale und Gemeinschaftsfremde eingehender diskutiert. Der nächste Schritt sollte die Erfassung und weitere Erforschung[215] sein. Erneut wurden die Begrifflichkeiten bewusst diffus gehalten, so dass es Ermessenssache der verantwortlichen Akteure war, welche Personen als ‚asozial' oder ‚gemeinschaftsfremd' galten.[216] Auch in diesem Fall sollte die Verantwortung im Rahmen der Begutachtung und nachfolgenden Einordnung bei den staatlich geführten Gesundheitsämtern oder deren NSDAP-Pendant, den Ämtern für Volksgesundheit, liegen. Neben zahlreichen anderen Punkten enthielten die Überlegungen auch eine ‚Unfruchtbarmachung' der so erfassten Personenkreise.[217]

Einer, der diese Entwicklung in Württemberg maßgeblich vorantrieb, war Lechler. Nachdem der Reichsstatthalter in Württemberg, Wilhelm Murr, ihn persönlich damit beauftragt hatte, wurden unter seiner Leitung Richtlinien zur „Errichtung der Asozialenkartei im Gau Württemberg-Hohenzollern"[218] aufgestellt. Mittels ‚Sippentafeln' und weiterer Meldebögen[219] sollte die Erfassung in den einzelnen Kreisen vor allem durch die Gesundheitsämter erfolgen. Aufgrund der stark verringerten Arbeitsbelastung bei der Durchführung des GzVeN sah Lechler Anfang 1939 die Möglichkeit, die

213 LABW HStAS, E 151/54 Bü 339, Pag. 76–77 und 180.
214 LABW HStAS, E 151/54 Bü 339, Pag. 194.
215 Unter anderem auch im ÄWB diskutiert. Neureiter (1938).
216 Lechler (1940).
217 Neureiter (1938); Lechler (1940). Siehe auch Ayaß (1998).
218 LABW HStAS, E 151/54 Bü 341, Pag. 24.
219 LABW HStAS, E 151/54 Bü 341, Pag. 24.

frei gewordenen Kapazitäten der Amtsärzte für diese Aufgabe zu verwenden.[220] Entsprechend erging Ende März 1939 ein Schreiben des Ministeriums des Innern an alle Gesundheitsämter, in dem auf eine Zusammenarbeit mit dem Rassenpolitischen Amt bei dieser Frage gedrängt wurde. Letzteres forderte, dass die Gesundheitsämter über die schon gesammelten ‚erbbiologischen' Daten, insbesondere aber die Familienverhältnisse Auskunft erteilen sollten. Zudem sollten sie dem Kreisbeauftragten des Rassenpolitischen Amtes oder dessen ärztlichem Mitarbeiter schon bekannte ‚Asoziale' melden und Akteneinsicht gewähren.[221]

In diesen Monaten wurde auch in Württemberg ein Entwurf des geplanten „Gesetzes über die Behandlung Gemeinschaftsfremder"[222] diskutiert. Mit Kriegsausbruch traten allerdings andere Probleme in den Fokus und die begonnene Erfassung erfolgte nur schleppend. Zudem wurde offensichtlich, wie schlecht koordiniert die Zusammenarbeit zwischen den Gesundheitsämtern und deren NSDAP-Pendant sowie dem Rassenpolitischen Amt war. So wurde nur durch einen Zufall bekannt, dass sowohl von staatlicher Seite als auch durch die Ämter für Volksgesundheit unabhängig voneinander mit der Erfassung der ‚Asozialen' begonnen worden war.[223] Auch in anderen Fällen zeigte sich, dass man durch die parallele Existenz eines parteigeführten Amtes für Volksgesundheit neben Kompetenzkonflikten vor allem redundante Arbeit leistete. Eine Erhebung bezüglich der Zusammenarbeit zwischen den beiden Ämtern ergab zwar meist die Rückmeldung, dass dies „reibungslos"[224] funktionieren würde. Allerdings wurde auch deutlich, dass so gut wie nie kooperiert worden war. Zudem wurde trotz des Drängens von Lechler den Ämtern für Volksgesundheit die Akteneinsicht meist nicht gewährt.[225] In ein paar Fällen waren aber die Positionen innerhalb der Gesundheitsämter und der Ämter für Volksgesundheit durch Personalunion miteinander verbunden. Dies betraf in Württemberg zwei Amtsärzte und einen stellvertretenden Amtsarzt, die jeweils auch die Leitung des lokalen Amtes für Volksgesundheit innehatten.[226] Dabei handelte es sich wenig überraschend um die besonders stark nationalsozialistisch hervorgetretenen Walter Gmelin, Eduard Krauter und Hans Burchardt. Gmelin berichtete auch bei dieser Frage ausführlich über seine Tätigkeit in beiden Amtsbereichen.[227] Bei der Erfassung von Gesundheitsdaten in den verschiedenen

---

220 LABW HStAS, E 151/54 Bü 341, Pag. 40.
221 LABW HStAS, E 151/54 Bü 341, Pag. 40 zu 37.
222 LABW HStAS, E 151/54 Bü 341, Pag. 38. Siehe auch Ayaß (1998), Quelle Nr. 100.
223 LABW HStAS, E 151/54 Bü 341, Pag. 37.
224 LABW HStAS, E 151/54 Bü 341, Pag. 13 zu 12.
225 LABW HStAS, E 151/54 Bü 341, Pag. 2 und 20.
226 Zwei weitere Amtsärzte waren zudem stellvertretende Leiter des Amtes für Volksgesundheit: LABW HStAS, E 151/54 Bü 341, Pag. 14 und 16 zu 14.
227 LABW HStAS, E 151/54 Bü 341, o. Pag.

Karteien sowie der Anlage sogenannter „Gesundheitsstammbücher“[228] trat sein Eifer erneut stark zutage, er übertraf die Zahlen anderer Amtsärzte bei weitem[229].

Entgegen ersten Planungen erfolgten auch diese Arbeiten mit zunehmender Kriegsdauer vor allem durch Hilfskräfte und nicht durch die Ärzte selbst.[230] Erschwerend hinzu kamen personelle und finanzielle Engpässe. So waren auch Anträge auf Finanzierung an die Deutsche Forschungsgemeinschaft gerichtet worden, welche aber im Verlaufe des Krieges wieder zurückgezogen wurden.[231] Ungeachtet der offensichtlichen Komplikationen verfolgte Lechler seine Agenda weiter und veröffentlichte auch während des Krieges Artikel zu diesen Themen. Darin forderte er, dass der „Erkennung und Ausmerze der Gemeinschaftsunfähigen“[232] nach Kriegsende höchste Priorität beigemessen werden müsse, und äußerte die Hoffnung:

> Möge sich nach dem Kriege die Bekämpfung bzw. Ausrottung des Untermenschentums durch zielbewußte Maßnahmen als eine weitere Großtat den anderen, schon vollbrachten würdig anreihen! Spätere Geschlechter werden das Deutschland Adolf Hitlers segnen, wenn es gelingen sollte, hier eine Bresche zu brechen.[233]

11.10 Die Umsetzung des GzVeN im Zweiten Weltkrieg

Mit Beginn des Zweiten Weltkrieges wurde auch eine größere Zahl der Ärzte an den Gesundheitsämtern eingezogen. Waren in Württemberg nach dem Stand vom 1. August 1939 noch 112 Mediziner an den staatlichen und kommunalen Gesundheitsämtern tätig, so waren es am 1. Juni 1940 nur noch 81 und darunter vielfach solche, die als Vertreter für die eingezogenen Ärzte hatten einspringen müssen. Ein Jahr später hatte sich die Zahl auf 74 weiter reduziert und entsprach damit nur noch knapp zwei Dritteln des Vorkriegsbestandes.[234] Aufgrund ihrer hervorgehobenen Bedeutung und der ohnehin nur mäßigen personellen Besetzung der meisten Gesundheitsämter war die Quote an eingezogenen Ärzten in diesem Bereich jedoch wesentlich geringer, als dies bei den Krankenhäusern und den niedergelassenen Ärzten der Fall war. Während bis zum 31. Mai 1940 reichsweit 20,1 Prozent der Mediziner an den Gesundheitsämtern eingezogen worden waren, lag der Prozentsatz bei den angestellten bzw. niedergelassenen Ärzten bei 36,7 bzw. 32,4 Prozent.[235] Im reichsweiten Vergleich wurde die personel-

---

228 LABW HStAS, E 151/54 Bü 341, o. Pag.
229 LABW HStAS, E 151/54 Bü 341, o. Pag.
230 LABW HStAS, E 151/54 Bü 341, Pag. 55.
231 LABW HStAS, E 151/54 Bü 341, Pag. 54.
232 Lechler (1940), S. 293.
233 Lechler (1940), S. 297.
234 BArch Berlin, R 1501/3715, o. Pag.
235 BArch Berlin, R 1501/3715, o. Pag.

le Besetzung der württembergischen Gesundheitsämter als immer noch besser als in den anderen deutschen Staaten angesehen, so dass geplant war, hier weitere Ärzte bei kriegsbedingtem Bedarf abzuziehen.[236]

Auch bei den Ämtern für Volksgesundheit machte sich der Kriegsbeginn schnell bemerkbar. Am 17. Dezember 1939 hatte noch eine gemeinsame Tagung der Verwaltungsstellenleiter der Ämter für Volksgesundheit und der württembergischen Amtsärzte in Stuttgart stattgefunden. Aber schon zu diesem Zeitpunkt wurde deutlich, dass kriegsbedingten Engpässen bei der medizinischen Versorgung der Zivilbevölkerung größere Bedeutung beigemessen werden müsste als der Fortführung rassenhygienischer Maßnahmen wie des GzVeN.[237] Eine Verordnung vom 31. August 1939 hatte schon die Einstellung zahlreicher Verfahren angeordnet. Nur in Fällen mit „besonders großer Fortpflanzungsgefahr"[238] sollte dies nicht gelten. Die Beurteilung, inwiefern dies zutreffend war, sollte nur noch Sache der Amtsärzte sein, die EGG waren nicht mehr anzurufen.[239] Die Umsetzung des GzVeN wurde somit der Eigenverantwortung bzw. in manchen Fällen eher der Willkür einzelner Amtsärzte überlassen. Ebenso wurde bei der Durchführung der ‚Unfruchtbarmachungen' die Beschränkung auf ‚ermächtigte' Ärzte nicht mehr beibehalten.[240]

Mit Fortschreiten des Krieges fuhr man die ohnehin schon laxen Kontrollmechanismen des GzVeN noch weiter zurück. So wurde im Zuge einer weiteren „Vereinfachung"[241] verlautbart, dass nicht mehr über die Todesfälle infolge des Gesetzes berichtet werden müsste – unabhängig davon, ob dies infolge eines chirurgischen Eingriffes, einer Strahlenbehandlung oder aufgrund anderweitiger Umstände geschehen war[242]. Todesfälle aufgrund des GzVeN waren somit endgültig zur Lappalie verkommen.

Aber auch in anderen Bereichen der rassenhygienisch motivierten Bevölkerungspolitik wurde die Umsetzung zunehmend den Ärzten überlassen. So sollte in der Frage der ‚Schwangerschaftsunterbrechungen' eine Entscheidung auch ohne Einholung von Gutachten erfolgen dürfen, so dies dem Leiter der jeweiligen Gutachterstelle opportun erschien.[243] Untersuchungen auf ‚Ehetauglichkeit' sollten nur noch in Ausnahmefällen durchgeführt werden.[244] Hinzugekommen war zudem eine „Ehevermittlung für Unfruchtbargemachte"[245]. Dahinter steckte allerdings keineswegs die Sorge um das

236 BArch Berlin, R 1501/3715, o. Pag.
237 O. V. (1940).
238 *Reichsgesetzblatt* (1939), Teil 1, S. 1561.
239 LABW HStAS, E 151/54 Bü 7, Pag. 39.
240 *Reichsgesetzblatt* (1939), Teil 1, S. 1561.
241 LABW HStAS, E 151/54 Bü 7, Pag. 38.
242 LABW HStAS, E 151/54 Bü 7, Pag. 39.
243 *Reichsgesetzblatt* (1939), Teil 1, S. 1561; BArch Koblenz, 432 Reichsärztekammer 1936–1945, o. Pag.
244 *Reichsgesetzblatt* (1939), Teil 1, S. 1561.
245 O. V. (1941), S. 68.

Wohlergehen der Betroffenen, sondern es sollte auf diese Weise gezielt verhindert werden, dass diese eine Partnerschaft mit ‚Erbgesunden' eingehen konnten.[246]

In diesem Zusammenhang wurden auch „Belehrungsschriften"[247] an die Gesundheitsämter zur Weitergabe an die Bevölkerung verteilt. Unter anderem versandte man 5000 Exemplare einer Broschüre mit dem Titel „Erbkranker Nachwuchs ist Volkstod"[248] an die württembergischen Gesundheitsämter.

11.11 Der Umfang der Zwangssterilisationen

Insgesamt wurden in Württemberg infolge des GzVeN allein bis 1943 mindestens 10461 Personen zwangssterilisiert.[249] Andere Schätzungen gehen davon aus, dass sich die Zahl bis Kriegsende auf mindestens 11800 belief.[250] Dies entsprach 0,44 Prozent der Bevölkerung.[251] Damit lag Württemberg deutlich unter dem Reichsschnitt von 0,54 Prozent und Ländern wie Baden (0,58 Prozent)[252] oder Thüringen (0,84 Prozent)[253]. Insgesamt waren mehr als 34.000 Anzeigen gestellt worden. Damit waren in Württemberg 1,29 Prozent der Bevölkerung, also etwa jeder Achtzigste, aufgrund einer vermeintlichen ‚Erbkrankheit' angezeigt worden. Die Amtsärzte waren für 36,5 Prozent der Anzeigen verantwortlich. Entsprechend waren die insbesondere zum Zweck der Umsetzung der rassenhygienisch motivierten Bevölkerungspolitik geschaffenen Gesundheitsämter unbeliebt. Etwa ein Viertel der Anzeigen entfiel auf ebenfalls dazu verpflichtete Mitarbeiter kommunaler Wohlfahrts- und Fürsorgebehörden. Die Anstaltsärzte folgten mit 21,6 Prozent. Besonders in den ersten Jahren nach der Einführung des GzVeN war die Zahl der Anzeigen durch diese Mediziner sehr hoch, nahm aber infolge des begrenzten Patientenkreises bald ab und beschränkte sich dann überwiegend auf die neu Aufgenommenen. In Württemberg wurde die Anzeigetätigkeit im Rahmen des GzVeN häufig von den Anstaltsleitern selbst übernommen, entsprechend groß ist ihre Bedeutung im Vergleich der einzelnen Einrichtungen einzuschätzen. 17,1 Prozent der Meldungen entfielen in Württemberg auf die nichtbeamteten Mediziner.[254] Trotz der gesetzlichen Pflicht zeigte sich bei den praktischen Ärzten oft keine besondere Motivation zur Anzeige.[255] So liefen diese Ärzte doch Gefahr, durch allzu viele Meldungen nicht nur die

246 *Reichsgesetzblatt* (1935), Teil 1, S. 1246.
247 LABW HStAS, E 151/54 Bü 7, Pag. 43.
248 LABW HStAS, E 151/54 Bü 7, Pag. 43.
249 Kinas (2020), S. 128 f.
250 Sauer (1975), S. 149.
251 Kinas (2020), S. 129.
252 Link (1999), S. 170; Bock (1986/2010), S. 265.
253 Kinas (2020), S. 129.
254 Kinas (2020), S. 127 f.
255 Siehe hierzu insbesondere Ley (2004), S. 133–148.

betroffenen Patienten, sondern auch aufgrund von Mund-zu-Mund-Propaganda weitere Teile ihrer Klientel zu verlieren. Dies spielte vor allem bei den Medizinern in den Städten eine Rolle, da diese mit größerer Konkurrenz zu kämpfen hatten und ein Arztwechsel für die Patienten theoretisch einfacher war. Für die Landärzte, insbesondere in den sehr dörflich geprägten und spärlich besiedelten württembergischen Bezirken, war dies von geringerer Bedeutung, darf aber auch hier als Faktor nicht unterschätzt werden.

Im Hinblick auf die Zahl der Anträge auf ‚Unfruchtbarmachung' zeichneten erwartungsgemäß die Amtsärzte mit 78,2 Prozent mit großem Abstand für die meisten davon verantwortlich, gefolgt von den Anstaltsärzten/-leitern mit 17,4 Prozent. Das anfänglich als besonders erwünscht ausgegebene Ziel, dass die vermeintlich ‚Erbkranken' den Antrag selbst stellen sollten, um damit den Zwangscharakter des Gesetzes in der öffentlichen Wahrnehmung herunterspielen zu können, war nur in 3,2 Prozent der Fälle erreicht worden. Zu 1,2 Prozent hatte der gesetzliche Vertreter den Antrag gestellt bzw. hatte dazu überzeugt werden können. In mindestens drei von vier Fällen führte ein Antrag auch zu einer Sterilisation.[256]

Nachdem die württembergische Ärztekammer 1932 sich noch besonders durch ihre Eingabe an die Staatsregierung hervorgetan hatte,[257] verlief die Durchführung des GzVeN weniger radikal als in einigen anderen deutschen Staaten. Im Gegensatz zum benachbarten Baden finden sich auch keine über die normale Berichtstätigkeit hinausgehenden Kontrollmaßnahmen zur Umsetzung des Gesetzes.[258] Stähle als verantwortlicher Ministerialrat im Ministerium des Innern zeigte auch kein sonderlich starkes Interesse daran, gegen Amtsärzte vorzugehen, die bei der Durchführung geringes Engagement zeigten. Auch diejenigen, die nicht Parteimitglied waren und im Verdacht standen, nicht nationalsozialistisch gesinnt zu sein, verblieben in ihren Positionen. Dies bedeutete allerdings keineswegs, dass diese bei ihrer Tätigkeit gegenüber ihren offen nationalsozialistischen Kollegen zurückstanden. Durch die Haltung der Verantwortlichen im Ministerium des Innern entstanden große Freiräume für die einzelnen Amtsärzte. Entsprechend spielte die persönliche Haltung zur NS-Gesundheitspolitik oft eine größere Rolle als die rein gesetzlich vorgegebenen Richtlinien. Überzeugte Nationalsozialisten wie beispielsweise Gmelin gingen häufig über den im Gesetz vorgegebenen Rahmen hinaus, was nicht immer befürwortet wurde. Andere Amtsärzte agierten mitunter eher zurückhaltend.[259] Allerdings zeigt sich beim Blick auf die Zusammensetzung der EGG, dass die große Mehrheit der ärztlichen Standespolitiker bei der Umsetzung des GzVeN aktiv mitgewirkt hatte.

---

256 Kinas (2020), S. 128. Zu den Quoten auf Reichsebene siehe Bock (1986/2010), S. 250.
257 Bosler (1932).
258 Siehe auch den Vergleich zu Thüringen bei Kinas (2020), S. 129.
259 Kinas (2020), S. 129–131.

Nach den Anfangsjahren nahm die Zahl der Verfahren ab 1938 stark ab, weshalb auch diejenige der EGG reduziert werden konnte. Mit Beginn des Zweiten Weltkrieges schraubte das Ministerium des Innern sowohl die Kontroll- als auch Dokumentationsmaßnahmen in Württemberg noch weiter zurück. Waren Todesfälle zuvor schon mehr oder weniger billigend in Kauf genommen worden, waren sie während des Krieges nicht einmal mehr eine Meldung wert.

Finanzielle Erwägungen spielten in Württemberg eine besonders große Rolle bei der Umsetzung des GzVeN. Vor allem in den Anfangsjahren sorgten das Gesetz und die Errichtung der Gesundheitsämter für erhebliche Belastungen des Haushaltes. Auch in der Folge waren insbesondere ländliche Gesundheitsämter personell und materiell schlecht ausgestattet. Entsprechend vehement wurde versucht, an anderen Stellen zu sparen. Dies geschah in besonderem Maße bei den Opfern des Gesetzes; so sollte die stationäre Behandlung nach dem Eingriff auf ein Minimum reduziert werden. Zudem wurde vielfach versucht, die Behandlungskosten auf die Betroffenen selbst oder die Wohlfahrts- und Fürsorgeverbände abzuwälzen. Diskussionen um eine finanzielle Entschädigung für den Verdienstausfall der Betroffenen wurden im Keim erstickt.[260] Für die maßgeblichen Akteure bei der Umsetzung des GzVeN sollte ihre Mitwirkung nach Ende des Zweiten Weltkrieges keine größere Rolle spielen. Da das Gesetz zunächst nicht als nationalsozialistisches Unrecht bewertet wurde, spielte es auch bei der Entnazifizierung und den Spruchkammerverfahren keine Rolle[261] – was von den Mitarbeitern der dafür zuständigen ‚Special Branch' häufig mit Verwunderung zur Kenntnis genommen wurde. Entsprechend kamen die meisten württembergischen Amtsärzte ohne große Probleme durch die Entnazifizierungsmaßnahmen und konnten in der Folge ihre Karriere nach 1945 vielfach fortsetzen.[262] Dies traf selbst auf die offenkundigsten Nationalsozialisten unter ihnen zu, wie im Kapitel zur Entnazifizierung noch zu sehen sein wird.

Bibliographie

Archivalische Quellen

Bundesarchiv Berlin (BArch Berlin)
R 1501/3715

Bundesarchiv Koblenz (BArch Koblenz)
B 417 Bü 432

260 LABW HStAS, E 151/54 Bü 340, o. Pag.
261 Schleiermacher (2019), S. 175.
262 Siehe die Adressbücher Trifels Adreßbuch-GmbH (1948); Thebal-Verlag (1960).

Staatsarchiv Ludwigsburg (LABW StAL)
EL 902/1 Bü 1650
EL 905 Bü 253
F 215 Bü 520

Staatsarchiv Sigmaringen (LABW StAS)
Wü 29/3 T 1, Nr. 1754/01/20

Hauptstaatsarchiv Stuttgart (LABW HStAS)
E 151/52 Bü 457
E 151/53 Bü 149, Bü 162, Bü 163
E 151/54 Bü 3, Bü 5, Bü 6, Bü 7, Bü 31, Bü 333, Bü 334, Bü 339, Bü 340, Bü 341, Bü 484
EA 2/150 Bü 1128
EA 4/150 Bü 115

Amtliche Quellen

Amtsblatt des Württembergischen Justizministeriums (1934)
Reichsgesetzblatt (1933–1939)

Periodika

Ärzteblatt für Südwestdeutschland 7 (1940)
Ärzteblatt für Württemberg und Baden 1 (1934)– 5 (1938)
Deutsches Ärzteblatt 59=61 (1932)–68=70 (1941)
Medizinisches Korrespondenz-Blatt für Württemberg 102 (1932)–103 (1933)

Gedruckte Quellen

Bober, Heinz: Die eugenischen Aufgaben des Arztes. In: Deutsches Ärzteblatt 60=62 (1933), S. 141 f.

Bosler, Alfred: Eugenische Fragen und Maßnahmen. Erweiterte Sitzung der Aerztekammer vom 26. November 1932. Einführung. In: Medizinisches Korrespondenz-Blatt für Württemberg 102 (1932), S. 531.

Bosler, Alfred: Die Pflichten des praktizierenden Arztes im Dienste der Rassenpflege. In: Medizinisches Korrespondenz-Blatt für Württemberg 103 (1933), S. 362–364.

Briem, Wilhelm: Offener Brief an Herrn Professor Julius Bauer, Wien. In: Ärzteblatt für Württemberg und Baden 3 (1936), S. 73–78.

Daiber, Julius: Bemerkungen zu dem Gesetz zur Verhütung erbkranken Nachwuchses und die Praxis für die Heilanstalten. In: Ärzteblatt für Württemberg und Baden 1 (1934), S. 10–14.

Ehrmann-Ernst, Clara: Ausmerzung des untauglichen und Züchtung eines zahlreichen vollwertigen Volksnachwuchses. In: Medizinisches Korrespondenz-Blatt für Württemberg 103 (1933), S. 393 f.

Göz, Hans: Eugenische Fragen und Maßnahmen. Erweiterte Sitzung der Aerztekammer vom 26. November 1932. Vom Standpunkt des Juristen. In: Medizinisches Korrespondenz-Blatt für Württemberg 102 (1932), S. 549–551.
Göz, Walter: Das Sterilisierungsgesetz vom erbgesundheitsgerichtlichen Standpunkte. In: Deutsches Ärzteblatt 62=64 (1935), S. 1261 f.
Gütt, Arthur: Der deutsche Arzt und das Gesetz zur Verhütung erbkranken Nachwuchses. In: Deutsches Ärzteblatt 60=62 (1933), S. 163 f.
Jacobj, Walter: Das Problem der Entartung. Diskussionsabend des Medizinisch-naturwissenschaftlichen Vereins Tübingen am 17. Dezember 1934. In: Ärzteblatt für Württemberg und Baden 2 (1935), S. 28 f.
Lechler, Karl-Ludwig: Erkennung und Ausmerze der Gemeinschaftsunfähigen. In: Deutsches Ärzteblatt 67=69 (1940), S. 293–297.
Mayer, August: Klinische Erfahrungen mit der eugenischen Sterilisierung. In: Ärzteblatt für Württemberg und Baden 2 (1935), S. 57–60.
Mezynski, M. von: Der Gesundheitszustand der Ehestandsdarlehensbewerber. In: Deutsches Ärzteblatt 63=65 (1936), S. 161–165.
Müller, Otfried: Die besonderen gesundheitlichen Eigenarten des schwäbischen Volkes und die Frage der Rassenpflege in Schwaben. In: Medizinisches Korrespondenz-Blatt für Württemberg 103 (1933), S. 454–456.
Neureiter, Ferdinand von: Erforschung der Asozialen. In: Ärzteblatt für Württemberg und Baden 5 (1938), S. 260.
O. V.: Entschließung des Geschäftsausschusses des D. Ä. V. B. In: Deutsches Ärzteblatt 59=61 (1932), S. 386.
O. V.: Das Gesetz zur Verhütung erbkranken Nachwuchses. In: Deutsches Ärzteblatt 60=62 (1933), S. 133 f.
O. V.: Bisher 111 Entmannungen. In: Deutsches Ärzteblatt 61=63 (1934), S. 1160.
O. V.: Dr. Wagner über das Gesundheitswesen im Dritten Reich. In: Deutsches Ärzteblatt 61=63 (1934), S. 583–587.
O. V.: Wochenschau. In: Deutsches Ärzteblatt 61=63 (1934), S. 268.
O. V.: Anordnung über die Errichtung der Aerztekammern und Aerztlichen Bezirksvereinigungen. In: Ärzteblatt für Württemberg und Baden 3 (1936), S. 147.
O. V.: Strafe für Beleidigung Erbkranker. In: Deutsches Ärzteblatt 63=65 (1936), S. 586.
O. V.: Verzeichnis der zur Durchführung der Unfruchtbarmachung durch Strahlenbehandlung zugelassenen Institute und ermächtigten Ärzte. In: Deutsches Ärzteblatt 63=65 (1936), S. 856–858.
O. V.: Ehrenschutz für Sterilisierte. In: Deutsches Ärzteblatt 65=67 (1938), S. 47.
O. V.: Arbeitstagung der Verwaltungsstellenleiter des Amtes für Volksgesundheit, Gau Württemberg und der Amtsärzte Württembergs. In: Ärzteblatt für Südwestdeutschland 7 (1940), S. 3.
O. V.: Ehevermittlung für Unfruchtbargemachte. In: Deutsches Ärzteblatt 68=70 (1941), S. 68 f.
Reichs-Medizinal-Kalender für Deutschland. 2. Teil: Ärztliches Handbuch und Ärzteverzeichnis. Leipzig 1933; Leipzig 1935.
Speidel, Otto: Stellvertretung des Kommissars beim WAV. In: Medizinisches Korrespondenz-Blatt für Württemberg 103 (1933), S. 238.
Stähle, Eugen: Anmerkung. In: Medizinisches Korrespondenz-Blatt für Württemberg 103 (1933), S. 404.
Stähle, Eugen: Unfruchtbarmachung und Weltanschauung! In: Ärzteblatt für Württemberg und Baden 2 (1935), S. 81 f.

Thebal-Verlag in Zusammenarbeit mit den ärztlichen Organisationen (Hg.): Ärzte-Adressbuch Gesamtausgabe Baden-Württemberg Stand Dezember 1959. Stuttgart 1960.

Trifels Adreßbuch-GmbH in Zusammenarbeit mit den ärztlichen Organisationen (Hg.): Verzeichnis der praktizierenden Ärzte, Apotheker, Tierärzte, Zahnärzte in Württemberg. Nach dem Stande vom Herbst 1948. Stuttgart 1948.

Wittermann, Ernst: Ausmerzung Minderwertiger. In: Medizinisches Korrespondenz-Blatt für Württemberg 103 (1933), S. 383–386.

Württembergischer Aerzteverband (Hg.): Verzeichnis der akademischen Heilberufe in Württemberg und Hohenzollern. Stuttgart 1934; Stuttgart 1935.

Literatur

Ayaß, Wolfgang: „Gemeinschaftsfremde" Quellen zur Verfolgung von „Asozialen" 1933–1945. (= Materialien aus dem Bundesarchiv 5) Koblenz 1998.

Becker, Daniel: Die Auslese der Asozialen: eine rechtshistorische Betrachtung der Behandlung ‚Asozialer' und ‚Gemeinschaftsfremder' nach dem Gesetz zur Verhütung erbkranken Nachwuchses vom 14. Juli 1933. Berlin 2020.

Berninger, Stefan: Zwangssterilisation im Nationalsozialismus. Eine Beschreibung der Praxis der Zwangssterilisationen im Nationalsozialismus mit Auswertung der Quellen zu Mannheim. Magisterarbeit Mannheim 1992.

Birk, Hella: Das „Gesetz zur Verhütung erbkranken Nachwuchses". Eine Untersuchung zum Erbgesundheitswesen im bayerischen Schwaben in der Zeit des Nationalsozialismus. (= Studien zur Geschichte des bayerischen Schwaben 33) Augsburg 2005.

Bock, Gisela: Zwangssterilisation im Nationalsozialismus. Nachdruck von 1986. Münster 2010.

Doneith, Thorsten: August Mayer. Direktor der Universitäts-Frauenklinik Tübingen 1917–1949. Diss. Tübingen 2007.

Dross, Fritz: „Ausführer und Vollstrecker des Gesetzeswillens" Die Deutsche Gesellschaft für Gynäkologie im Nationalsozialismus. Stuttgart 2016.

Dugdale, Richard Louis: The Jukes. A Study in Crime, Pauperism, Disease and Heredity. New York; London 1891.

Goddard, Henry H.: The Kallikak Family. A Study in the Heredity of Feeble-Mindedness. New York 1912.

Grün, Bernd: „Mit der besten chirurgischen und gynäkologischen Hand". Die Diskussion um eine Erbgesundheitsklinik für Tübingen 1934–1935. In: Wiesing, Urban; Junginger, Horst (Hg.): Die Universität Tübingen im Nationalsozialismus. (= Contubernium 73) Stuttgart 2010, S. 559–578.

Kaasch, Imke Marion: Zur Alltagsgeschichte des Gesetzes zur Verhütung erbkranken Nachwuchses. Am Beispiel der Begutachtung von Frauen an der Universitäts-Nervenklinik Tübingen im Jahr 1936. Diss. Tübingen 2003.

Keller, Cindy Miriam: Die Umsetzung des Gesetzes zur Verhütung erbkranken Nachwuchses an der Universitätsnervenklinik und der Frauenklinik Tübingen in den Jahren 1933/1934. Eine Untersuchung der Sterilisationsgutachten bei weiblichen Probanden. Diss. Tübingen 2009.

Kießling, Constanze Verena: Die Umsetzung des nationalsozialistischen Gesetzes zur Verhütung erbkranken Nachwuchses an der Universitätsnervenklinik Tübingen am Beispiel der im Jahr 1936 begutachteten Männer. Diss. Tübingen 2005.

Kinas, Sven: Zwangssterilisationen in Thüringen und Württemberg 1933–1945. In: Das Gesundheitswesen 82 (2020), H. 2, S. 126–131.
Klee, Ernst: Das Personenlexikon zum Dritten Reich. Wer war was vor und nach 1945. Frankfurt/Main 2007.
Lehnert, Esther: Die Beteiligung von Fürsorgerinnen an der Bildung und Umsetzung der Kategorie „minderwertig" im Nationalsozialismus. Öffentliche Fürsorgerinnen in Berlin und Hamburg im Spannungsfeld von Auslese und „Ausmerze". Frankfurt/Main 2020.
Ley, Astrid: Zwangssterilisation und Ärzteschaft. Hintergründe und Ziele ärztlichen Handelns 1934–1945. (= Kultur der Medizin 11) Diss. Erlangen 2004.
Link, Gunther: Eugenische Zwangssterilisation und Schwangerschaftsabbrüche im Nationalsozialismus. Dargestellt am Beispiel der Universitätsfrauenklinik Freiburg. Diss. Freiburg/Brsg. 1999.
Marquardt, Karl-Horst: „Behandlung empfohlen". NS-Medizinverbrechen an Kindern und Jugendlichen in Stuttgart. Stuttgart 2015.
Raberg, Frank: Biographisches Handbuch der württembergischen Landtagsabgeordneten 1815–1933. Stuttgart 2001.
Sauer, Paul: Württemberg in der Zeit des Nationalsozialismus. Ulm 1975.
Schleiermacher, Sabine: Gesundheitssicherung als staatliche Aufgabe. Der öffentliche Gesundheitsdienst im Rahmen „völkischer Staatspolitik". In: Das Gesundheitswesen 81 (2019), H. 3, S. 171–175.
Schmuhl, Hans-Walter: Grenzüberschreitungen. Das Kaiser-Wilhelm-Institut für Anthropologie, menschliche Erblehre und Eugenik 1927–1945. Göttingen 2005.
Schneider, Hannelore Maria: Das nationalsozialistische „Gesetz zur Verhütung erbkranken Nachwuchses" am Beispiel der 1939 an der Psychiatrie Tübingen durchgeführten Sterilisationsgutachten. Diss. Tübingen 2014.
Silberzahn-Jandt, Gudrun: Esslingen am Neckar im System von Zwangssterilisation und Euthanasie während des Nationalsozialismus. Strukturen – Orte – Biographien. Ostfildern 2015.
Winau, Rolf: Ärzte und medizinische Verbrechen. Sterilisation, Euthanasie, Selektion. In: Kudlien, Fridolf (Hg.): Ärzte im Nationalsozialismus. Köln 1985, S. 197–208.
Zehmisch, Heinz: Das Erbgesundheitsgericht. In: Ärzteblatt Sachsen 13 (2002), H. 2, S. 205–207.

Internet

https://docplayer.org/21640832-Bericht-des-arbeitskreises-universitaet-tuebingen-im-national sozialismus-zu-zwangssterilisationen-an-der-universitaet-tuebingen.html (letzter Zugriff: 8.1.2023).
https://www.springermedizin.de/der-pathologe-und-kurzzeitrektor-albert-dietrich-1873-1961-und-s/17504992 (letzter Zugriff: 19.10.2022).
https://www.vatican.va/content/pius-xi/en/encyclicals/documents/hf_p-xi_enc_19301231_casti-connubii.html (letzter Zugriff: 19.10.2022).

12. Das ‚Gesetz zur Verhütung erbkranken Nachwuchses‘
Seine Umsetzung in Baden und Stellungnahmen nach 1945

12.1 Ärztliche Reaktionen zum GzVeN

Als Rassenhygieniker zeigte sich der neue Staatskommissar für das Gesundheitswesen, Theodor Pakheiser, über die Einführung des ‚Gesetzes zur Verhütung erbkranken Nachwuchses‘ (GzVeN) begeistert und maß dementsprechend dessen Umsetzung größte Bedeutung bei. Unmittelbar mit Veröffentlichung des Gesetzes im Juli 1933 erschien in den *Ärztlichen Mitteilungen aus und für Baden* (ÄMB) und im *Deutschen Ärzteblatt* (DÄB)[1] eine ganze Reihe von Artikeln. Begleitend wurden zudem zahlreiche Vorträge vornehmlich im Rahmen der Versammlungen der ärztlichen Bezirksvereinigungen gehalten. Pakheiser hob in seinen Ausführungen die Vorzüge der neuen „staatsmedizinischen Gesetzgebung“[2] hervor. Er stellte dabei das GzVeN als „eine einzigartige, völkisch-nationale, erlösende Tat“[3] und „ein Werk sorgender Nächstenliebe, wahrer Humanität und sittlicher Größe“[4] dar. Vor allem zeigte er sich über die Tatsache, dass dem Arzt innerhalb des Gesundheitswesens ein weitaus größeres Betätigungsfeld eingeräumt worden war, erfreut. Dies wurde beim GzVeN besonders deutlich, mit der Besetzung der Erbgesundheitsgerichte (EGG) als eindrücklichstes Beispiel. Diese setzten sich zusammen aus einem Juristen und zwei Ärzten. Da aber die einfache Stimmenmehrheit den Urteilsspruch herbeiführen konnte, lag de facto die Entscheidungsgewalt in den Händen der Mediziner. Pakheiser sah dies aber nur als „erste Etappe einer nationalsozialistischen Bevölkerungspolitik“[5], mit der „die Aus-

---

1 Siehe beispielsweise O. V.: Das Gesetz (1933); Bober (1933); Gütt (1933).
2 Pakheiser: Zum Sterilisierungsgesetz (1933), S. 219.
3 Pakheiser: Deutschlands Zukunft (1933), S. 383.
4 Pakheiser: Deutschlands Zukunft (1933), S. 383.
5 Pakheiser: Zum Sterilisierungsgesetz (1933), S. 219.

merze der Erbminderwertigen“[6] begonnen hätte. Mit diesen neuen Aufgaben ging nach seiner Ansicht eine besondere Pflicht für den einzelnen Arzt einher, den in ihn gesetzten Erwartungen gerecht zu werden. In dieser Prägung erschienen noch weitere Artikel, die inhaltlich meist wenig Neues, dafür aber unterschiedliche Begründungen für die Sterilisation eines erheblichen Teils der badischen Bevölkerung lieferten. So wurde beispielsweise ein Beitrag veröffentlicht, dessen Autorenschaft nur unter „Hier spricht eine Frau“[7] subsumiert wurde. Die angebliche Verfasserin warnte dabei eindringlich vor zu großer „Humanitätsduselei“[8]. Ohne erkennbares Mitgefühl wurde in dem Artikel argumentiert, dass die Sterilisation „nur ein kleiner, vollkommen harmloser, operativer Eingriff [sei], der bei der Frau wie bei dem Manne keinerlei körperliche oder seelische Störungen nach sich zieht“[9]. Derartige Verharmlosungen der Operation und der psychischen Folgen fanden sich in fast jedem Artikel vor dem Inkrafttreten des GzVeN. Hinzu kamen meist ökonomische Argumente, die darauf abzielten, dass die Versorgung „Minderwertiger“[10] das Gesundheitswesen derart stark belasten würde, dass die drastischen Maßnahmen als unumgänglich erscheinen mussten[11].

Neben den Artikeln wurden die Argumente den Rezipienten der ÄMB schlagwortartig in Form von besonders hervorgehobenen Anzeigen quasi eingebläut, so dass selbst der unaufmerksame oder nur gelegentliche Leser diese Parolen bemerken und präsent haben musste. Kurze, vermeintlich wissenschaftlich fundierte Schlagzeilen, gefolgt von der Parole „Dazu dient das neue Sterilisierungsgesetz“[12], fanden sich vor allem in den ersten Monaten nach der Verkündung des GzVeN in den ÄMB. Auch hier spielten ökonomische Begründungen eine prominente Rolle. So wurden Einsparungen von über 100 Millionen Reichsmark (RM) prognostiziert, die vollständig den „Erbgesunden“[13] zugutekommen sollten. Mit diesem Vorgehen sollte auch dem letzten Arzt vor Augen geführt werden, dass es seine Pflicht gegenüber der Bevölkerung sein musste, das Gesetz tatkräftig umzusetzen. Dabei wurde fortwährend betont, dass „Deutschlands Zukunft“[14] davon abhinge. Explizit hob man auf Werte wie beispielsweise die Familie ab und brachte das Gesetz in Verbindung mit dem Schutz von Kindern und ganzer kommender Generationen.[15] Um dies zu erreichen, sollten Grund-

6 Pakheiser: Zum Sterilisierungsgesetz (1933), S. 219.
7 O. V.: Zum Sterilisierungsgesetz (1933), S. 246.
8 O. V.: Zum Sterilisierungsgesetz (1933), S. 246.
9 O. V.: Zum Sterilisierungsgesetz (1933), S. 246.
10 O. V.: Zum Sterilisierungsgesetz (1933), S. 246.
11 Siehe auch O. V.: Wochenschau (1933), S. 540.
12 O. V.: Trunksucht (1933), S. 268.
13 O. V.: 112 Millionen (1933), S. 268.
14 Pakheiser: Deutschlands Zukunft (1933), S. 383.
15 „Darum muß unsere Mitarbeit bedingungslos und freudig sein, um Deutschlands willen, dem Lande unserer Kinder und Kindeskinder!“ Pakheiser: Deutschlands Zukunft (1933), S. 383.

werte wie die ärztliche Schweigepflicht außer Kraft gesetzt werden und hinter dem „Gemeinschaftsinteresse des Volksganzen"[16] zurücktreten[17].

Andere Ansichten innerhalb der Ärzteschaft sollten gar nicht erst geduldet werden. So war im Gesetz eine Anzeigepflicht der Mediziner verankert, deren Nichtbefolgung Strafen nach sich ziehen konnte: „Wer vorsätzlich oder fahrlässig der ihm auferlegten Anzeigepflicht zuwiderhandelt, wird mit Geldstrafe bis einhundertfünfzig Reichsmark bestraft."[18]

Zudem stand jeder, der sich nicht der Umsetzung des GzVeN verschrieb, automatisch im Verdacht, sich gegen das „Gemeinschaftsinteresse des Volksganzen"[19] zu stellen.

12.2 Die Zusammensetzung der Erbgesundheitsgerichte

Ende 1933 wurde mit der Besetzung der EGG begonnen.[20] Zunächst sollten die Mitglieder auf ein Jahr ernannt werden, und falls keine gewichtigen Gründe vorlagen, verlängerte sich die Amtszeit automatisch um ein weiteres Jahr.[21] Von den beiden ärztlichen Beisitzern sollte mindestens einer im Staatsdienst sein. Überwiegend handelte es sich bei den beamtenärztlichen Mitgliedern um die Bezirksärzte. Zudem waren diese häufig potentielle Stellvertreter für mindestens eines der EGG in den benachbarten Kreisen.[22]

Das Erbgesundheitsobergericht (EGOG) hatte seinen Sitz in Karlsruhe. Im Gegensatz zu anderen Ländern wie beispielsweise Württemberg wurde nicht der oberste Medizinalbeamte Mitglied des EGOG, Pakheiser überließ diese Aufgabe dem ebenfalls im Ministerium des Innern tätigen Obermedizinalrat Otto Schmelcher. Dessen Stellvertreter sollte zunächst Ludwig Sprauer sein, der bei der Umsetzung des GzVeN aber im Gegensatz zur späteren ‚Aktion T4' wenig in Erscheinung trat.[23] Als weiteres ärztliches Mitglied wurde Kurt Erbach, Karlsruher Facharzt für Innere Krankheiten, ernannt. Dieser war schon im Februar 1932 in die Nationalsozialistische Deutsche Arbeiterpartei (NSDAP) eingetreten und in zahlreichen anderen Parteiorganisationen

16 Pakheiser: Deutschlands Zukunft (1933), S. 383.
17 Siehe dazu auch LABW GLAK, 309 Zugang 1987–54 Bü 1128, o. Pag.
18 Pakheiser: Deutschlands Zukunft (1933), S. 383.
19 Pakheiser: Deutschlands Zukunft (1933), S. 383.
20 Siehe auch O. V.: Wochenschau (1933), S. 726; O. V. (1934), S. 268.
21 LABW GLAK, 240 Zugang 1987–53 Bü 829, Pag. 49.
22 LABW GLAK, 240 Bü 658, o. Pag.
23 Beide Ärzte und ihr Werdegang wurden schon an anderer Stelle ausführlicher besprochen, weshalb dies hier nicht mehr erfolgt.

Mitglied.[24] Sein Stellvertreter war der ebenfalls in Karlsruhe ansässige Gynäkologe Eduard Ihm. Dieser war seit Dezember 1931 in der NSDAP sowie im Nationalsozialistischen Deutschen Ärztebund (NSDÄB) und hatte seine nationalsozialistische Einstellung mit dem Übertritt zur ‚Gottgläubigkeit' zusätzlich unterstrichen.[25]

Bei der Liste der Mitglieder der anfänglich 18 EGG wurde der Übersichtlichkeit halber auf die Nennung der Juristen verzichtet. Der erste Entwurf sah folgende ärztliche Beisitzer und Stellvertreter vor. Diese Mediziner waren somit in der entscheidenden Phase des GzVeN für dessen Umsetzung maßgeblich mitverantwortlich.[26]

Tab. 18 Die Besetzung der Erbgesundheitsgerichte in Baden (1934)

Erbgesundheitsgericht	beamtenärztliches Mitglied (Oberamtsarzt)	Stellvertreter	weiteres ärztliches Mitglied	Stellvertreter
Achern	Walther Moog	Robert Hoffer	Friedrich Wurtz[27]	Otto Gerke
Bruchsal	Albert Schulz	Walter Ernst	Richard Krieger	Friedrich Hölzer
Donaueschingen	Julius Duffing[28]	Hans Roth	Werner Bankwitz	Karl Haushalter
Emmendingen	Richard Weber	Ernst Jaeger	Walter Hink	Georg Knabbe
Freiburg	Walter Füsslin[29]	Paul Riffel	Hugo Weiland	Eduard Eschbacher
Heidelberg	Alfred Pfunder	Ernst Herzog	Rudolf Amersbach	Herbert Seng
Karlsruhe	Adalbert Gregor	Friedrich Bruch	Rudolf Spuler	Otto Rist
Konstanz	Ferdinand Rechberg	Kurt von Lampe	Ewald Schön	Hermann Montfort
Lörrach	Eduard Hummel	Walter Hassmann	Karl Berger	Fritz Holdermann
Mannheim	Eugen Kreß	Friedrich Rose	Karl Rohrhurst	Rudolf Fuchs
Mosbach	Friedrich Obländer	Wilhelm Frey	Julius Elwert	Kraft[30], später Günther Herminghaus
Offenburg	Josef Volk	Eugen Buck	Fritz Herzog	Andreas Füner[31]

24 Mit der Nummer 1838 war er eines der frühen NSDÄB-Mitglieder und zudem in einigen weiteren Parteiorganisationen vertreten. BArch Berlin, R 9345.

25 BArch Berlin, R 9345.

26 LABW GLAK, 240 Zugang 1987–53 Bü 829, Pag. 277. Zahlreiche offensichtliche Tippfehler bei den Nachnamen erschwerten die Suche nach den betreffenden Medizinern mitunter, in einem Fall konnte der Arzt gar nicht ausgemacht werden.

27 Im Original Wurth, es kann sich aber nur um oben genannten Arzt handeln. 1937 richtig geschrieben.

28 Im Original Duffinger.

29 Zu Walter Füsslin siehe auch https://ns-ministerien-bw.de/2019/12/vorkaempfer-der-zwangssterilisationen-und-apologet-der-euthanasie-der-freiburger-amtsarzt-walter-fuesslin/ (letzter Zugriff: 19.10.2022).

30 Ein Arzt dieses Nachnamens mit angeblichem Niederlassungsort Eberbach konnte in den Reichs-Medizinal-Kalendern von 1929 bis 1937 nicht gefunden werden.

31 Im Original Fühner, laut Reichs-Medizinal-Kalender von 1935 als Zahnarzt zugelassen.

Erbgesundheitsgericht	beamtenärztliches Mitglied (Oberamtsarzt)	Stellvertreter	weiteres ärztliches Mitglied	Stellvertreter
Pforzheim	Karl Croissant	Wilhelm Mors	Alfred Distl[32]	Waldemar Höft
Rastatt	Eduard Raither	Kurt Walther	Hans Nock	Otto Holzapfel
Stockach	Ernst Meihofer	Max Kohler	Melchior Stenglein	Karl Rothmann[33]
Waldshut	Karl Gerteis	Max Reitze	Wilhelm Bettinger	Alfons Pilzecker
Wertheim	Wilhelm Frey	Friedrich Obländer	Hubert Schmitt[34]	Wilhelm Borchers
Wiesloch	Georg Schiffmann	Paul Walther	Emil Tremmel	Hermann Weber

Diese Ärzte waren neben ihrer Funktion als Richter häufig auch Antragsteller und Gutachter. Da im Gesetz allerdings festgehalten war, dass der antragstellende Arzt bei dem betreffenden Fall nicht auch bei dessen Verhandlung vor dem EGG beteiligt sein sollte, wurden die Anträge mitunter von ihren Stellvertretern oder anderen an den Gesundheitsämtern angestellten Medizinern unterzeichnet. Insbesondere bei den für die Verfahren[35] häufig bemühten Gutachtern handelte man jedoch alles andere als korrekt; so wurde von juristischer Seite bemängelt, dass insbesondere leitende Anstaltsärzte die Begutachtung häufig subordinierten Kollegen übertrugen und deren Ausführungen wohl oft ungeprüft abzeichneten[36].

Beim Blick auf die nicht verbeamteten ärztlichen Mitglieder der EGG fällt auf, dass sich hier auch in Baden zahlreiche standespolitisch bedeutsame Mediziner wiederfanden. Insgesamt aber waren es seltener die Vorsitzenden der ärztlichen Bezirksvereinigungen (wie dies in Württemberg häufig der Fall war), sondern vermehrt Fachärzte mit entsprechender Spezialisierung.

32 Im Original Distel.

33 Im Reichs-Medizinal-Kalender von 1935 Rothemann.

34 Vermutlich, im Original Schmidt, aber in allen Reichs-Medizinal-Kalendern von 1933 bis 1937 findet sich nur ein Arzt mit dem Nachnamen Schmitt im Bezirk Wertheim.

35 Für die Einzelfallakten siehe die Bestände im Staatsarchiv Freiburg und im Generallandesarchiv Karlsruhe: LABW StAF, B 132/1 Bü 2128, bzw. LABW GLAK, 539; 561; 562; 563; 564; 566; 572; 646 (Findmittel nur im Intranet).

36 „Bei der Durchsicht von Akten der Erbgesundheitsgerichte habe ich die Beobachtung gemacht, daß in einzelnen Fällen der zum Sachverständigen bestellte Leiter einer Universitätsklinik, einer Heil- und Pflegeanstalt, einer Krankenanstalt oder einer ähnlichen Anstalt die Untersuchung und Begutachtung der zu beurteilenden Person nicht selbst vorgenommen, sondern daß er diese Tätigkeit einem anderen Arzt überlassen hat. Der Leiter der Anstalt vermerkt in solchen Fällen am unteren Rande des Gutachtens häufig, daß er mit den Ausführungen einverstanden sei. Wodurch und in welchem Umfange er sich ein eigenes Urteil gebildet hat, ist nicht ersichtlich. Ein solches Verfahren entspricht nicht der Bedeutung die einem in einer Erbgesundheitssache erstatteten Gutachten für den Betroffenen zukommen kann. Es muß vielmehr verlangt werden, daß der zum Sachverständigen bestellte Arzt die Untersuchung und Begutachtung wenigstens in der Hauptsache selbst vornimmt." LABW GLAK, 309 Zugang 1987–54 Bü 1128, o. Pag.

12.3 Die Umsetzung des GzVeN

Aber nicht nur die Amtsärzte und ärztlichen Beisitzer an den EGG ließen sich oft bereitwillig in die Umsetzung eines Gesetzes einspannen, dessen Inhalt es war, große Teile der badischen Bevölkerung unter Generalverdacht zu stellen. Viele Patienten liefen nun Gefahr, von ihren behandelnden Ärzten angezeigt und dadurch zu Opfern des GzVeN zu werden.

Auch die badische Ärztekammer beteiligte sich bereitwillig an der Umsetzung, beispielsweise bei der Verteilung der Anzeigen-Formulare, wie aus einer Anforderung von 8000 Exemplaren ersichtlich wird.[37] Hier ging man zu diesem Zeitpunkt noch davon aus, dass ein Großteil der Anzeigen von den niedergelassenen Medizinern kommen würde.[38] Diese Einschätzung erwies sich aber nicht in jedem Fall als zutreffend.[39] Auch aus der Zahl der initial versandten Formulare für den Antrag auf ‚Unfruchtbarmachung' lässt sich ansatzweise erschließen, mit welcher Größenordnung man in Baden in den ersten Monaten kalkulierte. Hier wurden seitens des Ministeriums knapp 5000 Stück an die jeweiligen Bezirksärzte und etwa 2000 Stück an die Ärzte[40] der Heil- und Fürsorgeanstalten verschickt[41]. Der Leiter der Kreispflegeanstalt Hub, Otto Gerke, schätzte 1934, dass in Baden insgesamt 10000 Personen für eine Sterilisierung in Betracht kämen.[42]

Dass viele Mediziner ihre Meldepflicht sehr ernst nahmen, zeigt die enorme Zahl an Anzeigen, die in den ersten Monaten bei den Bezirksärzten eingingen bzw. von diesen selbst gestellt worden waren. So berichtete Pakheiser, dass bis zum 20. März 1934 6513 Anzeigen vorgelegen hätten. 1054-mal sei schon ein Antrag auf ‚Unfruchtbarmachung' an die jeweiligen EGG gegangen, in 373 Fällen war zu diesem Zeitpunkt schon ein rechtskräftiges Urteil erfolgt. In 26 Fällen war die operative Sterilisierung schon durchgeführt worden. Bemerkenswert war die hohe Zahl von Selbstanzeigen. So lag das von Pakheiser angegebene Verhältnis zu den Anträgen von amtlichen Stellen bei 1:3. Aufgrund der Menge an Anzeigen befürchtete er, dass die Bezirksärzte dieser Mehrarbeit nicht gewachsen seien und es mittelfristig zu einem Rückstau kommen würde.[43] Diese Befürchtung sollte sich schnell bewahrheiten, aber auch an den EGG stauten sich die unbearbeiteten Anträge. In Mannheim wurde beispielsweise nur ein Drittel der Ver-

---

37 LABW GLAK, 236 Bü 28566, o. Pag.

38 LABW GLAK, 236 Bü 28566, o. Pag.

39 Zu den Gründen und dem Verhalten der niedergelassenen Ärzte siehe Ley (2003), vor allem die Kapitel 4.1.1. bis 4.1.6. zum Verhalten der niedergelassenen Allgemein- und Fachärzte (S. 131–177).

40 Zur Rolle der badischen Anstaltsärzte siehe auch Faulstich (1993), S. 176–201.

41 Pakheiser: Zum Sterilisierungsgesetz (1933).

42 O. V. (1934), S. 487.

43 LABW GLAK, 236 Bü 28566, o. Pag.

fahren wie gewünscht binnen sechs Wochen erledigt. Meistens dauerte es bis zu drei Monaten, in einzelnen Fällen verging aber auch mehr als ein Jahr.[44]

Pakheiser forderte deshalb mit Nachdruck, dass das Gesetz zur Vereinheitlichung des Gesundheitswesens baldmöglichst umgesetzt werden sollte, da mit der Errichtung der Gesundheitsämter auch die Möglichkeit zur Einstellung zusätzlicher Hilfsärzte einherging.[45]

Während im Reichsministerium des Innern deutschlandweit „keine besondere Anzeigefreudigkeit"[46] ausgemacht worden war, lag der Fall in Baden zunächst anders. Hier wurde die höchste Quote von Anzeigen pro 1000 Einwohner erreicht.[47] Dabei wurde nicht einmal vor den Jüngsten haltgemacht; zahlreiche Meldungen betrafen Kinder von unter zehn Jahren.[48]

Um zur Durchführung der Operationen zugelassen zu werden, bedurften sowohl die Ärzte als auch die Krankenanstalten, an denen die Eingriffe vorgenommen werden sollten, einer speziellen „Ermächtigung"[49]. In Baden hatten im Februar 1934 63 Mediziner an 27 Kliniken diese Freigabe.[50]

Waren es Ende März 1934 noch knapp über tausend Anträge gewesen, stieg die Zahl innerhalb weniger als drei Monate um das Dreifache. Mitte Juni 1934 waren an den 18 EGG 3015 Anträge auf ‚Unfruchtbarmachung' eingegangen. Der anfänglich hohe Prozentsatz an Selbstanzeigen hatte sich inzwischen deutlich relativiert; nur insgesamt 549-mal war dies der Fall gewesen. Dabei überwogen die Selbstanzeigen in den Städten. In den ländlichen Bezirken waren sie dagegen eine Seltenheit, woraus sich auch Rückschlüsse auf eine geringere Akzeptanz dort ergeben.[51] Dabei wurde in Baden großer Wert darauf gelegt, dass die Zahl der Selbstanzeigen einen möglichst großen Anteil einnahm, denn umso leichter ließen sich die Maßnahmen in der Öffentlichkeit als gerechtfertigt oder gar als von der Bevölkerung erwünscht präsentieren.[52]

Allerdings müssen die Erwartungen des badischen Ministeriums des Kultus, des Unterrichts und der Justiz in dieser Hinsicht als realitätsfern erachtet werden, kam es doch zu der Einschätzung: „Es darf deshalb erwartet werden, daß es bald Allgemeingut des deutschen Volkes sein wird, in der Unfruchtbarmachung eine Maßnahme der Nächstenliebe und der Vorsorge für die kommende Generation zu sehen."[53] Um

44 Berninger (1992), S. 79 f.
45 LABW GLAK, 236 Bü 28566, o. Pag.
46 Mack (2001), S. 131.
47 Reichsweit im ersten Jahr des GzVeN 1,2 je 1000 Einwohner, Baden 2,6 je 1000 Einwohner. Mack (2001), S. 139; Link (1999), S. 167.
48 LABW GLAK, 236 Bü 28566, o. Pag.
49 LABW GLAK, 236 Bü 28566, o. Pag.
50 Eine komplette Liste befindet sich in LABW GLAK, 236 Bü 28566, o. Pag. Für die Krankenanstalten siehe Reichs-Medizinal-Kalender (1935), S. 82 f.
51 LABW GLAK, 234 Bü 3630, o. Pag.
52 LABW GLAK, 309 Zugang 1987–54 Bü 1128, o. Pag.
53 LABW GLAK, 309 Zugang 1987–54 Bü 1128, o. Pag.

dieses Ziel zu erreichen, sollte umso schärfer gegen „Beleidigungen und böswillige Nachreden“[54] gegenüber den Betroffenen des Gesetzes vorgegangen werden. Noch geringer als die Zahl der Selbstanzeigen war die von den gesetzlichen Vertretern, also in der Regel den Eltern; hier waren bis Juni 1934 nur 119 erfasst worden. Das Gros der Anträge mit 2347 Stück stammte aus den Reihen der beamteten Ärzte. Die meisten waren in Mannheim (489) aufgelaufen, gefolgt von Karlsruhe (371), Freiburg (314) und Waldshut (216). Insbesondere bei den Medizinalbeamten war die Quote der Anträge, die sich für die ‚Unfruchtbarmachung‘ aussprachen, besonders hoch. Von 1024 rechtskräftig abgeschlossenen Fällen war in mehr als 97 Prozent auf ‚Unfruchtbarmachung‘ entschieden worden, bei 1020 weiteren Fällen, bei denen das Urteil gefallen war, die aber noch nicht Rechtskraft erhalten hatten, war die Quote fast identisch. In den nächsten Monaten sollte die Zahl der Anträge weiterhin stark ansteigen. Dies hatte zahlreiche Klagen der Bezirksärzte über eine zu starke Arbeitsbelastung zur Folge. Der schon prognostizierte Rückstau machte sich zunehmend negativ bemerkbar.[55] Zum 30. September 1934 wurden insgesamt 10.231 nicht bearbeitete Anzeigen gemeldet.[56] Da diese Zahl im Vergleich zum benachbarten Württemberg, aber auch mit anderen deutschen Staaten enorm war, sah sich Pakheiser gezwungen, sich explizit gegen Vorwürfe zu verwenden, „dass ich die Durchführung des Gesetzes zu stark forciert hätte“[57]. Aber nicht nur Pakheiser trieb die Umsetzung des GzVeN voran.

12.4 Die Mitwirkung der Ärzte

Mit dem Erlass des Gesetzes zur Vereinheitlichung des Gesundheitswesens am 3. Juli 1934 hatte auch in Baden die konkrete Planung für die Errichtung der Gesundheitsämter begonnen. Damit einher ging die Einstellung vieler zusätzlicher Hilfsärzte. Ende 1934 berichtete Pakheiser[58], dass die meisten Gesundheitsämter bis zum Inkrafttreten des Gesetzes am 1. April 1935 ihre Arbeit wie gewünscht aufnehmen könnten. Dann, so zumindest seine Hoffnung, könnte der Rückstau von Anzeigen schneller abgearbeitet werden. In seinem Bericht zeigte er sich ausdrücklich unzufrieden mit der Menge der Anzeigen aus den Reihen der nichtbeamteten Ärzte, die sich nur sehr zurückhaltend

54 LABW GLAK, 309 Zugang 1987–54 Bü 1128, o. Pag.
55 LABW GLAK, 234 Bü 3630, o. Pag.
56 Die Zahl der unbegründeten Anzeigen wurde von Pakheiser als recht gering eingeschätzt, das Verhältnis sei 1:36. LABW GLAK, 236 Bü 28567, o. Pag.
57 LABW GLAK, 236 Bü 28567, o. Pag.
58 Pakheisers Bericht erwähnt zahlreiche Anlagen mit vor allem statistischem Material, allerdings befinden sich diese nicht mehr im Aktenbüschel. Auch in anderen Fällen scheinen die Anlagen der Schreiben nicht mehr vorhanden zu sein. Ob nachträglich entfernt oder anderweitig zugeordnet, konnte nicht abschließend geklärt werden. LABW GLAK, 236 Bü 28567, o. Pag.

an der Umsetzung des GzVeN beteiligen würden.[59] Vor allem die niedergelassenen Mediziner[60] standen im Verdacht, hierbei nur eine geringe Motivation an den Tag zu legen. Dies war insbesondere für die in den Städten niedergelassenen Ärzte wenig verwunderlich, standen sie doch dort in starker Konkurrenz zueinander und waren wirtschaftlich von der Treue ihrer Patienten abhängig. Allzu großer Eifer bei den Anzeigen konnte zum Verlust von Patienten führen und entsprechend spielten ökonomische Erwägungen hier eine erhebliche Rolle.[61]

Nach der Errichtung der Gesundheitsämter wollte Pakheiser deshalb „die Arbeit jedes einzelnen nichtbeamteten Arztes überprüfen lassen"[62]. Die Erfassung von Verstößen gegen die Meldepflicht sollte aber erst nach dem 1. April 1935 erfolgen, da der Rückstau an Anzeigen auch so schon erheblich war.[63] Insbesondere wollte er eine zweite Abteilung am EGOG schaffen, da hier bis 30. September 1934 allein 300 unerledigte Beschwerdefälle aufgelaufen waren.[64]

Welcher Art die Beschwerden waren und in wie vielen Fällen insbesondere die beamteten Ärzte einen erschreckenden Übereifer[65] an den Tag gelegt hatten, zeigt ein Erlass des badischen Innenministeriums:

> In den beim Erbgesundheitsobergericht anhängigen Beschwerdeverfahren zeigt sich immer wieder, daß von einer großen Anzahl der antragsberechtigten beamteten Ärzte bei der Auswahl der für die Antragstellung in Betracht kommenden Personen ziemlich planlos verfahren wird. Nachdem das Gesetz zur Verhütung erbkranken Nachwuchses nun schon nahezu ein Jahr in Baden durchgeführt wird, muß von den beamteten Ärzten erwartet werden, daß sie von jetzt an in der Stellung der Anträge streng planmäßig vorgehen. Es ist ohne jeden Sinn, die Erbgesundheitsgerichte mit Anträgen auf Unfruchtbarmachung 45 jähriger und älterer Frauen, 60 jähriger Trinker, 10 jähriger Schwachsinniger, vertierter Idioten, alter Katatoniker zu belasten, solange nicht die im Fortpflanzungsalter befindlichen triebstarken Erbkranken unfruchtbar gemacht sind. Auch die Entscheidungen, ob die Hasenscharte oder die angeborene Hüftgelenkluxation oder die Sechsfingrigkeit ein Erbleiden im Sinne des Gesetzes ist, kann man einer späteren Zeit überlassen, wenn alle gefährlichen Erbkranken unfruchtbar gemacht sind. [...] In jedem Falle ist zu prüfen, ob Fortpflanzungsfähigkeit besteht. Es darf nicht mehr vorkommen, daß nach monatelangem Verfahren, das viel Geld kostet, vom Erbgesundheitsobergericht festgestellt wird, daß der Antrag überhaupt nicht hätte gestellt werden dürfen.[66]

---

59 LABW GLAK, 236 Bü 28567, o. Pag.

60 Für eine Differenzierung der einzelnen Ärztegruppen (beamtete, praktische und Fürsorgeärzte) und die Hintergründe ihrer Tätigkeit im Rahmen des GzVeN siehe vor allem Ley (2003).

61 Siehe auch Ley (2003), S. 133–145.

62 LABW GLAK, 236 Bü 28567, o. Pag.

63 LABW GLAK, 236 Bü 28567, o. Pag.

64 LABW GLAK, 236 Bü 28567, o. Pag.

65 Siehe auch Berninger (1992), S. 58 f.

66 O. V. (1935), S. 27.

Der Erlass sollte dazu führen, dass die verbeamteten Ärzte und vor allem die Beisitzer an den EGG besser für ihre Aufgabe vorbereitet würden. Zu diesem Zweck wurde auch erwogen, Vorbildungskurse für diese Ärzte abzuhalten. Das wurde aufgrund der nur langsam fortschreitenden Bearbeitung der Verfahren als „dringend notwendig"[67] erachtet. Als Veranstaltungsort erkor man die Universitätsklinik in Heidelberg aus.[68]

Allerdings sollten nicht nur die Ärzte im Hinblick auf ihre Mitarbeit bei der Durchführung des Gesetzes überprüft werden. Auch die den EGG vorsitzenden Juristen mussten befürchten, von ihren ärztlichen Beisitzern beim Ministerium der Justiz denunziert zu werden, wenn ihre Einstellung nach dem Dafürhalten der Mediziner nicht nationalsozialistisch genug war. Obermedizinalrat Sprauer war seitens des Justizministeriums mit einer streng vertraulichen Untersuchung beauftragt worden, bei der die beamteten ärztlichen Beisitzer an den EGG darüber berichten sollten, „ob und von welchen Vorsitzenden bezw. von welchen als Stellvertreter des Vorsitzenden mitwirkenden übrigen Richtern gesagt werden muss, dass sie ein Einleben in die erbbiologischen Gedankengänge des Sterilisationsgesetzes vermissen lassen"[69]. Sprauer wies die entsprechenden Ärzte in der Folge an, ihm „offen und frei ganz kurz zu berichten, was für Erfahrungen Sie als amtlicher Beisitzer [...] gemacht haben"[70]. Inwiefern die Mediziner davon Gebrauch machten, geht leider aus den Akten nicht hervor, da sich die Antworten zu dieser Umfrage nicht bzw. nicht mehr darin befinden. In Anbetracht anderer Klagen von Ärzten über die Juristen an den EGG dürften aber einige von ihrer Möglichkeit, Einfluss auf die Besetzung zu nehmen, Gebrauch gemacht haben.

Die dem System inhärente Gefahr, dass sich die Mitglieder der EGG gegenseitig denunzieren könnten, führte zu wechselseitigem Druck und dürfte die Wahrscheinlichkeit milderer Urteile zusätzlich verringert haben. Da auch die Juristen nur für ein Jahr ernannt wurden, war eine Absetzung zudem ohne größeren Aufwand möglich.[71]

Auch in anderen Fällen zeigten Ärzte eine erhebliche Motivation bei der Umsetzung des GzVeN. So ließ der Bezirksassistenzarzt Wilhelm Mors aus Pforzheim beim Badischen Ministerium des Innern anfragen, ob bei Schwangeren operiert werden könnte oder ob man bis nach der Geburt warten solle.[72] Laut eines Erlasses sollte in diesen Fällen nicht sterilisiert werden, falls dadurch Lebensgefahr bestünde. In Baden wurde diese Entscheidung aber dem Ermessen der Bezirksärzte und der operierenden Ärzte überlassen. Für Mors schien das Wohl der Patientinnen eine weitaus geringere Rolle als die pflichtgetreue Befolgung einzelner Paragraphen zu spielen:

---

67 LABW GLAK, 236 Bü 28566, o. Pag.
68 LABW GLAK, 236 Bü 28566, o. Pag.
69 LABW GLAK, 236 Bü 28567, o. Pag.
70 LABW GLAK, 236 Bü 28567, o. Pag.
71 LABW GLAK, 236 Bü 28567, o. Pag.
72 „Ich möchte daher um Mitteilung bitten, ob auch bei schwangeren Frauen der Eingriff innerhalb der gesetzlihc [sic!] vorgeschriebenen Frist vorzunehmen ist, oder ob grundsätzlich in allen Fällen damit zuzuwarten ist bis nach der Niederkunft." LABW GLAK, 236 Bü 28567, o. Pag.

> Durch das bei der Operation unvermeidliche Drücken und Zerren des schwangeren Uterus besteht aber öfters die Gefahr, dass eine Fehl- bzw. Frühgeburt eintritt. Andererseits kann man wohl fast niemals, entsprechend dem Erlass vom 20. Februar 1934 Nr. 9091, bescheinigen, dass ‚die Unfruchtbarmachung mit Lebensgefahr für die Erbkranke verbunden' ist.[73]

Mit welcher menschenverachtenden Genauigkeit Ärzte wie Mors das GzVeN und seine Durchführungsverordnungen befolgten, wurde erneut deutlich, als er gegen eine abgelehnte ‚Unfruchtbarmachung' vor dem EGOG Beschwerde einlegte. Dieser wurde stattgegeben und die Operation nun angeordnet.[74] Mors ist dabei nur ein Beispiel von vielen, denn Beschwerden gegen abgelehnte ‚Unfruchtbarmachungen' durch die beamteten Mediziner waren keine Seltenheit. Dieses ärztliche Verhalten führte dazu, dass Patienten, die ohne das erneute Einschreiten der Amtsärzte nicht zwangssterilisiert worden wären, doch noch Opfer des Gesetzes wurden.

Der Direktor der badischen Landesfrauenklinik in Karlsruhe, Georg Linzenmeier, lehnte zwar Eingriffe, die das Leben der Betroffenen gefährden würden, ab, sah aber bei Schwangerschaften in den ersten Monaten kein Hindernis. So sei zwar hier mit einer erhöhten Gefahr von Fehlgeburten zu rechnen, „aber das ist deswegen nicht so schlimm, weil ja die Frucht doch meist erbkrank sein wird, wenigstens in einem gewissen Prozentsatz"[75]. Seiner Ansicht nach sollte im Zweifelsfall operiert werden und man nicht „von des Zweifels und Gedankens Blässe angekränkelt sein"[76]. Zudem sollte nicht zugunsten des Kranken entschieden werden, sondern zum Wohl der ‚Volksgesundheit'.[77]

Dass die verantwortlichen Mediziner auch vor Berufskollegen keinen Halt machten, zeigt der Fall eines Konstanzer Arztes. Dieser wurde aufgrund einer angeblichen Psychose 1938 zwangssterilisiert.[78]

---

73 LABW GLAK, 236 Bü 28567, o. Pag.

74 LABW GLAK, 236 Bü 28567, o. Pag.

75 Linzenmeier (1934), S. 160.

76 Linzenmeier (1934), S. 160.

77 „Statt in dubio pro aegroto vielmehr in dubio pro salute publica." Linzenmeier (1934), S. 160.

78 Ein Jahr später stand der Arzt, der weder in der NSDAP noch dem NSDÄB Mitglied war, zudem vor einem Sondergericht in Mannheim aufgrund von Vergehen nach § 2 des „Gesetzes gegen heimtückische Angriffe auf Staat und Partei und zum Schutz der Parteiuniformen", meist als ‚Heimtückegesetz' abgekürzt. Infolgedessen wurde ihm 1939 die Ausübung des ärztlichen Berufes untersagt. Mit Kriegsbeginn wurde das Verfahren zwar eingestellt, das Berufsverbot aber aufrechterhalten. Unmittelbar nach Ende des Zweiten Weltkrieges konnte der Verurteilte die Aufhebung des Berufsverbots erreichen und wieder als Arzt tätig werden. LABW StAF, B 898/1 Bü 488; LABW StAF, B 910/1 Bü 723; LABW StAF, A 96/1 Bü 4793.

12.5 Wirtschaftliche Faktoren

Nachdem schon wenige Monate nach Inkrafttreten des GzVeN deutlich geworden war, dass die Kosten für die Staatskasse neben denen für die Errichtung der Gesundheitsämter erheblich sein würden, gerieten finanzielle Fragen verstärkt in den Fokus. Insbesondere diejenige, welche Instanz für die Kosten der Pflege und Versorgung der Sterilisierten während des Klinikaufenthaltes aufkommen sollte, wurde lebhaft diskutiert. Dabei bemühten sich sowohl staatliche Stellen, Krankenkassen als auch Fürsorgeverbände beständig, der Gegenseite die Kosten zuzuschieben. Zudem wurde vielfach versucht, sie auf die Betroffenen selbst oder ihre Angehörigen abzuwälzen. So weigerten sich wiederholt Ortskrankenkassen und Fürsorgeverbände, die Kosten für teils wochenlange Krankenhausaufenthalte im Zuge von Sterilisationen zu übernehmen. Die Häufigkeit der hierbei gemeldeten Komplikationen nach den Operationen lässt dabei auch indirekt Rückschlüsse auf die Sorgfalt zu, mit der die Eingriffe mitunter durchgeführt zu sein worden scheinen.[79]

Da diese Fragen lange Zeit ungeklärt blieben, nutzten einzelne Ärzte die dabei entstandenen Freiheiten auch, um sich zu bereichern. Im Falle eines Mediziners aus Achern waren die stark überhöhten Forderungen aber derart offenkundig, dass sich die Behörden gezwungen sahen, einzuschreiten. Eine Überprüfung ergab, dass er in mehr als 500 Fällen, die das GzVeN betrafen, überhöhte Rechnungen mitunter zu Lasten der Betroffenen gestellt hatte. Auf erste Rückforderungen reagierte der Arzt noch mit starker Ablehnung, nach Androhung von rechtlichen Konsequenzen lenkte er aber ein und es wurde zumindest über eine Rückzahlung verhandelt.

Mit welchen Größenordnungen dabei im Ministerium des Innern kalkuliert wurde, macht beispielsweise ein Entwurf für das Rechnungsjahr 1935 deutlich. Der zuständige Obermedizinalrat Sprauer rechnete darin allein mit der enormen Zahl von 8000 ‚Unfruchtbarmachungen' in diesem Jahr. Seiner Kalkulation nach musste in fünf bis sechs Prozent der Fälle die Staatskasse die Kosten tragen, der Rest würde sich überwiegend auf Fürsorgeverbände und Krankenkassen verteilen. Insgesamt forderte er dafür ein Budget von 93.000 RM. Allerdings scheint es sich dabei zu einem großen Teil auch um Rechenspiele gehandelt zu haben, um einen möglichst großen Etat im Staatshaushalt bewilligt zu bekommen. Einige Tage später korrigierte Sprauer die Zahl der ‚Unfruchtbarmachungen' deutlich nach unten, beließ es aber bei derselben Budgetanforderung.[80] Seitens des Reichsministeriums des Innern wurden die Forderungen aber abschlägig beschieden. Seine Kalkulationen wurden dabei als „reichlich hoch bemessen"[81] kritisiert und angemerkt, dass die Länder die Kosten in der Regel selbst zu tragen

---

79 LABW StAF, A 96/1 Bü 1054, o. Pag.

80 So rechnete er stattdessen mit 5000 ‚Unfruchtbarmachungen', von denen aber nun acht bis zehn Prozent zu Lasten der Staatskasse gehen sollten. LABW GLAK, 236 Bü 28647, o. Pag.

81 LABW GLAK, 236 Bü 28647, o. Pag.

hätten. In Baden wurden diese Kosten zunehmend vom Staat auf die Gemeinden abgewälzt. Dies hatte zur Folge, „dass [sich] die Gemeinden – wahrscheinlich aus Scheu vor den ihnen unter Umständen zur Last fallenden Kosten – mit der Anzeige von Erbkranken an die Gesundheitsämter zurückhalten"[82]. Dies hatte einen scharf formulierten Hinweis des Ministeriums, in dem die Gemeinden auf die Bedeutung des GzVeN hingewiesen wurden, zur Folge.[83] Die Frage, ob die Betroffenen des Gesetzes einen Anspruch auf Entschädigung für den Verdienstausfall während der Zeit des Krankenhausaufenthaltes hätten, wurde zudem deutlich verneint.[84]

Auch bei möglichen Komplikationen infolge der Operation sollte möglichst gespart werden. In den Augen von Pakheiser waren die meisten Klagen ohnehin unberechtigt und er befürchtete eine „drohende Rentensucht von unfruchtbargemachten Personen"[85], die es zu verhindern gelte[86].

12.6 Widerstand gegen das GzVeN

Probleme ganz anderer Art sah Pakheiser als Grund für die rückläufige Anzahl der Selbstanzeigen. So wurde „eifrige Agitation im katholischen Volksteil"[87] als Hindernis angeführt, wohingegen aus protestantischen Kreisen kaum Widerstand zu vermelden sei[88]. Konfessionelle Prägungen hatten auch Einfluss auf die Mitarbeit der nichtbeamteten Ärzte in den verschiedenen Bezirken Badens.[89] So berichtete ein Emmendinger Medizinalrat über einen katholischen Pfarrer, dessen Aussage, „dass er niemandem traue, von welchem er wisse, dass er sterilisiert worden sei"[90], für einige Unruhe in seiner Gemeinde gesorgt hätte. Derartige Vorurteile und offene Ablehnung gegenüber den von einer Sterilisation Betroffenen waren bei weitem kein Einzelfall. Um diese Vorkommnisse möglichst zu unterbinden, wurden Ermittlungen gegen den Pfarrer aufgenommen. Die Staatsanwaltschaft kam aber zu dem Ergebnis, dass derartige Äußerungen strafrechtlich nicht fassbar seien und ein Verfahren nicht eröffnet werden könne.[91]

---

82 LABW GLAK, 236 Bü 28647, o. Pag.; LABW StAF, A 96/1 Bü 1054, o. Pag.

83 LABW GLAK, 236 Bü 28647, o. Pag.

84 „Dem Unfruchtbarzumachenden steht weder ein Anspruch auf Entschädigung für die erforderliche Zeitversäumnis zu, noch kann er Ersatz seines Verdienstausfalles beanspruchen." LABW GLAK, 236 Bü 28647, o. Pag.

85 Pakheiser (1934), S. 242.

86 Zur Thematik der ‚Rentensucht' siehe auch http://www.med.uni-magdeburg.de/jkmg/wp-content/uploads/2013/03/JKM_Band16_Kapitel10_Moser.pdf (letzter Zugriff: 19.10.2022).

87 LABW GLAK, 236 Bü 28567, o. Pag.

88 LABW StAF, A 96/1 Bü 1054, o. Pag.

89 LABW GLAK, 236 Bü 28567, o. Pag.

90 LABW GLAK, 236 Bü 28651, o. Pag.

91 LABW GLAK, 236 Bü 28651, o. Pag.

Weiterer Widerstand wurde in dem Umstand gesehen, dass katholische Schwestern an Krankenanstalten meist nicht bei den operativen Eingriffen assistierten.[92]

Pakheiser forderte aber nicht nur bei Widerstand bzw. Zuwiderhandlungen aus kirchlichen Kreisen ein unnachgiebiges Vorgehen. Ein Problem stellten die häufigeren Verstöße von Gemeindeangestellten gegen ihre Verpflichtung zur ‚Dienstverschwiegenheit' dar. Dies hatte zur Folge, dass insbesondere in ländlichen Bezirken die durch die Gesprächigkeit von Gemeindeangestellten öffentlich als sterilisiert bekanntgewordenen Personen sich Spott und anderweitig diffamierenden Äußerungen ausgesetzt sähen.[93] Die zuständigen Stellen in der badischen Gesundheitsverwaltung sahen die Gefahr, dass dies zu einer noch größeren Ablehnung des Gesetzes führen könnte. Entsprechend sollten Verstöße gegen die Verschwiegenheitspflicht und abfällige Äußerungen gegenüber den Betroffenen des GzVeN strafrechtlich unnachgiebig verfolgt werden.[94] Dies konnte von Geldstrafen bis Freiheitsentzug von einem Jahr reichen.[95] Im DÄB wurden solche Fälle teilweise öffentlichkeitswirksam abgedruckt.[96]

Auch von Seiten des Reichsjustizministeriums wurde die Lage in den einzelnen Ländern genauestens beobachtet und die zuständigen Stellen waren dazu angehalten, über ihre Erfahrungen mit Problemen und Widerständen gegen das Gesetz sowie die dabei ergriffenen Maßnahmen zu berichten.[97]

Im Hinblick auf die Unbeliebtheit des Gesetzes und damit einhergehend auch der Gesundheitsämter, die in der Bevölkerung berechtigterweise[98] unmittelbar mit dem GzVeN verknüpft wurden, bemühten sich behördliche Stellen mitunter spürbar, die Konflikte zu minimieren[99]. Beispielsweise wurde veranlasst, dass die Durchführung der operativen Eingriffe mancherorts nicht während der Erntezeit erfolgen sollte.[100]

Weitaus häufiger war natürlich der direkte Widerstand von Betroffenen gegen die Zwangsmaßnahmen im Rahmen des GzVeN. Auch dies wurde seitens des Ministeriums des Innern genau erfasst. So stellte es fest, dass im Vorverfahren, also vor allem

---

92 Bock (1986/2010), S. 267.

93 „Es häufen sich die Klagen, dass Gemeindebedienstete, die auf dem Dienstweg Kenntnis von einem Verfahren zur Unfruchtbarmachung erhalten, entgegen dem ausdrücklichen Verbot des § 15 des Gesetzes zur Verhütung erbkranken Nachwuchses und entgegen meinen [Karl Pflaumer, badischer Innenminister – A. P.] wiederholten Weisungen und schliesslich entgegen ihrer allgemeinen Pflicht zur Dienstverschwiegenheit von diesen Dingen dritten Personen Mitteilung machen. Die Folgen hiervon sind nicht nur, dass die Erbkranken gehänselt, verspottet und abfällig beurteilt werden, sondern dass auch eine erhebliche Erschwerung in der Durchführung des Verfahrens eintritt." LABW StAF, A 96/1 Bü 1054, o. Pag.

94 LABW GLAK, 236 Bü 28567, o. Pag.

95 LABW StAF, A 96/1 Bü 1054, o. Pag.

96 O. V.: Strafe (1936).

97 LABW GLAK, 309 Zugang 1987–54 Bü 1128, o. Pag.

98 https://digital.blb-karlsruhe.de/blbz/periodical/pageview/2123337 (letzter Zugriff: 19.10.2022).

99 Mack (2001), S. 140.

100 LABW GLAK, 236 Bü 28567, o. Pag.

bei den Verhandlungen vor den EGG, in etwa zwei Prozent aller Fälle[101] Zwang angewandt worden war. Deutlich frappierender sind die Zahlen, wenn es um die Eingriffe selbst ging. Hier waren bei jedem elften Fall die Maßnahmen unter Zwang erfolgt. Noch deutlich häufiger waren derartige Maßnahmen angedroht worden. Vergleicht man dies mit den viel geringeren Zahlen in Württemberg, wird deutlich, dass in Baden die Umsetzung des GzVeN wesentlich rigoroser und wohl auch rabiater gehandhabt wurde. Wie stark dies mit der Personalie Pakheiser zusammenhing[102], zeigt sich auch daran, dass dieser sich gezwungen sah, sich in einem Bericht dagegen zu verwenden, dass er die „Durchführung des Gesetzes zu stark forciert hätte"[103].

12.7 Der Sterilisationseifer und seine Folgen

Wie wenig Rücksicht gegenüber den Betroffenen des GzVeN genommen wurde, zeigen auch Zahlen regionaler Untersuchungen. So starben nach Berninger 0,5 bis ein Prozent der Sterilisierten infolge des Eingriffs.[104] Aufgrund der ungleich schwierigeren Operation war der Anteil der Frauen noch wesentlich höher. Dies trug aber nicht dazu bei, dass in der Reihe der Ärzteschaft größere Bedenken geäußert wurden, ganz im Gegenteil. Einige drängten geradezu, die Operationen vornehmen zu dürfen. Zudem mussten mehrmals Rundschreiben an die ‚ermächtigten' Ärzte versandt werden, in denen klargestellt wurde, dass es ihnen nicht erlaubt sei, während der Operation noch andere Eingriffe, beispielsweise an anderen Organen, vorzunehmen. In einigen Fällen hatten Ärzte dies ohne Einwilligung des Patienten getan, mit teilweise schwerwiegenden Folgen.[105]

Insbesondere in den ersten Jahren mussten Vorfälle mit schweren Komplikationen oder gar Todesfälle dem Ministerium des Innern gemeldet werden. Vor allem bei Letzteren wurden in den Anfangsjahren noch umfangreichere Nachforschungen angestellt. Die Untersuchungen waren jedoch kaum darauf ausgerichtet, die Todesfälle an sich aufzuklären, sondern zielten darauf ab, dass die Sterbeursache möglichst nicht mit dem Eingriff bzw. dem GzVeN in Verbindung gebracht würde. Insbesondere „die Gefahr einer Diskreditierung der Einrichtung der Sterilisation in der Öffentlichkeit"[106] sollte verhindert werden. Dabei wurde häufig deutlich, dass die Ärzte besonders bei

---

101 So erwähnt Pakheiser 5897 Anträge, bei denen im Verhältnis 1:52 Zwang angewandt wurde. LABW GLAK, 236 Bü 28567, o. Pag.

102 Siehe auch Bock (1986/2010), S. 268; Faulstich (1993), S. 200.

103 LABW GLAK, 236 Bü 28567, o. Pag.

104 Berninger (1992), S. 101.

105 LABW GLAK, 236 Bü 28647, o. Pag.

106 LABW GLAK, 309 Zugang 1987–54 Bü 1128, o. Pag.

den Voruntersuchungen keine große Sorgfalt an den Tag legten.[107] Beispielsweise warf man einem Bezirksarzt vor, dass er in einem Fall gar nicht eruiert hatte, ob es sich bei der Erkrankung der Betroffenen überhaupt um eine vererbbare Krankheit handeln würde, sondern ohne derartige Untersuchungen die Operation beantragt hatte.[108] Ein angestrengtes Gutachten kam zu dem Urteil, dass in diesem Fall einige Fehler, insbesondere eine allzu schematische Durchführung[109] des Verfahrens, gemacht wurden. Allerdings wurden, wie in anderen Fällen auch, die beteiligten Ärzte mit dem Hinweis auf ihr Arbeitspensum entlastet: „Ich [Walther Schwarzacher – A. P.] vermag allerdings nicht so weit zu gehen, in der Handlungsweise der Ärzte und namentlich der Amtsärzte, die einer enormen Arbeitsbelastung ausgesetzt sind, ein schuldhaftes Verhalten zu erblicken."[110]

Neben der operativen Methode wurde durch das „Zweite Gesetz zur Änderung des Gesetzes zur Verhütung erbkranken Nachwuchses"[111] und die fünfte Verordnung vom 4.[112] bzw. 25. Februar 1936 eine zweite Methode zur Sterilisierung zugelassen. Bei der sogenannten Strahlenbehandlung handelte es sich um eine Bestrahlung der Eierstöcke mittels Radium, die zur Folge hatte, dass die Hormonproduktion ausblieb.[113] In Baden erhielten im April des Jahres acht Ärzte die Zulassung für diese Methode.[114] Wie auch schon bei der operativen Herangehensweise beschwerten sich Mediziner, die diese

---

107 Beispielhafter Auszug aus einem Gutachten: „Ich muss auf das nachdrücklichste bemerken, dass der die Operation vornehmende Arzt vor dem Eingriff eine genaue körperliche Untersuchung vornehmen muss. Ich halte dies für selbstverständliche Pflicht des Arztes. In diesem besonderen Fall scheint allerdings der betreffende Operateur nicht mit der nötigen Sorgfalt und Gewissenhaftigkeit die unerlässliche körperliche Untersuchung, insbesondere nicht die Untersuchung der Harnorgane vorgenommen zu haben." LABW GLAK, 309 Zugang 1987–54 Bü 1128, o. Pag.

108 „Aus den vorliegenden Akten des Erbgesundheitsgerichtes beim Amtsgerichte in Wertheim geht hervor, daß der Herr Bezirksarzt Dr. Frey am 3. September 1934 den Antrag auf Unfruchtbarmachung gestellt hat und zwar mit der Diagnose eines angeborenen Schwachsinnes. Es hat offenbar garnicht [sic!] die Überlegung stattgefunden, ob es sich nicht um eine Erkrankung handeln würde, die nicht als Erbkrankheit aufzufassen ist. Im beigehefteten ärztlichen Zeugnis der genannten Akten sind die Fragen nach sonstigen Krankheitszeichen und Befunden verneint, d. h. bei den entsprechenden Rubriken steht lediglich der Vermerk ‚o. B.'. Ich [Walther Schwarzacher, Direktor des Instituts für Gerichtliche Medizin der Universität Heidelberg – A. P.] kann darüber nicht hinweggehen, daß diese Feststellungen objektiv nicht richtig sind, denn auch im September 1934 hat bei der [weiblichen Betroffenen] eine ganz beträchtliche Herzvergrößerung bestanden und es bestand auch damals schon eine schwere Schädigung der Nieren, die ohne Zweifel mit dem Bestand eines hohen Blutdruckes verbunden war." LABW GLAK, 309 Zugang 1987–54 Bü 1128, o. Pag.

109 „Zusammenfassend komme ich [Walther Schwarzacher – A. P.] nicht von dem Gedankengang weg, daß der Fall der [weiblichen Betroffenen] nur schematisch behandelt worden ist und daß man es verabsäumt hat, mit aller ärztlichen Gewissenhaftigkeit die Grundfrage zu prüfen, ob die Unfruchtbarmachung der Genannten überhaupt unter das Gesetz falle und ob nicht die Zumutung des operativen Eingriffes eine Gefährdung des Lebens bedeute." LABW GLAK, 309 Zugang 1987–54 Bü 1128, o. Pag.

110 LABW GLAK, 309 Zugang 1987–54 Bü 1128, o. Pag.

111 *Reichsgesetzblatt* (1935), Teil 1, S. 773.

112 *Reichsgesetzblatt* (1936), Teil 1, S. 119.

113 Grimm (2004), S. 38.

114 LABW GLAK, 236 Bü 28651, o. Pag.

‚Ermächtigung' nicht erhalten hatten. Beispielsweise beklagte sich der leitende Arzt der Frauenklinik des Krankenhauses Siloah in Pforzheim, Paul Feldweg, dass er es als eine persönliche Herabsetzung empfinden müsse, wenn er nicht ebenfalls zugelassen würde.[115] Seiner und anderen Beschwerden gab das Ministerium aber nicht statt, und so blieb es zunächst bei den acht ‚ermächtigten' Ärzten.[116]

Aber auch bei den Bestrahlungen kam es zu Behandlungsfehlern, die auf die Unkenntnis der Ärzte im Hinblick auf die Methode und die rechtlichen Bestimmungen zurückzuführen waren. Wie schon bei der operativen Methode waren es vor allem nicht ‚ermächtigte' Mediziner, welche die Bestrahlungen durchgeführt hatten und denen dabei Fehler unterlaufen waren. Auch hier schützten diese Ärzte Unkenntnis der rechtlichen Bestimmungen vor, obwohl deren Einhaltung nach den Erfahrungen bei der operativen Sterilisation nochmals eingeschärft worden war. Diese angebliche oder tatsächliche Unkenntnis der gesetzlichen Vorschriften vieler Ärzte wurde im Ministerium des Innern als überaus „befremdlich"[117] empfunden, Strafen sprach man aber zumindest in den vorliegenden Fällen keine aus.

12.8 Nachlassen des Sterilisationseifers

Beim Blick auf die Umsetzung des GzVeN sticht Baden insofern als besonderer Fall hervor, als vor allem in den ersten Jahren eine erhöhte Motivation geherrscht hatte, das Gesetz möglichst schnell und rigoros zu realisieren.[118] Die von Link in seiner Studie vollzogene Auswertung der Halbjahresberichte der EGG kommt bis Ende 1936 auf 14.593 Anträge auf eine Sterilisation; von diesen führten 10.864 zu einer Anordnung. Bezogen auf die badische Bevölkerung ergibt dies einen Mittelwert von 1,94 Anträgen bzw. 1,45 Anordnungen je 1000 Einwohner. Zum gleichen Zeitpunkt lag der reichsweite Durchschnitt bei 1,25 bzw. 0,95. Auch bei den Sterilisationen lag Baden damals weit über dem Reichsdurchschnitt. Link schätzt[119] hier, dass etwa 9800 Sterilisationen bis Ende 1936 durchgeführt worden waren, was einem Mittelwert von 1,31 pro 1000 Einwohner entsprach; der reichsweite Schnitt lag mit 0,8 deutlich darunter[120]. Wie noch

115 „Die Ärzteschaft wie die Allgemeinheit müssten eine Herabsetzung meiner Strahlenbehandlung darin erblicken, wenn mir die einfache Strahlensterilisierung nicht anvertraut würde, während ich hier schon bei einer grossen Zahl von Krebskranken die wesentlich schwierigere Strahlenbehandlung durchgeführt habe." LABW GLAK, 236 Bü 28651, o. Pag.

116 Zum Vergleich: In Württemberg waren neun Ärzte und in Preußen 97 zur Strahlenbehandlung zugelassen. Siehe auch O. V.: Verzeichnis (1936).

117 LABW GLAK, 236 Bü 28651, o. Pag.

118 Siehe auch LABW GLAK, 233 Bü 25864 und Bü 25865.

119 Die Zahlen für 1934 in Baden sind nicht bekannt. Zur Vorgehensweise Links und den zugrundeliegenden Berechnungen siehe Link (1999), S. 164–169.

120 Link (1999), S. 169.

zu sehen sein wird, glich Baden sich über die Zeit des Nationalsozialismus hinweg aber dem reichsweiten Schnitt an. In den Jahren 1937 und 1938 nahmen die Arbeitsbelastung und die Zahl der Anzeigen und Anträge derart spürbar ab, dass seitens des Ministeriums des Innern eine Reduzierung der EGG erwogen wurde. Nach eingehender Beurteilung wurde beschlossen, die EGG in Baden von 18 auf 13 zu vermindern.[121] Am 1. Februar 1937 löste man deshalb die EGG Wertheim, Wiesloch, Rastatt, Emmendingen und Stockach auf bzw. legte sie mit anderen EGG zusammen.[122]

Dies hatte auch eine größere Fluktuation bei den ärztlichen Mitgliedern zur Folge. Für einzelne EGG liegen detaillierte Untersuchungen vor, die auch die personellen Umbesetzungen näher beleuchten, so beispielsweise für Freiburg und Mannheim. Allein in Freiburg werden für den Zeitraum von 1934 bis 1945 acht Ärzte, die als Beisitzer zugelassen waren, aufgelistet, darunter auch vor und nach 1945 maßgebliche Standespolitiker wie Eduard Eschbacher und der spätere Präsident der Landesärztekammer Baden-Württemberg, Bernhard Villinger.[123] In welchem Umfang die in der Reihenfolge hintangestellten Ärzte tatsächlich in den EGG tätig waren, bedürfte einer Untersuchung der Einzelfallakten.

Im Gegensatz zu den EGG konnten die Gesundheitsämter nicht über eine abnehmende oder zu geringe Beschäftigung klagen. Im Ministerium des Innern wurde deshalb auch die Errichtung weiterer Gesundheitsämter diskutiert und zum 1. April 1937 beschlossen, dass neue Ämter in Kehl, Wolfach, Müllheim, Donaueschingen und Säckingen eingerichtet würden.[124]

Trotz der nachlassenden Zahl von Anzeigen wurden 1937 von den nun 13 EGG noch 2198 Anträge behandelt und in 1424 Fällen eine Sterilisation angeordnet. Da die Anzeigen auch weiterhin abnahmen, reduzierte man die Zahl der EGG weiter. Zum 1. April 1938 wurden die EGG in Achern, Bruchsal, Donaueschingen und Lörrach aufgelöst und deren Bezirke auf die verbleibenden neun Gerichte aufgeteilt. Bis Ende Juni 1939 wurden in Baden weitere 1906 Anträge vor den EGG verhandelt und 1285 Anordnungen auf eine ‚Unfruchtbarmachung' getroffen.[125]

Damit belief sich die Gesamtzahl der in Baden behandelten Anträge bis Ende Juni 1939 auf 18.697, wovon 13.573 zur Anordnung eines Eingriffs geführt hatten.[126] Nur 1414 Anträge waren abgelehnt worden.[127] Allerdings hatte nicht jede Anordnung zu einem Eingriff geführt; in wenigen Fällen war dieser auf unbestimmte Zeit verschoben oder nicht durchgeführt worden. Als Grund wurde häufig das hohe Alter und die

---

121 „Es wird also sicher kein Schaden sein, wenn einige nur schwächer beschäftigte Erbgesundheitsgerichte verschwinden." LABW GLAK, 240 Zugang 1987–53 Bü 829, Pag. 163.
122 LABW GLAK, 240 Zugang 1987–53 Bü 829, Pag. 285.
123 Link (1999), S. 98; Schwamm (2021), S. 45.
124 LABW StAF, A 96/1 Bü 1012, o. Pag.
125 Link (1999), S. 144–149.
126 Link (1999), S. 146; LABW GLAK, 233 Bü 25864.
127 Link (1999), S. 146.

damit einhergehende geringe Wahrscheinlichkeit einer Fortpflanzung angeführt.[128] Einige Anträge waren auch gar nicht erst zur Verhandlung gekommen, da durch Tod oder die Einweisung in eine geschlossene Anstalt sowie anderweitige Gründe eine ‚Unfruchtbarmachung' nicht mehr notwendig war.[129]

12.9 Die Umsetzung des GzVeN im Zweiten Weltkrieg

Auch mit Beginn des Zweiten Weltkrieges sollte die Arbeit der EGG fortgeführt werden. Allerdings traten weitere Änderungen ein. So war noch am 31. August 1939 eine Verordnung erlassen worden[130], nach der Anträge auf eine ‚Unfruchtbarmachung' nur noch gestellt werden sollten, „wenn die Unfruchtbarmachung wegen besonders großer Fortpflanzungsgefahr nicht aufgeschoben werden darf"[131]. Zudem sollten Verfahren, die zu diesem Zeitpunkt noch nicht rechtskräftig erledigt waren, eingestellt werden – es sei denn, der zuständige Amtsarzt stellte einen „besonderen Antrag"[132] auf Fortführung. Zudem wurden „Neue Richtlinien für die Beurteilung der Erbgesundheit"[133] erlassen. Dabei wurde erneut die Bedeutung der negativen Eugenik betont und dass der Schwerpunkt „auf die ausmerzenden Maßnahmen gelegt"[134] werden müsse.

Auch darüber hinaus gab man zahlreiche Entscheidungen in die Hände der Amtsärzte, die nun häufiger ohne vorherige Rücksprache mit anderen Behörden handeln konnten. Beispielsweise sollte bei einer fehlgeschlagenen Sterilisation bei Männern der Amtsarzt allein darüber entscheiden, ob ein zweiter Eingriff vorgenommen werden sollte. Dieser durfte auch unter Zwang erfolgen. Für Frauen sollte dies aufgrund des erhöhten Risikos in der Regel nur bei einer Einwilligung der Betroffenen geschehen. Allerdings wollte man die Option der Behandlung mittels Bestrahlung[135] häufiger einsetzen, wenn dadurch eine Einwilligung wahrscheinlicher werden würde[136]. Außerdem konnten in zunehmendem Maße Verfahren gegen männliche Betroffene nicht abgeschlossen werden, da diese inzwischen zur Wehrmacht eingezogen worden waren.[137]

Aber auch die Einberufung von verbeamteten Ärzten behinderte zunehmend die Umsetzung der rassenhygienischen Gesundheitspolitik. Im Vergleich zum Rest der

---

128 Siehe Berninger (1992), S. 110.
129 Link (1999), S. 146.
130 Siehe auch O. V.: Fortsetzung (1940).
131 *Reichsgesetzblatt* (1939), Teil 1, S. 1560.
132 *Reichsgesetzblatt* (1939), Teil 1, S. 1560.
133 O. V.: Neue Richtlinien (1940), S. 337.
134 O. V.: Neue Richtlinien (1940), S. 337.
135 Siehe dazu auch Pakheiser (1941).
136 LABW GLAK, 240 Zugang 1987–53 Bü 828, Pag. 125; LABW GLAK, 236 Bü 28651, o. Pag.; Berninger (1992), S. 106 f.
137 LABW GLAK, 240 Zugang 1987–53 Bü 828, Pag. 89.

Ärzteschaft wurden Mediziner im Staatsdienst jedoch seltener eingezogen, da der Aufrechterhaltung des öffentlichen Gesundheitsdienstes große Bedeutung beigemessen wurde.[138] Trotzdem war die Zahl der Ärzte an den Gesundheitsämtern in Baden einer streng vertraulichen Erhebung des Statistischen Reichsamtes zufolge zwischen dem 1. August 1939 und dem 1. Juni 1940 von 71 auf 54 gesunken. Dies entsprach einer Reduzierung um 24 Prozent. Es wurde verstärkt versucht, dem Personalmangel mit der Einstellung von jungen Ärzten, teilweise gar Medizinalpraktikanten zu begegnen und so die Lage zumindest einigermaßen zu stabilisieren.[139]

Erwartungsgemäß nahm die Zahl der Verfahren vor den neun noch bestehenden EGG weiter ab. Für 1940 sind noch 490 behandelte Anträge und 248 Anordnungen vermerkt. Im ersten Halbjahr 1941 waren es noch 187 Anträge und 108 Anordnungen. Sterilisationen wurden in diesen Zeiträumen 316- bzw. 150-mal durchgeführt.[140] Wie wenig Bedeutung der Umsetzung des GzVeN inzwischen beigemessen wurde, zeigte sich 1941 daran, dass ab Juli des Jahres die monatliche Berichterstattungspflicht für die EGG aufgehoben wurde. Auch in anderen Bereichen sollte der Verwaltungsaufwand reduziert werden. So sollte über Todesfälle infolge der Eingriffe bei den Zwangssterilisationen gar nicht mehr berichtet werden.[141]

Die EGG hatten trotz ihrer verringerten Bedeutung weiterhin Bestand, allerdings wurde die Amtszeit der juristischen und ärztlichen Mitglieder auf unbestimmte Zeit verlängert und die Besetzung sollte sich nur bei Bedarf ändern.[142] Dass einzelne Ärzte ihre Aufgabe mit unvermindertem Eifer wahrnahmen, zeigt das Beispiel von Schmelcher. Er klagte darüber, dass am EGG Karlsruhe „auch in krassen Fällen der Antrag auf U. M. [Unfruchtbarmachung – A. P.] abgelehnt werde"[143]. Als Gründe dafür machte er die beiden ärztlichen Beisitzer Otto Heck[144] und Rudolf Spuler aus. Beide waren nach dem Dafürhalten von Schmelcher dafür verantwortlich, dass „beim Erbgesundheitsgericht Karlsruhe eine allzugroße Neigung zu weichem Mitleid"[145] bestünde.

Dem beamtenärztlichen Mitglied Heck unterstellte Schmelcher, das dieser aufgrund seiner Weltanschauung die Anträge zu häufig ablehnen würde. Heck war wegen seiner Nichtmitgliedschaft in der NSDAP eine absolute Ausnahme[146] unter den badischen Amtsärzten. Schmelcher sprach sich daraufhin deutlich für eine Ablösung

---

138 Siehe auch Schleiermacher (2019).
139 Zum 10. Juni 1941 waren 57 Ärzte in den badischen Gesundheitsämtern tätig. BArch Berlin, R 1501 Bü 3715.
140 Link (1999), S. 155.
141 LABW GLAK, 236 Bü 28651, o. Pag.
142 LABW GLAK, 240 Zugang 1987–53 Bü 829, Pag. 357.
143 LABW GLAK, 240 Zugang 1987–53 Bü 828, Pag. 153.
144 Siehe auch Ellerbrock (2004), S. 120.
145 LABW GLAK, 240 Zugang 1987–53 Bü 828, Pag. 153.
146 Nach Auswertung der in der RÄK-Kartei auffindbaren Amtsärzte war Heck der Einzige, der kein Mitglied in der NSDAP war. Basis der Untersuchung ist die Besetzung der Gesundheitsämter in der letzten Ausgabe des Reichs-Medizinal-Kalenders von 1937.

von Heck aus. Aufgrund des Krieges war dies zeitnah nicht möglich bzw. wurde erst gar nicht erwogen. Das eingeschaltete Oberlandesgericht überlegte, Heck zur Niederlegung seines Amtes zu drängen. Schmelcher wollte zu diesem Zweck auch beim Ministerium des Innern vorsprechen.

Auch im Falle des nicht verbeamteten Beisitzers Spuler sah Schmelcher zahlreiche Gründe für eine Ablösung. Spuler sei durch „Vorgänge in der Familie gehemmt"[147]. Diese werden in dem Schreiben zwar nicht weiter ausgeführt, aber ein Blick in die Spruchkammerakte Spulers lässt vermuten, dass die familiären Probleme mit dessen Sohn, der ebenfalls Rudolf hieß, zusammenhingen. Dieser war auch Arzt und zumindest laut Aussage des Vaters 1938 aufgrund des ‚Heimtückegesetzes' zu einem Jahr Haft verurteilt worden.[148] 1944 lief Spuler sen. zufolge ein weiteres Verfahren vor dem Zentralgericht des Heeres gegen seinen Sohn.[149] Laut Kartei der Reichsärztekammer (RÄK) war dieser 1942 ‚bestallt' worden. Weitere Vermerke zu einem Verfahren finden sich auf seiner Karteikarte aber nicht.[150] Spuler war im Gegensatz zu seinem Sohn, bei dem keine Mitgliedschaft in einer nationalsozialistischen Gruppierung vermerkt war, allerdings in zahlreichen Parteiorganisationen vertreten. Er war seit 1933 in der NSDAP, mit seinem Eintritt 1931 ein besonders frühes Mitglied des NSDÄB[151] und zudem in der Schutzstaffel (SS)[152].

Ob Schmelcher seinen Willen bekam, geht aus den Akten nicht mehr hervor, allerdings waren die EGG zu diesem Zeitpunkt des Krieges ohnehin kaum mehr tätig. Im September 1944 wurde deshalb noch eine weitere Reduzierung diskutiert bzw. gar erwogen, alle Verfahren nur noch vor dem EGG in Karlsruhe verhandeln zu lassen. Dies verwarf man aber „mit Rücksicht auf die geographischen und Verkehrsverhältnisse"[153]. Stattdessen wurden die räumlich benachbarten EGG zusammengefasst. Diejenigen in Mannheim und Mosbach wurden mit Heidelberg zusammengelegt, Pforzheim mit Karlsruhe, Offenburg mit Freiburg und Waldshut mit Konstanz. Die Möglichkeit einer weiteren Verschmelzung hielt man sich aber als Option für die Zukunft offen. Die Zahl der tatsächlich noch behandelten Fälle in dieser neuen Konstellation geht

147 LABW GLAK, 240 Zugang 1987–53 Bü 828, Pag. 153.

148 LABW GLAK, 465h Bü 39841, Pag. 29.

149 Da sich keine entsprechenden Akten in den Beständen des Generallandesarchivs Karlsruhe finden ließen, sind diese Angaben aber mit Vorsicht zu genießen. Spuler sen. versuchte sich in seinem Spruchkammerverfahren als Gegner des Nationalsozialismus darzustellen, beging dabei Meldebogenfälschung und wollte sich als Antifaschisten seit Herbst 1933 wahrgenommen wissen – in Anbetracht seines unmittelbar vorausgegangenen NSDAP-Eintritts, der SS-Mitgliedschaft und seiner Vortragstätigkeit im Rahmen des NSDÄB eine sehr schwer zu glaubende Einschätzung. LABW GLAK, 465h Bü 39841, Pag. 1 und 29.

150 BArch Berlin, R 9345.

151 Als Eintrittsdatum wird auf seiner Karteikarte der 1.12.1931 vermerkt. BArch Berlin, R 9345.

152 Seine SS-Mitgliedschaft (als Eintrittsdatum wird das Jahr 1939 genannt) verschwieg Spuler in seinem Spruchkammerverfahren. Diese Meldebogenfälschung wurde allerdings erst einige Zeit nach Abschluss des Verfahrens entdeckt. Eine Wiederaufnahme wurde abgelehnt.

153 LABW GLAK, 240 Zugang 1987–53 Bü 828, Pag. 163.

aus den Akten nicht hervor, dürfte aber sehr gering gewesen sein. Mit Hinweis auf die infolge des „totalen Kriegseinsatzes der mitwirkenden Ärzte"[154] kaum mehr mögliche Bearbeitung wurde ohnehin geraten, fast alle Verfahren auszusetzen:

> Die Zurückstellung dieser Sachen ist einer unrichtigen Erledigung vorzuziehen. Die beamteten Ärzte werden deshalb in Zukunft Anträge auf Unfruchtbarmachung nur noch ganz vereinzelt in besonders dringlichen Fällen stellen. Ich [Heinrich Reinle, Präsident des Oberlandesgerichts Karlsruhe – A. P.] bitte, einer Weisung des Herrn Reichsminister der Justiz folgend, für die Dauer des totalen Kriegseinsatzes von jetzt ab, bei den Erbgesundheitsgerichten nur noch solche Sachen zu bearbeiten, die bereits jetzt anhängig und sofort entscheidungsreif sind, oder in denen der Amtsarzt ausdrücklich beantragt, das Verfahren auch während des totalen Kriegseinsatzes fortzuführen.[155]

12.10 Der Umfang der Zwangssterilisationen in Baden

Zur Gesamtzahl der Opfer der nationalsozialistischen Sterilisierungspolitik gibt es in Baden, wie auch in den anderen deutschen Staaten, keine abschließenden absoluten Zahlen. Link unternimmt in seiner Studie den Versuch, die Zahl der Anträge auf ‚Unfruchtbarmachung' und der diesbezüglichen Anordnungen bis zum Kriegsende abzuschätzen.[156] Dabei kommt er zu dem Schluss, dass ab Juni 1941 wahrscheinlich nur noch eine mittlere dreistellige Zahl an Anträgen und Anordnungen erfolgt sein dürfte. Insgesamt berechnet er, dass es von 1934 bis Kriegsende zwischen 20.000 und 20.500 gestellte Anträge gegeben haben dürfte. Dies mündete in etwa 14.400 bis 14.700 Anordnungen, die in fast allen Fällen zum Eingriff führten.[157]

Innerhalb Badens gab es aber große Unterschiede bei der Umsetzung des GzVeN. Beim Blick auf die Zahlen der 18 EGG sticht beispielsweise Achern hervor. Mit einem Schnitt von 4,02 Anträgen und 3,37 Anordnungen je 1000 Einwohnern lag das EGG mit weitem Abstand vor den anderen, auf dem zweiten Platz folgte Pforzheim mit 2,56 bzw. 2,15.[158] Am geringsten waren die Quoten in Lörrach und Karlsruhe. Im Hinblick auf das Verhältnis zwischen Anträgen und Anordnungen stach Freiburg besonders hervor. Hier wurde in 89,7 Prozent aller Verfahren eine Sterilisation angeordnet, während in Mosbach die Quote mit 54 Prozent besonders niedrig war.[159]

---

154 LABW GLAK, 240 Zugang 1987–53 Bü 828, Pag. 163.
155 LABW GLAK, 240 Zugang 1987–53 Bü 828, Pag. 163.
156 Dabei wurden die für den Schwerpunkt Freiburg gewonnenen Daten auf Baden extrapoliert. Zum genauen Vorgehen siehe Link (1999), S. 157–167.
157 Link (1999), S. 167.
158 Link (1999), S. 147.
159 Da einige der badischen Bezirksärzte, die für die Umsetzung des GzVeN verantwortlich waren, vor 1945 verstarben und sich damit ihre Daten nicht mehr in der RÄK-Kartei befinden und auch in den meisten

Obwohl unter dem überzeugten Rassenhygieniker Pakheiser die Umsetzung des GzVeN wesentlich aggressiver angegangen worden war als beispielsweise im benachbarten Württemberg, hatte er sich von einer direkten Mitwirkung in den EGG und dem EGOG ferngehalten. Den Vorsitz des EGOG hatte stattdessen der dritte Medizinalbeamte im Ministerium des Innern, Schmelcher, inne. Dieser handelte aber ebenfalls ganz im Sinne der nationalsozialistischen Sterilisierungspolitik, wie sich an den Verfahrenszahlen des EGOG ablesen lässt. Bis Juni 1941 war 4289-mal Beschwerde gegen die Anordnung der ‚Unfruchtbarmachung' eingelegt worden. In 3539 Fällen war es zur Verhandlung vor dem EGOG gekommen. Nur in etwas mehr als sieben Prozent der Fälle wurde der Beschwerde stattgegeben.[160] In Württemberg war diese Quote teils doppelt so hoch.[161]

Nach den ersten Jahren, in denen das GzVeN in Baden deutlich aggressiver als in manch anderen deutschen Staaten durchgeführt worden war, nahmen aber auch dort die Zahlen spürbar ab. Letztlich näherte sich Baden damit dem Reichsdurchschnitt bei den durchgeführten Sterilisationen an. Reichsweit waren 0,54 Prozent der Bevölkerung sterilisiert worden. Baden lag mit 0,58 Prozent nur geringfügig über diesem Schnitt[162], wohingegen das benachbarte Württemberg mit nur 0,44 Prozent deutlich darunter lag[163].

Wie auch in Württemberg hatten die an der Umsetzung des GzVeN beteiligten badischen Ärzte nach 1945 kaum Folgen zu befürchten. Bei den Entnazifizierungsverfahren wurde die Tätigkeit in den EGG zwar mitunter in den Akten aufgeführt[164], hatte aber keine Auswirkungen auf die Spruchkammerurteile. In der Regel wurde schlicht darauf verwiesen, dass es sich um ein Gesetz gehandelt hätte, welches auf einer international anerkannten Wissenschaft fußte.[165] Einzelne Ärzte gerieten aber im Rahmen der Ermittlungen zu Verbrechen gegen die Menschlichkeit in Süd-Baden aufgrund ihrer

---

Fällen kein posthumes Spruchkammerverfahren angestrengt wurde, ist ohne tiefergehende Nachforschungen ein Blick auf die individuellen Verhältnisse in den einzelnen EGG aus zeitlichen Gründen nicht machbar gewesen.

160 Link (1999), S. 414.

161 Beispielsweise wurde im Geschäftsjahr 1936/37 in 15 Prozent der Fälle der Beschwerde stattgegeben. In Baden lag diese Quote 1936 bzw. 1937 bei 7,5 bzw. 9,4 Prozent. Link (1999), S. 416; LABW HStAS, E 151/54 Bü 6, Pag. 13.

162 Link wendet sich explizit gegen den von Bock angestellten Vergleich, dass Baden reichsweit herausgestochen wäre, und verweist dabei vor allem auf regionale und zeitliche Einschränkungen, die Bocks Berechnungen zugrunde lägen. Link (1999), S. 170; Bock (1986/2010), S. 265.

163 Kinas (2020), S. 129.

164 „From the sterilization files, which we recently discovered, it is clearly obvious that Subject was responsible for many cases, in which sterilization was carried through." LABW GLAK, 465r Bü 3816, o. Pag.

165 „Die Mitwirkung bei der Durchführung von Sterilisationen als Beisitzer des Erbgesundheitsgerichtes stellt bei der gegebenen Sachlage deshalb keine zusätzliche Belastung dar, weil kein Fall bekannt wurde, in dem der Betroffene sein Amt als Arzt missbraucht hat. Die Erbbiologie ist eine international anerkannte Wissenschaft, die nur in ihrer Übertreibung nicht angebracht ist." LABW GLAK, 465r Bü 3816, o. Pag.

Beteiligung bei Zwangssterilisationen in den Fokus der Staatsanwaltschaft. Von zeitweise laufenden 134 Verfahren waren sechs aufgrund von Sterilisationen angestrengt worden. Allerdings wurde auch hier darauf verwiesen, dass das GzVeN nicht als Unrecht angesehen werden könne und die Ermittlungen deshalb einzustellen seien. Im Falle des Ärzteehepaares Hahn im Raum Konstanz[166], welches die Sterilisationen bei 63 Insassen eines Altersheims durchgeführt hatte, zeigte sich die französische Militärregierung mit der Verfahrenseinstellung aber alles andere als einverstanden. So wurde gar damit gedroht, Ermittlungen gegen die zuständige Staatsanwaltschaft in Konstanz aufzunehmen, da diese keinerlei Anstalten für eine sorgfältige Untersuchung gemacht hatte.[167] Nachdem allerdings auch die Oberstaatsanwaltschaft und das Badische Justizministerium sich dafür ausgesprochen hatten, nichts zu unternehmen, wurde auch dieses Verfahren eingestellt.[168]

12.11 Sterilisationsbestrebungen und ärztliche Stellungnahmen nach 1945

Wie wenig in der Ärzteschaft das eugenische Denken nachgelassen hatte und weiterhin die vermeintliche Notwendigkeit einer ‚Erbpflege' gesehen wurde, zeigt sich nicht zuletzt in einer Debatte innerhalb der Arbeitsgemeinschaft der westdeutschen Ärztekammern aus den 1950er Jahren. So wurde in einer Sitzung des Gesamtvorstandes im Oktober 1954 über eine Reform des Strafrechts im Hinblick auf eine „Unfruchtbarmachung aus eugenischer Indikation"[169] diskutiert. Als Experte hielt der Lübecker Psychiater Friedrich von Rohden einen Vortrag. Dieser bekannte schon einleitend, dass das Thema „der typische Fall eines heissen Eisens"[170] sei. Rohden hatte es schon ein Jahr zuvor zur Debatte gestellt, daraufhin aber den dringenden Rat erhalten, das Thema „zunächst einmal auf Eis zu legen und abkühlen zu lassen"[171]. Nur ein Jahr später glaubte er, dass dies geschehen wäre, und stellte es inklusive einer von ihm verfassten Denkschrift erneut zur Diskussion. Seine Einleitung umfasste einen historischen Abriss, angereichert mit Begebenheiten aus seiner eigenen Biographie. So bekannte er, schon vor 1933 ohne gesetzliche Absicherung als Leiter einer Landesheilanstalt Sterilisationen aus eugenischer Indikation durchgeführt zu haben. Dies sei von den Behörden gebilligt worden, allerdings sei der Zustand auf Dauer nicht haltbar gewesen.

166 LABW StAF, C 20/1 Bü 927, o. Pag.
167 LABW StAF, C 20/1 Bü 927, o. Pag.
168 LABW StAF, C 20/1 Bü 927, o. Pag.
169 BArch Koblenz, B 417 Bü 536, o. Pag.
170 BArch Koblenz, B 417 Bü 536, o. Pag.
171 BArch Koblenz, B 417 Bü 536, o. Pag.

Das GzVeN bewertete Rohden in seiner Wirkung als „erlösende Tat"[172] für die Psychiater. Erst später sei ihm und seinen Kollegen bewusst geworden, „dass dieses Gesetz Missbrauch und Verbrechen nicht ausschliesst"[173]. Inwiefern es sich dabei um eine retrospektive Schutzbehauptung handelt, muss an dieser Stelle offenbleiben.[174] Im Hinblick auf die Zeit nach 1945 verweist Rohden auf die weitgehend ungeklärte rechtliche Situation, welche Bestimmungen überhaupt noch gelten würden. Dazu zitierte er den Medizinaldirektor Otto Weiss aus Stuttgart: „Es wird daher eine der wichtigsten Aufgaben der Bundesregierung sein müssen, einheitliche Gesetze und Verordnungen über die Erbpflege zu treffen."[175] Das GzVeN war je nach Besatzungszone auch nicht überall aufgehoben worden. In Württemberg-Baden war dies beispielsweise nur zum Teil geschehen. Dort war deshalb schon 1947 vom „Gesundheitsausschuss des Länderrates in der US-Zone"[176] in Stuttgart der „Entwurf eines Gesetzes über Sterilisierung und Refertilisierung"[177] ausgearbeitet worden. Dieser Entwurf wies zum Teil wortwörtliche Übereinstimmungen mit dem GzVeN auf, mit dem entscheidenden Unterschied, dass die Einwilligung des Patienten für einen Eingriff nötig sein sollte. Allerdings war dies auch in der Debatte Mitte der 1920er Jahre zunächst so gehandhabt worden, bevor binnen kurzer Zeit die Möglichkeit für einen Zwang Eingang in die Debatte gefunden hatte. Wie schon so häufig zuvor geschehen, führte Rohden einen Einzelfall als Beispiel für die Notwendigkeit eines Einschreitens und damit einhergehend einer neuen gesetzlichen Regelung der Sterilisation aus ‚eugenischer Indikation' heraus an.

Diesbezüglich war auch eine Anfrage, inwiefern dieses Thema rechtlich zu bewerten wäre, an das Innen- und Justizministerium in Schleswig-Holstein gestellt worden. Dort kam man allerdings zu dem Schluss, dass eine „Schwangerschaftsunterbrechung bei eugenischer Indikation"[178] nicht zulässig sei. Dasselbe müsse für eine Sterilisation aus ‚eugenischer Indikation' heraus angenommen werden. Rohden sah große Parallelen zur Situation vor 1933 und forderte eine eindeutige und zeitnahe gesetzliche Regelung. In seinen Augen würde ein Arzt, der nach „sorgfältigster erbbiologischer Prüfung eine eugenische Unfruchtbarmachung am Einwilligenden vornimmt"[179], nicht unrechtmäßig handeln. Zudem sei der Stuttgarter Entwurf von 1947 eine „brauchbare Grundlage für eine gesetzgeberische Lösung des Problems der eugenischen Sterilisierung"[180]. Zum Schluss hob er noch ausdrücklich die Bedeutung von Hans Neuffer für

172 BArch Koblenz, B 417 Bü 536, o. Pag.
173 BArch Koblenz, B 417 Bü 536, o. Pag.
174 Rohden war zumindest kein Mitglied der NSDAP und des NSDÄB. BArch Berlin, R 9345.
175 BArch Koblenz, B 417 Bü 536, o. Pag.
176 BArch Koblenz, B 417 Bü 536, o. Pag.
177 BArch Koblenz, B 417 Bü 536, o. Pag.
178 BArch Koblenz, B 417 Bü 536, o. Pag.
179 BArch Koblenz, B 417 Bü 536, o. Pag.
180 BArch Koblenz, B 417 Bü 536, o. Pag.

diese Bestrebungen hervor, ohne dies allerdings genauer auszuführen: „Die beste Begründung für die Notwendigkeit dieses Gesetzes verdanken wir übrigens – das sei zum Schluss ausdrücklich hervorgehoben – unserem Präsidenten Professor Neuffer."[181]

Rohden postulierte abschließend: „Im Interesse der Ärzteschaft und der Erbkranken ist ein Gesetz dieser Art tunlichst für die ganze Bundesrepublik zu fordern"[182] – womit quasi dieselbe Position wie vor 1933 bezogen wurde. Von der Freiwilligkeit bis hin zum Zwang hatte es damals aber auch nur wenige Monate und eine Wahl gebraucht.

Allerdings war man sich in der Bundesärztekammer wohl bewusst, dass es nicht ganz so einfach werden würde, wie sich dies die Befürworter einer solchen gesetzlichen Regelung wünschten. Entsprechend wurde nach dem Vortrag von Rohden der Beschluss gefasst, dass das Thema nur „in möglichst delikater Form"[183] behandelt werden sollte. Zudem sollten der Wissenschaftliche Beirat, das Bundesministerium des Innern und das Bundesjustizministerium um eine Stellungnahme gebeten werden.[184]

Die schon Mitte der 1920er Jahre gezogenen Schlüsse aus der vorherrschenden eugenischen Denkrichtung wurden also auch Mitte der 1950er Jahre und trotz der Erfahrungen aus der Zeit des Nationalsozialismus noch als zutreffend angesehen.

Wesentlich zurückhaltender zeigte man sich im Umgang mit den Opfern der Zwangssterilisationen. So betonte man zwar in einem Antwortschreiben an den Bund der Opfer des Faschismus und Krieges e. V., dass die Betroffenen eine Entschädigung bekommen sollten[185], sah aber seine Schuldigkeit mit einem kargen Verweis auf schon erfolgte Stellungnahmen getan: „Die deutsche Ärzteschaft verweist in diesem Zusammenhang auf ihre anlässlich der Nürnberger Prozesse in Buchform erschienene grundsätzliche Stellungnahme ‚Wissenschaft ohne Menschlichkeit', in der auch zu diesem Problem in aller Öffentlichkeit eindeutig Stellung genommen ist."[186]

Aber auch außerhalb der Ärzteschaft zeigte man sich lange Zeit nicht an den Opfern des GzVeN interessiert und Entschädigungen bzw. überhaupt eine Anerkennung als Opfer des Nationalsozialismus ließen jahrzehntelang auf sich warten.[187]

---

181 BArch Koblenz, B 417 Bü 536, o. Pag.

182 BArch Koblenz, B 417 Bü 536, o. Pag.

183 BArch Koblenz, B 417 Bü 536, o. Pag.

184 BArch Koblenz, B 417 Bü 536, o. Pag.

185 „Die Arbeitsgemeinschaft der Westdeutschen Ärztekammern als Standesvertretung der deutschen Ärzteschaft ist der Auffassung, dass alle Menschen, die in Verfolgung der nationalsozialistischen Gesetzgebung zur Verhütung erbkranken Nachwuchses durch einen zu Unrecht durch den Staat und seine Organe veranlassten Eingriff in ihre Gesundheit einen Schaden erlitten haben, dafür entschädigt werden sollten." BArch Koblenz, B 417 Bü 535, o. Pag.

186 BArch Koblenz, B 417 Bü 535, o. Pag.

187 Siehe Link (1999), S. 466–484, und https://www.euthanasiegeschaedigte-zwangssterilisierte.de/themen/entschaedigung/ (letzter Zugriff: 19.10.2022).

Bibliographie

Archivalische Quellen

Bundesarchiv Berlin (BArch Berlin)
R 1501 Bü 3715
R 9345

Bundesarchiv Koblenz (BArch Koblenz)
B 417 Bü 535, Bü 536

Landesarchiv Baden-Württemberg, Staatsarchiv Freiburg (LABW StAF)
A 96/1 Bü 4793, Bü 1012, Bü 1054
B 132/1 Bü 2128
B 898/1 Bü 488
B 910/1 Bü 723
C 20/1 Bü 927

Landesarchiv Baden-Württemberg, Generallandesarchiv Karlsruhe (LABW GLAK)
233 Bü 25864, Bü 25865
234 Bü 3630
236 Bü 28566, Bü 28567, Bü 28647, Bü 28651
240 Bü 658, Zugang 1987–53 Bü 828, Bü 829
309 Zugang 1987–54 Bü 1128
465h Bü 39841
465r Bü 3816

Landesarchiv Baden-Württemberg, Hauptstaatsarchiv Stuttgart (LABW HStAS)
E 151/54 Bü 6

Amtliche Quellen

Reichsgesetzblatt (1935–1939)

Periodika

Ärzteblatt für Württemberg und Baden 1 (1934)
Ärztliche Mitteilungen aus und für Baden 87 (1933)
Deutsches Ärzteblatt 60=62 (1933)–68=70 (1941)

Gedruckte Quellen

Bober, Heinz: Die eugenischen Aufgaben des Arztes. In: Deutsches Ärzteblatt 60=62 (1933), S. 141 f.

Gütt, Arthur: Der deutsche Arzt und das Gesetz zur Verhütung erbkranken Nachwuchses. In: Deutsches Ärzteblatt 60=62 (1933), S. 163 f.

Linzenmeier, Georg: Rassenbiologie und Frauenarzt. In: Ärzteblatt für Württemberg und Baden 1 (1934), S. 159–161.

O. V.: 112 Millionen aus öffentlichen Mitteln. In: Ärztliche Mitteilungen aus und für Baden 87 (1933), S. 268.

O. V.: Das Gesetz zur Verhütung erbkranken Nachwuchses. In: Deutsches Ärzteblatt 60=62 (1933), S. 133 f.

O. V.: Trunksucht und Nachkommenschaft. In: Ärztliche Mitteilungen aus und für Baden 87 (1933), S. 268.

O. V.: Wochenschau. In: Deutsches Ärzteblatt 60=62 (1933), S. 540, 726.

O. V.: Zum Sterilisierungsgesetz. In: Ärztliche Mitteilungen aus und für Baden 87 (1933), S. 246.

O. V.: Wochenschau. In: Deutsches Ärzteblatt 61=63 (1934), S. 268, 487.

O. V.: Verordnung des Ministers des Innern über Durchführung des Gesetzes zur Verhütung erbkranken Nachwuchses. In: Deutsches Ärzteblatt 62=64 (1935), S. 27.

O. V.: Strafe für Beleidigung Erbkranker. In: Deutsches Ärzteblatt 63=65 (1936), S. 586.

O. V.: Verzeichnis. In: Deutsches Ärzteblatt 63=65 (1936), S. 856–860.

O. V.: Fortsetzung von Erbgesundheitsgerichtsverfahren. In: Deutsches Ärzteblatt 67=69 (1940), S. 203.

O. V.: Neue Richtlinien. In: Deutsches Ärzteblatt 67=69 (1940), S. 337 f.

Pakheiser, Theodor: Deutschlands Zukunft. In: Ärztliche Mitteilungen aus und für Baden 87 (1933), S. 383.

Pakheiser, Theodor: Zum Sterilisierungsgesetz. In: Ärztliche Mitteilungen aus und für Baden 87 (1933), S. 219.

Pakheiser, Theodor: Parole-Ausgabe für die Vereine. In: Ärzteblatt für Württemberg und Baden 1 (1934), S. 242.

Pakheiser, Theodor: Unfruchtbarmachung von Frauen unter 45 Jahren durch Strahlenbehandlung. In: Deutsches Ärzteblatt 68=70 (1941), S. 211.

Literatur

Berninger, Stefan: Zwangssterilisation im Nationalsozialismus. Eine Beschreibung der Praxis der Zwangssterilisationen im Nationalsozialismus mit Auswertung der Quellen zu Mannheim. Magisterarbeit Mannheim 1992.

Bock, Gisela: Zwangssterilisation im Nationalsozialismus. Studien zur Rassenpolitik und Geschlechterpolitik. Neudruck der Ausgabe von 1986. Münster 2010.

Ellerbrock, Dagmar: „Healing Democracy" – Demokratie als Heilmittel. Gesundheit, Krankheit und Politik in der amerikanischen Besatzungszone 1945–1949. Bonn 2004.

Faulstich, Heinz: Von der Irrenfürsorge zur „Euthanasie". Geschichte der badischen Psychiatrie bis 1945. Freiburg/Brsg. 1993.

Grimm, Jana: Zwangssterilisationen von Mädchen und Frauen während des Nationalsozialismus – eine Analyse der Krankenakten der Universitäts-Frauenklinik Halle von 1934 bis 1945. Diss. Halle/Saale 2004.

Kinas, Sven: Zwangssterilisationen in Thüringen und Württemberg 1933–1945. In: Das Gesundheitswesen 82 (2020), H. 2, S. 126–131.

Ley, Astrid: Zwangssterilisation und Ärzteschaft. Hintergründe und Ziele ärztlichen Handelns 1934–1945. (= Kultur der Medizin 11) Diss. Erlangen 2003.

Link, Gunther: Eugenische Zwangssterilisation und Schwangerschaftsabbrüche im Nationalsozialismus. Dargestellt am Beispiel der Universitätsfrauenklinik Freiburg. Diss. Freiburg/Brsg. 1999.

Mack, Cécile: Die badische Ärzteschaft im Nationalsozialismus. (= Medizingeschichte im Kontext 6) Frankfurt/Main 2001.

Reichs-Medizinal-Kalender für Deutschland. 2. Teil: Ärztliches Handbuch und Ärzteverzeichnis. Leipzig 1929; Leipzig 1931; Leipzig 1933; Leipzig 1935; Leipzig 1937.

Schleiermacher, Sabine: Gesundheitssicherung als staatliche Aufgabe. Der öffentliche Gesundheitsdienst im Rahmen „völkischer Staatspolitik". In: Das Gesundheitswesen 81 (2019), H. 3, S. 171–175.

Schwamm, Christoph: Medizingeschichte im Südwesten. Eine kritische Chronik der Bezirksärztekammer Südbaden. Stuttgart 2021.

Internet

https://digital.blb-karlsruhe.de/blbz/periodical/pageview/2123337 (letzter Zugriff: 19.10.2022).

https://ns-ministerien-bw.de/2019/12/vorkaempfer-der-zwangssterilisationen-und-apologet-der-euthanasie-der-freiburger-amtsarzt-walter-fuesslin/ (letzter Zugriff: 19.10.2022).

https://www.euthanasiegeschaedigte-zwangssterilisierte.de/themen/entschaedigung/ (letzter Zugriff: 19.10.2022).

http://www.med.uni-magdeburg.de/jkmg/wp-content/uploads/2013/03/JKM_Band16_Kapitel10_Moser.pdf (letzter Zugriff: 19.10.2022).

13 Die Verfolgung der jüdischen und ‚nicht arischen' Ärzte in Baden und Württemberg

13.1 Die Situation vor der Machtübergabe

1933 lebte knapp eine halbe Million[1] jüdischer Mitbürger im Deutschen Reich, dies entsprach einem Anteil von 0,76 Prozent an der Gesamtbevölkerung[2]. Davon waren etwa 34000[3] in Baden und Württemberg ansässig. Mit mehr als 20000 Juden lag deren Anteil in Baden bei 0,9 Prozent der Gesamtbevölkerung.[4] Die Zahl der Juden war dort seit einiger Zeit rückläufig, bei der Volkszählung von 1925 lebten in dem Land noch 24064 Angehörige der jüdischen Glaubensgemeinschaft. Nach der Zählung vom 16. Juni 1933[5] waren es hingegen nur noch 20617 in insgesamt 221 Orten[6]. In Württemberg lebten Anfang 1933 knapp 10000 Juden, auch ihre Zahl war rückläufig. Mit 0,37 Prozent lag ihr Anteil an der Gesamtbevölkerung im Gegensatz zu Baden deutlich unterhalb des Reichsdurchschnitts.[7] Hinzugerechnet werden müssen aber noch diejenigen, die nicht mehr der Glaubensgemeinschaft angehörten. Zudem hatten im Juni 1933 schon viele Juden das Deutsche Reich nach der Machtübergabe verlassen.

Auch im Folgenden ist zwischen den Zahlen, die auf der Zugehörigkeit zur jüdischen Religionsgemeinschaft, und denen, die auf der nationalsozialistischen Ideologie basierten, zu unterscheiden. Entsprechend variieren die Angaben mitunter[8], so auch bei den Ärzten[9].

---

1 504000 nach der Volkszählung vom 16. Juni 1933 inklusive Saarland.
2 O. V. (1935) und O. V.: Wochenschau. Volkszählung (1934).
3 Von 31091 Juden konnte das Schicksal geklärt werden. Hinzu kommen nach Sauer etwa 2000, die nicht mehr der jüdischen Religionsgemeinschaft angehörten, und etwa 1000, die im ersten Halbjahr 1933 emigriert waren. Sauer (1969), S. 345.
4 Sauer (1969), S. 15 f.
5 Zur Rolle der Statistischen Ämter und der Bedeutung der Volkszählungen in der Zeit des Nationalsozialismus siehe insbesondere Wietog (2001).
6 Hundsnurscher/Taddey (1968), S. 23.
7 Sauer (1969), S. 16.
8 Zur Problematik der Statistiken bei der Erfassung von Ärzten allgemein siehe Schwoch (2001), S. 246 f.
9 Zur Problematik der nationalsozialistischen Erhebungen siehe Schwoch (2001), S. 256 f.

Der Anteil der jüdischen Mediziner[10] im Deutschen Reich lag wesentlich über dem an der Gesamtbevölkerung. So waren von insgesamt knapp 52000[11] Ärzten mehr als 6000 Juden[12]. Rechnet man noch die knapp 2000 hinzu, die aufgrund der nationalsozialistischen Rassengesetze[13] als ‚nicht arisch' galten, waren etwa 15 bis 16 Prozent[14] der Ärzteschaft, also mindestens 8000 Mediziner, von den NS-Maßnahmen bedroht[15]. Mit etwa zwei Dritteln war der größte Teil davon als niedergelassene Ärzte tätig.[16] Besonders hoch war der Anteil ‚nicht arischer' Mediziner mit mehr als 50 Prozent in Berlin.[17] Unter den 2200 in Baden und den nicht ganz 2000 in Württemberg gemeldeten[18] Ärzten lag die Quote wesentlich darunter. Je nach Untersuchung und Zeitpunkt variieren die Zahlen für beide Länder zusammen zwischen 275 Medizinern[19], die der jüdischen Religionsgemeinschaft angehörten, und 368, die nach nationalsozialistischer Ideologie als jüdisch galten[20]. Für Baden geht Mack von etwa 240 aus.[21] Sie bezieht sich dabei auf die Angaben von Pflugfelder[22], welcher allerdings nur die für das gesamte Reich erhobenen Prozentsätze auf Baden und Württemberg heruntergebrochen hat. Entsprechend müssen diese Zahlen als ungefähre Annäherung betrachtet werden.[23] Regionale Untersuchungen liefern für den Einzelfall genauere Ergebnisse. Insbesondere in den Großstädten wie Karlsruhe[24], Mannheim, Heidelberg und Freiburg hatten jüdische Ärzte einen großen Anteil an der medizinischen Versorgung. So waren vor der Machtübergabe beispielsweise in Karlsruhe unter 167 Medizinern 44 Juden.[25] In Freiburg

10 Siehe hierzu vor allem die Kapitel „Die Vertreibung jüdischer und ‚staatsfeindlicher' Ärzte" sowie „Jüdische Krankenhäuser, ‚Krankenbehandler', Ärzte in Ghettos und im KZ" in Jütte u. a. (2011), S. 83–93 und 256–266, sowie Jütte (2014).

11 51785 Ärzte im Reichs-Medizinal-Kalender (1933), S. 483, und 52342 Ärzte im Reichs-Medizinal-Kalender (1935), S. 76.

12 Julius Hadrich nennt für den Zeitpunkt des Machtantritts 6488 jüdische Ärzte, wobei er ‚nicht arisch' und jüdisch synonym zu verwenden scheint. Hadrich: Die nichtarischen Ärzte (1934).

13 Siehe beispielsweise Essner (2002).

14 Die Zahlen unterscheiden sich in der Forschungsliteratur geringfügig. Jütte u. a. (2011), S. 83; Kümmel (1993), S. 70.

15 Jütte u. a. (2011), S. 83.

16 Kümmel (1993), S. 70.

17 Mitte 1933 galten von 6558 Ärzten 52,2 Prozent als ‚nicht arisch'. O. V.: Wochenschau. Jüdische Ärzte (1934).

18 Reichs-Medizinal-Kalender (1933), S. 483.

19 Allerdings mit Stand Juni 1933, wodurch einige zu diesem Zeitpunkt schon emigrierte Ärzte fehlen dürften.

20 Sauer (1969), S. 49 f.

21 Mack (2001), S. 82. Hadrich nennt für das Jahr 1934 193 ‚nicht arische' Ärzte, wobei hier schon einige bis zu diesem Zeitpunkt ausgewanderte Mediziner fehlen. Hadrich: Die nichtarischen Ärzte (1934).

22 Pflugfelder (1980), S. 13.

23 Siehe dazu auch Sauer (1969), S. 40.

24 Aufgrund der für Karlsruhe vorliegenden Regionalstudien und der umfangreichen Untersuchungen im Rahmen der ‚Stolperstein'-Initiativen sind zahlreiche Beispiele für jüdische Ärzte aus dem Gebiet Karlsruhe entnommen.

25 Werner (1990), S. 28; Hundsnurscher/Taddey (1968), S. 146.

waren mindestens 17 jüdische Ärzte tätig.[26] In Mannheim gehörte etwa ein Drittel[27] der Mediziner zur jüdischen Glaubensgemeinschaft[28].

In Württemberg wird die Zahl der Anfang 1933 dort ansässigen jüdischen Ärzte auf knapp 150 geschätzt.[29] Auch hier schwanken die Angaben nicht zuletzt aufgrund der schon vor der Machtübergabe beginnenden Auswanderung.[30] Mit 89 Personen war weit mehr als die Hälfte der jüdischen Ärzte in Stuttgart tätig. Damit lag ihr Anteil in der Landeshauptstadt bei etwa 15 Prozent und nur ein Prozent unterhalb des Reichsdurchschnitts.[31] Anders sah es im Rest von Württemberg aus. Mit großem Abstand folgten Ulm mit acht, Heilbronn mit fünf, Göppingen und Rottweil mit je vier und Ludwigsburg mit drei jüdischen Ärzten.[32]

Mit der ‚Gleichschaltung' kamen sowohl in Baden als auch in Württemberg überzeugte Antisemiten in Führungspositionen und nutzten in den ersten Monaten ihre neugewonnene Macht vor allem, um jüdische und anderweitig missliebige Ärzte auszugrenzen und zu verdrängen.

13.2 Die badischen Standesvereinigungen und ihre Haltung

Am 23. März 1933 wurde im *Völkischen Beobachter* ein Aufruf des Nationalsozialistischen Deutschen Ärztebundes (NSDÄB) veröffentlicht.[33] Wenige Tage später wurde dieser auch im *Badischen Kampfblatt für nationalsozialistische Politik und deutsche Kultur*, genannt *Der Führer*, abgedruckt. Unter dem Titel „Für die Ehre der deutschen Aerzteschaft"[34] hieß es dort:

> Es gibt wohl keinen Beruf, der für Größe und Zukunft der Nation so bedeutungsvoll ist wie der ärztliche; kein anderer ist seit Jahrzehnten schon so straff organisiert. Aber keiner ist auch so **verjudet** wie er und so hoffnungslos in **volkfremdes Denken hineingezogen** worden. [...] **Ehre und Pflichtgefühl verlangen von uns, daß diesem unhaltbaren Zustand ein Ende gemacht wird!**[35]

26 Seidler (1989), S. 525. Siehe auch Breisinger (2002).
27 Bei 287 im Reichs-Medizinal-Kalender von 1933 gemeldeten Ärzten würde dies auf etwa 90 jüdische Mediziner hindeuten.
28 Watzinger (1987), S. 50.
29 Rueß (2019), S. 77.
30 Rueß (2019), S. 92; Rueß (2009), etwa S. 335–337.
31 Rueß (2019), S. 77; Rueß (2009), S. 347.
32 Rueß (2019), S. 77; Rueß (2009), S. 347.
33 Siehe auch Kümmel (1985).
34 NSDÄB (1933), S. 9.
35 NSDÄB (1933), S. 9. Hervorhebungen im Original.

Eine der Besonderheiten in Baden war, dass der neu ernannte Kommissar für die Ärztekammer und die Aerztliche Landeszentrale (ÄLZ), Leopold Schütz, schon vor den reichsweiten Erlassen eigene Maßnahmen ergriffen hatte, um die ‚Ausschaltung' der jüdischen Mediziner umzusetzen.[36] So ließ er in einem Rundschreiben, welches sich eng an die Rhetorik von Julius Streicher anlehnte, am 30. März den Ausschluss fast aller in Baden ansässigen jüdischen Ärzte verkünden:

> Zur Abwehr der internationalen jüdischen Greuelpropaganda gegen Deutschland verfüge ich, daß in ganz Baden die jüdischen Ärzte von ihrer Tätigkeit bei den Krankenkassen und Fürsorgeverbänden mit sofortiger Wirkung ausgeschlossen werden und nur noch zu dem Prozentsatz zugelassen sind, den die jüdische Bevölkerung an der Gesamtbevölkerung ausmacht. Durch diese Verfügung darf jedoch die ärztliche Versorgung der Bevölkerung nicht gefährdet werden. Die Verfügung muß bis zum 1. April vollzogen sein, und der Vollzug muß unter der Angabe der Namen der ausgeschlossenen Ärzte umgehend hierher gemeldet werden.[37]

Schütz' außerordentlich weitreichende und radikale Anordnung hätte damit in Baden den Ausschluss von über 90 Prozent der jüdischen Ärzteschaft bedeutet. Von den etwa 240 jüdischen Medizinern wären, gemessen am Bevölkerungsanteil der Juden, nur noch 18 zugelassen geblieben.[38]

Die badischen ärztlichen Standesvereinigungen verloren öffentlich kein positives Wort über ihre jüdischen Kollegen. Ganz im Gegenteil, schon im April 1933 war über die Gründung einer „Abteilung für Rasse" berichtet worden, deren Zweck auch darin lag, „die badische Aerzteschaft der notwendigen Reinigung von fremdstämmigem Einfluß und rassefremder Durchsetzung reibungslos zu unterziehen"[39]. Dies betraf insbesondere einen Mann, der vor 1933 aus den ärztlichen Standesvereinigungen nicht wegzudenken war: Gustav Cahen. In seinen ersten Amtshandlungen erließ Schütz umgehend zwei Anordnungen, die Cahen unmittelbar berührten:

> Mannheim, den 18. März 1933.
> Ich ordne hiermit die sofortige Beurlaubung des bisherigen Geschäftsführers der Aerztlichen Landeszentrale für Baden und der Gesellschaft der Aerzte in Mannheim Dr. Cahen und des Prüfungsarztes der Gesellschaft der Aerzte in Mannheim Dr. Oppenheimer an.
> gez. Schütz.[40]

---

36 Siehe auch Doetz/Kopke (2014).
37 Zit. n. Sauer (1966), S. 131.
38 Pflugfelder (1980).
39 O. V.: Ministerium (1933), S. 97.
40 Schütz (1933), S. 81.

Schütz, der seine Position in den folgenden Monaten auch für persönliche Fehden benutzte, entfernte mit den beiden Mannheimern[41] zwei ihm vermutlich gut bekannte Ärzte aus ihren Ämtern. Seine zweite Anordnung richtete sich noch unmittelbarer gegen Cahen:

> Mannheim, den 18. März 1933.
> Bei allen Verbänden und in allen fremden Organisationen, bei denen Dr. Cahen mit der Vertretung badischer Organisationen [gemeint ist beispielsweise der Hartmannbund, A. P.] beauftragt oder in die er gewählt war, wird seine Vollmacht mit sofortiger Wirkung aufgehoben.
> Der Staatskommissar:
> gez. Schütz.[42]

Cahen war nach Ende des Ersten Weltkrieges Geschäftsführer der Gesellschaft der Ärzte in Mannheim gewesen, 1922 übernahm er diese Position auch in der ÄLZ. Ebenso war er auf Reichsebene aktiv, so im Beirat des Hartmannbundes und im Geschäftsausschuss des Ärztevereinsbundes.[43] Bezeichnenderweise wurde in einem 1931 abgedruckten und vom Vorsitzenden der Ärztekammer und ÄLZ, Otfried Mampell, verfassten Artikel zu Cahens 60. Geburtstag dessen jüdische Herkunft nicht erwähnt und stattdessen seine „bis heute unveränderte Einstellung zum Deutschtum"[44] hervorgehoben. Dabei wurde er als einer der „hervorragendsten Führer"[45] der badischen Ärzteschaft gefeiert und betont, dass er immer mit „Klugheit, mit Tapferkeit, mit Geduld, mit Härte, mit Güte"[46] für die Belange der Standesvereinigungen gekämpft hätte. In dem Artikel zitierte Mampell auch ein Bekenntnis, das Cahen „in mancher sorgenvolle[n] Stunde abgelegt hat"[47]:

> Die Liebe zu unserem schönen Berufe, die Reinhaltung unseres alten deutschen Aerztestandes, das gegenseitige Vertrauen, treue Mitarbeit von Jung und Alt, das alles sind Werte, die auch die radikalste Umwälzung nicht beseitigen kann, das sind Gefühle und Ewigkeitswerte, die uns alle überdauern, die nicht untergehen können, solange einer leidenden Menschheit ein helfendes Arzttum zur Seite stehen muß. Helfen kann aber nur ein edler Mensch. Deshalb wird es immer Aerzte geben, die ihr eigenes Ich zurückstellen, um im Sinne edler Menschlichkeit einen hochstehenden Aerztestand heranzuzüchten und zu

41 Siehe dazu Reichs-Medizinal-Kalender (1933), S. 407, und Kater (1989), S. 184.
42 Schütz (1933), S. 81.
43 Herzau (1923).
44 Mampell (1931), S. 199.
45 Mampell (1931), S. 199.
46 Mampell (1931), S. 200.
47 Mampell (1931), S. 200.

> erhalten: Durch die und in der Organisation. Wir müssen weiter arbeiten, bis zum letzten Atemzuge, getreu dem Satze: In serviendo consumor.[48]

Nur zwei Jahre später hatte ihn die Organisation, der Cahen so viel Zeit und Kraft gewidmet hatte, als einen der ersten Mediziner aus ihren Reihen ausgeschlossen. Damit verlor die badische Ärzteschaft aber auch einen der wirkmächtigsten Standespolitiker, den sie bis dahin gehabt hatte. Cahen verblieb noch zwei Jahre in Mannheim, bevor er 1935 zunächst nach Hamburg zu seiner Tochter zog. 1941 emigrierte die Familie über Portugal und Kuba in die USA, wo Cahen 1956 in New York verstarb.[49] Sein Haus in Mannheim verlor er im Zuge der ‚Arisierung'.[50]

Mampell, der 1933 zunächst in seinen Ämtern verblieb, äußerte sich offiziell nicht zur Entlassung von Cahen, und auch sonst wurden keine Einwände aus der Ärzteschaft laut. Reichsweit wurden die Maßnahmen, um jüdische Mediziner auszuschließen und zudem von ihren deutschen Kollegen zu isolieren, weiter verschärft. So verbot man im August 1933 offiziell die Zusammenarbeit zwischen ‚arischen' und ‚nicht arischen' Ärzten.[51] Des Weiteren wurde gefordert, dass Deutsche sich nur noch von Deutschen behandeln lassen sollten: „Die Nöte des deutschstämmigen ärztlichen Nachwuchses [...] werden sofort behoben sein, wenn im kommenden Dritten Reich deutsche Volksgenossen sich nur von deutschstämmigen Ärzten behandeln lassen."[52] So nutzten antisemitische Ärzte auch in Baden die Chance, sich der ehemaligen Kollegen zu entledigen. Es wurde etwa berichtet, dass in Konstanz der Leiter der örtlichen Ärzteschaft, Bezirksobmann Hermann Montfort, „in schwarzer SS-Uniform den Vollzug der ‚Arisierung' der Ärzteschaft"[53] verkündete und die jüdischen Mediziner umgehend die Räumlichkeiten zu verlassen hatten[54].

13.3 Die württembergischen Standesvereinigungen und ihre Haltung

Im Gegensatz zu Baden gab es in Württemberg keine Auseinandersetzungen bei der ‚Gleichschaltung' der Standesvereinigungen, deren Führung ohne erkennbaren Widerstand an Eugen Stähle übergeben wurde. Ganz im Sinne des ‚Führerprinzips' hielt sich Stähle mit eigenmächtigen Anordnungen zurück und griff nicht den reichsweiten

48 In serviendo consumor = Im/Beim Dienst zehre ich mich auf, Übersetzung A. P. Mampell (1931), S. 200. Hervorhebungen im Original.
49 Watzinger (1987), S. 85.
50 Ein Wiedergutmachungsverfahren lief nach dem Zweiten Weltkrieg. LABW GLAK, 480 Bü 6911. Zu den Wiedergutmachungsverfahren siehe auch Schleiermacher (2014).
51 Mack (2001), S. 53, und Kümmel (1993), S. 74.
52 Zit. n. Kümmel (1993), S. 71.
53 Mack (2001), S. 66.
54 Mack (2001), S. 66.

Entwicklungen vorweg. Bei der Umsetzung der von Gerhard Wagner verfügten Maßnahmen wurde aber deutlich, mit welchem Eifer er zu Werke ging.

Auf Anordnung von Wagner sollten aus „Vorständen und Ausschüssen die jüdischen Mitglieder ausscheiden und Kollegen, die sich innerlich der Neuordnung nicht anschließen können, ersetzt werden“[55]. In der württembergischen Ärztekammer betraf dies drei jüdische Mediziner, Max Cramer, Otto Einstein und Gustav Feldmann. Insbesondere Feldmann war standespolitisch sehr aktiv gewesen, hatte er sich doch neben seiner Delegiertentätigkeit insbesondere in der Versorgungskasse hervorgetan und dabei einige Konflikte ausgefochten.[56] Alle drei erklärten freiwillig ihren Rücktritt.[57] Denn im Zuge der ‚Gleichschaltung‘ ging ohnehin alle Macht in den Standesvereinigungen an Stähle über.[58] Dieser machte keinen Hehl daraus, mit welchen Mitteln er seine neugewonnene Macht durchsetzen wollte: „Die leise Drohung mit dem Einsatz revolutionärer Möglichkeiten genügte stets zur Überwindung bürgerlicher Beharrungsversuche.“[59]

Eine der ersten Maßnahmen, die Stähle persönlich veranlasste, war die sofortige Beurlaubung des Vorsitzenden der Arzneikommission und Referenten der Honorarprüfungskommission, Alfred Rosenstern.[60] Im Rahmen dieser standespolitischen Tätigkeiten hatte Rosenstern zahlreiche Auseinandersetzungen gehabt und Stähle nutzte die Gelegenheit, um ihn durch einen ihm genehmen, nationalsozialistisch eingestellten Arzt auszutauschen.[61] Auch der neu eingesetzte ärztliche Kommissar für Stuttgart, Friedrich Pursche, drängte umgehend darauf, die jüdischen Fürsorgeärzte an den städtischen Krankenanstalten zu ersetzen, und so wurden fünf weitere Mediziner zur Aufgabe ihrer Stellung genötigt.[62] Zudem durften jüdische Ärzte „nur noch zur Behandlung jüdischer Patienten bei Wohlfahrt und Fürsorge zugelassen werden“[63].

Einer der Mediziner, die sich in Sachen Hetze und Diffamierung besonders hervortaten, war der geschäftsführende Arzt des Württembergischen Aerzteverbands (WAV) und spätere Referent bei der Reichsärztekammer in München, Paul Sper-

55 Wagner: An die Mitglieder (1933), S. 151. Hervorhebung im Original.

56 Beispielsweise Feldmann (1932).

57 LABW HStAS, E 151/54 Bü 284, Pag. 148 mit 149.

58 „Im württembergischen Aerztestand wurde die Gleichschaltung des Verbandes und soweit nötig, einzelner Aerztevereine durchgeführt. Abweichend von den Parallelvorgängen im Reich kam es in Württemberg auf Grund besonderer Verhältnisse zur Amtsniederlegung von Vorstand und Ausschuß, so daß der Beauftragte des Kommissars für die ärztlichen Spitzenverbände seit dem 30. April 1933 die alleinige Verantwortung trägt.“ Stähle: Zwei Monate Staatskommissar (1933), S. 353.

59 Stähle: Zwei Monate Staatskommissar (1933), S. 353.

60 Stähle: Rezeptprüfung (1933).

61 Weitbrecht (1924).

62 „Was die jüdischen Aerzte an den städtischen Anstalten betrifft, so sind weitere Maßnahmen im Gange. Hier erwächst uns auch die Pflicht, den 16 Fürsorgeärzten (darunter 5 jüdischen Aerzten) der Stadt Stuttgart zu danken, daß sie in voller Einsicht der staatlichen Erneuerung in die sofortige Lösung ihres Anstellungsvertrags eingewilligt haben.“ Pursche (1933), S. 188.

63 Pursche (1933), S. 188.

ling.[64] Neben unspezifischen Hasstiraden über „rassefremde Wüstlinge"[65] griff er auch jüdische Ärzte öffentlich an. Dazu nutzte er wiederholt das *Korrespondenz-Blatt*. So hetzte er unter anderem gegen den international anerkannten Fachmann und zuvor höchst angesehenen Chefarzt der Hals-Nasen-Ohren-Abteilung des Stuttgarter Marienhospitals, Cäsar Hirsch[66], und beschimpfte ihn als „besonders unsauberen Vertreter unseres Standes"[67]. Zudem diffamierte er ihn als „Vaterlandsverräter"[68], nachdem Hirsch in die Schweiz geflohen war. Dem vorausgegangen waren zahlreiche Drohungen und auch eine körperliche Attacke gegen den jüdischen Arzt. Im vollen Bewusstsein, dass diesem keine Zeit mehr geblieben war, seinen Besitz in die Schweiz zu transferieren, verspottete ihn Sperling als „‚armen jüdischen Flüchtling', der sich den ‚schrecklichen Verfolgungen', über die das Ausland immer noch lügt, entziehen wollte"[69]. Eine Sprechstundenhilfe und eine Sekretärin, die versucht hatten, Hirsch einen Teil seines Vermögens in die Schweiz zu bringen, wurden verhaftet und aus „Abschreckungsgründen"[70] zu Freiheitsstrafen von mehreren Wochen verurteilt. Trotz seiner Expertise gelang es Hirsch nicht, eine Genehmigung zur Niederlassung in der Schweiz zu erhalten, weshalb er nach Paris zog. Nachdem er aber auch dort nur als Assistenzarzt arbeiten durfte und dieses Einkommen zum Unterhalt der fünfköpfigen Familie nicht ausreichte, emigrierte er im Oktober 1933 in die USA. Frau und Kinder folgten ihm wenige Monate später nach New York. Die finanzielle Situation gestaltete sich in den folgenden Jahren aber weiterhin schwierig. Nach einem Umzug nach Seattle sollte er seine ärztliche Prüfung erneut ablegen. Letztlich führte die Verfolgung durch die Nationalsozialisten und die daraus resultierende zerstörte Karriere dazu, dass Hirsch, inzwischen unter schweren Depressionen leidend, sich am 14. Mai 1940 das Leben nahm.[71]

Aber auch andere jüdische Ärzte wurden zum Ziel der zunehmend völlig enthemmten Hetze von Sperling.[72] Dass zahlreiche Mediziner schon unmittelbar nach der Machtübergabe flohen, wollte dieser gar als Beleg für die Berechtigung der gegen die jüdischen und ‚nicht arischen' Ärzte gerichteten repressiven Maßnahmen verstanden wissen. Nach seiner Berufung als Beauftragter des Hartmannbundes für Württemberg[73] und seiner darauffolgenden Tätigkeit in der Reichsärztekammer war Sperling einer der aktivsten Funktionäre in Sachen Verfolgung und Ausgrenzung jüdischer und

64 Siehe auch Rüther: Ärzte (1997) und Jachertz (2008).
65 Sperling: Umschau (1933), S. 192.
66 Siehe auch Lang: Cäsar Hirsch (2015) und Reich (2009).
67 Sperling: Umschau (1933), S. 193.
68 Sperling: Umschau (1933), S. 193.
69 Sperling: Umschau (1933), S. 193.
70 Rueß (2009), S. 139.
71 Rueß (2009), S. 140. Siehe auch Reich (2009) und Lang: Cäsar Hirsch (2015).
72 Sperling: Umschau (1933).
73 O. V.: Eröffnungsansprache (1933).

‚nicht arischer' Mediziner. Dass mit ihm einer der besonders antisemitischen Demagogen nach 1945 geschäftsführender Arzt bei der Bundesärztekammer wurde und für seine angeblichen Verdienste noch Ehrungen erhielt, ist nur ein weiteres Beispiel für die nicht vorhandene Distanz der ärztlichen Standesvereinigung zu NS-Tätern.[74]

Stähle zeigte sich mit dem Vorgehen von Sperling hingegen höchst zufrieden und lobte explizit dessen „kompromißlose und unerschrockene Weise"[75] bei der Führung der Geschäfte. Auch in der Folge unterstützte und betrieb Stähle die Verfolgung und Ausgrenzung jüdischer Ärzte in erheblichem Umfang.[76]

Aber auch an anderer Stelle wurde in der Ärztekammer die Verdrängung jüdischer und ‚nicht arischer' Mediziner vorangetrieben. Wie sehr dies mit finanziellen Interessen zusammenhing, zeigt sich besonders am Beispiel der Versorgungskasse. Nach dem Rücktritt von Feldmann bemühte sich der neu eingesetzte Karl Reimold um den Ausschluss jüdischer und ‚nicht arischer' Ärzte. Mit ihm hatte nun ein Anhänger der auf ein Minimum beschränkten „Notversorgung"[77] das Ruder in der Hand. In Absprache mit Stähle wurde die Satzung um folgenden Passus ergänzt: „Nichtteilnahmeberechtigt an der Versicherungskasse sind Ärzte nichtarischer Abstammung oder Ärzte, die nichtarisch verheiratet sind, soweit sie nicht zur Kassenpraxis zugelassen sind, sowie Ärzte, die wegen kommunistischer Betätigung zur Kassenpraxis nicht zugelassen sind."[78] Dabei widersprachen derartige Klauseln eigentlich dem mit der Allianz-Versicherung abgeschlossenen Vertrag[79], solche Dinge spielten aber nach 1933 kaum noch eine Rolle[80]. Aufgrund dieser Änderung wurden 16 Ärzte aus der Versorgungskasse ausgeschlossen.[81]

Der über die Standesvereinigung abgeschlossenen Gruppenversicherung gehörten zumindest bis zum Approbationsentzug noch jüdische Mediziner an. Als diese 1938 ausscheiden mussten und eine Auszahlung von insgesamt 276.000 RM erhielten, wurde das der Devisenstelle gemeldet, weshalb nur ein geringer Teil des Geldes tatsächlich bei den betroffenen Ärzten gelandet sein dürfte.[82] Reimold zeigte sich zufrieden: „Die Lösung vom Juden erfolgte ohne Verluste und ohne irgendwelche Schädigungen unserer Einrichtung."[83]

---

74 O.V. (1969). Siehe auch Jachertz (2008).
75 Zit. n. Sperling: Die Hauptversammlung (1933), S. 213.
76 Rueß (2019), S. 90f.
77 Reimold (1933), S. 367.
78 LABW HStAS, E 151/54 Bü 288, Pag. 155.
79 LABW HStAS, E 151/54 Bü 288, Pag. 140.
80 LABW HStAS, E 151/54 Bü 288, Pag. 155.
81 LABW HStAS, E 151/54 Bü 288, Pag. 155.
82 Zum Vorgehen der Devisenstellen und deren Bedeutung beim Raub jüdischen Vermögens siehe auch Rauh (2019).
83 Reimold (1939), S. 432.

In einem Bericht über die Entwicklung der Kammer und der Versorgungseinrichtung führte Reimold 1937 die Ausgrenzung der jüdischen und ‚nicht arischen' Ärzte als einen der wichtigsten Erfolge an:

> [D]ie Verhütung der Vermischung mit Fremdrassen, **die Forderung der völkischen Reinheit**, ist in unseren Reihen vom Reichsärzteführer so geregelt, daß die Ausmerzung jüdischen Einflusses in der Arbeit der Organisation durchgeführt ist, daß seit 1.1.1935 es in Württemberg kein Krankenhaus mehr gibt, – auch kein charitatives –, an dem ein Jude oder Mischling als Arzt tätig ist, und daß die Reihe der noch ärztlich tätigen Juden täglich kleiner wird.[84]

Reimold sah es auch als die Aufgabe der Ärzteschaft an, dass diese die Maßnahmen zur Ausgrenzung und Verdrängung alles ‚nicht Arischen' unter ihren Patienten verbreiten und legitimieren sollte:

> Ich glaube, an uns Aerzten liegt es, dem Volk immer wieder klar zu machen, daß die Nürnberger Gesetze im Grund keine politischen Gesetze, sondern Naturgesetze sind, aus denen sich ganz von selbst die weitere Folgerung ergibt, daß es für den Juden bei uns keine Arbeit mehr über, in und unter dem Volk geben darf.[85]

Eine erste Aktion, die genau darauf abgezielt hatte, die jüdischen Mitbürger auszugrenzen und aus dem Arbeitsleben zu verdrängen, war der für den 1. April 1933 geplante ‚Judenboykott'.

13.4 Der ‚Judenboykott' und seine Wirkung

Der Boykott sollte neben jüdischen Geschäften auch die freien Berufe wie Rechtsanwälte, Notare und Ärzte treffen. Derartige Forderungen aus nationalsozialistischen bzw. antisemitischen Kreisen waren nicht neu.[86] Daraus eine reichsweite Kampagne zu machen, war allerdings ein großer Schritt in der Eskalation der Verdrängung und Verfolgung von Juden in Deutschland. Aufgrund der zunehmenden antisemitischen Aktionen seit Beginn des Jahres 1933 hatte es einigen Protest aus dem Ausland gegeben. Diesen nutzten die Nationalsozialisten als Vorwand zu weiteren Maßnahmen gegen die jüdische Bevölkerung. Auf die Proteste aus dem Ausland sollte durch ein ‚Zentralkomitee zur Abwehr der jüdischen Greuel- und Boykotthetze' reagiert werden. Die Leitung desselben hatte ausgerechnet Streicher inne. In dem von ihm herausgegebenen Hetzblatt *Der Stürmer* fanden sich daraufhin Aufrufe zu einem Boykott jüdischer

---

84 Reimold (1937), S. 198. Hervorhebung im Original. Siehe auch Reimold (1940).
85 Reimold (1937), S. 198.
86 Feder (1927).

Geschäfte, aber auch der Juden in den freien Berufen. Streicher forderte zudem die Bildung lokaler Komitees, um den Boykott zu organisieren.[87]

Ein solches wurde am 28. März 1933 für Baden gegründet und hatte die Aufgabe, festzustellen, welche Geschäfte und Betriebe in jüdischem Besitz waren. Als Vertreter des NSDÄB gehörte Theodor Pakheiser, der neuer Staatskommissar für das Gesundheitswesen im Ministerium des Innern werden sollte, dem Komitee an. Die Anordnungen Streichers wurden medial verbreitet, auch nicht nationalsozialistische Zeitungen wurden dazu angehalten bzw. gedrängt. Insbesondere aber *Der Führer* veröffentlichte die Forderungen an prominenter Stelle, darunter auch den Aufruf: „Meidet jüdische Ärzte!"[88] Am 1. April bezogen dann meist SA-Mitglieder vor den jüdischen Geschäften und auch Arztpraxen Stellung. Vielfach lief die Aktion an diesem Tag ins Leere, war der 1. April doch ein Samstag. Durch den Sabbat öffneten zahlreiche kleinere jüdische Geschäfte gar nicht erst. Allerdings wurden auch Arztpraxen mit Plakaten, die einen gelben Punkt auf schwarzem Hintergrund zeigten, markiert.[89]

Wie erfolgreich der Boykott ausfiel, hing maßgeblich von der lokalen Umsetzung ab. In Karlsruhe ignorierten beispielsweise einige Bürger die Boykottaufrufe und ein jüdischer Zeuge berichtete, dass zumindest hier niemand am Betreten der Geschäfte gehindert wurde. Ein anderer bemerkte, dass er an diesem Tag sehr viel Zuspruch aus der Bevölkerung erhalten habe. In ihrer Abendausgabe berichtete die *Badische Presse*, eine bürgerliche Tageszeitung, über den Boykott: So sei es zu keinen Zwischenfällen gekommen und das ‚Aktionskomitee' hätte die Unterbrechung der Maßnahme angeordnet. Offiziell wurde dies damit begründet, „um die Wirkungen auf das Ausland abzuwarten"[90]. Am nächsten Tag wurde in derselben Zeitung eine Erklärung des Vorsitzenden des Oberrats der Israelitischen Religionsgemeinschaft Badens abgedruckt. Darin wies er die Vorwürfe gegen die deutschen Juden entschieden zurück und verurteilte den Boykott:

> Eindringlich legen wir dagegen Verwahrung ein, daß eine ohne unser Wissen entstandene Einmischung des Auslandes in innerdeutsche Verhältnisse [gemeint sind die Proteste, A. P.] dazu Anlaß geben soll, die deutschen Juden in ihrer Gesamtheit zu bekämpfen, ihre vaterländische Gesinnung in Zweifel zu ziehen und ihre wirtschaftliche Vernichtung zu betreiben.[91]

Andernorts verlief der Protest weniger glimpflich. So befanden sich in Konstanz bewaffnete SA-Posten vor der Praxis des jüdischen Arztes Samuel Moos und ihm wurde zudem verweigert, nach seinen Patienten in der städtischen Klinik zu sehen. Moos ver-

87 Werner (1990), S. 35.
88 Zit. n. Werner (1990), S. 36.
89 Werner (1990), S. 36.
90 Zit. n. Werner (1990), S. 38.
91 Zit. n. Werner (1990), S. 38.

ließ daraufhin schon am 7. April 1933 Deutschland in Richtung Australien. Die große Hürde für eine weitere Tätigkeit als Arzt im Ausland, nämlich die dortigen Prüfungen abzulegen, meisterte er im hohen Alter von 75 Jahren und erhielt daraufhin seine Zulassung.[92]

In Württemberg hatte es schon deutlich vor dem 1. April zahlreiche gegen jüdische Geschäfte gerichtete Aktionen gegeben und entsprechend war das Umfeld für weitere und noch radikalere Maßnahmen vorhanden: „Eine geschürte Pogromstimmung, die in ihrer Intention wie ‚Schlagt die Juden' bewusst mehrdeutig bleiben sollte, lag in der Luft und konnte sich jederzeit entladen."[93] Auch die Tagespresse hatte ihr Übriges getan, die nationalsozialistische Propaganda weiterverbreitet und unter anderem jüdische Geschäfte, aber auch jüdische Mediziner aufgelistet.[94] Auch Patienten, die zu jüdischen Ärzten gingen, wurden eingeschüchtert. In Bad Cannstatt wurde damit gedroht, Personen zu filmen, die jüdische Geschäfte betreten würden.[95] Vor Arztpraxen standen zudem häufig SA-Posten und Plakate mit antisemitischer Hetze waren angebracht worden.[96] Zudem wurden ‚arische' Ärzte immer wieder dazu angehalten, in ihren Praxen Lesestoff mit antijüdischer Propaganda auszulegen.[97] Widerstand war auch in Württemberg eine Seltenheit und beschränkte sich auf Einzelpersonen.[98]

Für die jüdische Bevölkerung war der Boykott ein deutlicher Hinweis auf das Bedrohungspotential der neuen Machthaber. Trotz mancher Sympathiebekundungen für die Betroffenen rührte sich kein spürbarer Widerstand gegen die antijüdischen Boykottmaßnahmen und die immer radikalere Propaganda. Nicht nur in ärztlichen Kreisen standen häufig wirtschaftliche Interessen im Vordergrund, wurde doch auf diese Art und Weise Konkurrenz ausgeschaltet, ohne selbst aktiv werden zu müssen. Der 1. April kann als Testlauf dafür angesehen werden, wie weit das Regime in seiner antijüdischen Hetze gehen konnte, ohne dabei größere Teile der Bevölkerung gegen sich aufzubringen.[99]

Auch bei der Verdrängung jüdischer Ärzte an den Hochschulen regte sich bestenfalls verhaltener Widerstand von Einzelpersonen, wie sich beim Vollzug des Gesetzes zur Wiederherstellung des Berufsbeamtentums zeigen sollte.

---

92 Mack (2001), S. 83.
93 Ulmer (2019), S. 45.
94 Ulmer (2019), S. 46; Rueß (2009), S. 80.
95 Ulmer (2019), S. 47.
96 Ulmer (2019), S. 51; Rueß (2009), S. 143 und 289 f.
97 Bartels (1936).
98 Ulmer (2019), S. 52.
99 Friedländer (2007).

13.5 Die jüdischen Ärzte an den Universitäten

Insgesamt war der Anteil jüdischer Ärzte an den medizinischen Fakultäten ebenfalls hoch, aber mit großen Unterschieden zwischen den einzelnen Universitäten. Während in Baden zahlreiche namhafte und weit über die Grenzen hinaus bekannte wissenschaftliche Größen unter den jüdischen Medizinern waren, zeigten sich in Tübingen die Auswirkungen eines schon länger vorherrschenden Antisemitismus.

Auch bei der Frage der jüdischen Ärzte an den Universitäten eilte Baden der reichsweiten Entwicklung voraus und noch vor dem Erlass des Gesetzes zur Wiederherstellung des Berufsbeamtentums ergingen erste Anordnungen an die betreffenden Stellen.[100] Das Badische Ministerium des Kultus und Unterrichts wurde umgehend tätig und sandte am 6. April 1933 zwei Erlasse an die ihm unterstellten „Dienststellen, Schulbehörden und Schulanstalten"[101]. Im ersten mit dem Betreff „Aufrechterhaltung der Sicherheit und Ordnung"[102] hieß es unter anderem,

> daß alle im badischen Staatsdienst, in Staatsbetrieben, in Gemeinden, Gemeindebetrieben und anderen öffentlichen Körperschaften sowie als Lehrkräfte an Privatschulen beschäftigten Angehörigen der jüdischen Rasse (ohne Rücksicht auf die konfessionelle Zugehörigkeit) bis auf weiteres vom Dienst zu beurlauben sind.[103]

Dies sollte allen Betroffenen persönlich gegen eine schriftliche Bestätigung eröffnet werden. Im zweiten Erlass wurde festgelegt, dass auch keine neuen Verträge mit „Angehörigen der jüdischen Rasse"[104] abgeschlossen werden dürften. Aber nicht nur Schütz war einer derjenigen innerhalb der badischen Ärzteschaft, die umgehend gegen ihre jüdischen Kollegen vorgehen wollten. So forderte der Freiburger Bezirksobmann des NSDÄB, Josef Haal[105], schon am 1. April, also deutlich vor den landesweiten Erlassen, die Beurlaubung der jüdischen Fakultätsmitglieder[106]. Eine Liste dieser Mitglieder[107] war von dem Oberarzt[108] Egon Küppers zusammengestellt und an das *Kampfblatt der Nationalsozialisten Oberbadens*, genannt *Der Alemanne*, geliefert worden und

100 Zu den rechtlichen Grundlagen und deren zeitlichem Verlauf siehe auch Ferdinand (2014), S. 119.
101 Zit. n. Sauer (1966), S. 119.
102 Zit. n. Sauer (1966), S. 119.
103 Zit. n. Sauer (1966), S. 119.
104 Zit. n. Sauer (1966), S. 119.
105 Seidler (1989), S. 525.
106 Haal war langjähriges NSDAP-Parteimitglied und sollte auch für die ‚Gleichschaltung' des Vereins der Freiburger Ärzte verantwortlich sein. LABW StAF, G 540/5 Bü 105, Pag. 277.
107 Zwar konstatiert Seidler: „Offene Anhänger des Nationalsozialismus traten vor 1933 in der Fakultät nicht auf." Nach dem Machtantritt habe sich dies aber sehr schnell geändert und neben einigen Fakultätsmitgliedern trat der Antisemitismus insbesondere bei der Studentenschaft zutage. Seidler (1989), S. 525.
108 Reichs-Medizinal-Kalender (1933), S. 395.

sollte auch veröffentlicht werden. Letzteres konnte allerdings kurzfristig verhindert werden.[109]

Als am 7. April das Gesetz zur Wiederherstellung des Berufsbeamtentums[110] erlassen wurde, war der Ausschluss der jüdischen Fakultätsangehörigen in Baden somit schon längst angelaufen. Durch das Gesetz sollten alle verbeamteten jüdischen Mediziner an den Hochschulen und im öffentlichen Gesundheitsdienst bzw. in den Gesundheitsämtern ihre Stellung verlieren.[111] In § 3 hieß es dazu: „Beamte, die nicht arischer Abstammung sind, sind in den Ruhestand (§§ 8 ff.) zu versetzen; soweit es sich um Ehrenbeamte handelt, sind sie aus dem Amtsverhältnis zu entlassen."[112]

Im Gegensatz zu dem vorhergehenden badischen Erlass enthielt das Gesetz aber auch eine Ausnahmeregelung, den sogenannten ‚Frontkämpferparagraphen'[113]:

> Abs. 1. gilt nicht für Beamte, die bereits seit dem 1. August 1914 Beamte gewesen sind oder die im Weltkrieg an der Front für das Deutsche Reich oder für seine Verbündeten gekämpft haben oder deren Väter oder Söhne im Weltkrieg gefallen sind. Weitere Ausnahmen können der Reichsminister des Innern im Einvernehmen mit dem zuständigen Fachminister oder die obersten Landesbehörden für Beamte im Ausland zulassen.[114]

Dies traf reichsweit häufiger zu, als es von den Verfassern des Gesetzes erwartet worden war.[115] Zahlreiche jüdische und ‚nicht arische' Ärzte erfüllten die Bedingungen und entsprechend legten viele auch gegen ihre zwangsweise Zurruhesetzung Beschwerde ein. Wer nicht unter diesen Paragraphen fiel, hatte aber so gut wie keine Chance[116], seine Stellung zu behalten.

An der Universität Freiburg[117] hatte man sich nach dem ersten Erlass vom 6. April zunächst abwartend verhalten. Der noch wenige Tage als Dekan zuständige Chirurg Eduard Rehn, dessen Amtszeit am 15. April enden sollte, hatte beispielsweise erläutert bekommen wollen, wie „Angehöriger der jüdischen Rasse"[118] überhaupt zu definieren wäre. Nachdem dies seitens des Ministeriums unmissverständlich klargemacht worden war, erfolgte an der Universität die Umsetzung des Ausschlusses der jüdischen Fakultätsmitglieder mit großer Geschwindigkeit. Schon am 11. April 1933 wurde vermeldet,

---

109 Seidler (1989), S. 525.

110 *Reichsgesetzblatt* (1933), Teil 1, S. 175–177.

111 Das Gesetz ging im Falle von Juden und ‚Nichtariern' deutlich über den öffentlichen Dienst hinaus, es sollte alle Berufe „mit öffentlich-rechtlicher oder öffentlicher Wirksamkeit" betreffen. Plum (1988), S. 286.

112 *Reichsgesetzblatt* (1933), Teil 1, S. 175.

113 Im Detail ging es darum, ob ein Arzt mindestens ein Jahr lang an der Front oder in einem sogenannten Seuchenlazarett gedient hatte. Siehe auch Gerst (2013).

114 *Reichsgesetzblatt* (1933), Teil 1, S. 175.

115 Longerich (1998), S. 42 f.

116 Eine Ausnahme stellte die Gefährdung der ärztlichen Versorgung der Zivilbevölkerung dar. Seidler (1989), S. 526.

117 Siehe insbesondere Seidler (1989) und Seidler: Alltag (1993).

118 Zit. n. Seidler (1989), S. 525.

dass der Erlass des badischen Ministeriums des Kultus und Unterrichts in Freiburg „restlos durchgeführt“[119] und 38 Angehörige[120] der Medizinischen Fakultät beurlaubt worden waren[121]. Ähnlich verhielt es sich auch in Heidelberg[122], dort hatte die Medizinische Fakultät einen ebenfalls hohen Anteil (ca. 40 Prozent)[123] an jüdischen Mitarbeitern. Dabei war zunächst die Zahl der 1933 entlassenen[124] jüdischen Mediziner mit neun[125] geringer als in Freiburg. Eine zweite Entlassungswelle sollte aber 1935 folgen.[126]

Im Gegensatz zu den badischen ärztlichen Standesvereinigungen, aus deren Reihen keine Einwände bekannt geworden sind, wurden an den Universitäten auch Zweifel an den nationalsozialistischen Maßnahmen geäußert. So findet sich ein Entwurf einer „Eingabe des Senats der Universität Heidelberg beim Badischen kommissarischen Minister des Kultus und Unterrichts“[127] vom 10. April. Darin wurde hervorgehoben, wie schwer der Erlass die Universität treffen würde. Ebenso wurden die Rechtmäßigkeit der Anstellung bzw. Berufung der Mitglieder sowie deren Verdienste um die Universität betont:

> Daher widerstreitet eine zwangsläufige Beurlaubung von Kollegen, für deren Anstellung die Universität selbst die Mitverantwortung trägt, unserem Rechtsempfinden. Weiterhin muß ausgesprochen werden, daß eine solche Beurlaubung der Universität unabsehbaren Schaden zufügen würde. Unter den vom Gesetz irgendwie betroffenen Dozenten sind hervorragende Forscher und Lehrer, die sich nicht ersetzen lassen.[128]

Zudem wurde ausgeführt, dass die Beurlaubung eine „Kränkung der Kollegen“[129] bedeuten würde und sie sich als „Deutsche zweiter Klasse“[130] fühlen müssten. Auch beim damaligen Dekan der Medizinischen Fakultät der Universität Heidelberg, Richard

---

119 Zit. n. Seidler (1989), S. 525.
120 Darunter zwei Ordinarien, drei außerordentliche Professoren, sieben Privatdozenten und 21 Assistenten.
121 Seidler (1989), S. 525 f.
122 Zur Medizinischen Fakultät der Universität Heidelberg im Nationalsozialismus siehe vor allem Eckart (2006).
123 Siehe hierzu die digital verfügbaren Dokumente, zusammengestellt von Jörg Hüffner und Petra Schaffrodt, unter http://www.ub.uni-heidelberg.de/archiv/13683 (letzter Zugriff: 7.12.2022), S. 138.
124 Für den Zeitraum 1933 bis 1939 schätzt Eckart, dass „nicht weniger als 20 Mitglieder der Medizinischen Fakultät“ Opfer der nationalsozialistischen Verfolgung wurden. Eckart (2006), S. 647.
125 Nach Kümmel (1985), S. 68, mussten 23 von 214 Dozenten die Universität verlassen, fünf aus politischen und 18 aus rassischen Gründen. Neun davon waren Mitglieder der Medizinischen Fakultät. Hingegen von insgesamt 21 Professoren, Privatdozenten und Lehrbeauftragten, die aufgrund von § 3 ausgeschlossen wurden, ist die Rede bei Hüffner und Schaffrodt unter http://www.ub.uni-heidelberg.de/archiv/13683 (letzter Zugriff: 7.12.2022), S. 194.
126 Eckart (2006), S. 648.
127 Zit. n. Sauer (1966), S. 120.
128 Zit. n. Sauer (1966), S. 120.
129 Zit. n. Sauer (1966), S. 121.
130 Zit. n. Sauer (1966), S. 121.

Siebeck[131], waren die Bedenken spürbar. In einer Stellungnahme wird neben der Zustimmung[132] zum Nationalsozialismus auch seine Sorge vor dem Verlust bedeutender Wissenschaftler offensichtlich:

> Auch die Universität ist vor die Judenfrage gestellt. Wir erkennen die Notwendigkeit und die innere Verpflichtung, daß das deutsche Volkstum in ernster Einsicht und im Bewußtsein vieler Versäumnisse sich auf sich selbst besinnt, und daß jeder Lehrer deutscher Art und deutschen Wesens ist; wir sehen die großen Gefahren, die durch Überhandnehmen nur zersetzender Geistesrichtungen entstanden sind, aber wir können nicht übersehen, daß das deutsche Judentum teil hat an großen Leistungen der Wissenschaft, und daß aus ihm große ärztliche Persönlichkeiten hervorgegangen sind. Gerade als Ärzte fühlen wir uns verpflichtet, innerhalb aller Erfordernisse von Volk und Staat den Standpunkt wahrer Menschlichkeit zu vertreten und unsere Bedenken geltend zu machen, wo die Gefahr droht, daß verantwortungsbewußte Gesinnung durch rein gefühlsmäßige oder triebhafte Gewalten verdrängt werde und dadurch die große deutsche Aufgabe Schaden leide.[133]

Dass ein Einsatz für jüdische bzw. ‚nicht arische' Kollegen nicht ohne Nachspiel ablief, wird anhand zweier Mitglieder der Inneren Abteilung der medizinischen Klinik an der Universität Freiburg deutlich. Beide wurden in der nationalsozialistischen Presse an den Pranger gestellt, als sie sich zugunsten ihres Vorgesetzten, des jüdischen Professors Siegfried Thannhauser, aussprachen. Es handelte es sich dabei um die Privatdozenten Hans Baumann und Franz Krause.[134] Sie hatten im Namen weiterer Assistenten der Inneren Abteilung mit der Bitte vorgesprochen, dass Thannhauser weiterhin der medizinischen Klinik „erhalten bliebe, soweit es im Rahmen des Gesetzes zur Wiederherstellung des Berufsbeamtentums möglich wäre"[135]. Der Minister des Kultus und Unterrichts, Staatskommissar Otto Wacker, erteilte dem Anliegen eine Abfuhr und beschied, dass auch in diesem Fall streng nach dem Gesetz verfahren werden würde.

Am 11. April 1933 erschien unter namentlicher Nennung der beiden Privatdozenten ein Artikel in Der Führer. Der Beitrag begann mit der Bemerkung, dass allerorten die „Beseitigung aller undeutschen Einflüsse"[136] ein „freudiges Echo"[137] fände, manche sich aber „immer noch nicht mit der nationalsozialistischen Gedankenwelt befreunden"[138]

---

131 Siebeck machte allerdings in den folgenden Jahren der NS-Zeit Karriere und war sowohl NSDAP-Mitglied als auch in zahlreichen Parteiorganisationen vertreten. Siehe Eckart (2006), S. 648.

132 Inwiefern diese tatsächlich vorhanden war oder aus verhandlungstaktischen Gründen erwähnt wurde, muss offenbleiben.

133 Zit. n. Sauer (1966), S. 118.

134 Dem Vorlesungsverzeichnis von 1933, S. 45, entnommen, digitalisiert unter http://dl.ub.uni-freiburg.de/diglit/vvuf_1933_ss/0034?sid=fd9ec5dfa9b3851946110d3c55009a19 (letzter Zugriff: 7.12.2022).

135 O. V.: „Nationale" Assistenten (1933), S. 3.

136 O. V.: „Nationale" Assistenten (1933), S. 3.

137 O. V.: „Nationale" Assistenten (1933), S. 3.

138 O. V.: „Nationale" Assistenten (1933), S. 3.

könnten. Seitens der Schriftleitung wurden die beiden Dozenten und ihre Kollegen im Folgenden persönlich für ihr Verhalten attackiert. So heißt es in einer Anmerkung:

> Waren sich die beiden Besucher und ihre Auftraggeber nicht der Würdelosigkeit ihrer Rolle bewußt? In einem Augenblick, in dem das deutsche Volk gerade einen vom deutschen Judentum inszenierten Generalangriff des Auslandes abgeschlagen hat, setzen sich deutschblütige Männer für einen Juden ein, der aufgrund gesetzlicher Vorschriften zur Entlassung kommt. Die Rassenfrage scheint diesen Medizinern noch ein Buch mit sieben Siegeln zu sein, von der eisernen Konsequenz des Nationalsozialismus scheinen sie noch nichts gehört zu haben. Wir empfehlen ihnen, sich diese Kenntnisse möglichst schnell anzueignen. Sie sind im neuen Staate von größter Wichtigkeit, will man sich vor der Anwendung des Spruches bewahren: ‚Gegen die Dummheit kämpfen ist schon schwer. Aber mit der Dummheit – noch viel mehr!‘[139]

Mit diesen recht plumpen Beleidigungen und wenig kaschierten Drohungen war es aber nicht getan. Am folgenden Tag erschien ein weiterer Artikel zu dem Vorgang. Aus ihm wird ersichtlich, dass der Einsatz der Freiburger Mediziner für ihren jüdischen Kollegen kein Einzelfall gewesen zu sein scheint. Unter dem Aufmacher „Erpresserbriefe zugunsten jüdischer Hochschullehrer“[140] wurde bemerkt:

> Vielmehr treten auch andernorts Privatdozenten und Professoren für jüdische Lehrkräfte ein, indem sie an ihre Fachgenossen Rundschreiben richten mit der Bitte, möglichst, denn Eile sei dringend notwendig, eine Erklärung zu übersenden, die für den Juden eintritt mit der Begründung, daß es im Interesse der Wissenschaft notwendig sei, den betr. Professor in Deutschland zu behalten.[141]

Allerdings wurde mit Bezug auf die ständig angeführte jüdische Weltverschwörung behauptet, dass dies ebenfalls nur ein aus jenen Kreisen stammendes „plumpes Entlastungsmanöver“[142] sei. Zudem gab man an, dass die Initiatoren der Schreiben auf „die Feigheit und Furcht ihrer Berufskollegen spekulieren“[143] würden.

An der Situation von Thannhauser, der wenige Jahre zuvor „als einer der brillantesten deutschen Internisten von der Fakultät mit Stolz berufen“[144] worden war, änderte der Einsatz seiner Kollegen kaum etwas. Dabei war er noch im Dezember 1932 zum Dekan für das darauffolgende Verwaltungsjahr 1933/34 gewählt worden. Der demokratisch gesinnte Anatom Wilhelm von Möllendorff[145] hätte die Position des Rektors

---

139 O. V.: „Nationale“ Assistenten (1933), S. 3.
140 O. V.: Erpresserbriefe (1933), S. 3.
141 O. V.: Erpresserbriefe (1933), S. 3.
142 O. V.: Erpresserbriefe (1933), S. 3.
143 O. V.: Erpresserbriefe (1933), S. 3.
144 Seidler (1989), S. 526.
145 Möllendorff war Mitglied der Deutschen Demokratischen Partei (DDP). Seidler: Die Medizinische Fakultät (1993), S. 301.

innegehabt. Im Gegensatz zu Thannhauser trat Letzterer am 15. April auch sein Amt an und bemühte sich noch, die Durchführung der Entlassungen zu verzögern. Allerdings wurde er von Anfang an in der nationalsozialistischen Presse und auch durch die Freiburger Studentenschaft attackiert und wiederholt offen zum Rücktritt aufgefordert: „Herrn Prof. Möllendorff legen wir nahe, die Gelegenheit zu benutzen und einer Neuordnung der Hochschule nicht im Wege zu stehen."[146] Nur fünf Tage nach seinem Amtsantritt legte er sein Amt auch nieder.[147] Seine Nachfolge sollte Martin Heidegger antreten, der bei allen Kontroversen um sein ambivalentes Verhalten zu diesem Zeitpunkt den nationalsozialistischen Zielen und vor allem Adolf Hitler sehr positiv gegenüberstand.[148]

Für Thannhauser, der sich überlegt hatte, gegen seine Behandlung gerichtlich vorzugehen, führten diese Entwicklungen dazu, dass er aufgrund seines Frontkämpferstatus seine Stellung noch für ein Jahr behalten konnte, sich in dieser Zeit aber massiver Schikane und Denunziationen ausgesetzt sah. Im April 1934 sollte er als weitere Demütigung zum wissenschaftlichen Hilfsarbeiter degradiert und nach Heidelberg an die dortige Universitätsklinik versetzt werden.[149] Dies lehnte er entschieden ab; dabei fühlte er sich von seinen Fakultätskollegen aufgrund mangelnder Unterstützung im Stich gelassen. In der Folge emigrierte Thannhauser in die Vereinigten Staaten, dort konnte er in Boston seine Forschungen fortsetzen.[150]

Ähnlich wie Thannhauser erging es auch seinem zeitweiligen Assistenten und späteren Medizin-Nobelpreisträger Hans Adolf Krebs. Dieser war 1931 an die Universität Freiburg gekommen und hatte sich dort im Dezember 1932 habilitieren können. Krebs, der danach auch in der näheren Auswahl für ein Ordinariat in Münster stand, schilderte Jahrzehnte später den Ablauf der Ereignisse im April 1933 anhand der ganzen Dokumente, die er zu diesen Vorgängen aufgehoben hatte. Dabei wird deutlich, mit welch bürokratischer Gründlichkeit auch im Falle großen Unrechts vorgegangen wurde.[151]

Krebs wurde am 12. April seine Entlassung durch ein Schreiben des Dekans Eduard Rehn mitgeteilt. Dieses enthielt nur einen einzigen Satz: „Laut Verfügung des akademischen Rektorats teile ich Ihnen in Bezug auf die ministerielle Verfügung A Nr. 7642 mit, dass Sie bis auf weiteres beurlaubt sind."[152] Die endgültige Kündigung folgte nur wenige Tage später und war wirksam auf den 1. Juli 1933.

---

146 Seidler: Die Medizinische Fakultät (1993), S. 299–312, Zitat S. 302.

147 Seidler (1989), S. 526.

148 Für die umfangreich verfügbare Literatur zum Themenkomplex Heidegger und seiner Haltung zum Nationalsozialismus siehe beispielsweise die Sammelbände (Heidegger-Jahrbücher 4 und 5) von Denker und Zaborowski aus dem Jahr 2009.

149 Seidler: Die Medizinische Fakultät (1993), S. 314.

150 Zur Biographie Thannhausers siehe auch https://www.dgim-history.de/biografie/Thannhauser;Siegfried%20Josef;1064 (letzter Zugriff: 7.12.2022).

151 Krebs (1980).

152 Zit. n. Krebs (1980), S. 366.

Beide Schreiben mussten umgehend schriftlich bestätigt werden. Krebs verließ Deutschland noch im Jahr 1933, er bemerkte Jahrzehnte später hierzu: „In diesen ersten Monaten wurde noch der Schein einer Legalität und formellen Höflichkeit gewahrt."[153] Wie schnell sich dies ändern konnte, wurde in Freiburg aber schon am 2. Mai 1933 deutlich, als „ein wilder antisemitischer Aufruf"[154] in Zeitungen und als Anschlag kursierte. Krebs gelangte aufgrund persönlicher Kontakte nach Cambridge, wo er im Juli 1933 seine Forschungen fortsetzen konnte. 1952 erhielt er den Nobelpreis und wurde 1954 nach Oxford berufen. In der Rückschau bewertete er sein Schicksal noch als glücklich. Als international anerkannter Wissenschaftler konnte er seine Forschungen in Cambridge fortsetzen und war zudem jung genug, um sich den neuen Gegebenheiten anpassen zu können. Wie Thannhauser hielt auch er später fest, wie negativ er das Verhalten seiner ehemaligen Studenten wahrgenommen hatte.[155]

Neben Thannhauser und Krebs emigrierte eine ganze Reihe von jüdischen Medizinern, die in ihren Fächern schon Weltruf erlangt hatten oder zukünftig erwerben sollten, in den ersten Jahren nach 1933 aus Baden. Viele empfanden sich dabei nicht als Juden, sondern als deutsche Patrioten.[156] Krebs äußerte sich dahingehend, dass Hitler ihn erst zum Juden gemacht hätte.[157]

Entsprechend erschütternd und unverständlich war für viele das Verhalten ihres Vaterlandes, aber auch das ihrer Kollegen, die dem Ganzen häufig unbeteiligt zusahen oder „erschreckend geschäftsmäßig [ihre] Nachfolgeüberlegungen"[158] in den Fakultätssitzungen anstellten. Über die initial geäußerten Bedenken hinaus scheint es keine Diskussionen an den Fakultäten gegeben zu haben.[159]

Dabei basierte die internationale Bedeutung der deutschen medizinischen Forschung bis 1933 auch auf den Leistungen der vielen jüdischen Ärzte und entsprechend bedeutete der Bruch des Nationalsozialismus einen enormen wissenschaftlichen Verlust, welcher auf Jahre hinaus den Anschluss an die internationale Forschung kostete.[160]

Dies betraf auch die Universitäten in Baden, da hier bis 1933 eine große Zahl von jüdischen Medizinern tätig gewesen war und zahlreiche wissenschaftliche Größen unter

---

153 Krebs (1980), S. 357.
154 Gemeint ist der Aufruf „Wider den undeutschen Geist", unterzeichnet von der Deutschen Studentenschaft, digitalisiert zu finden unter https://web.archive.org/web/20190820005002/https://www.karlsruhe.de/b1/stadtgeschichte/buecherverbrennung/deutschland1933/12thesen.de (letzter Zugriff: 7.12.2022).
155 Krebs (1980).
156 Siehe auch Ritzmann (2014).
157 Roth (2008), S. 349.
158 Seidler (1989), S. 526.
159 Seidler (1989), S. 526.
160 Das unterstreicht auch ein Blick auf den Anteil an jüdischen Nobelpreisträgern im Bereich Physiologie oder Medizin. Dieser beträgt weltweit 26 Prozent und nicht wenige waren vor 1933 in Deutschland tätig oder haben zumindest einen deutschen Hintergrund. Siehe dazu http://jinfo.org/Nobels_Medicine.html (letzter Zugriff: 7.12.2022).

ihnen waren. Bezüglich der medizinischen Fakultäten und ihrem Verhalten gegenüber den jüdischen Ärzten lässt sich nur wenig Positives vermerken.[161] Wie auch reichsweit verlief die ‚Gleichschaltung‘ ohne Widerstände. In Heidelberg und Freiburg verloren dadurch nicht weniger als 59 Mitarbeiter an den medizinischen Fakultäten ihre Stellung.[162]

Gänzlich anders stellte sich die Situation hingegen in Württemberg dar. Jüdische Professoren waren in Tübingen schon immer eine Seltenheit.[163] Um Karriere zu machen, galt: „keinesfalls jüdisch, möglichst nicht katholisch[164]. Dies führte dazu, dass nach der Machtübergabe ohnehin keine jüdischen Professoren in Tübingen tätig waren, ein Umstand, auf den man dort stolz war: „[…] jüdische Professoren hat Tübingen, ohne viele Worte zu machen, stets von sich fern zu halten gewußt."[165] Letztlich war Tübingen deshalb die Universität, die am wenigsten von Entlassungen betroffen war. Zwischen 1933 und 1945 wurden etwa vier Prozent des Lehrkörpers suspendiert. Zum Vergleich: In Heidelberg waren es 25, in Berlin gar 35 Prozent.[166]

Nur drei jüdische Mediziner verließen aufgrund der neuen nationalsozialistischen Politik die Universität.[167] Auch das Gesetz gegen die Überfüllung deutscher Schulen und Hochschulen vom 25. April 1933, in dem der Anteil von ‚Nichtariern‘ auf 1,5 Prozent beschränkt werden sollte, musste in Tübingen gar nicht erst angewendet werden, lag man doch ohnehin deutlich unterhalb dieser Grenze[168] – ganz anders, als dies in Heidelberg und Freiburg der Fall gewesen war.[169]

In Sachen Antisemitismus tat sich Tübingen auch in anderer Hinsicht besonders hervor. Unter dem neuen Rektor und überzeugten Nationalsozialisten Hermann Hoffmann[170], der zeitweise auch in der württembergischen Ärztekammer saß, wurde der Ort zum Zentrum der NS-‚Judenforschung‘. Mit ihr sollte die Verfolgung der Juden

---

161 So konstatiert Eckart für die Medizinische Fakultät Heidelberg „wenig Raum für positive Anmerkungen". Eckart (2006), S. 649.

162 Freiburg 38, Heidelberg mindestens 21. Siehe hierzu die digital verfügbaren Dokumente, zusammengestellt von Jörg Hüffner und Petra Schaffrodt, unter http://www.ub.uni-heidelberg.de/archiv/13683 (letzter Zugriff: 7.12.2022).

163 Als Forschungsüberblick zur Geschichte der Universität Tübingen im Nationalsozialismus siehe die Bibliographie von Wischnath/Bauer-Klöden (2010). Speziell zur Geschichte der Medizinischen Fakultät Tübingen siehe u. a. Rohrbach (2015); Kolata/Kühl (2015); Grün: „Mit der besten chirurgischen und gynäkologischen Hand" (2010); Grün: Die Medizinische Fakultät Tübingen (2010).

164 Paletschek (2001), S. 315 f.

165 Siehe den Bericht des Arbeitskreises „Universität Tübingen im Nationalsozialismus" unter https://uni-tuebingen.de/fileadmin/Uni_Tuebingen/Allgemein/Dokumente/2006/06-01-19AkUniimNS.pdf (letzter Zugriff: 7.12.2022).

166 Grüttner/Kinas (2007), S. 140; Gerstengarbe (1994), S. 29.

167 Siehe den Bericht des Arbeitskreises „Universität Tübingen im Nationalsozialismus" unter https://uni-tuebingen.de/fileadmin/Uni_Tuebingen/Allgemein/Dokumente/2006/06-01-19AkUniimNS.pdf (letzter Zugriff: 7.12.2022).

168 LABW HStAS, E 130 b Bü 2777, Pag. 20; Lang (2010).

169 Ferdinand (2014), S. 130.

170 Siehe dazu auch Langewiesche (1997) und Seidl (2015).

auf Basis pseudowissenschaftlicher Erkenntnisse legitimiert werden. Schon 1933 wurde von dem evangelischen Theologen Gerhard Kittel die Ermordung aller Juden als mögliche Lösung der ‚Judenfrage' angeführt.[171] Aber auch das rassenbiologische Institut unter Wilhelm Gieseler und insbesondere Mitarbeiter wie Hans Fleischhacker geben Aufschluss, wie sehr sich Angehörige der Universität Tübingen in den Dienst nationalsozialistischer Ideologie stellten und auch an Medizinverbrechen beteiligt waren.[172]

Standespolitisch waren sowohl die meisten jüdischen als auch nicht jüdischen, an den Universitäten beschäftigten Mediziner nur selten hervorgetreten. Zwar waren meist ein oder zwei Professoren sowohl in der badischen als auch in der württembergischen Ärztekammer vertreten, diese hatten sich im Untersuchungszeitraum aber fast nur bei wissenschaftlichen Problemstellungen geäußert.[173] Bei den vielfach dominierenden praktischen und wirtschaftlichen Fragen waren es hingegen die niedergelassenen Ärzte, die tonangebend waren.

13.6 Entzug der Kassenzulassung und Zerstörung der wirtschaftlichen Existenzgrundlage

Auch unter den niedergelassenen Ärzten waren sowohl in Baden als auch in Württemberg zahlreiche Juden. Vielfach hing deren wirtschaftliches Auskommen von der Zulassung zur Kassenpraxis ab. Eine reine Privatpraxis reichte den wenigsten Ärzten, um ihre Existenz zu sichern. Wie bei den Universitätsangehörigen war in Baden schon vor den reichsweiten Verordnungen der Ausschluss ‚nicht arischer' und politisch missliebiger Mediziner durch Schütz angeordnet worden. Die reichsweiten Regelungen folgten binnen kurzer Zeit und so wurde am 22. April 1933 in der „Verordnung über die Zulassung von Ärzten zur Tätigkeit bei den Krankenkassen"[174] der Entzug der Kassenzulassung für jüdische Ärzte verfügt[175]: „Die Tätigkeit von Kassenärzten nicht arischer Abstammung und von Kassenärzten, die sich im kommunistischen Sinne betätigt haben, wird beendet. Neuzulassungen solcher Ärzte zur Tätigkeit bei den Krankenkassen finden nicht mehr statt."[176]

Wie das Gesetz zur Wiederherstellung des Berufsbeamtentums enthielt die Verordnung ebenfalls einen ‚Frontkämpferparagraphen': „Die nicht arische Abstammung ist kein Hindernis für die Eintragung, wenn die Ärzte am Weltkriege auf seiten des Deut-

171 Kittel (1933).
172 Siehe vor allem Kolata/Kühl (2015); Thran (2015); Weindling (2015); Lang: Fleischhackers (un)vergessene Opfer (2015).
173 Siehe beispielsweise Wegerle (1924) und Wegerle (1928).
174 *Reichsgesetzblatt* (1933), Teil 1, S. 222 f.
175 Sperling: Achtung! (1933) und Wagner: Verfügungen (1933).
176 *Reichsgesetzblatt* (1933), Teil 1, S. 222.

schen Reichs oder seiner Verbündeten teilgenommen haben oder wenn ihre Väter oder Söhne im Weltkriege gefallen sind."[177] Dies traf – ganz im Gegensatz zu dem, was die nationalsozialistische Propaganda behauptete – auch auf einen großen Prozentsatz jüdischer Ärzte zu.[178] Mit der Ausnahmeregelung hatten sie somit eine Möglichkeit, gegen den Entzug ihrer Kassenzulassung vorzugehen. Dies war in vielen Fällen notwendig, denn einige Kassenärztliche Vereinigungen (KV) hatten den Ausschluss der jüdischen Ärzte vorschnell in Angriff genommen.[179] Wie viele aufgrund der Verordnung vom 22. April reichsweit von der Kassenpraxis ausgeschlossen worden waren[180], ist nur ungefähr zu bestimmen, denn 1933 wanderten[181] schon einige jüdische Mediziner, vor allem aus Berlin[182], aus.

Insgesamt sank die Zahl der ‚nicht arischen' Kassenärzte reichsweit binnen eines Jahres um 1667[183] auf 3641[184]. Von den mehr als 200 jüdischen Medizinern in Baden konnten durch die Ausnahmeregelung etwas mehr als zwei Drittel ihre Zulassung behalten. Rund 50 jüdische Ärzte hatten sie aber endgültig verloren.[185]

In Württemberg wurde 25 Medizinern wegen ‚nicht arischer' Abstammung und zwei wegen ‚kommunistischer Betätigung' ihre Kassenzulassung entzogen.[186] Bemerkenswerterweise wurden bei der Neubesetzung der zahlreich freigewordenen Stellen drei jüdische Ärzte zugelassen. Stähle zeigte sich darüber sehr verärgert[187], nutzte diesen Anlass aber zur weiteren Hetze und um die Maßnahmen zur Verdrängung und Ausgrenzung der Juden herunterzuspielen: „Und da wagt es die Lügenhetze dieser asiatischen Horde, noch von Judenverfolgung und Zuchthausstaat zu reden!"[188]

---

177 *Reichsgesetzblatt* (1933), Teil 1, S. 222.

178 Siehe Rueß (2009); Württembergischer Landesverband (1926); BArch Berlin, NS 5 VI 6718, Pag. D 581.

179 So kommt Thomas Gerst zu dem Schluss: „Beim Blick in die beim Bundesarchiv erhaltenen Akten des Reichsarbeitsministeriums (Bestand 39.01, Nr. 5135–5163) mit den Beschwerden gegen den Entzug der kassenärztlichen Zulassung fällt vor allem zweierlei auf: Verblüffend ist die Eilfertigkeit, mit der in aller Regel die Standesvertretung den ärztlichen Kollegen die wirtschaftliche Existenzgrundlage entzog; bemerkenswert, wie effektiv die Ministerialbürokratie die Vielzahl der Vorgänge abwickelte, dabei zwar Fehlentscheidungen der Kassenärztlichen Vereinigungen korrigierte, gleichzeitig aber bürokratisch perfekt den Willen der nationalsozialistischen Machthaber exekutierte." Gerst (2013), S. 770.

180 Hans Dornedden schätzt die Zahl auf etwa 1500. Hadrich: Die Zahl (1934).

181 Zur Emigration jüdischer Ärzte siehe beispielsweise Villiez (2014) und Kröner (1993).

182 Hadrich: Die Zahl (1934).

183 Hadrich: Die nichtarischen Ärzte (1934). Siehe auch Kümmel (1985), S. 69 f.

184 Gerst (2013).

185 Hadrich nennt 1934 49 Ärzte, Pflugfelder etwa 60. Hadrich: Die nichtarischen Ärzte (1934) und Pflugfelder (1980), S. 17.

186 Stähle: Zwei Monate Staatskommissar (1933). Siehe auch O. V.: Vertrauensärzte (1933); Aerzteverband: Ausscheiden (1933); Aerzteverband: Aufhebung (1933).

187 „Bei der ersten Schiedsamtssitzung für Zulassung von Kassenärzten ergab sich die befremdende Notwendigkeit, auf Grund der gesetzlichen Zulassungsbestimmungen unter 32 Neuzulassungen 3 jüdische Aerzte (= 10 %!) zuzulassen [...]." Stähle: Zwei Monate Staatskommissar (1933), S. 353.

188 Stähle: Zwei Monate Staatskommissar (1933), S. 353.

Erheblichen Anteil daran, dass viele jüdische Ärzte dem drohenden Entzug der Kassenzulassung entgehen bzw. sich dagegen wehren konnten, hatte die „Beratungsstelle für jüdische Ärzte in Württemberg“[189]. Unter der Leitung von Gustav Feldmann diente sie als erste Anlaufstelle und beriet die Betroffenen, um erfolgreich gegen den Entzug der Zulassung vorzugehen. Dies war umso mehr notwendig, als sich die Kassenärztlichen Vereinigungen vielerorts dagegen sperrten, die Teilnahme am Ersten Weltkrieg (an der Front oder in einem Seuchenlazarett)[190] immer ohne weiteres anzuerkennen[191].

Die in dieser Zeit zahlreich gegen den Ausschluss vorgebrachten Beschwerden wurden im Reichsarbeitsministerium bearbeitet. Insgesamt gingen dort 1377 Einsprüche ein. Davon waren 1030 von Personen, die aufgrund ihrer ‚nicht arischen‘ Abstammung ausgeschlossen worden waren, 338 von solchen, bei denen dies aufgrund ‚kommunistischer Betätigung‘ erfolgt war. Hinzu kamen neun Ärzte, bei denen „sonstige Gründe“[192] angegeben waren. Der zuständige Ministerialrat Oskar Karstedt ging davon aus, dass mindestens die Hälfte der betroffenen Mediziner Widerspruch gegen ihren Ausschluss eingelegt hatte. Zuvor hatte der Hartmannbund dazu Stellung zu nehmen. Dieser lehnte 1074 der 1377 Beschwerden ab. Von den 303 anerkannten Einsprüchen entfiel mehr als die Hälfte (162 Fälle) auf diejenigen, die im Ersten Weltkrieg an der Front oder in einem Seuchenlazarett[193] gedient hatten. In nur 110 Fällen (von insgesamt 338 Beschwerden) wurde eine ‚kommunistische Betätigung‘ als nicht erwiesen angesehen. Insbesondere bei Letzterem wird deutlich, wie unterschiedlich diese Einsprüche gehandhabt wurden, denn das Reichsarbeitsministerium sah in seiner maßgeblichen Entscheidung in mehr als doppelt so vielen Fällen (231 von 338) keinen Beweis für den Vorwurf. Somit legten die zuständigen Beamten hier die Vorschriften deutlich mehr zugunsten[194] der Ärzte aus, als dies der Hartmannbund getan hatte. Auch im Hinblick auf Mediziner, die unter den ‚Frontkämpferparagraphen‘ fielen, erhöhte sich die Zahl der stattgegebenen Beschwerden signifikant. Letztlich wurden von den 1377 Einsprüchen 827 abgewiesen und 550 anerkannt. Damit gab das Reichsarbeitsministerium 247 Beschwerden mehr statt als die eigene Standesvertretung.[195]

Wie dramatisch es sich auswirken konnte, die Kassenzulassung zu verlieren und binnen kürzester Zeit von einem angesehenen Arzt zum Opfer von Hass- und Droh-

---

189 Rueß (2009), S. 97.
190 *Reichsgesetzblatt* (1933), Teil 1, S. 222.
191 Rueß (2009), S. 72–74.
192 Karstedt (1934), S. 593.
193 Dieser Begriff wurde nicht scharf definiert und entsprechend schwer gestaltete sich die Auslegung der Frage. Karstedt (1934).
194 Dies zeigt sich auch bei abweichenden Entscheidungen im Vergleich zur Stellungnahme des Hartmannbundes. In 232 Fällen wurde dessen Position zugunsten des betroffenen Arztes abgewiesen, in nur 21 Fällen geschah dies zu Ungunsten des Mediziners. Einige Verfahren wurden gänzlich eingestellt. Karstedt (1934).
195 Karstedt (1934).

botschaften zu werden, zeigt das Beispiel von Julius Katzenstein. Bis 1933 hatte dieser eine der größten Kassenpraxen in Karlsruhe gehabt und war von seinen Patienten sehr geschätzt worden. So heißt es in Zeitzeugenaussagen:

> Dr. Katzenstein war außerordentlich beliebt. In der Südstadt gab es unter den Arbeitslosen und sonstwie Bedürftigen den Slogan ‚Wenn du kein Geld hasch, geh zum Katzenstein'. Er habe in vielen Fällen nicht nur ohne Honorar medizinische Betreuung gegeben, sondern nicht selten bedürftigen Patienten und deren Angehörigen noch Lebensmittel nach Hause gebracht.[196]

Aufgrund der Verordnung war Katzenstein die Zulassung entzogen worden. Da er aber nicht als Frontkämpfer am Ersten Weltkrieg teilgenommen hatte,[197] besaß er auch keine Aussichten auf einen erfolgreichen Widerspruch.

Wie so viele andere jüdische Ärzte auch wurde er zudem zum Ziel diverser in der Presse lancierter Hetzartikel. Persönliche Drohungen waren zudem ebenfalls an der Tagesordnung. Nach Aussage eines befreundeten Rechtsanwalts sei Katzenstein in der Folge ein „völlig gebrochener Mann"[198] gewesen. Noch wenige Monate zuvor einer der angesehensten Ärzte Karlsruhes, nahm er sich schon am 13. Juli 1933 das Leben.

Aber die Verordnung vom 22. April stand nur am Anfang einer ganzen Reihe von Maßnahmen. So erwies sich auch der Hartmannbund weiterhin als willfähriger Teilnehmer beim Ausschluss vieler Ärzte. Beispielsweise wurde im September mit den privaten Krankenversicherungen ein Abkommen abgeschlossen, um jüdische Mediziner hier ebenfalls auszuschließen.[199] Diese Maßnahmen zielten selbstverständlich auch auf die vermeintlich kommunistischen Ärzte ab, wobei hier zwischen Sozialdemokraten und Kommunisten nicht unterschieden worden zu sein scheint.

Dies war insofern bedeutsam, als einige jüdische Ärzte auch aufgrund ihrer politischen Einstellung verfolgt wurden. Denn die Mehrheit von diesen neigte „liberalen politischen Anschauungen"[200] zu. Im Hinblick auf die meist offen zur Schau gestellten antisemitischen Tendenzen der nationalistisch-konservativen Parteien war dies kaum überraschend.[201] So waren in dem 1924 gegründeten Verein sozialistischer Ärzte auch zahlreiche jüdische Mediziner vertreten.[202] In Karlsruhe war am 24. Juni 1928 eine

---

196 Gedenkbuch für die Karlsruher Juden unter https://gedenkbuch.karlsruhe.de/namen/2063 (letzter Zugriff: 14.12.2022).

197 Er hatte sich freiwillig gemeldet, war aber abgelehnt worden.

198 Nach der Aussage des befreundeten Rechtsanwalts Hans Ingenohl unter https://stolpersteine-guide.de/map/biografie/484/dr.-julius-katzenstein (letzter Zugriff: 7.12.2022).

199 Gerst (2013).

200 Kümmel (1993), S. 72.

201 Kümmel (1993).

202 Neben Eduard Kahn beispielsweise noch seine Frau, Elisabeth Kahn-Wolz. Zur Biographie von Kahn-Wolz: https://geschichte.charite.de/aeik/biografie.php?ID=AEIK00476 (letzter Zugriff: 7.12.2022). Auch vertreten war die praktische Ärztin Johanna Maas. Zur Biographie von Maas: Formanski (2020) und

„südwestdeutsche Gruppe der sozialistischen Aerzte Deutschlands“[203] ins Leben gerufen worden. Vorsitz und Geschäftsführung hatte der in der badischen Landeshauptstadt ansässige jüdische Mediziner Eduard Kahn übernommen. Dabei war auch für die Vereinigung innerhalb der badischen Ärzteschaft geworben worden. Kahn war sowohl politisch (Mitglied der SPD und Stadtverordneter)[204] als auch standespolitisch aktiv und in den Standesvereinigungen durchaus angesehen. Noch 1931 war er in den erweiterten Vorstand der ÄLZ gewählt worden.[205]

Welches Schicksal politisch aktiven Ärzten schon unmittelbar nach der Reichstagswahl vom 5. März 1933 drohen konnte, zeigt sich auch bei Kahn und dem ebenfalls jüdischen Mediziner Otto Wimpfheimer. Beide wurden bereits am 25. März in die so bezeichnete ‚Schutzhaft‘ genommen. Im Falle von Wimpfheimer vermutete seine Ehefrau im „Konkurrenzneid der Naziärzte“[206] den ausschlaggebenden Grund für seine Verhaftung. Kahn und Wimpfheimer wurden zwar sechs Tage später wieder entlassen[207], waren aber in der Folgezeit zahlreichen Schikanen und Demütigungen ausgesetzt. Kahn flüchtete 1935 zusammen mit seiner Frau, der Kinderärztin Elisabeth Kahn-Wolz, in die USA. Dort gelang es beiden, wieder als Ärzte tätig zu werden.[208] Wimpfheimer, dem trotz seines Status als Frontkämpfer die Kassenzulassung entzogen worden war, verblieb weiterhin in Deutschland. Der angesehene und beliebte Arzt erhielt den Berichten zufolge in dieser Zeit auch die Unterstützung einiger seiner Patienten. Diese baten in einem Gesuch inklusive einer Unterschriftenliste darum, den Kassenausschluss aufheben zu lassen. Die Schikanen steigerten sich aber über die Jahre weiter. 1935 wurde Wimpfheimers Praxis verwüstet und zudem die Bilder der Zerstörung in der Zeitung *Der Führer* zu einem Schmähartikel genutzt. Im August erschien er dort mit der Überschrift „Judenstall hinter vornehmer Fassade! – Haarsträubender Zustand in der Zähringer Straße aufgedeckt – Dr. Wimpfheimers medizinisches Laboratorium“[209] inklusive Fotografien der Verwüstungen. Letztlich wurde Wimpfheimer durch die Zerstörung seiner Existenz in den Suizid[210] getrieben. Er nahm sich am 14. Juli 1937 das Leben.[211]

---

https://stadtgeschichte.karlsruhe.de/stadtarchiv/blick-in-die-geschichte/ausgaben/blick-119/johanna-maas (letzter Zugriff: 7.12.2022).

203 O. V. (1928).

204 Stadtarchive Karlsruhe und Mannheim (2016) und Formanski (2020), S. 89 f.

205 Pertz (1931).

206 Zur Biographie Wimpfheimers: https://stolpersteine-guide.de/map/biografie/554/dr.-otto-wimpfheimer (letzter Zugriff: 7.12.2022).

207 Stadtarchive Karlsruhe und Mannheim (2016), S. 57.

208 Neben dem Ehepaar Kahn gelang dies bis 1937 noch vier weiteren jüdischen Ärzten aus Karlsruhe. Seidler (2000), S. 305 f.; Werner (1990), S. 234 f.

209 Siehe https://stolpersteine-guide.de/map/biografie/554/dr.-otto-wimpfheimer (letzter Zugriff: 7.12.2022).

210 Siehe zu diesem Themenkomplex Ohnhäuser (2014).

211 Siehe zu diesem und weiteren Beispielen auch einen Beitrag aus der Reihe „Blick in die Geschichte“ der Stadt Karlsruhe unter https://ns-in-ka.de/wp-content/uploads/2017/06/juedische_aerzte_artikel_josef_werner.pdf (letzter Zugriff: 7.12.2022).

Ein ähnliches Schicksal erlitt auch Ernst Baer, Facharzt für Haut- und Geschlechtskrankheiten in Stuttgart. Nach der Machtübergabe wurde er Zeugenaussagen zufolge beständig schikaniert und erhielt zahlreiche Drohbriefe, unter anderem von der Gestapo. Seine Praxiseinnahmen brachen zudem um mehr als die Hälfte ein. Nachdem auch noch seine Verhaftung drohte, sah Baer keinen anderen Ausweg mehr und beging am 13. Oktober 1937 Suizid.[212] Dabei waren die Verhältnisse in der Großstadt Stuttgart tendenziell noch besser als in den ländlichen Bezirken von Württemberg, wo Ausgrenzung und Verfolgung mitunter noch grausamer abliefen.

Aufgrund der Bestimmungen des ‚Frontkämpferparagraphen' konnten aber viele niedergelassene jüdische Ärzte zunächst ihre Praxis weiter betreiben. Dies führte dazu, dass trotz der schon bedrohlichen Lage sich nur wenige bereits 1933 dazu entschlossen, Deutschland zu verlassen. Eine im Ärzteblatt veröffentlichte Statistik nennt für 1933 insgesamt 412 ausgewanderte Ärzte.[213] Davon waren allein 284 aus Berlin, wo der Anteil jüdischer Mediziner besonders groß war. Dass es sich bei denjenigen, die Deutschland verlassen hatten, überwiegend um jüdische Ärzte gehandelt haben wird, zeigen auch die Länder, welche als Ziele aufgelistet sind. Mit großem Abstand war hier Palästina vermerkt. Weitere außereuropäische Ziele hatten nur wenige gewählt, diese machten nur knapp zehn Prozent aus.[214]

Allerdings zeigten sich die Nationalsozialisten von den Auswirkungen der Verordnung vom 22. April 1933 enttäuscht, denn es waren weitaus weniger ‚nicht arische' und ‚kommunistisch tätige' Mediziner als ursprünglich erhofft ausgeschlossen worden. Insgesamt hatten reichsweit etwa 1500 Ärzte ihre Zulassung verloren.[215]

---

212 Rueß (2009), S. 47–51.

213 Die tatsächliche Zahl dürfte weitaus höher sein, wie auch der Autor der Statistik, der Regierungsrat und ärztliche Statistiker Hans Dornedden, zugibt: „Zwar ist es vorerst noch nicht möglich, die Zahl der im Jahre 1933 aus Deutschland tatsächlich ausgewanderten Ärzte genau anzugeben, doch erscheint die vorläufige Zusammenstellung immerhin geeignet, einige Aufschlüsse über die nunmehrige Bedeutung der Auswanderung von Ärzten aus Deutschland, die vor 1933 recht gering war, zu liefern." Zit. n. O. V.: Aus Deutschland (1934), S. 181. Hadrich kommt im ersten Jahr der nationalsozialistischen Herrschaft auf 578 ausgewanderte Ärzte. Huerkamp (1993), S. 326. Für das Jahr 1935 vermeldet Dornedden auch im Vergleich zur letzten Ausgabe des Reichs-Medizinal-Kalenders 1307 ausgewanderte Ärzte. Dornedden (1935). Siehe auch Huerkamp (1993).

214 Die Statistik trennt zwischen Ärzten aus Berlin (n = 284) und dem Rest Deutschlands (n = 128). Pälastina war das Ziel von 46,1 Prozent der Berliner Ärzte und 37,1 Prozent der Mediziner aus dem Rest Deutschlands. Weitere außereuropäische Länder waren das Ziel von 11,8 bzw. 8,6 Prozent der Ärzte. O. V.: Aus Deutschland (1934).

215 Hadrich: Die Zahl (1934).

13.7 Ausdehnung des Ausschlusses von der Kassenpraxis und zunehmende Verfolgung

Nachdem das Gesetz zur Wiederherstellung des Berufsbeamtentums und die Verordnung vom 22. April 1933 nicht den von den Nationalsozialisten gewünschten Effekt gehabt hatten, wurden 1934 weitere gesetzliche Maßnahmen erlassen, um das Ziel doch noch zu erreichen. Aber die Repressalien gegen die jüdischen Ärzte in Baden hatten ohnehin schon ein solches Maß angenommen, dass sich immer mehr gezwungen sahen, aus Deutschland zu flüchten. Unter ihnen war beispielsweise der in Mannheim niedergelassene Julius Moses.[216] Ursprünglich aus der Pfalz stammend, hatte Moses seit 38 Jahren eine Praxis als praktischer Arzt geführt. In seiner Dissertation hatte er sich mit psychischen Störungen im Kindesalter beschäftigt. Pädagogisch versiert, war er über seine Tätigkeit als praktischer Arzt hinaus noch Leiter der Städtischen Beratungsstelle für „Schwererziehbare und Psychopathen"[217] sowie Dozent im Seminar für Kindergärtnerinnen[218]. In der jüdischen Gemeinde Mannheims nahm er ebenfalls eine führende Rolle ein und war zudem Mitglied im „Badischen Oberrat der Israeliten". Nachdem Moses die Kassenzulassung schon 1933 verloren hatte und immer wieder das Ziel von nationalsozialistischen Schikanen geworden war, verließen er und seine Familie am 28. März 1934 Baden in Richtung Palästina.[219] Seine Entscheidung sollte sich als richtig erweisen, fand doch nur wenige Wochen später eine weitere Verschärfung durch die NS-Gesetzgeber statt. In der „Verordnung über die Zulassung von Ärzten zur Tätigkeit bei den Krankenkassen"[220] vom 17. Mai 1934 wurde der Kreis der Mediziner, denen die Zulassung verweigert werden sollte, stark vergrößert. In § 15 hieß es, dass unter anderem von der Zulassung ausgeschlossen seien:

> 2. Ärzte nicht arischer Abstammung und Ärzte, deren Ehegatten nicht arischer Abstammung sind. Als nicht arisch gilt, wer von nicht arischen, insbesondere von jüdischen Eltern oder Großeltern abstammt. Es genügt, wenn ein Elternteil oder Großelternteil nicht arisch ist. […]
> 3. Ärzte, die nicht die Gewähr dafür bieten, daß sie jederzeit rückhaltlos für den nationalsozialistischen Staat eintreten […].[221]

---

216 Nicht zu verwechseln mit dem 1942 im KZ Theresienstadt ermordeten gleichnamigen Arzt und Politiker (SPD, USPD).
217 Watzinger (1987), S. 127, und Gawliczek/Senk/Hatzig (1978).
218 Watzinger (1987), S. 127.
219 In Tel Aviv war Moses maßgeblich am Aufbau des lokalen Gesundheitswesens beteiligt. Er verstarb dort am 12. Juli 1945. Watzinger (1987), S. 127.
220 *Reichsgesetzblatt* (1934), Teil 1, S. 399–410.
221 *Reichsgesetzblatt* (1934), Teil 1, S. 401.

Zudem musste für die Eintragung ins Arztregister ein ‚Ariernachweis' vorgelegt werden.[222] Damit waren aber auch die Ausnahmeregelungen des ‚Frontkämpferparagraphen' weitgehend gestrichen.[223] Somit blieb vielen jüdischen Medizinern nur noch die Privatpraxis, um ihre ärztliche Tätigkeit ausüben und ihre wirtschaftliche Existenz erhalten zu können. Zusätzlich erschwerend kam hinzu, dass sich im Mai 1933 der Hartmannbund und der Verband privater Krankenversicherungsunternehmen Deutschlands darauf verständigt hatten, nur noch solche Rechnungen von jüdischen Ärzten anzuerkennen, in denen auch die Patienten ‚nicht arisch' waren.[224] Diese „Erstattungssperre"[225] galt ab dem 1. September 1933. Denn auch deutsche Patienten, die noch zu jüdischen Ärzten gingen, mussten damit rechnen, schikaniert zu werden. So wurden sie mancherorts in der Presse namentlich genannt[226] oder ihnen wurde mit beruflichen Konsequenzen bis hin zur Entlassung gedroht[227].

Das Ausüben einer Privatpraxis führte aber auch dazu, dass die jüdischen Ärzte weiterhin als Konkurrenz wahrgenommen wurden. Nicht wenige ‚arische' Mediziner hatten keine Bedenken, sich aktiv an der weiteren Ausgrenzung zu beteiligen. Derartiges Verhalten wäre zuvor als standesunwürdig verfolgt worden, nun wurde es häufig durch die Parteiorganisationen unterstützt. So findet sich in den Deutschland-Berichten der Sopade[228] das Beispiel des sozialdemokratisch engagierten jüdischen Arztes Alfred Felix Stern[229] aus Ketsch[230]. Diesem war nach 1933 zunächst „jede ärztliche Betätigung unmöglich gemacht"[231] worden. Er war dadurch zeitweise Fürsorgeempfänger geworden. Es wurde ihm aber auch mit dem Entzug dieser Unterstützung gedroht, wenn er nicht formell auf jegliche Führung einer Praxis verzichten würde. Ob und inwiefern er während jener Zeit Privatpatienten behandelte, geht aus dem Bericht nicht hervor. Den Schilderungen zufolge schien sein Nachfolger aber mit dem Führen der Praxis überfordert. Stern sei deshalb nach eigenen Aussagen aus Bevölkerungskreisen und selbst „von Nationalsozialisten wie dem Ortsgruppenleiter und Bürgermeister"[232] zur Wiederaufnahme der Privatpraxis aufgefordert worden, was er auch tat. Daraufhin „setzte

---

222 *Reichsgesetzblatt* (1934), Teil 1, S. 404.
223 Mack (2001), S. 82.
224 Schwoch (2001), S. 209.
225 O.V. (1979), S. 249.
226 Mack (2001), S. 86.
227 Mack (2001), S. 84.
228 Bezeichnung der SPD und ihrer organisierten Anhänger im Exil (Prag, später Paris) in den Jahren 1933 bis 1940.
229 Siehe auch Betz (2014) und Betz (2015).
230 Ketsch war in den 1920er und Anfang der 1930er Jahre politisch stark der KPD zugeneigt. Die Partei erhielt noch bei der Reichstagswahl 1933 48 Prozent der Stimmen. Zahlreiche Bewohner des Ortes wurden Opfer des Nationalsozialismus. Betz (2007), S. 496.
231 Behnken (1980), S. 26.
232 Zit. n. Behnken (1980), S. 26.

ein wahnsinniges Kesseltreiben des Dr. Schmidt gegen mich [Stern, A. P.] ein"[233], das insbesondere Denunziationen umfasste.

In der Presse wurden nunmehr Berichte lanciert, nach denen Stern unzulässige Schwangerschaftsunterbrechungen durchgeführt habe.[234] Aufgrund dieser Vorwürfe wurde er mehrmals verhaftet und musste zuletzt drei Monate lang im Mannheimer Landesgefängnis auf seinen Prozess[235] warten. Dieser endete mit einem Freispruch und er wurde aus der Haft entlassen.

Sterns Sohn zufolge[236] habe sich sein Vater großer Beliebtheit in Ketsch erfreut. Dies spiegelt sich auch im Sopade-Bericht wider, denn die Schilderung der Rückkehr ist bemerkenswert:

> Bei meiner [Sterns, A. P.] Rückkehr nach Ketsch brachte mir die Bevölkerung einen überaus herzlichen Empfang dar. Meine ganze Wohnung war voller Blumen und auf der Strasse hatten sich trotz strömenden Regens 150 bis 200 Menschen eingefunden, die mir Bravo- und Hochrufe darbrachten. Als ich am nächsten Tag wieder meine Praxis aufnahm, kamen Patienten aus allen Kreisen der Bevölkerung zu mir, sogar Arbeiter, obgleich ich doch keine Kassenpraxis mehr ausüben durfte, und selbst NSDAP-Mitglieder gehörten zu meinen Patienten.[237]

Daraufhin hätten in den folgenden Wochen allerdings wiederholt SA-Trupps vor seiner Wohnung demonstriert und ihn und seine Frau, die ‚arisch' war, beschimpft und bedroht.[238] Ende Juli 1935 wurde die Lage derart gefährlich, dass Stern sich gezwungen sah, Baden zu verlassen und über Heidelberg, Mannheim und Neuendorf bei Berlin zunächst bis nach Prag zu flüchten.[239]

Wie Stern verließen immer mehr jüdische Ärzte Deutschland, von 1933 bis 1934 waren es etwa 1700.[240]

---

233 Zit. n. Behnken (1980), S. 26.
234 Mack (2001), S. 86.
235 Akten zu zumindest einem der Prozesse sind im Generallandesarchiv Karlsruhe zu finden. Der Vorwurf lautete auf „Vorbereitung zum Hochverrat, Verbreitung verbotener Druckschriften, Betätigung für die Ziele der SPD". LABW GLAK, 507 Bü 6091.
236 Betz (2014).
237 Zit. n. Behnken (1980), S. 27.
238 Behnken (1980), S. 27.
239 Für seinen weiteren Lebensweg siehe Betz (2014).
240 Kümmel (1993), S. 75.

13.8 Das Reichsbürgergesetz, die Reichsärzteordnung und weitere Maßnahmen

Trotzdem schienen die nationalsozialistischen Machthaber mit den bisherigen Ergebnissen nicht zufrieden zu sein. 1935 folgte entsprechend eine ganze Reihe von neuen Verordnungen und Gesetzen, die die Situation für jüdische Mediziner noch weiter verschlechtern sollten. Zunächst wurde im Februar die Prüfungsordnung für Ärzte und Zahnärzte dahingehend geändert, dass der Nachweis einer ‚arischen' Abstammung erforderlich wurde.[241] Dies war aber nur ein kleiner Einschnitt im Vergleich zu dem, was in der zweiten Hälfte des Jahres folgen sollte.

Am 15. September 1935 wurden im Rahmen des siebten Reichsparteitags der NSDAP die sogenannten Nürnberger Gesetze erlassen. Diese bestanden aus dem Gesetz zum Schutze des deutschen Blutes und der deutschen Ehre und dem Reichsbürgergesetz.

Vor allem Letzteres hatte massive Auswirkungen auf den Status der jüdischen und anderer ‚nicht arischer' Ärzte. Im Gesetz wurde zwischen den ‚Reichsbürgern' und ‚einfachen Staatsangehörigen' unterschieden. Gerade für Letztere waren die Folgen deutlich spürbar.[242] In der ersten Verordnung zum Reichsbürgergesetz wurden die rechtlichen Begriffe ‚Jude' und ‚jüdischer Mischling' definiert und diese bildeten die Grundlage für jede weitere Gesetzgebung, die gegen die jüdische Bevölkerung gerichtet war. In § 4 hieß es dort:

> (1) Ein Jude kann nicht Reichsbürger sein. Ihm steht ein Stimmrecht in politischen Angelegenheiten nicht zu; er kann ein öffentliches Amt nicht bekleiden.
> (2) Jüdische Beamte treten mit Ablauf des 31. Dezember 1935 in den Ruhestand. Wenn diese Beamten im Weltkrieg an der Front für das Deutsche Reich oder für seine Verbündeten gekämpft haben, erhalten sie bis zur Erreichung der Altersgrenze als Ruhegehalt die vollen zuletzt bezogenen ruhegehaltsfähigen Dienstbezüge [...].[243]

Damit mussten nun auch diejenigen Beamten ausscheiden, die aufgrund des ‚Frontkämpferprivilegs' noch in ihren Positionen hatten verbleiben können. Deren Zahl war bei den Medizinalbeamten aber ohnehin nur verschwindend gering. Eine zweite Verordnung vom 21. Dezember 1935 enthielt weitere Bestimmungen, die sich auch auf leitende jüdische Ärzte an öffentlichen Krankenanstalten und Vertrauensärzte bezog und deren Ausscheiden für den 31. März 1936 festlegte.[244]

---

241 Siehe auch Jäckel/Kulka (2004), ab S. 586.

242 Frei nennt 562000 Menschen, die nach der ersten Verordnung des Reichsbürgergesetzes als jüdisch galten. Frei (2013), S. 148.

243 *Reichsgesetzblatt* (1934), Teil 1, S. 1333.

244 *Reichsgesetzblatt* (1934), Teil 1, S. 1525.

Am 13. Dezember 1935 war zudem die lange geplante Reichsärzteordnung[245] erlassen worden. Darin wurden die durch das Reichsbürgergesetz geschaffenen rechtlichen Möglichkeiten dazu genutzt, angehenden jüdischen und ‚nicht arischen' Ärzten die Approbation zu versagen. Inzwischen wurde in diesem Zusammenhang zudem von ‚Bestallung' gesprochen. Unter § 3 Abs. 5 heißt es, dass diese zu versagen wäre,

> wenn der Bewerber wegen seiner oder seines Ehegatten Abstammung nicht Beamter werden könnte, und zur Zeit der Bewerbung der Anteil der nicht deutschblütigen Ärzte an der Gesamtzahl der Ärzte im Deutschen Reich den Anteil der Nichtdeutschblütigen an der Bevölkerung des Deutschen Reichs übersteigt. Der Reichsminister des Innern kann in Härtefällen im Einvernehmen mit der Reichsärztekammer Ausnahmen zulassen.[246]

Damit konnten nur noch Mediziner approbiert werden, die nach nationalsozialistischer Sicht den ‚rassischen Anforderungen' entsprachen. Jüdischer Ärztenachwuchs war weitestgehend unmöglich gemacht. Dabei hätte die Verquickung von Vorschriften für Berufsbeamten mit der Zulassung eines freien Berufes wie demjenigen des Arztes wenige Jahre zuvor höchstwahrscheinlich noch einen Aufschrei ausgelöst, bei dem das Schreckgespenst der Verstaatlichung des Ärztestandes bemüht worden wäre. 1935 schienen die Mediziner daran keinen Anstoß mehr zu nehmen.

Aber auch die Krankenkassen machten ohne erkennbaren Widerstand bei der Verfolgung jüdischer und ‚nicht arischer' Ärzte mit, gaben sie doch Verzeichnisse heraus, in denen diese deutlich sichtbar gekennzeichnet waren.[247] Diese Praxis wurde in Baden auch durch andere Behörden und Parteiorganisationen ausgeübt. Erwartungsgemäß war aber der NSDÄB besonders daran interessiert, derartige Listen zu erstellen und weiterzuverbreiten.[248]

Die Erhebungen waren nicht für jeden Kreis auf demselben Stand, bieten aber einen guten Anhaltspunkt für die Zahl der im Oktober 1935 in Baden ansässigen ‚nicht arischen'[249] Ärzte. Als ‚nicht arisch' wurden 155 Ärzte, 28 Zahnärzte, zehn Dentisten, acht Apotheker und ein Tierarzt aufgelistet. Als ‚jüdisch versippt' galten 18 Ärzte, drei Zahnärzte, ein Dentist und zwei Apotheker. Aufgrund der zuvor häufig fehlenden Unterscheidung zwischen jüdischen und anderweitig als ‚nicht arisch' geltenden Me-

---

245 Die Unterscheidung zwischen ‚deutschblütigen' und ‚nicht deutschblütigen' Ärzten wurde zudem eine Rubrik in der neugeschaffenen Reichsärztekammerkartei.

246 *Reichsgesetzblatt* (1934), Teil 1, S. 1433.

247 Gerst (2013).

248 „Mit gleicher Post übersende ich [Leopold Mauch, Gauamtsleiter des Amts für Beamte bei der NSDAP-Gauleitung Baden – A. P.] für sämtliche Pol. Leiter und RDB-Walter [RDB = Reichsbund der Deutschen Beamten – A. P.] eine ausreichende Anzahl Verzeichnisse über jüdische und jüdisch-versippte Ärzte, Zahnärzte, Dentisten, Apotheker und Tierärzte des dortigen Kreises." LABW GLAK, 465c Bü 15196, o. Pag.

249 In dem Verzeichnis wurde zwischen ‚nicht arischen' und ‚jüdisch versippten' Ärzten, Zahnärzten, Apothekern und Tierärzten unterschieden.

dizinern sind die Zahlen jedoch nicht immer mit denen aus vorigen Jahren zu vergleichen.[250]

Detaillierter, aber nach anderen Kriterien erhoben, ist die Umfrage „Zur Statistik der Aerztekammern Baden und Württemberg"[251]. Die Erfassung war im Rahmen der Errichtung der Reichsärztekammer und deren Untergliederung in Baden erfolgt.[252] Dazu musste sich jeder Arzt bei der für ihn zuständigen Bezirksvereinigung melden und die in den Fragebögen erhobenen Daten wurden im neuen Reichsärzteverzeichnis eingetragen.

Für Württemberg ist der Versand der Fragebögen für den 8. Mai 1936 dokumentiert, für Baden dürfte ein ähnlicher Zeitraum anzunehmen sein. Allerdings versäumten zahlreiche Ärzte die Meldung und es wurde mehrmals dazu ermahnt, die Bögen auszufüllen, so dass die Daten überwiegend aus dem zweiten Halbjahr 1936 stammen dürften. Dies deckt sich auch mit der Veröffentlichung erster Ergebnisse durch den bekannten Ärzte-Funktionär Julius Hadrich im *Ärzteblatt für Württemberg und Baden* im April 1937.[253] Neben zahlreichen anderen Fragen war auch die Konfession von Interesse. Von den 2251 badischen Ärzten hatten 121 angegeben, jüdischen Glaubens zu sein. In Württemberg waren es 64 von 2106 Medizinern. Hadrich unterschied im Folgenden allerdings nur zwischen ‚deutschblütig' und jüdisch, eine Kategorie für ‚nicht arische', aber auch nicht jüdische Ärzte gab es nicht. Bei der Auswertung wird erneut deutlich, dass sich weniger Mediziner der jüdischen Glaubensgemeinschaft zugehörig fühlten, als in den Augen der Nationalsozialisten und nach den Nürnberger Rassegesetzen als jüdisch galten. So war in den Bögen ebenfalls nach der Rassenzugehörigkeit gefragt worden. Dabei wurden die im Gesetz aufgestellten Unterscheidungen in ‚deutschblütig', ‚Jude' und ‚Mischling I. und II. Grades' verwendet. Zudem wurde auch nach dem Familienstand gefragt, behandelte man Ehen zwischen ‚Ariern' und ‚Nichtariern' doch rechtlich gesondert. So ergab die Auswertung von Hadrich, dass in Baden 1417-mal und in Württemberg 1486-mal beide Partner ‚deutschblütig' waren. Dies entsprach 90,6 bzw. 94,9 Prozent aller verheirateten Mediziner.

In 77 bzw. 45 Fällen (= 4,9 bzw. 2,9 Prozent) galten beide Partner als jüdisch. Die restlichen 4,5 bzw. 2,2 Prozent verteilten sich auf Ehen von ‚Deutschblütigen' mit ‚Juden' oder ‚Mischlingen' und umfassten insgesamt 70 bzw. 34 Vermählte. Bei den ledigen, verwitweten und geschiedenen Ärzten gab Hadrich nur noch die Verhältnisse und keine absoluten Zahlen mehr an. Diese lassen sich aber anhand andernorts veröffentlichter Daten berechnen. Bei den ledigen Ärzten (578 bzw. 443 Fälle) waren 94,5

250 Zudem gab es wiederholt Nachträge zu den Verzeichnissen. Diese enthielten mitunter aber nur die Namen der Betroffenen, ohne Berufe oder weitergehende Informationen zu bieten.

251 Siehe auch Rüther: Ärztliches Standeswesen (1997), S. 167, und Schwarz (1936).

252 Siehe auch Schwoch (2001), S. 232 f.

253 Hadrich (1937).

bzw. 96,6 Prozent (= 546 bzw. 428) ‚deutschblütig'.[254] Im Fall der Verwitweten (73 bzw. 65 Fälle) waren in Baden rund 27 Prozent Juden, wohingegen in Württemberg dies nur auf 7,7 Prozent zutraf.[255] Unter den geschiedenen Medizinern (36 bzw. 33 Fälle) waren 5,6 bzw. 9,1 Prozent jüdisch.[256] Damit waren in Baden knapp 200[257] und in Württemberg knapp 100 Fälle[258] dokumentiert, in denen ein Arzt oder ein Ehepartner als ‚Jude' oder ‚Mischling' galt.

Separat erhoben worden war die Situation bei den 1178 in Baden und 1267 in Württemberg gemeldeten Kassenärzten. Dabei wurden auch Zulassungen zu den Ersatzkassen hinzugerechnet. In Baden waren 90,2 und in Württemberg 94,6 Prozent dieser Ärzte ‚deutschblütig', 7 bzw. 3,9 Prozent jüdisch und 2,8 bzw. 1,5 Prozent fielen in die Kategorie ‚Mischlinge und jüdisch Versippte'. Dies bedeutete, dass zum Zeitpunkt der Umfrage etwa Mitte 1936 immer noch 115 ‚nicht arische' Ärzte in Baden und 68 in Württemberg zu bestimmten Kassen zugelassen gewesen waren.[259] Den höchsten Schnitt ‚nicht deutschblütiger' Kassenärzte wies immer noch Berlin mit 38,8 Prozent auf.[260] Es folgten Schlesien, Hessen-Nassau, Hamburg und dann Baden. Den niedrigsten Anteil hatte Westfalen mit drei Prozent.[261]

Aufgrund dieser Tatsache beschwerte sich auch der Nachfolger von Hadrich, Edmund van Kann, darüber, dass viele jüdische Ärzte bis 1938 zur Kassenpraxis zugelassen gewesen waren.[262] Er konstatierte in einem Rückblick: „Die gesetzlichen Bestimmungen boten keine Handhabe dafür, die Juden von dieser Tätigkeit auszuschließen."[263]

Diese noch vorhandene Zulassung hatte aber mitunter kaum noch wirtschaftlichen Nutzen, waren doch derartig viele andere Hürden von „ungeschriebenen Gesetzen"[264] bis hin zu keiner Möglichkeit zur Erstattung der Leistungen für sie und ihre potentiel-

---

254 Dies entspricht 32 ledigen jüdischen Ärzten in Baden und 15 in Württemberg.
255 Dies entspricht 20 verwitweten jüdischen Ärzten in Baden und fünf in Württemberg.
256 Dies entspricht zwei geschiedenen jüdischen Ärzten in Baden und drei in Württemberg.
257 77 Fälle, in denen beide Ehepartner jüdisch waren, 70, in denen ein Partner als ‚nicht deutschblütig' galt, und 54 bei den ledigen, verwitweten oder geschiedenen Ärzten.
258 45 Fälle, in denen beide Ehepartner jüdisch waren, 34, in denen ein Partner als ‚nicht deutschblütig' galt, und 23 bei den ledigen, verwitweten oder geschiedenen Ärzten.
259 Bis auf die Ausnahme der ‚Krankenbehandler' erfolgte der endgültige Ausschluss zum 1. Oktober 1938. O. V. (1938). Siehe auch Schwoch (2001), S. 259.
260 Für die prozentualen Anteile siehe Hadrich (1937). Detaillierte Angaben zu den jüdischen Ärzten in Berlin: „Für die Kassenärzte ergab sich folgendes Bild: Gesamtzahl 2968, davon waren 1153 Juden." O. V. (1936), S. 1046.
261 Hadrich (1937).
262 „Während der Reichsmedizinalkalender 1937 immer noch 4220 jüdische Ärzte aufweist, betrug ihre Zahl beim Erscheinen der ‚Vierten Verordnung' noch 3670 = 6,7 v. H. der Gesamtzahl der Ärzte. Davon hatten 3114, also rund 85 v. H., ihren Wohnsitz in den Großstädten. Mehr als die Hälfte, nämlich 1893, waren sogar noch zur RVO.-Kassenpraxis [RVO = Reichsversicherungsordnung – A. P.] zugelassen." Kann (1942), S. 300. 1938 schätzte Kann, dass unter den 4793 niedergelassenen Ärzten ohne Kassenzulassung etwa 700 jüdische Mediziner seien. Kann (1938).
263 Kann (1942), S. 300.
264 Mack (2001), S. 85.

len Patienten aufgebaut worden, dass an eine geregelte Praxis nicht zu denken war, wie sich an zahlreichen Beispielen zeigt[265].

Zudem wurden die jüdischen Ärzte vom NSDÄB und den zuständigen Bezirksobmännern genau beobachtet. Die Verzeichnisse mit den ‚nicht arischen' Medizinern wurden in Baden auf einem möglichst aktuellen Stand gehalten. So ergingen Mitteilungen, sobald ein neuer Index vorlag und die alten ihre Gültigkeit verloren hatten.[266] Zusätzlich hatten auch die Kassenärztlichen Vereinigungen eigene Verzeichnisse erstellt und veröffentlicht.[267]

13.9 Das Verhalten ehemaliger Patienten und deutscher Ärzte

In zunehmendem Umfang wurde inzwischen auch darauf geachtet, dass nicht nur die jüdischen Mediziner schikaniert wurden, sondern auch ihre Patienten, insbesondere wenn es sich dabei um ‚Arier' handelte. Diejenigen, die trotzdem zu jüdischen Ärzten gingen, wurden mitunter öffentlich angeprangert und bei den Behörden denunziert[268], denn ein gutes Verhältnis zu Juden galt quasi als ‚Volksverrat'. Viele jüdische Mediziner waren aber zuvor höchst angesehen gewesen und hatten sich eine Praxis mit Patienten aufgebaut, die ihrem Arzt vertrauten. Dies führte nicht selten zu einem Zwiespalt zwischen dem Druck von außen und der oft jahrzehntelangen Bindung an den bekannten Arzt. So finden sich einige Beispiele, in denen ein Patient „dem Arzt seines Vertrauens bedauernd erklärte, es sei wirklich unmöglich, wegen der beruflichen und gesellschaftlichen Umgebung weiterhin einen jüdischen Arzt zu konsultieren"[269]. Aufgrund der drohenden Repressalien und der Gefahr, wirtschaftliche und gesellschaftliche Einschränkungen zu erleiden, kam es nur selten vor, „daß einige wenige ganz unentwegte Patienten, die wirtschaftlich und beruflich völlig unabhängig waren und nach den Nationalsozialisten grundsätzlich nicht fragten, ihrem behandelnden Arzt treu blieben"[270].

Verschärft hatten sich vor allem die Verhältnisse für Beamten. So herrschte die amtliche Anordnung, dass diese nicht in jüdischen Geschäften einkaufen oder jüdische

---

265 Siehe beispielsweise die Biographien von Paul Ludwig Hecht und Max Hommel bei Rueß (2009), S. 120–127 und 152–154.

266 „Die mir [Leopold Mauch – A. P.] seinerzeit vom Nationalsozialistischen Deutschen Ärztebund – Gau Baden zugegangenen und nach dort übermittelten Verzeichnisse jüdischer und jüdisch versippter Ärzte sind nach einer Mitteilung des dortigen Bundes ungültig. Die dort befindlichen Verzeichnisse sind einzuziehen und zu vernichten. Ein neues Verzeichnis folgt sofort nach Eingang." LABW GLAK, 465c Bü 15196, o. Pag.

267 LABW GLAK, 465c Bü 15196, o. Pag.

268 Rueß (2019), S. 82.

269 Zit. n. Rueß (2019), S. 83.

270 Zit. n. Rueß (2019), S. 83.

Anwälte oder Ärzte aufsuchen dürften. Dass diese Anweisung aber nicht immer befolgt worden war, zeigt sich an einem Beispiel in Baden. Dort sah sich das Amt für Beamte unter der Leitung von Leopold Mauch[271] dazu genötigt, monatliche Berichte von den ihm unterstellten Ämtern auf Kreis- und Ortsebene zu verlangen, ob Beamte bei Juden eingekauft oder deren Dienste in Anspruch genommen hätten. Denn ein Beamter, der dies täte, erweise sich damit automatisch als untauglich für den Dienst im nationalsozialistischen Staat.[272] Die Berichte waren monatlich einzureichen. Zugleich waren Listen mit den Anschriften jüdischer Unternehmen, aber auch den Angehörigen der freien Berufe zusammengestellt und an andere Behörden verschickt worden.[273] Dabei wurde auch darauf geachtet, dass dies den Beamten nicht nur in den Großstädten deutlich gemacht werden sollte, sondern dass diese Praxis auch in den ländlicheren Kreisen umgesetzt wurde.

Als Beispiel kann der Fall eines Kassengehilfen herangezogen werden. Dieser war beim Gas-, Wasser- und Elektrizitätsamt in Karlsruhe angestellt. Er war anscheinend mehrmals bei dem ‚nicht arischen' Facharzt für Darmleiden Erich Adler[274] gewesen. Daraufhin musste er sich vor dem örtlichen Vertrauensmann[275] rechtfertigen:

> Dem Vertrauensmann L[...] gegenüber, der ihm dieserhalb Vorhaltungen machte, benützte er die Ausrede, bei dem arischen Facharzt (Dr. Mayerle) seien immer sehr viel Patienten in der Sprechstunde, sodaß man sehr lange warten müsse, bis man daran käme.
> Seit 1. Oktober 1935 ist [er] erneut an dem Darmleiden erkrankt und hat wieder ein Zeugnis des jüdischen Arztes Dr. Adler vorgelegt.
> Wir bitten, das Weitere zu veranlassen.[276]

Hinter der häufig genutzten Floskel, „das Weitere"[277] veranlassen zu wollen, verbarg sich in diesem Fall der Ausschluss des Kassengehilfen aus dem Reichsbund der Deutschen Beamten und eine Meldung an den politischen Leiter des Amtes in Karlsruhe sowie weitere Meldungen bis hin zum Oberbürgermeisteramt[278].

Eine andere Maßnahme, um die Unterscheidung zwischen jüdischen und ‚arischen' Medizinern noch mehr hervorzuheben, waren neue Arztschilder. Diese hatten den Schriftzug ‚arischer Arzt' und sollten an der Praxis angebracht werden. Nach Ansicht der Kreisleitungen sollte dies genügen, damit jeder ‚Volksgenosse' nur noch diese Ärz-

---

271 Zur Biographie von Mauch siehe Raichle (2019), S. 97–103.
272 LABW GLAK, 465c Bü 15196, o. Pag.
273 LABW GLAK, 465c Bü 15196, o. Pag.
274 Reichs-Medizinal-Kalender (1935), S. 394.
275 Als Vertrauensleute wurden die Zuträger des Spitzel- und Informationsnetzes des Sicherheitsdienstes (SD) bezeichnet.
276 LABW GLAK, 465c Bü 15196, o. Pag.
277 LABW GLAK, 465c Bü 15196, o. Pag.
278 LABW GLAK, 465c Bü 15196, o. Pag.

te aufsuchen würde. Im Umkehrschluss stand jeder, der dies nicht tat, automatisch unter Verdacht, nicht im Sinne des Nationalsozialismus zu handeln.[279]

Mack nennt in ihrer Studie das Beispiel des Lehrers Friedrich Kuhn, welcher seinem jüdischen Arzt Samuel Moses[280] auch 1937 die Treue hielt. Die Rechnung über acht Reichsmark (RM) reichte Kuhn bei der Krankenfürsorge für badische Lehrer ein. Von dort kam die Rechnung mit einem antisemitischen Stempel, der die Parolen „Judenfreundschaft-Volksverrat"[281] und „Deutsch das Wort, deutsch die Tat"[282] enthielt, und dem Vermerk „Weitere Besuche von Juden müßten wir dem Ministerium melden. Angestellte werden dafür fristlos entlassen!"[283] zurück. Die Übernahme der Rechnung wurde zudem verweigert, woraufhin Kuhn Beschwerde einlegte. Er bekam einige Wochen später Antwort vom Vorstand der Lehrerfürsorge. Diese enthielt den Hinweis: „Es gibt auch ungeschriebene Gesetze, mindestens seit 33. In Mannheim z. B. werden Arbeiter und Angestellte bei Einkauf in jüdischen Geschäften fristlos entlassen."[284] Das Schreiben endete mit der wenig verklausulierten Drohung: „Es wird bestimmt in Ihrem Interesse liegen, wenn Sie diesen Fall nicht mehr weiter verfolgen. Wir nehmen an, dass Sie uns jedenfalls verstehen."[285]

Hier wird deutlich, dass – obwohl die Gesetze ohnehin schon drastisch verschärft worden waren – man von nationalsozialistischer Seite auf „ungeschriebene Gesetze"[286] verweisen konnte, falls die Rechtslage nicht genügte. Dabei wurden die Maßnahmen zunehmend kleinteiliger, d. h. für immer mehr Fälle und Eventualitäten angepasst. So hatte das Reichsministerium des Innern im Oktober 1936 per Runderlass[287] verfügt, dass beispielsweise Notstandsbeihilfen versagt werden sollten, wenn der Empfänger jüdische Ärzte in Anspruch genommen hatte[288]. Ausnahmen sollten nur im Falle akuter Lebensgefahr gemacht werden. Zudem wollte man Arbeitsunfähigkeitszeugnisse, die von jüdischen Medizinern ausgestellt worden waren, nicht mehr anerkennen.[289]

Die Verfolgung derartiger Vorgänge und die involvierten Patienten und Ärzte unterlagen somit einer zunehmenden Willkür. Dabei musste dies gar nicht von offizieller Seite aus geschehen, auch aus der Bevölkerung kamen zahlreiche Meldungen über das vermeintliche Fehlverhalten anderer im Umgang mit jüdischen Medizinern.

---

279 LABW GLAK, 465c Bü 15196, o. Pag.

280 Moses flüchtete 1938 in die Vereinigten Staaten und es gelang ihm, sich wieder eine Praxis aufzubauen. Mack (2001), S. 86, und Seidler (2000), S. 282.

281 Zit. n. Mack (2001), S. 84.

282 Zit. n. Mack (2001), S. 84.

283 Zit. n. Mack (2001), S. 84. Hervorhebung im Original.

284 Zit. n. Mack (2001), S. 85.

285 Zit. n. Mack (2001), S. 85.

286 Zit. n. Mack (2001), S. 85.

287 LABW GLAK, 465c Bü 15196, o. Pag.

288 Siehe dafür auch die Dokumente zur „Versagung von Notstandsbeihilfen usw. bei Inanspruchnahme jüdischer Ärzte". LABW HStAS, E 130 b Bü 638, o. Pag.

289 LABW GLAK, 465c Bü 15196, o. Pag.

Dies verdeutlicht das Beispiel des jüdischen Frauenarztes Karl Mayer und des Ehepaares H. in Karlsruhe. Dabei sind sowohl die Doppelmoral, der Detailgrad als auch die Sprache bezeichnend für die Art und Weise der Denunziationen, mit denen jüdische Ärzte, aber auch ihre Patienten zu kämpfen hatten. Häufig waren es Nachbarn, die sich besonders dabei hervortaten, ihre vermeintliche Pflicht zu tun und alles Verdächtige an die nächsthöhere Stelle zu melden. Allerdings zeigt der Fall auch, dass derartige Verleumdungen auf den Denunzianten selbst zurückfallen konnten.

Den Anfang machte ein Schreiben eines im selben Haus wie das Ehepaar H. wohnenden Verwaltungssekretärs namens K. K. Dieser hatte folgende Meldung an den zuständigen Ortsgruppenleiter erstattet:

> Ich bringe hiermit folgendes Vorkommnis zur Kenntnis:
> Am 18. Februar 1937, vormittags 10 Uhr, betrat der jüdische Frauenarzt Dr. Karl Mayer, wohnhaft Stefanienstrasse [sic!] Nr. 66, das Haus Luisenstraße Nr. 3, in dem ich selbst wohne. Er klingelte an der Glastüre des Stadtinspektors L[…] H[…], worauf ihm von der Ehefrau geöffnet wurde und er in die Wohnung eingelassen wurde. Der Aufenthalt in der Wohnung betrug 20 Minuten. Beim Verlassen des Hauses wurde dieser Jude im Treppenhaus von der Ehefrau H[…] sowie meiner Ehefrau gesehen.
> Auch im Jahre 1935 Ende Juni wurde dieser Judenstinker im Hause gesehen, als er die Wohnung ‚H[…]' verlassen hat.
> Dieser Judenarzt, der auch als Jude gut erkenntlich ist, wurde bestimmt auch von Volksgenossen der Nachbarschaft gesehen, wie er jeweils im Hause ein- und ausging. Ich muß somit annehmen, daß die Sache doch schon bei der Ortsgruppe gemeldet ist und man lediglich noch die Judenknechte oder Judenfreunde sucht oder bezw. andere verdächtigt.
> Um solchen Verdächtigungen aus dem Wege zu gehen, fühle ich mich veranlaßt, Ihnen den genauen Sachverhalt mitzuteilen. Ich fühle mich weiterhin deshalb veranlaßt Ihnen diese Meldung zu erstatten, weil ich es als unbedingte Pflicht betrachte, als Deutscher Beamter dies nicht zu verschweigen. Ich glaube auch bestimmt, daß Sie diese Ansicht mit mir teilen. Es ist fast unglaublich, daß im Jahre 1937 die Judenfrage in einer Familie, wo der Ehemann Beamter, Hauswart und Politischer Leiter der NSDAP. ist, noch so ungeklärt ist, daß die Ehefrau noch nicht weiß, daß so ein Judenbengel die Türschwelle einer Beamtenfamilie nicht mehr zu übertreten hat.
> Ich bin der Ueberzeugung, daß Sie dafür Sorge tragen, daß dieser Judenarzt das Haus nicht mehr betretet [sic!].
> Heil Hitler![290]

In der Verfolgung des Falls wurden zunächst sowohl K. K. als auch L. H. vernommen. Letzterer gab dabei zu Protokoll, seine Frau sei aufgrund lebensbedrohlicher Schwan-

290 LABW GLAK, 465c Bü 15196, o. Pag.

gerschaftskomplikationen bei Dr. Mayer[291] 1933 in Behandlung gewesen, „nachdem die beiden arischen Ärzte falsche bezw. ungenaue Diagnosen gestellt hatten"[292]. Die Empfehlung, zu Dr. Mayer zu gehen, soll dabei ausgerechnet von Frau K. gekommen sein.

L. H. berichtete weiter, dass seine Frau damals infolge der Komplikationen eine Fehlgeburt erlitten hatte, und „nur dem sofortigen und sicheren operativen Eingreifen des Arztes war es zu verdanken, daß meine Frau dem Leben erhalten blieb"[293]. Aktuell sei seine Frau hingegen nur bei ‚arischen' Ärzten in Behandlung. Der Besuch von Dr. Mayer sei ein Kondolenzbesuch gewesen, da sein Schwiegervater, der mit Mayer bekannt gewesen sei, kürzlich verstorben sei. Im weiteren Verlauf seiner Aussage sparte nun H. nicht mit Vorwürfen gegen seinen Nachbarn. So hätte dieser selbst Kontakt zu Juden.

Auch im Folgenden wechselten sich protokollierte gegenseitige Vorwürfe ab, wobei sich besonders K. K. in antisemitischen Parolen erging. So habe er viele „Streicherreden"[294] gehört und diese „auch beherzigt"[295], denn „Der Jude ist unser Erbfeind! […] Der Jude hat einfach nichts über der Türschwelle verloren."[296] Dabei denunzierte K. noch weitere jüdische Ärzte und berichtete über vermeintliche Vorgänge, die schon mehrere Jahre zurücklagen.

Letztlich wurde es selbst der inzwischen in die Ermittlungen involvierten Kreisleitung zu viel[297] und die Sache wurde an das Personalamt der Stadtverwaltung, den Arbeitgeber des Verwaltungssekretärs, gemeldet. Dabei wurde festgehalten, dass K. K. für eine Aufnahme in die NSDAP abgelehnt würde. „Der Grund ist sein gemeines Verhalten Verhalten [sic!] gegenüber anderen Volksgenossen, welches eines Nationalsozialisten unwürdig ist."[298]

Bezeichnenderweise versuchten beide Seiten im Verlaufe des ganzen Verfahrens, ihr Verhältnis zu dem jüdischen Arzt kleinzureden bzw. als offen feindselig darzustellen. Ein Besuch oder nur die Begrüßung eines jüdischen Mediziners konnten schon dazu führen, dass man aktenkundig wurde. Das Ausmaß der sozialen Ausgrenzung für

---

291 Karl Josef Mayer hatte bis 1933 eine moderne private Frauenklinik in Karlsruhe geführt.
292 LABW GLAK, 465c Bü 15196, o. Pag.
293 LABW GLAK, 465c Bü 15196, o. Pag.
294 LABW GLAK, 465c Bü 15196, o. Pag.
295 LABW GLAK, 465c Bü 15196, o. Pag.
296 LABW GLAK, 465c Bü 15196, o. Pag. Hervorhebung im Original.
297 Das Denunziantentum, welches der NS-Staat in nie dagewesenem Ausmaß hervorgebracht hatte, uferte Ende der 1930er Jahre derartig aus, dass sich selbst die nationalsozialistischen Machthaber genötigt sahen, einzuschreiten. So wurden durch ein vertrauliches Schreiben des Badischen Ministeriums des Innern wenige Monate vor Beginn des Zweiten Weltkrieges die Landräte darüber informiert, dass bezüglich des Denunziantentums in der „Judenfrage" insbesondere lange zurückliegende Vorgänge nicht mehr weiterverfolgt werden sollten. Das Ausmaß sei ein „unerfreulicher Mißstand" und würde gar den Vierjahresplan behindern. In diesem Zusammenhang schritt Hermann Göring persönlich ein, so hieß es: „Der Generalfeldmarschall wünscht daher, daß diesem Unwesen nach Kräften Einhalt getan wird." LABW GLAK, 465c Bü 15196, o. Pag.
298 LABW GLAK, 465c Bü 15196, o. Pag.

Ärzte wie Mayer kann in Anbetracht derartigen Verhaltens, das bei weitem kein Einzelfall war, nur ansatzweise erahnt werden.

In dem Verfahren wurde zwar beschlossen, dass eine „Weiterverfolgung wegen des Judenarztes"[299] durch die Parteiorganisation aufgrund der „besonderen Verhältnisse"[300] nicht für erforderlich erachtet wurde. Dies war aber ohnehin kaum notwendig, wurde Mayers wirtschaftliche Existenz nur wenige Monate später doch endgültig vernichtet. Kurz nach den Novemberpogromen zwang man ihn im Rahmen der ‚Arisierung', seine Klinik inklusive der Wohnräume weit unter Wert zu veräußern. In der Folge musste er mit seiner Familie Deutschland verlassen.[301] Ein weiteres Beispiel für die Doppelmoral unter vielen Nationalsozialisten, die sich von jüdischen Ärzten hatten behandeln lassen und gleichzeitig das System, welches diese Ärzte ausgrenzen und verfolgen ließ, am Laufen hielten, ist der Fall des Kiefer- und Gesichtschirurgen Fritz Spanier.[302] Bei diesem hätten sich auch nach 1933 „zahlreiche prominente Nationalsozialisten unter falschem Namen behandeln lassen"[303]. Spanier gelang 1937 auf abenteuerlichem Weg[304] die Auswanderung in die USA[305].

Obwohl Verfolgung und Ausgrenzung für jüdische Mediziner in den ländlichen Bezirken oft noch schlimmer waren, gab es doch auch Ausnahmen, bei denen sich Menschen für ihren Arzt einsetzten, dies umso mehr vor dem Hintergrund unzureichender ärztlicher Versorgung. So findet sich das Beispiel des jüdischen Mediziners Karl Ernst Baer. Der 1900 geborene und 1927 approbierte Baer war seit 1929 als praktischer Arzt in Böhringen tätig. Dort hatte er die Tochter des protestantischen Pfarrers geheiratet und war zur evangelischen Konfession übergetreten. Trotz zunehmender Repressio-

---

299 LABW GLAK, 465c Bü 15196, o. Pag.

300 LABW GLAK, 465c Bü 15196, o. Pag.

301 Aufgrund von Verwandtschaftsverhältnissen hatte er eine Einreiseerlaubnis für den Iran, wo ihm auch seine Approbation anerkannt werden sollte. Nachdem ihm schon seine Klinik genommen worden war, wurde aber bei seiner Ausreise auch noch das Hab und Gut der Familie durch die Nationalsozialisten beschlagnahmt. Im Iran gelang es Mayer nur unter großen Mühen – er war mehrere Wochen lang schwer an Typhus erkrankt –, eine Praxis aufzubauen. 1945 musste er diese aber schließen, da er inzwischen an Parkinson litt und die Symptome zunehmend schwerer wurden. 1949 sah sich die Familie gezwungen, nach Karlsruhe zurückzukehren. Karl Mayer war mit 47 Jahren inzwischen erwerbsunfähig und pflegebedürftig, jeglicher Besitz war ihm durch die Nationalsozialisten genommen worden. Im Wiedergutmachungsverfahren wurde seine Parkinson-Erkrankung zunächst nicht als unmittelbar im Zusammenhang mit dem NS-Unrecht stehend anerkannt. Er erhielt erst nur eine geringe Entschädigung. In weiteren Verfahren wurde ihm eine Gesundheitsrente bewilligt. Sein Zustand verschlechterte sich zunehmend, die Erstattung der Kosten für Behandlung und Pflege musste in zahlreichen weiteren Gerichtsverfahren eingeklagt werden. Karl Josef Mayer verstarb 1967 mit nur 65 Jahren. Zur Biographie Mayers siehe https://gedenkbuch.karlsruhe.de/namen/748 (letzter Zugriff: 14.12.2022) und LABW GLAK, 330 Bü 835.

302 Nicht zu verwechseln mit dem bekannteren jüdischen Arzt Fritz Spanier aus Düsseldorf.

303 Werner (1990), S. 235.

304 Dazu mehr unter Werner (1990), S. 235.

305 Seine von ihm geschiedene Frau nahm sich 1942 das Leben, als sie nach Auschwitz deportiert werden sollte. Werner (1990), S. 396.

nen – so musste er das Ärztehaus verlassen, außerdem wurde ihm die Kassenpraxis entzogen – blieb Baer in Böhringen. Als er im Zuge der Novemberpogrome 1938 von Nationalsozialisten aus dem benachbarten Urach (heute Bad Urach) verschleppt, körperlich misshandelt und in der Folge im Konzentrationslager (KZ) Dachau interniert wurde, beschloss er nach seiner Freilassung im Januar 1939, Deutschland zu verlassen und zunächst zu seinem Bruder nach England zu gehen.[306]

Dies führte dazu, dass sich ein Landwirt persönlich in einem Brief an Adolf Hitler wandte und für Baer einsetzte:

> Mein sehr geliebter u. hochverehrter Führer.
> bitte [sic!] Sie gütigst zu entschuldigen wenn ich mir erlaube mich mit einer großen Bitte an Sie zu wenden.
> Wir hatten in unserer Gegend einen sehr tüchtigen Arzt der als Jude geboren, aber vor schon zehn Jahren zum Christentum übergetreten u. eine christliche Frau geheiratet hat. Diesem Mann ist es nun verboten die ärztliche Praxis weiter auszuüben worüber viele Kranke u. Alte ganz trostlos sind. Wir haben wohl noch einen Arzt, aber diesem ist es ja gar nicht möglich die 8–10 Ortschaften mit etwa 8000 Einwohnern ärztlich richtig zu bedienen u. sind nun schon bittere Klagen laut geworden seit Dr. Baehr [sic!] nicht mehr praktizieren darf. Ich bitte Sie deshalb ergebenst machen Sie hier eine Ausnahme u. lassen Sie uns diesen Mann auch fernerhin als Arzt u. viele Tausende werden Sie segnen.
> Wir könnten tausende Unterschriften sammeln, um aber keine Unruhe unter das Volk zu bringen haben wir davon abgesehen. Da Dr. Baehr am 1. Febr. von Böhringen nach England überwandern will so wäre eine schleunige Erledigung dieser Angelegenheit dringend nötig.
> Mit der Hoffnung daß Sie meine Bitte gnädigst erfüllen werden zeichne ergebenst.
> D[.] W[.] Landwirt 73 Jahre alt
> Hengen Kreis Münsingen Württemberg.[307]

Erwartungsgemäß blieb der Einsatz von W[.] ohne Erfolg.[308] Baer und seine Familie wanderten aus und ließen sich letztlich in Australien nieder, wo er wieder ärztlich tätig sein konnte. Er verstarb 1970 in Melbourne. Seit 2017 erinnert eine Gedenktafel an seinem ehemaligen Haus in Böhringen an Baer und sein Schicksal.[309]

Von ihren deutschen Standeskollegen hatten jüdische Ärzte in der Regel wenig Hilfe zu erwarten, meist war eher das Gegenteil der Fall. Antisemitismus und die Mög-

---

306 Siehe dazu die filmische Dokumentation der Gedenkveranstaltung: https://www.youtube.com/watch?v=XGcnDYFQn_A&ab_channel=roemersteinfilm (letzter Zugriff: 7.12.2022).

307 LABW HStAS, E 151/65 Bü 38, Pag. 2 zu 1.

308 LABW HStAS, E 151/65 Bü 38, Pag. 3.

309 Siehe dazu die filmische Dokumentation der Gedenkveranstaltung: https://www.youtube.com/watch?v=XGcnDYFQn_A&ab_channel=roemersteinfilm (letzter Zugriff: 7.12.2022).

lichkeit, sich der Konkurrenz entledigen zu können, um daraus einen wirtschaftlichen Vorteil zu ziehen, gingen dabei Hand in Hand. Dies begann mit öffentlicher Hetze, wie im Falle des „alten Pg. [Parteigenossen] und SA-Arzt[es]“[310] Walther Bronsert aus Deißlingen. In einem im *Ärzteblatt für Württemberg und Baden* abgedruckten und an Streicher persönlich adressierten Brief hetzte der sich selbst als „deutsch-völkische[n] Kampfgenossen“[311] bezeichnende Bronsert gegen den jüdischen Einfluss auf die Medizin. So klagte er: „Wir arischen Aerzte haben immer dagegen angekämpft und darunter gelitten, daß man uns mit diesen jüdischen Medizinmännern in einen Topf warf.“[312] Dabei ließ er sich auch über den seines Erachtens untragbaren Zustand in seinem Bezirk aus, wobei ihm ein jüdischer Laienbehandler besonders missfiel.[313] In einem ebenfalls abgedruckten Antwortschreiben[314] wurde Bronsert dazu aufgefordert, die Namen der ihm missliebigen jüdischen Konkurrenz zu nennen[315].

Dass die Denunziation jüdischer Ärzte durch ihre ‚arischen' Kollegen keineswegs eine Seltenheit war, zeigen die Beispiele von Lothar Zloczower und Robert Krailsheimer aus Stuttgart. Zloczower war als praktischer Arzt und Geburtshelfer niedergelassen und war von der Gestapo verhaftet worden. In seinem Wiedergutmachungsverfahren gab er zu Protokoll, dass er von seinem Konkurrenten, dem Frauenarzt Paul Röttger, denunziert worden sei.[316]

Im Falle von Krailsheimer, der seit 1929 Chefarzt der Augenklinik am Stuttgarter Katharinenhospital war, sorgte der Stadtrat und Leiter der ärztlichen Bezirksvereinigung von Groß-Stuttgart, Hermann Feldmann, für dessen Entlassung. Dabei konnte er auf die tatkräftige Mitwirkung eines weiteren Stadtrats sowie des Oberbürgermeisters Karl Strölin zählen. Nach längerem Rechtsstreit und in Anbetracht der sich immer weiter verschlechternden Situation emigrierte Krailsheimer, dessen Frau Finnin war, nach Helsinki. Sein Besitz wurde ohne Entschädigung beschlagnahmt.[317]

Letztlich überlebten sowohl Zloczower als auch Krailsheimer den Zweiten Weltkrieg, da sie sich zu einem Zeitpunkt zur Emigration entschlossen hatten, an dem dies noch möglich war.

---

310 Bronsert (1935), S. 189.
311 Bronsert (1935), S. 189.
312 Bronsert (1935), S. 189.
313 Bronsert (1935).
314 Die Beantwortung übernahm nicht Streicher persönlich, sondern die Schriftleitung der von ihm von 1933 bis 1935 herausgegebenen Zeitschrift mit dem programmatisch eindeutigen Titel *Deutsche Volksgesundheit aus Blut und Boden*.
315 Schriftleitung Deutsche Volksgesundheit (1935).
316 Rueß (2009), S. 328.
317 Rueß (2009), S. 174.

13.10 Die Frage der Auswanderung

Eine größere Zahl jüdischer Ärzte war direkt nach der Machtübergabe ausgewandert. Zu einer zweiten Welle war es infolge der Nürnberger Gesetze gekommen.[318] Trotz der immer radikaleren Verfolgung und Verdrängung der jüdischen Ärzte hatten sich aber viele noch nicht dazu entschließen können, Deutschland zu verlassen. Insbesondere Jüngere, denen ein Neuanfang im Ausland leichter möglich war, hatten sich in den ersten Jahren für die Emigration entschieden.

Das Wagnis, in ein oft unbekanntes Land auszuwandern, verbunden mit den sprachlichen und bürokratischen Hürden, die es dabei zu überwinden galt, ließ ältere Ärzte oft vor diesem Weg zurückschrecken. Die Vorstellung, in einer fremden Sprache die ärztliche Prüfung in fortgeschrittenem Alter erneut ablegen zu müssen und im Falle eines Scheiterns[319] nicht mehr als Arzt tätig sein zu können, beschäftigte diese Mediziner oft besonders:

> Werde ich [der Karlsruher Arzt Theodor Hirsch – A. P.] je wieder Arzt sein können? Ich komme nach Amerika, ohne ein Wort Englisch zu sprechen! Wie und wann werde ich in der Lage sein, englische Examina in Wort und Schrift zu bestehen? Meine finanziellen Mittel sind beschränkt, und wir haben keine Einnahmequellen.
> Wohin sollen oder müssen wir gehen? Und was wird aus uns werden, wenn … ich die erforderlichen Examen nicht bestünde? Arztsein ist mein einziger Beruf – ich kann nichts anderes![320]

Viele waren deshalb trotz der immer schwieriger werdenden Lebensumstände geblieben, denn sie konnten, wenn auch nur unter extrem erschwerten wirtschaftlichen und gesellschaftlichen Bedingungen, noch ärztlich tätig sein. Reichsweit waren 1937 4220 Mediziner gemeldet, die nach den Nürnberger Gesetzen als jüdisch galten.[321]

Eine Auswertung[322] des Reichs-Medizinal-Kalenders von 1937 für Baden und Württemberg[323] – dort wurden jüdische Ärzte inzwischen speziell gekennzeichnet – ergab, dass von den ursprünglich etwa 240 jüdischen Medizinern in Baden nur noch 146

---

318 Rueß (2019), S. 92.

319 Zahlreiche Beispiele zeigen aber auch, dass Ärzte trotz eines erfolgreichen Abschlusses aus vielerlei Gründen nicht wieder ärztlich tätig sein konnten. Siehe auch Rueß (2009), S. 353 f.

320 Zit. n. Werner (1990), S. 235.

321 Zudem ist in einem Artikel vermerkt, dass die insgesamt 560 ,Mischlinge' und ,jüdisch Versippten' nicht im Reichs-Medizinal-Kalender ausgewiesen seien. O. V. (1937).

322 Siehe auch O. V. (1937).

323 Es existieren noch zwei Nachträge des Reichs-Medizinal-Kalenders mit dem Stand vom Februar und Oktober 1938. In diesen werden aber nur gemeldete Änderungen vermerkt. Dort finden sich allein 35 Nachträge bei jüdischen Ärzten. Die meisten Änderungen vermerkten eine Auswanderung oder den Tod des betroffenen Arztes. Reichs-Medizinal-Kalender: Nachtrag 1 (1938) und Reichs-Medizinal-Kalender: Nachtrag 2 (1938).

gemeldet waren, viele von ihnen ohne ärztliche Tätigkeit[324]. Die große Mehrheit von ihnen verteilte sich auf die vier Großstädte. In Mannheim waren mit 41 jüdischen Ärzten noch die meisten gemeldet, gefolgt von Karlsruhe mit 29 und Heidelberg sowie Freiburg mit jeweils 18. In den letzten beiden Städten waren mit einem Drittel bzw. der Hälfte der jüdischen Mediziner besonders viele schon ohne ärztliche Tätigkeit.[325]

In Württemberg waren von anfänglich etwa 150 jüdischen Ärzten noch 76 gemeldet. Mehr als zwei Drittel von ihnen waren in Stuttgart (53), gefolgt vom Kreis Heilbronn mit fünf, Ludwigsburg und Ulm mit je drei und Freudenstadt mit zwei sowie zehn Kreisen mit jeweils einem jüdischen Arzt.[326] Damit hatte sich die Zahl der jüdischen Mediziner in Baden und Württemberg von 1933 bis 1937 um 40 bis 50 Prozent verringert. Die Mehrheit hatte sich für die Emigration entschieden[327], manche waren hingegen innerdeutsch umgezogen oder eines natürlichen Todes gestorben. Einige hatten sich aufgrund der immer schlechter werdenden Umstände und der systematischen Zerstörung ihrer Existenzen auch das Leben genommen. 1938 sollte sich die Situation der jüdischen Ärzte aber derart verschlechtern, dass Auswanderung oft die einzige Rettung war, dies allerdings nicht mehr ohne weiteres möglich war.

13.11 Entzug der Approbation und die Novemberpogrome

Die nächste Eskalationsstufe in Bezug auf den Ausschluss jüdischer Ärzte sollte mit der vierten Verordnung zum Reichsbürgergesetz erreicht werden. Der erste Paragraph der Verordnung vom 25. Juli 1938 lautete kurz und knapp: „Bestallungen (Approbationen) jüdischer Ärzte erlöschen am 30. September 1938."[328] Wie auch in den anderen Verordnungen zum Ausschluss der jüdischen Ärzte gab es auch hier Ausnahmen, diese waren aber höchst restriktiv und gestatteten die Ausübung des Berufes nur auf Widerruf. Die davon Betroffenen wurden im NS-Jargon als ‚Krankenbehandler'[329] bezeichnet. Ihnen war nur die Behandlung anderer Juden gestattet. Allen anderen war es verboten, „die Heilkunde auszuüben"[330]. In einer weiteren „Verordnung über die Teilnahme von Juden an der kassenärztlichen Versorgung"[331] vom 6. Oktober 1938 wurde

---

324 Kann schätzt 1938 die Zahl der jüdischen Ärzte, die gänzlich ohne ärztliche Tätigkeit waren, auf ca. 400. Kann (1938).
325 Reichs-Medizinal-Kalender (1937).
326 Reichs-Medizinal-Kalender (1937).
327 Rueß (2009), S. 353 f.
328 *Reichsgesetzblatt* (1938), Teil 1, S. 969.
329 Der Begriff war zuvor überwiegend für nicht approbierte Laienbehandler genutzt worden. Damit wurden die jüdischen Ärzte quasi auf die Stufe mit ‚Kurpfuschern' gestellt. Siehe auch O. V.: Unzuverlässige Krankenbehandler (1933).
330 *Reichsgesetzblatt* (1938), Teil 1, S. 969.
331 *Reichsgesetzblatt* (1938), Teil 1, S. 1391.

festgehalten, dass mit dem Approbationsentzug jüdische Ärzte aus dem Arztregister gestrichen und sie ihre Zulassung verlieren würden. Die Verordnung trat rückwirkend zum 1. Oktober in Kraft.[332]

Damit verloren ab September 1938 die 3152 in Deutschland verbliebenen jüdischen Ärzte ihre Approbation.[333] 709 erhielten die Zulassung als ‚Krankenbehandler', allein 369 von ihnen waren in Berlin tätig.[334]

Reichsärzteführer Gerhard Wagner pries die neuen Verordnungen in einer Rede im Rahmen des Reichsparteitages im September 1938 mit den Worten: „Der ärztliche Beruf und die medizinische Wissenschaft sind endgültig vom jüdischen Geist befreit worden."[335]

Die Kassenärztliche Vereinigung Baden und ihr Leiter Waldemar Pychlau sahen im Ausschluss der jüdischen Ärzte vor allem eine weitere Chance, begehrte Stellen in den Städten zu bekommen. So erging im *Ärzteblatt für Südwestdeutschland* schon im August ein Aufruf:

> An die Landärzte!
> Im Zusammenhang mit der Entziehung der Approbation der jüdischen Ärzte zum 30. September 1938 werden in den Städten Mannheim und Karlsruhe einige Stellen von praktischen Ärzten frei (Karlsruhe 3, Mannheim 4).
> Damit ist den Landärzten, die zu Erziehungszwecken der Kinder das Bedürfnis haben, ihre Praxis nach der Stadt zu verlegen, diese Möglichkeit geboten.
> Ich fordere daher diejenigen Berufskameraden auf, die vom Lande in die Stadt ziehen möchten, sich direkt mit der KVD. Landesstelle Baden, Mannheim, Ruitsstraße 3, AOK-Gebäude in Verbindung zu setzen.
> Meldetermin spätestens 20. September 1938.
> KVD. Landesstelle Baden
> Der Leiter: Dr. Pychlau[336]

Allein in Baden verloren mehr als 100 jüdische Ärzte[337] ihre Approbation, in Württemberg waren es 55.[338] Als ‚Krankenbehandler' waren in Baden zwölf und in Württemberg sieben jüdische Mediziner zugelassen worden.[339] In Württemberg war ihnen zudem nicht erlaubt worden, jüdische Kassenpatienten zu behandeln – das war ‚arischen'

332 O. V. (1938).
333 Gerst (2013).
334 Kümmel (1993), S. 74; Schwoch (2018), S. 56 f. Zur Problematik der genauen Zahlen bezüglich der ‚Krankenbehandler' siehe auch Schwoch (2014), S. 85.
335 Wagner (1938), S. 123.
336 Pychlau (1938), S. 251.
337 Mack nennt zu diesem Zeitpunkt die Zahl von 117 noch in Baden verbliebenen jüdischen Ärzten. Mack (2001), S. 91.
338 Reimold (1939).
339 Mack (2001), S. 94, und Sauer (1969), S. 81.

Ärzten vorbehalten, die dies nicht ablehnen durften.[340] Auch hier galt: Wo noch ein Gewinn zu erzielen war, wurde dies genutzt. Für die Überwachung der ‚Krankenbehandler' war der Leiter der rassenpolitischen Abteilung der Ärztekammer, Karl-Ludwig Lechler, zuständig. Bis 1940 reduzierte sich ihre Zahl auf nur noch zwei, einer in Stuttgart und einer in Heilbronn. Dabei hatten in Württemberg noch keine Deportationen stattgefunden. Entsprechend schlecht dürfte die ärztliche Versorgung der jüdischen Bevölkerung gewesen sein.[341]

Nachdem 1933 noch 89 jüdische Ärzte in Stuttgart praktiziert hatten, war dies infolge der neuen Verordnungen nur noch zweien gestattet. Dies waren der Kinderarzt Otto Einstein und der Facharzt für Innere Krankheiten Julius Ottenheimer. Beide entschlossen sich 1939 zur Auswanderung und hatten mit erheblichen wirtschaftlichen Schwierigkeiten zu kämpfen.[342] Während es Ottenheimer nach einiger Zeit gelang, eine gut gehende Praxis aufzubauen, fand Einstein, der mit 62 Jahren und ohne Englischkenntnisse emigriert war, zunächst nur eine Stelle an einer Klinik für Tuberkulosekranke. Aufgrund der schwierigen finanziellen Situation arbeitete er bis zu seinem Tod im Alter von 82 Jahren.[343]

Einer der zwölf badischen ‚Krankenbehandler' war Sigmund Heilbronn. Sein Vater war schon in Gailingen am Bodensee als Arzt tätig gewesen. Heilbronn hatte von diesem eine größere landärztliche Praxis und auch die Leitung des jüdischen Krankenhauses in der Gemeinde übernommen. Schon 1933 war er gezwungen worden, Sprechstunden nur noch in seinem Privathaus abzuhalten. Aufgrund seines Status als Frontkämpfer hatte er aber seine Kassenzulassung zunächst behalten können. 1934 verlor aber auch er eine Vielzahl seiner bisherigen Patienten, allerdings konnte er aufgrund der Grenznähe durch die Behandlung von Schweizern wirtschaftlich überleben. Im Oktober 1938 erhielt er die widerrufliche Gestattung, als ‚Krankenbehandler' tätig zu sein.[344] Im Gegensatz zu seinem Sohn, dem, wie zahllosen weiteren Juden, der Zugang zum Medizinstudium verweigert worden war und der daraufhin ausgewandert war, verblieb Heilbronn weiterhin in Gailingen. Im Zuge der Novemberpogrome hätte ihn dies fast das Leben gekostet.

Am Morgen des 10. November 1938 war Heilbronn von der Gestapo verhaftet und im Keller des Gailinger Rathauses von Mitgliedern der Schutzstaffel (SS) aus dem

340 „Die Behandlung jüdischer Privatkranker in Sprechstunden und Besuchspraxis kann an denjenigen Orten abgelehnt werden, an denen hiefür jüdische Krankenbehandler zur Verfügung stehen. Krankenhausaufnahme und Hilfeleistung bei Notfällen kann aber nicht verweigert werden. Die Behandlung jüdischer Versicherter kann durch deutsche Ärzte nicht abgelehnt werden, da die Behandlung von Angehörigen der deutschen Sozialversicherung nur durch für das Deutsche Reich bestallte Ärzte erfolgen kann. Den jüdischen Krankenbehandlern ist aber die Bestallung entzogen." O. V. (1941), S. 184.

341 Reimold (1940).

342 Nur 18 Stuttgarter jüdische Ärzte sollten nicht emigrieren. Jütte u. a. (2011), S. 86.

343 Rueß (2009), S. 79–81 und 211–214.

344 Mack (2001), S. 89.

nahe gelegenen Radolfzell gefoltert worden.[345] Zusammen mit zwölf weiteren jüdischen Männern wurde er anschließend ins KZ Dachau gebracht.[346] Zwei von diesen Männern sollten die inhumanen Bedingungen dort nicht überleben. Insgesamt waren mehr als 2000 badische und württembergische Juden im Zuge der Pogrome verhaftet worden und mindestens 40 von ihnen starben in Dachau.[347] Heilbronn überlebte, begann zusammen mit seiner Frau aber nun die Auswanderung zu planen. Diese gelang im März 1939 nach Kenia, wo er bis zu seinem Lebensende 1960 wieder als Arzt tätig war.[348]

Einer derjenigen[349], die in Dachau zu Tode kamen, war der Karlsruher Arzt Leopold Liebmann. Der Facharzt für Haut- und Geschlechtskrankheiten hatte noch im September 1938 einen Pass für seine Ausreise beantragt. Seitens der zuständigen Behörde waren dagegen zunächst keine Einwände erhoben worden. Aufgrund ungeklärter Umstände gelang Liebmann aber keine schnelle Ausreise und am Morgen des 10. November wurde er zusammen mit zahlreichen weiteren jüdischen Männern verhaftet und in der Folge nach Dachau verschleppt. Dort wurde sein Tod am 24. November vermeldet. In der Todesurkunde waren Herz- und Kreislaufschwäche als Ursache vermerkt, allerdings berichtete seine Nichte, dass Liebmann höchstwahrscheinlich erschlagen worden sei.[350] Ein weiterer Karlsruher Arzt, der ebenfalls nach Dachau verschleppt worden war, hatte die unmenschlichen Bedingungen zunächst überlebt. Es handelte sich um den ehemaligen Chefarzt[351] Franz Lust, den Gründer und Direktor des Karlsruher Kinderkrankenhauses. Lust hatte nach seiner Entlassung 1933 bis zum Entzug seiner Approbation in seiner Privatwohnung weiterpraktiziert. Er war ebenfalls am 10. November 1938 inhaftiert, am 3. Dezember aber wieder entlassen worden. Allerdings sah Lust aufgrund mangelnder Fremdsprachenkenntnisse keine Chance, seinen ärzt-

---

345 Hundsnurscher/Taddey (1968), S. 102.

346 Mack (2001), S. 89 f.

347 Sauer (1969), S. 262.

348 Mack (2001), S. 90.

349 Ein weiteres Beispiel ist der praktische Arzt Walter Pintus aus Ludwigsburg. Für seine Biographie siehe https://stolpersteine-ludwigsburg.de/dr-walter-pintus/ (letzter Zugriff: 7.12.2022). Siehe auch Rueß (2019), S. 80.

350 Seine beiden Schwestern wurden 1944 in Auschwitz ermordet. Siehe hierzu das Gedenkbuch für die Karlsruher Juden unter https://gedenkbuch.karlsruhe.de/namen/2489 (letzter Zugriff: 14.12.2022).

351 Mit Ludwig Kander hatte sich ein weiterer bis 1933 als Chefarzt (HNO-Abteilung des Städtischen Krankenhauses) in Karlsruhe tätiger jüdischer Mediziner wenige Wochen vor der Pogromnacht das Leben genommen. Siehe dazu den Beitrag in der Reihe „Blick in die Geschichte" der Stadt Karlsruhe unter https://ns-in-ka.de/wp-content/uploads/2017/06/juedische_aerzte_artikel_josef_werner.pdf (letzter Zugriff: 7.12.2022) und den Beitrag im Gedenkbuch für die Karlsruher Juden unter https://gedenkbuch.karlsruhe.de/namen/2014 (letzter Zugriff: 14.12.2022).

lichen Beruf nach einer Emigration wieder ausüben zu können. Er nahm sich im Alter von nur 59 Jahren am 23. März 1939[352] das Leben[353].

13.12 Die Deportationen und das Schicksal jüdischer Ärzte im Zweiten Weltkrieg

Die kurz vor dem Zweiten Weltkrieg durchgeführte Volkszählung vom 17. Mai 1939 hatte ergeben, dass noch 233973 Juden im Deutschen Reich (ohne Österreich) lebten. Dies war eine Abnahme um mehr als 50 Prozent im Vergleich zum Stand von 1933. Aufgrund der Rassengesetze kamen noch mehrere Zehntausend ‚jüdische Mischlinge 1. und 2. Grades' hinzu.[354] In Württemberg wurden 4780 Juden und 1351 ‚Mischlinge' erfasst, für Baden beliefen sich die Zahlen auf 9263 Juden und 1816 ‚Mischlinge'.[355] Für die badischen Juden sollte das Jahr 1940 einen neuerlichen Tiefpunkt im ohnehin schon unmenschlichen Umgang mit ihnen darstellen. Zur Lösung der ‚Judenfrage' waren inzwischen immer absurder anmutende Pläne wie die Schaffung verschiedener „Reservate"[356] für Juden in Polen (Generalgouvernement) oder eine Aussiedlung nach Madagaskar diskutiert worden[357].

Nachdem diese Pläne aber verworfen wurden oder gescheitert waren, traten regionale Deportationen in den Vordergrund. In Baden waren seit 1933 nicht nur detaillierte Listen über die noch im Land befindlichen jüdischen Ärzte geführt worden, inzwischen gab es Verzeichnisse über alle noch verbliebenen Juden. Über die Frage, ob die Initiative für die Deportation der badischen Juden von den beiden Gauleitern Robert Wagner (Baden) und Josef Bürckel (Saarpfalz) oder von Heinrich Himmler ausging, wird nach wie vor debattiert.[358] Unstrittig ist aber, dass am Morgen des 22. Oktober 1940 die jüdischen Bewohner Badens in sieben Zügen ins französische Gurs deportiert wurden. Das dortige Lager war als Internierungslager für politische Flüchtlinge und ehemalige Kämpfer des Spanischen Bürgerkrieges errichtet worden.[359]

In Baden war man nach der Deportation derweil mit deutscher Gründlichkeit vorgegangen und die NSDAP-Kreisleitungen wollten von den untergeordneten Stellen

---

352 Im selben Jahr war er auch Opfer der ‚Arisierung' geworden. LABW GLAK, 237 Zugang 1967–19 Bü 1135.

353 Siehe dazu den Beitrag in der Reihe „Blick in die Geschichte" der Stadt Karlsruhe unter https://ns-in-ka.de/wp-content/uploads/2017/06/juedische_aerzte_artikel_josef_werner.pdf (letzter Zugriff: 7.12.2022).

354 Inklusive Österreich wurden knapp 115000 ‚Mischlinge 1. und 2. Grades' erfasst. O. V. (1940).

355 O. V. (1940). Siehe auch Reichert (1940).

356 Siehe beispielsweise Browning (2003), Zitat S. 65.

357 Siehe beispielsweise Brechtken (1998) und Goshen (1981).

358 Siehe beispielsweise Teschner (2002) und Toury (1986).

359 https://www.cheminsdememoire.gouv.fr/de/das-internierungslager-von-gurs (letzter Zugriff: 7.12.2022).

die namentliche Nennung aller verbliebenen deutsch-jüdischen ‚Mischlinge 1. und 2. Grades'. Dabei erwies sich die in der NS-Propaganda verbreitete Nachricht, dass Baden nun ‚judenfrei' wäre, als erschreckend zutreffend, denn vielfach wurde „Fehlanzeige"[360] gemeldet[361]. Insgesamt lebten zu diesem Zeitpunkt noch 820 Juden in ganz Baden.[362] Insbesondere jene, die eine sogenannte Mischehe führten, waren zunächst nicht deportiert worden.

Die Deportationsliste umfasst mehr als 120 Seiten, auf denen insgesamt 5617 badische Juden aufgeführt sind, darunter zahlreiche Ärzte.[363] Auf einige Schicksale soll im Folgenden ausführlicher eingegangen werden. Besonders bemerkenswert ist das Verhalten des Kinderarztes Eugen Neter[364], der aufgrund seiner ‚Mischehe' gar nicht zur Deportation vorgesehen war. Er entschied sich aber freiwillig, die ihm als Vorsteher der jüdischen Gemeinde Mannheims persönlich bekannten Menschen zu begleiten und ihnen in Gurs medizinisch zur Seite zu stehen. Das Lager, das unter französischer Verwaltung stand, war in keiner Weise auf die mehr als 6500 Menschen aus Baden und der Saarpfalz vorbereitet. Seitens der deutschen Behörden waren auch keine Anstalten gemacht worden, ihre französischen Pendants zu informieren.[365] So beschreibt Ludwig Mann[366] die Zustände:

> Die Baracken waren kalt, feucht, zugig und schmutzig, die Strohsäcke lagen auf den schiefen Bretterböden, schlecht gefüllt mit muffigem Stroh. Es gab Wanzen und Läuse, Ratten und Flöhe; aber kein Essgeschirr und kein Trinkgefäß. Alles Gepäck, die 20 kg, die pro Person erlaubt waren, war von den Gepäckcamions auf die Lagerstraße geworfen worden und lag in wüstem Durcheinander in Dreck und Regen. Nur kleine Dinge hatte jeder bei sich, vielleicht einen Becher, ein Messer, mit denen sich mehrere behelfen mussten. Wir waren vollkommen benommen vom Schock der plötzlichen Deportation aus der Heimat, die trotz der Erbarmungslosigkeit des Hitlertums eben doch die Heimat war, in der wir aufgewachsen waren und viele Generationen vor uns ihr Leben verbracht hatten. Viele begriffen immer noch nicht, was mit ihnen geschehen war. Man saß auf den Strohsäcken herum, hinaus konnte man nicht. Es regnete und regnete. Der Boden war verschlammt, man rutschte aus und sank ein. Die Gräben waren verstopft und das Wasser lief über.[367]

---

360 LABW GLAK, 465c Bü 15196, o. Pag.
361 Zu den wenigen Juden, die den geplanten Deportationen entkommen konnten, siehe Sauer (1969), S. 332 f. und 376 f.
362 Mack (2001), S. 95.
363 Der Generalbevollmächtigte (1941).
364 Siehe auch Wiehn (2010), S. 113–131.
365 Gottwaldt/Schulle (2005), S. 42 f.
366 Siehe auch Wiehn (2010), S. 157–164.
367 Zit. n. Landeszentrale für politische Bildung (2005), S. 16 f.

Aufgrund der katastrophalen Zustände in Gurs verstarben viele der oftmals älteren Menschen (60 Prozent der Deportierten waren über 60 Jahre alt)[368] in den ersten Wochen nach der Ankunft. Eugen Neter beschrieb in seinen Erinnerungen die Situation und seine ärztliche Tätigkeit:

> Vergeblich fast war die überaus schwere Arbeit der Ärzte und das Mühen der sich aufopfernden Schwestern; zu sehr mangelte es an Arzneien, Nahrung und Pflegemitteln. In den kalten Behelfsbaracken mit 30 bis 40 Durchfallskranken eine einzige Bettschüssel. Furchtbar war die Beschmutzung bei dem Mangel an Wäsche, unsagbar die dadurch körperlich und seelisch verursachte Qual. Was jüdische Schwestern und Helferinnen damals geleistet haben, kann voll nur würdigen, wer die ungünstigen Verhältnisse miterlebt hat, unter denen sie damals ihren schweren Dienst antreten mussten.
> In jenen drei Monaten starben ungefähr weit über 600 Männer und Frauen. Viele starben in den ersten Monaten ohne nachweisliche Erkrankung; das Herz, der ganze Körper ertrug die Umstellung nicht und versagte. Ebenso der Lebenswille, der gebrochen war durch das Furchtbare der neuen, unerträglichen Umgebung. Besonders dort war der Lebenswille geschwächt oder gänzlich vernichtet, wo der Mensch allein stand und wo ihm der Auftrieb fehlte, den die Hoffnung, seine Kinder oder Frau später nochmals wiederzusehen, dem Ermatteten zu geben vermag. – Mag die Mehrzahl der Gestorbenen auch schon einem Alter angehört haben, in welchem das Absterben des Menschen ein natürlicher Vorgang ist, so war doch der allgemeine Eindruck der, dass hier der Tod früher kam, als er unter anderen Lebensbedingungen erwartet werden müsste.[369]

Ähnlich schildert die Freiburger Kinderärztin Else Liefmann die Situation.[370] Sie war zusammen mit ihren Geschwistern Martha und Robert deportiert worden. Ihr Bruder, ein weithin anerkannter Ökonom, starb aufgrund der unmenschlichen Zustände am 20. März 1941. Martha hingegen erhielt eine Einreisebewilligung in die Schweiz und konnte Ende April 1941 ausreisen. Else Liefmann blieb zunächst zurück, konnte aber im September 1942 der Deportation nach Auschwitz entkommen und ebenfalls in die Schweiz flüchten.[371]

Vielen anderen gelang die Flucht oder die Ausreise ins Ausland nicht. Die Mehrheit von ihnen wurde in den folgenden beiden Jahren in das KZ Auschwitz-Birkenau gebracht, wo sie der nationalsozialistischen Vernichtungsmaschinerie zum Opfer fielen, so auch der Kinderarzt Julius Strauß. Nach seiner Deportation nach Gurs hatte er ver-

---

368 Bis März 1941 verstarben 1050 Menschen in Gurs. Mack (2001), S. 93.

369 Zit. n. Sauer (1969), S. 275.

370 „Wir haben täglich 10–15 Tote, meist alte Leute, aber auch ab und zu Jüngere und Kinder. Das ist dann besonders traurig. Aber der Dreck hier ist unbeschreiblich, dass, obgleich in meiner Infirmerie (Krankenstation) die Schwestern hervorragend arbeiten, dagegen kaum anzugehen ist. Außerdem fehlen uns ja so gut wie alle Hilfsmittel und die Wirkung ist minimal. Der Vertreter des Roten Kreuzes wird hoffentlich berichten […].“ Zit. n. Landeszentrale für politische Bildung (2005), S. 17.

371 Liefmann/Liefmann/Wiehn (1995).

geblich auf eine Möglichkeit zur Ausreise gehofft. Zusammen mit seiner Frau wurde Strauß im September 1942 nach Auschwitz gebracht, wo er zu einem unbekannten Zeitpunkt ermordet wurde. Sein Schicksal teilten zahlreiche weitere badische Ärzte, die im Zuge der immer häufigeren Deportationen 1942 in KZs im Osten verschleppt wurden, beispielsweise die vor 1933 in Heidelberg tätige Kinderärztin und als „Engel in der Hölle"[372] von Gurs gewürdigte Johanna Geissmar[373] oder der Chefarzt[374] des Lungen-Sanatoriums in Nordrach, Nehemias Wehl[375]. Von 2028 aus Gurs in die KZs Auschwitz oder Majdanek deportierten badischen Juden überlebten nur 13.[376] Spätestens nach der Wannseekonferenz im Januar 1942 war die nationalsozialistische Verfolgung der Juden zur offenen Vernichtungspolitik geworden. Himmler sprach 1943 in der zweiten seiner Posener Reden auch unverblümt über das Ziel der Ausrottung der Juden.[377] Auch Hitler hatte schon 1939 von der „Vernichtung"[378] der Juden gesprochen und dies in den folgenden Jahren mehrfach wiederholt. Dass diese aktiv betrieben wurde, war inzwischen offensichtlich.[379] War die ‚Wagner-Bürckel-Aktion' eine der ersten Deportationen, wurden Ende 1941 auch die Juden in Württemberg-Hohenzollern sowie die zahlreich innerdeutsch umgezogenen jüdischen Ärzte aus Baden und Württemberg zum Ziel der nationalsozialistischen Vernichtungspolitik.[380]

Für die Deportationen in Württemberg-Hohenzollern zuständig war die Gestapo mit ihrer Leitstelle in Stuttgart. Von dort erging am 18. November 1941 ein Erlass, in dem eine erste Deportation für den 1. Dezember angekündigt wurde. Zu diesem Zeitpunkt lebten noch etwa 3000 Juden in Württemberg-Hohenzollern. Im Zuge dessen wurde auch der jüdische Besitz beschlagnahmt, die rechtliche Grundlage stellte die elfte Verordnung zum Reichsbürgergesetz dar.[381] Zunächst wurden die Juden aus den

---

372 Unter diesem Titel wurde in der Reihe „ZDF-History" ein Beitrag über das Wirken von Geissmar und der jüdischen Oberin Pauline Maier in Gurs produziert.

373 Ihr ebenfalls als Arzt tätiger Bruder, Friedrich Geissmar, hatte sich 1940 aufgrund der Verfolgung das Leben genommen. Zahlten (2001).

374 Sauer (1969), S. 305.

375 Schellinger/Oswald/Hoferer (2010).

376 Mack (2001), S. 95.

377 „Der Satz ‚Die Juden müssen ausgerottet werden' mit seinen wenigen Worten, meine Herren, ist leicht ausgesprochen. […] Sie wissen nun Bescheid, und Sie behalten es für sich. Man wird vielleicht in ganz später Zeit sich einmal überlegen können, ob man dem deutschen Volke etwas mehr darüber sagt. Ich glaube, es ist besser, wir – wir insgesamt – haben das für unser Volk getragen, haben die Verantwortung auf uns genommen (die Verantwortung für eine Tat, nicht nur für eine Idee) und nehmen dann das Geheimnis mit in unser Grab." Zit. n. Peterson/Smith (1974), S. 169 f.

378 Beispielsweise Domarus (1963), ab S. 1063.

379 Siehe vor allem Longerich (2006).

380 Umgekehrt waren von 1933 bis 1945 auch 3712 Juden nach Baden und Württemberg gezogen, darunter mindestens 39 Ärzte. Sauer (1969), S. 362.

381 Der Verordnung nach sollten Juden die deutsche Staatsangehörigkeit verlieren, wenn sie ins Ausland zogen. Für den Fall des Verlustes der Staatsangehörigkeit war die Beschlagnahmung des Besitzes vorgesehen. Zynischerweise wurden die Deportationen als Verlegung des Wohnsitzes gewertet und die Betroffenen mussten gar für die Kosten ihrer eigenen Deportation aufkommen. Gabeli (2008).

württembergischen Gemeinden in ein Sammellager auf dem Stuttgarter Killesberg gebracht. Der weitere Transport erfolgte vom Stuttgarter Nordbahnhof.[382] Am 1. Dezember verließ ein Zug mit mehr als 1000 Juden Stuttgart mit dem Ziel des KZ Riga, nur 43 von ihnen sollten überleben. Insgesamt werden zwischen Dezember 1941 und Februar 1945 etwa 2500 Juden aus Württemberg deportiert.[383] Ende April 1945 lebten in Stuttgart nurmehr 120 Angehörige der jüdischen Glaubensgemeinschaft.[384] Nur 180 Juden kehrten nach Ende des Zweiten Weltkrieges nach Württemberg zurück.[385]

Unter den Deportierten war auch die Ärztin Margarete (genannt Marga) Wolf.[386] Als praktische Ärztin mit Geburtshilfe niedergelassen, hatte sie bis 1933 eine gut gehende Praxis geführt und war auch standespolitisch aktiv gewesen. Trotz ihrer Tätigkeit in einem Seuchenlazarett verlor sie 1933 ihre Kassenzulassung, führte die Praxis aber in verringertem Umfang weiter. Bei ihren Patienten hatte sie sich großer Beliebtheit erfreut und einige sprachen sich auch während des Nationalsozialismus für sie aus.[387] Mit Beginn der Deportationen war Wolf für die medizinische Betreuung im Sammellager auf dem Killesberg betraut. In dieser Zeit lehnte sie Zeugen zufolge auch Hilfsangebote, sie vor den Nationalsozialisten zu verstecken, ab. Wolf wurde am 17. Juni 1943 in das KZ Theresienstadt[388] deportiert. Dabei wurden ihr alle Medikamente und das Arztbesteck abgenommen. Mit 63 Jahren verstarb sie am 3. Januar 1944 in Theresienstadt.[389] Insgesamt wurden allein neun jüdische Ärzte aus Stuttgart in verschiedenen KZs ermordet.[390]

Einer der wenigen jüdischen Mediziner, die die Vernichtungsmaschinerie überlebten, war der Ludwigsburger Facharzt für Lungenkrankheiten Ludwig Elsas.[391] Nachdem sein Vater 1938 verhaftet und in das KZ Welzheim gebracht worden war, hatte Elsas sich für diesen austauschen lassen.[392] Von dort wurde er in den nächsten Jahren in verschiedene KZs verlegt, von Riga-Kaiserwald, wo er Zeuge zahlreicher Medizinverbrechen wurde, über Danzig, Buchenwald, Zeitz, Rehmsdorf schließlich nach Theresienstadt. Dort wurde er im Mai 1945 von der sowjetischen Armee befreit. Sein Vater

---

382 Siehe auch die Homepage der Gedenkstätte: http://www.zeichen-der-erinnerung.org/tatort-nordbahnhof/ (letzter Zugriff: 7.12.2022).

383 Gabeli (2008).

384 http://www.zeichen-der-erinnerung.org/tatort-nordbahnhof/ (letzter Zugriff: 7.12.2022).

385 Sauer (2003), S. 303.

386 Siehe auch Zelzer (1984) und Zelzer (1964). Mit welchen Widerständen Zelzer bei ihrer Aufarbeitung der jüdischen Geschichte in Stuttgart zu kämpfen hatte, siehe http://alemannia-judaica.de/images/Images%20161/ZELZER-BIOGRAPHIE.pdf (letzter Zugriff: 29.6.2024).

387 Rueß (2009), S. 282.

388 Siehe auch Brenner (2006).

389 1965 wurde ihr durch den befreundeten Arzt und Schriftleiter Albrecht Schröder eine Gedenkseite im *Baden-Württembergischen Ärzteblatt* gewidmet. Wolf hatte zudem Schröder und den Stadtpfarrer Vaas als Erben eingesetzt, Letzterer verzichtete auf seinen Erbteil. Rueß (2009), S. 323–325 und 438.

390 Rueß (2009), S. 355.

391 Siehe auch Hahn (1998).

392 https://stolpersteine-ludwigsburg.de/max-elsas/ (letzter Zugriff: 7.12.2022).

war trotz des Einsatzes von Elsas vor ihm nach Theresienstadt deportiert worden und dort ums Leben gekommen.[393]

Nach Kriegsende war Elsas kurze Zeit als Tuberkulosearzt am Ludwigsburger Gesundheitsamt tätig. Zudem sagte er auch in Spruchkammerverfahren gegen Ärzte aus, die für sich in Anspruch nehmen wollten, jüdischen Medizinern geholfen zu haben, unter anderem auch in dem Verfahren gegen Karl Reimold.[394] Letztlich kehrte Elsas 1947 Deutschland den Rücken und wanderte in die Vereinigten Staaten aus. Dort konnte er nicht ärztlich tätig sein und arbeitete als Krankenpfleger. Mit nur 55 Jahren verstarb er 1949 in Texas.[395]

Eine jüdische Ärztin, die Theresienstadt überleben sollte, war Johanna Maas. Dies verdankte sie einer besonderen Geschichte. Maas war ab 1926 in Karlsruhe niedergelassen gewesen. Nach ihrem Medizinstudium hatte sie zudem noch in Chemie promoviert. Als Jüdin und Mitglied im Verein sozialistischer Ärzte war sie in der NS-Zeit doppelt gefährdet. Der Deportation der badischen und saarpfälzischen Juden nach Gurs war sie 1940 dadurch entgangen, dass sie kurz zuvor zu ihrer kranken Mutter nach Frankfurt gezogen war. Knapp zwei Jahre später wurde Maas aber am 15. September 1942 zusammen mit 1365 Menschen nach Theresienstadt gebracht, wo sie zunächst als Lagerärztin tätig war.[396] Als ihre Schwester zwei Monate später ebenfalls deportiert werden sollte, entzog sich diese ihren Verfolgern durch Suizid.[397]

Am Beispiel von Johanna Maas zeigt sich aber auch, dass die Vernichtung der Juden offenkundig in den Hintergrund treten konnte, wenn sich noch ein Geschäft machen ließ. Nachdem die Nationalsozialisten jüdisches Eigentum schon im Zuge der ‚Arisierung‘ geraubt hatten, hinderte dies hochrangige NS-Vertreter wie Himmler nicht daran, die überlebenden Juden als Verhandlungsgegenstand zu benutzen. So war Maas eine von mehr als 1200 Personen, die im Januar 1945 aus dem Lager in Theresienstadt freigekauft werden konnten. Im Auftrag der St. Gallener jüdischen Familie Sternbuch hatte der ehemalige Schweizer Bundespräsident Jean-Marie Musy mit Himmler verhandelt.[398] Musy war als überzeugter Faschist aufgrund seiner guten Beziehungen zu Himmler ausgewählt worden. Zudem war ihm ein Auto und die Übernahme der Spesen zugesagt worden. Gegen das Versprechen, Himmler eine Million Dollar[399] zu

393 Rueß (2019), S. 81.
394 LABW StAL, EL 902/15 Bü 17863, Pag. 35.
395 Rueß (2019), S. 81.
396 Zeitweise sollen dort zwischen 600 und 1000 jüdische Ärzte und Ärztinnen interniert gewesen sein. Kümmel (1985), S. 76.
397 Siehe Maas' Biographie unter https://stadtgeschichte.karlsruhe.de/stadtarchiv/blick-in-die-geschichte/ausgaben/blick-119/johanna-maas (letzter Zugriff: 7.12.2022).
398 Krummenacher (2015).
399 Diese Summe war vom „Joint Distribution Comittee“ an die Familie Sternbuch überwiesen worden. Himmler erhielt das Geld höchstwahrscheinlich nie. Krummenacher (2005).

zahlen, verließ ein Transport mit insgesamt 1226 Menschen das KZ in Richtung St. Gallen[400].

Maas und die anderen geretteten Juden sollten umgehend in das Lager Philippeville in Algerien weitergeschickt werden. Danach sollten sie nach Palästina gebracht werden, ohne aber vorher die Betroffenen zu informieren oder gar deren Einwilligung einzuholen. Dies wurde erst nach Protesten verhindert. Letztlich emigrierte auch Maas in die Vereinigten Staaten, wo sie wieder ärztlich tätig sein konnte. Sie starb 1979 im Alter von 93 Jahren in New York.[401]

13.13 Fazit und Entwicklungen nach 1945

Wie Maas hatte die Mehrheit der in Deutschland vor 1933 wohnhaften jüdischen Mediziner den Holocaust überlebt. Vielen gelang es trotz der Flucht in eine ungewisse Zukunft, wieder als Arzt tätig sein zu können. Dies traf beispielsweise auf 88 Prozent der in die USA ausgewanderten Mediziner zu, nicht zuletzt auch aufgrund des kriegsbedingt gesteigerten Bedarfs an gut ausgebildeten Ärzten.[402] Aber 2000 der insgesamt 8000 jüdischen Mediziner[403], die 1933 in Deutschland gewohnt hatten, fielen der nationalsozialistischen Vernichtungspolitik zum Opfer. Damit war jeder Vierte[404] von ihnen zwischen 1933 und 1945 aufgrund der Verfolgung gestorben. Einer Untersuchung zufolge lag die Zahl der Suizide unter jüdischen Ärzten in Deutschland bei etwa fünf Prozent.[405] Dies erscheint in Anbetracht der zuvor beispielhaft erwähnten Biographien und der von Mack genannten weiteren durch Suizid umgekommenen Mediziner[406] zumindest für Baden tendenziell zu niedrig. Von ihren deutschen Kollegen und insbesondere ihren Standesvereinigungen, in denen sie vor 1933 oft eine wichtige Rolle gespielt hatten, war dabei keine Hilfe zu erwarten. Für die badischen und württembergischen ärztlichen Vereinigungen muss festgehalten werden, dass diese sich bereitwillig den neuen Gesetzen und ihren ‚Führern' fügten und mitunter vor den reichsgesetzlichen

400 Krummenacher (2015).
401 Siehe Maas' Biographie unter https://stadtgeschichte.karlsruhe.de/stadtarchiv/blick-in-die-geschichte/ausgaben/blick-119/johanna-maas (letzter Zugriff: 7.12.2022).
402 Werner (1990), S. 236.
403 Kümmel (1993), S. 75.
404 Ähnlich sieht es bei der jüdischen Bevölkerung in Baden und Württemberg insgesamt aus. Sauer arbeitete heraus, dass 23 Prozent der Juden (mehr als 7000) aufgrund direkter Auswirkungen der nationalsozialistischen Verfolgung ihr Leben verloren. Zum Kriegsende im Mai 1945 lebten keine zwei Prozent der im Januar 1933 in Baden und Württemberg wohnhaften Juden noch in Deutschland. Für Baden werden 1945 knapp 300 genannt, bei mehr als 20000 im Jahre 1933. Mehr als 5000 waren Opfer der nationalsozialistischen Verfolgung geworden. Sauer (1969), S. 347 und 354; Mack (2001), S. 96.
405 Mack (2001), S. 96.
406 So unter anderem beispielsweise die jüdischen Ärzte Rudolf Kuppenheim, Maximilian Neu, Hans Weil, Heinrich Dreifuß, Hertha Wiegand und Franz Lust. Mack (2001), S. 96.

Regelungen eigene Maßnahmen ergriffen. Während der offen nationalsozialistische Teil der Ärzteschaft Verschärfungen der Maßnahmen gegen die jüdischen und ‚nicht arischen' Mediziner forderte, schwieg der Rest und nahm die Ausschaltung der ehemaligen Kollegen ohne erkennbaren Widerstand hin.

Auch außerhalb der Standesvereinigungen sprachen sich nur sehr wenige Ärzte für ihre jüdischen bzw. ‚nicht arischen' Kollegen aus. Hätte Kritik an den nationalsozialistischen Gesetzen und ihrer Umsetzung zwar noch keine Gefahr für Leib und Leben bedeutet, so wäre es doch der eigenen Karriere abträglich gewesen. Wie sich aus einer Analyse einiger politischer Beurteilungsbögen von Medizinern ergibt, bemühten sich auch in der Folge die nicht in nationalsozialistischen Organisationen aktiven Ärzte, nicht negativ aufzufallen, und trieben lieber ihre Karriere voran.

Von den ehemals 34000 Juden in Baden und Württemberg waren nach Ende des Zweiten Weltkrieges noch knapp 500 verblieben.[407] Die wenigsten jüdischen Ärzte kehrten nach dem Ende des ‚Dritten Reiches' zurück. So wird der Remigrationsanteil auf etwa fünf Prozent geschätzt.[408]

Einer von ihnen war der Pädiater und Sportarzt Julius Ullmann. Er war 1938 zunächst nach Paris geflohen und von dort weiter nach New York. 1946 kehrte er nach Karlsruhe zurück und eröffnete seine Praxis wieder.[409] Ein jüdischer Arzt, der nach Württemberg zurückkehrte, war Otto Leeser. Er sollte in der Folge Chefarzt am Robert-Bosch-Krankenhaus[410] in Stuttgart werden[411]. Einer derjenigen, die ihre Beweggründe, nicht mehr zurückzukehren, deutlich begründeten, war Siegfried Thannhauser: „Ich kann nicht zurueckkehren, die Wunde ist zu tief, sie wird nie heilen. Die Enttaeuschung meines Vertrauens in das Gute im deutschen Menschen, in die Ehrlichkeit meiner Freunde war zu gross."[412] Insbesondere das Verhalten seiner ehemaligen Studenten hatte ihn tief getroffen und er sah keinen Weg, in Deutschland wieder als Arzt und Hochschullehrer tätig zu werden:

> Meine ehemaligen deutschen Studenten sind die groesste Enttaeuschung meines Lebens. Ich habe geglaubt meinen Schuelern in Deutschland (und es waren derer Tausende) die Liebe zum Menschen als Grundlage zum Arzttum eingefloesst zu haben. Was ist aus ihnen geworden? Freiwillige oder unfreiwillige Henkersknechte! Hier haette der Kern des mora-

---

407 Etwa 300 in Baden und ca. 180 in Württemberg. Mack (2001), S. 95 f., und Sauer (2003), S. 303. Nicht gezählt werden die mehreren Tausend Vertriebenen (Displaced Persons), die zeitweise in Baden und Württemberg untergebracht waren. Siehe dazu unter anderem Müller (1990).

408 Jütte u. a. (2011), S. 90.

409 Werner (1990), S. 141.

410 Zur Entwicklung des Robert-Bosch-Krankenhauses vor und nach 1945 siehe Faltin (2002).

411 Rueß (2009), S. 363 f.

412 Siehe die digitalisierte Version des Briefes: http://kittymunson.com/uploads/translations/Thannhauser/Original1946letter.pdf (letzter Zugriff: 7.12.2022).

> lischen Widerstandes gegen den Hitlerismus sich entwickeln sollen. Statt dessen sind die jungen Studenten und ihre Lehrer dem Pfeifen des Teufels gefolgt.[413]

Dabei empfand er seine eigene Emigration als Hindernis für eine Rückkehr, denn nur diejenigen, die den Nationalsozialismus in all seiner Perversion miterlebt hatten, sollten in seinen Augen zukünftige Studenten lehren:

> Diese grauenhaften, unchristlichen Ideen koennen nur dann wieder aus den Seelen der Jugend verschwinden, wenn die akademischen Lehrer, die stumme Zeugen dieser Schmach und Schande waren, vor die Jugend hintreten und in Wort und Tat akademische Ethik und christliche Moral wieder auf leben [sic!] lassen. Die Jugend muss gelehrt werden, dass ueber dem Gebot des Staates die Achtung vor der Menschenwuerde, die Ehrfurcht vor dem Goettlichen im Menschen steht.[414]

Letztlich muss auch für Baden und Württemberg das von Leibfried und Tennstedt gezogene Fazit in ihrer Ende der 1970er Jahre durchgeführten Untersuchung[415] gelten:

> Die Normalität des Extremen, der Alltag des professionellen, medizinischen Holocaust, die Politik der Berufsverbote, der Verfolgung von Juden, Sozialdemokraten und Kommunisten innerhalb der Ärzteschaft wurde von den Ärzten weitgehend toleriert, soweit sie nicht gar in den gleichgeschalteten ärztlichen Verbänden dabei selbst die Initiative ergriffen.[416]

Bibliographie

Archivalische Quellen

Bundesarchiv Berlin (BArch Berlin)
NS 5 VI 6718

Landesarchiv Baden-Württemberg, Staatsarchiv Freiburg (LABW StAF)
G 540/5 Bü 105

Landesarchiv Baden-Württemberg, Generallandesarchiv Karlsruhe (LABW GLAK)
237 Zugang 1967–19 Bü 1135
330 Bü 835
465c Bü 15196

---

413 Zit. n. Hohmann (2002), S. 37.
414 Siehe die digitalisierte Version des Briefes: http://kittymunson.com/uploads/translations/Thannhauser/Original1946letter.pdf (letzter Zugriff: 7.12.2022).
415 Leibfried/Tennstedt (1979).
416 1979 auch einer breiten Öffentlichkeit im *Spiegel* unter dem Titel „Ungeheurer Vorgang" zugänglich gemacht. O. V. (1979), S. 249.

480 Bü 6911
507 Bü 6091

Landesarchiv Baden-Württemberg, Staatsarchiv Ludwigsburg (LABW StAL)
EL 902/15 Bü 17863

Landesarchiv Baden-Württemberg, Hauptstaatsarchiv Stuttgart (LABW HStAS)
E 130 b Bü 638, Bü 2777
E 151/54 Bü 284, Bü 288
E 151/65 Bü 38

Amtliche Quellen

Reichsgesetzblatt (1933–1938)

Periodika

Ärzteblatt für Südwestdeutschland 6 (1939)–8 (1941)
Ärzteblatt für Württemberg und Baden 2 (1935)–5 (1938)
Ärztliche Mitteilungen aus und für Baden 78 (1924)–87 (1933)
Ärztliches Vereinsblatt für Deutschland 50=52 (1923)
Der Führer. Das badische Kampfblatt für nationalsozialistische Politik und deutsche Kultur (1933)
Deutsches Ärzteblatt 61=63 (1934)–69=71 (1942)
Medizinisches Korrespondenz-Blatt für Württemberg 94 (1924)–103 (1933)

Gedruckte Quellen

Aerzteverband: Aufhebung der Zulassung zur Behandlung von Zugeteilten. In: Medizinisches Korrespondenz-Blatt für Württemberg 103 (1933), S. 371.
Aerzteverband: Ausscheiden aus der Kassentätigkeit bei den kaufmännischen Krankenkassen. In: Medizinisches Korrespondenz-Blatt für Württemberg 103 (1933), S. 350.
Bartels, Friedrich: Lesestoff für das Wartezimmer. In: Ärzteblatt für Württemberg und Baden 3 (1936), S. 196.
Bronsert, Walther: Offener Brief. In: Ärzteblatt für Württemberg und Baden 2 (1935), S. 189–191.
Der Generalbevollmächtigte für das jüdische Vermögen in Baden: Verzeichnis der am 22. Oktober 1940 aus Baden ausgewiesenen Juden. Karlsruhe 1941.
Dornedden, Hans: Deutschlands Ärzteschaft. In: Deutsches Ärzteblatt 62=64 (1935), S. 514 f.
Feder, Gottfried: Das Programm der N. S. D. A. P. und seine weltanschaulichen Grundgedanken. München 1927.
Feldmann, Gustav: Wissenswertes aus der Versorgungskasse. In: Medizinisches Korrespondenz-Blatt für Württemberg 102 (1932), S. 145 f.
Hadrich, Julius: Die nichtarischen Ärzte in Deutschland. In: Deutsches Ärzteblatt 61=63 (1934), S. 1243–1245.

Hadrich, Julius: Die Zahl der Allgemeinpraktiker und Fachärzte in den deutschen Groß- und Mittelstädten im Jahre 1934. In: Deutsches Ärzteblatt 61=63 (1934), S. 529–531.
Hadrich, Julius: Zur Statistik der Aerztekammern Baden und Württemberg. In: Ärzteblatt für Württemberg und Baden 4 (1937), S. 107–109.
Herzau, Robert: Jubiläumstagung des Geschäftsausschusses des Deutschen Aerztevereinsbundes am 15. September 1923. In: Aerztliches Vereinsblatt für Deutschland 50=52 (1923), S. 169.
Kann, Edmund van: Der Altersaufbau der deutschen Ärzteschaft im Jahre 1937. In: Deutsches Ärzteblatt 65=67 (1938), S. 208–210.
Kann, Edmund van: Die Zahl der Ärzte 1942 und ein Rückblick bis 1937. In: Deutsches Ärzteblatt 69=71 (1942), S. 300–303.
Karstedt, Oskar: Die Durchführung der Arier- und Kommunistengesetzgebung bei den Kassen-Ärzten, -Zahnärzten usw. In: Deutsches Ärzteblatt 61=63 (1934), S. 591–596.
Kittel, Gerhard: Die Judenfrage. Stuttgart 1933.
Mampell, Otfried: Dr. Gustav Cahen zum 60. Geburtstag. In: Ärztliche Mitteilungen aus und für Baden 85 (1931), S. 199–200.
NSDÄB: Für die Ehre der deutschen Aerzteschaft. In: Der Führer. Das badische Kampfblatt für nationalsozialistische Politik und deutsche Kultur vom 31. März 1933, S. 9.
O. V.: Tagung sozialistischer Aerzte. In: Ärztliche Mitteilungen aus und für Baden 82 (1928), S. 213.
O. V.: Eröffnungsansprache des Vorsitzenden, Dr. Stähle, Nagold M. d. R., auf dem IX. Württembergischen Aerztetag. In: Medizinisches Korrespondenz-Blatt für Württemberg 103 (1933), S. 364–366.
O. V.: Erpresserbriefe zugunsten jüdischer Hochschullehrer. In: Der Führer. Das badische Kampfblatt für nationalsozialistische Politik und deutsche Kultur vom 12. April 1933, S. 3.
O. V.: Ministerium des Innern. Kommissar des Reiches. In: Ärztliche Mitteilungen aus und für Baden 87 (1933), S. 97.
O. V.: „Nationale“ Assistenten treten für die Juden ein. In: Der Führer. Das badische Kampfblatt für nationalsozialistische Politik und deutsche Kultur vom 11. April 1933, S. 3.
O. V.: Unzuverlässige Krankenbehandler. In: Ärztliche Mitteilungen aus und für Baden 87 (1933), S. 111 f.
O. V.: Vertrauensärzte bei den kaufmännischen Berufskrankenkassen. In: Medizinisches Korrespondenz-Blatt für Württemberg 103 (1933), S. 350.
O. V.: Aus Deutschland im Jahre 1933 ausgewanderte Ärzte. In: Deutsches Ärzteblatt 61=63 (1934), S. 180 f.
O. V.: Wochenschau. Jüdische Ärzte. In: Deutsches Ärzteblatt 61=63 (1934), S. 321.
O. V.: Wochenschau. Volkszählung. In: Deutsches Ärzteblatt 61=63 (1934), S. 1001.
O. V.: Wochenschau. Zahl der Juden. In: Deutsches Ärzteblatt 62=64 (1935), S. 295.
O. V.: Die Juden in der Berliner Ärzteschaft. In: Deutsches Ärzteblatt 63=65 (1936), S. 1046.
O. V.: Die Zahl der Ärzte Deutschlands und ihre Gliederung im Jahre 1937. In: Deutsches Ärzteblatt 64=66 (1937), S. 903–907.
O. V.: Verordnung über die Teilnahme von Juden an der kassenärztlichen Versorgung. In: Deutsches Ärzteblatt 65=67 (1938), S. 739.
O. V.: Wochenschau. Juden und jüdische Mischlinge im Deutschen Reich. In: Deutsches Ärzteblatt 67=69 (1940), S. 226 f.
O. V.: Behandlung von Juden durch deutsche Aerzte. In: Ärzteblatt für Südwestdeutschland 8 (1941), S. 184.
O. V.: Glückwünsche für Dr. Paul Sperling. In: Deutsches Ärzteblatt 66 (1969), S. A 2017.

Pertz, Arthur: VIII. Badischer Aerztetag. Teil 1. In: Ärztliche Mitteilungen aus und für Baden 85 (1931), S. 165–168.
Pursche, Friedrich: Neuregelung ärztlicher Fragen in der Stadt Stuttgart. In: Medizinisches Korrespondenz-Blatt für Württemberg 103 (1933), S. 188.
Pychlau, Waldemar: An die Landärzte! In: Ärzteblatt für Südwestdeutschland 5 (1938), S. 251.
Reichert, Franz: Juden und jüdische Mischlinge im Deutschen Reich. Umfang und zeitliche Entwicklung des jüdischen Einbruchs in die deutschen Reichsteile. In: Deutsches Ärzteblatt 67=69 (1940), S. 322–325.
Reichs-Medizinal-Kalender für Deutschland. 2. Teil: Ärztliches Handbuch und Ärzteverzeichnis. Leipzig 1933.
Reichs-Medizinal-Kalender für Deutschland. 2. Teil: Ärztliches Handbuch und Ärzteverzeichnis. Leipzig 1935.
Reichs-Medizinal-Kalender für Deutschland. 2. Teil: Ärztliches Handbuch und Ärzteverzeichnis. Leipzig 1937.
Reichs-Medizinal-Kalender für Deutschland. 2. Teil: Ärztliches Handbuch und Ärzteverzeichnis. Nachtrag 1. Leipzig 1938.
Reichs-Medizinal-Kalender für Deutschland. 2. Teil: Ärztliches Handbuch und Ärzteverzeichnis. Nachtrag 2. Leipzig 1938.
Reimold, Karl: Versorgungskasse. In: Medizinisches Korrespondenz-Blatt für Württemberg 103 (1933), S. 366–369.
Reimold, Karl: Bericht 12. Württembergischer Aerztetag. In: Ärzteblatt für Württemberg und Baden 4 (1937), S. 197–199.
Reimold, Karl: Tätigkeitsbericht der Aerztekammer für das Land Württemberg und die Hohenzollernschen Lande über das Jahr 1938. In: Ärzteblatt für Südwestdeutschland 6 (1939), S. 430–432.
Reimold, Karl: Tätigkeitsbericht der Württembergischen Aerztekammer über 1939. In: Ärzteblatt für Südwestdeutschland 7 (1940), S. 310–318.
Schriftleitung Deutsche Volksgesundheit: Offener Brief. In: Ärzteblatt für Württemberg und Baden 2 (1935), S. 199 f.
Schütz, Leopold: Bekanntmachungen. Ministerium des Innern. Kommissar des Reiches. In: Ärztliche Mitteilungen aus und für Baden 87 (1933), S. 81.
Schwarz, Richard: Aerztekammer für das Land Württemberg und die Hohenzollernschen Lande. In: Ärzteblatt für Württemberg und Baden 3 (1936), S. 175.
Sperling, Paul: Achtung! Kollegen! In: Medizinisches Korrespondenz-Blatt für Württemberg 103 (1933), S. 219.
Sperling, Paul: Die Hauptversammlung unter dem Hakenkreuz. In: Medizinisches Korrespondenz-Blatt für Württemberg 103 (1933), S. 211–213.
Sperling, Paul: Umschau. In: Medizinisches Korrespondenz-Blatt für Württemberg 103 (1933), S. 192 f.
Stähle, Eugen: Rezeptprüfung. In: Medizinisches Korrespondenz-Blatt für Württemberg 103 (1933), S. 176.
Stähle, Eugen: Zwei Monate Staatskommissar für die Volksgesundheit in Württemberg. Weg und Ziel. In: Medizinisches Korrespondenz-Blatt für Württemberg 103 (1933), S. 353 f.
Wagner, Gerhard: An die Mitglieder des Hartmannbundes und des Deutschen Aertzevereinsbundes. In: Medizinisches Korrespondenz-Blatt für Württemberg 103 (1933), S. 151.
Wagner, Gerhard: Verfügungen des Kommissars der ärztlichen Spitzenverbände Dr. Wagner. In: Medizinisches Korrespondenz-Blatt für Württemberg 103 (1933), S. 219 f.

Wagner, Gerhard: Rasse und Volksgesundheit. In: NSDAP (Hg.): Der Parteitag Großdeutschland vom 5. bis 12. September 1938. Offizieller Bericht über den Verlauf des Reichsparteitages mit sämtlichen Kongreßreden. München 1938, S. 122–133.

Wegerle, Jakob: Badische Aerztekammer. Wahlen am 27. Februar 1924. In: Ärztliche Mitteilungen aus und für Baden 78 (1924), S. 25 f.

Wegerle, Jakob: Badische Aerztekammer. Wahlen am 22. Februar 1928. In: Ärztliche Mitteilungen aus und für Baden 82 (1928), S. 71 f.

Weitbrecht, Paul: Die billigen Arzneipreise. In: Medizinisches Korrespondenz-Blatt für Württemberg 94 (1924), S. 32 f.

Württembergischer Landesverband des Centralvereins deutscher Staatsbürger jüdischen Glaubens (Hg.): Jüdische Frontsoldaten aus Württemberg und Hohenzollern. Stuttgart 1926.

Literatur

Behnken, Klaus (Hg.): Deutschland-Berichte der Sozialdemokratischen Partei Deutschlands (Sopade) 1934–1940. Bd. 3. Frankfurt/Main 1980.

Betz, Frank-Uwe: Widerstand und Verfolgung zur NS-Zeit im Raum Schwetzingen. In: Zeitschrift für die Geschichte des Oberrheins 155 (2007), S. 467–504.

Betz, Frank-Uwe: Dr. Alfred Stern – von Hitler und Stalin verfolgt. In: Schwetzinger Zeitung vom 26.6.2014.

Betz, Frank-Uwe: Verfolgte, Widerständige, Ausgebeutete. Über die Nazizeit in der Region Schwetzingen – Hockenheim. Ubstadt-Weiher 2015.

Brechtken, Magnus: „Madagaskar für die Juden". Antisemitische Idee und politische Praxis 1885–1945. (= Studien zur Zeitgeschichte 53) 2. Aufl. München 1998.

Breisinger, Susanne: Die jüdischen niedergelassenen Ärzte in Freiburg 1933–1945. Eine Untersuchung zur nationalsozialistischen Berufs- und Standespolitik. Diss. Freiburg/Brsg. 2002.

Brenner, Franz: Der große Betrug. In: Deutsches Ärzteblatt 103 (2006), S. A 2852–2856.

Browning, Christopher: Die Entfesselung der „Endlösung". Nationalsozialistische Judenpolitik 1939–1942. Berlin 2003.

Denker, Alfred; Zaborowski, Holger (Hg.): Heidegger und der Nationalsozialismus. Bd. I: Dokumente. (= Heidegger-Jahrbuch 4) Freiburg/Brsg. 2009.

Denker, Alfred; Zaborowski, Holger (Hg.): Heidegger und der Nationalsozialismus. Bd. II: Interpretationen. (= Heidegger-Jahrbuch 5) Freiburg/Brsg. 2009.

Doetz, Susanne; Kopke, Christoph: Die antisemitischen Kampagnen und Verfolgungsmaßnahmen gegen die jüdische Ärzteschaft seit 1933. In: Beddies, Thomas; Doetz, Susanne; Kopke, Christoph (Hg.): Jüdische Ärztinnen und Ärzte im Nationalsozialismus. Entrechtung, Vertreibung, Ermordung. (= Europäisch-jüdische Studien, Beiträge 12) Berlin 2014, S. 36–57.

Domarus, Max: Hitler. Reden und Proklamationen. Bd. 2. Würzburg 1963.

Eckart, Wolfgang U.: Die medizinische Fakultät. In: Eckart, Wolfgang U.; Sellin, Volker; Wolgast, Eike (Hg.): Die Universität Heidelberg im Nationalsozialismus. Heidelberg 2006, S. 641–649.

Essner, Cornelia: Die „Nürnberger Gesetze" oder die Verwaltung des Rassenwahns 1933–1945. Paderborn 2002.

Faltin, Thomas: Homöopathie in der Klinik. Die Geschichte der Homöopathie am Stuttgarter Robert-Bosch-Krankenhaus von 1940 bis 1973. Stuttgart 2002.

Ferdinand, Ursula: Vertreibungen im Umgestaltungsprozess der Medizinischen Fakultäten an deutschen Universitäten im „Dritten Reich". In: Beddies, Thomas; Doetz, Susanne; Kopke, Christoph

(Hg.): Jüdische Ärztinnen und Ärzte im Nationalsozialismus. Entrechtung, Vertreibung, Ermordung. (= Europäisch-jüdische Studien, Beiträge 12) Berlin 2014, S. 117–148.

Formanski, Birgit: Lebensbilder jüdischer Akademikerinnen. Ausgewählte Medizinstudentinnen an der Rheinischen Friedrich-Wilhelms-Universität Bonn 1900–1938. Göttingen 2020.

Frei, Norbert: Der Führerstaat. Nationalsozialistische Herrschaft 1933 bis 1945. München 2013.

Friedländer, Saul: Die Jahre der Verfolgung 1933–1939. Die Jahre der Vernichtung 1939–1945. München 2007.

Gabeli, Helmut: „Evakuiert" und „Unbekannt verzogen": Die Deportation der Juden aus Württemberg und Hohenzollern, 1941–1945. In: Landeszentrale für politische Bildung Baden-Württemberg (Hg.): „Evakuiert" und „Unbekannt verzogen": Die Deportation der Juden aus Württemberg und Hohenzollern, 1941–1945. Ein Lese- und Arbeitsheft. 3. Aufl. Stuttgart 2008, S. 11–30.

Gawliczek, O. Herbert; Senk, Walter E.; Hatzig, Hans-Otto (Hg.): Chronik der Ärzte Mannheims. 350 Jahre Medizin in der Stadt der Quadrate. Mannheim 1978.

Gerst, Thomas: Vor 80 Jahren. Ausschluss jüdischer Ärzte aus der Kassenpraxis. In: Deutsches Ärzteblatt 110 (2013), S. 770–772.

Gerstengarbe, Sybille: Die erste Entlassungswelle von Hochschullehrern deutscher Hochschulen aufgrund des Gesetzes zur Wiederherstellung des Berufsbeamtentums vom 7.4.1933. In: Berichte zur Wissenschaftsgeschichte 17 (1994), S. 17–39.

Goshen, Seev: Eichmann und die Nisko-Aktion im Oktober 1939. Eine Fallstudie zur NS-Judenpolitik in der letzten Etappe vor der Endlösung. In: Vierteljahrshefte für Zeitgeschichte 29 (1981), H. 1, S. 74–96.

Gottwaldt, Alfred; Schulle, Diana: Die „Judendeportationen" aus dem Deutschen Reich von 1941–1945. Wiesbaden 2005.

Grün, Bernd: Die Medizinische Fakultät Tübingen im Nationalsozialismus. Überblick und Problematisierungen. In: Wiesing, Urban u. a. (Hg.): Die Universität Tübingen im Nationalsozialismus. (= Contubernium 73) Stuttgart 2010, S. 239–280.

Grün, Bernd: „Mit der besten chirurgischen und gynäkologischen Hand". Die Diskussion um eine Erbgesundheitsklinik für Tübingen 1934–1935. In: Wiesing, Urban u. a. (Hg.): Die Universität Tübingen im Nationalsozialismus. (= Contubernium 73) Stuttgart 2010, S. 559–578.

Grüttner, Michael; Kinas, Sven: Die Vertreibung von Wissenschaftlern aus den deutschen Universitäten 1933–1945. In: Vierteljahrshefte für Zeitgeschichte 55 (2007), H. 1, S. 123–186.

Hahn, Joachim: Jüdisches Leben in Ludwigsburg. Geschichten, Quellen und Dokumentation. Karlsruhe 1998.

Hohmann, Georg: Zum Andenken an Professor Dr. Siegfried Thannhauser. In: Zöllner, Nepomuk; Hofmann, Alan F.: Siegfried Thannhauser (1885–1962). Ein Leben als Arzt und Forscher in bewegter Zeit. 2. Aufl. Freiburg/Brsg. 2002, S. 35–39.

Huerkamp, Claudia: Jüdische Akademikerinnen in Deutschland 1900–1938. In: Geschichte und Gesellschaft. Zeitschrift für historische Sozialwissenschaft 19 (1993), S. 311–331.

Hundsnurscher, Franz; Taddey, Gerhard: Die jüdischen Gemeinden in Baden. Denkmale, Geschichte, Schicksale. (= Veröffentlichungen der staatlichen Archivverwaltung Baden-Württemberg 19) Stuttgart 1968.

Jachertz, Norbert: Freudigst fügte sich die Ärzteschaft. In: Deutsches Ärzteblatt 105 (2008), S. A 622–624.

Jäckel, Eberhard; Kulka, Otto Dov (Hg.): Die Juden in den geheimen NS-Stimmungsberichten 1933–1945. Düsseldorf 2004.

Jütte, Robert: Medizin und Judentum. Historische Grundzüge. In: Beddies, Thomas; Doetz, Susanne; Kopke, Christoph (Hg.): Jüdische Ärztinnen und Ärzte im Nationalsozialismus. Entrechtung, Vertreibung, Ermordung. (= Europäisch-jüdische Studien, Beiträge 12) Berlin 2014, S. 6–15.

Jütte, Robert u. a.: Medizin und Nationalsozialismus. Bilanz und Perspektiven der Forschung. 2. Aufl. Göttingen 2011.

Kater, Michael H.: Doctors under Hitler. Chapel Hill, NC 1989.

Kolata, Jens; Kühl, Richard: Wilhelm Gieseler und das Rassenkundliche Institut (1934–1945). In: Seidl, Ernst; Bierende, Edgar (Hg.): Forschung, Lehre, Unrecht. Die Universität Tübingen im Nationalsozialismus. (= Schriften des Museums der Universität Tübingen MUT 9) Tübingen 2015, S. 107–116.

Krebs, Hans Adolf: Wie ich aus Deutschland vertrieben wurde. Dokumente mit Kommentaren. In: Medizinhistorisches Journal 15 (1980), S. 357–377.

Kröner, Hans-Peter: Die Emigration von Medizinern unter dem Nationalsozialismus. In: Bleker, Johanna; Jachertz, Norbert (Hg.): Medizin im „Dritten Reich“. 2. Aufl. Köln 1993, S. 78–86.

Krummenacher, Jörg: Flüchtiges Glück. Die Flüchtlinge im Grenzkanton St. Gallen zur Zeit des Nationalsozialismus. Zürich 2005.

Krummenacher, Jörg: Die freigekauften Juden aus Theresienstadt. In: Neue Zürcher Zeitung vom 9.2.2015.

Kümmel, Werner Friedrich: Die Ausschaltung rassisch und politisch mißliebiger Ärzte. In: Kudlien, Fridolf (Hg.): Ärzte im Nationalsozialismus. Köln 1985, S. 56–81.

Kümmel, Werner Friedrich: Die „Ausschaltung“. Wie die Nationalsozialisten die jüdischen und die politisch mißliebigen Ärzte aus dem Beruf verdrängten. In: Bleker, Johanna; Jachertz, Norbert (Hg.): Medizin im „Dritten Reich“. 2. Aufl. Köln 1993, S. 70–77.

Landeszentrale für politische Bildung (Hg.): „… es geschah am hellichten Tag!“ Die Deportation der badischen, Pfälzer und saarländischen Juden in das Lager Gurs/Pyrenäen. (= Historische Darstellung, Material für den Unterricht 4) Stuttgart 2005.

Lang, Hans-Joachim: Jüdische Lehrende und Studierende in Tübingen als Opfer des Nationalsozialismus. In: Wiesing, Urban u. a. (Hg.): Die Universität Tübingen im Nationalsozialismus. (= Contubernium 73) Stuttgart 2010, S. 609–628.

Lang, Hans-Joachim: Cäsar Hirsch. In: Seidl, Ernst; Bierende, Edgar (Hg.): Forschung, Lehre, Unrecht. Die Universität Tübingen im Nationalsozialismus. (= Schriften des Museums der Universität Tübingen MUT 9) Tübingen 2015, S. 211–216.

Lang, Hans-Joachim: Fleischhackers (un)vergessene Opfer. In: Kolata, Jens u. a. (Hg.): In Fleischhackers Händen. Wissenschaft, Politik und das 20. Jahrhundert. (= Schriften des Museums der Universität Tübingen MUT 8) Tübingen 2015, S. 185–202.

Langewiesche, Dieter: Die Universität Tübingen in der Zeit des Nationalsozialismus. Formen der Selbstgleichschaltung und Selbstbehauptung. In: Geschichte und Gesellschaft. Zeitschrift für historische Sozialwissenschaft 23 (1997), S. 618–646.

Leibfried, Stephan; Tennstedt, Florian: Berufsverbote und Sozialpolitik 1933. Bremen 1979.

Liefmann, Martha; Liefmann, Else; Wiehn, Roy (Hg.): Helle Lichter auf dunklem Grund: die „Abschiebung“ aus Freiburg nach Gurs 1940–1942 mit Erinnerungen an Professor Dr. Robert Liefmann. 2. Aufl. Konstanz 1995.

Longerich, Peter: Politik der Vernichtung. Eine Gesamtdarstellung der nationalsozialistischen Judenverfolgung. München 1998.

Longerich, Peter: „Davon haben wir nichts gewusst!“ Die Deutschen und die Judenverfolgung 1933–1945. München 2006.

Mack, Cécile: Die badische Ärzteschaft im Nationalsozialismus. (= Medizingeschichte im Kontext 6) Frankfurt/Main 2001.

Müller, Ulrich: Fremde in der Nachkriegszeit. Displaced Persons. Zwangsverschleppte Personen in Stuttgart und Württemberg-Baden 1945–1951. (= Veröffentlichungen des Archivs der Stadt Stuttgart 49) Stuttgart 1990.

O. V.: Ein ungeheurer Vorgang. In: Der Spiegel H. 48 (1979), S. 249–256.

Ohnhäuser, Tim: Verfolgung, Suizid und jüdische Ärzte. In: Beddies, Thomas; Doetz, Susanne; Kopke, Christoph (Hg.): Jüdische Ärztinnen und Ärzte im Nationalsozialismus. Entrechtung, Vertreibung, Ermordung. (= Europäisch-jüdische Studien, Beiträge 12) Berlin 2014, S. 265–289.

Paletschek, Sylvia: Die permanente Erfindung einer Tradition. Die Universität Tübingen im Kaiserreich und in der Weimarer Republik. (= Contubernium 53) Stuttgart 2001.

Peterson, Agnes F.; Smith, Bradley F.: Heinrich Himmler. Geheimreden 1933–1945. Frankfurt/Main 1974.

Pflugfelder, Thilo: Verfolgungsmaßnahmen gegen Juden in Baden während des „Dritten Reichs". Stuttgart 1980.

Plum, Günther: Wirtschaft und Erwerbsleben. In: Benz, Wolfgang (Hg.): Die Juden in Deutschland 1933–1945. Leben unter nationalsozialistischer Herrschaft. München 1988, S. 268–313.

Raichle, Christoph: Die Finanzverwaltung in Baden und Württemberg im Nationalsozialismus. Stuttgart 2019.

Rauh, Cornelia: Er hätte „am liebsten das gesamte Vermögen ohne jede Entschädigung weggenommen": Reichsbankrat Ernst Niemann als Leiter der Devisenstelle Stuttgart. In: Högerle, Heinz; Müller, Peter; Ulmer, Martin (Hg.): Ausgrenzung, Raub, Vernichtung. NS-Akteure und „Volksgemeinschaft" gegen die Juden in Württemberg und Hohenzollern 1933 bis 1945. Stuttgart 2019, S. 295–314.

Reich, Leo Martin: Dr. med. Caesar Hirsch. Ein jüdisches Arztschicksal in Stuttgart. Haigerloch 2009.

Ritzmann, Iris: Widersprüchliche Identitäten? Jüdischer Arzt und deutscher Patriot. In: Beddies, Thomas; Doetz, Susanne; Kopke, Christoph (Hg.): Jüdische Ärztinnen und Ärzte im Nationalsozialismus. Entrechtung, Vertreibung, Ermordung. (= Europäisch-jüdische Studien, Beiträge 12) Berlin 2014, S. 346–361.

Rohrbach, Jens Martin: Ein Mikroskop mit Hakenkreuzen und die Medizin im Nationalsozialismus. In: Seidl, Ernst; Bierende, Edgar (Hg.): Forschung, Lehre, Unrecht. Die Universität Tübingen im Nationalsozialismus. (= Schriften des Museums der Universität Tübingen MUT 9) Tübingen 2015, S. 91–96.

Roth, Klaus: Sir Hans Adolf Krebs (1900–1981). Dann machte ich mich allein auf den Weg, um den 11-Uhr-Zug zu erreichen. In: Chemie in unserer Zeit 42 (2008), H. 5, S. 346–359.

Rueß, Susanne: Stuttgarter jüdische Ärzte während des Nationalsozialismus. Würzburg 2009.

Rueß, Susanne: Die Ausgrenzung jüdischer Ärzte in Württemberg und Hohenzollern. In: Högerle, Heinz; Müller, Peter; Ulmer, Martin (Hg.): Ausgrenzung, Raub, Vernichtung. NS-Akteure und „Volksgemeinschaft" gegen die Juden in Württemberg und Hohenzollern 1933 bis 1945. Stuttgart 2019, S. 77–92.

Rüther, Martin: Ärzte im NS-Staat. In: Deutsches Ärzteblatt 94 (1997), S. A 1422 f.

Rüther, Martin: Ärztliches Standeswesen im Nationalsozialismus 1933–1945. In: Jütte, Robert (Hg.): Geschichte der deutschen Ärzteschaft. Organisierte Berufs- und Gesundheitspolitik im 19. und 20. Jahrhundert. Köln 1997, S. 143–194.

Sauer, Paul: Dokumente über die Verfolgung der jüdischen Bürger in Baden-Württemberg durch das nationalsozialistische Regime 1933–1945. Bd. 1. (= Veröffentlichungen der staatlichen Archivverwaltung Baden-Württemberg 16) Stuttgart 1966.

Sauer, Paul: Die Schicksale der jüdischen Bürger Baden-Württembergs während der nationalsozialistischen Verfolgungszeit 1933–1945. (= Veröffentlichungen der staatlichen Archivverwaltung Baden-Württemberg 20) Stuttgart 1969.

Sauer, Paul: Württemberg in der Zeit des Nationalsozialismus. In: Schwarzmaier, Hansmartin; Schaab, Meinrad (Hg.): Handbuch der baden-württembergischen Geschichte. Bd. 4. Stuttgart 2003, S. 231–320.

Schellinger, Uwe; Oswald, Rolf; Hoferer, Egbert (Hg.): Deportiert aus Nordrach. Das Schicksal der letzten jüdischen Patientinnen und Angestellten des Rothschild-Sanatoriums. Zell am Harmersbach 2010.

Schleiermacher, Sabine: Entschädigung von Verfolgten des Nationalsozialismus. In: Beddies, Thomas; Doetz, Susanne; Kopke, Christoph (Hg.): Jüdische Ärztinnen und Ärzte im Nationalsozialismus. Entrechtung, Vertreibung, Ermordung. (= Europäisch-jüdische Studien, Beiträge 12) Berlin 2014, S. 290–318.

Schwoch, Rebecca: Ärztliche Standespolitik im Nationalsozialismus. Julius Hadrich und Karl Haedenkamp als Beispiele. (= Abhandlungen zur Geschichte der Medizin und der Naturwissenschaften 95) Husum 2001.

Schwoch, Rebecca: „Praktisch zum Verhungern verurteilt." „Krankenbehandler" zwischen 1938 und 1945. In: Beddies, Thomas; Doetz, Susanne; Kopke, Christoph (Hg.): Jüdische Ärztinnen und Ärzte im Nationalsozialismus. Entrechtung, Vertreibung, Ermordung. (= Europäisch-jüdische Studien, Beiträge 12) Berlin 2014, S. 75–91.

Schwoch, Rebecca: Jüdische Ärzte als Krankenbehandler in Berlin zwischen 1938 und 1945. Frankfurt/Main 2018.

Seidl, Ernst: Der „Führerrektor". Hermann Hoffmann als Exponent der NS-Universität. In: Seidl, Ernst; Bierende, Edgar (Hg.): Forschung, Lehre, Unrecht. Die Universität Tübingen im Nationalsozialismus. (= Schriften des Museums der Universität Tübingen MUT 9) Tübingen 2015, S. 65–70.

Seidler, Eduard: Alltag an der Peripherie. Die Medizinische Fakultät der Universität Freiburg im Winter 1932/33. In: Deutsches Ärzteblatt 86 (1989), S. 522–528.

Seidler, Eduard: Alltag an der Peripherie. Die Medizinische Fakultät der Universität Freiburg im Winter 1932/1933. In: Bleker, Johanna; Jachertz, Norbert (Hg.): Medizin im „Dritten Reich". 2. Aufl. Köln 1993, S. 109–116.

Seidler, Eduard: Die Medizinische Fakultät der Albert-Ludwigs-Universität Freiburg im Breisgau. Grundlagen und Entwicklungen. Berlin 1993.

Seidler, Eduard: Jüdische Kinderärzte 1933–1945: entrechtet – geflohen – ermordet. Bonn 2000.

Stadtarchive Karlsruhe und Mannheim (Hg.): Ludwig Marum. Das letzte Jahr in Briefen. Karlsruhe 2016.

Teschner, Gerhard J.: Die Deportation der badischen und saarpfälzischen Juden am 22. Oktober 1940. Vorgeschichte und Durchführung der Deportation und das weitere Schicksal der Deportierten bis zum Kriegsende im Kontext der deutschen und französischen Judenpolitik. Frankfurt/Main 2002.

Thran, Elke: Hans Fleischhacker. Der vermessene Mensch. Ein Tübinger Rassenexperte zwischen Universität und Vernichtungslager. In: Kolata, Jens u. a. (Hg.): In Fleischhackers Händen. Wissenschaft, Politik und das 20. Jahrhundert. (= Schriften des Museums der Universität Tübingen MUT 8) Tübingen 2015, S. 93–116.

Toury, Jacob: Die Entstehungsgeschichte des Austreibungsbefehls gegen die Juden der Saarpfalz und Badens. In: Tel Aviver Jahrbuch für deutsche Geschichte 15 (1986), S. 431–464.

Ulmer, Martin: Boykottauftakt in Württemberg. NS-Organisationen und „Volksgemeinschaft" vereint gegen die Juden. In: Högerle, Heinz; Müller, Peter; Ulmer, Martin (Hg.): Ausgrenzung, Raub, Vernichtung. NS-Akteure und „Volksgemeinschaft" gegen die Juden in Württemberg und Hohenzollern 1933 bis 1945. Stuttgart 2019, S. 41–54.

Villiez, Anna E. von: Emigration jüdischer Ärzte im Nationalsozialismus. In: Beddies, Thomas; Doetz, Susanne; Kopke, Christoph (Hg.): Jüdische Ärztinnen und Ärzte im Nationalsozialismus. Entrechtung, Vertreibung, Ermordung. (= Europäisch-jüdische Studien, Beiträge 12) Berlin 2014, S. 190–202.

Watzinger, Karl Otto: Geschichte der Juden in Mannheim 1650–1945. Mit 52 Biographien. (= Veröffentlichung des Stadtarchivs Mannheim 12) 2. Aufl. Stuttgart 1987.

Weindling, Paul: Rassenkundliche Forschung zwischen dem Ghetto Litzmannstadt und Auschwitz. Hans Fleischhackers Tübinger Habilitation, Juni 1943. In: Kolata, Jens u. a. (Hg.): In Fleischhackers Händen. Wissenschaft, Politik und das 20. Jahrhundert. (= Schriften des Museums der Universität Tübingen MUT 8) Tübingen 2015, S. 141–164.

Werner, Josef: Hakenkreuz und Judenstern. Das Schicksal der Karlsruher Juden im Dritten Reich. (= Veröffentlichungen des Karlsruher Stadtarchivs 9) 2. Aufl. Karlsruhe 1990.

Wiehn, Erhard Roy (Hg.): Camp de Gurs. Zur Deportation der Juden aus Südwestdeutschland 1940. Konstanz 2010.

Wietog, Jutta: Volkszählungen unter dem Nationalsozialismus. Eine Dokumentation zur Bevölkerungsstatistik im Dritten Reich. Berlin 2001.

Wischnath, Johannes Michael; Bauer-Klöden, Irmela: Die Universität Tübingen und der Nationalsozialismus. Eine Bibliographie. Tübingen 2010.

Zahlten, Richard: Dr. Johanna Geissmar. Von Mannheim nach Heidelberg und über den Schwarzwald durch Gurs nach Auschwitz-Birkenau. 1877–1942. Einer jüdischen Ärztin 60 Jahre danach zum Gedenken. 2. Aufl. Konstanz 2001.

Zelzer, Maria: Weg und Schicksal der Stuttgarter Juden. Stuttgart 1964.

Zelzer, Maria: Stuttgart unterm Hakenkreuz: Chronik aus Stuttgart 1933–1945. 2. Aufl. Stuttgart 1984.

Internet

http://dl.ub.uni-freiburg.de/diglit/vvuf_1933_ss/0034?sid=fd9ec5dfa9b3851946110d3c55009a19 (letzter Zugriff: 7.12.2022).

https://gedenkbuch.karlsruhe.de/namen/748 (letzter Zugriff: 14.12.2022).

https://gedenkbuch.karlsruhe.de/namen/2014 (letzter Zugriff: 14.12.2022).

https://gedenkbuch.karlsruhe.de/namen/2063 (letzter Zugriff: 14.12.2022).

https://gedenkbuch.karlsruhe.de/namen/2489 (letzter Zugriff: 14.12.2022).

https://geschichte.charite.de/aeik/biografie.php?ID=AEIK00476 (letzter Zugriff: 7.12.2022).

http://jinfo.org/Nobels_Medicine.html (letzter Zugriff: 7.12.2022).

http://kittymunson.com/uploads/translations/Thannhauser/Original1946letter.pdf (letzter Zugriff: 7.12.2022).

https://ns-in-ka.de/wp-content/uploads/2017/06/juedische_aerzte_artikel_josef_werner.pdf (letzter Zugriff: 7.12.2022).

https://stadtgeschichte.karlsruhe.de/stadtarchiv/blick-in-die-geschichte/ausgaben/blick-119/johanna-maas (letzter Zugriff: 7.12.2022).

https://stolpersteine-guide.de/map/biografie/484/dr.-julius-katzenstein (letzter Zugriff: 7.12.2022).

https://stolpersteine-guide.de/map/biografie/554/dr.-otto-wimpfheimer (letzter Zugriff: 7.12.2022).

https://stolpersteine-ludwigsburg.de/dr-walter-pintus/ (letzter Zugriff: 7.12.2022).

https://stolpersteine-ludwigsburg.de/max-elsas/ (letzter Zugriff: 7.12.2022).

https://uni-tuebingen.de/fileadmin/Uni_Tuebingen/Allgemein/Dokumente/2006/06-01-19 AkUniimNS.pdf (letzter Zugriff: 7.12.2022).

https://web.archive.org/web/20190820005002/https://www.karlsruhe.de/b1/stadtgeschichte/buecherverbrennung/deutschland1933/12thesen.de (letzter Zugriff: 7.12.2022).

https://www.cheminsdememoire.gouv.fr/de/das-internierungslager-von-gurs (letzter Zugriff: 7.12.2022).

https://www.dgim-history.de/biografie/Thannhauser;Siegfried%20Josef;1064 (letzter Zugriff: 7.12.2022).

http://alemannia-judaica.de/images/Images%20161/ZELZER-BIOGRAPHIE.pdf (letzter Zugriff: 29.6.2024).

http://www.ub.uni-heidelberg.de/archiv/13683 (letzter Zugriff: 7.12.2022).

https://www.youtube.com/watch?v=XGcnDYFQn_A&ab_channel=roemersteinfilm (letzter Zugriff: 7.12.2022).

http://www.zeichen-der-erinnerung.org/tatort-nordbahnhof/ (letzter Zugriff: 7.12.2022).

14. Nationalsozialistische Medizinverbrechen und die Beteiligung badischer und württembergischer Ärzte

Im Folgenden werden die Verwicklungen badischer und württembergischer Ärzte im Rahmen der zahlreichen nationalsozialistischen ‚Euthanasie'-Verbrechen analysiert und dargestellt. Ziel ist es, den Themenkomplex, der schon unter vielerlei Gesichtspunkten erforscht wurde, hinsichtlich der Mitwirkung badischer und württembergischer Mediziner mit besonderem Fokus auf die in den Standesvereinigungen aktiven Ärzte aufzubereiten sowie ihren Werdegang nach Ende des Zweiten Weltkrieges zu betrachten. Zu diesem Zweck wurde neben den archivalischen Quellen insbesondere die umfangreich vorhandene Forschungsliteratur ausgewertet. Welche Relevanz das Thema hat, zeigen auch die in jüngster Zeit entstandenen Publikationen mit explizitem Fokus auf ärztliche Täter in Baden und Württemberg. Beispielhaft sei hier die Arbeit von Verena Christ zu den vier im Rahmen des Grafeneck-Prozesses angeklagten Ärzten genannt.[1]

14.1 Quellenlage

Ein grundsätzliches und schwerwiegendes Problem bei der Beschäftigung mit dem Themenkomplex der ‚Euthanasie' ist die vielfach mangelhafte Überlieferung schriftlicher Quellen für die Zeit vor 1945. Insbesondere durch systematische Vernichtung von Akten in den letzten Kriegstagen ist die Überlieferungssituation häufig unbefriedigend, zudem stützen sich zahlreiche zeitgenössische Bewertungen auf die Aussagen der Täter und verlieren dadurch an Glaubwürdigkeit. Insbesondere die Akten der vielfach federführenden Abteilungen in den Innenministerien hatten den Status als ‚Geheimakten' erhalten und wurden entsprechend ihrer Brisanz kurz vor Kriegsende

1 Christ (2020).

vorrangig vernichtet. Dies betrifft vor allem die Vorgänge in Grafeneck[2], aber auch die ‚Kindereuthanasie'[3] und die dezentrale ‚Euthanasie'[4]. Andere Bestände gingen kriegsbedingt beispielsweise durch Luftangriffe[5] verloren. Zudem bestand nach 1945 in den Ministerien, abgesehen von ein paar engagierten Strafverfolgern, oft kein Interesse daran, sich mit den die eigene Institution belastenden Vorgängen auseinanderzusetzen.[6]

Für einzelne Krankenanstalten sind hingegen Bestände überliefert, denen entsprechend erhebliche Bedeutung bei der Aufarbeitung zukommt. Dies ändert aber nichts daran, dass in den beiden großen Prozessen zur ‚Aktion T4' in Baden und Württemberg maßgebliche Teile der erhobenen Beweise auf Aussagen der Täter beruhen, denen keine oder kaum schriftliche Quellen zugrunde lagen. Ähnlich den im Rahmen der Entnazifizierungsverfahren durchgeführten Vernehmungen bemühten sich die Angeklagten erwartungsgemäß, sich selbst in einem möglichst positiven Licht darzustellen. Ernst Klee kritisierte zu Recht, dass die Spruchkammerverfahren nicht selten zu „Märchenstunden"[7] verkommen seien. Ähnliches ließe sich über die Vernehmungen im Rahmen der Nachkriegsprozesse sagen. Aufgrund der dürftigen Überlieferungssituation sahen sich die Strafverfolger mehrfach gezwungen, den Angeklagten im Zweifelsfall Glauben zu schenken, da deren Aussagen schlicht nicht widerlegbar waren.[8]

Aber auch die von nicht angeklagten Zeugen nach 1945 gemachten Aussagen müssen mit größter Vorsicht behandelt werden – insbesondere da der Umfang der Strafverfolgung von den Vernommenen noch nicht abgesehen werden konnte und sie sich möglicherweise selbst belastet hätten und dadurch Gefahr gelaufen wären, in einem Folgeverfahren angeklagt zu werden.[9]

Ebenfalls muss die in diesem Zusammenhang aufgestellte Behauptung des von der französischen Militärregierung mit den Nachforschungen beauftragten Psychiaters Robert Poitrot, dass durch die Kriegsniederlage „ein Schreckstadium hervorgerufen [worden sei], welches die Erlangung ehrlicher Zeugenaussagen erheblich erleichterte"[10], als zu naiv abgelehnt werden. Zu offenkundig sind die Fälle, in denen gelogen, verschwiegen oder Tatsachen verdreht worden waren. So kam es bei dem ein oder anderen Beteiligten gar nicht erst zu einer Anklage, bei vielen anderen zu Freisprüchen aufgrund eines Mangels an Beweisen. Ähnlich wie Poitrot beriefen sich auch viele

---

2 Siehe die Voruntersuchungsakten des Grafeneck-Prozesses unter LABW StAS, Wü 29/3 T 1 Bü 1754/03, und LABW StAF, F 30/1 Bü 3546. Siehe auch die Einordnung der Quellenlage in der Forschungsliteratur, beispielsweise Christ (2020), S. 42, und Klee (2014), S. 91.

3 Klee (2014), S. 133.

4 Klee (2014), S. 167.

5 Etwa am 27. September 1944 in Karlsruhe oder am 27. Februar 1945 in Pforzheim. LABW StAF, F 30/1 Bü 3546, o. Pag.

6 Siehe unter anderem Klee (2014), S. 133.

7 Klee (2014), S. 494.

8 LABW StAF, F 30/1 Bü 3546, o. Pag.

9 Siehe zu dieser Problematik unter anderem auch Welzer (2005).

10 Poitrot (1945), S. 5.

weitere in der unmittelbaren Nachkriegszeit erschienene Arbeiten auf die Aussagen von unmittelbaren Tätern, von denen viele erst Jahrzehnte später als Lügen entlarvt werden konnten.[11] Dies wird insbesondere bei den beiden ‚Euthanasie'-Prozessen in Freiburg und Tübingen deutlich.[12]

Im Hinblick auf die Forschungsliteratur kommt insbesondere den Arbeiten von Ernst Klee große Bedeutung für die Aufarbeitung der Medizinverbrechen des Nationalsozialismus zu. Vor allem sein 1983 erschienenes Werk „‚Euthanasie' im Dritten Reich"[13] ist in kompilatorischer Hinsicht grundlegend. Für Baden-Württemberg im Besonderen existieren zahlreiche regionale Studien zu Grafeneck und weiteren ‚Euthanasie'-Verbrechen im Südwesten. Insbesondere Publikationen, die im Zusammenhang mit der Arbeit der Gedenkstätte Grafeneck stehen, sind hier zu nennen.[14]

14.2 Die ‚Euthanasie' in den frühen wissenschaftlichen Debatten

Grundlegende Gedankengänge für die späteren Auseinandersetzungen mit dem Themenkomplex ‚Euthanasie' entsprangen den Arbeiten von Darwin, weshalb in diesem Kontext auch von Sozialdarwinismus gesprochen wird. Für den deutschsprachigen Raum bedeutete die 1895 veröffentlichte Schrift „Das Recht auf den Tod"[15] des österreichischen Psychologen Adolf Jost den Auftakt vieler Debatten[16]. Jost stellte in seiner Arbeit die These auf, dass einem Menschenleben ein Wert beigemessen werden könne.[17] Dabei sollten zwei Kriterien ausschlaggebend sein:

> Der Werth eines Menschenlebens kann, einer rein natürlichen Betrachtungsweise nach, sich nur aus zwei Factoren zusammensetzen. Der erste Factor ist der Werth des Lebens für den betreffenden Menschen selbst, also die Summe von Freud und Schmerz, die er zu

---

11 Siehe beispielsweise Klee (2014), S. 500.

12 Die Akten des Grafeneck-Prozesses sind in digitalisierter Form zugänglich auf der Seite des Landesarchivs Baden-Württemberg; selbiges gilt in eingeschränkter Form für die Verhandlungen des Freiburger Prozesses.

13 Dieser Arbeit lag die zweite Auflage der vollständig überarbeiteten und erstmals 2010 erschienenen Neuausgabe aus dem Jahr 2014 zugrunde. Klee (2014).

14 Beispielsweise Falkenhahn (2018); Kinzig/Stöckle (2011); Landeszentrale (2000); Landeszentrale (2011); Müller (2001); Stöckle (2020).

15 Jost (1895). Siehe dazu auch Benzenhöfer (1998).

16 Zu den ‚Euthanasie'-Debatten und deren Protagonisten siehe auch Schwartz (1998).

17 Dabei bewertete er den Tod als neutral, wohingegen der Wert eines Menschenlebens auch negativ werden könnte: „Der Werth des menschlichen Lebens kann eben nicht blos Null, sondern auch negativ werden, wenn die Schmerzen so groß sind, wie es in der Todeskrankheit der Fall zu sein pflegt. Der Tod selbst stellt gewissermaßen den Nullwerth dar, ist daher gegenüber einem negativen Lebenswerth noch immer das Bessere." Jost (1895), S. 26 f.

> erleben hat. Der zweite Factor ist die Summe von Nutzen und Schaden, die das Individuum für seine Mitmenschen darstellt.[18]

Jost sprach sich für eine Sterbehilfe in der Form aus, dass Suizid und Tötung auf Verlangen freigegeben werden sollten.[19] Allerdings wollte er die Entscheidung über Leben und Tod nicht nur den Betroffenen selbst überlassen. So sollte auch der Staat das Recht haben, diese Entscheidung zu fällen, wenn „das allgemeine Interesse"[20] es verlangen würde, „das Leben einzelner Individuen, oft gegen deren Willen, zu vernichten"[21].

Außerdem kam bei Jost hinzu, dass seiner Ansicht nach ein Irrtum im Einzelfall nicht schwer wiegen würde, sondern nur der Vorteil für die Gesellschaft im Vordergrund stehen sollte.[22]

Die prägendste Arbeit ist aber die 1920 von dem Juristen Karl Binding und dem Psychiater Alfred Hoche veröffentlichte Schrift „Die Freigabe der Vernichtung lebensunwerten Lebens. Ihr Maß und ihre Form"[23]. In einem ersten Teil setzte sich der noch im selben Jahr verstorbene Binding mit den rechtlichen Voraussetzungen auseinander. Dabei warf er die Frage auf, ob es Menschenleben geben könne, „die so stark die Eigenschaft des Rechtsguts eingebüßt haben, daß ihre Fortdauer für die Lebensträger wie für die Gesellschaft dauernd allen Wert verloren hat?"[24].

Nach Binding sei es unzweifelhaft, dass „es lebende Menschen gibt, deren Tod für sie eine Erlösung und zugleich für die Gesellschaft und den Staat insbesondere eine Befreiung von einer Last ist"[25].

Im Hinblick auf die „Entscheidung über die Freigabe"[26] legte er dar, dass die Entscheidungsgewalt nicht nur beim Betroffenen selbst liegen sollte, sondern hierfür auch eine „Freigabe durch eine Staatsbehörde"[27] in Frage kommen könne. Dabei dürfe aber die Initiative nicht vom Staat ausgehen, sondern müsse auf eine Gruppe von Antragsberechtigten beschränkt bleiben. Dies sei zum einen der Kranke selbst, Angehörige „oder sein Arzt"[28]. In der Folge sei es dann Aufgabe des Staates bzw. eines von diesem ernannten Expertengremiums, über den Antrag zu befinden. Voraussetzung für eine Freigabe sollte neben der „Feststellung unrettbarer Krankheit"[29] das Vorliegen eines

---

18 Jost (1895), S. 13.
19 Winau (1993), S. 163.
20 Zit. n. Winau (1993), S. 162.
21 Zit. n. Winau (1993), S. 162.
22 Winau (1993), S. 163.
23 Binding/Hoche (1920).
24 Binding/Hoche (1920), S. 27.
25 Binding/Hoche (1920), S. 28.
26 Binding/Hoche (1920), S. 35.
27 Binding/Hoche (1920), S. 36.
28 Binding/Hoche (1920), S. 36.
29 Binding/Hoche (1920), S. 36.

„unheilbaren Blödsinns"[30] sein. Das Komitee sollte sich nach den Vorstellungen von Binding aus zwei Ärzten und einem Juristen zusammensetzen.[31] In seinen Augen kam den Medizinern also eine maßgebliche Rolle in diesem Prozess zu. Insbesondere für den Fall, dass die Betroffenen ihre Einwilligung nicht selbst geben könnten, sah Binding auch die Möglichkeit einer „eigenmächtige[n] Tötung eines Unheilbaren"[32]. Unter diesem Aspekt sprach er auch die Möglichkeit einer Tötung durch den Arzt nach dessen Ermessen an. So sollte für Mediziner unter bestimmten Voraussetzungen eine Tötung, „seis mit seiner [des Unheilbaren, A. P.] Einwilligung, seis in der Annahme, der Kranke würde sie zweifellos erteilen und sei daran nur durch seine Bewußtlosigkeit gehindert"[33], straflos sein.

Die Möglichkeit des Irrtums sprach Binding ebenfalls an, sah dies aber wie Jost als nicht gravierend an. Irrtümer kämen schließlich überall vor und das „Gute und das Vernünftige müssen geschehen trotz allen Irrtumsrisikos"[34]. Für die Menschheit würde der Verlust zudem kaum ins Gewicht fallen. Als Beispiel für die Richtigkeit seiner Annahmen zitierte Binding auch immer wieder Robert Eugen Gaupp[35], insbesondere dessen Abhandlung über den Selbstmord[36].

Im zweiten Teil der Abhandlung lieferte Hoche eine ärztliche Sichtweise zu den zentralen Punkten seines Co-Autors. Zunächst konstatierte er aber, dass der Arzt ohnehin schon in seiner Arbeit „praktisch genötigt [sei], Leben zu vernichten (Tötung des lebenden Kindes bei der Geburt im Interesse der Erhaltung der Mutter, Unterbrechung der Schwangerschaft aus gleichen Gründen)"[37]. Zudem bejahte er die von Binding aufgeworfene Frage, ob es Menschenleben geben könne, die „allen Wert verloren"[38] hätten, ausdrücklich.

Menschen, auf die dies zuträfe, teilte Hoche in zwei Gruppen ein: diejenigen, die aufgrund von Krankheit oder Verwundung (die Erfahrung des Ersten Weltkrieges spielte sowohl bei Binding als auch bei Hoche ein zentrale Rolle) ohnehin bald sterben würden, und die Gruppe „der unheilbar Blödsinnigen"[39]. Letztere sei zahlenmäßig die wesentlich größere.

Im Fortgang seiner Ausführungen warf Hoche neben moralischen und ethischen auch zunehmend wirtschaftliche Problemstellungen auf. So bezog er sich auf eine

---

30 Binding/Hoche (1920), S. 36.
31 Genau diese Zusammensetzung wurde im Nationalsozialismus für die Erbgesundheitsgerichte gewählt.
32 Binding/Hoche (1920), S. 38.
33 Binding/Hoche (1920), S. 38.
34 Binding/Hoche (1920), S. 40.
35 Zur Rolle von Gaupp siehe vor allem Köhnlein (2001).
36 Gaupp (1910).
37 Binding/Hoche (1920), S. 46.
38 Binding/Hoche (1920), S. 51.
39 Binding/Hoche (1920), S. 51.

Rundfrage, die ergeben habe, dass pro Kopf und Jahr die Behandlung eines ‚Idioten' 1.300 Reichsmark (RM) kosten würde. Hoche kritisierte diese Ausgaben, die seiner Ansicht nach dem Staatshaushalt für einen „unproduktiven Zweck"[40] entzogen würden. Berechnungen wie diese wurden in der Folge häufiger vorgenommen und zunehmend als Begründung für die Forderung nach einer rassenhygienisch orientierten Gesundheitspolitik herangezogen. Derartige Kosten-Nutzen-Rechnungen fanden im Nationalsozialismus besonders häufig Anwendung und waren selbst in Schulbüchern zu finden.[41]

Zudem war es nach Hoche nicht nur die finanzielle Belastung, sondern auch die der Anstalten, Ärzte und Pfleger, die davon abgehalten würden, etwas Sinnvolleres zu tun: „Die Anstalten, die der Idiotenpflege dienen, werden anderen Zwecken entzogen; […] es ist eine peinliche Vorstellung, daß ganze Generationen von Pflegern neben diesen leeren Menschenhülsen dahinaltern, von denen nicht wenige 70 Jahre und noch älter werden."[42]

Vor allem der Begriff der ‚Ballastexistenzen' sollte in der Folge häufig Anwendung finden, denn es gäbe „kein[en] Platz […] für halbe, Viertels- und Achtelkräfte"[43]. Im selben Atemzug kritisierte Hoche den vermeintlichen Fokus der Moderne darauf[44], auch „minderwertigen Elementen Pflege und Schutz angedeihen"[45] zu lassen, und dass nicht versucht worden sei, „diese Defektmenschen von der Fortpflanzung auszuschließen"[46].

Mitleid mit diesen ‚geistig Toten' sei ein „unausrottbare[r] Denkfehler"[47] und gänzlich unangebracht: „‚Mitleid' ist den geistig Toten gegenüber im Leben und im Sterbensfall die an letzter Stelle angebrachte Gefühlsregung; wo kein Leiden ist, ist auch kein mit-Leiden."[48] Hoche vermutete allerdings, dass noch eine lange Zeit vergehen würde, bis die von ihm geäußerten Ansichten Eingang in das allgemeine Denken gefunden hätten.

Zum Schluss sprach er noch die Gefahr eines Missbrauchs der von ihm und Binding geäußerten Ideen an und die Gefahr von Irrtümern bei der Auswahl der Fälle, die für die Gesellschaft „endgültig wertlos geworden sind"[49]. Hier offenbarte sich die Hybris eines Mediziners, der sich sowohl moralisch als auch wissenschaftlich im Recht wähnte: „Es kann dies nur eines Laien Sorge sein. Für den Arzt besteht nicht der ge-

40 Binding/Hoche (1920), S. 55.
41 Ein besonders häufig zitiertes Beispiel findet sich bei Dorner (1936), S. 42.
42 Binding/Hoche (1920), S. 55.
43 Binding/Hoche (1920), S. 55.
44 Binding/Hoche (1920), S. 56 f.
45 Binding/Hoche (1920), S. 55.
46 Binding/Hoche (1920), S. 55.
47 Binding/Hoche (1920), S. 59.
48 Binding/Hoche (1920), S. 59.
49 Binding/Hoche (1920), S. 61.

ringste Zweifel, daß diese Auswahl mit hundertprozentiger Sicherheit zu treffen ist."[50] Die Ärzte hätten mehr als genügend Kriterien, die wissenschaftlich über jeden Zweifel erhaben seien, um in dieser Angelegenheit entscheiden zu können, selbst bei Kindern.

Neben ihrer Unterscheidung zwischen wertvollem und wertlosem Leben hatten Binding und Hoche es zudem salonfähig gemacht, die Diskussion auf Basis ressourcenpolitischer Fragen zu führen. In der Folge wurden neben finanziellen auch nahrungspolitische und militärische Begründungen für eine ‚Ausmerze von Minderwertigen' ins Felde geführt.[51] Hinzu kamen immer wieder aufkommende Debatten um eine drohende Überfüllung der Anstalten[52] oder einen Mangel an qualifizierten Anstaltsärzten[53].

Der Vollständigkeit halber muss allerdings erwähnt werden, dass die Veröffentlichung von Binding und Hoche auch in ärztlichen Kreisen nicht unwidersprochen blieb. So verschickte beispielsweise der Obermedizinalrat Ewald Meltzer, Leiter der Anstalt im sächsischen Großhennersdorf, einen Fragebogen an Eltern von Heimkindern. Eine Frage lautete dabei: „Würden Sie auf jeden Fall in eine schmerzlose Abkürzung des Lebens Ihres Kindes einwilligen, nachdem durch Sachverständige festgestellt ist, daß es unheilbar blöd ist?"[54] Von 162 Fragebögen, die er ausgefüllt zurückbekam, waren 119, also rund 73 Prozent, mit „Ja" beantwortet worden. Weitere 24 Eltern gaben an, unter bestimmten Voraussetzungen mit einer Tötung einverstanden zu sein. Mit einem derart deutlichen Ergebnis hatte Meltzer, dessen Intention eine Widerlegung von Hoche gewesen war, nicht gerechnet: „Das hatte ich nicht erwartet. Das Umgekehrte wäre mir wahrscheinlicher gewesen."[55]

Zudem sollte die Untersuchung von Meltzer in der Folge als weitere Legitimation für die Durchführung nationalsozialistischer Medizinverbrechen und insbesondere der ‚Aktion T4' dienen.[56]

In den 1920er Jahren nahm die Debatte auch in Baden und Württemberg erheblich an Fahrt auf. In Verbindung mit anderen Themen wie einer ‚Aufartung' und der Abwertung von Rechten des Einzelnen zugunsten des abstrakten Konstrukts eines ‚Volkskörpers' waren schon vor 1933 geistige Konzepte und Grundlagen vorhanden, die von den Nationalsozialisten nur noch aufgegriffen werden mussten. Ärzte zeigten sich dabei vielfach als Unterstützer und zur Umsetzung dieser Ideen bereit. Hoche hingegen sollte sich Jahrzehnte nach der Veröffentlichung seiner Abhandlung keineswegs von deren praktischer Umsetzung erfreut zeigen.[57]

---

50 Binding/Hoche (1920), S. 61.
51 Landeszentrale (2000), S. 6.
52 Siehe beispielsweise LABW HStAS, E 151/53 Bü 462, Pag. 460 zu 459.
53 LABW HStAS, E 151/53 Bü 461, Pag. 28.
54 Zit. n. Aly (2013), S. 28. Siehe auch O. V. (1964).
55 Zit. n. Aly (2013), S. 29.
56 Aly (2013), S. 28–30.
57 Klee (2014), S. 26.

14.3 Die Planung und Tarnung nationalsozialistischer Medizinverbrechen

Mit dem Erlass des Gesetzes zur Verhütung erbkranken Nachwuchses (GzVeN) wurde eine zentrale Forderung von Binding und Hoche unmittelbar nach der Machtübergabe an die Nationalsozialisten erfüllt. Dies sollte allerdings nur ein erster Schritt sein. So heißt es, Reichsärzteführer Gerhard Wagner sei schon im Rahmen des Reichsparteitags 1935 an Adolf Hitler herangetreten, um über die Frage der „Vernichtung unwerten Lebens"[58] zu sprechen. Hitler soll zu diesem Zeitpunkt noch abgelehnt haben, allerdings mit dem Verweis darauf, die Möglichkeiten in Kriegszeiten genauer auszuloten.[59] Die perfide Logik dahinter war, dass während eines Krieges ohnehin weniger auf Menschenleben geachtet werden würde.[60]

Diese Fragen diskutierte man aber auch vor 1939 schon intensiv.[61] So wurde in dem 1935 herausgegebenen Bericht „Das kommende deutsche Strafrecht"[62] noch ausdrücklich darauf verwiesen, dass eine Straflosigkeit von ‚Euthanasie' nicht in Frage käme.

> Aber die Kraft der sittlichen Norm des Tötungsverbotes darf nicht dadurch geschwächt werden, daß aus bloßen Zweckmäßigkeitsgründen Ausnahmen für die Opfer schwerer Erkrankungen oder Unfälle gemacht werden, mögen auch diese Unglücklichen nur durch ihre Vergangenheit oder äußere Erscheinung dem Volkskörper verbunden sein.[63]

Zudem wurde darauf hingewiesen, dass man sich davor hüten sollte, „das Vertrauen der Kranken zum Ärztestand zu erschüttern"[64]. Wenige Jahre später wogen diese Bedenken offenkundig weniger schwer. Inwiefern der häufig angeführte „Fall K."[65] nun der Auslöser für konkrete Planungen war, kann und soll an dieser Stelle nicht diskutiert werden[66]. Festzuhalten bleibt aber, dass spätestens ab Sommer 1939 konkrete Planungen für ‚Euthanasie'-Verbrechen stattfanden. So lud der Reichsleiter der Nationalsozialistischen Deutschen Arbeiterpartei (NSDAP), Philipp Bouhler, im Juli etwa 15 bis 20 Personen, die meisten davon Ärzte, ein, um über geplante Maßnahmen bei der Umsetzung des ‚Euthanasie'-Programms zu sprechen.[67] Dabei wurde ausdrücklich betont, dass niemand zu einer Mitarbeit gezwungen sei. Alle Beteiligten, bis auf einen der

58 Landeszentrale (2000), S. 6.
59 Gruchmann (1972), S. 238.
60 Landeszentrale (2000), S. 6.
61 Siehe beispielsweise Gruchmann (1972), S. 235 f.
62 Gürtner (1935).
63 Gürtner (1935), S. 258.
64 Gürtner (1935), S. 259.
65 Zur Diskussion um die Namensfrage siehe unter anderem Benzenhöfer (2007) und Benzenhöfer (2008), S. 81–83.
66 Es sei auf die zahlreich vorhandene Literatur verwiesen, vor allem aber Benzenhöfer (2008) und Jachertz (2009).
67 Klee (2014), S. 83; Landeszentrale (2000), S. 10.

Anwesenden[68], sagten ihre direkte Mitwirkung zu, Bedenken wurden keine geäußert; zudem wurden alle zur Geheimhaltung verpflichtet. Die lange diskutierte gesetzliche Regelung stand zu diesem Zeitpunkt noch nicht im Raum und sollte auch nie erfolgen. Ein letzter Entwurf eines Gesetzes kursierte im August 1940, wurde aber nie verabschiedet.[69]

Um trotzdem mit der Umsetzung beginnen zu können, wurde seitens Hitler ein sogenanntes Ermächtigungsschreiben verfasst. Darin hieß es nur: „Reichsleiter Bouhler und Dr. med. Brandt sind unter Verantwortung beauftragt, die Befugnisse namentlich zu bestimmender Ärzte so zu erweitern, dass nach menschlichem Ermessen unheilbar Kranken bei kritischster Beurteilung ihres Krankheitszustandes der Gnadentod gewährt werden kann."[70]

Das formlose Schreiben sollte die Grundlage bilden für die in den nächsten Monaten stattfindende Ermordung von Zehntausenden von Kranken und Menschen mit Behinderung, die selbst wiederum nur der Auftakt der nationalsozialistischen Vernichtungspolitik war.

Zur Durchführung der ‚Aktion' wurde ein komplexes System aus Organisationen errichtet, die der Tarnung dienen sollten. Zudem wurde darauf geachtet, staatliche und parteiliche Stellen so wenig wie möglich zu involvieren. Sitz der Tarnorganisationen war eine Villa in Berlin, deren Adresse Tiergartenstraße Nr. 4 die Basis für die Tarnbezeichnung bildete.[71]

Maßgeblich für die organisatorische Umsetzung war neben Bouhler der Oberdienstleiter in der Kanzlei des Führers, Viktor Brack. Die Leitung der medizinischen Abteilung sollte der in Würzburg als Professor für Psychiatrie und Nervenheilkunde tätige Werner Heyde innehaben. Die Aufgabe seiner Abteilung war die Erfassung aller in Frage kommenden Heil- und Pflegeanstaltsinsassen. Dazu waren Meldebögen erstellt worden, die an alle in Betracht kommenden Einrichtungen verschickt wurden. Offiziell trat die Abteilung unter der Bezeichnung Reichsarbeitsgemeinschaft Heil- und Pflegeanstalten (RAG) auf. Die Bögen waren bewusst unscheinbar gehalten und so formuliert, dass ihr eigentlicher Zweck nicht unmittelbar aus ihnen hervorging. Um die Geheimhaltung nicht zu gefährden, war die Zahl der eingeweihten Personen zudem so gering wie möglich gehalten worden. Auch die Leiter der Anstalten waren zu diesem Zeitpunkt nicht über den Zweck der Meldebögen informiert worden, auch wenn mancher nach dem Krieg angab, dass er schon früh gewisse Vermutungen ge-

---

68 Dabei handelte es sich um den österreichischen Psychiater Max de Crinis. Dieser war aber auch ohne offizielle Beteiligung stark involviert in die Planung und Umsetzung der ‚Euthanasie'-Verbrechen. Klee (2014), S. 84 und 125. Zur Rolle von de Crinis siehe auch Süß (2003); Roth/Aly (1984).

69 Klee (2014), S. 204–206.

70 Zit. n. Klee (2014), S. 114.

71 Für einen detaillierten Aufbau siehe beispielsweise Klee (2014), S. 121 f.

habt hätte.[72] Gemeldet werden sollten alle Patienten, die in eine von vier Kategorien fielen, nämlich diejenigen, die

> 1. an nachstehenden Krankheiten leiden und in den Anstaltsbetrieben nicht oder nur mit mechanischen Arbeiten (Zupfen u. ä.) zu beschäftigen sind: Schizophrenie, Epilepsie (wenn exogen, Kriegsbeschädigung oder andere Ursachen angeben), senile Erkrankungen, Therapie-refraktäre Paralyse und andere Lues-Erkrankungen, Schwachsinn jeder Ursache, Encephalitis, Huntington und andere neurologische Endzustände; oder
> 2. sich seit mindestens 5 Jahren dauernd in Anstalten befinden; oder
> 3. als kriminelle Geisteskranke verwahrt sind; oder
> 4. nicht die deutsche Staatsbürgerschaft besitzen oder nicht deutschen oder artverwandten Blutes sind unter Angabe von Rasse [...] und Staatsangehörigkeit.[73]

Diese Bögen sollten binnen kürzester Zeit – die Fristen wurden bewusst sehr knapp gehalten – ausgefüllt an die medizinische Abteilung zurückgeschickt werden. Für die Begutachtung war eine ganze Reihe von Ärzten angeworben worden, die darüber befinden sollten, ob der Betroffene im Rahmen der ‚Euthanasie'-Maßnahmen zu töten war oder nicht. Die ganze Begutachtung basierte auf den Daten der Meldebögen, eine persönliche Inaugenscheinnahme war nicht vorgesehen. Insgesamt sind mehr als 40 Ärzte[74] bekannt, die als ‚T4'-Gutachter aktiv geworden waren[75]. Die Entscheidung sollte mittels eines roten Kreuzes für die Tötung oder eines blauen Minus für ein Weiterleben festgehalten werden.[76] Die so bewerteten Bögen wurden dann an die sogenannten Obergutachter gesandt, denen es zustand, eine endgültige Entscheidung zu treffen. Dies waren neben Heyde noch der Psychiater Hermann Paul Nitsche und der Arzt Herbert Linden, später Ministerialdirigent im Reichsministerium des Innern.

Wie wenig Wert auf eine Diagnosestellung gelegt wurde, verdeutlicht auch, dass von vornherein ein gewisses Quantum an Anstaltsinsassen festgelegt worden war, welches getötet werden sollte. So hatte man eine Zielvorgabe von knapp 20 Prozent aller Insassen ausgegeben, was reichsweit etwa 70000 Patienten entsprach.[77] War die Begutachtung abgeschlossen, wurde eine sogenannte Transportliste mit den Betroffenen erstellt. Diese sollte sowohl an die jeweilige Anstalt als auch die dafür zuständige Transportabteilung gesandt werden. Zu diesem Zweck war die Gemeinnützige Krankentransport GmbH (Gekrat)[78] gegründet und – um den offiziellen Anschein

---

72 Klee (2014), S. 112.
73 Zit. n. Klee (2014), S. 92.
74 Kurzbiographien der Ärzte finden sich bei Harms (2010).
75 Christ (2020), S. 28; Klee (2014), S. 83.
76 Siehe dazu auch den Titel „Die Kreuzelschreiber" der 1961 erschienenen Arbeit von Bert Honolka. Honolka (1961).
77 Landeszentrale (2000), S. 10.
78 Der Leiter der für die Fahrten nach Grafeneck zuständigen Transportstaffel, Hermann Schwenninger, trat auch noch als Drehbuchschreiber für die NS-Propagandafilme „Ich klage an" und „Dasein ohne Leben"

zu wahren – auch ins Handelsregister eingetragen worden. Die für die Finanzierung zuständige Abteilung trat offiziell als Gemeinnützige Stiftung für Anstaltspflege auf.[79] Hier zeigt sich, dass finanzielle Anreize für eine Mitarbeit geschaffen worden waren. Zusätzliche Gelder, die mancherorts auch als Schweigegeld angesehen wurden, sollten je nach Tätigkeit ausgezahlt werden. Insbesondere diejenigen Ärzte, die für die Tötung in den Gaskammern zuständig sein sollten, wurden überdurchschnittlich bezahlt. Wie wenig Skrupel mancher Mediziner hatte, zeigt sich beispielsweise an dem Zwiefaltener Anstaltsleiter Alfons Stegmann, dessen größtes Interesse der Entlohnung der ‚Tötungsärzte' galt und der späteren Zeugenaussagen zufolge sich auch wiederholt für diese Tätigkeit angeboten haben soll.[80] Dass die Beschäftigten sich des Unrechts, dem sie dienten, mehr als bewusst waren, verdeutlicht die Tatsache, dass im Schriftverkehr Tarnnamen benutzt wurden. Insgesamt sechs ‚Tötungsanstalten' waren ausgewählt worden, die ebenfalls Tarnbezeichnungen bekommen hatten.[81] Auf der Suche nach einem geeigneten Standort in Süddeutschland war man in Württemberg fündig geworden. Zunächst war das Schloss Ehrenfels bei Zwiefalten im Gespräch.[82] Letztlich fiel die Entscheidung jedoch auf Schloss Grafeneck bei Gomadingen im heutigen Landkreis Reutlingen. Bis 1929 in Privatbesitz, war das Schloss von der Samariterstiftung in Stuttgart gekauft, zu einem sogenannten Krüppelheim umgebaut und als solches im November 1929 in Betrieb genommen worden.[83] Im Mai 1939 fand eine erste Besichtigung von Grafeneck durch Beamte des Ministeriums des Innern statt, unter ihnen Otto Mauthe[84], seines Zeichens rechte Hand des zuständigen Ministerialrats Eugen Stähle. Dieser besuchte das Gelände zusammen mit Linden und Brack einige Monate später, am 6. Oktober 1939. Der abgelegene Standort und die gute Überwachbarkeit des Geländes waren maßgebliche Gründe für die Wahl von Grafeneck. Nur einen Tag später wies Stähle den Münsinger Landrat Richard Alber an, das Schloss beschlagnahmen zu lassen.[85]

---

von 1941 bzw. 1942, welche die ‚Euthanasie' legitimieren sollten, in Erscheinung. Roth (1989), S. 172–179. Siehe auch Poitrot (1945), S. 54 f.

79 Landeszentrale (2000), S. 10.

80 Klee (2014), S. 221; Christ (2020), S. 54.

81 Landeszentrale (2000), S. 10.

82 Christ (2020), S. 140.

83 LABW HStAS, E 151/52 Bü 174, o. Pag.

84 Mauthe gab aber im Laufe des Grafeneck-Prozesses an, erst im Januar 1940 über die tatsächlichen Hintergründe aufgeklärt worden zu sein. Später sollte er Grafeneck auch während der Tötungen besichtigen. Christ (2020), S. 141 f.

85 Christ (2020), S. 21.

14.4 Zehntausendfacher Mord Die ‚Aktion T4' in Baden und Württemberg

Unmittelbar danach begannen auf dem Gelände erste Umbauarbeiten. Im Schloss wurden Wohn- und Verwaltungsräume eingerichtet; so entstanden Unterkünfte für die Ärzte, ein eigenes Standesamt, ein Polizeibüro sowie eine Abteilung zur Verfassung der ‚Trostbriefe'[86] für die Angehörigen. Die Todeszone mit Gaskammer und Brennöfen sollte sich mehrere Hundert Meter vom Schloss entfernt befinden.[87] Die Gaskammer wurde bewusst einem Duschraum nachempfunden, um die Betroffenen bis zum Schluss zu täuschen.[88] Eine Schwester berichtete später, dass sie gegenüber den Opfern explizit von Duschen zu sprechen hatten[89], die Täuschung also auch vom Personal aufrechterhalten werden sollte.

Im Ministerium des Innern waren währenddessen alle Anstalten erfasst worden, deren Insassen für die ‚Euthanasie'-Aktion in Frage kamen. Allein in Württemberg waren dies mehr als 20 Einrichtungen.[90]

Am 9. Oktober 1939 wurde ein Runderlass des Reichsinnenministeriums an die betreffenden Anstalten versandt, dass die Meldebögen binnen kürzester Zeit auszufüllen und zurückzusenden wären.[91] Die ersten 300 der Bögen gingen im Oktober nach Weissenau.[92]

Aufgrund des unklaren Hintergrundes befürchteten einige Anstaltsleiter, dass ihnen besonders bewährte Arbeitskräfte, die zum Teil auch ins öffentliche Leben hätten entlassen werden können, weggenommen würden. Die Folge davon war, dass vielfach die Arbeitsleistung absichtlich niedrig bewertet wurde, in der Hoffnung, die Patienten für die Anstalt erhalten zu können. Da eine hohe Arbeitsleistung einer der wenigen Gründe für eine Zurückstellung war[93], kam dies vielfach einem Todesurteil gleich[94]. Teilweise wurde das Ausfüllen der Meldebögen auch nichtärztlichem Personal überlassen.[95] Die Begutachtung ging höchst oberflächlich vor sich, bearbeiteten einzelne Ärzte wie der badische Medizinalrat Arthur Schreck doch nach eigenen Angaben die enorme Zahl von ca. 15.000 Bögen.[96] Am 23. November 1939 erging ein von Stähle unterzeichnetes Rundschreiben mit dem Betreff „Verlegung von Insassen der Heil-

86 Diese waren immer nach demselben Schema verfasst und es mussten lediglich Namen, eine fingierte Todesursache und ein Datum eingesetzt werden. Landeszentrale (2000), S. 20.
87 Landeszentrale (2000), S. 14 f.
88 Landeszentrale (2000), S. 15.
89 Klee (2014), S. 144.
90 Landeszentrale (2000), S. 16.
91 Landeszentrale (2000), S. 70.
92 Christ (2020), S. 112. Zu Weissenau und dem Ablauf der ‚Aktion T4' dort siehe auch Fonrobert (2020).
93 Christ (2020), S. 31.
94 Landeszentrale (2000), S. 11.
95 Christ (2020), S. 124; LABW StAF, F 30/1 Bü 3546, o. Pag.
96 Klee (2014), S. 126.

und Pflegeanstalten“[97] an die staatlichen Heilanstalten, die Privatheilanstalten und die Zentralleitung für das Anstalts- und Stiftungswesen in Stuttgart. In dem Schreiben wurden mit Verweis auf die Lage und einen Auftrag des ‚Reichsverteidigungskommissars‘ demnächst stattfindende Verlegungen angekündigt.[98] In Baden erfolgte die Anweisung wenige Tage später.[99] Damit waren die Vorbereitungen fast abgeschlossen. Eine „Probe-Vergasung“[100] in der ‚Tötungsanstalt‘ Brandenburg wurde noch im Januar 1940 durchgeführt. Am 6. Januar traf das Personal, aus dem jeder eine Geheimhaltungserklärung hatte unterzeichnen müssen, in Grafeneck ein. Die ärztliche Leitung hatte der gerade einmal 33-jährige Horst Schumann inne.[101] Als erste der Vernichtungsanstalten, die ihren Betrieb aufnahmen, sollte Grafeneck eine Vorbildfunktion für die anderen fünf Einrichtungen und auch für nachfolgende Medizinverbrechen haben. Zudem wurde das in Grafeneck tätige Personal vielfach auch andernorts in gleichen oder ähnlich gelagerten Aufgabenfeldern eingesetzt.[102]

Am 18. Januar 1940 wurden die ersten 25 Patienten nach Grafeneck deportiert, sie kamen aus der Anstalt Eglfing-Haar bei München.[103] Die ersten Insassen aus Württemberg wurden am 26. Januar aus der Anstalt Weinsberg bei Heilbronn verlegt. Wahrscheinlich in Unkenntnis der Hintergründe wurde der Vorgang in einem dortigen Wochenbericht sehr beiläufig abgehandelt.[104] In Baden begannen die als „planwirtschaftliche Maßnahmen“[105] titulierten Verlegungen mit einem ersten Transport aus der Kreispflegeanstalt Hub am 9. Februar[106]. Für die Deportationen der Betroffenen durch die Gekrat wurden ursprünglich von der Reichspost genutzte Omnibusse eingesetzt. Zunächst rot lackiert, versah man sie später mit einem grauen Anstrich. Da der Hintergrund der Transportfahrten nicht lange verborgen blieb, wurden die grauen Busse zum Sinnbild für die Vernichtungsaktion.[107]

Im Laufe des Februar 1940 wurden einige der württembergischen Anstaltsleiter ins Innenministerium nach Stuttgart geladen. Dort wurden sie von Stähle über den Hintergrund der Meldebögen aufgeklärt. Nach Aussage des anwesenden Leiters der Anstalt Weissenau, Wilhelm Weskott, waren noch seine Kollegen aus Schussenried

97 Zit. n. Poitrot (1945), S. 24.
98 Poitrot (1945), S. 24.
99 Klee (2014), S. 117.
100 Landeszentrale (2000), S. 70.
101 Landeszentrale (2000), S. 14.
102 Landeszentrale (2000), S. 3.
103 Landeszentrale (2000), S. 14.
104 „Außerdem wurden 48 Pat. (w.) von der Gemeinnützigen Krankentransport GmbH abgeholt.“ Zit. n. Landeszentrale (2000), S. 16.
105 LABW StAF, F 30/1 Bü 3546, o. Pag.
106 LABW StAF, F 30/1 Bü 3546, o. Pag.
107 Klee (2010).

(Hugo Götz), Weinsberg[108] (Karl Eugen Jooss)[109] und Zwiefalten (Alfons Stegmann) zugegen. Alle wurden zur Geheimhaltung verpflichtet.[110] Weitere Direktoren sollten später noch folgen, unter anderem Otto Gutekunst von der Anstalt Winnental und Martha Fauser, welche die Nachfolge des später strafversetzten Stegmann in Zwiefalten antrat.[111] Zudem wurden noch einige Anstaltsärzte in die Hintergründe der ‚Aktion' eingeweiht.

Einige der in Kenntnis Gesetzten besichtigten die ‚Tötungsanstalt' gar persönlich, darunter Stegmann, Fauser, Gutekunst, Stähle, Mauthe, Schreck und der Leiter der badischen Abteilung für Gesundheit im Innenministerium, Ludwig Sprauer. Neben der Besichtigung der Anlage wohnten mehrere von ihnen auch den Vergasungen bei.[112] Nach Kriegsende behaupteten einige, dass sie schockiert gewesen seien, wohingegen beispielsweise Fauser sich als erleichtert beschrieb, weil die Tötungsmethode in ihren Augen so ‚human' gewesen sei. Der in den ersten Monaten verantwortliche ‚Tötungsarzt' Schumann soll die Vergasungen dagegen zynisch kommentiert haben: „Jetzt purzeln sie schon."[113] Im Gegensatz zu der Behauptung von Fauser war die Ermordung mittels Kohlenmonoxid keineswegs schmerzlos, wie spätere Aussagen in den Prozessen verdeutlichten.[114]

Die Zahl der Ermordeten – im NS-Jargon wurde auch davon gesprochen, dass diese Menschen ‚desinfiziert' worden seien[115] – sollte in den folgenden Monaten immer schneller ansteigen. Während laut der in Hartheim gefundenen Statistik[116] im Januar 1940 in Grafeneck 95 Anstaltsinsassen ermordet worden waren, betrug die Zahl der Opfer allein im Mai mehr als 1100 und blieb in den Folgemonaten auf diesem

---

108 Im Jahr 1937 wurden die in Weinsberg angestellten Ärzte durch die NSDAP-Kreisleitung Heilbronn dafür kritisiert, dass bis auf eine Ärztin keiner dem NSDÄB angehören würde und darüber hinaus noch nie ein Mediziner der Anstalt zu gemeinsamen Vorträgen des NSDÄB und der ärztlichen Bezirksvereinigung erschienen sei. Der damalige Direktor, Obermedizinalrat Hugo Sayler, zeigte sich auch offenkundig wenig interessiert, an den Vorträgen teilzunehmen oder selbst welche zu halten. LABW StAL, F 234 I Bü 1757, Pag. 10.

109 Jooss sollte sich am 3. September 1945 das Leben nehmen. In seiner Spruchkammerakte befindet sich ein persönliches Rechtfertigungsschreiben, in dem er Bezug auf die Krankenmorde und seine Ablehnung der ‚Aktion' nimmt. LABW StAL, EL 902/12 Bü 16888. In seiner Vernehmung am 10. Juni 1948 vermutete Stähle einen Zusammenhang zwischen der ‚Aktion T4' und Jooss' Suizid, da dieser eine „weiche feine Natur" gewesen sei und ihn die ‚Aktion' sehr belastet hätte. Eine Beteiligung an der ‚Einzeleuthanasie' betrachtete Stähle aufgrund von Jooss' Einstellung als „absurd". Dieser hatte zudem eine Rüge der RAG durch Mauthe für einen Verstoß gegen das Benachrichtigungsverbot von Angehörigen erhalten. LABW StAS, Wü 29/3 T 1 Bü 1754/01/17 und Bü 1753/02/02.

110 Christ (2020), S. 50; LABW StAS, Wü 29/3 T 1 Bü 1756/03/05.

111 Siehe dazu auch Eitel Müller (2009).

112 Beispielsweise Christ (2020), S. 28.

113 Zit. n. Klee (2014), S. 145.

114 Klee (2014), S. 146.

115 Klee (2014), S. 266.

116 Siehe dazu auch Kammerhofer (2008).

Niveau[117]. Aus späteren Aussagen von ‚Tötungsärzten' wird deutlich, dass diese die Vergasungen mitunter wahrnahmen, als ob es sich dabei um eine rein technische Tätigkeit gehandelt hätte. Der nach dem Krieg in Stuttgart als niedergelassener Gynäkologe tätige ‚Tötungsarzt' Aquilin Ullrich beschrieb den Ablauf folgendermaßen:

> Die gesamte Dauer des Tötungsvorganges nach Schließung der Türen des Vergasungsraumes und Öffnung des CO-Ventils betrug etwa 20 Minuten, wie ich mich heute zu erinnern glaube. Dann wurde zunächst der Ventilator angelassen und das Gas abgesaugt unter gleichzeitiger Zufuhr von Außenluft. Bis zum Öffnen der Türen verging etwa noch eine halbe bis dreiviertel Stunde. Die Dauer der Gaszufuhr war allein abhängig von der beobachteten Wirkung. Der Zufluß des Gases wurde abgestellt, sobald der beobachtende Arzt keine Bewegung mehr in dem Vergasungsraum feststellte.[118]

Eine Krankenschwester schilderte die fließbandartige Routine, die die ‚Aktion' inzwischen erreicht hatte: „Die Kranken wurden vom Zielbahnhof mit Autobussen nach Grafeneck geschafft und laufend bei ihrem Eintreffen getötet."[119]

Aber auch denjenigen, die nur das Gelände besichtigten, sollten sich schockierende Bilder bieten. So berichtete Gutekunst später über seinen Aufenthalt: „Meiner Erinnerung nach verklopfte ein Angestellter von Grafeneck diese Knochenstücke gerade mit dem Hammer."[120] Zudem waren die Anstaltsinsassen, die Goldzähne besaßen, vor der Vergasung markiert worden, damit sie ihnen später herausgebrochen werden konnten.[121]

Allerdings gestaltete sich die Geheimhaltung der Ermordungen in derart massivem Umfang immer komplizierter. Um die zahlreichen Verlegungen besser zu tarnen und den tatsächlichen Zielort zu verschleiern, waren im April 1940 sogenannte Zwischenanstalten eingerichtet worden. Diesen Zweck erfüllte in Württemberg die Einrichtung in Zwiefalten.[122] Mehr als 1600 Patienten wurden auf diese Weise über die Zwischenstation nach Grafeneck gebracht.[123] In Baden diente die Anstalt in Emmendingen derselben Funktion.[124]

Aufgrund der Maßgabe, dass die Kleidungsstücke der ermordeten Pfleglinge an deren Herkunftsanstalt zurückgesandt werden mussten, begann man spätestens jetzt zu ahnen, welchen Hintergrund die Verlegungen wirklich hatten.[125] Zudem passierten

---

117 Klee (2014), S. 266.
118 Zit. n. Klee (2014), S. 145.
119 Zit. n. Klee (2014), S. 141.
120 Zit. n. Christ (2020), S. 152.
121 Allein in einem Monat sollen so 27 kg Feingold in den Vernichtungsanstalten zusammengekommen sein. Klee (2014), S. 147.
122 Christ (2020), S. 31.
123 Landeszentrale (2000), S. 27.
124 LABW StAF, F 30/1 Bü 3546, o. Pag.
125 Landeszentrale (2000), S. 18.

beim Verfassen der ‚Trostbriefe' allzu offensichtliche Fehler. So wurde beispielsweise bei einem Patienten als fingierte Todesursache ein Blinddarmdurchbruch angegeben, allerdings war diesem der Blinddarm schon vor geraumer Zeit entfernt worden.[126] Noch folgenreichere Fehler geschahen durch Verwechslungen, beispielsweise bei zwei Anstaltsinsassen in Baden. Nachdem der erste der beiden fälschlicherweise in Grafeneck ermordet worden war, der ‚Trostbrief' für den zweiten Insassen aber schon versandt war, wurde dieser kurzerhand ebenfalls verlegt und ermordet.[127]

Aber die Täuschung hörte nicht bei den ‚Trostbriefen' auf, auch ein fingiertes Sterbebuch wurde geführt. Die mit dem Ausstellen der Sterbeurkunden befassten Standesbeamten übernahmen dabei die Vorgehensweise der Ärzte und anderer in Grafeneck Angestellter und verwendeten ebenfalls Tarnnamen. Zudem waren sogenannte „Absteckabteilungen"[128] eingerichtet worden. Dabei wurden die Orte und die Daten der Ermordeten auf Karten markiert, um in der Folge eine allzu offensichtliche Häufung zu verhindern. Ebenso sollten die Urnen, die an die Angehörigen versandt wurden, an verschiedenen Postämtern aufgegeben werden, um auch so den Eindruck einer verdächtigen Häufung zu vermeiden.[129] Den trotzdem aufkommenden Gerüchten um die wahren Hintergründe der Verlegungen wurde mit Lügen begegnet. Oberdienstleiter Brack gab auf Nachfrage dem Deutschen Gemeindetag die Antwort, dass die Verlegungen durch den Krieg notwendig seien und die höhere Sterblichkeit nur auf diesen zurückzuführen sei.[130]

Auch unter den Anstaltsinsassen hatte sich inzwischen vielerorts herumgesprochen, welchem Zweck die grauen Busse dienten. Dementsprechend gingen die Abholungen nicht ohne Zwischenfälle vonstatten, viele Betroffene wehrten sich nach Kräften und konnten vom Begleitpersonal nur mit Gewalt in die Busse gebracht werden.[131] Andere wussten ebenfalls Bescheid, sahen aber keine andere Möglichkeit und folgten in ihrer Hilflosigkeit, ohne Widerstand zu leisten.[132] Dabei legten die Transportleiter oft weniger Wert darauf, die tatsächlich auf der Liste befindlichen Patienten abzuholen, als vielmehr ihre Fahrzeuge zu füllen. Mehrfach wurde auch von höherer Stelle darauf hingewiesen, dass nicht ausgelastete Busse vermieden werden sollten.[133]

---

126 LABW StAS, Wü 29/3 T 1 Bü 1758/02/03.

127 LABW StAF, F 30/1 Bü 3546, o. Pag.

128 LABW StAL, EL 905 Bü 253, o. Pag.

129 Wobei keineswegs darauf geachtet wurde, wessen Asche in den Urnen war. Landeszentrale (2000), S. 21.

130 Klee (2014), S. 141.

131 Ein Arzt der Anstalt Wiesloch berichtete nach 1945: „Diese haben sich beim Abtransport gewehrt und geschrien. Sie wurden vom Begleitpersonal mit Gewalt in die Omnibusse gestoßen." Zit. n. Klee (2014), S. 140.

132 Klee (2014), S. 139.

133 Klee (2014), S. 151.

Häufig wurden Beschwerden über die Art und Weise der ‚Auslese' geäußert:

> Man hatte den Eindruck, daß einfach nach der Berliner Urliste ein bestimmter Prozentsatz Kranker genommen wurde – ganz verantwortungslos, ohne jede sachliche Unterscheidung. Nicht etwa nur chronisch oder besonders schwer Kranke, sondern auch die Ordentlichsten und Arbeitsamsten, z. T. solche, die in den Anstaltsbetrieben kaum entbehrlich waren [...].[134]

Aber auch die Willkür sowohl beim Ausfüllen der Bögen als auch in der Bewertung durch die Gutachter wurde im Verlauf der ‚Aktion T4' mehr als offensichtlich und war auch Gegenstand der Nachkriegsprozesse. Daraus ergaben sich aber auch Handlungsspielräume für die Ärzte, welche die Bögen ausfüllten.[135]

Um ihre Patienten zu schützen und sicherlich auch um deren Arbeitskraft für die jeweilige Einrichtung zu erhalten – denn die Betroffenen waren häufig keineswegs unwirtschaftlich, wie es in der nationalsozialistischen Propaganda suggeriert wurde –, gingen einige Anstaltsleiter dazu über, die Arbeitsfähigkeit ihrer Pfleglinge in den Meldebögen möglichst als hoch anzugeben.[136] Vor allem Patienten, die landwirtschaftliche Tätigkeiten ausübten, hatten eine höhere Überlebenschance.[137]

Andere Anstaltsleiter weigerten sich, die Bögen auszufüllen, oder ließen die Fristen verstreichen.[138] Zudem wurden immer wieder Patienten in die Obhut der Familie entlassen. Eine andere Möglichkeit, die eigenen Pfleglinge zu retten, war eine Änderung des Kostenträgers, d. h. die auf Staatskosten versorgten Insassen zu „Privatpfleglingen"[139] umzudeklarieren. Anstaltsleiter und -ärzte, die diese Handlungsspielräume ausnutzten, hatten kaum etwas zu befürchten. Später berichteten einige über Androhungen, aber dies auch erst in der Nachkriegszeit, und meist geschah dies im Kontext einer Rechtfertigung ihres Handelns bzw. Nichthandelns. Über Rügen oder eine Versetzung hinausgehende Strafen gegen Anstaltsleiter und -ärzte in Baden und Württemberg, die nicht im Sinne der ‚Aktion T4' handelten, konnten in den Akten jedenfalls nicht gefunden werden. Zudem ist zu beachten, dass insbesondere die Einschätzung der Anstaltsleiter nach 1945 vielfach auf deren eigenen Aussagen im Rahmen der Ermittlungen zu den Nachkriegsprozessen basiert und entsprechend kritisch zu beurteilen ist.

Inwiefern der Rücktritt bzw. das Beantragen der eigenen Pensionierung durch einen Anstaltsleiter als Widerstand oder als Im-Stich-Lassen der Patienten gewertet wird, ist eine ebenfalls zwiespältige Frage. Einige argumentierten nach dem Krieg dahingehend,

134 Poitrot (1945), S. 58.
135 Klee (2014), S. 128.
136 Christ (2020), S. 51.
137 Christ (2020), S. 161.
138 Christ (2020), S. 105.
139 Christ (2020), S. 51.

dass sie ihre Pfleglinge schützen wollten und deshalb in ihrer Position verblieben. In mehreren Fällen scheint dies möglich bzw. wird gestützt von Zeugenaussagen, in anderen handelt es sich um eine offenkundige Schutzbehauptung. Insbesondere die Leiter der staatlichen Anstalten waren fast alle zu einem relativ frühen Zeitpunkt eingeweiht, einige von ihnen wurden infolge der ‚Aktion T4' zumindest im jeweiligen Ministerium des Innern vorstellig. Aber auch andere Ärzte und Ärztinnen unternahmen zumindest Versuche, um in Einzelfällen einen Transport zu verhindern oder wenigstens einzelne Patienten zu retten.[140] Nicht nur beim zuständigen Ministerium auf Landesebene sprach der Leiter der badischen Anstalt Illenau, Hans Roemer, vor. Er beschwerte sich auch auf übergeordneter Ebene und bei bedeutenden NS-Größen, beispielsweise bei Ernst Rüdin, Herbert Linden und Hermann Paul Nitsche. Bei Letzterem wusste Roemer zu diesem Zeitpunkt wohl nicht um dessen aktive Mitwirkung an der ‚Aktion T4'.[141] In diesem Fall zeigt sich aber auch, dass die Grenzen dessen, was der einzelne Arzt zu tolerieren bereit war, sehr unterschiedlich ausfielen. Während Roemer die ‚Euthanasie' strikt ablehnte, sah er hingegen die Sterilisationen im Rahmen des GzVeN und die zugrunde liegenden Unterscheidungen in ‚wertvoll' und ‚minderwertig' als wissenschaftlich gerechtfertigt an. Auch die Maßnahme der Zwangssterilisation lehnte er nicht ab.[142] Roemer galt zudem Mitte der 1930er Jahre als einer der wichtigsten Protagonisten im Deutschen Verband für psychische Hygiene und Rassenhygiene.[143] Aber nicht nur an seiner Person zeigt sich, dass strikte Ablehnung der ‚Euthanasie' bei gleichzeitiger Zustimmung zu Zwangssterilisationen in der NS-Zeit ohne weiteres miteinander vereinbar waren.[144]

Dass zumindest in manchen Anstalten deren Leiter aktiv versuchten, ihre Pfleglinge zu schützen, zeigt sich in der zunehmenden Zahl an Entlassungen. Die Geheimhaltungsmaßnahmen rund um Grafeneck versagten ohnehin in immer größerem Umfang.[145] Angehörige von gefährdeten Anstaltsinsassen konnten deshalb auch im Vorfeld informiert werden, dass sie die unmittelbar bedrohten Familienmitglieder besser zu sich nähmen. Diese Rettungsversuche blieben aber nicht ohne Reaktion. Im September 1940 verfügte Stähle in einem sogenannten Sperrerlass[146], dass kein Patient ohne ausdrückliche Genehmigung des Ministeriums des Innern mehr entlassen

140 Christ (2020), S. 163.
141 Zu den Versuchen Hans Roemers und seinem Leben und Wirken siehe Plezko (2011), vor allem S. 54–62.
142 Plezko (2011), S. 40.
143 Plezko (2011), S. 41.
144 Ein besonders prominentes Beispiel ist der Psychiater Karsten Jaspersen. Obwohl Befürworter der nationalsozialistischen Sterilisationspolitik und dabei vielfach als Richter an Erbgesundheitsgerichtsverfahren beteiligt, sprach er sich mit einigem Nachdruck gegen die ‚Aktion T4' aus. Klee (2014), S. 185–189.
145 So kamen zunehmend Gerüchte in Umlauf. Dies veranlasste den Stuttgarter Oberstaatsanwalt zu der Nachfrage bei Reichsjustizminister Franz Gürtner, ob in dieser Frage Ermittlungen aufgenommen werden sollten. Klee (2014), S. 181.
146 Poitrot (1945), S. 35 f.

werden dürfte[147]. Auch auf die Weigerungen bzw. Verzögerungen beim Ausfüllen von Meldebögen wurde reagiert. Zu diesem Zweck bildete man eigene Kommissionen und entsandte sie in die Anstalten, um die Bögen vor Ort ausfüllen zu können. Die Patienten wurden dabei trotz der persönlichen Anwesenheit der Gutachter nicht in jedem Fall tatsächlich in Augenschein genommen. In Württemberg nahmen diese Tätigkeit Otto Mauthe und Landesjugendarzt Max Eyrich[148] wahr[149].

Inwiefern Ärzte, die sich den Anordnungen aus den Innenministerien zumindest anfänglich widersetzten, tatsächlich Gefahr liefen, bestraft zu werden, wurde auch in den Nachkriegsprozessen diskutiert. Häufig wurde angenommen, dass keine ernsthafte Gefahr bestanden hatte und die Ärzte vielfach zu schnell klein beigegeben hätten. Das heißt aber nicht, dass nicht Strafen angedroht worden waren. Insbesondere Sprauer wurde später vorgeworfen, dass er die Leiter der Anstalten, die nicht sofort Folge leisteten, mehrmals gewarnt hätte. Neben der Androhung von Versetzungen[150] soll gegenüber einem Leiter auch der Satz gefallen sein, dass man „auch selbst nach Grafeneck kommen“[151] könne. Dass dies tatsächlich hätte passieren können, wurde im Prozess als kaum wahrscheinlich bewertet. Derartige Drohungen dürften aber trotzdem tiefen Eindruck hinterlassen haben.[152]

Aber auch außerhalb der Anstalten selbst hatte es – wenn auch nur spärlichen – Widerstand gegeben. Ausschlaggebend für das Ende der ‚Aktion T4‘ in Grafeneck war er entgegen manch anderslautender Narrative jedoch nicht. Die später häufig zitierten Briefe des evangelischen Landesbischofs Theophil Wurm[153] und von Else von Löwis[154] wurden von den Organisatoren zwar zur Kenntnis genommen, zu einem Abbruch der Morde an den Anstaltsinsassen führten sie jedoch offenkundig nicht. Sowohl in Baden als auch in Württemberg waren kirchliche Vertreter bei den Ministerien des Innern vorstellig geworden. Letztlich waren diese Einwände auf bürokratischem Wege sowohl in ihrer übervorsichtigen Art nicht wirkungsvoll als auch zu einem Zeitpunkt erfolgt, zu dem die ‚Aktion T4‘ in Grafeneck ohnehin ihrem Ende entgegengegangen war.[155] Von diesen einzelnen Ausnahmen abgesehen blieben die Vertreter der Kirchen aber auch in dieser Frage stumm – eine Politik, die sich auch in der Folge der nationalsozialistischen Verbrechen nicht spürbar ändern sollte.

---

147 Landeszentrale (2000), S. 13; LABW StAS, Wü 29/3 T 1 Bü 1754/01/22.

148 Siehe auch Marquart (2019).

149 LABW StAS, Wü 29/3 T 1 Bü 1754/01/17; Christ (2020), S. 49 und 105.

150 LABW StAF, F 30/1 Bü 3546, o. Pag.

151 LABW StAF, F 30/1 Bü 3546, o. Pag.

152 LABW StAF, F 30/1 Bü 3546, o. Pag.

153 Abgedruckt beispielsweise in Landeszentrale (2000), S. 65.

154 Abgedruckt beispielsweise in Landeszentrale (2000), S. 61.

155 Das Narrativ, dass öffentliche Proteste, „vor allem auch von kirchlicher Seite“, für die Einstellung der ‚Euthanasie‘-Aktion verantwortlich waren, wird von neueren Forschungen fast einhellig abgelehnt. Landeszentrale (2000), S. 31–34. Für die ältere Forschung siehe beispielsweise Hafner/Winau (1974).

In Anbetracht des besonders frühen Beginns der Ermordungen erreichte die ‚Aktion T4' ihren Höhepunkt in Grafeneck schon im August 1940. Das ursprünglich ausgegebene Ziel von etwa 20 Prozent aller Insassen hatten die Organisatoren erreicht, häufig gar überschritten. Ausgehend von den Belegungszahlen vom 1. Januar 1940 lag die Quote in den Anstalten sogar bei mehr als 50 Prozent.[156] Da die Planzahlen schon recht früh erreicht worden waren, nahmen die Tötungen ab Sommer 1940 immer weiter ab.[157] Einzelne Anstalten wurden regelrecht „leergemordet"[158], was zur Folge hatte, dass sowohl in Baden als auch in Württemberg Einrichtungen geschlossen oder zu anderen Zwecken genutzt wurden[159].

Bis zum Dezember 1940 waren in Grafeneck mehr als 10000 Menschen vergast oder mit Spritzen[160] umgebracht worden. Die letzte Vergasung fand dort am 13. Dezember statt.[161]

Das Vernichtungsprogramm war damit aber nur in Grafeneck beendet, in den anderen ‚Tötungsanstalten' lief die ‚Aktion' weiter. Dort fielen der nationalsozialistischen Vernichtungspolitik auch weiterhin badische und württembergische Anstaltsinsassen zum Opfer. Nach dem Ende der ‚Aktion T4' in Grafeneck wurde dazu meist die im hessischen Hadamar gelegene Einrichtung genutzt. Dabei sollte auch das Grafenecker Personal weiter beteiligt sein. Schumann war als ‚Tötungsarzt' schon im April 1940 an die ‚Tötungsanstalt' Sonnenstein gewechselt.[162] Die anderen beiden ‚Tötungsärzte' Ernst Baumhard und Günther Hennecke sollten später in Hadamar weitermorden.[163] Hartheim war vielen Grafenecker ‚T4'-Mitarbeitern schon bekannt, ein Betriebsausflug hatte ausgerechnet die Vernichtungsanstalt zum Ziel gehabt.[164]

An dieser Stelle soll die Zahl der Ermordeten detaillierter nach ihrer Herkunft aufgeschlüsselt werden. Es muss aber festgehalten werden, dass sowohl über die Gesamtzahl der in Grafeneck Ermordeten als auch die Zahl der aus den Anstalten nach Grafeneck

---

156 Siehe dazu auch den Eintrag von Gerrit Hohendorf über die Vernichtung von psychisch kranken und geistig behinderten Menschen in der „Online Encyclopedia of Mass Violence" unter https://www.sciencespo.fr/mass-violence-war-massacre-resistance/en/document/die-vernichtung-von-psychisch-kranken-und-geistig-behinderten-menschen-unter-nationalsozial.html (letzter Zugriff: 19.10.2022).

157 Klee (2014), S. 265 f.

158 Nach einer bei Klee genannten Statistik wurden reichsweit mehr als 93.000 Betten einem neuen Zweck zugeführt. Klee (2014), S. 442.

159 Einige wurden später zu Wehrmachtslazaretten. Andere wie beispielsweise Weissenau dienten zur Unterbringung von Rüstungs- und Zwangsarbeitern von Konzernen wie Zeppelin oder Dornier. LABW HStAS, E 151/53 Bü 447, Pag. 121, 210 und 262; Klee (2014), S. 442; http://www.dasdenkmaldergrauenbusse.de/index.php?option=com_content&task=view&id=84&Itemid=2 (letzter Zugriff: 19.10.2022).

160 Landeszentrale (2000), S. 18.

161 Landeszentrale (2000), S. 71.

162 Klee (2014), S. 135.

163 Klee (2014), S. 545 und 563.

164 Klee (2014), S. 151.

verbrachten Opfer unterschiedliche Angaben existieren.[165] Während die Hartheimer Statistik 9839 Opfer nennt, wurde im Grafeneck-Prozess nach langen Vorermittlungen von mindestens 10654 Tötungen ausgegangen.[166] Andere Quellen nennen auch 10824 Opfer.[167]

Aufgrund der systematischen Aktenvernichtungen ist die Herkunft der jeweiligen Angaben mitunter sehr heterogen. Zwar existieren viele Einzelstudien, welche eine Krankenanstalt oder eine Region zum Untersuchungsgegenstand haben, häufig bilden mangels überlieferter Unterlagen aber auch Zahlen aus den Nachkriegsprozessen die Datengrundlage.[168] Um eine einheitliche Basis für Baden als auch Württemberg zu haben, werden hier die aktuellen Zahlen (Stand: 2021) von der Website des Gedenkorts Grafeneck herangezogen.

Insgesamt beläuft sich die Anzahl der aus württembergischen Anstalten stammenden Opfer auf fast 4000 aus 23 Einrichtungen.[169] Den Löwenanteil mit mehr als 2000 Opfern machten dabei die staatlichen Anstalten[170] aus – war es doch ein großes Ziel der Initiatoren der ‚Aktion T4', die Kosten für die „Staatspfleglinge"[171] zu reduzieren. Mit mehr als 1200 Ermordeten folgen die konfessionellen Einrichtungen.[172] Aus den Privatheilanstalten stammten mehr als 300 Opfer[173], während die Landesfürsorgeanstalten knapp dahinter lagen[174]. Ein Opfer kam zudem aus einer städtischen Klinik.[175] Noch höher lag die Zahl der Ermordeten aus badischen Anstalten; hier werden fast 4400 Opfer aus 17 Einrichtungen angenommen.[176] Mehr als 2500 von ihnen kamen aus

---

165 Poitrot schätzte ursprünglich die Zahl der in Grafeneck Ermordeten gar auf 15000. Poitrot (1945), S. 47.

166 Landeszentrale (2000), S. 16.

167 https://www.lpb-bw.de/publikationen/euthana/euthana10.htm (letzter Zugriff: 29.6.2024).

168 Aber auch schon die Zahlen im Freiburger Prozess weichen mitunter erheblich von denen des kurze Zeit später stattfindenden Grafeneck-Prozesses ab. LABW StAF, F 30/1 Bü 3546, o. Pag.

169 Nach dem Stand vom Juni 2021 sind es 3918 Opfer: http://www.gedenkstaette-grafeneck.de/startseite/geschichte/herkunftseinrichtungen.html (letzter Zugriff: 19.10.2022).

170 Insgesamt 2076. Im Folgenden die Zahl der Opfer der jeweiligen Anstalt: Weissenau 558, Weinsberg 422, Winnental/Winnenden 356, Zwiefalten 352, Schussenried 317, Sigmaringen 71.

171 Landeszentrale (2000), S. 13.

172 Insgesamt 1231. Im Folgenden die Zahl der Opfer der evangelischen und katholischen Anstalten: Stetten im Remstal 324, Gottlob-Weisser-Haus/Schwäbisch Hall 87, Mariaberg/Reutlingen 61, Pfingstweide/Tettnang 24, Paulinenpflege/Winnenden 1 (evangelisch) sowie Liebenau 463, Heggbach/Biberach an der Riß 173, Ingerkingen 72 und Rosenharz/Ravensburg 26 (katholisch).

173 Insgesamt 333. Im Folgenden die Zahl der Opfer der jeweiligen Anstalt: Rottenmünster 178, Christophsbad/Göppingen 148 und Kennenburg/Esslingen 7.

174 Insgesamt 277. Im Folgenden die Zahl der Opfer der jeweiligen Anstalt: Markgröningen 120, Rappertshofen/Reutlingen 72, Riedhof/Ulm 55 und Rabenhof/Ellwangen 30.

175 Bürgerhospital Stuttgart.

176 Hier weichen die Zahlen des Gedenkorts Grafeneck mitunter erheblich von anderen Quellen ab. Beispielsweise nennt Mack 4451 Opfer aus badischen und 3884 aus württembergischen Anstalten. Andernorts wird von einer Opferzahl von 4500 in Baden ausgegangen. Auf der Homepage des Gedenkortes werden 4380 badische Opfer ausgewiesen. Mack (2001), S. 200; Landeszentrale (2000), S. 17.

den staatlichen Heil- und Pflegeanstalten.[177] Aus den Kreispflegeanstalten stammten etwa 1200 Opfer[178], während die konfessionellen Einrichtungen mehr als 600 Ermordete verzeichneten[179]. Insbesondere die Zahl der bayerischen Opfer variiert in der Literatur stark, es werden aber fast 1900 angenommen.[180] Aus hessischen Einrichtungen stammten mindestens 500 Opfer.[181]

14.5 ‚Einzeleuthanasie' und weitere ‚Euthanasie'-Verbrechen

Trotz des Endes der ‚Aktion T4' in Grafeneck gingen, wie bereits geschildert, in den anderen ‚Tötungsanstalten' die systematischen Ermordungen weiter, ihr fielen somit weiterhin badische und württembergische Pfleglinge zum Opfer.[182] Diese wurden meist ins hessische Hadamar gebracht.

Aber auch nach dem Ende der systematischen Ermordungen wurde in Baden und Württemberg weiterhin ‚Euthanasie' betrieben. Diese auch als ‚Einzeleuthanasie' bezeichneten Tötungen fanden jedoch dezentral, d. h. in den einzelnen Anstalten statt. Die beteiligten Ärzte waren hingegen meist von zentralen Stellen dazu ermächtigt bzw. aufgefordert worden.[183] Im Gegensatz zu den massenhaften Tötungen in Grafeneck waren diese Ermordungen weitaus besser zu tarnen. Zudem konnten die stark ansteigenden Sterberaten in einzelnen Anstalten offiziell als Kriegsfolgen deklariert werden.[184] Dabei wurden verschiedene Methoden angewandt, um letztlich das Ziel zu erreichen, die Patienten möglichst ohne Aufsehen zu ermorden. Nitsche, der inzwischen als

---

177 Insgesamt 2508. Im Folgenden die Zahl der Opfer der jeweiligen Anstalt: Emmendingen 700, Wiesloch 675, Rastatt und Reichenau/Konstanz je 448 und Illenau 237.

178 Insgesamt 1196. Im Folgenden die Zahl der Opfer der jeweiligen Anstalt: Hub/Ottersweier 404, Sinsheim 234, Jestetten 135, Fußbach/Gengenbach 130, Freiburg 120, Wiechs 89, Weinheim 66, Geisingen 16 und Krautheim 2. Insbesondere zu Hub unterscheiden sich die Zahlenangaben mitunter erheblich; so wird mitunter auch von mehr als 500 Opfern in Grafeneck gesprochen.

179 Insgesamt 676. Im Folgenden die Zahl der Opfer der evangelischen und katholischen Anstalten: Mosbach 218, Kork 113 (evangelisch) sowie Herten 345 (katholisch).

180 Auch hier weichen die Zahlen der Ermordeten ab. So werden teils 1864 Opfer aus fünf bayerischen Anstalten genannt, ohne diese genauer aufzuschlüsseln. Auf der Homepage der Gedenkstätte werden sieben Anstalten aufgeführt, jedoch nur die Zahlen für fünf von ihnen aufgelistet. Für Hessen werden zwei Anstalten mit insgesamt 514 Opfern genannt. Siehe auch Landeszentrale (2000), S. 17.

181 http://www.gedenkstaette-grafeneck.de/startseite/geschichte/herkunftseinrichtungen.html (letzter Zugriff: 19.10.2022).

182 In der Forschungsliteratur ab einem gewissen Zeitpunkt auch als ‚Aktion Brandt' bezeichnet, auch wenn dies zeitgenössisch nicht in dieser Form verwendet wurde. Die Zuschreibung beruht auf der Publikation von Aly (1985). Siehe dazu Klee (2014), S. 436. Andere Bezeichnungen sind ‚wilde Euthanasie' oder ‚regionalisierte Euthanasie'. Siehe beispielsweise Süß (2007).

183 Christ (2020), S. 85 und 167; LABW StAS, Wü 13 T 2 Bü 1425/011.

184 Für die reichsweite Entwicklung siehe beispielsweise Faulstich (1998), S. 583 f.

‚T4'-Obergutachter fungierte[185], hatte dazu ein eigenes „Luminal-Schema"[186] ersonnen. Nicht weniger wirksam war die Tötung durch Unterlassen jeglicher Hilfeleistung, mit dem Ziel, das Immunsystem durch eine dauerhaft schlechte Versorgung der betroffenen Anstaltsinsassen derart zu schwächen, dass sie aufgrund ihres schlechten Allgemeinzustandes und der daraus resultierenden Anfälligkeit binnen kurzer Zeit starben. Dies wurde vornehmlich durch sogenannte Hungerkuren erreicht. In der Folge sanken die täglichen Ausgaben für die Ernährung von Patienten in Zwiefalten bis kurz vor Ende des Zweiten Weltkrieges um fast 30 Prozent.[187]

Wie wirkungsvoll diese Mischung aus aktivem Morden mittels Spritzen und einer ausbleibenden Versorgung der Patienten war, bezeugen die geradezu explosionsartig ansteigenden Sterberaten in vielen Anstalten.[188] Zu diesen Vorgängen wurde auch 1947 und 1948 im Rahmen der Voruntersuchungen zum Tübinger Grafeneck-Prozess ermittelt.[189]

Neuere Erhebungen von Heinz Faulstich ergaben, dass in Zwiefalten die Sterberaten von durchschnittlich 3,8 Prozent in den Jahren 1935 bis 1938 auf 46,5 Prozent im Jahr 1945 angestiegen waren.[190] In Winnental lag die Sterberate 1945 gar bei 51,5 Prozent.[191] Die kommissarische Zwiefaltener Anstaltsleiterin Fauser war deshalb auch aufgrund des Verdachts der ‚Einzeleuthanasie' im Grafeneck-Prozess angeklagt. So hieß es über sie: „[Fauser] betrieb die Einzeleuthanasie mit erstaunlicher Nonchalance."[192] Als Zeugin im Freiburger Prozess hatte sie gar gestanden, in drei Fällen ‚Euthanasie' betrieben zu haben.[193] Fauser zeigte sich auch sonst in ihren Äußerungen recht freimütig und bezeichnete die Opfer der ‚Aktion T4' als Kriegsopfer und stellte deren Tod somit gar nicht erst in den Kontext einer ideologisch motivierten Ermordung. Sie hatte zudem Grafeneck auf ihren eigenen Wunsch hin persönlich besucht und dabei eine Vergasung beobachtet. Später äußerte sie sich dahingehend, dass sie ob der in ihren Augen „humanen Art der Tötung"[194] nach ihrem Besuch „beruhigt"[195] gewesen sei. Im Gegensatz zu anderen Angeklagten versuchte Fauser gar nicht vorzugeben, dass sie bei dem

---

185 Siehe zu Nitsche auch Schmuhl (2015), S. 291.

186 Bei Luminal handelt es sich um ein Barbiturat, welches bis dato vor allem als Beruhigungs-/Schlafmittel Anwendung gefunden hatte. Beim Luminal-Schema von Nitsche wurde mittels einer wiederholten Überdosierung eine tödliche Lungenentzündung provoziert. Siehe dazu auch Böhm/Markwardt (2004), S. 87.

187 Christ (2020), S. 85; Faulstich (1998), S. 345.

188 Faulstich (1998), S. 347–357 und 361–368.

189 LABW StAL, EL 905 Bü 253, o. Pag.

190 Faulstich (1998), S. 149 und 355.

191 Klee (2014), S. 487; Faulstich (1998), S. 349.

192 LABW StAS, Wü 13 T 2 Bü 1425/011, o. Pag.

193 Siehe auch LABW StAS, Wü 13 T 2 Bü 2639/083, o. Pag.; Christ (2020), S. 89.

194 Zit. n. Christ (2020), S. 70.

195 Zit. n. Christ (2020), S. 70.

Anblick bestürzt gewesen sei. Auch im späteren Verlauf ihres Lebens soll sie Zeugen zufolge nie Schuldgefühle geäußert haben.[196]

Aufgrund ihrer Aussagen und ihres Verhaltens vermutete die Staatsanwaltschaft in Tübingen, dass Fauser in weit mehr als drei Fällen ‚Einzeleuthanasie' betrieben hatte, beweisen konnte sie es nicht.[197] Ein Indiz für ‚Euthanasie' in Anstalten war der erhöhte Bedarf an Medikamenten wie Luminal oder Scopolamin. Für Zwiefalten sind höhere Medikamentenanforderungen nachgewiesen, Fauser schrieb gar an Stähle persönlich, dass mehr Scopolamin benötigt würde. Allein in dieser Anstalt starben zwischen 1941 und 1945 mehr als 1500 Insassen.[198]

Da aber die erhöhte Gabe der Mittel erwartungsgemäß meist nicht in den Krankenakten vermerkt worden war und viele Anstalten ihre Unterlagen gegen Ende des Krieges vorsorglich vernichtet hatten, waren kaum belastbare Beweise für die Verbrechen vorhanden[199] – zumal vor Gericht häufig ein sicherer Beleg für die aktive Tötung im jeweiligen Einzelfall gefordert wurde. Zudem ging mit dieser Art der ‚Einzeleuthanasie' meist eine bewusste Unterernährung der Anstaltsinsassen einher. Diesen sogenannten Hungerkuren fielen auch ohne Gabe von Spritzen Tausende zum Opfer. Insbesondere der Psychiater Heinz Faulstich nahm sich der Erforschung dieses Hungersterbens[200] an und kam dabei für Baden zu dem Ergebnis:

> Als der Krieg zu Ende war, befanden sich in den zwei zu Lazaretten und Ausweichkrankenhäusern umfunktionierten ehemaligen badischen Heil- und Pflegeanstalten noch etwa 600 als landwirtschaftliche und technische Hilfskräfte eingesetzte Patienten. Zu Beginn des Krieges hatten sich in fünf Anstalten über 5000 Menschen befunden. Mindestens 3000 von ihnen waren ermordet worden, viele dem Hunger zum Opfer gefallen, der Rest war in alle Winde verstreut.[201]

In einer später veröffentlichten Arbeit speziell zum Hungersterben machte Faulstich allein in den zuletzt noch bestehenden Anstalten Wiesloch[202] und Emmendingen[203] 760 Todesfälle aus, die über der normalen Friedenssterblichkeit lagen. Dabei hatte er die Zahl der Toten in den Kreispflegeanstalten und nicht staatlichen Einrichtungen noch gar nicht berücksichtigen können.[204]

Noch frappierender waren den Untersuchungen von Faulstich zufolge die Verhältnisse in Württemberg gewesen: „Mit 2648 Todesfällen über die normale Friedens-

---

196 Christ (2020), S. 103.
197 Christ (2020), S. 86
198 Klee (2014), S. 478.
199 Christ (2020), S. 87.
200 Faulstich (1998), S. 586; Klee (2014), S. 419.
201 Faulstich (1993), S. 321 f.
202 Siehe auch Janzowski (2015).
203 Siehe auch Richter (2002).
204 Faulstich (1998), S. 571.

sterblichkeit hinaus fielen in den staatlichen Anstalten dem Hungersterben mehr Menschen zum Opfer als der ,Aktion T4'."[205]

Im Gegensatz zu Baden waren in Württemberg hingegen bis auf Weissenau alle Anstalten in Betrieb geblieben.[206] Inklusive Österreich kommt Faulstich auf geschätzte 117000 Opfer außerhalb der ,Aktion T4' in den Anstalten des Reiches während des Zweiten Weltkrieges.[207]

Aber auch mit Ende des Krieges änderte sich die Situation in den Anstalten häufig noch nicht und Patienten wurden aufgrund weiterhin unzureichender Lebensmittelrationen weiter Opfer des Hungersterbens. So stiegen die Todesraten mitunter noch weiter an und in manchen Einrichtungen ging diese Art der ,Euthanasie' wohl noch einige Wochen weiter.[208] Faulstich beziffert die Zahl der Toten des „Nachkriegssterbens"[209] auf mindestens 20000[210], schätzt die tatsächliche Zahl aber als wesentlich höher ein.[211]

14.6 Die ,Kindereuthanasie'

Ein mindestens ebenso dunkles Kapitel ist die sogenannte ,Kindereuthanasie'. Einer Zeugenaussage zufolge soll Ärzteführer Wagner in einer Unterredung mit Hitler im Jahr 1935 nicht nur versucht haben, die ,Euthanasie' von Erwachsenen zu erreichen, sondern auch die von Kindern.[212] Wie auch bei der ,Aktion T4' spielte bei der Planung und Durchführung die Kanzlei des Führers eine zentrale Rolle.[213] Im Jahr 1939 liefen auch die Planungen[214] für eine ,Euthanasie' von Kindern an. Daran beteiligt waren von ärztlicher Seite insbesondere der Pädiater Ernst Wentzler[215], der Psychiater Hans Heinze[216] und

---

205 Im Rahmen der ,Aktion T4' waren knapp über 2000 Insassen aus staatlichen Anstalten in Württemberg ermordet worden. Dies entsprach knapp 55 Prozent der Belegung zu Beginn des Krieges. Faulstich (1998), S. 569 f.

206 Faulstich (1998), S. 570.

207 Faulstich (1998), S. 582.

208 Bei Klee findet sich besonders eindrücklich der Fall von Kaufbeuren. Klee (2014), S. 486 f.

209 Schmuhl (2011), S. 233.

210 Siehe dazu das Kapitel Nachkriegszeit: ,Euthanasie durch die Verhältnisse?' bei Faulstich (1998), S. 671–717, hier S. 715.

211 Für eine Einschätzung zu den badischen und württembergischen Anstalten in der französischen bzw. amerikanischen Besatzungszone siehe Faulstich (1998), S. 686–702.

212 Benzenhöfer (2000), S. A 2766.

213 Ob und inwiefern der Fall K. der Auslöser war, soll auch hier nicht ausführlicher thematisiert werden. Es sei auf die Literatur, u. a. Benzenhöfer (2008) und Klee (2014), S. 81–83, verwiesen.

214 Der Beginn lag wohl in den ersten Monaten des Jahres 1939, ein genauer Zeitpunkt ist aber nicht zweifelsfrei zu benennen. Benzenhöfer (2000), S. A 2767.

215 Klee (2016), S. 669; Klee: Deutsche Medizin (2001), S. 105.

216 Siehe auch Benzenhöfer (2019) und Klee (1997).

der Referent im Rassenpolitischen Amt, Hellmuth Unger[217], seines Zeichens Augenarzt. Auf Verwaltungsebene zuständig waren der Leiter des Hauptamtes IIb in der Kanzlei des Führers, der promovierte Agrarwissenschaftler Hans Hefelmann[218], und sein Stellvertreter Richard von Hegener[219].

Den Beginn der ‚Kindereuthanasie' markierte der Runderlass vom 18. August 1939, der eine „Meldepflicht für missgestaltete usw. Neugeborene"[220] umfasste. Wie auch in anderen amtlichen nationalsozialistischen Schreiben war er durchsetzt von euphemistischen und der Tarnung dienenden Formulierungen. So hieß es im ersten Absatz: „Zur Klärung wissenschaftlicher Fragen auf dem Gebiete der angeborenen Missbildung der geistigen Unterentwicklung ist eine möglichst frühzeitige Erfassung der einschlägigen Fälle notwendig."[221]

Im zweiten Absatz wurde eine Anzeigepflicht umrissen, die sich allerdings nicht nur an Ärzte, sondern auch an Hebammen richtete. So sollte eine Meldung an das zuständige Gesundheitsamt erfolgen müssen, wenn bei der Geburt folgende Erkrankungen festgestellt werden würden:

> 1) Idiotie sowie Mongolismus (besondere Fälle, die mit Blindheit und Taubheit verbunden sind),
> 2) Mikrocephalie,
> 3) Hydrocephalus schweren bzw. fortschreitenden Grades,
> 4) Mißbildungen jeder Art, besonders Fehlen von Gliedmaßen, schwere Spaltbildungen des Kopfes und der Wirbelsäule usw.,
> 5) Lähmungen einschl. Littlescher Erkrankung.[222]

Diese Meldung sollte nicht nur für Neugeborene erfolgen, sondern rückwirkend auch für alle Kinder bis zum abgeschlossenen dritten Lebensjahr.[223] Wie auch bei der ‚Erwachseneneuthanasie' waren die Krankheitsbilder nicht klar umrissen, so dass es in vielen Fällen Ermessenssache der verpflichteten Personen war, ob eine Anzeige erfolgte. 1941 wurde der Kreis der in Frage kommenden Kinder und Jugendlichen erheblich erweitert und bis zum Alter von 16 Jahren ausgedehnt.[224]

Der Erlass sollte über die Amtsärzte den betreffenden Ärzten und Hebammen bekanntgemacht werden. Zur Meldung wurden ähnlich der ‚Aktion T4' vorgefertigte

---

217 Im März 1953 zog er nach Freiburg im Breisgau, wo er wenige Monate später überraschend starb. Klee (2016), S. 636.
218 Heyde bezeichnete ihn „schlechthin als den geistig bedeutendsten, klarsten und geschicktesten Mann in der KdF". Zit. n. Klee (1986), S. 38.
219 Siehe auch O. V. (1967) und Dahlkamp (2003).
220 LABW StAS, Wü 29/3 T 1 Bü 1757/01/03, o. Pag.
221 LABW StAS, Wü 29/3 T 1 Bü 1757/01/03, o. Pag.
222 LABW StAS, Wü 29/3 T 1 Bü 1757/01/03, o. Pag.
223 LABW StAS, Wü 29/3 T 1 Bü 1757/01/03.
224 Klee (2014), S. 359.

Bögen ausgegeben. Diese enthielten auch Fragen nach der „voraussichtlichen Lebensdauer“[225] und „Besserungsaussichten“[226] und sollten dann an das zuständige Gesundheitsamt gesandt werden.

Wie bei der ‚Aktion T4‘ wurde kaum Wert auf eine auch nur annähernd einheitliche oder gar wissenschaftliche Erfassung gelegt. Eine inhaltliche Prüfung der Meldung durch die Amtsärzte unterblieb in aller Regel.[227]

Da auch bei dieser ‚Euthanasie‘-Aktion nicht ein tatsächliches Amt in Erscheinung treten sollte, wurde ähnlich der RAG ein Ausschuss ins Leben gerufen. Die Tarnorganisation trug den unscheinbar klingenden Namen Reichsausschuss zur wissenschaftlichen Erfassung von erb- und anlagebedingten schweren Leiden.

Die von den Amtsärzten weitergeleiteten Meldungen wurden in der Abteilung von Hefelmann und von Hegener geprüft. Fälle, die nach deren Ansicht für eine ‚Euthanasie‘ in Frage kamen, wurden dann an ein Gutachtergremium übergeben. Dieses setzte sich neben den schon erwähnten Heinze und Wentzler noch aus dem Professor für Kinderheilkunde Werner Catel zusammen. Wie bei der ‚Erwachseneneuthanasie‘ notierten die Gutachter ein + oder ein – auf die Bögen. Ersteres bedeutete eine euphemistisch als ‚Behandlung‘ bezeichnete Ermordung. Reichsweit wird die Zahl der Meldungen auf etwa 100000 geschätzt, die Zahl der begutachteten Fälle auf knapp 20000.[228] Marquart ermittelte für Württemberg, dass bis Ende 1944 mindestens 1300 Kinder durch die Gesundheitsämter beim Reichsausschuss angezeigt worden waren.[229] Dabei hatte das Gesundheitsamt Saulgau als einziges in Württemberg keine Kinder gemeldet.[230] Informiert über die Zahl der Meldungen war auch Stähle; zu diesem Zweck forderte er von jedem Gesundheitsamt jährliche Berichte an.[231]

Auch in diesem Fall nahmen die beteiligten Ärzte freiwillig an der ‚Aktion‘ teil. Über die drei Gutachter heißt es in einem Prozess später, „daß Professor Heinze und Dr. Wentzler [...] mit Begeisterung und Professor Catel aus Überzeugung die ‚Euthanasie‘ bejahten und sich deshalb ohne jeden Zwang als Gutachter zur Verfügung stellten“[232].

Die Ermordung der Kinder sollte in sogenannten Kinderfachabteilungen erfolgen. In einem Runderlass vom 1. Juli 1940 wurde die „Jugend-Psychiatrische[] Fachabtei-

225 Benzenhöfer (2000), S. A 2767.
226 Benzenhöfer (2000), S. A 2767.
227 Benzenhöfer (2000).
228 Benzenhöfer (2000).
229 Marquart (2015), S. 114.
230 Der dortige Amtsarzt Hans Kugler nahm dazu auch im Verlauf des Grafeneck-Prozesses Stellung. Marquart (2015), S. 116.
231 Marquart (2015), S. 114; LABW StAS, Wü 29/3 T 1 Bü 1757/01/02.
232 Zit. n. Klee (1986), S. 139.

lung“[233] in Görden[234] angeführt und die Absicht, weitere derartige Abteilungen zu errichten. In dem Erlass wurde auch die Rolle der Gesundheitsämter und der Amtsärzte umrissen:

> Sache der Amtsärzte ist es, die Eltern des in Rede stehenden Kindes von der sich in der näher bezeichneten Anstalt bezw. Abteilung bietenden Behandlungsmöglichkeit in Kenntnis zu setzen und sie gleichzeitig zu einer beschleunigten Einweisung des Kindes zu veranlassen. Den Eltern wird hierbei zu eröffnen sein, daß durch die Behandlung bei einzelnen Erkrankungen eine Möglichkeit bestehen kann, auch in Fällen, die bisher als hoffnungslos gelten mußten, gewisse Heilerfolge zu erzielen.[235]

Damit ging schon aus dem Erlass hervor, dass die Amtsärzte eine aktive Rolle einnehmen und neben der Einweisung die Eltern auch täuschen bzw. belügen sollten, falls diese Bedenken hätten.[236]

Aber auch mit der Drohung des Sorgerechtsentzugs wurde gearbeitet; so sollten die Amtsärzte die Eltern bei Ablehnung darauf hinweisen, dass „unter Umständen geprüft werden müsse, ob nicht in der Zurückweisung des Angebots eine Überschreitung des Sorgerechts zu erblicken ist“[237].

Allerdings gab es auch Eltern, die eine ‚Euthanasie‘ ihrer eigenen Kinder forderten. Diese wandten sich auch in Württemberg an das Ministerium des Innern mit diesbezüglichen Anliegen.[238]

Insbesondere die Befürworter der ‚Kindereuthanasie‘ beriefen sich vielfach auf die Umfrage von Meltzer.[239] In der großen Mehrheit der Fälle wurden die Eltern aber mit einer Mischung aus Überredung und Androhung dazu gebracht, ihre Kinder in eine derartige ‚Kinderfachabteilung‘ einweisen zu lassen.[240] Die ‚Reichsschulstation‘ in Görden diente in der Folge auch dazu, die jeweiligen Ärzte der ‚Kinderfachabteilungen‘ in der Art und Weise der Tötung zu instruieren.[241] Bei den Abteilungen handelte es sich keineswegs um spezielle fachliche Einrichtungen. Meist waren diese gar nicht eigenständig[242], sondern befanden sich in bestehenden Anstalten und Krankenhäusern. Damit

233 Die Abteilung bestand aber schon vor diesem Zeitpunkt. Klee (2014), S. 336.
234 Zur Debatte um die Abteilung in Görden und die nicht nachzuvollziehenden Standpunkte Königsteins (dieser nahm die nationalsozialistische Tarnsprache zu großen Teilen beim Wort und unterstellte positive Absichten bei der Einrichtung der Abteilungen) siehe Königstein (2004); Marquart (2015), S. 192; Klee (2014), S. 492–498.
235 Zit. n. Klee (2014), S. 336.
236 Klee (2014), S. 342 f.
237 LABW StAS, Wü 29/3 T 1 Bü 1757/01/02; Christ (2020), S. 34; Klee (2014), S. 334.
238 Christ (2020), S. 175.
239 LABW StAF, F 30/1 Bü 3546, o. Pag.
240 Benzenhöfer (2020), S. 250.
241 Benzenhöfer (2000), S. A 2770.
242 Eigene Abteilungen existierten etwa in Görden, Eichberg, Niedermarsberg, Eglfing-Haar und Uchtspringe. Klee (2014), S. 336.

war ihre Tarnung weitaus erfolgreicher als bei den Vernichtungsanstalten der ‚Erwachseneneuthanasie', was auch die sichere Identifikation bei einigen Abteilungen erheblich erschwert. Es wird davon ausgegangen, dass mehr als 30 von ihnen existierten.

Nach der Einweisung der Kinder erteilte der Reichsausschuss den jeweiligen Ärzten eine ‚Behandlungsermächtigung', was die Erlaubnis zur Tötung der sogenannten Reichsausschusskinder bedeutete. Meist wurden die auch in der ‚Einzeleuthanasie' genutzten Medikamente Luminal und Scopolamin mittels Spritzen verabreicht. Nach der erfolgten Ermordung erhielten die Eltern ebenfalls ‚Trostbriefe', die eine fingierte Todesursache beinhalteten. Wie auch bei der ‚Erwachseneneuthanasie' wurde die Skrupellosigkeit der ausführenden Täter mit finanziellen Vergütungen, sogenannten Sonderzuwendungen, belohnt.[243]

Nach Aussage von Hegener wurden auf diese Art und Weise reichsweit 5000 Kinder umgebracht. Da es sich dabei um einen der Hauptverantwortlichen handelt, kann davon ausgegangen werden, dass dies die Mindestzahl ist und die tatsächliche Anzahl der Ermordeten möglicherweise erheblich höher anzusiedeln ist.[244]

Dabei waren dies nur diejenigen Kinder, die nicht schon der ‚Aktion T4' zum Opfer gefallen waren, denn Minderjährige, die in Anstalten lebten, hatte man schon vielfach in den ‚T4'-Vernichtungsstätten ermordet.[245] Allein in Bezug auf Stuttgart traf dies auf 43 Kinder und Jugendliche zu, die in Heimen und Anstalten untergebracht gewesen waren. Sie waren in Grafeneck und Hadamar ermordet worden.[246]

14.7 Die ‚Kindereuthanasie' in Württemberg

Im September 1942 trat Hefelmann in einem Schreiben auch an Stähle bezüglich der Errichtung einer ‚Kinderfachabteilung' in Württemberg heran. Darin hieß es unter anderem: „Es besteht nun ein Interesse daran, auch in Südwestdeutschland eine oder mehrere derartige Fachabteilungen zu errichten, da es gerade jetzt im Kriege unmöglichist [sic!], die Kinder aus Württemberg bis zu den nächstgelegenen Stationen in Hessen und im Allgäu zu verlegen."[247] In dem Schreiben kündigte Hefelmann an, im Oktober persönlich nach Württemberg kommen zu wollen.[248]

Zu dem Treffen kam es am 18. November 1942 in Stuttgart. Dabei besprachen Stähle, Mauthe, Hefelmann und der ebenfalls anwesende Hegener die Einrichtung einer ‚Kinderfachabteilung' bei den städtischen Kinderheimen in Stuttgart. Der dortige Lei-

243 Marquart (2015), S. 111.
244 Klee (2014), S. 336.
245 Christ (2020), S. 33.
246 Marquart (2015), S. 105. Siehe dazu auch Martin (2011).
247 LABW StAS, Wü 29/3 T 1 Bü 1757/01/04, o. Pag.
248 LABW StAS, Wü 29/3 T 1 Bü 1757/01/04, o. Pag.

ter Karl Lempp, gleichzeitig seit Ende Mai 1941[249] kommissarischer Leiter des Stuttgarter Gesundheitsamtes[250], war eine Woche zuvor von Mauthe eingeweiht worden und signalisierte, dass er „grundsätzlich damit einverstanden"[251] sei. Allerdings äußerte er Bedenken „gegen die Einrichtung einer besonderen Abteilung"[252]. Wohl vor allem aus Geheimhaltungsgründen wurde die Verteilung der Kinder auf mehrere Abteilungen vorgeschlagen, wodurch sich die Todesfälle wesentlich besser verschleiern lassen würden[253], da so keine offensichtliche Häufung in einer Einrichtung auftreten würde. Zudem sollten „aus Sicherungsgründen"[254] keine Kinder außerhalb von Württemberg oder Hohenzollern nach Stuttgart verlegt werden. Lempp äußerte zudem Bedenken gegenüber der Hinzuziehung des am Stuttgarter Gesundheitsamt für die Abteilung ‚Erb- und Rassenpflege' zuständigen Kurt Bofinger und schlug stattdessen seine Assistenzärztin Magdalena Schütte[255] vor, welche „durchaus zuverlässig"[256] sei. Stähle teilte diese Einschätzung und bezeichnete Schütte später als „politisch einwandfreie und zuverlässige Person"[257], die man „bedenkenlos [...] einweihen konnte"[258]. Diese Maßnahmen schienen in den Augen von Stähle und Mauthe der Geheimhaltung förderlich, denn beide äußerten sich zustimmend zu den Anliegen von Lempp.[259]

Zum Kennenlernen der Art und Weise der Tötungen sollten Lempp und Schütte in der „Reichsschulstation Görden durch Dr. Heinze in die Art der Durchführung der betreffenden Aufgabe eingeführt werden"[260]. Beide unternahmen deshalb eine Reise nach Berlin.[261] Vor der Einrichtung der Abteilung in Stuttgart waren württembergische Kinder vor allem in die schon länger bestehende ‚Fachabteilung' Eichberg im hessischen Eltville eingewiesen und dort ermordet worden. Marquart ermittelte allein 39

249 Bis dahin hatte Walter Saleck die Leitung des Stuttgarter Gesundheitsamtes innegehabt. Zu dessen Rolle bei der Umsetzung der NS-Rassenpolitik in Stuttgart siehe Müller (2019).
250 Dort arbeitete unter anderem auch Hedwig Eyrich, die Frau des Landesjugendarztes Max Eyrich. Sie vertrat zeitweise Kurt Bofinger, den Leiter der Abteilung für ‚Erb- und Rassenpflege' im Gesundheitsamt. Zu ihrer Rolle bei der ‚Kindereuthanasie' siehe unter anderem Marquart (2015), S. 16 und 168–174.
251 LABW StAS, Wü 29/3 T 1 Bü 1757/01/04, o. Pag.
252 LABW StAS, Wü 29/3 T 1 Bü 1757/01/04, o. Pag.
253 Zu der Umsetzung der Verschleierungstaktiken im Detail siehe vor allem die Fallbeispiele bei Marquart (2015).
254 LABW StAS, Wü 29/3 T 1 Bü 1757/01/04, o. Pag.
255 Zu Schütte siehe auch Marquart (2017).
256 LABW StAS, Wü 29/3 T 1 Bü 1757/01/04, o. Pag.
257 LABW StAS, Wü 29/3 T 1 Bü 1756/02a/06, o. Pag.
258 LABW StAS, Wü 29/3 T 1 Bü 1756/02a/06, o. Pag.
259 LABW StAS, Wü 29/3 T 1 Bü 1757/01/04.
260 LABW StAS, Wü 29/3 T 1 Bü 1757/01/04, o. Pag.
261 Bei den Ermittlungen Ende der 1940er Jahre leugneten beide den wahren Grund dieser Reise mittels gerade in Kriegszeiten unglaubwürdigen Begründungen (Lempp schob einen Luftschutzkurs vor, für den er sicher nicht Berlin hätte besuchen müssen, und Schütte wollte gar aus privaten Gründen dorthin gereist sein). Erst 1963 gestand Schütte in einem weiteren Prozess den tatsächlichen Grund der Reise ein, nämlich die Einweisung in den Ablauf der Tötungen. Marquart (2015), S. 192. Siehe auch LABW StAL, EL 48/2 I Bü 159.

solcher Fälle von Kindern aus Stuttgart.[262] Das erste Kind war am 13. Juni 1941 von Lempp[263] nach Eichberg überwiesen worden.

Knapp anderthalb Jahre später, im Januar 1943, begann nach Marquarts Recherchen die ‚Kindereuthanasie' auch in Stuttgart.[264] Insgesamt ermittelte er 46 Fälle, in denen aufgrund der Todesumstände und der Todesscheine (Angabe ‚schwere angeborene Leiden', gefälschte oder fehlende Angaben und falsche ärztliche Unterschriften, beispielsweise durch Tarnnamen) einiges dafür spricht[265], dass diese Kinder als ‚Reichsausschusskinder' ermordet worden waren[266]. 33 der Kinder waren aus Stuttgart selbst und 13 aus anderen Kreisen Württembergs. Neben den gefälschten Unterschriften minimierte Lempp seine nachweisbare Mitwirkung auch dadurch, dass er in keinem einzigen Fall persönlich unterschrieb. Diese Aufgabe hatte er den ihm unterstellten Ärzten überlassen, aber auch diese unterzeichneten augenscheinlich mit Tarnnamen.[267]

Wie wirkungsvoll diese Maßnahmen waren, zeigt sich auch darin, dass die in der unmittelbaren Nachkriegszeit aufgenommenen Ermittlungen der amerikanischen Besatzungsbehörden auf große Schwierigkeiten stießen. Dabei wurde Lempp von der ermittelnden ‚Special Branch' schon früh verdächtigt, an Tötungen im Rahmen der ‚Euthanasie' beteiligt gewesen zu sein[268], und seine Inhaftierung aufgrund von Kriegsverbrechen sowie Vernehmungen wurden im Mai und Juni 1946 angeordnet. Obwohl es einige Hinweise gab, gerieten die Ermittlungen früh in eine Sackgasse.[269]

Vor allem die beteiligten Ärzte und Medizinalbeamten deckten sich in ihren Aussagen gegenseitig und stritten jegliche Existenz einer ‚Fachabteilung' oder eine Beteiligung[270] an der ‚Kindereuthanasie' ab. Lempp und Schütte sagten zudem aus, dass sie „nur zum Schein"[271] auf die Anliegen von Hefelmann und Hegener eingegangen seien und alles Weitere wie beispielsweise Medikamentenbestellungen und Meldungen ebenfalls nur aus diesen Gründen erfolgt sei[272].

---

262 Marquart (2015), S. 119.
263 Marquart (2015), S. 114.
264 Marquart (2015), S. 194.
265 Allerdings kann ein natürlicher Tod in diesen Fällen nicht gänzlich ausgeschlossen werden. Siehe auch Benzenhöfer (2020), S. 221.
266 Insgesamt starben im Zeitraum von Januar 1943 bis April 1945 506 Kinder im Städtischen Kinderkrankenhaus. Damit wäre fast jeder zehnte Tod ein Fall von ‚Euthanasie' gewesen. Marquart (2015), S. 223 f.
267 Marquart (2015), S. 223 und 228.
268 Marquart (2015), S. 24. Siehe auch Stöckle (2009).
269 Marquart (2015), S. 25–27.
270 Lempp stritt jegliche Verlegungen in andere ‚Kinderfachabteilungen' ab. LABW StAS, Wü 29/3 T 1 Bü 1756/02a/06, o. Pag.; Marquart (2015), S. 109.
271 Zit. n. Marquart (2015), S. 192.
272 Marquart (2015), S. 192.

Insbesondere Mauthe deckte Lempp bei seinen Aussagen im Rahmen der Ermittlungen[273]; so dichtete er ihm reichlich unglaubwürdige Rechtfertigungen für seine Zustimmung an: „Ich glaube, daß sich Dr. Lempp überlegt hat, daß er lieber selbst die Sache vorläufig in die Hand nehme und seinen Einfluß wahre, als einen fremden Mann dabei zu haben, von dem er annehmen mußte, daß er im Sinne der Euthanasie arbeite."[274] Das war genau dieselbe Strategie, die angeblich auch er angewandt hätte – wollte sich Mauthe doch als „Offizier im feindlichen Generalstab"[275] verstanden wissen. Wie wenig Substanz seine Aussagen hatten, wurde in Mauthes eigenen Vernehmungen im Rahmen des Grafeneck-Prozesses mehr als deutlich: „Es ist absolut sicher, daß Dr. Lempp die Euthanasie abgelehnt hat. Wir hatten uns nicht offen darüber ausgesprochen, es ist jedoch mein sicherer Eindruck."[276] Dabei hatte sich Lempp selbst keineswegs ablehnend geäußert, sondern nur das Fehlen rechtlicher Grundlagen bemängelt.[277] Auch in anderen Aussagen betonte er vor allem das Fehlen einer gesetzlichen Regelung und nicht moralische oder ethische Bedenken.[278]

Dass sowohl Lempp und Mauthe als auch andere Beteiligte nach Kriegsende der Strafverfolgung entgehen konnten, lag zum einen an der funktionierenden Tarnung der ‚Fachabteilung' und zum anderen daran, dass kaum unwiderlegbare schriftliche Beweise vorhanden waren. Die Geheimakten im Ministerium des Innern waren vernichtet worden[279], und auch aus anderen Aktenbüscheln waren offenkundig Schreiben entfernt worden[280]. Zudem hatte es auch im Gesundheitsamt kurz vor Kriegsende eine umfangreiche Beseitigung von Unterlagen gegeben.[281]

Trotz erheblicher Zweifel an den Aussagen der Beteiligten und zahlreicher weiterer Zeugen sahen sich die amerikanischen Behörden aufgrund mangelnder Erfolgsaussichten gezwungen, den Fall abzugeben. In der Folge lagen die Ermittlungen bei den deutschen Behörden.[282] Dort mitverantwortlich war der zu dieser Zeit auf dem Posten eines Referenten für das Gesundheitswesen in Stuttgart tätige Gaupp.[283] In Anbetracht seiner eigenen Rolle als geistiger Wegbereiter und Lehrmeister vieler württembergi-

273 Christ (2020), S. 171.
274 LABW StAS, Wü 29/3 T 1 Bü 1757/01/04, o. Pag.
275 LABW StAL, EL 905 Bü 253, o. Pag.
276 LABW StAS, Wü 29/3 T 1 Bü 1757/01/04, o. Pag.
277 „Es gibt sehr schwere Fälle, in denen es für die Eltern sehr schwer ist, das kranke Kind zu hegen und zu pflegen, und wo die Eltern am Zustand des Kindes selbst fast zugrunde gehen. Auf der anderen Seite fehlt eine rechtliche Grundlage für eine Euthanasie." LABW StAS, Wü 29/3 T 1 Bü 1756/02a/06, o. Pag.
278 LABW StAS, Wü 29/3 T 1 Bü 1756/02a/06, o. Pag.
279 Christ (2020), S. 172; LABW StAS, Wü 29/3 T 1 Bü 1756/02a/04, o. Pag.
280 LABW StAS, Wü 29/3 T 1 Bü 1756/02a/04, o. Pag.
281 LABW StAL, EL 905 Bü 253, o. Pag.
282 Marquart (2015), S. 27.
283 StA Stgt, 2019 Gaupp, Robert.

scher Eugeniker unternahm er erwartungsgemäß wenig, um die Ermittlungen gegen ihm persönlich bekannte Ärzte voranzutreiben. Im Gegenteil, er half sowohl Lempp als auch Eyrich mit entlastenden Schreiben.[284]

Dass insbesondere Gaupp nach Ende des Zweiten Weltkrieges einen Artikel über die ‚Euthanasie' in der *Stuttgarter Zeitung* veröffentlichte, in dem er die Rolle eines entschiedenen Gegners einnahm, hinterlässt einen mehr als faden Beigeschmack.[285] 1920 hatte er die Schrift von Binding und Hoche noch sehr positiv rezensiert[286], 1946 wollte er davon nichts mehr wissen und urteilte als vermeintlich unbelasteter Arzt über die Täter, deren Gedankengut er maßgeblich mitgeprägt hatte[287]. Auch in den folgenden Jahren gerierte sich Gaupp als überzeugter Gegner der ‚Euthanasie' und publizierte wiederholt zu diesem Themenkomplex.[288]

Unmittelbar nach dem Krieg trug er in seiner Funktion als Leiter des städtischen Gesundheitswesens in Stuttgart und als Gutachter in Entnazifizierungsverfahren maßgeblich dazu bei, dass Täter ‚Persilscheine' erhielten und zahlreiche Verfahren der amerikanischen und deutschen Ermittler im Sande verliefen. Erst viele Jahre später wurden diese wiederaufgenommen[289], allerdings waren bis dahin zahlreiche Täter der Strafverfolgung entkommen[290].

14.8 Die ‚Kindereuthanasie' in Baden

Auch in Baden hatte es eine ‚Kinderfachabteilung' gegeben. Anstoß war ein von Hefelmann an Sprauer herangetragenes Anliegen bezüglich der Errichtung einer solchen Abteilung. Sprauer verwies Hefelmann daraufhin an die Heil- und Pflegeanstalt Wiesloch. Der dortige Direktor Wilhelm Möckel lehnte aber eine eigene aktive Teilnahme an der ‚Euthanasie' ab, laut Hefelmann mit der Begründung, dass er dafür zu „weich"[291]

---

284 Marquart (2015), S. 63 f.

285 Gaupp (1946).

286 Insbesondere die ökonomische Argumentation von Hoche war in den Augen von Gaupp mehr als schlüssig: „[…] der Kampf um das tägliche Brot für unsere Kinder in einem blockierten und gefesselten Land schärfte den Blick für die Wahrnehmung falscher Humanität, die wertloses Leben hätschelt und pflegt, während wertvolle Leben an anderer Stelle, aber vielleicht weniger sichtbar, elend zugrundegehen müssen." Vor allem aber schloss sich Gaupp der Überzeugung von Hoche an, dass Mitleid gegenüber den von Letzterem als ‚geistige Tote' Identifizierten „im Leben und im Sterbefall die an letzter Stelle angebrachte Gefühlsregung" sei. Gaupp (1920), S. 336 f.

287 Gaupp (1946).

288 Siehe beispielsweise Gaupp (1950).

289 Siehe unter anderem die Ermittlungen in LABW StAL, EL 48/2 I Bü 159, o. Pag.; LABW StAL, EL 317 III Bü 191, o. Pag.

290 Lempp war beispielsweise schon verstorben, spätere Verfahren wurden häufig eingestellt oder den Angeklagten Haftunfähigkeit attestiert. Christ (2020), S. 132.

291 Benzenhöfer (2020), S. 237.

sei. Möckel schlug stattdessen seinen Stellvertreter, den schon in der ‚Erwachsenen-euthanasie' aufgrund seiner rigorosen Vorgehensweise bei der Verlegung von Insassen nach Grafeneck und in andere Vernichtungsanstalten hervorgetretenen Arthur Schreck, vor.[292] Dieser war auch als ‚T4'-Gutachter durch seinen Eifer aufgefallen und hatte sich ganz der Politik der Vernichtung ‚lebensunwerten Lebens' verschrieben und hatte auch hier keine Bedenken, wie er auch in seinem Prozess 1948 freimütig eingestand. Hefelmann äußerte sich nach dem Krieg abfällig über Schreck; dieser würde „seinem Namen alle Ehre"[293] machen und zudem „ausgesprochen abstoßend"[294] wirken. Allerdings sah er in Schreck wohl einen geeigneten ‚Tötungsarzt', da er dessen Verwendung zustimmte. Sprauer instruierte Schreck daraufhin genauer über seine Aufgabe:

> Mitte Dezember wurde ich auf die Direktion der Anstalt Wiesloch gerufen, dort eröffnete mir Ministerialrat Dr. Sprauer, ich solle in Wiesloch eine kleine Kinderstation errichten ... Dr. Sprauer erklärte weiter, es kämen nur besonders ausgesuchte Kinder, die ich zu untersuchen und zu liquidieren hätte. Er gebrauchte das Wort ‚liquidieren' mindestens dem Sinne nach.[295]

Ab Ende 1940 wurden insgesamt 30 Kinder in die Abteilung eingewiesen, 22 aus Baden, die anderen aus Württemberg, der Pfalz und Hessen. Zu den ersten Tötungen kam es am 6. und 29. März 1941.[296] Schreck gab im Prozess auch die Ermordung von zwei – später korrigierte er seine Aussage auf drei – Kindern durch ihn selbst zu: „Ich habe zwei Kinder wohl im Februar 1941 durch Einspritzung mit Luminal oder Morphium-Skopolamin getötet. Die Namen beider Kinder weiß ich nicht mehr. Ich weiß auch nicht mehr, ob es Mädchen oder Knaben waren."[297] Zudem gab er an, dass er die Kinder nach dem Tod seziert habe. Allerdings soll sich dies in der Anstalt herumgesprochen haben, und in der Folge gab er an, weitere Tötungen durch ihn selbst abgelehnt zu haben.[298] Allerdings nicht, weil dies seinen Überzeugungen als Arzt oder als Mensch widersprochen hätte, wie er auch nach dem Krieg in dem Prozess gegen ihn und Sprauer gestanden hatte: „Schreck hat diese Tötungen aus seiner auch noch in der Hauptverhandlung vertretenen Überzeugung heraus begangen, dass es geradezu inhuman sei, ein Kind aufzuziehen, das überhaupt kein Gehirn habe [...]."[299]

---

292 Peschke: Schreck's Abteilung (1993), S. 22.
293 Zit. n. Benzenhöfer (2020), S. 237.
294 Zit. n. Benzenhöfer (2020), S. 237.
295 Zit. n. Peschke: Schreck's Abteilung (1993), S. 22 f.
296 Peschke: Schreck's Abteilung (1993), S. 23 und 27.
297 Zit. n. Klee (2010), S. 302.
298 Peschke: Schreck's Abteilung (1993), S. 27 f.
299 LABW StAF, F 30/1 Bü 3546, o. Pag.

Allerdings waren die Vorgänge in seiner Abteilung Gesprächsthema in der Anstalt geworden, was spätere Aussagen von Krankenschwestern anderer Stationen bestätigen. In der ‚Kinderfachabteilung' selbst wurden deshalb mitunter externe Schwestern aus Berlin beschäftigt.[300] Eine weitere Pflegerin war aus Grafeneck nach Wiesloch versetzt worden.[301] Aussagen zufolge waren die Kinder meist in der Nacht, bevor andere Transporte Wiesloch im Rahmen der ‚Erwachseneneuthanasie' verließen, ermordet worden.[302] Nach der Weigerung von Schreck, die Tötungen selbst auszuführen, übernahm der Pädiater Fritz Kühnke die Aufgabe.[303] Dieser reiste daher alle drei Wochen aus München an.[304] Von März 1941 bis April 1943[305] wurden in Wiesloch 15 Kinder ermordet[306]. Die eigentliche ‚Kinderfachabteilung' soll nach Schrecks Aussage bis Juni 1941, nach anderen Recherchen noch ein paar Monate länger bestanden haben. Tötungen waren also auch ohne ‚Fachabteilung' noch erfolgt.[307]

Sowohl Schreck als auch Kühnke betonten nach dem Krieg, dass in Wiesloch die Eltern der Kinder offen über die Tötungsabsicht informiert worden seien. Kein Elternteil habe dabei widersprochen.[308] Diese Aussage beruht aber allein auf der Darstellung der beiden Täter. Im Prozess gegen Schreck wurden seine Schilderungen jedoch vielfach als wahr angenommen, da sie schlicht nicht widerlegt werden konnten.[309]

14.9 Weitere Verbrechen im Rahmen der ‚Euthanasie'

Dies sollte aber nicht das einzig dunkle Kapitel sein, in dem die Wieslocher Anstalt eine Rolle spielte. Nach dem Ende der ‚Kinderfachabteilung' begannen Planungen für eine andere Art von Abteilung. Dabei spielte der Heidelberger Ordinarius für Psychiatrie, Carl Schneider, eine maßgebliche Rolle. Schneider, der schon seit April 1940 als ‚T4'-Gutachter tätig gewesen war[310], sah die ‚Euthanasie' als eine Chance, seine eigenen Forschungen voranzutreiben. Zusammen mit dem Leiter der ‚Reichsschulstation' wurde im Frühjahr 1942 mit den Planungen für den Aufbau einer ‚Forschungsabtei-

---

300 Peschke: Schreck's Abteilung (1993), S. 28.
301 LABW StAF, F 30/1 Bü 3546, o. Pag.
302 Peschke: Schreck's Abteilung (1993), S. 28.
303 Kühnke war zumindest zeitweise auch als Gutachter bei der ‚Kindereuthanasie' tätig. Siehe dazu Peschke: Schreck's Abteilung (1993), S. 30; Klee (2014), S. 71.
304 Klee (2010), S. 302.
305 Schreck gab zwar später an, dass die Station schon Ende Juni 1941 geschlossen worden sei, dies deckt sich aber nicht mit den Recherchen von Peschke. Peschke: Schreck's Abteilung (1993), S. 32.
306 Detailliert bei Peschke: Schreck's Abteilung (1993), S. 30.
307 Peschke: Schreck's Abteilung (1993), S. 33.
308 Peschke: Schreck's Abteilung (1993), S. 23 f.
309 LABW StAF, F 30/1 Bü 3546, o. Pag.
310 Klee (2016), S. 551 f.

lung' in Heidelberg bzw. Wiesloch begonnen. Dort sollten die Patienten zunächst psychiatrisch untersucht werden, bevor sie im Anschluss an ihre Ermordung seziert und insbesondere ihre Gehirne weiter analysiert werden sollten.[311]

In einem Schreiben des badischen Ministeriums des Innern wurde im Juni 1942 ein nicht näher umschriebener ‚Forschungsauftrag' als Begründung für eine Erlaubnis, an „geeignet erscheinende[n] Kranke[n], die sich dauernd oder vorübergehend in der Heil- und Pflegeanstalt Wiesloch befinden"[312], Forschungen durchführen zu können, herangezogen. Dabei sollte Schneider bzw. seinen Assistenten gestattet werden, „psychiatrisch-neurologisch, konstitutions- und stoffwechselphysiologische"[313] Untersuchungen vorzunehmen. Die Patienten wurden dazu auf einer eigenen Station untergebracht. In besonderen Fällen sollte aber auch eine Untersuchung auf anderen Stationen möglich sein. Die Kosten wurden von der RAG getragen. Zur Beaufsichtigung der Patienten wurden auch hier Pflegekräfte von außerhalb herangezogen.[314] Als Assistenzärzte[315] waren neben dem Kinder- und Jugendpsychiater Ernst Schmorl[316], der zuvor schon in Pirna-Sonnenstein und Görden tätig gewesen war, noch die vier Neurologen Hans-Joachim Rauch[317], Johannes Suckow[318], Karl Friedrich Wendt[319] und Friedrich Schmieder[320] an diesen Forschungen[321] beteiligt[322].

Ein Vertrag zur Einrichtung der ‚Forschungsabteilung' in Wiesloch wurde noch im November 1942 unterzeichnet und einen Monat später erfolgte die Übergabe eines dazu bestimmten Gebäudes an die RAG. Schneider zeigte sich ob der Möglichkeit einer weitgehend unbeschränkten Forschung überaus angetan, schrieb er doch an den inzwischen zum ‚T4'-Obergutachter aufgestiegenen Nitsche: „Ich danke außerdem für die Übersendung der Photokopien der fünf Geschwister H. Ich werde ihre Verlegung in absehbarer Zeit beantragen. […] Viele schöne Idioten haben wir in der elsässischen

311 Peschke: Die Heidelberg-Wieslocher Forschungsabteilung (1993), S. 43.
312 Zit. n. Peschke: Die Heidelberg-Wieslocher Forschungsabteilung (1993), S. 44.
313 Zit. n. Peschke: Die Heidelberg-Wieslocher Forschungsabteilung (1993), S. 44.
314 In diesem Fall vier elsässische Pfleger aus der Anstalt Hördt. Peschke: Die Heidelberg-Wieslocher Forschungsabteilung (1993), S. 45.
315 Siehe auch die Liste bei Klee, aus der hervorgeht, dass Heidelberg zumindest personaltechnisch mehr Ressourcen zur Forschung als Görden erhielt. Klee (2014), S. 195.
316 Klee (2016), S. 551.
317 Klee (2016), S. 481.
318 Klee (2016), S. 615.
319 Klee (2016), S. 668.
320 Klee (2016), S. 548.
321 An anderen Forschungen Schneiders waren allerdings noch weitere Ärzte in verbrecherischer Art und Weise beteiligt, beispielsweise der Psychiater Julius Deussen. Zu dessen Rolle in der ‚Kindereuthanasie' siehe unter anderem Betz (2017). Oder aber Schneiders ehemaliger Assistent Konrad Zucker, der ab 1936 Professor für Psychiatrie in Heidelberg war und neben seinen Forschungen noch als ‚T4'-Gutachter tätig war. Klee (2016), S. 698; Klee: Deutsche Medizin (2001), S. 84 f.
322 Gegen Rauch, Schmieder und Wendt wurde 1984 ein Ermittlungsverfahren angestrengt, welches aber zwei Jahre später eingestellt wurde. Dies begründete man damit, dass nicht gesichert sei, dass die drei Ärzte von den Krankenmorden gewusst hätten. Siehe zu dem Verfahren auch Dreßen (2001).

Anstalt von [August – A. P.] Hirt in Straßburg festgestellt. Verlegungsanträge werden folgen."[323] Schneider hatte bei seinen Forschungen ebenfalls einen Sammlungsschwerpunkt. In einem Bericht an die RAG listete er acht Forschungsgebiete und fünf involvierte Ärzte auf. Wegen der Kriegsentwicklung mussten die Räumlichkeiten der Heidelberger ‚Forschungsabteilung' in Wiesloch schon im März 1943 wieder geräumt werden, die Untersuchungen endeten damit aber nicht.

Stattdessen sollten die Patienten entweder in anderen Abteilungen der Anstalt Wiesloch verbleiben oder zumindest in aus Heidelberg gut erreichbaren anderen Einrichtungen untergebracht werden. Zukünftig sollte bei Verlegungen und bei Todesfällen Meldung an Schneider und die RAG erstattet werden. Bei Todesfällen wollte man zudem das Gehirn entnehmen.[324] In einem Bericht Anfang 1944 beschrieb Schneider die Entwicklung bei den verschiedenen Forschungsschwerpunkten, beklagte sich aber besonders über die kriegsbedingten Schwierigkeiten. Allerdings sah er die Forschungen ohnehin als erst im Beginnen begriffen; so hieß es in dem Bericht unter anderem: „Bevor nicht wenigstens 300 Idioten systematisch untersucht worden sind, wird ein Gesamtergebnis kaum vorgelegt werden können."[325]

Damit seine Forschung nicht völlig zum Stillstand kommen würde, hatte Schneider dafür gesorgt, dass in der Heidelberger Universitätsnervenklinik permanent drei bis vier Betten verfügbar gehalten wurden. Mit Fortschreiten des Krieges drohte aber zunehmend die Auflösung der ‚Forschungsabteilung' aufgrund von Personalmangel. Schneider setzte seine Arbeit trotz der Kriegssituation fort und berichtete noch im August 1944, dass er „monatlich etwa ein bis zwei Idioten vom Eichberg holen ließ"[326]. Insgesamt waren in Heidelberg mehr als 50 Kinder untersucht worden. 21 waren anschließend in der Anstalt Eichberg ermordet worden, um ihre Gehirne untersuchen zu können.[327]

Nach Kriegsende sollte Schneider zunächst aus Heidelberg flüchten, bevor er gefasst und in einem Kriegsgefangenenlager interniert wurde. Noch in Untersuchungshaft beging er am 11. Dezember 1946 Suizid.[328]

323 Zit. n. Peschke: Die Heidelberg-Wieslocher Forschungsabteilung (1993), S. 50.
324 Peschke: Die Heidelberg-Wieslocher Forschungsabteilung (1993), S. 55–67.
325 Zit. n. Peschke: Die Heidelberg-Wieslocher Forschungsabteilung (1993), S. 68.
326 Zit. n. Peschke: Die Heidelberg-Wieslocher Forschungsabteilung (1993), S. 69.
327 Siehe unter anderem Rotzoll/Hohendorf (2006).
328 Klee (2016), S. 552.

14.10 Medizinverbrechen baden-württembergischer Ärzte in Konzentrationslagern

Schneider war allerdings keineswegs der einzige Mediziner, der in Baden oder Württemberg in menschenverachtende Forschungsverbrechen involviert war. Für viele weitere Taten, die von Ärzten in Baden und Württemberg oder gebürtigen badischen und württembergischen Ärzten andernorts verübt wurden, ließen sich eigene Kapitel schreiben. Im Hinblick auf den Schwerpunkt der Arbeit, die standespolitischen Vereinigungen und dementsprechend auch standespolitisch aktive Mediziner, würde dies aber den Rahmen sprengen. Deshalb soll im Folgenden nur stichpunktartig auf einige der bekanntesten und schwerwiegendsten Verbrechen unter Mitwirkung von Ärzten eingegangen werden.[329]

14.10.1 Die Lost-Versuche von August Hirt und die ‚Straßburger Schädelsammlung'

Der schon bei Schneider erwähnte Hirt fiel ebenfalls durch seine Beteiligung an Forschungsverbrechen auf.[330] So führte er unter Mithilfe weiterer Ärzte[331] ab Ende 1942 im Konzentrationslager (KZ) Natzweiler-Struthof Versuche mit Kampfgasen[332] (Senfgas bzw. Lost) an Häftlingen durch. Besondere Bekanntheit erlangte Hirt später aber aufgrund seiner Beteiligung an der „Aufstellung einer Sammlung von Schädeln und Skeletten Fremdrassiger"[333], ein rassenanthropologisch ausgerichtetes Ausstellungsprojekt, dessen Initiator und treibende Kraft der Anthropologe Bruno Beger unter Mitwirkung des Geschäftsführers der Forschungsgemeinschaft Deutsches Ahnenerbe e. V., Wolfram Sievers, war[334].

Letztlich resultierte das Projekt, bei dem wenig nach Plan lief, in der Deportation von 86 jüdischen Häftlingen aus Auschwitz nach Natzweiler-Struthof und der anschließenden Vergasung.[335]

---

329 Zu diesem Themenkomplex siehe auch den kürzlich erschienen Sammelband von Rauh (2022).

330 Benzenhöfer (2010).

331 Seine beiden Assistenten waren die Ärzte Anton Kiesselbach und Karl Kaspar Wimmer. Letzterer beging in alliierter Kriegsgefangenschaft Suizid, wohingegen Kiesselbach es bis zum Rektor der medizinischen Akademie der Heinrich-Heine-Universität in Düsseldorf bringen konnte. Klee (2016), S. 307 f. und 678.

332 Der nach der Machtübergabe zeitweise als Leiter der medizinischen Klinik der Universität Freiburg und ab 1941 ebenfalls an der Universität Straßburg tätige Internist Otto Bickenbach führte in Natzweiler-Struthof Versuche mit Phosgen durch. Klee (2016), S. 47 f. Siehe dazu auch Schmaltz (2005).

333 Zit. n. Reitzenstein (2018), S. 85.

334 Reitzenstein (2018), ab S. 69. Siehe auch Reitzenstein (2014).

335 Lang (2011) und Reitzenstein (2018). Zur Rolle des Tübinger Anthropologen Hans Fleischhacker siehe auch Thran (2010) und Wegner (2018).

Entgegen der lange Zeit verbreiteten These war aber nicht Hirt, sondern Beger[336] die treibende Kraft hinter dem Plan, ein „Museum mit toten Juden als Exponaten"[337] in Straßburg aufzubauen[338]. Hirt spielte aber trotzdem eine wichtige Rolle bei der Durchführung. Zu einer differenzierten Einordnung seiner Funktion bei diesem Verbrechen sei auf die jüngsten Forschungen von Julien Reitzenstein verwiesen.[339]

Wie viele andere in nationalsozialistische Verbrechen involvierte Ärzte, die auf der Flucht waren oder auf ihren Prozess warteten, beging Hirt am 2. Juni 1945 Suizid.[340]

14.10.2 Horst Schumann und die ‚Aktion 14f13'

Nach seiner Versetzung war Schumann in derselben Rolle auch in Pirna-Sonnenstein tätig. Dort war er neben vielen anderen Ärzten, die schon an der ‚Aktion T4' mitgewirkt hatten, auch Teil der ‚Aktion 14f13'.[341] Dabei handelte es sich vor allem um die Selektion und Ermordung von KZ-Häftlingen, die nicht mehr ‚arbeitsfähig' waren. Entsprechend fielen viele alte und kranke Häftlinge der Vernichtungsaktion zum Opfer.

Das Verfahren war wie die anderen ‚Aktionen' aufgebaut und nutzte die schon bestehende Infrastruktur der Tarnorganisationen. Vorab waren ebenfalls Meldebögen auszufüllen gewesen, anhand derer meist die Entscheidung der Gutachter fiel. Eine tatsächliche ärztliche Begutachtung unterblieb in der Regel.[342] Für ihre Ermordung

---

336 Reitzenstein (2018), S. 451.

337 Zit. n. Reitzenstein (2018), S. 100.

338 Diese Zuschreibung basierte vor allem auf den Aussagen des in der Straßburger Anatomie beschäftigten Assistenten Henri Henripierre, welche dazu dienten, Sievers zu entlasten und den schon verstorbenen Hirt zu belasten. Insbesondere Hans-Joachim Lang folgte den Schilderungen von Henripierre und dessen Selbstdarstellung als Opfer der Umstände. Reitzenstein vertritt eine gegenteilige Ansicht und verweist in seiner Arbeit auf die Tatbeteiligung von Henripierre. Siehe dazu Lang (2007) und Reitzenstein (2018).

339 Die Veröffentlichung verursachte eine medial ausgetragene Kontroverse mit Lang und machte Reitzenstein „zum Ziel wüster Kritiken". Zur Auseinandersetzung siehe unter anderem https://www.welt.de/geschichte/zweiter-weltkrieg/article184887746/Henri-Henripierre-NS-Kollaborateur-erfand-86-koepfige-Schaedelsammlung.html (letzter Zugriff: 19.10.2022); https://www.nzz.ch/feuilleton/strassburger-schaedelsammlung-wie-umgehen-mit-ns-verbrechen-ld.1464696 (letzter Zugriff: 19.10.2022); https://www.faz.net/aktuell/karriere-hochschule/ns-medizinverbrechen-strassburg-schaedelstaette-moderner-forschung-16048248.html?printPagedArticle=true#pageIndex_2 (letzter Zugriff: 19.10.2022); https://www.julienreitzenstein.de/wp-content/uploads/2019/11/j%C3%BCdische-rundschau-stra%C3%9Fburger-sch%C3%A4delsammlung.-julien-reitzenstein-replik-auf-hans-joachim-langs-angriff-in-der-faz.pdf (letzter Zugriff: 19.10.2022).

340 Klee (2016), S. 259.

341 Im euphemistischen Sprachgebrauch des Nationalsozialismus wurde auch von der ‚Sonderbehandlung 14f13' gesprochen. Hinter dem Begriff ‚Sonderbehandlung' verbarg sich die Ermordung. Auf Basis des SS-Einheitsaktenplans bedeutete ‚14f13' Folgendes: Die Zahl 14 bezeichnete den Zuständigkeitsbereich, in diesem Fall die Konzentrationslager. Das ‚f' stand für Todesfälle und die 13 für die Art des Todes, in diesem Fall durch Gas.

342 Klee (2014), S. 281 f. und 288.

wurden die Häftlinge in die ‚Tötungsanstalten' Sonnenstein, Hartheim und Bernburg gebracht. Über die wahren Hintergründe der Meldebögen und Verlegungen wurde auch hier systematisch hinweggetäuscht.

Mit Fortschreiten des Krieges dehnte man die ‚Aktion' aber zunehmend auf andere im Nationalsozialismus unerwünschte Personengruppen aus, die als ‚asozial' oder ‚gemeinschaftsfremd' subsumiert wurden. Das Hauptkriterium für eine Ermordung blieb aber eine längere oder dauerhafte Arbeitsunfähigkeit. In Hartheim wurden auch nicht mehr arbeitsfähige Zwangsarbeiter ermordet.[343]

Damit war Schumanns Mitwirkung an nationalsozialistischen Medizinverbrechen aber keineswegs beendet.[344] Nach wenigen Monaten bei der Organisation Todt[345] kam er in das Vernichtungslager Auschwitz-Birkenau. Dort betrieb er, wie der Gynäkologe Carl Clauberg[346], Experimente mit dem Ziel, neue und einfachere Methoden zur Massensterilisierung zu finden. Schumann erprobte dazu den Einsatz von Röntgenstrahlen, zuerst an männlichen Häftlingen, später aber auch an Frauen. Er experimentierte dabei mit derart hohen Strahlendosen, dass dies nicht selten zum Tod der Opfer führte. Insgesamt sterilisierte er auf diese Weise in Auschwitz und später auch im KZ Ravensbrück mehrere Hundert Häftlinge.[347]

Nach dem Krieg konnte Schumann nach kurzer Kriegsgefangenschaft zunächst unbehelligt als Arzt in Gladbeck (Nordrhein-Westfalen) tätig sein. Den Voruntersuchungen im Rahmen des Tübinger Grafeneck-Prozesses nach galt er als vermisst. Erst Anfang 1951 geriet er durch Zufall erneut ins Visier der Ermittler. Allerdings konnte er sich einer Verhaftung entziehen und floh über zahlreiche Stationen bis nach Ghana. Nachdem er aber 1966 nach Deutschland ausgeliefert worden war, sollte ihm doch noch der Prozess gemacht werden. Dieser begann 1970, wurde allerdings aufgrund von angeblicher Verhandlungsunfähigkeit schon ein Jahr später wieder eingestellt und Schumann in der Folge entlassen.[348]

Die Liste der in Baden oder Württemberg gebürtigen oder langjährig hier tätigen Ärzte, die in KZs an Menschenversuchen und anderen Verbrechen beteiligt waren, ließe sich noch um viele Namen erweitern. Um nur ein paar in Konzentrationslagern tätige Mediziner mit badischen oder württembergischen Verbindungen zu nennen, seien

---

343 Klee (2014), S. 290–296; Ley (2009).

344 Zudem war Schumann beim sogenannten Sanitätseinsatz Ost beteiligt. Siehe dazu Klee (2010), S. 316–320.

345 Siehe dazu auch Dick (2021).

346 Klee (2016), S. 94.

347 Weinberger (2009).

348 Zur zeitgenössischen Berichterstattung und den Umständen siehe auch https://www.spiegel.de/politik/unbekannter-mann-a-b4071403-0002-0001-0000-000044904888 (letzter Zugriff: 19.10.2022).

hier beispielsweise Waldemar Hoven[349], Hans Kurt Eisele[350], Franz von Bodmann[351] und Werner Fischer[352] aufgeführt.

14.10.3 Robert Ritter und die ‚Zigeunerforschung'

Ein weiterer Mediziner, der problemlos in obige Liste eingereiht werden könnte, ist Robert Ritter.[353] Dieser war einer der Hauptverantwortlichen des Porajmos[354], des Völkermordes an den Roma[355]. Ritter hatte zeitweise in Tübingen studiert und war dort später als Oberarzt unter Robert Eugen Gaupp tätig.[356] 1937 hatte er sich mit dem Thema „Ein Menschenschlag. Erbärztliche und erbgeschichtliche Untersuchungen über die durch 10 Geschlechterfolgen erforschten Nachkommen von ‚Vagabunden, Jaunern und Räubern'"[357] habilitiert.

---

349 In Freiburg als Sohn eines Sanatoriumsbesitzers geboren, zeigte Hoven zunächst wenig Interesse an einem Medizinstudium, begann infolge des Todes seines Vaters und seines Bruders, der ebenfalls Arzt war, ab 1935 jedoch mit dem Studium in Freiburg. Bei Kriegsbeginn erhielt er als langjähriges SS-Mitglied eine Notapprobation und wurde nach kurzer Zeit zum zweiten Lagerarzt im KZ Buchenwald ernannt. Dort war er unter anderem an Fleckfieberversuchen beteiligt. Besondere Bekanntheit erlangte Hoven aber aufgrund seiner Verhaftung im Rahmen zahlreicher Korruptionsskandale um den Lagerkommandanten Karl Otto Koch und dessen auch als ‚Hexe von Buchenwald' bezeichneten Frau Ilse Koch. Hoven hatte bei der Vertuschung des Skandals auch nicht vor Mord zurückgeschreckt. 1943 kam er deshalb in Untersuchungshaft und wurde zunächst zum Tode verurteilt, wurde allerdings wohl aufgrund des Ärztemangels im April 1945 aus der Haft entlassen. 1947 wurde ihm der Doktortitel aberkannt, da seine Dissertation nicht von ihm, sondern von zwei politischen Häftlingen verfasst worden war. Als einer der Angeklagten im Rahmen der Nürnberger Ärzteprozesse verurteilte man Hoven zum Tode und vollstreckte das Urteil am 2. Juni 1948. Wegmann (2017).

350 Mitunter auch als Hanns Eisele geführt. Eisele war in Donaueschingen geboren und hatte in Freiburg studiert. Als SS-Arzt war er in den KZs Mauthausen, Buchenwald, Natzweiler-Struthof und Dachau tätig. Dabei zeichnete er mitverantwortlich für die Ermordung einer dreistelligen Zahl von Häftlingen. Laut Eugen Kogon war Eisele einer der besonders grausamen Täter: „Seine Taten übertrafen wohl jede andere von SS-Ärzten begangene Gemeinheit." Nach Kriegsende wurde er zunächst zum Tode verurteilt, was später in eine Haftstrafe umgewandelt wurde. Allerdings konnte er sich 1958 nach Ägypten absetzen. Zit. n. Klee (2016), S. 132.

351 Klee (2016), S. 57 f.

352 Klee (2016), S. 154.

353 Siehe unter anderem Schmidt-Degenhard (2008) und Hohmann (1991).

354 Siehe unter anderem Bastian (2001).

355 Im Deutschen wird häufig von Sinti und Roma gesprochen, allerdings bilden die Sinti nur eine Untergruppe der europäischen Roma.

356 In dieser Zeit führte er zusammen mit dem Privatdozenten und späteren Leiter des Stuttgarter Gesundheitsamtes Walter Saleck die ärztlichen Bereiche einer ‚rassenhygienischen Eheberatungsstelle'. Schmidt-Degenhard (2008), S. 70.

357 Seine Habilitation hatte er Alfred Ploetz, „dem Altmeister der Rassenhygiene[,] in dankbarer Verehrung" gewidmet. Ritter (1937), S. 6.

Es war auch während seiner Tübinger Zeit,[358] dass er die Basis seiner rassenhygienischen Theorien entwickelte. Ab 1936 war er als Leiter der Rassenhygienischen Forschungsstelle, die zunächst ihren Sitz in Tübingen hatte, und ab 1941 als Leiter des Kriminalbiologischen Instituts der Sicherheitspolizei maßgeblich an der Umsetzung des Massenmords an den europäischen Roma beteiligt. Allein bis zum März 1943 wurden dabei deutlich mehr als 20.000 Begutachtungen[359] von ‚Zigeunern' durch die Belegschaft der Forschungsstelle vorgenommen.[360] Einer der ärztlichen Mitarbeiter, der gebürtige Württemberger Adolf Ludwig Würth,[361] war maßgeblich für die Erfassung von ‚Zigeunern' in Südwestdeutschland verantwortlich.[362]

Zudem waren Ritter und seine Mitarbeiter an dem Entwurf eines Gesetzes gegen „Gemeinschaftsfremde"[363] beteiligt. In diesem Kontext stand auch die Tätigkeit von Ritter bei der Begutachtung und Kategorisierung von Jugendlichen, insbesondere in dem niedersächsischen Jugendkonzentrationslager Moringen.[364] Die Universität Tübingen stellte hier als Ausbildungsstätte zahlreicher Mediziner,[365] die sich an der Verfolgung und Ermordung von aus rassenhygienischen Gesichtspunkten ‚Minderwertigen' beteiligten, insbesondere unter dem Lehrmeister Gaupp den Ausgangspunkt vieler unheilvoller Entwicklungen dar.

Weder Ritter noch seine maßgeblichen Mitarbeiter in der Rassenhygienischen Forschungsstelle hatten nach 1945 ernsthafte Konsequenzen für ihre Taten zu befürchten. Ritter wurde später als Obermedizinalrat im Sozialdezernat der Stadt Frankfurt am Main angestellt,[366] die ehemals in der Forschungsstelle tätige Eva Justin folgte ihm.[367] Eine weitere Mitarbeiterin, die Anthropologin Sophie Erhardt, war schon 1942 an das Rassenbiologische Institut der Universität Tübingen unter Wilhelm Gieseler[368] ge-

---

358 Zur ‚Zigeunerforschung', ‚Kriminalbiologie' und Zwangssterilisierungen von ‚Zigeunern' an der Universität Tübingen siehe den gleichnamigen Bericht des Arbeitskreises Universität Tübingen im Nationalsozialismus, online unter https://uni-tuebingen.de/universitaet/profil/geschichte-der-universitaet/aufarbeitung-ns-zeit/ (letzter Zugriff: 19.10.2022).

359 Lang (1998), S. 84.

360 Allein Ritter trat in mehr als 1300 Fällen persönlich in Erscheinung. Schmidt-Degenhard (2008), S. 196.

361 Hohmann (1991), S. 275–281.

362 Zuvor war Würth unter anderem auch als Assistent von Eugen Fischer tätig gewesen. Klee (2016), S. 688.

363 Siehe beispielsweise einen „Entwurf des Reichskriminalpolizeiamts für ein Gesetz über die Behandlung Gemeinschaftsfremder" aus dem März 1943. Ayaß (1998), S. 644–648.

364 Hesse (2003).

365 Neben Robert Ritter und Max Eyrich gehörte auch der Nobelpreisträger Ernst Kretschmer zu den Schülern von Gaupp. Kretschmer trat neben seinen Forschungen als deutlicher Befürworter der nationalsozialistischen Sterilisationspolitik hervor und war selbst als Richter an einem Erbgesundheitsgericht tätig. Zudem war er Unterzeichner des Bekenntnisses der deutschen Professoren zu Adolf Hitler. Klee (2016), S. 339.

366 Schmidt-Degenhard (2008), S. 19

367 Schmidt-Degenhard (2008), S. 13.

368 Siehe dazu Kolata/Kühl (2015).

wechselt, nach 1945 sollte sie dort sogar weitere ‚Zigeuner'-Forschungen betreiben können.[369] Würth hingegen war später beim Statistischen Landesamt Baden-Württemberg beschäftigt.[370] Zwar wurden über die Jahre Verfahren gegen die Mitarbeiter der Rassenhygienischen Forschungsstelle angestrengt, sie endeten aber allesamt mit ihrer Einstellung.[371]

Damit bildeten sie aber keineswegs eine Ausnahme. Viele der an Medizinverbrechen beteiligten Ärzte konnten entweder untertauchen oder sich später durch teils sehr fragwürdige Gutachten anderer Mediziner um einen tatsächlichen Antritt ihrer Haft drücken. Dies traf umso mehr zu, je mehr Zeit zwischen den Taten und den Gerichtsverhandlungen vergangen war. In den frühen Prozessen wurde hingegen noch häufig die Todesstrafe für die besonders schwerwiegender Verbrechen angeklagten Ärzte gefordert. Zwei der wichtigsten frühen Prozesse im Hinblick auf die Strafverfolgung von Ärzten, die an nationalsozialistischen Medizinverbrechen maßgeblich beteiligt waren, sollen im Folgenden behandelt werden. Besonderer Fokus liegt dabei auf den auch standespolitisch wirkmächtigen Angeklagten Sprauer und Stähle sowie deren Begründungen für ihr Handeln in der Zeit des Nationalsozialismus.

Bibliographie

Archivalische Quellen

Landesarchiv Baden-Württemberg, Staatsarchiv Freiburg (LABW StAF)
F 30/1 Bü 3546

Landesarchiv Baden-Württemberg, Staatsarchiv Ludwigsburg (LABW StAL)
EL 48/2 I Bü 159, Bü 1062
EL 317 III Bü 191
EL 902/12 Bü 16888
EL 905 Bü 253
F 234 I Bü 1757

Landesarchiv Baden-Württemberg, Staatsarchiv Sigmaringen (LABW StAS)
Wü 13 T 2 Bü 1425/011, Bü 2639/083
Wü 29/3 T 1 Bü 1753/02/02, Bü 1754/01/17, Bü 1754/01/22, Bü 1754/03, Bü 1756/02a/04, Bü 1756/02a/06, Bü 1756/03/05, Bü 1757/01/02, Bü 1757/01/03, Bü 1757/01/04, Bü 1758/02/03

369 Klee (2014), S. 128; Lang (1998).
370 Hohmann (1991), S. 280.
371 Zuletzt 1986 gegen Würth und Erhardt. Siehe dazu LABW StAL, EL 48/2 I Bü 1062.

Landesarchiv Baden-Württemberg, Hauptstaatsarchiv Stuttgart (LABW HStAS)
E 151/52 Bü 174
E 151/53 Bü 447, Bü 461, Bü 462

Stadtarchiv Stuttgart (StA Stgt)
2019 Gaupp, Robert

Gedruckte Quellen

Binding, Karl; Hoche, Alfred: Die Freigabe der Vernichtung lebensunwerten Lebens. Ihr Maß und ihre Form. Leipzig 1920.
Dorner, Adolf: Mathematik im Dienste der nationalpolitischen Erziehung. Mit Anwendungsbeispielen aus Volkswissenschaft, Geländekunde und Naturwissenschaft. Ein Handbuch für Lehrer. 3. Aufl. Frankfurt/Main 1936.
Gaupp, Robert Eugen: Ueber den Selbstmord. 2. Aufl. München 1910.
Gaupp, Robert: Die Freigabe der Vernichtung lebensunwerten Lebens. In: Deutsche Strafrechts-Zeitung H. 11/12 (1920), S. 332–337.
Gaupp, Robert Eugen: Euthanasie. In: Stuttgarter Zeitung Nr. 62 vom 25. Juni 1946.
Gaupp, Robert: Rezension zu: „Die Tötung Geisteskranker". In: Südwestdeutsches Ärzteblatt 5 (1950), S. 58.
Gürtner, Franz (Hg.): Das kommende deutsche Strafrecht. Besonderer Teil: Bericht über die Arbeit der amtlichen Strafrechtskommission. Berlin 1935.
Jost, Adolf: Das Recht auf den Tod. Sociale Studie. Göttingen 1895.
O. V.: Handvoll Asche. In: Der Spiegel H. 8 (1964), S. 28–38.
O. V.: Trauriges Bild. In: Der Spiegel H. 50 (1967), online unter https://www.spiegel.de/politik/trauriges-bild-a-8b947017-0002-0001-0000-000046164855?context=issue (letzter Zugriff: 19.10.2022).
Poitrot, Robert: Die Ermordeten waren schuldig? Amtliche Dokumente der Direction de la Santé Publique der französischen Militärregierung. Baden-Baden 1945.
Ritter, Robert: Ein Menschenschlag. Erbärztliche und erbgeschichtliche Untersuchungen über die durch 10 Geschlechterfolgen erforschten Nachkommen von „Vagabunden, Jaunern und Räubern". Leipzig 1937.

Literatur

Aly, Götz: Die „Aktion Brandt". Katastrophenmedizin und Anstaltsmord. In: Aly, Götz u. a. (Hg.): Aussonderung und Tod. Die klinische Hinrichtung der Unbrauchbaren. (= Beiträge zur nationalsozialistischen Gesundheits- und Sozialpolitik 1) Berlin 1985, S. 56–74.
Aly, Götz: Die Belasteten. ‚Euthanasie' 1939–1945. Eine Gesellschaftsgeschichte. Frankfurt/Main 2013.
Ayaß, Wolfgang: „Gemeinschaftsfremde". Quellen zur Verfolgung von „Asozialen" 1933–1945. (= Materialien aus dem Bundesarchiv 5) Koblenz 1998.
Bastian, Till: Sinti und Roma im Dritten Reich. Geschichte einer Verfolgung. (= Beck'sche Reihe 1425) München 2001.

Benzenhöfer, Udo: „Das Recht auf den Tod". Bemerkungen zu einer Schrift von Adolf Jost aus dem Jahre 1895. In: Recht & Psychiatrie 16 (1998), S. 198–201.

Benzenhöfer, Udo: NS-„Kindereuthanasie": „Ohne jede moralische Skrupel." In: Deutsches Ärzteblatt 97 (2000), S. A 2766–A 2772.

Benzenhöfer, Udo: Richtigstellung. In: Deutsches Ärzteblatt 104 (2007), S. A 3232.

Benzenhöfer, Udo: Der Fall Leipzig (Alias Fall „Kind Knauer") und die Planung der NS-„Kindereuthanasie". Münster 2008.

Benzenhöfer, Udo: August Hirt. Verbrecherische Menschenversuche mit Giftgas und „terminale" Anthropologie. In: Benzenhöfer, Udo (Hg.): Mengele, Hirt, Holfelder, Berner, von Verschuer, Kranz. Frankfurter Universitätsmediziner der NS-Zeit. Münster 2010, S. 21–39.

Benzenhöfer, Udo: Der Kinder- und Jugendpsychiater Hans Heinze und die „NS-Euthanasie" unter besonderer Berücksichtigung der „Kinderfachabteilung" in Görden. Ulm 2019.

Benzenhöfer, Udo: Kindereuthanasie in der NS-Zeit unter besonderer Berücksichtigung von Reichsausschussverfahren und Kinderfachabteilungen. Ulm 2020.

Betz, Frank-Uwe: Dr. Dr. Julius Deussen. Für 21 Kinder bedeutete die ärztliche „Euthanasie-Forschung" in Heidelberg den Tod. In: Proske, Wolfgang (Hg.): NS-Belastete aus Nordbaden + Nordschwarzwald. (= Täter, Helfer, Trittbrettfahrer 7) Gerstetten 2017, S. 54–72.

Böhm, Boris; Markwardt, Hagen: Hermann Paul Nitsche (1876–1948). Zur Biographie eines Reformpsychiaters und Hauptakteuers der NS-„Euthanasie". In: Stiftung Sächsische Gedenkstätten (Hg.): Nationalsozialistische Euthanasieverbrechen. Beiträge zur Aufarbeitung ihrer Geschichte in Sachsen. (= Schriftenreihe der Stiftung Sächsische Gedenkstätten zur Erinnerung an die Opfer politischer Gewaltherrschaft 10) Dresden 2004, S. 71–104.

Christ, Verena: Täter von Grafeneck. Vier Ärzte als Angeklagte im Tübinger ‚Euthanasie'-Prozess 1949. (= Contubernium 88) Stuttgart 2020.

Dahlkamp, Jürgen: Tiefstehende Idioten. In: Der Spiegel H. 44 (2003), S. 62.

Dick, Charles: Builders of the Third Reich. The Organisation Todt and Nazi forced labour. London 2021.

Dreßen, Willi: Das Heidelberger Verfahren gegen Rauch u. a. Versuch einer rechtlichen Beurteilung. In: Mundt, Christoph; Hohendorf, Gerrit; Rotzoll, Maike (Hg.): Psychiatrische Forschung und NS-„Euthanasie". Beiträge zu einer Gedenkveranstaltung an der Psychiatrischen Universitätsklinik Heidelberg. Heidelberg 2001, S. 91–96.

Eitel Müller, Martin: Euthanasie und Sterilisation in Winnental 1933–1945. In: Stadt Winnenden; Zentrum für Psychiatrie Winnenden (Hg.): 175 Jahre Heilanstalt Winnenden. „Ich bin kein Narr …". Ubstadt-Weiher 2009, S. 165–196.

Falkenhahn, Benedikt: Junge Menschen als Opfer der NS „Euthanasie-Aktion-T4" am Beispiel von Patienten der Heil- und Pflegeanstalt Weissenau. Diss. Ulm 2018.

Faulstich, Heinz: Von der Irrenfürsorge zur ‚Euthanasie'. Geschichte der badischen Psychiatrie bis 1945. Freiburg/Brsg. 1993.

Faulstich, Heinz: Hungersterben in der Psychiatrie 1914–1949. Mit einer Topographie der NS-Psychiatrie. Freiburg/Brsg. 1998.

Fonrobert, Martina Cornelia Erica: Maximilian Sorg. Ein württembergischer Psychiater im Nationalsozialismus. Diss. Ulm 2020.

Gruchmann, Lothar: Euthanasie und Justiz im Dritten Reich. In: Vierteljahrshefte für Zeitgeschichte 20 (1972), H. 3, S. 235–280.

Hafner, Karl Heinz; Winau, Rolf: „Die Freigabe der Vernichtung lebensunwerten Lebens". Eine Untersuchung zu der Schrift von Karl Binding und Alfred Hoche. In: Medizinhistorisches Journal 9 (1974), H. 3/4, S. 227–254.

Harms, Ingo: Die Gutachter der Meldebogen. In: Rotzoll, Maike (Hg.): Die nationalsozialistische „Euthanasie“-Aktion „T 4“ und ihre Opfer. Geschichte und ethische Konsequenzen für die Gegenwart. Paderborn 2010, S. 405–420.

Hesse, Hans: Von der „Erziehung“ zur „Ausmerzung“. Das Konzentrationslager Moringen 1933–1945. In: Benz, Wolfgang; Distel, Barbara (Hg.): Instrumentarium der Macht. Frühe Konzentrationslager 1933–1937. Berlin 2003, S. 111–146.

Hohmann, Joachim: Robert Ritter und die Erben der Kriminalbiologie. „Zigeunerforschung“ im Nationalsozialismus und in Westdeutschland im Zeichen des Rassismus. (= Studien zur Tsiganologie und Folkloristik 4) Frankfurt/Main 1991.

Honolka, Bert: Die Kreuzelschreiber. Ärzte ohne Gewissen. Euthanasie im Dritten Reich. Hamburg 1961.

Jachertz, Norbert: NS-‚Euthanasie'. In: Deutsches Ärzteblatt PP (2009), H. 1, S. 33.

Janzowski, Frank: Die NS-Vergangenheit in der Heil- und Pflegeanstalt Wiesloch. „… so intensiv wenden wir unsere Arbeitskraft der Ausschaltung der Erbkranken zu“. Ubstadt-Weiher 2015.

Kammerhofer, Andrea: „Bis zum 1. September 1941 wurden desinfiziert: Personen: 70.273“. Die „Hartheimer Statistik“. In: Kepplinger, Brigitte (Hg.): Tötungsanstalt Hartheim. 2. Aufl. Linz 2008, S. 117–130.

Kinzig, Jörg; Stöckle, Thomas: 60 Jahre Tübinger Grafeneck-Prozess. Betrachtungen aus historischer, juristischer, medizinethischer und publizistischer Perspektive. Zwiefalten 2011.

Klee, Ernst: „Was sie taten – was sie wurden.“ Ärzte, Juristen und andere Beteiligte am Kranken- oder Judenmord. Frankfurt/Main 1986.

Klee, Ernst: Verschonte Medizinverbrecher. Die Professoren Heinze und Hallervorden. In: Dachauer Hefte 13 (1997), S. 143–152.

Klee, Ernst: Deutsche Medizin im Dritten Reich. Karrieren vor und nach 1945. Frankfurt/Main 2001.

Klee, Ernst: „Euthanasie“ im Dritten Reich. Die „Vernichtung lebensunwerten Lebens“. Komplett überarbeitete Neuauflage. Frankfurt/Main 2010.

Klee, Ernst: „Euthanasie“ im Dritten Reich. Die „Vernichtung lebensunwerten Lebens“. 2. Aufl. Frankfurt/Main 2014.

Klee, Ernst: Das Personenlexikon zum Dritten Reich. Frankfurt/Main 2016.

Köhnlein, Frank: Zwischen therapeutischer Innovation und sozialer Selektion. Die Entstehung der „Kinderabteilung der Nervenklinik“ in Tübingen unter Robert Gaupp und ihre Entwicklung bis 1930 als Beitrag zur Frühgeschichte der universitären Kinder- und Jugendpsychiatrie in Deutschland. Neuried 2001.

Kolata, Jens; Kühl, Richard: Wilhelm Gieseler und das Rassenkundliche Institut (1934–1945). In: Seidl, Ernst (Hg.): Forschung – Lehre – Unrecht. Die Universität Tübingen im Nationalsozialismus. Tübingen 2015, S. 107–111.

Königstein, Rolf: Nationalsozialistischer „Euthanasie“-Mord in Baden und Württemberg. In: Zeitschrift für Württembergische Landesgeschichte 63 (2004), S. 381–489.

Landeszentrale für politische Bildung (Hg.): ‚Euthanasie‘ im NS-Staat. Grafeneck im Jahr 1940. Historische Darstellung, didaktische Impulse, Materialien für den Unterricht. Stuttgart 2000.

Landeszentrale für politische Bildung (Hg.): „Wohin bringt Ihr uns?“ Grafeneck 1940. NS-‚Euthanasie‘ im deutschen Südwesten. Geschichte, Quellen, Arbeitsblätter. Stuttgart 2011.

Lang, Hans-Joachim: „Ein schöner Einblick in die Forschungsarbeit.“ Vorbereitende Beiträge Tübinger Wissenschaftler für die Zwangssterilisation und Ermordung deutscher Sinti. In: Hägele, Ulrich (Hg.): Sinti und Roma und Wir. Ausgrenzung, Internierung und Verfolgung einer Minderheit. (= Kleine Tübinger Schriften 25) Tübingen 1998, S. 75–90.

Lang, Hans-Joachim: Die Namen der Nummern. Wie es gelang, die 86 Opfer eines NS-Verbrechens zu identifizieren. Überarbeitete Ausgabe. Frankfurt/Main 2007.

Lang, Hans-Joachim: Die Frauen von Block 10. Medizinische Versuche in Auschwitz. Hamburg 2011.

Ley, Astrid: Vom Krankenmord zum Genozid. Die „Aktion 14f13" in den Konzentrationslagern. In: Dachauer Hefte 25 (2009), S. 36–49.

Mack, Cécile: Die badische Ärzteschaft im Nationalsozialismus. (= Medizingeschichte im Kontext 6) Frankfurt/Main 2001.

Marquart, Karl-Horst: „Behandlung empfohlen". NS-Medizinverbrechen an Kindern und Jugendlichen in Stuttgart. Stuttgart 2015.

Marquart, Karl-Horst: Bereit zur „Vernichtung erbkranker Kinder": Dr. Magdalena Schütte. In: Proske, Wolfgang (Hg.): NS-Belastete aus dem östlichen Württemberg. (= Täter, Helfer, Trittbrettfahrer 3) 3. Aufl. Gerstetten 2017, S. 200–208.

Marquart, Karl-Horst: Dr. Max Eyrich. „Die Fürsorgeerziehung ist das erbbiologische Sieb dieser Jugend." In: Proske, Wolfgang (Hg.): NS-Belastete aus der Region Stuttgart. (= Täter, Helfer, Trittbrettfahrer 10) Gerstetten 2019, S. 125–138.

Martin, Elke: Das Recht auf Leben ist elementar. Die Stuttgarter Opfer der Krankenmorde in den Jahren 1940 und 1941. In: Martin, Elke (Hg.): Verlegt. Krankenmorde 1940–41 am Beispiel der Region Stuttgart. Stuttgart 2011, S. 35–40.

Müller, Roland (Hg.): Krankenmord im Nationalsozialismus. Grafeneck und die ‚Euthanasie' in Südwestdeutschland. (= Veröffentlichungen des Archivs der Stadt Stuttgart 87) Stuttgart 2001.

Müller, Roland: Prof. Dr. Walter Saleck. Zweifacher Direktor des städtischen Gesundheitsamtes Stuttgart. In: Proske, Wolfgang (Hg.): NS-Belastete aus der Region Stuttgart. (= Täter, Helfer, Trittbrettfahrer 10) Gerstetten 2019, S. 398–411.

Peschke, Franz: Schreck's Abteilung. Die Wieslocher „Kinderfachabteilung" im Zweiten Weltkrieg. In: Schriftenreihe des Arbeitskreises „Die Heil- und Pflegeanstalt Wiesloch in der Zeit des Nationalsozialismus" 2 (1993), S. 19–41.

Peschke, Franz: Die Heidelberg-Wieslocher Forschungsabteilung Carl Schneider's im Zweiten Weltkrieg. In: Schriftenreihe des Arbeitskreises „Die Heil- und Pflegeanstalt Wiesloch in der Zeit des Nationalsozialismus" 2 (1993), S. 42–77.

Plezko, Anna: Handlungsspielräume und Zwänge in der Medizin im Nationalsozialismus. Das Leben und Werk des Psychiaters Dr. Hans Roemer (1878–1947). Diss. Gießen 2011.

Rauh, Philipp u. a. (Hg.): Medizintäter. Ärzte und Ärztinnen im Spiegel der NS-Täterforschung. Köln/Wien 2022.

Reitzenstein, Julien: Himmlers Forscher. Wehrwissenschaft und Medizinverbrechen im „Ahnenerbe" der SS. Paderborn 2014.

Reitzenstein, Julien: Das SS-Ahnenerbe und die „Straßburger Schädelsammlung". Fritz Bauers letzter Fall. Berlin 2018.

Richter, Gabriel: Die Fahrt ins Graue(n): die Heil- und Pflegeanstalt Emmendingen 1933–1945 – und danach. Emmendingen 2002.

Roth, Karl Heinz: Filmpropaganda für die Vernichtung der Geisteskranken und Behinderten im „Dritten Reich". In: Aly, Götz u. a. (Hg.): Reform und Gewissen. ‚Euthanasie' im Dienst des Fortschritts. 2. Aufl. Berlin 1989, S. 125–196.

Roth, Karl Heinz; Aly, Götz: Das „Gesetz über die Sterbehilfe bei unheilbar Kranken". Protokolle der Diskussion über die Legalisierung der nationalsozialistischen Anstaltsmorde in den Jahren 1938–1941. In: Roth, Karl Heinz (Hg.): Erfassung zur Vernichtung. Von der Sozialhygiene zum „Gesetz über Sterbehilfe". Berlin 1984, S. 101–179.

Rotzoll, Maike; Hohendorf, Gerrit: Die Psychiatrisch-Neurologische Klinik im Nationalsozialismus. In: Eckart, Wolfgang Uwe; Sellin, Volker; Wolgast, Eike (Hg.): Die Universität Heidelberg im Nationalsozialismus. Heidelberg 2006, S. 909–939.

Schmaltz, Florian: Kampfstoff-Forschung im Nationalsozialismus. Zur Kooperation von Kaiser-Wilhelm-Instituten, Militär und Industrie. Göttingen 2005.

Schmidt-Degenhard, Tobias: Robert Ritter (1901–1951). Zu Leben und Werk des NS-‚Zigeunerforschers'. Diss. Tübingen 2008.

Schmuhl, Hans-Walter: „Euthanasie" und Krankenmord. In: Jütte, Robert (Hg.): Medizin und Nationalsozialismus. Bilanz und Perspektiven der Forschung. 2. Aufl. Göttingen 2011, S. 214–255.

Schmuhl, Hans-Walter: Die Gesellschaft Deutscher Neurologen und Psychiater im Nationalsozialismus. Heidelberg 2015.

Schwartz, Michael: ‚Euthanasie'-Debatten in Deutschland (1895–1945). In: Vierteljahrshefte für Zeitgeschichte 46 (1998), H. 4, S. 617–665.

Stöckle, Thomas: Eugen Stähle und Otto Mauthe. Der Massenmord in Grafeneck und die Beamten des Innenministeriums. In: Abmayr, Hermann (Hg.): Stuttgarter NS-Täter. Stuttgart 2009, S. 58–67.

Stöckle, Thomas: Grafeneck 1940: „Euthanasie"-Verbrechen in Südwestdeutschland. Vollständig überarbeitete Neuauflage. Tübingen 2020.

Süß, Winfried: Der „Volkskörper" im Krieg. Gesundheitspolitik, Gesundheitsverhältnisse und Krankenmord im nationalsozialistischen Deutschland 1939–1945. (= Studien zur Zeitgeschichte 65) München 2003.

Süß, Winfried: Dezentralisierter Krankenmord. Zum Verhältnis von Zentralgewalt und Regionalgewalten in der „Euthanasie" seit 1942. In: Möller, Horst; John, Jürgen; Schaarschmidt, Thomas (Hg.): NS-Gaue – regionale Mittelinstanzen im zentralistischen „Führerstaat". München 2007, S. 123–135.

Thran, Elke: Hans Fleischhacker. Rassenkundliche Forschungen in Tübingen und Auschwitz. In: Wiesing, Urban; Junginger, Horst (Hg.): Die Universität Tübingen im Nationalsozialismus. (= Contubernium 73) Stuttgart 2010, S. 853–862.

Wegmann, Heiko: Waldemar Hoven. Eine Melodie vor sich hin pfeifend. Der Lagerarzt des KZ Buchenwald. In: Proske, Wolfgang (Hg.): NS-Belastete aus Südbaden. (= Täter, Helfer, Trittbrettfahrer 6) Gerstetten 2017, S. 176–189.

Wegner, Madeleine: Hans Fleischhacker: Ein „Rasseexperte" im KZ Auschwitz. In: Proske, Wolfgang (Hg.):: NS-Belastete aus dem Süden des heutigen Baden-Württemberg. (= Täter Helfer Trittbrettfahrer 9) Gerstetten 2018, S. 92–106.

Weinberger, Ruth Jolanda: Fertility Experiments in Auschwitz-Birkenau. The Perpetrators and Their Victims. Saarbrücken 2009.

Welzer, Harald: Täter. Wie aus ganz normalen Menschen Massenmörder werden. 2. Aufl. Frankfurt/Main 2005.

Winau, Rolf: Die Freigabe der Vernichtung „lebensunwerten Lebens". In: Bleker, Johanna; Jachertz, Norbert (Hg.): Medizin im „Dritten Reich". 2. Aufl. Köln 1993, S. 162–174.

Internet

https://uni-tuebingen.de/universitaet/profil/geschichte-der-universitaet/aufarbeitung-ns-zeit/ (letzter Zugriff: 19.10.2022).

http://www.dasdenkmaldergrauenbusse.de/index.php?option=com_content&task=view&id=84&Itemid=2 (letzter Zugriff: 19.10.2022).

https://www.faz.net/aktuell/karriere-hochschule/ns-medizinverbrechen-strassburg-schaedel staette-moderner-forschung-16048248.html?printPagedArticle=true#pageIndex_2 (letzter Zugriff: 19.10.2022).

https://www.lpb-bw.de/publikationen/euthana/euthana10.htm (letzter Zugriff: 29.6.2024)

http://www.gedenkstaette-grafeneck.de/startseite/geschichte/herkunftseinrichtungen.html (letzter Zugriff: 19.10.2022).

https://www.julienreitzenstein.de/wp-content/uploads/2019/11/j%C3%BCdische-rundschau-stra%C3%9Fburger-sch%C3%A4delsammlung.-julien-reitzenstein-replik-auf-hans-joachim-langs-angriff-in-der-faz.pdf (letzter Zugriff: 19.10.2022).

https://www.nzz.ch/feuilleton/strassburger-schaedelsammlung-wie-umgehen-mit-ns-verbrechen-ld.1464696 (letzter Zugriff: 19.10.2022).

https://www.sciencespo.fr/mass-violence-war-massacre-resistance/en/document/die-vernichtung-von-psychisch-kranken-und-geistig-behinderten-menschen-unter-nationalsozial.html (letzter Zugriff: 19.10.2022).

https://www.spiegel.de/politik/unbekannter-mann-a-b4071403-0002-0001-0000-000044904888 (letzter Zugriff: 19.10.2022).

https://www.welt.de/geschichte/zweiter-weltkrieg/article184887746/Henri-Henripierre-NS-Kollaborateur-erfand-86-koepfige-Schaedelsammlung.html (letzter Zugriff: 19.10.2022).

15. Die ‚Euthanasie'-Prozesse in Freiburg und Tübingen

15.1 „Totengräber der badischen Irrenanstalten"[1] Der Freiburger ‚Euthanasie'-Prozess

Anfang Februar 1947 sorgte eine Reihe von Artikeln zu den Morden in Grafeneck für einiges Aufsehen in der Öffentlichkeit. So hatte die Zeitung *Der neue Tag* unter dem Titel „Der neue Tag klagt an – Massenmorde an Geistesschwachen – Die Vorgänge in der badischen Kreispflegeanstalt Hub bei Bühl – aus den Geheimakten des Anstaltsleiters"[2] zahlreiche Details über den Ablauf der ‚Aktion T4' sowie die Schuldigen publik gemacht. Dabei ging es vor allem um die Aufzeichnungen des schon verstorbenen Leiters der Anstalt Hub, Otto Gerke.[3] Diesem wurde vorgeworfen, rein gar nichts für eine Rettung der ihm anvertrauten Anstaltsinsassen getan zu haben, sondern im Gegenteil auch die Arbeitsfähigen unter ihnen auf die Transportlisten gesetzt zu haben, um die Planzahlen der Vernichtungsaktion zu erreichen.[4]

Als Beleg wurde in der Zeitung unter anderem die Korrespondenz zwischen Gerke und Sprauer abgedruckt, die den Umfang und die Gleichgültigkeit, mit der die „planwirtschaftlichen Verlegungen"[5] nach Grafeneck durchgeführt worden waren, verdeutlicht. So wurde aus einem Schreiben von Gerke zitiert, in dem er beschrieb, wie er willkürlich elf Frauen in einen Transport nach Grafeneck gesteckt hätte, um die Vorgabe von 75 Insassen pro Transport zu erreichen. In den Veröffentlichungen erhob man aber auch den Vorwurf der ausbleibenden Aufarbeitung der Verbrechen und „dass gegen die in Internierungslagern festgehaltenen Personen, denen politische Verbrechen zur Last gelegt werden, nichts unternommen wird"[6].

---

1 LABW StAF, F 30/1 Bü 3546, o. Pag.
2 LABW StAF, F 30/1 Bü 3546, o. Pag.
3 Metzinger (2005).
4 LABW StAF, F 30/1 Bü 3546.
5 LABW StAF, F 30/1 Bü 3546, o. Pag.
6 LABW StAF, F 30/1 Bü 3546, o. Pag.

Beim Badischen Staatssekretariat zeigte man sich ob der Artikel wenig erfreut und erkundigte sich beim Justizministerium, „weshalb diese Geheimakten der genannten Redaktion zugekommen sind, und inwieweit eine Verfolgung der Schuldigen durchgeführt bezw. in Aussicht genommen ist"[7]. Im badischen Justizministerium sah man sich daraufhin zu einer öffentlichen Reaktion genötigt, plante neben einer Pressenotiz auch eine Richtigstellung, um den Vorwürfen, dass nichts unternommen werden würde, entgegenzutreten. In der am 25. Februar veröffentlichten Mitteilung wurde verlautbart:

> Der Herr Generalstaatsanwalt in Freiburg teilt folgendes mit: Das außerordentliche Interesse der Oeffentlichkeit an der Strafverfolgung der Aerzte und sonstigen Personen, die der Beseitigung von Insassen von Heil- und Pflegeanstalten in Baden verdächtig sind, gibt Veranlassung zu folgender Feststellung:
> Bei dem Untersuchungsrichter des Landgerichts Freiburg wird seit längerer Zeit eine Voruntersuchung gegen eine Reihe von Personen, hauptsächlich Aerzte, geführt, die verdächtig sind, die oben erwähnten Verbrechen gegen die Menschlichkeit begangen zu haben. Die von der Zeitung DER NEUE TAG erwähnten Vorgänge der Kreispflegeanstalt Hub, die bisher nicht bekannt waren, werden gleichfalls Gegenstand der Voruntersuchung.[8]

Eine Anfrage der kommunistischen Fraktion in der Landesversammlung ergab, dass bis dato die französischen Behörden die Untersuchungen durchgeführt und am 24. Juli 1946 die Ermittlungsergebnisse an die deutschen Strafverfolgungsbehörden übergeben hatten.[9]

Wie aus der Mitteilung des Justizministeriums aber deutlich wurde, waren die Nachforschungen nur in begrenztem Umfang erfolgt. So waren auch Informationen über den Vorsitzenden der badischen Ärztekammer, Waldemar Pychlau, gesammelt worden. Da sich dieser aber in französischer Gefangenschaft befand, verfolgte man die Ermittlungen in diese Richtung nicht weiter.[10] Inhaltlich dürftig war auch ein an das Staatssekretariat übersandter Bericht über den Stand der Voruntersuchungen. Er enthielt wenig mehr als eine Liste der Personen, bei denen man mit Nachforschungen begonnen hatte. Ursprünglich hatte die französische Militärregierung gegen 34 Ärzte und Leiter von Anstalten ermittelt. Bei einem großen Teil konnte aber der Aufenthaltsort nicht festgestellt werden, und so reduzierte sich die Untersuchung auf neun Beschuldigte, die in der französischen Besatzungszone aufgefunden werden konnten.[11] Nachdem die Ermittlungen an die deutschen Behörden übergeben worden waren, lagen diese zunächst in der Verantwortung des Untersuchungsrichters Friedrich Karl Si-

7 LABW StAF, F 30/1 Bü 3546, o. Pag.
8 LABW StAF, F 30/1 Bü 3546, o. Pag. Hervorhebung im Original.
9 LABW StAF, C 20/1 Bü 932.
10 LABW StAF, F 176/1 Bü 785.
11 LABW StAF, C 20/1 Bü 932.

mon[12] am Landgericht Freiburg. Dieser sollte aber schon im Juni 1947 aufgrund seiner politischen Vergangenheit gegen den unbelasteten Otto Rappenecker ausgetauscht werden.[13]

Unter den neun Personen, deren Tun in der NS-Zeit man nun umfangreicher untersuchte, befanden sich acht Ärzte. Gegen die folgenden Beteiligten wurde aufgrund des Verdachts auf „Verbrechen[] gegen die Menschlichkeit (Euthanasie)“[14] ermittelt:

- Medizinalrat, Anstaltsdirektor und ‚T4‘-Gutachter Arthur Schreck;
- Facharzt für Nervenkrankheiten und ‚T4‘-Gutachter Gustav Schneider;
- Medizinalrätin und kommissarische Anstaltsleiterin Martha Fauser;
- Regierungsdirektor Ludwig Sprauer;
- Medizinalrat und Anstaltsdirektor Arthur Kuhn;
- Medizinalrat und Anstaltsdirektor Viktor Matthes;
- Medizinalrat und Anstaltsdirektor Maximilian Thumm;
- Oberarzt und stellvertretender Anstaltsdirektor Alfred Meyr;
- SS-Obersturmführer, Bürgermeister und Anstaltsverwalter August Schilli.[15]

Einzig bei Schilli handelte es sich nicht um einen Arzt. Jeder der neun hatte sich zumindest zeitweise in französischer Haft befunden. Zum Zeitpunkt des Zeitungsberichtes im Februar 1948 traf dies aber nur noch auf Schreck, Schneider und Fauser zu. Sprauer war aufgrund einer vermeintlichen Krankheit entlassen worden und hatte sich in ein Krankenhaus begeben.[16]

Im Rahmen der Voruntersuchungen erfolgten nun auch Anfragen an das badische Ministerium des Innern bezüglich der Aktenüberlieferung der dortigen Gesundheitsabteilung unter Sprauer. Allerdings konnte das Ministerium nur vermelden, dass alle relevanten Akten entweder bei dem Luftangriff auf Karlsruhe am 27. September 1944 oder nach der Verlegung nach Pforzheim dort bei einem weiteren Luftangriff am 27. Februar 1945 vernichtet worden seien. Dies beträfe insbesondere die Geheimakten. Weiteres Material der Gesundheitsabteilung sei zudem nach der Besetzung Karlsruhes im Frühjahr 1945 verbrannt worden.[17]

Aufgrund der schwierigen Überlieferungslage auf behördlicher Seite kam den Akten der badischen Heil- und Pflegeanstalten, insbesondere Emmendingen, entsprechend große Bedeutung zu – umso mehr, als auch die Akten der aufgelösten Einrichtungen Illenau und Reichenau[18] nach Emmendingen gebracht worden waren. Dadurch konnte zumindest eine vollständige Auflistung aller Medizinalbeamten in der

12 Siehe auch Raim (2013), S. 438.
13 LABW StAF, C 20/1 Bü 932.
14 LABW StAF, C 20/1 Bü 932, o. Pag.
15 LABW StAF, C 20/1 Bü 932.
16 LABW StAF, F 30/1 Bü 3546.
17 LABW StAF, F 30/1 Bü 3546.
18 Zu den Auflösungen badischer Anstalten siehe u. a. Faulstich (1993), S. 226–252.

Gesundheitsabteilung, den Anstalten und den Gesundheitsämtern aufgestellt werden. Im Februar 1948 konnte man der Staatskanzlei mitteilen, dass „die Voruntersuchung vor dem Abschluss steht"[19]. Der Druck seitens der Presse wurde weiterhin vor allem von *Der neue Tag* hochgehalten. In einem Artikel thematisierte man insbesondere die lange Dauer der Voruntersuchungen. Auch in anderen Zeitungen wurde die Justiz zunehmend schärfer kritisiert.[20]

Im April äußerte sich Generalstaatsanwalt Karl Siegfried Bader dahingehend, dass er die Voruntersuchungen als abgeschlossen betrachte. Im Juli wurde festgehalten, gegen welche der neun Verdächtigen Anklage erhoben werden würde. Im Rahmen dieser Vorbereitungen beschloss man auch, dass ein eigenes Verfahren gegen Gustav Schneider wegen der Tötung in einem Fall in der Heil- und Pflegeanstalt Wiesloch eröffnet werden sollte. Dieses sollte separat verhandelt werden, da es sich um einen „von dem im vorliegenden Verfahren behandelten ‚Euthanasie'-Verbrechen völlig getrennten Einzelvorgang"[21] handeln würde.

Im Hauptverfahren wurde das Strafverfahren gegen Schneider nicht weiterverfolgt, obwohl nachgewiesen worden war, dass dieser unter anderem als Gutachter und auch in der Folgezeit von 1941 bis 1943 in der Zentraldienststelle ‚T4' in Berlin tätig gewesen war.[22] Allerdings schenkte man aus nicht näher ausgeführten Gründen den Einwendungen von Schneider größtenteils Glauben:

> Er bestreitet auf das Entschiedenste, dass diese Kommissionen der weiteren Durchführung des ‚Euthanasie'-Programms dienten. Ein hinreichender Verdacht in dieser Hinsicht ist durch die Ermittlungen nicht erbracht. […] Die Ermittlungen haben den Verdacht, dass die erwähnten Aerztekommissionen in getarnter Form dem Zweck der ‚Euthanasie' dienten, nicht völlig ausgeräumt. Die Verdachtsgründe genügen aber nicht, um die Erhebung einer Anklage zu rechtfertigen.[23]

Im Verlauf der Ermittlungen wurde immer deutlicher, wie weit sowohl die französischen Ermittler als auch der für die Voruntersuchungen noch zuständige Simon den Behauptungen von Schneider Glauben geschenkt hatten. So wurde im April 1948 an die Militärregierung Baden gemeldet, dass Schneider „einer Mittäterschaft an Ausführung des sog. Euthanasieprogrammes von 1940/41 nicht verdächtig ist"[24].

Berücksichtigt man die neueren Forschungsergebnisse, wird deutlich, wie stark Schneider in die Durchführung der ‚Aktion T4' in der Zentrale tatsächlich involviert war.[25] Hier wird offenkundig, dass mit ihm zumindest einer der Schreibtischtäter ohne

19 LABW StAF, F 30/1 Bü 3546, o. Pag.
20 LABW StAF, C 20/1 Bü 932.
21 LABW StAF, C 20/1 Bü 932, o. Pag.
22 Siehe auch die Liste mit Zeiträumen bei Klee (2010), S. 195.
23 LABW StAF, C 20/1 Bü 932, o. Pag.
24 LABW StAF, C 20/1 Bü 932, o. Pag.
25 Klee (2016), S. 552; Klee (2010), S. 195–204, 375, 456, 471 und 590.

Strafe davonkam. Auch das andere Verfahren, in dem er gestand, „bei einer Ärztebesprechung die Tötung des Patienten anempfohlen“[26] zu haben, behinderte seine Karriere nach 1945 offenkundig wenig. Er sollte es bis zum Oberregierungsmedizinalrat bringen und war später auch als Leiter des Gesundheitsamtes in Rastatt amtsärztlich tätig.[27]

Auch bei anderen Ärzten, gegen die Voruntersuchungen durchgeführt worden waren, lagen die Verhältnisse kompliziert. Im Fall von Matthes wechselten die Empfehlungen mehrfach zwischen einer Verfahrenseinstellung und der Anklageerhebung.[28] Letztlich wurde das Verfahren gegen ihn jedoch eingestellt. Das Gleiche traf auf Kuhn zu. Begründet wurde dies damit, dass beide als „Gegner der Euthanasie“[29] anzusehen seien. In den Fällen von Thumm[30] und Meyr fand man zumindest keine Belastungen bzw. deren Aussagen konnten nicht widerlegt werden, und auch hier wurden die Verfahren eingestellt. Dem nicht als Arzt tätigen Schilli bescheinigte man trotz seiner Eigenschaft als SS-Obersturmführer, sich gegen die ‚Euthanasie‘ gestellt zu haben, wobei diese Einschätzung allein auf dem Zeugnis einer Krankenschwester in der Anstalt Fussbach basierte.[31] Fauser war zwar vernommen worden, da sie aber in Tübingen im Grafeneck-Prozess angeklagt war und ohnehin in Münsingen in Haft war, wurde dieses Verfahren ebenfalls nicht weiterverfolgt.[32]

15.2 Sprauer und Schreck vor dem Schwurgericht

Letztlich blieben damit nur noch Schreck und Sprauer übrig, gegen die Anklage erhoben wurde.[33] Der Prozessbeginn war auf den 10. November 1948 vor dem Freiburger Schwurgericht terminiert.[34]

Sprauer wurde aufgrund seiner Tätigkeit im Ministerium, die nach damaliger Schätzung zur Ermordung von 3000 bis 4000 Menschen geführt habe, als Organisator der ‚Aktion T4‘ in Baden angeklagt. Erschwerend hinzu kam, dass er „alle Widerstandsver-

26 LABW StAF, C 20/1 Bü 932, o. Pag.
27 Thebal-Verlag (1960).
28 „Angesichts der Schwere der Straftaten werden Sie wohl Meine [sic!] Meinung teilen, nämlich dass im höheren Interesse der Gerechtigkeit die Sache Mathes [sic!] nicht einfach aufgegeben werden darf.“ LABW StAF, C 20/1 Bü 932, o. Pag.
29 LABW StAF, C 20/1 Bü 932, o. Pag.
30 So gab Thumm zwar an, bei einzelnen Transporten von Emmendingen bis zu drei Viertel der Patienten gerettet zu haben. Poitrot (1945), S. 60. Klee bemerkt hierzu aber, dass 1944 nur noch 200 von 1300 gemeldeten Kranken gelebt hätten und diese Aussage „quer zur Realität“ stünde. Klee (2010), S. 113.
31 LABW StAF, C 20/1 Bü 932.
32 Siehe auch Christ (2020), S. 69.
33 LABW StAF, F 30/1 Bü 3546.
34 LABW StAF, C 20/1 Bü 932.

suche der Anstaltsleiter und -Ärzte unterdrückt"[35] hätte. Bei Schreck war die Liste der Vorwürfe noch länger. Neben seiner Gutachtertätigkeit – er hatte selbst angegeben, rund 15.000 Meldebögen bearbeitet zu haben – wurden ihm die Verlegung von 480 Anstaltsinsassen der von ihm geleiteten Einrichtung in Rastatt und die Leitung der ‚Kinderfachabteilung' in Wiesloch sowie die Ermordung von mindestens drei Kindern dort vorgeworfen. Dabei beruhten fast alle Anklagepunkte auf den eigenen Aussagen von Schreck.

Im Verlauf der Verhandlungen wurde deutlich, dass Schreck die Bögen mehrfach bewusst so ausgefüllt hatte, dass die Anstaltsinsassen nur geringe Überlebenschancen hatten. So hatte er unter anderem Diagnosen oder die Dauer ihres Aufenthalts (wer seit mehr als fünf Jahren in einer Anstalt lebte, war explizit Ziel der ‚Aktion T4') bewusst falsch angegeben. Schreck verteidigte auch in den Vernehmungen die ‚Euthanasie' noch als gerechtfertigt.[36]

Zusammenfassend kam Generalstaatsanwalt Karl Siegfried Bader[37] zu dem Ergebnis:

> Die Angeschuldigten haben somit sich eines Verbrechens gegen die Menschlichkeit schuldig gemacht, indem sie als Beihelfer bei der Begehung eines solchen Verbrechens mitgewirkt, durch ihre Zustimmung daran teilgenommen und mit seiner Ausführung im Zusammenhang gestanden haben und in Tateinheit hiermit
> Sprauer: wissentlich dazu Hilfe geleistet, dass andere massenhaft Menschen töteten
> Schreck: vorsätzlich und heimtückisch mit Überlegung Menschen getötet.[38]

Als Beweismittel wurden 31 Hefter an gesammeltem Material und 16 Zeugen angeführt. Unter den Zeugen waren zahlreiche badische Ärzte: neben Matthes und Kuhn noch der Konstanzer Chefarzt Hofer von Lobenstein, der Freiburger Medizinalrat Robert Hoffer, die Emmendinger Medizinalrätin Johanna Ligouri-Hohenauer sowie der Wieslocher Anstaltsdirektor Wilhelm Möckel[39], der sich zwar geweigert hatte, die ‚Kinderfachabteilung' zu leiten, aber auch nichts gegen ihre Einrichtung unternommen hatte. Zudem waren Eugen Stähle und Otto Mauthe, die beide im Amtsgerichtsgefängnis in Münsingen auf ihre eigenen Prozesse warteten, vernommen worden. Allerdings wurden sowohl die Aussagen von Stähle und Mauthe als auch die von Fauser in dem Verfahren nicht verwendet.[40] Fausers Freiburger Aussagen sollten jedoch in ihrem eigenen Verfahren in Tübingen eine Rolle spielen.[41] Als Nichtärzte waren neben

---

35 LABW StAF, F 30/1 Bü 3546, o. Pag.
36 LABW StAF, F 30/1 Bü 3546. Siehe auch Herrmann/Middelhoff/Peschke (1995).
37 Hollerbach (2007); Borgstedt (2010).
38 LABW StAF, F 30/1 Bü 3546, o. Pag. Hervorhebungen im Original.
39 Zu Möckel siehe auch Kreß (2018/19).
40 LABW StAF, F 30/1 Bü 3546.
41 Christ (2020), S. 89.

Schilli vor allem Ministerialbeamte als Zeugen vernommen worden, der prominenteste unter ihnen war der ehemalige badische Innenminister Karl Pflaumer.[42]

Die Anklageschrift von Bader umfasste insgesamt 31 Seiten und rekapitulierte den zu diesem Zeitpunkt bekannten Ablauf der ‚Aktion' und sparte dabei nicht an deutlichen Worten. So warf Bader den Urhebern der ‚Aktion T4' vor, dass sie „sich nach der Weise des Tierzüchters zur Ausmerzung alles dessen für berechtigt [hielten], was dem rassezüchterischen Leitbild widerspr[äche]"[43], und das Ganze bewusst bar jeglicher Wissenschaftlichkeit durchgeführt worden wäre:

> Wenn die Initiatoren dieser Aktion überhaupt eine verantwortungsbewusste Begrenzung ihrer Aktion beabsichtigt haben, woran man zweifeln muss, dann erwies sich bald, dass die blinde Mechanik der einmal in Gang gesetzten Aktion ihre Eigengesetzlichkeit hatte und der dilettantisch aufgezogenen Auslesemethoden spottete. Was in Erscheinung trat, war eine blinde und böse Vernichtungsmaschine, die alle wissenschaftlichen Verbrämungen Lügen strafte.[44]

Bader ging Schritt für Schritt die Vorwürfe gegen die beiden Angeklagten durch, wobei er insbesondere Sprauer mehrfach offensichtliche Lügen nachwies. Zudem sähe man auf diesen bezogen „in der ganzen Breite der Aktion nirgends einen hemmenden Einfluß des Angeschuldigten, wohl aber überall seine tätige Mitwirkung"[45]. Sprauer sei deshalb ohne Zweifel als „ausführendes Organ"[46] anzusehen. Dessen Argumente der „Unselbständigkeit und Befehlsunterworfenheit"[47] könnten insbesondere deshalb nicht gelten, da er anderen Ärzten und Anstaltsleitern mit Haft oder anderen Repressionen gedroht hätte und dadurch weit über das hinausgegangen wäre, was von ihm im Ministerium erwartet worden sei. Deshalb sei Sprauer als ein Mann anzusehen,

> [d]er nicht nur äusserlich die Aktion mitmacht, sondern auch innerlich zu ihr steht. Mag er wirklich Bedenken gehabt haben, so hat er sie aus seiner geistig unselbständigen und subalternen Gesamteinstellung, seinem Gehorsamseifer und seinem Beamtenehrgeiz geopfert. Er hat sich mit Wissen und Willen in den Dienst der Aktion gestellt und alle Aufgaben, die ihm zu ihrer Durchführung gestellt wurden, erfüllt.[48]

Im Falle von Schreck betonte Bader dessen grundsätzliche Zustimmung zur ‚Euthanasie', die er auch nach 1945 noch aufrechterhielt, sowie die damit einhergegangene freiwillige Mitarbeit bei der ‚Erwachsenen- und Kindereuthanasie'. Schreck hatte zudem 480 Menschen nach Grafeneck verlegen lassen und nur zwei von ihm als voll arbeits-

42 LABW StAF, F 30/1 Bü 3546.
43 LABW StAF, F 30/1 Bü 3546, o. Pag.
44 LABW StAF, F 30/1 Bü 3546, o. Pag.
45 LABW StAF, F 30/1 Bü 3546, o. Pag.
46 LABW StAF, F 30/1 Bü 3546, o. Pag.
47 LABW StAF, F 30/1 Bü 3546, o. Pag.
48 LABW StAF, F 30/1 Bü 3546, o. Pag.

fähig beurteilte Insassen zurückgehalten. Seit Mai 1933 in der NSDAP, bezeichnete er sich selbst als nicht „parteihörig"[49], war aber aus der Kirche ausgetreten. Bader sah in ihm deshalb geradezu einen Prototyp des ‚Überzeugungstäters'.

Bei beiden Angeklagten betonte Bader, dass sie um die Unrechtmäßigkeit der Mordaktion gewusst hätten und nicht an eine gesetzesähnliche Bedeutung von Hitlers Ermächtigungsschreiben hätten glauben können. Selbst im NS-Staat seien Willensäußerungen von Hitler „nicht zur Grundlage der Staatspraxis gemacht worden"[50]. Da sich alle Beteiligten dieser Tatsachen bewusst gewesen seien, wären auch Tarnnamen benutzt und Tarnorganisationen geschaffen worden. Den beiden Grafenecker ‚Tötungsärzten' Ernst Baumhard und Günther Hennecke unterstellte Bader, dass sie sich wohl bewusst später für den Dienst auf U-Booten entschieden hätten, in Kenntnis der besonders großen Gefahren dort, und somit auf ihre Art „die Flucht [...] ergriffen"[51] hätten.

In seinem am 12. November 1948 gehaltenen Plädoyer wurde Bader in allen Punkten noch deutlicher. Er begann damit, die „abgrundtiefe Verlogenheit"[52] der ‚Aktion' zu betonen, denn diese habe mit ‚Euthanasie' nichts zu tun gehabt, „und ich verwahre mich dagegen, daß dieser Prozeß als ‚Euthanasie-Prozeß' bezeichnet wird"[53]. Ebenso hob Bader die systematische Eskalation der Nationalsozialisten und ihrer Maßnahmen gegen ihnen als ‚minderwertig' erscheinende Menschen hervor. So sei es Absicht gewesen, „diese Schlechterstellung im Laufe der Zeit allmählich zu steigern, bis eines Tages der Moment der Ausmerzung gekommen sei"[54]. Bader betonte dabei die frappierenden Parallelen zum „Verhalten in der Judenfrage"[55].

Ein Punkt im Plädoyer kann im Hinblick auf die Bedeutung der Prozesse kaum genug betont werden:

> Wir müssen uns darüber klar sein – und das soll zur Bewertung dieses Prozesses mit Nachdruck gesagt sein –, daß es unbefriedigend ist, wenn diese beiden Angeklagten auf der Anklagebank sitzen. Sie sind die dritte Garnitur. Ich möchte, daß auf einer deutschen Anklagebank säßen oder gesessen hätten Dr. BRANDT und LINDEN und alle die Namen, die wir von den Angeklagten gehört haben. Wir wissen nicht, ob sie noch am Leben sind; vielleicht leben sie getarnt in einer anderen Zone und lachen sich ins Fäustchen, bis man auch sie erwischt. Diese Männer wären die erste Garnitur! Eine zweite Garnitur sind die Henker selbst, die das verbrecherische Handwerk unmittelbar ausgeübt haben; auch sie haben wir nicht. Unsere württembergischen Kollegen werden demnächst über dieselbe

49 LABW StAF, F 30/1 Bü 3546, o. Pag.
50 LABW StAF, F 30/1 Bü 3546, o. Pag.
51 LABW StAF, F 30/1 Bü 3546, o. Pag.
52 LABW StAF, F 30/1 Bü 3546, o. Pag.
53 LABW StAF, F 30/1 Bü 3546, o. Pag.
54 LABW StAF, F 30/1 Bü 3546, o. Pag.
55 LABW StAF, F 30/1 Bü 3546, o. Pag.

> Garnitur zu urteilen haben, wie wir sie heute vor uns haben; aber diejenigen, die unmittelbar getötet haben, sind verschwunden. Ich möchte betonen, daß ich diesen Zustand auf das tiefste bedauere; doch können wir ihn nicht ändern. So sind die beiden Angeklagten, wie sie dasitzen, übriggeblieben.[56]

Neben Baumhard und Hennecke, die verstorben waren, und Schumann, dessen Aufenthaltsort unbekannt war (er lebte zu diesem Zeitpunkt unerkannt in Gladbeck), hob Bader zwei Ärzte hervor, die er als Täter mit besonderer Schuld ansah. Dies waren Gerke und der Assistenzarzt Ludwig Theato. Gerke war ebenfalls schon verstorben und Theato galt als verschollen. Letzterem wurde vorgeworfen, auf eigene Initiative und ohne ersichtliche Gründe in der Nacht vor seiner Versetzung zur Wehrmacht mehrere Patienten umgebracht zu haben.[57]

Bader hob in diesem Zusammenhang die Probleme der Grenzziehung beim Kreis der Angeklagten hervor. Unter anderem war auch in Erwägung gezogen worden, die Anstaltsärzte in nicht leitenden Funktionen in die Ermittlungen miteinzubeziehen. Bader betonte auch an diesem Punkt seine persönlichen „Gewissenskonflikte“[58], begründete aber die Entscheidung, gegen diese Mediziner keine Anklage erhoben zu haben, folgendermaßen: „Was diese Aerzte anbelangt: wir waren uns klar darüber, daß wir auch von Aerzten, an deren Beruf wir allerdings einen besonders strengen Maßstab anlegen müssen, kein Heroentum verlangen können.“[59]

Schreck sei hingegen deutlich als ‚Überzeugungstäter‘[60] zu bezeichnen. Diese Überzeugung basiere aber auf „einer Verkennung menschlicher Grundgesetze“[61] und könne deshalb nicht strafmildernd wirken. Bei Sprauer sei dies keineswegs der Fall: „Er ist in der Verhandlung zu keiner Ueberzeugung gestanden. Er ist ein Mann, der eine Anlehnung an die Autorität braucht und ihr huldigt. Sein blinder Autoritätsglaube ist alles, was ihn leitet.“[62]

Bei der Bewertung der Fragen, ob die beiden Angeklagten sowohl vorsätzlich als auch heimtückisch getötet hätten, fiel die Einschätzung von Bader eindeutig aus:

> Wenn einmal das Merkmal der Heimtücke sinnvoll angewandt werden kann und wenn es einmal eine klare Vorstellung von tatsächlichem Geschehen vermittelt, dann meine Herren Richter, hier, wo mit Verlogenheit, systematischer Tarnung, Irreführung der Angehörigen der Getöteten und des ganzen Volkes getötet wurde: aus einer verbohrten Einstellung

---

56 LABW StAF, F 30/1 Bü 3546, o. Pag. Hervorhebungen im Original.
57 Poitrot (1945), S. 64 und 89. Zu Theato siehe LABW StAF, F 22/62 Bü 1513.
58 LABW StAF, F 30/1 Bü 3546, o. Pag.
59 LABW StAF, F 30/1 Bü 3546, o. Pag.
60 „Dr. SCHRECK ist Täter. Er war nicht etwa nur ausführendes Werkzeug, nicht etwa nur Helfer zu fremder Tat, sondern hat die Taten als eigene gewollt [sic!].“ LABW StAF, F 30/1 Bü 3546, o. Pag. Hervorhebung im Original.
61 LABW StAF, F 30/1 Bü 3546, o. Pag.
62 LABW StAF, F 30/1 Bü 3546, o. Pag.

> heraus, die das Licht des Tages scheute und die es nicht darauf ankommen lassen wollte, in der Oeffentlichkeit diskutiert zu werden. Wenn eine vorsätzliche Tötung Heimtücke war, dann diese Methode.[63]

15.3 Das Urteil und seine Begründung

Da an der Frage der Schuld kaum Zweifel bestehen konnten, war vor allem die Höhe des Strafmaßes Gegenstand der Verhandlung. Eine besondere Bedeutung spielte in den Augen von Bader, ob in diesem Fall die Todesstrafe oder aufgrund besonderer Umstände nur lebenslängliches Zuchthaus[64] zu fordern sei. Diese Frage beantwortete er mehr als eindeutig: „Ich frage Sie, meine Herren Richter: ist dieser Fall, gerade dieser Fall ein besonderer Ausnahmefall? Man kann sagen: ja. Er ist ein Ausnahmefall nach der Seite der Schwere, nach der Fürchterlichkeit und nach dem Umfang des Verbrechens."[65]

Bei der Bewertung der beiden Angeklagten wurde erneut die Einordnung von Schreck als Täter betont, wohingegen bei Sprauer nur Beihilfe anzunehmen wäre. Sprauer habe aber Schreck mehrfach aktiv in seine Positionen gebracht, in Kenntnis dessen, dass er dort seine Aufgaben ohne Skrupel erfüllen würde. Damit wurde begründet, dass in diesem Fall nicht eine unterschiedliche Beurteilung beim Strafmaß stattfinden sollte. Entsprechend forderte Bader für beide Angeklagte eine Verurteilung zum Tode sowie den Verlust der bürgerlichen Ehrenrechte auf Lebenszeit.[66]

Die Verhandlungen vor dem Schwurgericht[67] dauerten insgesamt nur fünf Tage, bevor es am 16. November 1948 zur Urteilsverkündung kam. Das Gericht folgte dem Antrag von Bader in seiner Argumentation, aber nicht beim Strafmaß: Sowohl Schreck als auch Sprauer wurden „zu lebenslänglichem Zuchthaus"[68] verurteilt und beiden wurden die bürgerlichen Ehrenrechte „auf Lebensdauer aberkannt"[69].

Dass das Gericht dem Antrag von Bader auf Todesstrafe nicht gefolgt war, wurde vor allem damit erklärt, dass weder Sprauer noch Schreck aus „verbrecherischer Nei-

---

63 LABW StAF, F 30/1 Bü 3546, o. Pag.

64 Im Gegensatz zu einer Gefängnisstrafe galt eine Zuchthausstrafe als besonders entehrend und mit ihr ging der Verlust der bürgerlichen Ehrenrechte für eine bestimmte Zeit einher. Diese zusätzliche Strafe und ihre Dauer mussten nicht zwangsläufig der Inhaftierungsdauer entsprechen. Die Zuchthausstrafe wurde in der Bundesrepublik im Rahmen der Strafrechtsreform von 1969 abgeschafft. Siehe auch Radbruch (1992) und Busch (2005).

65 LABW StAF, F 30/1 Bü 3546, o. Pag.

66 LABW StAF, F 30/1 Bü 3546, o. Pag.

67 Neben dem Landgerichtspräsidenten Maximilian Matt waren noch zwei beisitzende Richter und sechs Geschworene sowie Bader und ein Urkundsbeamter in den Sitzungen anwesend. Zu Matt siehe auch Raim (2013).

68 LABW StAF, F 30/1 Bü 3546, o. Pag.

69 LABW StAF, F 30/1 Bü 3546, o. Pag.

gung zu der Tat getrieben worden"[70] seien. Beide wurden zu ‚Opfern' der Umstände gemacht und es hieß in der Urteilsbegründung zu sowohl Sprauer als auch Schreck: „in geordneten Zeiten und in einem rechtmässig funktionierenden Staatsgefüge wären sie, wie mit ziemlicher Sicherheit gesagt werden darf, nie ins Verbrechen abgeglitten."[71] Sie, so die weiteren Ausführungen, dürften deshalb noch „in gewissem Sinne zu den Verführten zugezählt werden"[72]. Allerdings hätten beide keinen Widerstand erkennen lassen, weshalb eine Gefängnisstrafe als zu milde und stattdessen eine Zuchthausstrafe als angemessene Sühne angesehen wurde.[73]

Interessant ist die Urteilsbegründung allerdings im Hinblick auf die Bedeutung der einzelnen Beweisstücke. Auf insgesamt 89 Seiten folgte man im Großen und Ganzen den Ausführungen von Bader. Bei der Beweiswürdigung wurde aber betont, dass das Urteil über Schreck „fast durchweg"[74] auf dessen eigenen Aussagen basiere, die aufgrund ihres sich stark selbst belastenden Charakters als sehr glaubwürdig erachtet wurden. Etwas anders gelagert war der Fall bei Sprauer. Dessen Einschätzung durch das Gericht basierte zwar ebenfalls „im wesentlichen [auf] seinen Angaben"[75], allerdings hätte er mehrfach gelogen oder zu leugnen versucht.

Ob es in den Ermittlungen in großem Umfang gelungen war, die Lügen zu enttarnen und die wahren Sachverhalte offenzulegen, erscheint zumindest im Hinblick auf die Erfahrungen aus anderen Prozessen im Rahmen der Aufarbeitung der NS-Herrschaft zweifelhaft. Wie beispielsweise bei den Spruchkammerverfahren waren auch hier die Nachforschungen teils unter erheblichem Zeitdruck durchgeführt worden. Nachdem das öffentliche Interesse auch zu internem Druck durch badische Ministerien geführt hatte, waren die Ermittlungen nicht immer in dem Umfang erfolgt, der in Anbetracht der Schwere und des Ausmaßes der Verbrechen angebracht gewesen wäre. Insbesondere Bader bemängelte diese Umstände mehrmals. Zudem fielen die nicht mehr vorhandenen Akten, ob durch Kriegseinwirkung oder bewusste Vernichtung, stark ins Gewicht, so dass kaum belastbares Material aus dem Ministerium des Innern übrig geblieben war. Dieser Umstand kam insbesondere Sprauer zugute. Deshalb kam neben den eigenen Aussagen der beiden Angeklagten den Zeugenaussagen der Anstaltsärzte besonders große Bedeutung zu. Dass diese, zumal gegen sie zeitweise selbst ermittelt wurde, kein Interesse daran hatten, sich selbst zu belasten, ist eine Selbstverständlichkeit, unterstreicht aber die schwierige Beweislage.

70 LABW StAF, F 30/1 Bü 3546, o. Pag.
71 LABW StAF, F 30/1 Bü 3546, o. Pag.
72 LABW StAF, F 30/1 Bü 3546, o. Pag.
73 LABW StAF, F 30/1 Bü 3546.
74 LABW StAF, F 30/1 Bü 3546, o. Pag.
75 LABW StAF, F 30/1 Bü 3546, o. Pag.

15.4 Revision und Haftunfähigkeit – der Fortgang des Verfahrens

Wie auch bei zahllosen anderen Fällen im Rahmen der Aufarbeitung der NS-Verbrechen blieb es aber nicht bei diesem Urteil. Da sowohl Sprauer als auch Schreck Revision dagegen einlegten, kam es zu einer erneuten Verhandlung.[76] Am 2. Mai 1950 reduzierte das Schwurgericht in Freiburg das Strafmaß von Sprauer auf elf Jahre Zuchthaus und der Verlust der bürgerlichen Ehrenrechte wurde auf fünf Jahre beschränkt. Ähnlich verhielt es sich mit Schreck. Dessen neues Strafmaß betrug zwölf Jahre Zuchthaus bei ebenfalls fünf Jahre dauerndem Verlust der bürgerlichen Ehrenrechte. In beiden Fällen wurde die Untersuchungshaft angerechnet, was bei Sprauer drei Jahre und bei Schreck ganze viereinhalb Jahre weniger Haft bedeutet hätte.[77] Aufgrund dieser Urteile hätten Sprauer und Schreck im Laufe des Jahres 1958 ihre Strafen verbüßt gehabt.[78] Allerdings reichten beide mehrfach Gnadengesuche ein, mit dem Ziel, neben einer Haftreduzierung auch die Zuchthausstrafe in eine Gefängnisstrafe umwandeln zu lassen. Sprauer hatte sich zu diesem Zweck mehrere ‚Persilscheine' von religiösen Vereinigungen, unter anderem vom Caritasverband der Erzdiözese, beschafft. Darüber hinaus bat er um eine Haftunterbrechung aufgrund seiner vorgeblich angeschlagenen Gesundheit. Während Gnadengesuche in den Verantwortungsbereich der Staatskanzlei fielen und damit Sache des Staatspräsidenten Leo Wohleb waren, lag die Entscheidung über Haftunterbrechungen bei der Staatsanwaltschaft in Freiburg. Diese kam nach einer Prüfung des Gesuchs von Sprauer zu dem Ergebnis, dass die vorliegenden Atteste von drei Ärzten offenkundig einseitig in allen Fragen zugunsten des Angeklagten entschieden hatten, während der zuständige Amtsarzt die Haftfähigkeit festgestellt hatte. In den Gutachten der Mediziner wurde eine absurd anmutende Bandbreite von möglichen lebensgefährlichen Krankheiten attestiert, von der drohenden Gefahr eines „Augenblickstodes bei Herzschlag"[79] über eine Gehirnblutung bis hin zu zahlreichen chronischen Krankheiten oder psychischen Leiden. Nachdem die Staatsanwaltschaft eine Haftunterbrechung abgelehnt hatte, richtete der Anwalt von Sprauer sein Gesuch direkt an die Staatskanzlei. Dabei zitierte er mehrfach aus einem Gutachten der Professoren Ludwig Heilmeyer und Hans Sarre sowie des Obermedizinalrats Paul Riffel.[80]

---

76 LABW StAF, C 20/1 Bü 932.

77 LABW StAF, F 30/1 Bü 3546.

78 Aufgrund unterschiedlicher Haftantritte wäre Sprauer am 1. Juli 1958 und Schreck am 10. Januar 1958 entlassen worden.

79 LABW StAF, F 30/1 Bü 3546, o. Pag.

80 Während bei Sarre und Riffel keine auffällige Nähe zum Nationalsozialismus feststellbar ist, liegt der Fall bei Heilmeyer anders. Dieser hatte offensichtlich keine Berührungsängste bei Ärzten mit schwerwiegender NS-Vergangenheit. Zum einen gab er dem im Nürnberger Ärzteprozess verurteilten Wilhelm Beiglböck – dieser hatte Meerwasserversuche an KZ-Häftlingen durchgeführt – eine Anstellung und hatte auch zu dessen Gunsten in einer Gutachterkommission Stellung bezogen. Zum anderen stellte er den zeitweise untergetauchten KZ-Arzt Kurt Plötner später als Assistenten an. BArch Berlin, R 9345, und Steger/Leskow (2021), S. 144–220.

Das Gutachten bescheinigte Sprauer, dass dieser durch die Haft in Lebensgefahr sei und dass zur „Vermeidung der drohenden Todesgefahr“[81] eine Haftunterbrechung notwendig sei. Aber auch das Ministerium lehnte es mit derselben Begründung wie die Staatsanwaltschaft ab, dass nämlich die Gutachter einseitig alle Fragen „zu Gunsten des Verurteilten“[82] beantwortet hätten.

Ungeachtet dieser Entscheidung wiederholte der Anwalt von Sprauer seine Eingaben. Nur drei Monate später sollte er Erfolg haben. Offensichtlich hatte sich sowohl in den Augen der Staatsanwaltschaft als auch der Staatskanzlei die politische Situation geändert. Zudem war der Fall Sprauer in der Zwischenzeit Gegenstand einer Kabinettssitzung geworden. Dabei wurde zunächst im Hinblick auf die öffentliche Wirkung davon abgeraten, der gnadenweisen Umwandlung der Zuchthaus- in eine Gefängnisstrafe zuzustimmen, mit einer Begründung, die viel über den Geist der Zeit aussagt:

> Der Öffentlichkeit, die leicht geneigt ist, Euthanasie-Verbrechen zu bagatellisieren und sie im Vergleich zu den „normalen“ Tötungsdelikten für „salonfähig“ zu halten, sollte durch eine feste Haltung in Gnadenverfahren zum Bewusstsein gebracht werden, dass Mord in jedem Falle Mord ist, auch dann, wenn die Tötung mit sozial-hygienischen Erwägungen motiviert wird und unter Anwendung wissenschaftlicher Methoden mit technischer Präzision erfolgt.[83]

An dieser Stelle wird deutlich, dass auch hier zahlreiche falsche Wahrnehmungen und auch Verharmlosungen innerhalb der zuständigen Behörden zu finden waren. Zwar wurde die Umwandlung der Zuchthausstrafe zunächst tatsächlich abgelehnt, eine Haftunterbrechung für ganze sechs Monate aber als „vertretbar und auch politisch unbedenklich“[84] angesehen. Der ganze Vorgang um Sprauer hatte auch Schreck auf den Plan gerufen und dieser stellte ebenfalls ein Gesuch auf Haftunterbrechung. Auch hier befürworteten die ärztlichen Gutachten eine solche aus gesundheitlichen Gründen. Dies führte dazu, dass sowohl Sprauer (am 24. Februar) als auch Schreck (am 7. April 1951) per Kabinettsbeschluss eine Haftunterbrechung gewährt wurde.[85]

Offenkundig rechneten aber beide nicht damit, ihre verbleibenden Haftstrafen überhaupt noch verbüßen zu müssen. Als nächsten Schritt beantragten sie die Gewährung von Versorgungsbezügen. Insbesondere Schreck betonte dabei, dass er es als „beschämende Angelegenheit“[86] empfände, dass er und auch Sprauer „von unseren Kindern verhalten werden“[87] würden. Aufgrund der Verurteilung zu einer Zuchthausstrafe hatten aber derartige Ansprüche nur eine geringe Chance auf Erfolg, weshalb

81 LABW StAF, F 30/1 Bü 3546, o. Pag.
82 LABW StAF, F 30/1 Bü 3546, o. Pag.
83 LABW StAF, F 30/1 Bü 3546, o. Pag.
84 LABW StAF, F 30/1 Bü 3546, o. Pag.
85 LABW StAF, F 30/1 Bü 3546.
86 LABW StAF, F 30/1 Bü 3546, o. Pag.
87 LABW StAF, F 30/1 Bü 3546, o. Pag.

von den Anwälten der beiden die Umwandlung in Gefängnisstrafen wiederholt beantragt worden war.[88]

Geradezu grotesk aus heutiger Sicht mutet es an, dass der Rechtsanwalt von Sprauer mit der Einschaltung der Presse und einer Anfrage an den Landtag drohte. Offensichtlich vermutete er die öffentliche Meinung deutlich auf Seiten seines Mandanten. In Anbetracht anderer öffentlicher Äußerungen zu NS-Verbrechen erscheint diese Einschätzung leider nicht aus der Luft gegriffen.

Das badische Justizministerium zeigte auch kein großes Interesse an einer Auseinandersetzung und stimmte den Anträgen der Anwälte zu. Auch Bader, der zu diesem Zeitpunkt sein Amt schon niedergelegt hatte, befürwortete in einer Stellungnahme die Umwandlung der Zuchthausstrafen in „nach dem Gesetz höchst zulässige Gefängnisstrafen"[89]. Eine Gewährung von Versorgungsbezügen wurde aber sowohl vom Ministerium als auch von Bader abgelehnt. Die badische Landesregierung sprach sich im Oktober 1951 sowohl gegen die Umwandlung der Zuchthausstrafen als auch gegen die Gewährung von Versorgungsbezügen aus. Dies war insofern von geringer Bedeutung, als die Haftunterbrechung nicht mehr aufgehoben wurde und weder Schreck noch Sprauer einen weiteren Tag ihrer Haftstrafe verbüßen sollten.[90]

Damit zeigten sich aber weder Schreck noch Sprauer zufrieden und versuchten in der Folge finanzielle Hilfen zu bekommen. Insbesondere Schreck hatte weiterhin gute Kontakte zu badischen Staatsbeamten. So geht aus einigen von ihm überlieferten Briefen hervor, dass er mehrfach an Paul Waeldin, den Regierungspräsidenten des Regierungsbezirkes Südbaden, schrieb und um dessen Hilfe bat. Dabei klagte er diesem wiederholt sein Leid. Waeldin setzte sich in der Folge bei Justizminister Wolfgang Haußmann für Schreck ein. Sprauer wollte noch einen Schritt weiter gehen und versuchte, Unterstützung für eine Wiederaufnahme des Verfahrens zu erreichen. Infolge der immer milder gewordenen Urteile gegenüber nationalsozialistischen Tätern erhoffte er sich offenkundig ein ähnliches Ergebnis. Schreck, mit dem Sprauer auch nach der Haftentlassung noch in regem Kontakt stand, lehnte aber derartige Überlegungen ab. Einig zeigten sich beide jedoch in ihren Bemühungen, die beamtenrechtlichen Folgen der Urteile aufheben zu lassen, um ihre Pensionen oder zumindest Unterhaltszahlungen erhalten zu können.[91]

Letztlich sollten beide damit Erfolg haben und ab Juli 1954 bekamen sowohl Sprauer als auch Schreck eine monatliche Unterhaltszahlung von 450 DM. Außerdem wurde die Zuchthausstrafe doch offiziell in eine Gefängnisstrafe umgewandelt und nur einen Monat später erhielten beide ihre bürgerlichen Ehrenrechte zurück. Ab Februar 1958 wurde der Unterhaltsbeitrag von Schreck sogar umgewandelt und er bekam künf-

---

88 LABW StAF, F 30/1 Bü 3546.
89 LABW StAF, F 30/1 Bü 3546, o. Pag.
90 LABW StAF, F 30/1 Bü 3546.
91 LABW StAF, F 30/1 Bü 3546.

tig 60 Prozent seines Ruhegehaltes.[92] Letztlich verbrachten sowohl Sprauer als auch Schreck ihren Lebensabend unbehelligt in Freiheit, Sprauer verstarb 1962 und Schreck ein Jahr später.[93]

15.5 Der Grafeneck-Prozess

Wie in Baden zogen sich die Voruntersuchungen zur ‚Aktion T4' und den an dem zehntausendfachen Mord in Grafeneck beteiligten Personen hin. Die amerikanischen Besatzungsbehörden hatten zwar direkt nach Kriegsende mit ihren Ermittlungen begonnen, zu einer Gerichtsverhandlung war es allerdings nicht gekommen. Möglicherweise hätte der Prozess zu Grafeneck auch nicht in Tübingen stattgefunden, zumindest nicht, wenn es nach Bader gegangen wäre. Dieser hatte sich bei der Tübinger Staatsanwaltschaft bezüglich einer Abgabe des ganzen Verfahrens nach Freiburg gemeldet.[94] Nachdem dies aber abgelehnt worden war, begannen am 15. Juli 1947 offiziell die Voruntersuchungen der deutschen Behörden. Zuständig dafür war der Oberlandesgerichtsrat Wilhelm Gilsdorf.[95]

Der späte Zeitpunkt des Voruntersuchungsbeginns stieß mitunter auf großes Unverständnis; so sahen sich die zuständigen Behörden auch hier schweren Vorwürfen der Zeitung *Der neue Tag* ausgesetzt.[96] Zahlreiche Schwierigkeiten bei den Ermittlungen führten aber dazu, dass sich die Voruntersuchungen noch länger hinzogen. Insbesondere die umfangreichen Vertuschungsaktionen (vor allem die systematischen Aktenvernichtungen)[97] und die Verwendung von Tarnnamen erschwerten die Arbeit erheblich[98]. Insgesamt wurden gegen 27 Personen[99] Ermittlungen angestellt, darunter fünf leitende Anstaltsärzte bzw. deren Stellvertreter[100].

Besonders im Fokus stand Eugen Stähle, der für die organisatorische Umsetzung der ‚Euthanasie'-Verbrechen verantwortliche Ministerialrat im Ministerium des Innern. Stähle war nach eigenen Angaben am 23. Juni 1945 durch Beamte der Stuttgarter Polizei festgenommen worden.[101]

---

92 LABW StAF, F 30/1 Bü 3546, o. Pag.
93 Siehe auch Eberle (2018) und Klee (2016), S. 592.
94 LABW StAF, C 20/1 Bü 932.
95 „Der Fall Grafeneck wird erst jetzt verhandelt, weil die Voruntersuchungen erst am 15. Juli 1947 begannen. Bis dahin hatten die amerikanischen Militärbehörden den Fall in den Händen." LABW StAL, EL 905 Bü 253, o. Pag.
96 LABW StAF, C 20/1 Bü 932.
97 LABW StAL, EL 905 Bü 253.
98 Siehe dazu die Bemerkungen von Wilhelm Gilsdorf in LABW StAS, Wü 29/3 T 1 Bü 1758/02/03.
99 Siehe die vollständige Liste in LABW StAL, EL 905 Bü 253.
100 Dies waren Weskott, Götz, Stegmann, Gutekunst und Jooss. LABW StAL, EL 905 Bü 253.
101 LABW StAL, EL 905 Bü 253.

Seine erste Vernehmung durch den Chef der deutschen Polizei der Stadt Stuttgart fand am 26. Juni statt. Im Gegensatz zu seiner rechten Hand im Ministerium, Obermedizinalrat Otto Mauthe, leugnete Stähle nicht, dass er die ‚Euthanasie' im Allgemeinen[102] und die Vernichtungsaktion in Grafeneck im Besonderen befürwortet hatte und immer noch für gerechtfertigt hielt: „Im gegebenen Fall bejahe ich auch die sittliche Berechtigung zur Vornahme der Euthanasie, eben wegen der durch den Krieg geschaffenen abnormen Ausnahmeverhältnisse."[103] Die Argumentationsweise von Stähle war die eines restlos überzeugten Nationalsozialisten. Ganz im Duktus des ‚Dritten Reichs' nannte er die Vorgänge nicht beim Namen, sondern benutzte die für die NS-Sprache typischen Euphemismen. Während die Verwendung des Begriffes ‚Euthanasie' schon eine unzutreffende und beschönigende Beschreibung des tausendfachen Mordes war, ging Stähle noch weiter. So sprach er wiederholt von einer „Daseinsbefreiung"[104] der in Grafeneck Ermordeten. Die ganze ‚Aktion' hatte seinen Aussagen zufolge nur dazu gedient, „unheilbar Geisteskranke vom Dasein zu befreien"[105]. Er behauptete, dass dies der ureigene Wunsch der Kranken selbst gewesen wäre: „Die meisten dieser Kranken haben, solange sie nicht vollkommen geistig abgestorben sind, das Bestreben nach Selbstvernichtung und werden daran nur durch die Anstaltsbewahrung verhindert."[106] Später verglich er die Kranken gar mit „Haustier[en]"[107], denen man den „Gnadenstoss"[108] gegeben habe.

In der Vernehmung wollte Stähle zudem geltend machen, dass die Angehörigen mit diesem Vorgehen einverstanden gewesen wären. Dabei war seine Formulierung entlarvend, sprach er doch nur von einem nachträglichen Einverständnis: „Meines Erachtens war der grösste Teil der Angehörigen der von der Euthanasie Betroffenen nachträglich mit der getroffenen Massnahme einverstanden."[109] Dass dem keineswegs so war, wurde aus vielen anderslautenden Zeugenaussagen offensichtlich. Zahlreiche Beschwerden von Angehörigen waren Stähle direkt vorgetragen worden. Es wurde gar aktenkundig, dass ein Besucher ihn mit einem Stuhl attackiert hätte.[110]

In dieser ersten Vernehmung schien bei Stähle sogar Stolz über den ‚Vertrauensbeweis' der nationalsozialistischen Führung in Berlin durchzuklingen, dass Grafeneck

---

102 „Ich bin grundsätzlich ein Anhänger der Euthanasie, sofern sie in einer Form gesetzlich geregelt ist, die ich billigen kann oder durch Kriegsnotwendigkeit gerechtfertigt ist." LABW StAS, Wü 29/3 T 1 Bü 1754/01/20, o. Pag.

103 LABW StAS, Wü 29/3 T 1 Bü 1754/01/20, o. Pag.

104 LABW StAS, Wü 29/3 T 1 Bü 1754/01/20, o. Pag.

105 LABW StAS, Wü 29/3 T 1 Bü 1754/01/20, o. Pag.

106 LABW StAS, Wü 29/3 T 1 Bü 1754/01/20, o. Pag.

107 „Diese Menschen haben, wenn sie noch einigermaßen bei geistigen Kräften sind, selbst das Bedürfnis, ihrem Leben und ihrem Leiden ein Ende zu bereiten. Jedem Haustier, das nicht mehr dienen kann und das leiden muss, gibt man den Gnadenstoss." LABW StAS, Wü 29/3 T 1 Bü 1754/01/20, o. Pag.

108 LABW StAS, Wü 29/3 T 1 Bü 1754/01/20, o. Pag.

109 LABW StAS, Wü 29/3 T 1 Bü 1754/01/20, o. Pag.

110 LABW StAS, Wü 29/3 T 1 Bü 1754/01/28.

die erste ‚Tötungsanstalt' war, die ihren Betrieb aufgenommen hatte: „Vielleicht spielte auch die Erwägung eine Rolle, dass man in Berlin wusste, daß [sic!] ich überall grosses Ansehen genoss, das württ. Gesundheitswesen vorbildlich war und man deshalb annahm, dass die Sache in Württemberg am Reibungslosesten gehen würde."[111] Erwartungsgemäß wollte er die Verantwortung[112] auf die Organisatoren in Berlin abwälzen: „Ich habe mir immer wieder gesagt, dass die Anstalt (nämlich Grafeneck) ja nicht von mir betrieben werde und ich die Leute eben machen lasse, weil ich ja keine Verantwortung für das hatte, was dort geschah."[113] Dabei war er es gewesen, der Grafeneck erst als geeigneten Ort für eine ‚Tötungsanstalt' ausgewählt hatte.[114] Bezüglich der juristischen Grundlage für die ‚Aktion T4' äußerte auch Stähle die Überzeugung, dass das Ermächtigungsschreiben von Hitler in seinen Augen Berechtigung genug gewesen wäre.[115] Der Charakter der Aussage als reine Schutzbehauptung wird allein dadurch offensichtlich, dass Stähle eigene Überlegungen zu einer rechtlichen Lösung angestellt und diese an Linden geschickt hatte. In den Vernehmungen versuchte er dies zunächst aber zu leugnen.[116]

Stähle besichtigte die Grafenecker ‚Tötungsanstalt'[117] mindestens dreimal. Dabei beobachtete er auch eine Vergasung und wollte diese in seiner Vernehmung in den Kontext einer ‚Erlösung' gestellt wissen. Des Weiteren versuchte er die Mordmethode als völlig schmerzfrei darzustellen; auch Fauser verwendete dieses Rechtfertigungsschema.[118] Hält man sich beispielsweise die Aussagen des ‚Tötungsarztes' Aquilin Ullrich vor Augen, wird deutlich, dass die Realität anders aussah.[119]

Als die Vernehmung von Stähle etwas mehr als eine Woche später fortgesetzt wurde, äußerte er sich in einigen Punkten spürbar zurückhaltender. Plötzlich wollte er ein „inneres Widerstreben"[120] gegen die ‚Euthanasie' gespürt haben, welches sich darin geäußert habe, „dass ich die Reichsarbeitsgemeinschaft praktisch machen liess"[121]. Noch in derselben Vernehmung widersprach er sich aber, als er betonte: „Ich fühle auch keine moralische Mitschuld, denn was hier geschah, das war meiner Ansicht nach

---

111 LABW StAS, Wü 29/3 T 1 Bü 1754/01/20, o. Pag.
112 Zu den Verteidigungsstrategien von Ärzten in den Nachkriegsprozessen siehe auch Ebbinghaus (2002).
113 LABW StAS, Wü 29/3 T 1 Bü 1754/01/28, o. Pag.
114 Zuvor war auch das nur knapp vier Kilometer von Zwiefalten entfernte Schloss Ehrenfels in Erwägung gezogen worden. Christ (2020), S. 140.
115 LABW StAS, Wü 29/3 T 1 Bü 1754/01/28.
116 LABW StAS, Wü 29/3 T 1 Bü 1754/01/28.
117 LABW StAS, Wü 29/3 T 1 Bü 1754/01/17.
118 „Über die Art des Todes war ich, da sämtliche Zeichen von Leiden oder Todesqualen gefehlt haben, und auch die Leichen völlig entspannte, friedliche Züge aufwiesen, beruhigt." LABW StAS, Wü 29/3 T 1 Bü 1754/01/28.
119 Klee (2010).
120 LABW StAS, Wü 29/3 T 1 Bü 1754/01/20, o. Pag.
121 LABW StAS, Wü 29/3 T 1 Bü 1754/01/20, o. Pag.

äusserlich und innerlich in Ordnung."[122] Auch in der Folge verstrickte sich Stähle zunehmend in Widersprüche. So hatte er beispielsweise 1945 noch behauptet, dass er nicht glaube, dass Eyrich „irgendwie an der Sache beteiligt war"[123]. Zwei Jahre später gab er die Namen der eingeweihten Ärzte, inklusive Eyrich, zu Protokoll.[124]

In der Zwischenzeit war Stähle im Interniertenlager IV in Bad Mergentheim festgesetzt. Aufgrund einer Tbc-Erkrankung wurde er aber in das Interniertenkrankenhaus nach Karlsruhe verlegt; dort wurde er auch im Rahmen seines Entnazifizierungsverfahrens vernommen. Zwischenzeitlich stellte man ihm gar eine Entlassung am 22. April 1947 in Aussicht. Zwar war am 17. April durch Untersuchungsrichter Gilsdorf ein Haftbefehl ausgestellt worden[125], aber durch die unzureichende Kommunikation zwischen den zahlreichen Behörden war Gilsdorf der Aufenthaltsort von Stähle gar nicht bekannt[126]. Ein vor der Entlassung Stähles erstelltes amtsärztliches[127] Gutachten bescheinigte auch ihm Haftunfähigkeit. Letztlich sollte er seine Entlassungspapiere am 30. Mai 1947 erhalten.[128] Sein Aufenthalt in der Freiheit kann aber nur von kurzer Dauer gewesen sein. Aufgrund des Haftbefehls wurde er erneut festgenommen und dieses Mal im Münsinger Krankenhaus untergebracht.[129] In den von Gilsdorf persönlich durchgeführten Vernehmungen zeigte sich Stähle wesentlich defensiver als noch zwei Jahre zuvor.

Am deutlichsten werden die Unterschiede in Stähles Aussagen in Bezug auf seine rechte Hand im Ministerium, Otto Mauthe. Dieser hatte ihn massiv belastet und alle Schuld auf seinen ehemaligen Vorgesetzten abzuwälzen versucht. Erwartungsgemäß tat Stähle nun dasselbe und berichtete seinerseits detailliert über die Mitwirkung von Mauthe an den verschiedenen ‚Euthanasie'-Verbrechen. Zudem betonte er den opportunistischen Charakter und den Egoismus von Mauthe sowie dessen permanente Versuche, sich in alle Richtungen abzusichern.[130] Zudem sei Mauthe „oberflächlich und unpünktlich"[131], habe mehrfach gelogen und hätte eine „schwätzerische Art"[132]. Größere Teile der späteren Vernehmungen von Stähle und Mauthe verliefen nach diesem

122 LABW StAS, Wü 29/3 T 1 Bü 1754/01/20, o. Pag.
123 LABW StAS, Wü 29/3 T 1 Bü 1754/01/20, o. Pag.
124 LABW StAS, Wü 29/3 T 1 Bü 1754/01/17.
125 LABW StAL, EL 905 Bü 253.
126 LABW StAS, Wü 29/3 T 1 Bü 1753/02/12.
127 Der zuständige Amtsarzt war schon in der NS-Zeit in dieser Funktion tätig gewesen. BArch Berlin, R 9345.
128 LABW StAL, EL 905 Bü 253.
129 LABW StAS, Wü 29/3 T 1 Bü 1754/01/17.
130 Stähle: „Ich halte von solchen Doppelversicherern nicht viel, wenn der Mann sagt, er sei, weil er Beamter sei, aus der Kirche ausgetreten, aber hintendrein dann erklärt, daß seine Familie doch der Kirche treu geblieben sei." LABW StAS, Wü 29/3 T 1 Bü 1754/01/17, o. Pag.
131 LABW StAS, Wü 29/3 T 1 Bü 1754/01/17, o. Pag.
132 LABW StAS, Wü 29/3 T 1 Bü 1754/01/17, o. Pag.

Schema. Wohl auch im Kontext des vollstreckten Todesurteils gegen Paul Nitsche[133] und des Nürnberger Ärzteprozesses war von den 1945 noch zur Schau gestellten Überzeugungen mit zunehmender Dauer der Vernehmungen kaum noch etwas zu spüren. Neben den Versuchen, die Schuld abzuwälzen, fällt bei den Aussagen von Stähle auf, dass er bestrebt war, den Eindruck eines uneingeweihten und häufig kranken Beamten zu erwecken. Wiederholt betonte er die Verantwortung der anderen Beteiligten und wollte selbst nicht informiert oder involviert gewesen sein.[134]

Befragt, ob weitere wichtige ärztliche Standespolitiker in die ‚Aktion T4' miteinbezogen waren, gab er zu Protokoll, dass Karl Reimold, Otto Speidel oder Heinrich Braun nichts damit zu tun gehabt hätten.[135] Dass sie Bescheid gewusst hatten und wie sie zur Frage der ‚Euthanasie' standen, wird aber durch die Äußerungen von Braun während dessen Vernehmung deutlich:

> Mit Dr. Stähle habe ich mich über die Euthanasiefrage nur gelegentlich und nie eingehend unterhalten. Wir waren an sich darüber einig, dass die Sache zu begrüssen ist, wenn dadurch die Leiden der Kranken abgekürzt werden. Ich habe ihm gegenüber aber zum Ausdruck gebracht, dass ich als Arzt mit der Sache nicht zu tun haben wollte. […] Derselben Meinung wie ich waren auch Dr. Reimold und Dr. Speidel. Ich kann unseren Standpunkt dahingehend zusammenfassen: Wir waren keine grundsätzlichen Gegner der Sache, hätten es selber aber abgelehnt irgend etwas damit zu tun zu haben.[136]

Die Vernehmungen durch Gilsdorf sollten einige Zeit in Anspruch nehmen und erst am 30. August 1948 berichtete er, dass die „Voruntersuchung gegen Dr. med. Stähle und [die] weiteren Angeschuldigten abgeschlossen"[137] sei. Nach seinen Angaben waren dabei ca. zwei Zentner Untersuchungsakten zusammengekommen.[138] Allerdings verstarb Stähle am 13. November 1948 und mit ihm der wichtigste Angeklagte im kommenden Prozess.[139]

15.6 Rahmenbedingungen des Prozesses

Etwa ein halbes Jahr, nachdem die Urteile im Freiburger ‚Euthanasie'-Prozess gefallen waren, begann am 8. Juni 1949 die Gerichtsverhandlung im Rittersaal des Schlosses Hohentübingen. Insgesamt waren acht Personen angeklagt, unter ihnen vier Ärzte.[140] Nach

---

133 Böhm/Markwardt (2004); Hohmann (1993).
134 LABW StAS, Wü 29/3 T 1 Bü 1754/01/17.
135 LABW StAS, Wü 29/3 T 1 Bü 1754/01/20.
136 LABW StAS, Wü 29/3 T 1 Bü 1756/02a/03, Pag 12.
137 LABW StAL, EL 905 Bü 253, o. Pag.
138 LABW StAL, EL 905 Bü 253.
139 LABW HStAS, E 151/21 Bü 1369.
140 Christ (2020), S. 48.

dem Tod von Stähle saß auch hier höchstens die „dritte Garnitur"[141] auf der Anklagebank. Die geistigen Urheber und Organisatoren der Krankenmorde waren entweder untergetaucht (Werner Heyde, Gerhard Bohne, Reinhold Vorberg), hatten Suizid begangen (Philipp Bouhler, Herbert Linden), waren in anderen Prozessen schon abgeurteilt und teils hingerichtet (Hermann Paul Nitsche, Viktor Brack, Karl Brandt) oder im Falle der ‚Schreibtischtäter' in der Verwaltung (Friedrich Tillmann, Friedrich Lorent, Gustav Kaufmann) zu diesem Zeitpunkt noch gar nicht belangt worden. Auch die unmittelbaren Täter in Grafeneck waren vielfach nicht greifbar. Von den drei ‚Tötungsärzten' waren zwei im Krieg gefallen (Ernst Baumhard, Günther Hennecke)[142] und Horst Schumann war untergetaucht[143]. Durch den Tod von Stähle fehlte nun auch der Hauptverantwortliche auf ministerialer Ebene. Mit dem Direktor von Winnental, Otto Gutekunst[144], war zudem ein weiterer verdächtiger Anstaltsleiter vor Prozessbeginn verstorben.

Die vier Nichtärzte waren die beiden Standesbeamten Jakob Wöger und Hermann Holzschuh, der Pfleger Heinrich Unverhau und die Krankenschwester Maria Appinger. Bei den Medizinern handelte es sich um Otto Mauthe, den Landesjugendarzt Max Eyrich und die beiden Anstaltsärzte Alfons Stegmann (ehemals Leiter von Zwiefalten) und Martha Fauser (kommissarische Leiterin von Zwiefalten).[145]

Bei den jahrelangen Voruntersuchungen waren die Ermittler auf ähnlich große Hindernisse (Aktenvernichtungen[146], falsche Aussagen der Angeklagten und anderer Zeugen) wie in Freiburg gestoßen. Zu diesen Problemen kam hinzu, dass sich kein Jurist, dessen Rang der Bedeutung des Prozesses Rechnung getragen hätte, bereitfand, den Vorsitz zu übernehmen.[147] Überdies wurde das steigende Desinteresse, sich mit der nationalsozialistischen Vergangenheit auseinanderzusetzen, vier Jahre nach Kriegsende zunehmend spürbar. Die Entnazifizierungsverfahren waren inzwischen zu den berühmt-berüchtigten ‚Mitläuferfabriken' geworden und die Urteile wurden in ihrer Tendenz umso milder, je mehr Zeit seit den Taten vergangen war. Aufgrund des Umfangs der Krankenmorde war beim Tübinger Prozess mit großer Aufmerksamkeit gerechnet worden, weshalb auch der Rittersaal des Schlosses als Verhandlungsort ausgewählt worden war. Aber selbst in diesem Fall fiel das öffentliche Interesse laut Berichten der anwesenden Pressevertreter sehr gering aus: „Der Zuhörerraum im Tübinger Schloß ist kaum von einem Dutzend Personen besetzt."[148] Insgesamt waren für den Prozess 16 Verhandlungstage[149] anberaumt und damit wesentlich mehr Zeit als in Freiburg.

---

141 LABW StAF, F 30/1 Bü 3546, o. Pag.
142 LABW StAL, EL 905 Bü 253.
143 Siehe unter anderem Klee (2016).
144 LABW StAL, EL 902/24 Bü 2761; LABW StAL, EL 905 Bü 253.
145 Landeszentrale (2011), S. 35 f.
146 Christ (2020), S. 16.
147 Christ (2020), S. 47. Siehe auch LABW StAS, Wü 29/3 T 1 Bü 1752/01/01.
148 LABW StAL, EL 905 Bü 253, o. Pag.
149 Christ (2020), S. 48.

15.7 Die Aussagen der Täter

Wie bei anderen Verfahren nutzten die Angeklagten auch in diesem Fall die Chance, insbesondere schon verstorbene Täter zu belasten. Vor allem Mauthe versuchte die Schuld auf Stähle abzuwälzen und bemühte sich, diesen zu seinem „Todfeind"[150] und der „Incarnation des Bösen"[151] zu stilisieren. Dabei wollte er geltend machen, nur aufgrund von Drohungen Stähles und unter Todesangst bei der Umsetzung der ‚Aktion T4' mitgewirkt zu haben[152] – eine Darstellung, für die keinerlei Anhaltspunkte gefunden werden konnten[153]. Das Verhältnis der beiden wurde von den meisten Zeugen als sachlich und korrekt, wenn auch nicht eng beschrieben.[154] Keine Belege gab es auch für Mauthes Behauptung, gegen die ‚Euthanasie' eingestellt gewesen zu sein.[155]

Dafür, dass Mauthe weniger aus Furcht als vielmehr aus Kalkül in seiner Stellung verblieb, sprachen auch andere Zeugenaussagen. So hatte er die Möglichkeit zur Versetzung auf eine offene Amtsarztstelle wohl hauptsächlich aus finanziellen Erwägungen abgelehnt.[156] Mauthe hatte sich offensichtlich über die in seinen Augen zu geringe Entlohnung beklagt und sich wiederholt auch nach der Nachfolgeregelung des gesundheitlich häufig angeschlagenen Stähle erkundigt.[157]

Als weitere Indizien für seine berechnende und wohlüberlegte Mitwirkung bei der ‚Aktion T4' sprach auch, dass Mauthe sich schon während des Krieges darum bemühte, Entlastungszeugnisse für eine mögliche Strafverfolgung zu sichern.[158] Er legte im Verlauf der Ermittlungen nicht weniger als 24 ‚Persilscheine' vor.[159]

Weitere Zeugen hatten ebenfalls wenig Gutes über sein Verhalten zu berichten.[160] Mauthe hätte sich weder gegen die ‚Euthanasie' gestellt noch anderweitig irgendeine Art von Mut aufgebracht. Stattdessen soll er Angehörige von Anstaltsinsassen, die sich um deren Rettung bemühten, in „barschem Tone"[161] abgewiesen haben. Einen weiteren Hinweis auf sein Verhalten lieferten zahlreiche, mitunter deutliche Absagen, als er bei einigen Anstalten bzw. deren Trägern sich um weitere ‚Persilscheine' bemühte.

---

150 LABW StAS, Wü 29/3 T 1 Bü 1756/02a/08, o. Pag.
151 LABW StAS, Wü 29/3 T 1 Bü 1756/02a/08, o. Pag.
152 LABW StAS, Wü 29/3 T 1 Bü 1756/02a/09.
153 LABW StAS, Wü 29/3 T 1 Bü 1752/03/02.
154 Christ (2020), S. 150.
155 LABW StAS, Wü 29/3 T 1 Bü 1752/03/02.
156 Siehe dazu auch die Aussage von Stähle zu dieser Angelegenheit: „Wenn ich sein ‚Todfeind' gewesen wäre, wie er sagt, so hätte er ja hier die beste Gelegenheit gehabt, aus dem Ministerium in eine gute Stelle überzuwechseln." LABW StAS, Wü 29/3 T 1 Bü 1754/01/17.
157 Christ (2020), S. 151.
158 Christ (2020), S. 144.
159 LABW StAL, EL 905 Bü 253.
160 „Mir gegenüber hat er sich immer hinter den [sic!] Herrn Dr. Stähle verschanzt und erklärt, daß er nichts von sich aus tun könne." LABW StAS, Wü 29/3 T 1 Bü 1756/02a/08, o. Pag.
161 LABW StAS, Wü 29/3 T 1 Bü 1756/02a/09, o. Pag.

Beispielsweise lautete das Urteil der Oberin einer Pflegeeinrichtung: „Allein die ganze Sache ist eben so, dass man darüber sagen möchte: ‚Tadeln möchten wir nicht und zu loben gibt es nichts'. Aus diesem Grunde haben wir und möchten wir auch heute von der Ausstellung einer Bescheinigung, wie Herr Dr. Mauthe sie braucht, Abstand nehmen."[162]

Noch deutlicher wurde der Direktor der Heil- und Pflegeanstalt Liebenau[163], Josef Wilhelm:

> Ich habe den Brief nicht beantwortet, weil ich es mit der Wahrheit nicht vereinbaren kann, dem verführten Mann zu bezeugen, dass er nicht verführt worden sei. Bei uns hat er leider gehaust ähnlich wie Stehle [sic!]. Er schrieb mir, er sei nur aus Todesangst P. G. [Parteigenosse, A. P.] gewesen, dabei vergisst er aber, dass die 511 Pfleglinge von Liebenau wahrlich auch Todesangst ausgestanden u. den Tod sogar erleiden mussten.[164]

Zudem hatte Mauthe laut des zuständigen Untersuchungsrichters mehrfach versucht, Kontakt zu Zeugen und anderen Angeklagten aufzunehmen.[165] Er selbst wollte trotz der erdrückenden Beweislast nicht die geringste Schuld bei sich finden: „Ich fühle mich wirklich völlig schuldlos in dieser Sache."[166] Das war eine Selbsteinschätzung, die umso mehr verwundern muss, als Mauthe aktiv an Selektionen von Anstaltsinsassen zum Transport nach Grafeneck mitgewirkt hatte. Er war sowohl mit dem ‚Tötungsarzt' Baumhard, zu dem er ein gutes Verhältnis gehabt haben soll,[167] als auch Eyrich in württembergischen Einrichtungen zur Begutachtung von Patienten gewesen.[168] Zu Eingeständnissen und Zurückstellungen von Pfleglingen war Mauthe laut Zeugen nur bereit gewesen, wenn dies für ihn selbst keinerlei persönliches Risiko darstellte. In anders gelagerten Fällen soll er hingegen versucht haben, Anstaltsleiter einzuschüchtern.[169] Ihm wurde zudem vorgeworfen, noch rigoroser gewesen zu sein, wenn Stähle abwesend war, um sich selbst abzusichern.[170] Entsprechend kam die Staatsanwaltschaft in ihrer Anklageschrift zu der Einschätzung, dass Mauthe[171] die ‚Euthanasie' befürwortet und seine Teilnahme auf „seiner freiwilligen, persönlichen Entscheidung"[172] beruht hätte.

---

162 LABW StAS, Wü 29/3 T 1 Bü 1756/02a/09, o. Pag.
163 Siehe auch Martius/Kamp (2020).
164 LABW StAS, Wü 29/3 T 1 Bü 1756/02a/09, o. Pag.
165 LABW StAS, Wü 29/3 T 1 Bü 1753/02/12.
166 LABW StAS, Wü 29/3 T 1 Bü 1754/01/03, o. Pag.
167 Stähle äußerte sich über eine Unterredung zwischen ihm und Mauthe, zu der dieser Baumhard mitgebracht hatte: „[I]ch hatte dabei durchaus den Eindruck, daß die beiden Herren einig gingen." LABW StAS, Wü 29/3 T 1 Bü 1754/01/17, o. Pag.
168 Christ (2020), S. 139.
169 LABW StAS, Wü 29/3 T 1 Bü 1756/02a/08.
170 Christ (2020), S. 187 f.
171 Christ (2020), S. 181; LABW StAS, Wü 29/3 T 1 Bü 1754/01/03.
172 Zit. n. Christ (2020), S. 181.

Auch während des Prozesses machte Mauthe auf Beobachter den Eindruck, ein „ängstlicher, weicher Mensch“[173] zu sein und sich gegenüber Autoritäten äußerst unterwürfig zu verhalten.[174]

Einzig Stegmann wurde noch negativer wahrgenommen.[175] Ihm warf man vor, gegenüber den Krankenmorden nicht nur völlig gleichgültig gewesen zu sein,[176] sondern sich im Angesicht der Opfer noch zusätzlich schlecht benommen zu haben, beispielsweise durch zynische Bemerkungen.[177] Dementsprechend passte es ins Bild, dass Stegmann im Gegensatz zu anderen Anstaltsleitern nicht einmal versucht hatte, im Ministerium des Innern vorzusprechen, um die Ermordung seiner Patienten zu verhindern.[178] Erschwerend hinzu kam, dass er aufgrund finanzieller Erwägungen sogar Interesse an der Arbeit als ‚Tötungsarzt‘ geäußert haben soll.[179]

Ambivalenter wahrgenommen wurde seine direkte Nachfolgerin in Zwiefalten.[180] Sowohl das Gericht als auch die Presse behandelten Fauser zunächst aufgrund ihres Geschlechts anders. So hieß es, dass von einer Frau nicht so viel Widerstand wie von einem Mann erwartet werden dürfte.[181] Von Widerstand konnte bei Fauser aber nicht ansatzweise die Rede sein – sagte ein Assistenzarzt doch aus, dass sie die Hoffnung geäußert hätte, dass sich eine ‚Aktion‘ wie Grafeneck wiederhole.[182]

Eine andere Ärztin[183] beschrieb Fauser in besonders drastischen Worten: „Sie war die entmenschlichste Frau, die mir je begegnet ist. Es war kein Funke von Güte, von fraulichem Wesen mehr an ihr. Sie kam mir vor wie eine Bestie, die, ohne mit der Wimper zu zucken, den Auslieferungsschein von Hunderten von Patienten unterschrieb.“[184]

Zeugenaussagen anderer Anstaltsärzte müssen aber gerade in diesem Fall mit höchster Vorsicht betrachtet werden, da niemand sich selbst belasten wollte und mitunter versucht wurde, zusätzliche bzw. eigene Schuld auf die Angeklagten abzuwälzen. Allerdings galt als unstrittig, dass Fauser bei der Behandlung und Begutachtung ihrer Patienten erhebliche Willkür an den Tag gelegt und vielfach nach Sympathie bzw. Antipathie entschieden hatte. Auch hatte sie keine Einwände dagegen, dass Patienten zu

---

173 Zit. n. Christ (2020), S. 184.
174 Christ (2020), S. 182.
175 Christ (2020), S. 195.
176 LABW StAS, Wü 29/3 T 1 Bü 1753/03/02.
177 Christ (2020), S. 53.
178 Christ (2020), S. 63 f.
179 Christ (2020), S. 54.
180 Christ (2020), S. 102.
181 Christ (2020), S. 195 f.
182 Christ (2020), S. 82.
183 Helene Volk war von Mitte 1937 bis April 1938 in Zwiefalten als Volontärärztin angestellt gewesen. Ihre Aussage bezog sich auf einen Besuch in der Anstalt im Sommer 1940. Zu diesem Zeitpunkt war sie als Tuberkulosefürsorgeärztin beim Staatlichen Gesundheitsamt Waldshut und Säckingen angestellt. LABW StAS, Wü 29/3 T 1 Bü 1756/03/01.
184 LABW StAS, Wü 29/3 T 1 Bü 1756/03/01, o. Pag. Siehe auch den Abschnitt zur Stilisierung einzelner Täterinnen zu „widernatürlichen Bestien“ bei Kompisch (2008), S. 236–240.

NS-Zwecken missbraucht wurden, beispielsweise im Rahmen nationalsozialistischer Propagandafilme.[185] Zudem war sie auf eigenen Wunsch in Grafeneck bei einer Vergasung anwesend.[186] Besonders ins Gewicht fielen beim Grafeneck-Prozess aber die eigenen Aussagen von Fauser, die sie im Freiburger Prozess gemacht hatte. Dort hatte sie zugegeben, in mindestens drei Fällen ‚Einzeleuthanasie' betrieben zu haben.[187] Sowohl die Umstände in Zwiefalten[188] als auch andere Zeugenaussagen verstärkten den Eindruck, dass es keineswegs bei diesen Fällen geblieben war. Auch die Presse ging ob dieser Aussagen zunehmend schärfer mit Fauser ins Gericht: „Die Angeklagte Dr. Fauser flößt dem Beobachter geradezu Grauen ein. [...] Der Hinweis dieser keineswegs schuldbewußten, häufig lächelnden ‚Tante' auf ihr Mitleid und die Wissenschaft wirkt abstoßend und unglaubwürdig."[189]

Kein Schuldbewusstsein bekannte auch der vierte Angeklagte, Max Eyrich. Wie Mauthe versuchte er sich als Opfer der Umstände darzustellen. So wollte er keinen Handlungsspielraum gehabt und nur auf Anweisung von Stähle die Selektionen durchgeführt haben.[190] Eyrich sagte zudem aus, dass ihn vor allem die fehlende gesetzliche Regelung zur ‚Euthanasie' gestört habe und dass das Ganze „durch gänzlich ungeeignete Handhabung in kürzester Zeit publik geworden war"[191].

An der Ermordung von Anstaltsinsassen, insbesondere wenn diese nicht arbeitsfähig waren, störte er sich hingegen nicht.[192] So soll er dem Hausvater der Einrichtung in Wilhelmsdorf gegenüber geäußert haben: „[...] für diese Leute ist es doch nicht schad!"[193] Entsprechend füllte er zusammen mit Mauthe die Meldebögen auch ganz im Sinne der nationalsozialistischen Gesundheitspolitik aus, bei der Arbeits-/Leistungsfähigkeit den Unterschied zwischen Leben und Tod machte.[194]

Im Gegensatz zu Mauthe gelang es Eyrich im Prozess zumindest, an manchen Stellen Zweifel an seiner Schuld aufkommen zu lassen. Besonders hilfreich erwiesen sich ‚Persilscheine' von vermeintlich unbelasteten und als glaubwürdig angesehenen Persönlichkeiten. Unter diesen war auch sein Lehrmeister Robert Eugen Gaupp[195], der trotz seiner Rolle als Wegbereiter der Rassenhygiene nach dem Krieg als unbelastet galt. Besonders vorteilhaft für Eyrich wirkte sich aus, dass er Zweifel an seinem Verhalten während der Selektionsreisen mit Mauthe säen konnte. So vermochten 1949 nicht

185 Christ (2020), S. 82 f.
186 Christ (2020), S. 69.
187 Christ (2020), S. 89.
188 Christ (2020), S. 196.
189 LABW StAL, EL 905 Bü 253, o. Pag.
190 Christ (2020), S. 106 und 121.
191 LABW StAS, Wü 29/3 T 1 Bü 1754/01/24, o. Pag.
192 Christ (2020), S. 123–125.
193 LABW StAS, Wü 29/3 T 1 Bü 1756/02/03, o. Pag.
194 Christ (2020), S. 124.
195 Christ (2020), S. 200.

genügend eindeutige Beweise vorgebracht zu werden, um seine Behauptungen, dass er doch Anstaltsinsassen zu retten versucht hatte, zu entkräften. Über die Selektionen hinaus konnte das Gericht keine weitere Mitwirkung von Eyrich an der ‚Euthanasie' erkennen.[196] Hätten die heute bekannten, ihn stark belastenden Dokumente[197] beim Prozess vorgelegen, wäre die Einschätzung wohl eine andere gewesen.[198]

15.8 Das Urteil und seine Begründung

Nach 16 Verhandlungstagen wurden am 5. Juli 1949 die Urteile für die acht Angeklagten verkündet. Im Gegensatz zum Prozessauftakt war das öffentliche Interesse an diesem Tag wesentlich ausgeprägter, der Saal war mit 300 Beobachtern voll besetzt.[199]

Allerdings sollte es schon im Vorfeld zu einer öffentlichen Auseinandersetzung um eine Sendung von Radio Stuttgart mit dem in Grafeneck als Gerichtsreporter anwesenden Schriftsteller Gerhart Hermann Mostar kommen.[200] Insbesondere der Herausgeber und Redakteur der *Stuttgarter Nachrichten*, Otto Färber, der selbst Verfolgter des NS-Regimes war, kritisierte Mostar für seine Einmischung und sein offen zur Schau gestelltes Verständnis für das Verhalten einiger der Angeklagten.[201] Färber sah vor allem die Geschworenen durch Mostar beeinflusst.[202] Auch das Gericht und die Regierung in Tübingen werteten den Vorfall als „unzulässige Einmischung in ein schwebendes Verfahren"[203]. So wurde moniert, dass die Urteile stark von den Strafanträgen abwichen.[204]

Tatsächlich fielen die Urteile in Anbetracht der im Raum stehenden Vorwürfe außerordentlich wohlwollend zugunsten der Angeklagten aus. Die vier Nichtmediziner wurden alle freigesprochen.[205] Selbiges traf auch auf Eyrich zu. In der Urteilsbegründung hieß es, dass nicht widerlegt werden konnte, „daß sie [Eyrich und Mauthe, A. P.] bei ihren Reisen tatsächlich alle vorhandenen Möglichkeiten zur Rettung der Kranken ausgeschöpft haben"[206]. Bei Eyrich, so das Gericht, habe eine ‚schuldausschließende

196 Christ (2020), S. 194.

197 Insbesondere im Hinblick auf seine Rolle bei der ‚Kindereuthanasie' als auch seine Tätigkeitsberichte als Landesjugendarzt, in denen er die ‚Euthanasie' offen befürwortete.

198 Christ (2020), S. 136.

199 Christ (2020), S. 189.

200 LABW StAF, C 20/1 Bü 932, o. Pag.

201 LABW StAF, C 20/1 Bü 932, o. Pag.

202 „Der Ausgang des Grafeneck-Prozesses wurde beeinflußt." LABW StAL, EL 905 Bü 253, o. Pag.

203 LABW StAL, EL 905 Bü 253, o. Pag.

204 Politisch hatte die Angelegenheit noch ein Nachspiel; so sollten CDU und die wiedergegründete Demokratische Volkspartei (später FDP) eine Anfrage an den Landtag zu dem Vorgang stellen und dieser sich mit dem Verhältnis von Presse und Gericht auseinandersetzen. LABW StAF, C 20/1 Bü 932, o. Pag.

205 Kinzig (2011).

206 LABW StAS, Wü 29/3 T 1 Bü 1752/03/02, o. Pag.

Pflichtenkollision'[207] vorgelegen.[208] In der Presse wurde der Landesjugendarzt groteskerweise gar zum „Widerstandskämpfer im Dienst"[209] stilisiert. Eyrich wusste dieses überaus schmeichelhafte Urteil auch in seinem Spruchkammerverfahren für sich zu nutzen. Ursprünglich war dort eine Einreihung in die Gruppe der Hauptschuldigen erwogen worden. Nach dem Urteil im Grafeneck-Prozess wurde aber auch in diesem Verfahren das Narrativ des ‚Widerstandskämpfers' reproduziert und Eyrich entlastet.[210] Danach sollte er wieder vom Land eingestellt werden und war von 1950 bis 1961 erneut als Landesjugendarzt tätig. Ein Jahr nach seiner Pensionierung verstarb Eyrich am 5. November 1962.[211]

Die anderen drei angeklagten Ärzte wurden zumindest verurteilt, Stegmann „wegen eines Verbrechens gegen die Menschlichkeit in Form der Beihilfe"[212] zu zwei Jahren Gefängnis. Ihm wurde fehlender Widerstand sowie die offen zur Schau gestellte Gleichgültigkeit gegenüber seinen Patienten zur Last gelegt. In der Urteilsbegründung hob man besonders darauf ab, dass Stegmann „nicht das richtige ärztliche Berufsethos"[213] besäße. Trotz dieser Einschätzung wurde kein Berufsverbot ausgesprochen.[214] Stegmann kam zugute, dass er aufgrund einer Affäre schon frühzeitig von seinem Posten in Zwiefalten enthoben worden war und deshalb nur für einen kurzen Zeitraum als Täter in Frage gekommen war.[215]

Dennoch ging er gegen das Urteil vor, die Revision wurde allerdings abgelehnt. Trotzdem trat Stegmann die Haftstrafe nie an.[216] Er war schon kurze Zeit später wieder auf freiem Fuß, da ihm ein Haftaufschub gewährt worden war.[217] Amtsärztliche Gutachten bescheinigten ihm eine Haftunfähigkeit.[218] Ein erstes Gnadengesuch wurde noch abgelehnt, letztlich wurde er, wie so viele andere Täter auch, aber doch begnadigt. In seinem Spruchkammerverfahren stufte man ihn als minderbelastet ein und erteilte ihm ebenfalls kein Berufsverbot.[219] Danach dürfte er als niedergelassener Arzt in Bad Waldsee im Kreis Ravensburg tätig gewesen sein.[220] Er verstarb 1984.[221]

---

207 Zu dieser umstrittenen Begründung siehe auch Rüter-Ehlermann/Fuchs/Rüter (1974), S. 723–731.
208 LABW StAS, Wü 29/3 T 1 Bü 1752/03/02.
209 LABW StAS, Wü 13 T 2 Bü 655/011, o. Pag.
210 LABW StAS, Wü 13 T 2 Bü 655/011.
211 Christ (2020), S. 202 f.
212 LABW StAS, Wü 29/3 T 1 Bü 1752/03/02, o. Pag.
213 LABW StAS, Wü 29/3 T 1 Bü 1752/03/02, o. Pag.
214 Kinzig (2011), S. 46.
215 Christ (2020), S. 60.
216 Christ (2020), S. 204 f.
217 Kinzig (2011), S. 46.
218 LABW StAS, Wü 29/3 T 1 Bü 1753/02/10.
219 Christ (2020), S. 206.
220 Thebal-Verlag (1960).
221 Siehe auch https://www.schwaebische.de/landkreis/landkreis-biberach/zwiefalten_artikel,-die-lebensfreude-geniessen-_arid,10601104.html (letzter Zugriff: 26.10.2022).

Über einen wesentlich längeren Zeitraum als Stegmann hatte Fauser die Leitung der Zwiefaltener Anstalt innegehabt und dabei in zahlreichen Fällen ihre Zustimmung zur nationalsozialistischen Vernichtungspolitik gezeigt. Trotzdem wurde sie bis auf die drei von ihr im Freiburger Prozess zugegebenen Fälle von ‚Einzeleuthanasie' freigesprochen. Trotz der zahlreichen Indizien für die ‚dezentrale Euthanasie' in Zwiefalten und der von Fauser bekundeten Zustimmung zu den Krankenmorden folgte das Gericht dem schon bei Eyrich eingeschlagenen Weg. Es sei „nicht zu widerlegen"[222], dass Fauser in ihrer Position geblieben wäre, „um zu retten"[223]. Auch bei dem Punkt der drei Fälle von ‚Einzeleuthanasie' urteilte das Gericht äußerst nachsichtig, wertete diese als Totschlag und verurteilte Fauser zu einer Gefängnisstrafe von eineinhalb Jahren. Da allerdings die Untersuchungshaft angerechnet wurde, kam sie sofort frei. In ihrem Spruchkammerverfahren wurde aufgrund dieser aktiven Mitwirkung an der ‚Euthanasie' zunächst eine Einstufung als Hauptschuldige beantragt, Fauser letztlich aber nur als ‚minderbelastet' gewertet. Auch in ihrem Fall war kein Berufsverbot verhängt worden. 1951 wurde Fauser in den Ruhestand versetzt und starb 1975 in Ravensburg.[224]

Erwartungsgemäß die höchste Strafe erhielt Mauthe, aber mit nur fünf Jahren Gefängnis fiel auch hier das Urteil äußerst milde aus.[225] Sein Verteidiger hatte zwar in seinem Plädoyer einen Freispruch gefordert, was der Oberstaatsanwalt mit „Reden sie [sic!] doch nicht wieder denselben Stuß"[226] kommentiert hatte. Auch das Gericht sah die Aussagen von Mauthe als wenig glaubhaft an: „Das Gericht hat den Angaben des Dr. Stähle, obwohl er ebenfalls Beschuldigter war, mehr Glauben geschenkt als denen des Angeklagten Dr. Mauthe, zumal die Angaben des Dr. Stähle ganz allgemein geradliniger und widerspruchsloser waren als die des Dr. Mauthe."[227]

Wie bei Eyrich wurden Mauthe aus Mangel an Beweisen zwar strafmildernde Punkte zugestanden. Deshalb sah man auch von einer Zuchthausstrafe ab. Darüber hinaus wurde aber sein schuldhaftes Unterlassen von Hilfe und gar die Verhinderung der Rettung von Patienten durch die Anstalten oder Angehörige betont:

> Darüber hinaus hat der Angeklagte aber in den Fällen, in denen er im Rahmen des ihm zustehenden Ermessens und nach Massgabe der gegebenen Richtlinien hätte helfen können, teils aus übertriebener Ängstlichkeit, teils aus bürokratischer Gleichgültigkeit nicht alle Möglichkeiten zur Rettung der Kranken ausgeschöpft, sondern die Aktion noch gefördert.[228]

---

222 LABW StAS, Wü 29/3 T 1 Bü 1752/03/02, o. Pag.
223 LABW StAS, Wü 29/3 T 1 Bü 1752/03/02, o. Pag.
224 Christ (2020), S. 203 f.
225 LABW StAS, Wü 29/3 T 1 Bü 1752/03/02.
226 Zit. n. Christ (2020), S. 185.
227 LABW StAS, Wü 29/3 T 1 Bü 1752/03/02, o. Pag.
228 LABW StAS, Wü 29/3 T 1 Bü 1752/03/02, o. Pag.

Durch sein Verhalten hätte er „sogar noch gegen die Rettungsaktion gewirkt“[229] und „unnötige Schwierigkeiten gemacht“[230]. Zudem wurde seine aktive Rolle bei Verlegungen nach Eichberg im Rahmen der ‚Kindereuthanasie' hervorgehoben.[231]

Auch Mauthe legte Revision ein und auch in seinem Fall wurde dies abgewiesen. Im Gegensatz zu Stegmann musste er seine Haftstrafe auch antreten, sollte aber nur ganze zwei Wochen im Gefängnis verbringen. Auch ihm wurde Haftunfähigkeit attestiert. In der Folge stilisierte sich Mauthe wiederholt als Opfer und zeigte sich völlig uneinsichtig.[232] In seinem Spruchkammerverfahren beantragte man, Mauthe als Hauptschuldigen einzureihen, später wurde die Forderung auf die Gruppe der Belasteten reduziert.[233] Allerdings wirkte sich die inzwischen verstrichene Zeit zu seinen Gunsten aus und er wurde Nutznießer des Gesetzes „Nr. 1078 zum Abschluß der politischen Befreiung“[234], nach dem es möglich war, Verfahren gegen Beschuldigte einzustellen, die nicht in die Kategorien I und II der Hauptschuldigen und Belasteten fielen. Obwohl er nach Dafürhalten des öffentlichen Klägers in diese Kategorie gefallen wäre, wurde das Verfahren am 23. September 1953 eingestellt.[235] Letztlich erreichte Mauthe, dass ihm zwei Drittel seines Ruhegehaltes ausgezahlt wurden.[236] Er lebte später in Stuttgart und verstarb dort am 22. Mai 1974.[237]

15.9 Der Umgang mit den ‚Euthanasie'-Verbrechen in der Ärzteschaft

Im Vergleich zum Freiburger Gerichtsverfahren wird im Tübinger Prozess deutlich, wie gering die Strafen geworden waren. Auch das immer mehr abnehmende öffentliche Interesse zeigt den Unwillen, sich weiter mit der NS-Vergangenheit auseinanderzusetzen. Die Aufarbeitung der ‚Einzeleuthanasie' und der Mord an Kranken und Menschen mit Behinderung stellt aber auch ein dunkles Kapitel der deutschen Rechtsgeschichte dar.[238] Denn es gab nicht wenige Richter, die in den Morden an Menschen mit Behinderung auch nach 1945 nichts Unmoralisches oder Sittenwidriges

229 LABW StAS, Wü 29/3 T 1 Bü 1752/03/02, o. Pag.
230 LABW StAS, Wü 29/3 T 1 Bü 1752/03/02, o. Pag.
231 Die Ermittlungen gegen Lempp und die ‚Kinderfachabteilung' in Stuttgart waren zum Zeitpunkt des Grafeneck-Prozesses in eine Sackgasse geraten. LABW StAS, Wü 29/3 T 1 Bü 1752/03/02.
232 Christ (2020), S. 204–209.
233 LABW StAL, EL 902/12 Bü 8246.
234 http://www.verfassungen.de/bw/wuerttemberg-baden/befreiungsbeendigungssgesetz50.htm (letzter Zugriff: 26.10.2022).
235 LABW StAL, EL 902/12 Bü 8246.
236 Christ (2020), S. 211.
237 https://www.leo-bw.de/en-GB/detail/-/Detail/details/PERSON/wlbblb_personen/141367458/Mauthe+Otto (letzter Zugriff: 26.10.2022).
238 Siehe beispielsweise Dreßen (1996) und Benzler/Pereis (1996).

sehen wollten.[239] Von 438 ‚Euthanasie'-Strafverfahren, die bis 1999 eingeleitet worden waren, endeten nur 6,8 Prozent mit rechtskräftigen Urteilen, darunter zahlreiche Freisprüche.[240]

Das eugenische Denken, welches sich insbesondere in den 1920er Jahren auch in der badischen und württembergischen Ärzteschaft breitgemacht hatte, führte dazu, dass ohne Bedenken zwischen wertvollem und wertlosem Leben unterschieden wurde – eine Kategorisierung, die über Leben und Tod entscheiden konnte, und nicht wenige Ärzte hatten keine Bedenken, diese Entscheidung zu treffen. Nicht zu Unrecht kann deshalb bei diesen Tätern von einem Wandel vom „Heiler zum Mörder"[241] gesprochen werden. Ein weitgehend anonymisierter Verwaltungsapparat ermöglichte die organisierte Ermordung von Zehntausenden und die Ärzteschaft hatte schon im Rahmen der massenhaften Zwangssterilisierungen gezeigt, dass es kaum Bedenken dagegen gab, Menschen mittels vermeintlich wissenschaftlicher Meldebögen zu kategorisieren und dadurch über deren Schicksal zu entscheiden.[242] Begründet wurden die Taten häufig mit ökonomischen Argumenten, sozusagen Mord aus volkswirtschaftlichen Erwägungen. Die individuellen Motive der an den Verbrechen beteiligten Ärzte waren dabei vielfältig. Neben den Tätern aus Überzeugung gab es diejenigen, die sich einen Karrieresprung oder finanzielle Zugewinne versprachen, wieder andere befürchteten den Verlust ihrer schon erreichten Stellung oder blieben einfach stumm.[243]

Die Schuld lag in den Augen der Ärzteschaft bei einzelnen Tätern; so wird die im Bericht von Alexander Mitscherlich und Fred Mielke genannte Zahl von angeblich nur 350 Medizinern[244], die sich Verbrechen schuldig gemacht hatten, beständig bemüht. Die Ärzteschaft als Gesamtheit nahm sich hingegen weiterhin als ethisch hochstehend wahr.[245] Dabei war es gerade diese Berufsgruppe, die sich den Nationalsozialisten mit am stärksten angedient und moralisch vielfach kläglich versagt hatte.[246] Neben den ‚Weltanschauungstätern' wie beispielsweise Stähle waren es die zahlreichen Mitläufer und bereitwilligen Kollaborateure, welche die Verbrechen ermöglichten und sich daran beteiligten. Reue zeigten die Täter nicht – im Gegenteil, viele stilisierten sich nach 1945 gar zu Widerstandskämpfern.[247]

---

239 „Diese Ansicht kann die Strafkammer nicht teilen. Sie ist nicht der Meinung, dass die Vernichtung geistig völlig toter und ‚leerer Menschenhülsen', wie sie Hoche nannte, und absolut und a priori unmoralisch ist. Man kann über diese Frage äußerst verschiedener Meinung sein. Dem klassischen Altertum war die Beseitigung lebensunwerten Lebens eine völlige Selbstverständlichkeit." Zit. n. Burlon (2009), S. 275 f.
240 Mildt (2009). Siehe auch Schreiber (2010).
241 Christ (2020), S. 212.
242 Marquart (2015), S. 110.
243 Christ (2020), S. 213 f. und 220.
244 Mitscherlich/Mielke (2009), S. 17.
245 BArch Koblenz, B 417 Bü 1642.
246 Siehe auch Christ (2020), S. 212; Wiesing (2011); Baader (2002).
247 Christ (2020), S. 222.

Stattdessen waren es die geistigen Wegbereiter wie Gaupp, die in den Nachkriegsjahren wiederholt ihre und die Mitwirkung von anderen Ärzten an den Verbrechen beschönigten.[248] Dabei boten ihnen auch ärztliche Publikationsorgane eine Plattform für die so betriebene Geschichtsklitterung.[249]

Kritik aus den eigenen Reihen hatten die Täter kaum zu befürchten, stattdessen wurden viele von ihnen bei feierlichen Anlässen oder noch mehr bei ihren Nachrufen in bestem Licht dargestellt. So war es kein Einzelfall, als die Leiterin des Stuttgarter Gesundheitsamtes, Maria Schiller, ihren Vorgänger Karl Lempp, der sich im Rahmen der ‚Kindereuthanasie' schuldig gemacht hatte, für seine Verdienste um die Kinderfürsorge lobte.[250]

Auch die Standesvereinigungen taten sich mit der Aufarbeitung ihrer Rolle bei diesen Verbrechen erwartungsgemäß sehr schwer und man beschränkte sich auf Lippenbekenntnisse und verurteilte die Taten offiziell, ohne sich aber von den beteiligten Ärzten zu distanzieren oder eine kollektive Schuld einzugestehen. Selbst der Ausschluss von denjenigen, die an den zahlreichen Verbrechen mitgewirkt hatten, sorgte noch für Diskussionspotential. Dieses Verhalten wurde auch international mit einigem Missfallen aufgenommen:

> In der Generalversammlung des Weltärztebundes herrschte Verwunderung darüber, dass nicht die geringste Verlautbarung aus Deutschland als Zeichen dafür komme, dass die Ärzte sich schämten, an den Verbrechen mitbeteiligt gewesen zu sein, oder auch, dass sie sich über die Abscheulichkeit des damaligen Benehmens klar wären.[251]

Seitens des Weltärztebundes wurden denn auch Forderungen nach einem Schuldeingeständnis der deutschen Ärzteschaft laut, da diese von sich aus auch nach mehreren Jahren sich nicht hatte dazu durchringen können, ihr Bedauern über die Verbrechen auszudrücken.[252] Als die Arbeitsgemeinschaft der Westdeutschen Ärztekammern das vorformulierte Schuldbekenntnis vorliegen hatte, stieß dies auf großen Widerstand und man lehnte es rundweg ab.[253] Das Eingeständnis einer kollektiven Schuld wurde auch in den folgenden Jahrzehnten stets verneint.[254] Forderungen danach wurden aber immer wieder geäußert. Erst im Jahr 2000 weihte man in einem öffentlichen Akt das Mahnmal „Zur Erinnerung an die Opfer nationalsozialistischer Euthanasieverbre-

---

248 LABW StAL, EL 905 Bü 253.

249 Gaupp (1950).

250 O. V. (1952).

251 BArch Koblenz, B 417 Bü 1642, o. Pag.

252 „Am widerspruchvollsten war jedoch bei der Kapitulation, dass das Bekenntnis der Schwachheit fehlte, erst recht aber ein Ausdruck des Bedauerns oder das Vorhandensein von Gewissensbissen." BArch Koblenz, B 417 Bü 1642, o. Pag.

253 BArch Koblenz, B 417 Bü 1642. Siehe auch Hoyer (2008), S. 408f.

254 Siehe auch Toellner (1989) und Simon (2004).

chen“[255] in Berlin ein. Seit 2006 erinnert zudem das Denkmal der Grauen Busse sowohl in Ravensburg als auch als Denkmal in Bewegung[256] an die Opfer der Krankenmorde.[257]

Bibliographie

Archivalische Quellen

Bundesarchiv Berlin (BArch Berlin)
R 9345

Bundesarchiv Koblenz (BArch Koblenz)
B 417 Bü 1642

Landesarchiv Baden-Württemberg, Staatsarchiv Freiburg (LABW StAF)
C 20/1 Bü 932
F 22/62 Bü 1513
F 30/1 Bü 3546
F 176/1 Bü 785

Landesarchiv Baden-Württemberg, Staatsarchiv Ludwigsburg (LABW StAL)
EL 902/12 Bü 8246
EL 902/24 Bü 2761
EL 905 Bü 253

Landesarchiv Baden-Württemberg, Staatsarchiv Sigmaringen (LABW StAS)
Wü 13 T 2 Bü 655/011
Wü 29/3 T 1 Bü 1752/01/01, Bü 1752/03/02, Bü 1753/02/10, Bü 1753/02/12, Bü 1753/03/02, Bü 1754/01/03, Bü 1754/01/17, Bü 1754/01/20, Bü 1754/01/24, Bü 1754/01/28, Bü 1756/02/03, Bü 1756/02a/03, Bü 1756/02a/08, Bü 1756/02a/09, Bü 1756/03/01, Bü 1758/02/03

Landesarchiv Baden-Württemberg, Hauptstaatsarchiv Stuttgart (LABW HStAS)
E 151/21 Bü 1369

Periodika

Südwestdeutsches Ärzteblatt 5 (1950)–7 (1952)

255 https://www.mdc-berlin.de/de/news/archive/2000/20001014-wissenschaftsorganisationen_errichten_mahn (letzter Zugriff: 26.10.2022).
256 Das Denkmal wechselt seine Standorte und orientiert sich dabei an wichtigen Orten und den historischen Fahrtstrecken der Busse im Rahmen der ‚Aktion T4'.
257 http://www.dasdenkmaldergrauenbusse.de/ (letzter Zugriff: 26.10.2022).

Gedruckte Quellen

Gaupp, Robert: Rezension zu „Die Tötung Geisteskranker". In: Südwestdeutsches Ärzteblatt 5 (1950), S. 58.

O. V.: Badisch-Württembergische Gesellschaft für Sozialhygiene. In: Südwestdeutsches Ärzteblatt 7 (1952), S. 73.

Poitrot, Robert: Die Ermordeten waren schuldig? Amtliche Dokumente der Direction de la Santé Publique der französischen Militärregierung. Baden-Baden 1945.

Thebal-Verlag (Hg.): Ärzte-Adressbuch Südbaden. Band B der Gesamtausgabe Baden-Württemberg 1959/60. Stuttgart 1960.

Literatur

Baader, Gerhard: Heilen und Vernichten. Die Mentalität der NS-Ärzte. In: Ebbinghaus, Angelika; Dörner, Klaus (Hg.): Vernichten und Heilen. Der Nürnberger Ärzteprozeß und seine Folgen. Berlin 2002, S. 275–294.

Benzler, Susanne; Pereis, Joachim: Justiz und Staatsverbrechen. Über den juristischen Umgang mit der NS-„Euthanasie". In: Loewy, Hanno; Winter, Bettina (Hg.): NS-„Euthanasie" vor Gericht. Fritz Bauer und die Grenzen juristischer Bewältigung. (= Wissenschaftliche Reihe des Fritz-Bauer-Instituts 1) Frankfurt/Main 1996, S. 15–34.

Böhm, Boris; Markwardt, Hagen: Hermann Paul Nitsche (1876–1948). Zur Biografie eines Reformpsychiaters und Hauptakteurs der NS-„Euthanasie". In: Stiftung Sächsische Gedenkstätten (Hg.): Nationalsozialistische Euthanasieverbrechen. Beiträge zur Aufarbeitung ihrer Geschichte in Sachsen. (= Schriftenreihe der Stiftung Sächsische Gedenkstätten zur Erinnerung an die Opfer politischer Gewaltherrschaft 10) Dresden 2004, S. 71–104.

Borgstedt, Angela: „In Distanz zu allem … Politischen leben". Karl Siegfried Bader als Rechtsanwalt im Nationalsozialismus. In: Schriften des Vereins für Geschichte und Naturgeschichte der Baar 53 (2010), S. 99–110.

Burlon, Marc: Die „Euthanasie" an Kindern während des Nationalsozialismus in den zwei Hamburger Kinderfachabteilungen. Diss. Hamburg 2009.

Busch, Tim: Die deutsche Strafrechtsreform. Ein Rückblick auf die sechs Reformen des deutschen Strafrechts (1969–1998). Baden-Baden 2005.

Christ, Verena: Täter von Grafeneck. Vier Ärzte als Angeklagte im Tübinger ‚Euthanasie'-Prozess 1949. (= Contubernium 88) Stuttgart 2020.

Dreßen, Willi: NS-„Euthanasie"-Prozesse in der Bundesrepublik Deutschland im Wandel der Zeit. In: Loewy, Hanno; Winter, Bettina (Hg.): NS-„Euthanasie" vor Gericht. Fritz Bauer und die Grenzen juristischer Bewältigung. (= Wissenschaftliche Reihe des Fritz-Bauer-Instituts 1) Frankfurt/Main 1996, S. 35–58.

Ebbinghaus, Angelika: Strategien der Verteidigung. In: Ebbinghaus, Angelika; Dörner, Klaus (Hg.): Vernichten und Heilen. Der Nürnberger Ärzteprozeß und seine Folgen. Berlin 2002, S. 405–438.

Eberle, Eva-Maria: Dr. Arthur Schreck. Übereifriger T4-Gutachter und Kindermörder. In: Proske, Wolfgang (Hg.): Täter, Helfer, Trittbrettfahrer. Bd. 8: NS-Belastete aus dem Norden des heutigen Baden-Württemberg. Gerstetten 2018, S. 326–341.

Faulstich, Heinz: Von der Irrenfürsorge zur ‚Euthanasie'. Geschichte der badischen Psychiatrie bis 1945. Freiburg/Brsg. 1993.

Herrmann, Gerd; Middelhoff, Hans Dieter; Peschke, Franz: Arthur Josef Schreck. Versuch einer Annäherung. In: Schriftenreihe des Arbeitskreises „Die Heil- und Pflegeanstalt Wiesloch in der Zeit des Nationalsozialismus" 3 (1995), S. 45–77.

Hohmann, Joachim: Der „Euthanasie"-Prozeß von Dresden 1947. Eine zeitgeschichtliche Dokumentation. Frankfurt/Main 1993.

Hollerbach, Alexander: Die badischen Juristen Karl Siegfried Bader und Julius Federer in der NS-Zeit und in der unmittelbaren Nachkriegszeit. In: Badische Heimat. Zeitschrift für Landes- und Volkskunde, Natur-, Umwelt- und Denkmalschutz 87 (2007), H. 3, S. 471–482.

Hoyer, Timo: Im Getümmel der Welt: Alexander Mitscherlich, ein Porträt. Göttingen 2008.

Kinzig, Jörg: Der Grafeneck-Prozess vor dem Landgericht Tübingen. Anmerkungen aus strafrechtlicher Sicht. In: Kinzig, Jörg; Stöckle, Thomas (Hg.): 60 Jahre Tübinger Grafeneck-Prozess. Betrachtungen aus historischer, juristischer, medizinethischer und publizistischer Perspektive. Zwiefalten 2011, S. 35–54.

Klee, Ernst: „Euthanasie" im Dritten Reich. Die „Vernichtung lebensunwerten Lebens". Komplett überarbeitete Neuaufl. Frankfurt/Main 2010.

Klee, Ernst: Das Personenlexikon zum Dritten Reich. Frankfurt/Main 2016.

Kompisch, Kathrin: Täterinnen. Frauen im Nationalsozialismus. Köln; Weimar; Wien 2008.

Kreß, Laura: Die geschichtliche Entwicklung der Heil- und Pflegeanstalt Wiesloch zwischen 1933 und 1945 in Hinblick auf die pastorale Begleitung. In: Diakoniewissenschaft in Forschung und Lehre 46 (2018/19), S. 78–97.

Landeszentrale für politische Bildung (Hg.): „Wohin bringt Ihr uns?" Grafeneck 1940. NS-‚Euthanasie' im deutschen Südwesten. Geschichte, Quellen, Arbeitsblätter. Stuttgart 2011.

Marquart, Karl-Horst: „Behandlung empfohlen". NS-Medizinverbrechen an Kindern und Jugendlichen in Stuttgart. Stuttgart 2015.

Martius, Johannes; Kamp, Michael: Mutig, menschlich, mittendrin. Die Geschichte der Stiftung Liebenau. München 2020.

Metzinger, Adalbert: Dr. Otto Gerke. Seine Rolle bei der Durchführung der Euthanasie in der Anstalt Hub. In: Landkreis Rastatt (Hg.): Heimatbuch. Aktuelles und Wissenswertes Landkreis Rastatt. Ubstadt-Weiher 2005, S. 117–129.

Mildt, Dirk Welmoed de (Hg.): Tatkomplex: NS-Euthanasie. Die ost- und westdeutschen Strafurteile seit 1945. 2 Bde. Amsterdam 2009.

Mitscherlich, Alexander; Mielke, Fred: Medizin ohne Menschlichkeit. Dokumente des Nürnberger Ärzteprozesses. 17. Aufl. Frankfurt/Main 2009.

Radbruch, Gustav: Gesamtausgabe. Bd. 9: Strafrechtsreform. Bearb. v. Rudolf Wassermann. Heidelberg 1992.

Raim, Edith: Justiz zwischen Diktatur und Demokratie. (= Quellen und Darstellungen zur Zeitgeschichte 96) München 2013.

Rüter-Ehlermann, Adelheid L.; Fuchs, H.H.; Rüter, Christiaan F. (Hg.): Justiz und NS-Verbrechen. Sammlung (west-)deutscher Strafurteile wegen nationalsozialistischer Tötungsverbrechen 1945–2012. Bd. 11: Die vom 17.06.1953 bis zum 04.12.1953 ergangenen Strafurteile, Lfd. Nr. 360–383. Amsterdam 1974.

Schreiber, Jürgen: Schuld ohne Sühne. Die juristische Aufarbeitung der nationalsozialistischen „Euthanasie" in der Bundesrepublik Deutschland. In: Zeichen H. 1 (2010), S. 16f.

Simon, Eva-Corinna: Geschichte als Argument in der Medizinethik. Die Bezugnahme auf die Zeit des Nationalsozialismus im internationalen Diskurs (1980–1994). Diss. Gießen 2004.

Steger, Florian; Leskow, Jan: Ludwig Heilmeyer. Eine politische Biographie. Stuttgart 2021.
Toellner, Richard: Ärzte im Dritten Reich – „Nehmen wir die Last auf – die Last ist die Lehre." Wortlaut des Vortrages, gehalten auf der 1. Plenarsitzung des 92. Deutschen Ärztetages in Berlin. In: Deutsches Ärzteblatt 86 (1989), S. A 2271–2279.
Wiesing, Urban: Grafeneck. Von ärztlicher Moral und ihrer Verletzung. In: Kinzig, Jörg; Stöckle, Thomas (Hg.): 60 Jahre Tübinger Grafeneck-Prozess. Betrachtungen aus historischer, juristischer, medizinethischer und publizistischer Perspektive. Zwiefalten 2011, S. 55–62.

Internet

http://www.dasdenkmaldergrauenbusse.de/ (letzter Zugriff: 26.10.2022).
https://www.leo-bw.de/en-GB/detail/-/Detail/details/PERSON/wlbblb_personen/141367458/Mauthe+Otto (letzter Zugriff: 26.10.2022).
https://www.mdc-berlin.de/de/news/archive/2000/20001014-wissenschaftsorganisationen_errichten_mahn (letzter Zugriff: 26.10.2022).
https://www.schwaebische.de/landkreis/landkreis-biberach/zwiefalten_artikel,-die-lebensfreude-geniessen-_arid,10601104.html (letzter Zugriff: 26.10.2022).
http://www.verfassungen.de/bw/wuerttemberg-baden/befreiungsbeendigungssgesetz50.htm (letzter Zugriff: 26.10.2022).

16. Die Entnazifizierung der Ärzteschaft in Baden und Württemberg

16.1 Die Grundlagen der Entnazifizierung

Nur wenige Wochen nach Ende des Zweiten Weltkrieges begann auch in Baden und Württemberg die Entnazifizierung. Dies bedeutete die Umsetzung der Beschlüsse aus den Konferenzen von Jalta und Potsdam mit dem Ziel, den nationalsozialistischen Einfluss aus allen maßgeblichen Positionen in der Nachkriegsgesellschaft zu entfernen. Vor allem Politik, Justiz, Finanzwesen, Kultur, Presse und Rundfunk, aber auch der Gesundheitssektor sollten auf diese Weise ‚gereinigt' werden.[1] Die Grundlage für die in Frage kommenden Personenkreise war die Kontrollratsdirektive Nr. 24 vom 12. Januar 1946 zur „Entfernung von Nationalsozialisten und Personen, die den Bestrebungen der Alliierten feindlich gegenüberstehen, aus Ämtern und verantwortlichen Stellungen"[2]. Die Direktive umfasste eine Liste aller Einrichtungen, Organisationen und Positionen, bei denen die Betroffenen auf ihre Beteiligung am Nationalsozialismus hin überprüft werden sollten. Dabei sollte weniger die nominelle Mitgliedschaft als vielmehr die aktive Unterstützung des NS-Regimes ausschlaggebend für die Beurteilung sein, ob die Person in ihrer Stellung haltbar war.

Konkret geregelt wurde die Entnazifizierung in Baden und Württemberg durch das „Gesetz Nr. 104 zur Befreiung von Nationalsozialismus und Militarismus"[3] vom 5. März 1946. Darin ging nicht nur die Verantwortung für das Vorgehen auf die deutschen Behörden über[4], sondern es wurden auch Kategorien für die verschiedenen Grade der Schuld definiert. So teilte man die zu Entnazifizierenden in fünf Gruppen ein: „1.

---

1 Siehe allgemein Vollnhals/Schlemmer (1991), Henke (1991) und Kuckuck (2005).

2 Siehe http://www.verfassungen.de/de45-49/kr-direktive24.htm (letzter Zugriff: 9.11.2022).

3 Siehe http://www.verfassungen.de/bw/wuerttemberg-baden/befreiungsgesetz46.htm (letzter Zugriff: 9.11.2022).

4 So heißt es darin: „Die Amerikanische Militärregierung hat nunmehr entschieden, daß das deutsche Volk die Verantwortung für die Befreiung von Nationalsozialismus und Militarismus auf allen Gebieten mitübernehmen kann." http://www.verfassungen.de/bw/wuerttemberg-baden/befreiungsgesetz46.htm (letzter Zugriff: 9.11.2022).

Hauptschuldige, 2. Belastete (Aktivisten, Militaristen, Nutznießer), 3. Minderbelastete (Bewährungsgruppe), 4. Mitläufer, 5. Entlastete."[5] In den folgenden Artikeln wurden die verschiedenen Gruppen und die zu verhängenden Sühnemaßnahmen genauer definiert. Hauptschuldige sollten beispielsweise „mindestens 2 und höchstens 10 Jahre in ein Arbeitslager eingewiesen werden, um Wiedergutmachungs- und Aufbauarbeiten zu verrichten"[6]. Zudem war es „ihnen auf die Dauer von mindestens 10 Jahren untersagt [...] in einem freien Beruf [...] tätig zu sein, sich daran zu beteiligen oder die Aufsicht oder Kontrolle hierüber auszuüben"[7]. Für die Gruppe der Belasteten galt diese Einschränkung fünf Jahre lang. Für die Minderbelasteten wurde als Sühnemaßnahme eine sogenannte Bewährungsfrist verhängt. Während dieser war es untersagt, „in nicht selbständiger Stellung anders als in gewöhnlicher Arbeit beschäftigt zu sein"[8]. Eine Tätigkeit als Arzt mit eigener Praxis wäre damit also ausgeschlossen gewesen. Mitläufer hatten meist nur Geldstrafen zu befürchten, verblieben aber in ihren Stellungen. Eine Einstufung als entlastet wurde insbesondere in der unmittelbaren Nachkriegszeit auf dem Papier als Einstellungsvoraussetzung für viele Positionen in der Verwaltung gefordert, die Praxis sah hingegen häufig anders aus.[9]

Bei der enormen Zahl an zu Überprüfenden zeigten sich schnell die Probleme der Umsetzung einer auf individueller Schuld basierenden Entnazifizierung. Zudem wurde diese je nach Besatzungszone sehr unterschiedlich gehandhabt. Schon kurz nach Kriegsende war damit begonnen worden, diejenigen festzusetzen, die im Verdacht standen, hauptschuldig zu sein. Dies umfasste in den drei westlichen Zonen mehr als 180000 Personen, die bis zu ihrer Verhandlung mitunter bis zu drei Jahre lang interniert waren.[10]

16.2 Grundsätzliche Probleme bei der Entnazifizierung

Die entsprechend umfangreich angelegte und dadurch stark bürokratisierte Entnazifizierung stieß auf regionaler und lokaler Ebene schnell an ihre Grenzen. Gerade weil die Ärzteschaft der prozentual mit Abstand am stärksten vom Nationalsozialismus durchdrungene Berufsstand war, zeigte sich schnell, dass ein langwieriges Vorgehen kaum

5 Siehe Artikel 4 des ‚Befreiungsgesetzes': http://www.verfassungen.de/bw/wuerttemberg-baden/befreiungsgesetz46.htm (letzter Zugriff: 9.11.2022).
6 Siehe Artikel 15 des ‚Befreiungsgesetzes': http://www.verfassungen.de/bw/wuerttemberg-baden/befreiungsgesetz46.htm (letzter Zugriff: 9.11.2022).
7 Siehe Artikel 15 des ‚Befreiungsgesetzes': http://www.verfassungen.de/bw/wuerttemberg-baden/befreiungsgesetz46.htm (letzter Zugriff: 9.11.2022).
8 Siehe Artikel 17 des ‚Befreiungsgesetzes': http://www.verfassungen.de/bw/wuerttemberg-baden/befreiungsgesetz46.htm (letzter Zugriff: 9.11.2022).
9 Siehe beispielsweise Frei (1996), Leßau (2020) und Ostler (1996).
10 Schick (1988).

möglich war. Vielfach kam den Ärzten zugute, dass ihre Fähigkeiten insbesondere in einem vom Krieg zerstörten Gesundheitswesen dringend benötigt wurden. Zudem bestand häufig sowohl seitens der neuen Verwaltungsbehörden als auch logischerweise der Betroffenen selbst ein weitaus größeres Interesse daran, sich dem Wiederaufbau zu widmen und sich nicht mit der NS-Zeit befassen zu müssen. Zunächst wurden vielerorts Ärzte aus ihren Stellungen entlassen, mussten aber oft ohne Beurteilung ihrer NS-Vergangenheit vorläufig wieder zugelassen werden.[11]

Im Folgenden sollen die in Baden und Württemberg[12] vorgenommenen Maßnahmen für eine Entnazifizierung des Ärztestandes skizziert werden. Dabei gilt es, die großen regionalen Unterschiede bei der Durchführung zu beachten. Sowohl in der französischen als auch in der amerikanischen Besatzungszone begann mit dem Einmarsch eine aufgrund fehlender Vorgaben zunächst wenig koordinierte Verhaftung und Internierung der ranghöchsten Nationalsozialisten.[13] Allerdings zeigte sich, dass die aufgrund von formalen Belastungen erfolgten Einstufungen nur selten mit dem Endergebnis der Entnazifizierungsverfahren korrelierten.[14]

16.3 Die Entnazifizierung in der amerikanischen Besatzungszone

Zunächst war die ab August 1945 in der amerikanischen Zone anlaufende Entnazifizierung sehr rigoros. So sollte niemand, der Parteimitglied gewesen war, im öffentlichen Dienst oder in einer anderweitig bedeutsam erscheinenden Stellung verbleiben.[15] Dabei ging die Tendenz stark in Richtung einer sehr bürokratisch und zunächst auf formalen Kriterien basierenden Entnazifizierungspolitik. Grundlage sollten die mittels Meldebögen durchgeführten Erhebungen sein. So wurde unter anderem ein 131 Fragen umfassender Bogen eingesetzt. Dabei wurden den Mitgliedschaften, Positionen und auch dem Zeitpunkt des Eintritts in die verschiedenen NS-Organisationen unterschiedliche Grade der Belastung beigemessen. Besonderes Augenmerk galt beispielsweise NSDAP-Mitgliedern, die vor der Machtübergabe in die Partei eingetreten wa-

---

11 StA Stgt, 2019 Bü 129.

12 Siehe auch Möhler (1997) und Klöckler (2004).

13 Henke (1981), S. 18 und 21.

14 Beispielhaft kann die Untersuchung von Angela Borgstedt für die Entnazifizierung in Karlsruhe herangezogen werden. Darin wurden unter anderem die Fälle der zunächst als hauptschuldig Angeklagten und deren Verfahrensverlauf sowie -ausgang analysiert. Unter den 263 Angeklagten befanden sich auch elf Ärzte. Letztlich wurde keiner dieser Mediziner, die vor allem hohe Ränge in der SA und SS innegehabt hatten, als Hauptschuldiger verurteilt. Die Richtersprüche lauteten in drei Fällen auf minderbelastet, in sechs Fällen auf Mitläufer, in einem Fall wurde das Verfahren eingestellt und eine Person gänzlich entlastet. Borgstedt (2000), S. 294–307.

15 Henke (1981), S. 20–28.

ren.[16] Durch diese fest vorgegebenen Kriterien sollte eine systematische Einordnung der Betroffenen ermöglicht werden.

Das führte denn auch zu einer Welle von Entlassungen auf Basis dieser formalen Belastungen.[17] Das Vorgehen erwies sich aber als zu weitgehend und drohte große Teile der öffentlichen Verwaltung lahmzulegen.[18] So war beispielsweise das Ministerium des Innern aufgrund der Entlassungen Ende 1945 kaum noch handlungsfähig.[19]

Mit Erlass der Kontrollratsdirektive Nr. 24 sowie dem ‚Befreiungsgesetz' waren sowohl der Kreis der zu Entnazifizierenden definiert als auch die Verantwortung auf die deutschen Behörden übergegangen. Den überwiegend mit unbelasteten Laien besetzten Spruchkammern sollte dabei die Aufgabe zufallen, das Gros der Verfahren zu übernehmen. Die Militärregierung behielt sich aber das Recht vor, Urteile verändern zu dürfen.[20] Ab Mai 1946 nahmen die Spruchkammern ihre Tätigkeit auf und erste Urteile wurden gefällt. Diese basierten anfänglich ebenfalls überwiegend auf der formalen Belastung. Die durchgeführten Verfahren hatten eine für das deutsche Recht große Besonderheit, nämlich die Umkehrung der Beweislast. Potentiell der Unterstützung des Nationalsozialismus Verdächtige hatten vor den Spruchkammern möglichst viele Beweise dafür vorzubringen, dass ihre Beteiligung nur gering war oder sie gar Widerstand geleistet hatten. Erwartungsgemäß führte dies trotz der Vereidigung der Zeugen zu einer endlosen Zahl an falschen Aussagen und Zeugnissen, den sogenannten Persilscheinen.[21]

Da der Kreis der Betroffenen nicht wie in der französischen Zone auf bestimmte Personen- und Berufsgruppen begrenzt war, nahm die Entnazifizierung in der amerikanischen Zone ein wesentlich größeres Ausmaß an. Mehrere Millionen von Meldebögen trugen dazu bei, dass kaum Zeit für eine eingehende Behandlung der Einzelfälle blieb. Daher wurde der Weg beschritten, zuerst die Mehrzahl der vermeintlich einfachen Fälle abzuarbeiten. Zudem sollten Spruchkammerverfahren gegen Personen, die zeitgleich vor ordentlichen deutschen Gerichten oder Militärgerichten angeklagt waren, zurückgestellt werden, bis diese Verfahren abgeschlossen waren. Entsprechend fielen viele der Urteile erst in einer Zeit, als die Spruchkammern schon zu den vielzitierten ‚Mitläuferfabriken' geworden waren und äußerst milde Entscheidungen gefällt wurden.[22]

16 Vollnhals/Schlemmer (1991); Henke (1981), S. 22.
17 Henke (1981), S. 98.
18 Henke (1981), S. 17 f.
19 Henke (1981), S. 30.
20 http://www.verfassungen.de/bw/wuerttemberg-baden/befreiungsgesetz46.htm (letzter Zugriff: 9.11.2022).
21 Siehe beispielsweise Henke (1981), S. 188–195.
22 Siehe beispielsweise Borgstedt (2000).

16.4 Die Entnazifizierung in der französischen Besatzungszone

In den ersten Wochen nach Kriegsende spielte die Entnazifizierung zunächst nur eine untergeordnete Rolle.[23] Grundsätzlich war aber geplant, dass alle frühen NSDAP- und SA-Mitglieder (Eintritt bis 1933) und alle höheren SA-Ränge sowie alle SS-Mitglieder entlassen werden sollten. Darüber hinaus sollte jeder, der Landrat oder Oberbürgermeister gewesen war oder eine höhere Amtsstellung (ab Ministerialrat aufwärts) innegehabt hatte, daraus entfernt werden.[24] Ab September 1945 wurden die Bemühungen um die auch als „Epuration"[25] bezeichnete Entnazifizierung zunehmend systematischer und eine Überprüfung der öffentlichen Verwaltungsangestellten und aller Beamten angestrengt. Nach kurzer Zeit dehnte man diese Maßnahme auf die freien Berufe aus.[26] Um die große Zahl an Verfahren bearbeiten und trotzdem möglichst schnell eine gewisse Funktionalität im öffentlichen Leben der Nachkriegsgesellschaft gewährleisten zu können, wurden zuerst die schnell und einfach zu bewertenden Fälle behandelt. Schwerwiegende Fälle stellte man zurück. Die erfolgten Urteile wurden zudem im Amtsblatt veröffentlicht[27], wodurch sie Rechtsgültigkeit erhielten[28]. Verfahren gegen die Hauptschuldigen sollten in Württemberg-Hohenzollern entweder Sache der Militärgerichte sein oder erst zum Ende der Entnazifizierung erfolgen, da man hier langwierige Prozesse erwartete.[29]

Um diese auf Zweckmäßigkeit ausgerichtete Vorgehensweise umsetzen zu können, wurden lokale Untersuchungsausschüsse und übergeordnete Instanzen, sogenannte Reinigungskommissionen, die für verschiedene Berufsgruppen und Wirtschaftszweige zuständig waren, eingerichtet. Die Ausschüsse waren mit „politisch, religiös oder rassisch Verfolgten, Gewerkschaftern, Sozialdemokraten und Liberalen"[30] sowie anderweitig durch das NS-Regime Verfolgten besetzt – kurzum Persönlichkeiten, bei denen die Gewähr bestand, dass sie in Gegnerschaft zum Nationalsozialismus standen, aber auch, dass sie die maßgeblichen Nationalsozialisten identifizieren konnten. Das Belastungsmaterial und die Beurteilungen wurden an die jeweiligen ‚Reinigungskommissionen' weitergeleitet, welche dann eine Empfehlung an die Militärregierung gaben. Diese Praxis führte zwar zu Urteilen, die sich an der individuellen Schuld ori-

---

23 Henke (1981), S. 21. Siehe auch Niethammer (1982), ab S. 141.
24 Henke (1981), S. 25.
25 Grohnert (1991).
26 Henke (1981), S. 58.
27 Siehe beispielsweise *Regierungsblatt für das Land Württemberg-Hohenzollern*, Beilagen (1947), S. 115–118, 345, 382–389, und Beilagen (1949), S. 10–23, 40–43, 76–79, 102–105, 120–123, 140–143, 158–161, 174–177, 190–193, 216–219.
28 Henke (1981), S. 96.
29 Henke (1981), S. 128.
30 Siehe https://www.leo-bw.de/en-GB/themenmodul/sudwestdeutsche-archivalienkunde/archivaliengattungen/akten/inhaltliche-unterscheidung/entnazifizierungsakten-wurttemberg-hohenzollern (letzter Zugriff: 9.11.2022).

entierten, sie wichen aber je nach Fall und Kreis derart weit in der Härte der Strafe voneinander ab[31], dass das Verfahren große Ablehnung in der Bevölkerung erfuhr.[32] In Württemberg-Hohenzollern und Süd-Baden wurden daraufhin mehrere Verordnungen erlassen, um eine größere Einheitlichkeit zu gewährleisten. Diese umfassten auch die Schaffung neuer Institutionen wie beispielsweise ein Staatskommissariat in Reutlingen.[33] Dabei waren die individuellen Urteile in der französischen Zone tendenziell schärfer als die in der amerikanischen, was auch dazu führte, dass zahlreiche Betroffene in Richtung Norden abwanderten.[34]

Im November 1946 wurde damit begonnen, die bis dato relativ zügig durchgeführte Entnazifizierung in Württemberg-Hohenzollern umfassend zu ändern. Sie wurde mehr in Richtung des schematischen Vorgehens in der amerikanischen Zone angepasst.[35] Unter anderem führte man die in der Kontrollratsdirektive Nr. 38[36] mit dem Ziel einer Vereinheitlichung für ganz Deutschland festgehaltenen Kategorien zur Beurteilung der individuellen Belastung ein. Daraus resultierte die Einteilung der Betroffenen in Hauptschuldige, Schuldige, Minderbelastete, Mitläufer und Entlastete. Zudem fand das in der amerikanischen Zone durchgeführte Verfahren mittels einer Verhandlung vor Spruchkammern Anwendung. Im Herbst 1947 nahmen auch in Süd-Württemberg diese ihre Tätigkeit auf.[37] Letztlich wurde damit die Entnazifizierung in der französischen Zone sukzessive der amerikanischen Praxis in Nord-Baden und Nord-Württemberg angeglichen, was insbesondere von der neuen Regierung in Süd-Württemberg bedauert wurde.[38]

Mit diesen Änderungen ging eine Neubewertung der schon getroffenen Urteile einher, wodurch das Verfahren noch bürokratischer und in den Augen der Bevölkerung endgültig undurchsichtig und ungerecht erschien. Um diesen neuen Problemen entgegenzuwirken, wurden mehrere Amnestieverordnungen erlassen. Letztlich wurden so die Spruchkammern auch in der französischen Zone zu nichts anderem als ‚Mitläuferfabriken' und führten zu der in allen westlichen Besatzungszonen feststellbaren Tendenz von immer milder werdenden Urteilen.[39] Da gegen die Hauptschuldigen in

---

31 Henke (1981), S. 13.

32 Henke (1981), S. 93. Siehe auch https://www.leo-bw.de/en-GB/themenmodul/sudwestdeutsche-archivalienkunde/archivaliengattungen/akten/inhaltliche-unterscheidung/entnazifizierungsakten-sudbaden (letzter Zugriff: 9.11.2022).

33 Zur Arbeit des Staatskommissariats siehe Henke (1981), S. 81 f. und 166.

34 Henke (1981), S. 96 und 101.

35 Henke (1981), S. 7.

36 Siehe http://www.verfassungen.de/de45-49/kr-direktive38.htm (letzter Zugriff: 9.11.2022).

37 Henke (1981), S. 101 und 120.

38 Henke (1981), S. 7, 126–129 und 187–196.

39 Henke (1981), S. 121–126.

den meisten Fällen immer noch nicht verhandelt worden war, konnten diese vielfach besonders von der Entwicklung profitieren.[40]

Allgemein kann gesagt werden, dass während der gesamten Zeit die jeweilige Ausrichtung der Besatzungspolitik mehr Einfluss auf die Entnazifizierungspolitik hatte als das Bestreben, eine tatsächliche Ausschaltung nationalsozialistischer und militaristischer Einflüsse zu erreichen. Endgültig zu einer unerwünschten Belastung wurde die Entnazifizierung, als sich der Beginn des Kalten Krieges abzeichnete und Westdeutschland als Grenze der zunehmend verfeindeten politischen Blöcke an Bedeutung gewann.[41] Letztlich lag so die Wirkung der Verfahren weniger darin, Nationalsozialisten aus wichtigen Positionen der Nachkriegsgesellschaft herauszuhalten, als sie durch sukzessiv milder werdende Urteile wieder zu rehabilitieren und einzugliedern.[42] Dies kam auch einem so vom Nationalsozialismus durchdrungenen Stand wie dem der Ärzte zugute. Bevor auf die Entnazifizierung der Ärzteschaft eingegangen wird, sollen aber kurz die Spruchkammerakten in diesem Kontext kritisch eingeordnet werden – handelt es sich dabei doch um eine besondere und diffizile Quelle.

16.5 Spruchkammerakten von Ärzten als Quelle

Bei den Spruchkammerakten ist unabhängig von der Zone zu beachten, dass bei den Frage-bzw. Meldebögen in zahllosen Fällen falsche Angaben gemacht und vielfach Mitgliedschaften oder innegehabte Positionen verschwiegen worden waren. Mitunter wurden diese Fälschungen durch die zuständigen Bearbeiter aufgedeckt; insbesondere bei dem sehr bürokratischen und kleinteiligen Verfahren in der amerikanischen Zone war dies häufiger so. Größere Teile der NSDAP-Mitgliederkartei und der Reichsärztekammerkartei waren erhalten geblieben und lagerten im Berlin Document Center[43], welches nun als erste Anlaufstelle für Auskünfte in den Entnazifizierungsverfahren fungierte. Zahlreiche Ärzte unternahmen den Versuch, durch Verschweigen von Mitgliedschaften oder eine falsche Datierung des Eintritts in die NSDAP und die ihr angeschlossenen Organisationen ihre formale Belastung als möglichst gering darzustellen. Zudem versuchten viele, ihre Vermögensverhältnisse zu verschleiern. Wurden diese

40 „Insbesondere die politisch stärker Belasteten und Internierten, deren Säuberungsentscheidungen bislang durch die Säuberungsorgane aufgeschoben worden waren, kamen in den Genuss dieser nun immer milder werdenden Säuberungsmaßnahmen und erhielten im Vergleich zu den recht restriktiven Entscheidungen der Anfangszeit auffallend nachsichtige Urteile. Dies verstärkte den in der Bevölkerung ohnehin vorherrschenden Eindruck, ‚die Kleinen zu hängen und die Großen laufen zu lassen'." Siehe https://www.leo-bw.de/en-GB/themenmodul/sudwestdeutsche-archivalienkunde/archivaliengattungen/akten/inhaltliche-unterscheidung/entnazifizierungsakten-wurttemberg-hohenzollern (letzter Zugriff: 9.11.2022).

41 Siehe beispielsweise Frei (1996).

42 Siehe beispielsweise Benzler/Pereis (1996).

43 Siehe Heusterberg (2000) und Fehlauer (2010).

Fälle aufgedeckt, führte das zu verschärften Strafen, meist aber nur im Rahmen höherer Geldbußen.

Nicht minder schwierig sind die Verhältnisse auch bei den zahlreichen Entlastungszeugnissen (‚Persilscheine'). So finden sich selbst in Fällen von aktiven und eindeutig nationalsozialistisch hervorgetretenen Persönlichkeiten Schreiben, die diesen das Gegenteil bescheinigten, bis hin zu Behauptungen, dass offener Widerstand geleistet worden wäre. Auch unter den Ärzten finden sich zahlreiche Beispiele, in denen man sich gegenseitig bezeugte, dass man gegen den Nationalsozialismus und die Machthaber gewesen sei und deren Anordnungen nicht Folge geleistet hätte. Gemein haben diese Fälle, dass sich keine schriftlichen Beweisstücke aus der Zeit vor 1945 finden lassen, sondern die Entlastungen gänzlich auf unbelegten Aussagen aus der Nachkriegszeit beruhten. Der Phantasie waren dabei offenkundig keine Grenzen gesetzt. So behaupteten zahlreiche Ärzte, nur in der Partei oder den ihr angeschlossenen Organisationen gewesen zu sein, um von innen Widerstand zu leisten. Selbst besonders früh in die NSDAP eingetretene Mediziner versuchten Derartiges glaubhaft zu machen. Andere bescheinigten sich gegenseitig, Widerstandsgruppen gebildet zu haben, für deren Existenz keinerlei Beweise angeführt werden konnten. Besonders problematisch für die Laienrichter an den Spruchkammern waren allerdings die Fälle, in denen tatsächlich politisch Verfolgte dem vor der Kammer stehenden Arzt bescheinigten, dass er sie maßgeblich unterstützt bzw. beschützt hätte. Je nach regionaler Verortung tauchen dabei einige Verfolgte mehrfach mit oft völlig identischen Entlastungszeugnissen bei verschiedenen Verfahren auf. Gekaufte Entlastungsschreiben waren keine Seltenheit, so dass auch hier dieser Verdacht naheliegt.

Da in den frühen Verfahren der Fokus auf der formalen Belastung lag, wurde den für alle Beteiligten offensichtlich unglaubwürdigen Zeugnissen zunächst wenig Bedeutung beigemessen. Mit zunehmender Zeit und insbesondere in Revisionsverfahren nahm das Gewicht der ‚Persilscheine' zu. Denn entgegen der ursprünglich durchgeführten Umkehr der Beweislast finden sich spätestens 1948 häufig Fälle, in denen diese Maxime zunehmend aufgeweicht worden war und Entlastungsschreiben Berücksichtigung fanden, solange nicht das Gegenteil hatte bewiesen werden können.

Dementsprechend sagen die Spruchkammerakten oft mehr über die Nachkriegsgesellschaft, weiterhin funktionierende Seilschaften und die nur wenig vorhandene Bereitschaft, sich mit der NS-Zeit auseinanderzusetzen, aus, als dass sie wahrheitsgemäß Auskunft über die NS-Vergangenheit der Beteiligten geben.[44] In Baden-Württemberg sind die überlieferten Spruchkammerakten in den vier Staatsarchiven (Freiburg, Karlsruhe, Ludwigsburg und Sigmaringen) einsehbar und umfassen an jedem Standort eine mindestens sechsstellige Zahl.

---

44 Siehe https://www.leo-bw.de/en-GB/themenmodul/sudwestdeutsche-archivalienkunde/archivaliengattungen/akten/inhaltliche-unterscheidung/entnazifizierungsakten-wurttemberg-hohenzollern (letzter Zugriff: 9.11.2022).

16.6 Die Entnazifizierung der Ärzteschaft in Nord-Baden

In Nord-Baden[45] war zunächst Alois Geiger für die Entnazifizierung der Mediziner zuständig.[46] Denn neben seiner Führungsrolle in der Ärzteschaft war er als nebenamtlicher Medizinalreferent[47] im Präsidium der Landesverwaltung[48] in der Abteilung Innere Verwaltung tätig. Geiger, der teils jüdische Vorfahren hatte, sah sich aufgrund seiner Position zahlreichen Anfeindungen und Denunziationen ausgesetzt. Beispielsweise wurde sein zum fraglichen Zeitpunkt minderjähriger Sohn als Nutznießer des ‚Dritten Reiches' und Gestapo-Mitarbeiter denunziert. Während der NS-Zeit hatten Geiger und seine Familie zahlreiche Schikanen über sich ergehen lassen müssen und nach eigenen Angaben kurz vor Kriegsende vor der Deportation gestanden.[49] Seine Doppelfunktion hatte Geiger inne, bis ihn ab Oktober 1945 Josef Hamacher[50] als Medizinalreferent ablöste und dieser zukünftig zum ersten Ansprechpartner der Ärzteschaft bei der Gesundheitsverwaltung wurde[51]. Hamacher sah sich dabei Versuchen alter Seilschaften ausgesetzt, einen älteren Arzt an seiner statt einzusetzen. Hintergrund dieser Bestrebungen war die Hoffnung, durch bessere Verbindungen zum Ministerium eine mildere Entnazifizierungspolitik zu erreichen. Derlei Ansinnen schob allerdings der zuständige amerikanische Offizier einen Riegel vor und stärkte Hamacher den Rücken.[52]

In der Anfangszeit der Entnazifizierung zeigte man sich tatsächlich bemüht, die Standesvereinigung von belasteten Ärzten freizuhalten. So wurde beispielsweise der inhaftierte Vorsitzende des Sinsheimer Ärztevereins Anfang 1947 seines Postens enthoben.[53] Auch im Hinblick auf Minderbelastete bezog man Stellung und verlangte das Recht, diese entlassen zu dürfen, falls ein politisch unbelasteter Arzt verfügbar sei. Zudem durfte die Standesvereinigung Minderbelasteten die Auflage machen, ihre Praxis zu verlegen oder in ihrer aktuellen Stellung verbleiben zu müssen.[54] Dies galt nicht für die Gruppe der Mitläufer, weshalb sich zahlreiche Mitglieder der Ärztekammer damit unzufrieden zeigten, dass viele trotz ihrer Belastung in diese Gruppe eingestuft wurden: „Zahlreiche Mitglieder der Kammer erklären ihre Unzufriedenheit darüber, dass allzuviel politisch belastete Ärzte durch die Spruchkammer als Mitläufer gehen."[55]

---

45 Siehe auch Pohl/Treffeisen (2012).
46 LABW StAF, F 30/1 Bü 1627.
47 Offiziell auch als „Chairman of the Medical Doctor's Body of Karlsruhe an Office of Military Government" bezeichnet. LABW GLAK, 465c Bü 23739, o. Pag.
48 Äquivalent zu einem Regierungspräsidium bzw. einer Bezirksregierung für Nord-Baden.
49 LABW GLAK, 465c Bü 23739.
50 LABW HStAS, EA 2/150 Bü 602.
51 Ellerbrock (2004), S. 123; LABW GLAK, 69 Bü 12; LABW GLAK, 481 Bü 533.
52 Ellerbrock (2004), S. 146 f.
53 BÄ NW, Protokolle und Notizen über Sitzungen.
54 LABW GLAK, 69 Bü 44.
55 BÄ NW, Protokolle und Notizen über Sitzungen, o. Pag.

Deshalb wurden durch den Vorstand der nord-badischen Ärztekammer eigene Maßnahmen eingeführt, um die unbelasteten Mitglieder bevorzugt zu behandeln:

> In Anlehnung an § 58 des Gesetzes 104 beschliesst die Ärztekammer, dass bei der Rückkehr eines suspendierten Arztes dieser Arzt keinen Anspruch auf seinen alten Arztsitz hat, wenn dieser Arztsitz bereits durch einen niedergelassenen, politisch entlasteten Arzt besetzt ist. Dem politisch entlasteten Arzt wird in diesem Fall anheim gestellt, einen Antrag auf Eintragung in das Arztregister zu stellen.[56]

Dabei wurde auch der Wunsch geäußert, dass die Ärztekammer das Recht erhalten sollte, minderbelastete Mediziner von der Berufsausübung auszuschließen. Ohne rechtliche Grundlage war dies aber nicht umsetzbar.[57] Zumindest mussten Minderbelastete aber einen Neuantrag auf Zulassung stellen.[58] Die größten Schwierigkeiten bereitete weiterhin die Frage der Behandlung von Mitläufern. Die Ärztekammer kündigte deshalb an, dass sie ihre eigene Beurteilung der Belastung vorzunehmen gedenke:

> Die Ärztekammer Baden (US-Zone) hat mit Befremden und Missbilligung von der Eingliederung von Ärzten der verschiedensten Belastungen in die Gruppe der Mitläufer, vom Angehörigen der Hitlerjugend ohne Rang bis zum Obersturmbannführer, Kenntnis genommen. Die Kammer behält sich deshalb vor, aus der Gruppe der Mitläufer tragbar und geringbelastete Ärzte genau so zu verwenden wie entlastete Ärzte.[59]

Mit der potentiellen Gleichsetzung von Mitläufern und Entlasteten wird aber schon früh ersichtlich, wie schnell die Grenzen zwischen Ärzten mit und ohne Belastung zu verschwimmen begannen. Auch für Praxisvertretungen galten eigene Regelungen; so sollte dies belasteten Medizinern so lange nicht gestattet sein, bis alle unbelasteten oder geringer belasteten Kollegen Arbeit hatten. Früheren SS-Mitgliedern sollte eine Vertretung so lange verboten sein, bis ihr Spruchkammerverfahren abgeschlossen war. Darüber hinaus wollte man, dass manche Ärzte nur unter der Aufsicht eines unbelasteten Mediziners arbeiten durften. Mit der Spruchkammerpraxis zeigten sich viele trotzdem weiterhin unzufrieden. So trat der Vorsitzende der Tauberbischofsheimer Ärzteschaft unter Protest zurück, weil er zwei ergangene Urteile als „untragbar"[60] empfand.

Diese ganzen Maßnahmen geschahen aber keineswegs nur aus dem inneren Bedürfnis nach einer Selbstreinigung von nationalsozialistischen Ärzten heraus. Aufgrund der zahlreichen Heimkehrer und vielen vertriebenen Mediziner aus dem Osten gab es zunächst ein Überangebot an Ärzten insbesondere in den Städten. Viele sahen

---

56 BÄ NW, Protokolle und Notizen über Sitzungen, o. Pag.

57 BÄ NW, Protokolle und Notizen über Sitzungen.

58 Es wurde folgender Antrag angenommen: „Diejenigen Ärzte, die als: ‚Minderbelastete' aus dem Spruchkammerverfahren hervorgehen, haben Neuantrag auf Niederlassung zu stellen. Eine Stimme dagegen (Herr Dr. Spatze, Pforzheim)." BÄ NW, Protokolle und Notizen über Sitzungen, o. Pag.

59 BÄ NW, Protokolle und Notizen über Sitzungen, o. Pag.

60 BÄ NW, Protokolle und Notizen über Sitzungen, o. Pag.

die Entnazifizierung als Mittel, auf diesem Wege schneller eine Kassenzulassung zu erhalten. Zudem versuchten Ärzte, das Verfahren für ihre eigene Agenda zu nutzen. So unternahm ein Mediziner den Versuch, seinen belasteten Konkurrenten aus dessen Stellung entfernen zu lassen. Allerdings stellte sich heraus, dass er entgegen seinen Behauptungen selbst politisch belastet war.[61]

Ende 1947 zeichnete sich aber schon ab, dass man auch innerhalb der Standesvereinigungen die Entnazifizierung als weitgehend abgeschlossen betrachtete und sich nicht mehr als notwendig mit dieser Thematik auseinandersetzen wollte. Entsprechend schnell wurden die intern aufgestellten Regeln aufgeweicht oder ganz abgeschafft. Als eine der ersten Änderungen wurde veranlasst, dass Mitläufer wieder ihre alten Rechte zurückerhalten sollten.[62] Wirtschaftliche Probleme, eine drohende Neuordnung der Sozialversicherung und die Währungsreform bestimmten zusehends die Standespolitik Ende der 1940er Jahre.

Wie sehr man mit der eigenen Vergangenheit abgeschlossen hatte und auch wünschte, sich mit ihr zukünftig nicht mehr auseinandersetzen zu müssen, verdeutlicht ein Vorgang aus dem Jahr 1951. In der Vorstandssitzung der nord-badischen Kammer vom 9. Februar wurde über den Umgang mit den Personalakten der früheren Bezirksstelle der Reichsärztekammer diskutiert. Die Beratungen resultierten in dem Beschluss, dass alle diese Akten gelöscht werden sollten.[63]

Auf einige der Ärzte, die vor 1945 die Standespolitik bestimmt hatten, wirkte sich die Entnazifizierung in Nord-Baden aber in erheblichem Maße aus – umso mehr, als vor 1945 die Bezirksvereinigungen in Karlsruhe und Mannheim dominiert hatten. Unter den führenden Ärztevertretern dieser Zeit hatten sich zahlreiche besonders überzeugte und aktive Nationalsozialisten befunden.

16.7 Standespolitisch relevante Ärzte und ihre Entnazifizierung in Nord-Baden

Ein Fall, der auch in der Ärztekammer Nord-Baden einigen Unmut hervorrief, war der von Rudolf Amersbach, dem ehemaligen Vorsitzenden der Heidelberger Bezirksvereinigung. Amersbach war 1885 geboren und als Frauenarzt in Heidelberg niedergelassen gewesen. In seinem Meldebogen hatte er angegeben, im Mai 1933 in die Nationalsozialistische Deutsche Arbeiterpartei (NSDAP) eingetreten zu sein. Darüber hinaus war er diesem Schriftstück zufolge seit Anfang 1933 in der Sturmabteilung (SA) und dem Nationalsozialistischen Kraftfahrerkorps (NSKK). Amersbach hatte in Heidelberg die Leitung der Bezirksstelle der Reichsärztekammer und der Kassenärztlichen

61 BÄ NW, Protokolle und Notizen über Sitzungen.
62 BÄ NW, Protokolle und Notizen über Sitzungen, o. Pag.
63 LABW GLAK, 69 Bü 44.

Vereinigung Deutschlands (KVD) innegehabt, zudem war er Beisitzer des lokalen Erbgesundheitsgerichtes gewesen und hatte Vorträge mit rassenpolitischen Themen gehalten. Trotz dieser Mitgliedschaften und Tätigkeiten sah er sich selbst als nicht belastet an. Während des Krieges war Amersbach von Ende 1939 bis Anfang 1942 Chefarzt des Kriegsgefangenenlagers Stalag XII A in Limburg gewesen. Aufgrund eigener Aussagen und auf Basis von ‚Persilscheinen' wurde ihm zugutegehalten, dass er aktiven Widerstand durch die Behandlung von Kriegsgefangenen geleistet habe. Wegen dieser höchst eigenwilligen Definition von Widerstand wurden die anderen Vorwürfe gegen Amersbach als geringfügig genug angesehen, um ihn in die Gruppe der Entlasteten einzureihen. Dabei wäre dieses Urteil allein aufgrund selbst zugegebener Belastungen schon nicht nachvollziehbar gewesen. Endgültig skandalös musste es erscheinen, wenn miteinbezogen wurde, dass die Ermittler der Special Branch Amersbach noch mehrfache Meldebogenfälschung nachweisen konnten. So waren Unterlagen aufgetaucht, die seinen Eintritt in SA und NSDAP auf den Juli bzw. August 1932 datierten. Sowohl die betroffene Ärzteschaft des Kreises Heidelberg als auch die Ärztekammer sahen deshalb ein „grobes Fehlurteil"[64] vorliegen. Geiger legte daraufhin „scharfen Protest"[65] beim Ministerium ein und nutzte die Gelegenheit für eine Abrechnung mit der Entnazifizierungspraxis:

> Ohne auf Entlastungsgründe und auf die sattsam bekannten Entlastungszeugnisse einzugehen, stelle ich fest, dass es einen untragbaren Zustand darstellt, dass ein Leiter einer ärztlichen Bezirksvereinigung während der Nazizeit in die Gruppe der Entlasteten eingereiht wird, während Ärzte, die als Schüler in der Hitlerjugend oder als Studenten einige Monate im NS-Studentenbund waren, in die Gruppe der Mitläufer eingereiht wurden. Ich erhebe als Vorsitzender der Ärztekammer Baden (US Zone) gegen eine solche Handhabung der Entnazifizierungsgesetze den schärfsten Protest. Eine solche Handhabung spricht dem Geist der Gesetze Hohn, wenn kaum belastete Ärzte schlechter beurteilt werden, wie Nutznießer des 3. Reiches.[66]

Ebenso deutlich äußerte sich das Ministerium für politische Befreiung, welches das Urteil aufhob und auf die umgekehrte Beweislast hinwies: „Er gilt deshalb bis zur Widerlegung als Belasteter und hat gemäß Art. 34 den Beweis zu führen, daß er in eine günstigere Gruppe fällt. Diese Beweispflicht hat die Kammer offenbar verkannt. Auf keinen Fall hätte der Betroffene aber in die Gruppe der Entlasteten eingereiht werden dürfen."[67]

Welche fragwürdigen Maßstäbe die Spruchkammer bei der Beweiswürdigung an den Tag legte, zeigt die Einordnung der aufgedeckten Meldebogenfälschungen. So

64 LABW GLAK, 465r Bü 3816, Pag. 45.
65 BÄ NW, Protokolle und Notizen über Sitzungen, o. Pag.
66 LABW GLAK, 465r Bü 3816, o. Pag.
67 LABW GLAK, 465r Bü 3816, o. Pag.

wurden die vorgelegten Schriftstücke aus der NS-Zeit und die weiteren Beweise der Special Branch lapidar beiseite gewischt: „Die im Ermittlungsverfahren festgestellten Tatsachen, dass Ammersbach [sic!] bereits am 1.8.1932 der Partei beigetreten, ist [sic!] durch die eidesstattliche Erklärung des Betroffenen vom 4. September 1946 widerlegt."[68]

Während schon die Erklärungen von Zeugen an Eides statt in den Spruchkammerverfahren kaum das Papier wert waren, auf dem sie festgehalten wurden, muss es völlig unverständlich erscheinen, dass den Aussagen des Angeklagten gerade in diesem Kontext Glauben geschenkt wurde. Letztlich wurde dieses frappierende Beispiel einer fragwürdigen Entnazifizierungspraxis jedoch auch im Revisionsverfahren bestätigt und Amersbach im Februar 1948 erneut entlastet. Zwischenzeitlich hatte er aufgrund des Verfahrens allerdings 15 Monate lang keine ärztliche Tätigkeit aufnehmen können.[69]

Ein weiteres Beispiel, bei dem der Beschuldigte in grotesker Weise den Versuch unternahm, sich reinzuwaschen, war der Fall von Leopold Schütz. Der 1877 geborene Facharzt für HNO-Krankheiten war ab März 1933 kurzzeitig der Führer der badischen Ärzteschaft gewesen, bevor er auf Betreiben von Reichsärzteführer Gerhard Wagner durch Theodor Pakheiser ersetzt worden war. Bei Schütz handelte es sich um einen der aktivsten und besonders früh in die NSDAP eingetretenen badischen Mediziner. 1931 war er sowohl Mitglied in der NSDAP als auch im Nationalsozialistischen Deutschen Ärztebund (NSDÄB) geworden. Ab 1932 hatte er den Vorsitz des NSDÄB in Mannheim inne und war darüber hinaus in weiteren nationalsozialistischen Organisationen vertreten.[70] Schütz war nach 1933 als fanatischer Antisemit aufgefallen und eine der ersten Amtshandlungen hatte darin bestanden, die Räume der Mannheimer Ärzteschaft besetzen zu lassen. Dabei hatte er die ihm persönlich bekannten und offenkundig verhassten jüdischen Ärzte Gustav Cahen und Eduard Oppenheimer aus ihren Ämtern entfernen lassen. Für seine persönliche Antipathie war wohl auch ein verlorener Prozess um falsche Honoraransprüche von Schütz mitverantwortlich. Nach 1945 versuchte er sich nun als Freund und Helfer der Juden (entsprechende ‚Persilscheine' konnte er vorweisen)[71] und insbesondere der jüdischen Ärzte darzustellen: „Ich war der Vertrauensmann der Mannheimer NSD-Aerzte von Ende 1932 bis ungefähr Ende Mai 1933 als ich wegen meiner Gegnerschaft gegen die Entjudifizierung kaltgestellt wurde."[72]

---

68 LABW GLAK, 465r Bü 3816, Pag. 52.

69 LABW GLAK, 465r Bü 3816.

70 Unter anderem in DAF, NS-Reichskriegerbund und der deutschen Jägerschaft. Mitglieder der letztgenannten Vereinigung wurden in der amerikanischen Zone zeitweise entlassungspflichtig. LABW GLAK, 465t Bü 263; Henke (1981), S. 22.

71 „Ich bin evangelischer Christ geblieben und habe meine Beziehungen zu den Juden nicht abgebrochen, wie aus den Bescheinigungen der Herren Köppen und Stark zu ersehen ist." LABW GLAK, 465t Bü 263, Pag. 13.

72 LABW GLAK, 465t Bü 263, Pag. 33.

In seiner Darstellung war die Ausschaltung der jüdischen Ärzte allein von der Reichsleitung ausgegangen und er hätte versucht, sich dieser entgegenzustellen. So wollte er sich gar mehrfach für Cahen eingesetzt haben. Erwartungsgemäß sah dieser die Sache etwas anders. Denn gerade Schütz hatte die Maßnahmen gegen die jüdischen Ärzte mit einer derartigen Rigorosität betrieben, dass einiges davon kurze Zeit später sogar zurückgenommen worden war. Die zuständige Spruchkammer in Mosbach nahm ihre Aufgabe etwas genauer als ihr Pendant im Fall Amersbach und bezog in ihrer Bewertung auch das vorliegende Beweismaterial aus der NS-Zeit ein. Darunter befand sich eine Liste der jüdischen Ärzte, die aufgrund der Anordnungen von Schütz aus der Kassenpraxis ausgeschlossen worden waren. Auch in diesem Fall wollte er diese Handlung zum Schutz der jüdischen Mediziner unternommen haben. Dabei hatte Schütz selbst dafür gesorgt, dass SA-Männer in den Praxisräumen von jüdischen Ärzten postiert worden waren. Aber nicht nur diese hatte er sich zum Feind gemacht; so gaben einige Ärztinnen an, von Schütz in seiner kurzen Phase als Führer der badischen Ärzteschaft aus der Kassenpraxis verdrängt worden zu sein. Der Beschuldigte versuchte sich hingegen in seiner Verteidigung selbst als Opfer des Nationalsozialismus darzustellen und wollte sich völlig ungerechtfertigt vor der Spruchkammer angeklagt wissen: „Und nun soll ausgerechnet ich als Obernazi behandelt werden und um Beruf und Verdienst gebracht werden.“[73]

Im Verlauf des Verfahrens verstrickten sich aber sowohl er als auch seine Entlastungszeugen in deutlich widerlegbare Widersprüche und offenkundige Lügen. Unter anderem widerrief er zunächst seine selbst auf dem Meldebogen gemachten Angaben. Kurze Zeit später wollte er sich gar nicht mehr erinnern können und behauptete, alle seine eigenen Unterlagen seien vernichtet worden. Auch die Eintrittsdaten seiner Mitgliedschaften in NS-Organisationen versuchte er mehrfach zu verbergen oder in einem anderen Licht darzustellen. Dabei verstieg er sich beispielsweise zu Behauptungen, dass der NSDÄB gar keine nationalsozialistische Organisation gewesen sei, und ähnlich absurd erscheinenden Ausflüchten. Seine Entlastungszeugen zeigten sich ebenfalls wenig vertrauenswürdig und weigerten sich, zur mündlichen Verhandlung zu erscheinen, wohingegen es an Zeugen mit belastenden Aussagen nicht mangelte. Vor allem für seine gewaltsame Besetzung der Räumlichkeiten der Mannheimer Ärzteschaft gab es zahlreiche Zeugen. Darüber hinaus kam in der Verhandlung ans Licht, dass Schütz vor 1933 Darlehen bei der Ärztekammer aufgenommen hatte und diese danach nicht mehr zurückzahlen wollte. Zudem stellte sich heraus, dass er in den 1920er Jahren nicht aufgrund seines politischen Engagements, sondern da er versucht hatte, einen Kriminalbeamten zu bestechen, in Untersuchungshaft gekommen war. Letztlich beantragte der öffentliche Kläger die Einreihung von Schütz als Hauptschuldigen und

73 LABW GLAK, 465t Bü 263, Pag. 21.

die „Einweisung in ein Arbeitslager auf die Dauer von 5 Jahren“[74] sowie die Beschlagnahmung des Vermögens. Der Anwalt von Schütz forderte hingegen, ihn zur Gruppe der Mitläufer zu zählen.[75]

Im ersten Urteil am 11. Dezember 1946 reihte man Schütz in die Gruppe der Belasteten ein. In der Begründung hierfür wurden ihm zahlreiche Lügen und Meldebogenfälschungen vorgehalten, aber auch einige Unwahrheiten geglaubt und zu seinen Gunsten berücksichtigt, weshalb er ‚nur‘ als Belasteter eingeordnet wurde. Allerdings traute man ihm nicht zu, dass er in einen demokratischen Staat integriert werden könnte: „Auch lässt er nach seiner Persönlichkeit nicht erwarten, dass er nach Bewährung in einer Probezeit seine Pflichten als Bürger eines demokratischen Staates erfüllen wird.“[76] Die Sühnemaßnahmen enthielten das fünf Jahre lang geltende Verbot, in einem ärztlichen Beruf oder selbständig in einem Unternehmen beschäftigt zu sein. Zudem sollte er in den nächsten drei Jahren jeweils 100 Tage Sonderarbeit für die Allgemeinheit ableisten. Die Geldstrafe sollte einen Vermögenseinzug von 30 Prozent umfassen. Von der durch den öffentlichen Kläger geforderten Einweisung in ein Arbeitslager wurde aufgrund des hohen Alters und der Kriegsbeschädigung von Schütz abgesehen. Sowohl sein Rechtsanwalt als auch der öffentliche Kläger legten gegen das Urteil Berufung ein und unterstrichen ihre ursprünglichen Forderungen. Zu der Neuverhandlung kam es allerdings nicht mehr, denn Schütz verstarb am 23. August 1947 in der Heidelberger Krankenanstalt Speyerershof.[77]

Das Verfahren wurde aber fortgeführt, da seine zweite Frau (seine erste hatte sich 1942 von ihm scheiden lassen) Einwände gegen den Vermögenseinzug erhob. Nachdem das ursprüngliche Urteil im November 1948 schon abgemildert worden war, wurde dies im April 1949 erneut aufgehoben. Letztlich kam die Zentralspruchkammer Nord-Baden im Mai 1949 zu der für die Hinterbliebenen günstigen, aber in der politischen Beurteilung von Schütz unverständlichen Entscheidung: „Die erneute Prüfung hat ergeben, dass der Betroffene bei Lebzeiten nicht als Hauptschuldiger oder Belasteter anzusehen gewesen wäre.“[78]

Weitere nennenswerte Spruchkammerverfahren, die auch die Standesvereinigungen nach 1945 betrafen, waren diejenigen gegen den ab 1936 als Leiter der badischen Ärztekammer und Gauamtsleiter für Volksgesundheit tätigen Waldemar Pychlau oder dessen Stellvertreter ab 1937, Ferdinand Gaa. Der 1887 in Riga geborene Pychlau (unter anderem NSDAP- und SA-Mitglied seit 1933) war im Sommer 1945 in Heidelberg verhaftet und nach kurzem Gefängnisaufenthalt in das Internierungslager Ludwigsburg gebracht worden, bevor er über das Lager Reutlingen im Juli 1948 nach Metz ausgelie-

74 LABW GLAK, 465t Bü 263, Pag. 166.
75 LABW GLAK, 465t Bü 263.
76 LABW GLAK, 465t Bü 263, Pag. 181.
77 LABW GLAK, 465t Bü 263.
78 LABW GLAK, 465t Bü 263, Pag. 277.

fert wurde. Unter anderem war er in Frankreich angeklagt wegen „Unterbrechung der Schwangerschaft bei Ostarbeiterinnen“[79]. Da Pychlau allerdings zuvor schwer erkrankt war und in der Haft in Frankreich einen Herzinfarkt erlitten hatte, wurde das Urteil aufgehoben und er konnte im Oktober 1949 nach Deutschland zurückkehren. Dort wurde am 21. Januar 1951 vor der Zentralspruchkammer Nord-Württemberg durch den öffentlichen Kläger die Einreihung in die Gruppe der Belasteten beantragt. Allerdings waren 1951 der Zeitgeist und das kaum noch vorhandene Interesse an einer tiefergehenden Beschäftigung mit der NS-Vergangenheit derart spürbar, dass selbst der Kläger eine Einstellung des Verfahrens nach § 1 des Gesetzes Nr. 1078 anheimstellte. Pychlau gerierte sich in mehreren Schreiben an die Spruchkammer als Opfer der zeitlichen Umstände und wollte von Seiten anderer nationalsozialistischer Ärzte (vor allem Pakheiser und Amersbach) zur Übernahme der Ämter gedrängt worden sein. Dabei wurde er nicht müde, sein Leid in der Zeit nach 1945 zu klagen: „Ich möchte jedoch noch darauf hinweisen, dass ich die Jahre 1945 bis 1950 hinter dem Stacheldraht und den Gefängnismauern zugebracht habe und – worüber noch der Befund erhoben werden kann, – entsetzlich und grausam, mitleidslos und unmenschlich gequält worden bin.“[80] Aus diesem Grund hätte er seines Erachtens „mehr wie gesühnt“[81] und wäre in solche Verzweiflung versetzt worden, „wie sie kaum ein Irdischer erleiden muss“[82]. Auch den versuchten Giftanschlag auf ihn bemühte er als weiteres Beispiel seines Leides.[83] Dabei hatten die damaligen Ermittler vermutet, dass sich der Täter in den Reihen der Ärzteschaft befinden könnte, insbesondere in Anbetracht der zahlreichen Fälle, in denen Pychlau dafür verantwortlich gewesen war, dass ihm missliebige Mediziner in Arbeitslager gekommen waren.[84] Auch die Ärztekammer Nord-Baden kam zu der Bewertung, man sei „allgemein der Überzeugung, daß Dr. Pychlau ‚Nutznießer‘ und ‚Aktivist übelster Sorte‘ gewesen ist“[85]. Trotz der zahlreichen Belastungen wurde das Verfahren am 8. März 1951 ohne weitere Maßnahmen eingestellt.[86] Pychlau war in der Folge wieder im badischen Edingen ärztlich tätig.[87]

Sein Stellvertreter in der badischen Ärztekammer ab 1937, der 1885 geborene Facharzt für Haut- und Geschlechtskrankheiten Ferdinand Gaa, bekam ein sehr wohlwollendes Urteil. Als frühes Mitglied der NSDAP und des NSDÄB sowie der Reiterabtei-

---

79 LABW GLAK, 465f Bü 1930, Pag. 41. Diese wurden weitaus schlechter behandelt als Zwangsarbeiter aus anderen Ländern, siehe auch https://www.bpb.de/geschichte/nationalsozialismus/ns-zwangsarbeit/227269/begriffe (letzter Zugriff: 9.11.2022) und https://www.bundesarchiv.de/zwangsarbeit/haftstaetten/index.php?tab=27 (letzter Zugriff: 9.11.2022).
80 LABW GLAK, 465f Bü 1930, Pag. 59.
81 LABW GLAK, 465f Bü 1930, Pag. 59.
82 LABW GLAK, 465f Bü 1930, Pag. 59.
83 LABW GLAK, 465f Bü 1930.
84 LABW GLAK, 309 Zugang 1987–54 Bü 1563.
85 BÄ NW, Protokolle und Notizen über Sitzungen, o. Pag.
86 LABW GLAK, 465f Bü 1930.
87 Thebal-Verlag (1954), S. 45.

lung der SA bzw. später der SS war Gaa schon im April 1945 interniert worden. Seine Haft dauerte bis zum 23. Mai 1947. In dem zwischenzeitlich begonnenen Spruchkammerverfahren wurde erwartungsgemäß aufgrund der formalen Belastungen die Einordnung als Hauptschuldiger beantragt. Wie die anderen ärztlichen Funktionäre in der NS-Zeit behauptete auch Gaa, dass er diese Ämter eigentlich gar nicht angestrebt hätte. Darüber hinaus stellte er sich als politisch ungeschult, geradezu naiv dar.[88]

Im Gegensatz zu den Fällen von Amersbach, Pychlau oder Schütz sagten im Falle von Gaa zahlreiche Ärzte zu seinen Gunsten aus, darunter auch die Mannheimer Ärzteschaft. So wurde er als beliebt bezeichnet und auch die Leitung des Internierungslagers stellte Gaa ein positives Zeugnis aus: „Seine Eignung für eine entsprechende Tätigkeit im öffentlichen oder allgemeinen Gesundheitsdienst erscheint gegeben und es wird somit, soweit möglich, eine Verwendung in ähnlicher Tätigkeit empfohlen."[89] Infolge dieser und weiterer Entlastungszeugnisse zog der öffentliche Kläger seinen Antrag zurück und stellte das Urteil in das Ermessen der Spruchkammer. Der Rechtsanwalt von Gaa beantragte, dass dessen Schuld durch seine lange Internierung als abgegolten angesehen werden sollte. Allerdings konnten die Ermittler der Special Branch für viele der angeblich entlastenden Momente keine objektiven Beweise finden, so dass es im Ermessen der Kammer lag, inwiefern sie den zahlreichen Entlastungszeugnissen Glauben schenken wollte. In Anbetracht des Urteils tat sie dies und reihte ihn in die Gruppe der Entlasteten ein. In der Begründung dafür wurde Gaa attestiert, dass er „außerordentlich mutige[n] Widerstand geleistet"[90] und dadurch zahlreiche Nachteile erlitten hätte, ohne allerdings auszuführen, worin konkret sowohl das eine als auch das andere bestanden hätte.

In Anbetracht derartiger Fälle, in denen belastete Ärzte aufgrund der sich rasch ändernden politischen Umstände entweder entlastet, wohlwollend als Mitläufer eingestuft oder die Verfahren komplett eingestellt wurden, muss auch die ärztliche Entnazifizierung in Nord-Baden im Resultat mehr als Rehabilitierungspolitik denn als Versuch einer ernsthaften ‚Säuberung' der Ärzteschaft von nationalsozialistischen und militaristischen Medizinern angesehen werden.

16.8 Die Entnazifizierung der Ärzteschaft in Süd-Baden

Im Gegensatz zum amerikanischen Vorgehen wurde in Süd-Baden entsprechend den französischen Vorgaben versucht, den Fokus auf die schwer belasteten Ärzte zu legen und die passiv gebliebenen NSDAP-Mitglieder unter den Medizinern einigermaßen nachsichtig zu behandeln. Lokale Ausschüsse aus unbelasteten Ärzten sollten ihre

88 LABW GLAK, 4650 Bü 8389.
89 LABW GLAK, 4650 Bü 8389, o. Pag.
90 LABW GLAK, 4650 Bü 8389, o. Pag.

Standeskollegen beurteilen. Die Handhabung sah Anfang 1946 folgende Richtlinien vor:

> 1. Ein Arzt der Parteigenosse ist, kann kein leitender Arzt in einem Krankenhaus sein oder sonst eine leitende Stelle einnehmen. Seine Privatpraxis bleibt dabei unberührt.
> 2. Ein Arzt der Pg [Parteigenosse, A.P.] ist und dazu noch einer Gliederung angehört, besonders der Sa [sic!] oder gar der SS kann keine Aerztepraxis mehr ausüben. Für einen geeigneten Nachfolger ist zuerst Sorge zu tragen.
> 3. wird einem Arzt aus politischen Gründen die Privatpraxis geschlossen, so kann er nach Ablauf eines Jahres ein Wiederaufnahmeverfahren einleiten, vorausgesetzt, dass er genügend Entlastungszeugen beibringt.[91]

In Anbetracht des enormen Prozentsatzes an NSDAP-Mitgliedern unter den Medizinern wäre ein pauschaler Ausschluss bzw. eine Entlassung im Hinblick auf die ärztliche Versorgung kaum praktikabel gewesen. Zieht man beispielsweise den Landkreis Bühl heran, waren allein 30 von 42 Ärzten in der NSDAP; dies entspricht einem Anteil von ca. 71 Prozent. Nur neun von ihnen waren in keiner der als belastend gewerteten Parteiorganisationen gewesen. Da für Mediziner im öffentlichen Gesundheitsdienst ein strengerer Maßstab galt, wurde bei allen im Kreis Bühl, die nicht nur eine Verwaltungstätigkeit innegehabt hatten, die Entlassung angeordnet. Dem leitenden Amtsarzt Walther Moog verbot man zudem die Privatpraxis. Bei den insgesamt 35 praktischen Ärzten wurden sieben Praxisverbote und eine Suspendierung aufgrund einer Meldebogenfälschung angeordnet. Die 27 verbliebenen Mediziner beurteilte man, obwohl 18 von ihnen Mitglied in NS-Organisationen waren, als „tragbar“[92]. Allerdings zeigte sich auch, dass in manchen Kreisen selbst bei dieser verhältnismäßig moderaten Entnazifizierungspolitik derart viele Ärzte Berufsverbot hätten erhalten müssen, dass die ärztliche Versorgung wohl erheblich beeinträchtigt worden wäre. So setzte sich beispielsweise in Achern selbst die Kommunistische Partei für eine Rehabilitierung zweier Mediziner ein, die zwei bzw. drei Jahre Praxisverbot bzw. ihre Kassenzulassung entzogen bekommen hatten.[93]

Zudem hatten belastete Ärzte eine Chance, einem Berufsverbot zu entgehen, so sie ein dringend benötigtes Fachgebiet wie das des Internisten hatten. Beispielsweise übte der Donaueschinger Walter Hensle seine Praxis weiterhin aus, weil niemand das im Bereinigungsentscheid enthaltene Berufsverbot von fünf Jahren verwirklicht sehen wollte. Damit Hensle aber nicht gänzlich ohne Strafe davonkam, wurde seine Versetzung in einen anderen Landkreis und ein Verbot der Privatpraxis beantragt.[94]

---

91 LABW StAF, C 15/1 Bü 816, o. Pag.
92 LABW StAF, C 15/1 Bü 816, o. Pag.
93 LABW StAF, C 15/1 Bü 816.
94 LABW StAF, B 695/1 Bü 3194; LABW StAF, D 180/2 Bü 93635.

Nachdem der Augenarzt Alexander Roesen die Stelle des Medizinalreferenten in der Abteilung für das Gesundheitswesen der Militärregierung zunächst nebenamtlich innegehabt hatte, wurde sie ab Januar 1946 hauptamtlich mit dem Obermedizinalrat Friedrich Pitsch besetzt. Dieser war aufgrund seiner Logenzugehörigkeit und zahlreicher pazifistischer Äußerungen während der NS-Zeit unter anderem von seinem Assistenzarzt denunziert worden. Pitsch wurde daher als unbelastet und geeignete Persönlichkeit betrachtet, um den Neuaufbau des Gesundheitswesens mit zu verantworten.[95] Im Gegensatz zur amerikanischen Zone wurde die ‚politische Reinigung' in Süd-Baden schon Ende 1946 als weitgehend abgeschlossen angesehen. Pitsch legte bei seiner Ansprache zur neu geschaffenen Ärztekammer für Mittel- und Süd-Baden am 14. August 1946 aber den Finger in die Wunde und wies explizit auf die Mitwirkung der Ärzteschaft an nationalsozialistischen Verbrechen sowie die aktive Unterstützung des Regimes durch zahllose Mediziner hin:

> Nur wenige Angehörige der akademischen Heilberufe in unserem Lande sind nationalsozialistische, politische Aktivisten gewesen, und es waren dies meistens solche, die ihren Beruf verfehlt hatten. Anders verhält es sich allerdings mit der großen Zahl derjenigen, die ahnungslos der deutschen Unfähigkeit politisch zu denken, ihren Tribut zahlten, die, wie die meisten Deutschen, den Extremen sich hingebend, nicht zu unterscheiden vermochten, was möglich und was unmöglich ist: [...] Was wir heute durchmachen müssen ist die Folge mißleiteten [sic!] Autoritätsglaubens, kritikloser Annahme politischer Dogmen, die sich auf unseren Minderwertigkeitsgefühlen aufbauen.[96]

Der süd-badischen Ärzteschaft kam bei der Entnazifizierung gewissermaßen zugute, dass sich die maßgebliche Standespolitik vor 1945 überwiegend im nun abgetrennten Norden um die Karlsruher, Mannheimer und Heidelberger Bezirksvereinigungen abgespielt hatte, weshalb sich die Zahl der besonders schwer belasteten ärztlichen Standesvertreter auch in den Augen der Militärregierung zunächst in Grenzen hielt. Mit Hermann Montfort war einer der fanatischsten nationalsozialistischen Mediziner, der sich bei der Ausgrenzung und Verfolgung der jüdischen Ärzte besonders hervorgetan hatte, früh festgesetzt worden.[97] Auf einer Liste mit fast 300 Internierten befanden sich auch nur wenige Mediziner. Anders hingegen sah es bei den Ermittlungen im Hinblick auf Verbrechen gegen die Menschlichkeit aus. Eine Anfang 1948 dem badischen Ministerium der Justiz vorgelegte Auflistung umfasste nicht weniger als 134 Verfahren bei den sechs Staatsanwaltschaften bzw. deren Zweigstellen. Die Ermittlungen teilten sich auf in 44 Verfahren wegen Judenverfolgungen, 64 aufgrund von Denunziationen, fünf wegen Mordes, sechs aufgrund von Zwangssterilisationen und 15 aufgrund von

---

95 LABW StAF, F 30/1 Bü 1627.
96 LABW StAF, C 20/1 Bü 758, o. Pag.
97 LABW StAF, C 48/1 Bü 47.

diversen Vergehen wie Misshandlungen.[98] Vor allem ehemalige Amtsärzte standen im Hinblick auf ihre Mitwirkung bei der Umsetzung des ‚Gesetzes zur Verhütung erbkranken Nachwuchses' (GzVeN) im Fokus. Aber auch einige niedergelassene Ärzte hatten sich derart hervorgetan, dass sie nun von der Staatsanwaltschaft näher untersucht wurden.[99] Im Gegensatz zur amerikanischen Zone wurde in Süd-Baden das GzVeN zunächst keineswegs als rechtmäßiges Gesetz betrachtet, weshalb zahlreiche Vorermittlungen angelaufen waren.[100] Erst einige Zeit später kam es zu den ersten Verfahrenseinstellungen. Zu einer Verurteilung war es hingegen im Fall einer Ärztin wegen der Denunziation einer Medizinstudentin an der Universitätskinderklinik in Freiburg gekommen. Sie musste für 16 Monate in Haft.[101]

16.9 Standespolitisch relevante Ärzte und ihre Entnazifizierung in Süd-Baden

Im Hinblick auf die Standesvereinigungen war mit Josef Haal der anfänglich wirkmächtigste unter den offen nationalsozialistischen Ärzten schon 1938 verstorben.[102] Seine Nachfolge als Leiter der Bezirksvereinigung, der KVD und des NSDÄB in Freiburg hatte der Pädiater Eduard Eschbacher angetreten.[103] Damit war er ab 1938 zum standespolitisch wichtigsten Arzt Süd-Badens geworden. Zudem war Eschbacher Leiter des Amtes für Volksgesundheit[104] und Beisitzer im Erbgesundheitsgericht[105]. Nach eigenen Angaben war er im Mai 1933 in die NSDAP und kurze Zeit später in die Hitlerjugend (HJ) eingetreten. Hinzu kamen Mitgliedschaften im NSDÄB und dem NS-Altherrenbund. 1937 war er zudem aus der Kirche ausgetreten, meist ein Kennzeichen besonders überzeugter Nationalsozialisten. Entsprechend war es zunächst wenig verwunderlich, dass Eschbacher im September 1945 inhaftiert worden war. Zudem unterlag er der Vermögenskontrolle. In einem ersten Verfahren zur ‚politischen Säuberung' war er von der Kassenpraxis ausgeschlossen worden und hatte ein Praxisverbot für den Kreis Freiburg erhalten, bevor sein Verfahren 1947 erneut aufgenommen wurde.[106] Zudem wurde seine Mitwirkung bei Zwangsabtreibungen von osteuropäischen Zwangsarbeiterinnen untersucht.[107] Umso verwunderlicher muss es aber erscheinen, dass

---

98 LABW StAF, C 20/1 Bü 583.
99 LABW StAF, C 20/1 Bü 927.
100 LABW StAF, C 20/1 Bü 583.
101 LABW StAF, C 20/1 Bü 583. Die Prozessakte befindet sich unter LABW StAF, A 1000/1 Bü 268.
102 Pychlau: Josef Haal (1937).
103 Pychlau: Baden (1937).
104 LABW StAF, D 180/9 Bü 501/1–15.
105 LABW GLAK, 240 Zugang 1987–53 Bü 829, Pag. 277.
106 LABW StAF, D 180/9 Bü 501/1–15.
107 Siehe auch Schwamm/Bezirksärztekammer Südbaden (2021), S. 46 f.

Eschbacher nach wenigen Jahren erneut in standespolitisch wichtigen Positionen tätig werden konnte. So war er ab 1951 stellvertretender Vorsitzender der Freiburger Bezirksvereinigung und wurde 1954 als Delegierter in die Landesärztekammer gewählt.[108]

Weniger glimpflich erging es beispielsweise dem im Bezirk Lörrach als Leiter der ärztlichen Bezirksvereinigung, der KV und des NSDÄB tätigen Fritz Holdermann. Damit war er für seinen Bezirk mit einer ähnlichen Machtfülle ausgestattet wie Eschbacher. Allerdings war der 1892 geborene Holdermann schon im November 1930 in die NSDAP und Ende 1931 in die SA eingetreten, weshalb auch er zunächst interniert worden war. Nach seiner Entlassung erhielt er zunächst Berufsverbot und konnte nur eine Arbeit als Packer und Lagerarbeiter finden, bevor er als Vertreter tätig wurde. In seinem Berufungsverfahren im Juni 1948 wurde er nur noch als Minderbelasteter eingestuft und mit einer Bewährungsfrist von drei Jahren und einem Einkommensabzug von 25 Prozent auf die nächsten fünf Jahre bestraft. Im Juni 1950 konnte er seine Praxis trotzdem wiederaufbauen.[109] Glimpflicher davon kam hingegen der Stellvertreter von Eschbacher in der Freiburger Bezirksvereinigung, der spätere Präsident der Landesärztekammer Baden-Württemberg, Bernhard Villinger. Vor 1933 war Villinger vor allem aufgrund seiner Teilnahme an einer Expedition zum Nordpol hervorgetreten. Nach der Machtübergabe war er allerdings in der Praxis von Haal tätig. In seinem Spruchkammerverfahren wollte Villinger Haal auch als Ursache für seine NSDAP-Mitgliedschaft geltend machen:

> Von Dr. Haal, den ich als einen frommen und gewissenhaften Arzt kennen und schätzen lernte, wurde ich im April 1933 zur Partei und zum NSD.Aerztebund angemeldet – Dr. Haal war selbst altes Parteimitglied und wurde später Leiter der Freiburger Aerzteschaft. Ich habe mich von ihm überzeugen lassen, daß die Partei bestrebt sei, durch neue caritative Maßnahmen wie Schwangerenfürsorge, Kinderlandverschickung, Mütterberatung etc. die Volksgesundheit zu heben, und daß die Aerzteschaft moralisch verpflichtet sei, durch ihren Eintritt in die Partei und und [sic!] in den Aerztebund hierbei mitzuhelfen. So habe ich meine Einwilligung zur Anmeldung gegeben.[110]

Die maßgebliche Beteiligung von Haal bei der Verfolgung der jüdischen Ärzte ließ Villinger geflissentlich aus. Ob und inwiefern die angeführten Gründe tatsächlich ausschlaggebend für seinen Eintritt in die NSDAP waren, kann dahingestellt bleiben. Nicht kleingeredet werden können die weiteren Mitgliedschaften und seine offensichtlich vorhandene Nähe zu nationalsozialistischen Organisationen. Denn nur kurz nach seinem Eintritt in die NSDAP war Villinger dem NSDÄB und im November 1933

108 O. V.: Wahlen (1951) und Kraske (1954).
109 LABW StAF, D 180/3 Bü 518.
110 LABW StAF, D 180/2 Bü 49624, Pag. 4.

der SA beigetreten.[111] Ab 1940 war er zudem Beisitzer im Erbgesundheitsgericht.[112] In seinem Fragebogen zur politischen Beurteilung vom Juli 1943 wurde explizit hervorgehoben, dass er aufgrund seiner Erscheinung und seines Verhaltens durchaus den NS-Idealen entsprach. Er wurde als „durch und durch nationalsozialistisch eingestellt"[113] angesehen.

In seinem Spruchkammerverfahren, in dem ausgerechnet Eschbacher zu seinen Gunsten aussagte, stufte man Villinger als Mitläufer ein. Auch seitens der Ärztekammer wurde er als Mitläufer beurteilt. Als Sühne wurde ihm eine Geldbuße von 20 Prozent seiner Einkünfte in den nächsten zehn Jahren auferlegt, wogegen er schnell Einspruch einlegte.[114] Trotz ihrer NS-Vergangenheit fanden sowohl Eschbacher als auch Villinger schnell wieder den Weg in wichtige Positionen in der süd-badischen Ärzteschaft.

Auch der damalige Präsident der süd-badischen Ärztekammer, Hans Kraske, scheint in dieser Hinsicht seine Augen bewusst verschlossen zu haben – und dies, obwohl er keineswegs im Verdacht stand, mit nationalsozialistischem Gedankengut sympathisiert zu haben. Bevor er zu einem der wichtigsten ärztlichen Standespolitiker in Baden-Württemberg wurde, hatte der 1893 geborene Kraske eine bewegte berufliche Karriere hinter sich. Als siebtes Kind eines Professors der Chirurgie hatte er nach seinem Abitur zuerst Maschinenbau studiert, bevor er als Schreiner, Eisengießer, Dreher, Schlosser und Monteur gearbeitet hatte. Erst nach dem Ersten Weltkrieg entschied sich Kraske für das Medizinstudium. 1933 war er in München als Oberarzt in der chirurgischen Privat-Klinik des Sanitätsrates Alfred Haas beschäftigt und es war angedacht, dass er die Klinik irgendwann übernehmen sollte.[115] Allerdings war Haas Jude, weshalb Kraske eigenen Angaben zufolge Ende 1933 wegen „politischer Unzuverlässigkeit"[116] entlassen wurde.

Kraske, der in keiner einzigen politisch relevanten NS-Organisation Mitglied gewesen war, hatte sich ab Februar 1934 als Chirurg in Freiburg niedergelassen, bevor er nach dem Zweiten Weltkrieg Chefarzt im Krankenhaus Emmendingen wurde.[117] In seinem politischen Beurteilungsbogen vermerkte man zudem, dass seine Ehefrau ein ‚Mischling 1. Grades' sei. Kraske wurde erwartungsgemäß als entlastet eingestuft.[118] In Anbetracht dessen, dass Eschbacher und Villinger unter seiner Präsidentschaft wieder standespolitisch tätig werden durften, scheint er im Hinblick auf politisch belastete Ärzte aber seine Augen bewusst verschlossen zu haben. Wie sehr dies der Fall war, zeigte sich auch viele Jahre später bei der Frage, wie mit als Kriegsverbrechern ver-

111 LABW StAF, D 180/2 Bü 49624.
112 Link (1999), S. 98.
113 LABW StAF, D 180/2 Bü 49624, Pag. 12.
114 LABW StAF, D 180/2 Bü 49624.
115 LABW StAF, C 25/8 Bü 994; LABW StAF, D 180/2 Bü 41090.
116 LABW StAF, D 180/2 Bü 41090, Pag. 2.
117 LABW StAF, C 25/8 Bü 994.
118 LABW StAF, D 180/2 Bü 41090.

urteilten Medizinern zu verfahren sei.[119] Hierbei scheint Kraske seine eigenen moralischen Wertvorstellungen den standespolitischen Fragen untergeordnet zu haben.[120]

Sein Stellvertreter in der Ärztekammer Süd-Baden, der Facharzt für Frauenkrankheiten Oscar Meroth, kam ebenfalls ohne Probleme durch die Entnazifizierung. Allerdings verschwieg er in seinem Meldebogen NSDAP- und NSDÄB-Mitgliedschaften und gab an, in beiden nur Anwärter gewesen zu sein.[121] Zudem versuchte er, wie so viele andere Ärzte auch, für sich geltend zu machen, Widerstand geleistet zu haben. Erwartungsgemäß gab es dafür keine handfesten Beweise. Letztlich wurde er als Mitläufer eingestuft, erhielt aber keine Auflagen in Form von Sühnemaßnahmen.[122]

Im Gegensatz zu Nord-Baden lief die Entnazifizierung in Süd-Baden deutlich schneller an und war wesentlich weniger bürokratisch. Die anfänglichen Urteile waren im Bestreben einer echten Entnazifizierung zunächst recht scharf, bevor auch hier die zunehmende Ein- bzw. Herabstufung zu Mitläufern einsetzte. Im Hinblick auf die Standespolitik muss das Resultat als äußerst bescheiden zusammengefasst werden, fanden doch zahlreiche nationalsozialistische Ärzte binnen weniger Jahre wieder ihren Weg in maßgebliche Stellungen innerhalb der Standesvertretung.

16.10 Die Entnazifizierung der Ärzteschaft in Süd-Württemberg

Auch in Württemberg-Hohenzollern war zunächst eine engagierte Entnazifizierungspolitik angedacht gewesen. Aber fehlende Vorgaben und sehr unterschiedliche Strafmaße sorgten für erhebliche Schwierigkeiten. Im Hinblick auf die Entnazifizierung der Ärzteschaft boten sich aber noch ganz andere Probleme.

So bemühte sich der von der französischen Militärregierung als Chef des Sanitätswesens mit dem Aufbau einer Abteilung für das Gesundheitswesen beim Staatssekretariat betraute ehemalige Tübinger Standortarzt Theodor Dobler sehr darum, die Entnazifizierung innerhalb der Ärzteschaft selbst durchführen zu können und dies nicht außenstehenden Institutionen überlassen zu müssen.[123] Welches Amtsverständnis Dobler dabei an den Tag legte, machte er bei einem Rückblick auf seine Tätigkeit beim Staatssekretariat deutlich:

> Rückblickend kann ich heute sagen, daß sowohl die Abteilung Gesundheitswesen, die ich bis zur Einarbeitung des leider zu früh verstorbenen Kollegen Huwald zu führen hatte, als

---

119 BArch Koblenz, B 417 Bü 1642.
120 Schwamm/Bezirksärztekammer Südbaden (2021), S. 79 und 98–100.
121 BArch Berlin, R 9345; LABW StAF, D 180/2 Bü 63695.
122 LABW StAF, D 180/2 Bü 63695.
123 Dobler (1946).

> auch die ärztliche Standesvertretung nicht in einem einzigen Fall einen Kollegen vor der Militärregierung und den Entnazifizierungsbehörden belastet hat.[124]

Die Vita von Dobler mag für sein Verhalten eine nicht unerhebliche Rolle gespielt haben, wie sich bei seinem späteren Spruchkammerverfahren in Nord-Württemberg zeigen sollte. Zunächst schien er mit seinem Ansinnen bei der Militärregierung durchaus Erfolg zu haben: „Auf Antrag von Dr. Dobler hat die Militärregierung die einzelne Überprüfung ausschliesslich in die Hand von Angehörigen des Gesundheitswesens gelegt. Es werden sämtliche Angehörigen des Gesundheitswesens überprüft. Die Überprüfung soll innerhalb kürzester Frist vor sich gehen."[125] Dabei wurde, wie schon an so manch anderer Stelle, seitens der Ärzteschaft darauf geachtet, so wenig wie möglich mit Juristen kooperieren zu müssen. Nur im zentralen Prüfungs-Ausschuss in Tübingen war ein Jurist anwesend.[126] Aber diese Art der Entnazifizierung stieß mitunter auf erhebliche Schwierigkeiten. Im Landkreis Saulgau war es beispielsweise ein Problem, eine ausreichende Zahl von unbelasteten Ärzten zu finden, um überhaupt einen Ausschuss bilden zu können. Von insgesamt 35 Medizinern kamen aufgrund formaler Belastungen nur vier als unbelastet in Frage. Der von Dobler bevorzugte Weg sollte aber nur kurze Zeit Bestand haben. Am 28. Mai 1946 wurden seine Pläne durch eine neue Rechtsanordnung zur ‚politischen Säuberung' zunichtegemacht.[127]

In der Folge übernahm das neu eingerichtete Kommissariat für politische Säuberung die Durchführung der Entnazifizierung. Dies geschah nach neuen Richtlinien, bei denen wie in der amerikanischen Besatzungszone Meldebögen herangezogen wurden. Die vorläufigen Ergebnisse der bis dato begonnenen Entnazifizierungsverfahren wurden zwar berücksichtigt, hatten aber nur geringe Bedeutung. Bei dem neuen Vorgehen schenkte man zudem den zahlreich vorgebrachten Entlastungszeugnissen aufgrund ihrer oft geringen Glaubwürdigkeit nur wenig Beachtung.[128] Dies war im Falle der Ärzteschaft durchaus begründet, hatte sich doch eine große Zahl an Berufsgenossen gegenseitig ‚Persilscheine' ausgestellt.

Dobler, der auf eigenen Wunsch aus seiner Stellung ausgeschieden war,[129] zeigte sich empört über das neue Vorgehen durch das Staatskommissariat.[130] Sein Nachfolger wurde der ehemalige Amtsarzt Walter Huwald. Dieser stand zwar nicht im Verdacht, überzeugter Nationalsozialist gewesen zu sein, hatte sich aber trotzdem sehr aktiv bei

---

124 Dobler (1950), S. 137.

125 BÄ NW, Protokolle und Notizen über Sitzungen, o. Pag.

126 BÄ NW, Protokolle und Notizen über Sitzungen.

127 Siehe https://www.leo-bw.de/en-GB/themenmodul/sudwestdeutsche-archivalienkunde/archivaliengattungen/akten/inhaltliche-unterscheidung/entnazifizierungsakten-wurttemberg-hohenzollern (letzter Zugriff: 9.11.2022).

128 BÄ NW, Protokolle und Notizen über Sitzungen.

129 LABW StAS, Wü 40 T 2 Bü 207.

130 BÄ NW, Protokolle und Notizen über Sitzungen.

der Umsetzung des GzVeN hervorgetan.[131] Dobler wurde in der Folgezeit nicht müde, die Richtigkeit des von ihm eingeschlagenen Weges zu betonen: „Ich war der Ansicht, dass wir Ärzte unsere Berufsgenossen am besten beurteilen könnten und wollte gerade in der politischen Säuberung unsachliche Einflüsse ausschalten. Ich bin auch heute noch überzeugt, dass dies die beste und gerechteste Methode gewesen wäre."[132]

Zudem sah er durch die neuen Regelungen die Ärzteschaft ohne eigene Schuld in der Opferrolle. Dabei ging er so weit, die Politik der Nachkriegszeit unter französischer Besatzung mit der NS-Zeit gleichzusetzen: „Ich muss nun offen sagen, dass wir diese Art von Politik in den letzten 15 Jahren zur Genüge genossen haben. [...] Sie heißt Hass und Ressentiment und wird Sturm und fortzeugend Unheil gebären."[133]

Mit der Umsetzung der Verordnung vom 28. Mai 1946 wurden die Entnazifizierungsurteile deutlich schärfer und eine große Zahl von Medizinern erhielt härtere Strafen, als dies zuvor der Fall gewesen war. In einer Gegenüberstellung der Ergebnisse der vorläufigen Entnazifizierung der Ärzteschaft durch die Ärzte selbst und der später erfolgten ‚Säuberung' durch das Staatskommissariat wurde deutlich, wie stark die Urteile sich unterschieden.[134] Die von Dobler präferierte Selbstreinigung[135] hätte ergeben, dass nur zwei Prozent der Mediziner als ‚Aktivisten' eingeordnet worden wären, 12,2 Prozent bzw. 48,2 Prozent wären in die Kategorien der Minderbelasteten bzw. Mitläufer eingestuft worden und 36,5 Prozent wären entlastet gewesen. Die neuen Urteile des Staatskommissariats hingegen zeichneten ein anderes Bild: Danach waren 8,9 Prozent als ‚Aktivisten' anzusehen, 54,6 Prozent als Minderbelastete oder Mitläufer und ebenfalls 36,5 Prozent als entlastet. In einer höchst eigenwilligen Interpretation dieser Ergebnisse wollte Dobler das identische Verhältnis der entlasteten Ärzte als Beleg für die vermeintliche Objektivität seiner Lösung sehen: „Sie ersehen aus dieser Zusammenstellung, dass die Ärztekammer keineswegs die Tendenz hatte, ihre schwarzen Schafe weiss zu waschen."[136] Dass allerdings mehr als viermal so viele Ärzte in die Kategorie der ‚Aktivisten' gefallen waren, sah er nicht als Indiz für zu große Milde unter Kollegen, sondern als völlig unverhältnismäßiges Handeln des Staatskommissariats:

> In Gruppe 4 tobt sich Hass und Neid aus. Während die Ärztekammer nur in den zahlenmässig geringen Fällen auf Berufsverbot bis zu zwei Jahren erkannt hatte, in welchen Ärzte ihre menschlichen, ärztlichen und staatsbürgerlichen Pflichten missbraucht hatten,

---

131 LABW HStAS, E 151/54 Bü 5.
132 BÄ NW, Protokolle und Notizen über Sitzungen, o. Pag.
133 BÄ NW, Protokolle und Notizen über Sitzungen, o. Pag.
134 BÄ NW, Protokolle und Notizen über Sitzungen.
135 Nach Doblers Vorstellung sollte die Unterteilung in vier Gruppen der Belastung erfolgen: die Unbelasteten, die Mitläufer, die Minderbelasteten und die Schwerbelasteten. Nur für die letztere Gruppe sollte die Möglichkeit des Approbationsentzuges in Betracht kommen. Die Minderbelasteten sollten mit Einkommenseinzug geahndet werden, während die Mitläufer kaum bestraft werden sollten. Der bei Doblers prozentualer Auflistung fehlende Prozentpunkt geht vermutlich auf einen Rechenfehler zurück.
136 BÄ NW, Protokolle und Notizen über Sitzungen, o. Pag.

> spricht das Staatskommissariat ungefähr jedem 11. Arzt wesentliche Berufseinschränkungen, Berufsverbot meist auf 5 und mehr Jahre aus […].[137]

Weitere Kritik richtete sich gegen die fehlende Möglichkeit einer Berufung mit Ausnahme der besonders schweren Fälle. Dabei störten sich die meisten Ärzte weniger an der Einordnung und Kenntlichmachung als jemand, der sich am nationalsozialistischen Unrecht beteiligt hatte, als vielmehr an den Vermögensstrafen. Erneut wähnte man sich in der Opferrolle und sah einen „besonderen Masstab [sic!] angelegt“[138], zudem wurde auch eine allgemeine „Abneigung gegen den Ärztestand“[139] vermutet. Dabei verglich man sich häufig mit anderen Berufsgruppen wie den Juristen oder Lehrern, die deutlich glimpflicher behandelt werden würden. Dass der Vergleich in Anbetracht der deutlich geringeren Prozentzahl an Parteimitgliedern in diesen Berufszweigen kaum sinnvoll war, wurde dabei ignoriert.

Die Urteile hatten aber standespolitisch spürbare Auswirkungen. So war zunächst in der Wahlordnung für die neue Ärztekammer Süd-Württemberg geplant, das Wahlrecht an das Vorhandensein des politischen Wahlrechts zu knüpfen. Allerdings sollte die Amtszeit nur ein Jahr betragen, dann, so die Hoffnung, sei die Entnazifizierung abgeschlossen und alle Ärzte dürften wieder mitwirken. Da aber den ‚Aktivisten‘ das Wahlrecht entzogen worden war und ‚Minderbelastete‘ zumindest nicht wählbar waren, wurde dieser Paragraph wieder aus der Wahlordnung gestrichen.[140] An einer Ärztekammer ohne die belasteten Standeskollegen hatte man offenkundig überhaupt kein Interesse.

16.11 Standespolitisch relevante Ärzte und ihre Entnazifizierung in Süd-Württemberg

Ein Beispiel für einen belasteten Arzt, der auch nach 1945 wieder in die Standespolitik drängte, war Wilhelm Dörfler. Der ehemalige Vorsitzende des Württembergischen Aerzteverbands (WAV) hatte sich nach der Machtübergabe wiederholt besonders nationalsozialistisch geäußert. Dennoch hatte er nach 1945 in Biberach unbehelligt ärztlich tätig sein können. Nicht nur in seinem Fall sah die süd-württembergische Ärzteschaft über alle Belastungen hinweg und ließ es zu, dass Dörfler wieder eine standespolitisch bedeutende Rolle einnehmen konnte.[141] Dass er 1953 auf einer Vorschlagsliste für die Verleihung des Verdienstordens der Bundesrepublik Deutschland erschien,

137 BÄ NW, Protokolle und Notizen über Sitzungen, o. Pag.
138 BÄ NW, Protokolle und Notizen über Sitzungen, o. Pag.
139 BÄ NW, Protokolle und Notizen über Sitzungen, o. Pag.
140 BÄ NW, Protokolle und Notizen über Sitzungen.
141 O. V.: Wahlergebnis (1949).

verdeutlicht, dass auch andernorts keine Auseinandersetzung mit seiner NS-Vergangenheit stattgefunden hatte.[142]

Dabei stieß derlei Verhalten durchaus auf Widerstand, allerdings weniger unter Ärzten. Der Landrat des Kreises Biberach kritisierte, dass weder die ärztlichen Zulassungsausschüsse noch diejenigen zur ‚politischen Säuberung' ihre Arbeit objektiv verrichtet hätten: „Andererseits aber mache ich die Wahrnehmung, daß eine ganze Reihe Schwerstbelasteter der NSDAP unbehindert ihre Praxis ausüben. Ein Fall, der zentraler Behandlung und baldiger Erledigung Wert wäre."[143] Offenkundig hatte er kein Vertrauen in die Gesundheitsverwaltung unter Führung von Huwald, denn er leitete seine Klage über dessen Kopf hinweg direkt an die nächsthöhere Stelle: „Ich habe mir gestattet, diese meine Auffassung dem Staatssekretariat mitzuteilen, weil ich befürchte, daß bei den Erfahrungen, die ich bis jetzt hier gesammelt habe, die medizinische Betreuung meines Kreises sonst ein unlösbares Problem wird."[144]

Aber Dörfler war nicht der einzige Fall eines Arztes, für den die Entnazifizierung nur geringe Auswirkungen gehabt hatte. Nachdem die zunächst härteren Urteile für eine spürbare Umzugswelle nach Nord-Württemberg gesorgt hatten – in der Hoffnung, dass die amerikanische Praxis eine mildere Bewertung mit sich bringen würde[145] –, sollte sich dies schnell relativieren. Denn mit einer erneuten Änderung der Entnazifizierungspraxis hielt auch in Süd-Württemberg das Spruchkammerverfahren Einzug. Dies hatte zur Folge, dass zahlreiche Urteile erneut gekippt, abgemildert oder gar gänzlich aufgehoben wurden. Fortan hatten nur wenige Mediziner aufgrund ihrer NS-Vergangenheit Probleme, wieder ärztlich tätig zu sein. Nichts zu befürchten hatte der ehemalige Präsident der württembergischen Ärztekammer, Friedrich Langbein. 1933 durch Eugen Stähle ersetzt, stand er nicht im Verdacht, sich aktiv für den Nationalsozialismus eingesetzt zu haben. Langbein war zudem nie in die NSDAP eingetreten und hatte bis auf den NSDÄB keine nennenswerten weiteren Mitgliedschaften gehabt. Entsprechend wurde er als „politisch nicht zu beanstanden"[146] beurteilt. Dass er vor 1933 durchaus Forderungen, die in geistiger Kohärenz zur späteren nationalsozialistischen Gesundheitspolitik standen, geäußert hatte, spielte in dem Verfahren keine Rolle, sollte aber bei der Gesamtbeurteilung seiner Person nicht vergessen werden.

Ganz anders sah es zunächst bei dem in der NS-Zeit auf zahlreichen gesundheitspolitischen Feldern überaus engagiert vorgegangenen Amtsarzt Walter Gmelin aus. Dieser gehörte zu den unmittelbar mit Beginn der Entnazifizierung entlassenen Medizinern.[147] Mit seinem Eintritt im Jahr 1925 und als Gründer einer NSDAP-Ortsgruppe

142 LABW HStAS, EA 1/121 Bü 162.
143 LABW StAS, Wü 40 T 29 Bü 183, o. Pag.
144 LABW StAS, Wü 40 T 29 Bü 183, o. Pag.
145 Henke (1981), S. 96.
146 LABW StAS, Wü 13 T 2 Bü 1624/052, o. Pag.
147 LABW StAS, Wü 13 T 2 Bü 2643/207.

war er einer der ersten nationalsozialistischen württembergischen Ärzte.[148] Laut seiner unbelegten Angaben im Spruchkammerverfahren trat er aber 1928 wieder aus und erst 1937 wieder ein. Diese Angaben decken sich hingegen nicht mit den Daten der Reichsärztekammerkartei[149] und erscheinen aufgrund seiner Adressierung als Parteigenosse zwischen 1933 und 1937[150] zumindest zweifelhaft. Nachdem er 1928 an Tuberkulose erkrankt war, gab Gmelin infolgedessen seine Praxis auf und entschied sich für den Staatsdienst. Nach der Machtübergabe war er Oberamtsarzt in Schwäbisch Hall geworden.[151] Schon Mitte der 1920er Jahre war Gmelin als lautstarker Befürworter von Eugenik und Rassenhygiene in der württembergischen Ärzteschaft aufgetreten. Er hatte sich nach 1933 auch als erster Arzt für verpflichtende rassenhygienische Schulungen und Fortbildungen eingesetzt.[152] Ebenso veröffentlichte er in der Zeitschrift des NSDÄB, *Ziel und Weg*, 1933 Artikel mit vielsagenden Titeln wie „Zur Sterilisierungsfrage! Soll nur bei Einwilligung sterilisiert werden?“[153]. 1937 beschrieb er die Rolle des Arztes im Nationalsozialismus folgendermaßen: „Dadurch ist dem Arzt das größte Ziel gesetzt, das es geben kann: Kämpfer zu werden für ein ewiges Deutschland!“[154] Neben seiner Rolle als Amtsarzt war Gmelin zudem Kreisamtsleiter für Volksgesundheit in Schwäbisch Hall sowie Bannarzt der HJ. Standespolitisch in Erscheinung trat er ab 1933 als Leiter der Bezirksvereinigungen in den übergeordneten Bezirken Crailsheim und später Ravensburg.[155]

Nach 1945 wurde er im Zuge der Entnazifizierung durch den Staatskommissar für die politische Säuberung in Reutlingen ohne Bezüge entlassen. In der Begründung heißt es unter anderem: „In den Beurteilungen [...] wird Gmelin als Aktivist und Nutzniesser bezeichnet. Er wäre auch Verbindungsmann zum SD gewesen. Als Leiter des Staatl. Gesundheitsamts sei er wegen seiner Schärfe gegenüber den Volksgenossen, die zum Kriegsdienst eingezogen werden sollten, verhasst gewesen.“[156] Gmelin war infolge dieser Einschätzung auch zeitweise inhaftiert.[157]

Nachdem er zunächst gegen das Urteil Revision eingelegt hatte, wurde Gmelin mit Einführung der Spruchkammerverfahren in fast gänzlicher Umkehrung des ersten

---

148 Gmelin: Frauenstudium (1933), S. 508.

149 In der Reichsärztekammerkartei findet sich keine vermerkte NSDAP-Mitgliedschaft, aber auch keine Bemerkungen über eine frühere Mitgliedschaft, einen Austritt oder einen Wiedereintritt. BArch Berlin, R 9345.

150 Stähle (1935).

151 LABW StAS, Wü 13 T 2 Bü 2643/207.

152 Gmelin: Vorschlag (1933).

153 Gmelin: Zur Sterilisierungsfrage! (1933). Siehe auch Makowski (1996), S. 166.

154 Zit. n. Werner (1937), S. 134.

155 O. V. (1936) und Reimold u. a. (1940).

156 LABW StAS, Wü 13 T 2 Bü 2643/207, o. Pag.

157 Dies wird auch in den Tagebuchaufzeichnungen des Waiblinger Arztes Hugo Manz erwähnt: „Meine Kollegen Dr. Kuhn und Gmelin hat es auch getroffen – sie sitzen untätig in einem Gefangenenlager.“ DTA, 2176-R.

Entscheides beurteilt. So kam die Kammer zu dem überraschenden Ergebnis, dass er kein ‚Aktivist' gewesen sei und auch kein Beweis für seine „Schärfe gegenüber den Volksgenossen"[158] erbracht worden wäre. Als Grundlage der wohlwollenden Beurteilung diente ein einziges Entlastungsschreiben. Bei dem Autor dieses ‚Persilscheines' handelte es sich aber ausgerechnet um seinen ehemaligen Amtsarztkollegen Huwald, der nun die Leitung der Abteilung für das Gesundheitswesen beim Staatssekretariat in Tübingen innehatte.[159] In dem Schreiben von Huwald heißt es über Gmelin: „So verurteilte Dr. Gmelin vor allem auch die Beseitigung der Geisteskranken."[160] Laut Huwald hätte Gmelin 20 Angehörige der Pflegeanstalt Liebenau, „darunter 2 Juden"[161], vor dem Transport nach Grafeneck gerettet. In Anbetracht seiner Forderungen nach „einer Ausmerzung der Minderwertigen"[162] und seiner eigenen Rolle als Amtsarzt in Schwäbisch Hall[163] steht das gesamte Entlastungsschreiben in krasser Diskrepanz zu dem Verhalten von Gmelin und Huwald während der NS-Zeit. Huwald ging aber noch weiter und wollte in seinem Kollegen einen Widerstandskämpfer sehen. Waren ‚Persilscheine' von Ärzten für Ärzte an der Tagesordnung, so ist dies ein besonders frappierendes Beispiel für die zahllosen Unwahrheiten, die sich in diesen Schreiben finden lassen. So wurde auch die eigentlich schwerwiegende Belastung einer Tätigkeit für den Sicherheitsdienst (SD),[164] die Gmelin offenkundig von der Machtübergabe[165] bis zum Kriegsende fortführte,[166] von Huwald umgedeutet. Dabei enthielten die SD-Berichte Schilderungen der ‚Euthanasie'-Verbrechen und der Situation in Friedrichshafen und Umgebung. Gmelin machte darin seine grundsätzliche Zustimmung zur ‚Euthanasie' deutlich. Er sprach sich zudem aufgrund der zunehmenden Angst in der Bevölkerung für die Veröffentlichung einer Grundsatzentscheidung zur ‚Euthanasie' aus.[167] Gmelin wurde auch im Grafeneck-Prozess als Zeuge befragt und erklärte dort seine grundsätz-

---

158 LABW StAS, Wü 13 T 2 Bü 2643/207, o. Pag.

159 Siehe dazu LABW StAS, Wü 13 T 2 Bü 1184/101; LABW StAS, Wü 13 T 2 Bü 2408/094; Raberg (2004), S. 115 f. Der Nachlass von Huwald befindet sich zudem im Stadtarchiv Stuttgart.

160 LABW StAS, Wü 13 T 2 Bü 2643/207, o. Pag.

161 LABW StAS, Wü 13 T 2 Bü 2643/207, o. Pag.

162 Gmelin: Vorschlag (1933), S. 206.

163 https://web.archive.org/web/20170205144753/https://www.swp.de/schwaebisch_hall/lokales/schwaebisch_hall/ns-zeit_-182-bewohner-des-gottlob-weisser-hauses-fallen-euthanasie-zum-opfer-10004820.html (letzter Zugriff: 2.1.2023).

164 Siehe beispielsweise Schreiber (2008) und Hachmeister (2003).

165 Gmelin berichtete laut eigener Aussage schon an den ihm persönlich bekannten Präsidenten der politischen Polizei für Württemberg und 1934 im Zuge des Röhm-Putsches ermordeten Hermann Mattheiß. Zu dessen Rolle bei der Verfolgung von Gegnern des Nationalsozialismus siehe Maier (2009).

166 Im Spruchkammerverfahren wurde festgestellt, dass Gmelin „Berichte über die Stimmung der Bevölkerung an den SD verfasst und diese Berichte [...] bis zum Zusammenbruch fortgesetzt hat". LABW StAS, Wü 13 T 2 Bü 2643/207, o. Pag.

167 Tregenza (2011), Kapitel 17: „Le départ des patients pour ‚une destination inconnue'." Tregenza verwechselt in seiner Beschreibung der Psychiatrie allerdings das bei Ludwigshafen liegende Pfingstweide mit dem bei Friedrichshafen gelegenen Pfingstweid.

liche Zustimmung zur ‚Euthanasie' in bestimmten Fällen. Auch im Hinblick auf die ‚Kindereuthanasie' äußerte er sich zustimmend.[168]

Insbesondere weitere, durch Huwald kolportierte, angeblich regimekritische Aussagen[169] von Gmelin erscheinen aufgrund ihres Inhalts kaum glaubwürdig. Trotzdem wurde im vorliegenden Fall die Tätigkeit für den SD durch die Fürsprache von Huwald nicht nur als nicht belastend bewertet, sondern noch zur Widerstandshandlung umgedeutet.[170] Die Spruchkammer folgte im Revisionsverfahren dem obersten Medizinalbeamten im Staatssekretariat und kam zu der Überzeugung, dass Gmelin „Widerstand gegen die Partei"[171] geleistet habe. Als ausschlaggebende Gründe wurden allein das Schreiben von Huwald und der angebliche Parteiaustritt genannt. In Umkehrung des ursprünglichen Urteils entlastete man Gmelin komplett, anstatt ihn als ‚Aktivisten' und Nutznießer zu bestrafen.[172] Sowohl die Intervention von Huwald als auch die Nichtberücksichtigung bzw. bewusste Umdeutung von Belastungsmomenten lassen das Verfahren als besonders schwerwiegendes Beispiel für die Bedeutung von alten Seilschaften und die inkonsequente Durchführung der Entnazifizierung in den Spruchkammern erscheinen.[173] Gmelin war später unter anderem als Amtsarzt in Freudenstadt[174] beschäftigt und reüssierte als erster Präsident der deutschen Sektion des Weltbundes zum Schutz des Lebens.[175]

Gmelin war allerdings nicht das einzige Beispiel eines belasteten Arztes, der durch die immer laxer werdende Entnazifizierung wieder als Mediziner tätig sein durfte.

---

168 Dabei berichtete er über Eltern, die angeblich an ihn herangetreten seien und um die Tötung ihrer Kinder gebeten hätten – dieselbe Argumentation also, die auch bei der ‚Erwachseneneuthanasie' herangezogen worden war. Derartige Behauptungen, dass dies viele in der Bevölkerung gewünscht hätten und die Ärzte nur diesem Wunsch gefolgt wären, finden sich auch bei vielen anderen über die ‚Euthanasie' befragten Medizinern. LABW StAS, Wü 29/3 T 1 Bü 1756/02/10, o. Pag.

169 „[E]r schilderte, wie erbittert die Bevölkerung gegen die Partei und den Führer sei, die ihre Macht rücksichtslos zur persönlichen Bereicherung und zur Unterdrückung aller Andersdenkenden ausnützten. Eine so starke Bonzenwirtschaft habe noch nie bestanden. Das Deutsche Reich sei kein Rechtsstaat mehr, sondern eine Diktatur." LABW StAS, Wü 13 T 2 Bü 2643/207, o. Pag.

170 „Die Ueberzeugung der Spruchkammer geht dahin, dass Dr. Gmelin eine solch scharfe Sprache in seinen Berichten nur führte, um damit Widerstand gegen die Partei zu leisten." LABW StAS, Wü 13 T 2 Bü 2643/207, o. Pag.

171 LABW StAS, Wü 13 T 2 Bü 2643/207, o. Pag.

172 LABW StAS, Wü 13 T 2 Bü 2643/207, o. Pag.

173 Nicht der Wahrheit entspricht hingegen die sich in zahlreicher Literatur befindende Behauptung, dass Gmelin Arzt in Grafeneck gewesen sei. Ursprung ist ein Fehler in „‚Euthanasie' im Dritten Reich" von Ernst Klee. Dieser schreibt, dass Gmelin Hausarzt von Grafeneck gewesen sei. Aus der angegebenen Quelle (die Befragung Gmelins im Grafeneck-Prozess am 10. Mai 1948) geht aber ausschließlich hervor, dass er als Amtsarzt des Gesundheitsamtes Friedrichshafen auch Arzt der Anstalt Pfingstweid war und als solcher Meldebögen während der ‚Aktion T4' ausgefüllt hatte. Dieser Fehler wird seitdem reproduziert und teilweise gar ausgebaut. So liest man in einer Publikation aus dem Jahre 2017, Gmelin sei leitender Arzt der ‚Tötungsanstalt' gewesen. Klee (2010), S. 138; LABW StAS, Wü 29/3 T 1 Bü 1756/02/10, o. Pag.; Schramm (2017), S. 422. Siehe unter anderem auch Melzer (2003); Ditfurth (1994); Geden (1996).

174 Thebal-Verlag (1951), S. 188; LABW StAS, Wü 42 T 60 Bü 149.

175 Melzer (2003).

Selbiges traf auch auf Max Goerlich zu. Dieser war 1932 sowohl in die NSDAP und den NSDÄB als auch in die Schutzstaffel (SS) eingetreten. Als Leiter der Bezirksvereinigung der Ärztekammer sowie der KVD-Bezirksstelle, Obmann des NSDÄB sowie Leiter des Kreisamtes für Volksgesundheit war Goerlich nach der Machtübergabe einer der bestimmenden Ärzte im Kreis Reutlingen.[176] Nach Kriegsende wurde er im September 1946 von einem Ärzteausschuss, in dem unter anderem der spätere Präsident der Ärztekammer Süd-Württemberg, Hans-Ludwig Borck[177], saß, in die höchste Gruppe der Belasteten eingestuft. Damit ging unmittelbar ein Berufsverbot einher.[178] Diese Entscheidung wurde auch im Februar 1948 in dem nun durchgeführten Spruchkammerverfahren bestätigt, zudem entzog man Goerlich die Approbation.[179] Bemerkenswerterweise setzte sich nun die Ärztekammer für Goerlich ein und bat um die Aussetzung des Urteils bis zur „dringendst befürworteten Revision"[180]. Im Berufungsverfahren im September 1948 trafen die Laienrichter eine stark abgemilderte Entscheidung und stuften Goerlich zum Minderbelasteten herab, obwohl in der Urteilsbegründung deutlich gemacht wurde, dass es unzweifelhaft sei, dass „er die nat.soz. Gewaltherrschaft wesentlich gefördert hat"[181]. Damit war auch der Approbationsentzug hinfällig. Letztlich wurde Goerlich am 2. November 1950 zum Mitläufer herabgestuft und zudem die Bewährungsauflagen gestrichen.[182]

Ein weiterer süd-württembergischer Mediziner, der weniger aufgrund seiner ärztlichen Tätigkeit als seines zutage tretenden Fanatismus hervorstiecht, ist Erich Waizenegger. 1901 in Saulgau (seit 2000 Bad Saulgau) als Sohn eines Arztes geboren, hatte er zunächst in Tübingen und München studiert, bevor er sich ab 1928 als praktischer Arzt in seiner Geburtsstadt niederließ. Waizenegger war am 1. Oktober 1930 in die NSDAP eingetreten und hatte sich noch im selben Monat der SA angeschlossen. Dabei engagierte er sich als Kreisredner auch politisch stark für die Belange der NSDAP und setzte sich für die „Beseitigung der Weimarer Demokratie"[183] ein. Zunächst Ortsgruppenleiter in Saulgau, wurde er Ende 1932 Kreisleiter – eine Position, die er bis zu Beginn des Zweiten Weltkrieges innehatte. Kurz nach der Machtübergabe wurde er zum Chefarzt des Kreiskrankenhauses ernannt. Neben seiner Rolle als Kreisleiter akkumulierte Waizenegger noch zahlreiche weitere Positionen innerhalb der NS-Parteiorganisationen. So war er Obersturmbann- und Sanitätsführer in der SA, Hauptstabsarzt der HJ, Kreisobmann des NSDÄB, Kreisamtsleiter des Amtes für Volksgesundheit, Ge-

176 LABW StAS, Wü 13 T 2 Bü 1624/027; LABW StAS, Wü 13 T 2 Bü 2643/284.

177 Borck selbst wurde in seinem 1948 durchgeführten Spruchkammerverfahren als Mitläufer eingestuft. LABW StAS, Wü 13 T 2 Bü 2527/078.

178 LABW StAS, Wü 13 T 2 Bü 1624/027.

179 LABW StAS, Wü 13 T 2 Bü 2643/284.

180 LABW StAS, Wü 13 T 2 Bü 1624/027, o. Pag.

181 LABW StAS, Wü 13 T 2 Bü 2643/284, o. Pag.

182 LABW StAS, Wü 13 T 2 Bü 2643/284.

183 LABW StAS, Wü 13 T 2 Bü 2684/114, o. Pag.

sundheitswalter in der Nationalsozialistischen Volkswohlfahrt (NSV) und Walter[184] in der Deutschen Arbeitsfront (DAF) sowie im NSKK vertreten. Darüber hinaus war Waizenegger noch für das Rassenpolitische Amt tätig. Für seine langjährige Mitgliedschaft erhielt er zudem das bronzene Verdienstabzeichen der NSDAP.[185]

Durch seine Positionen innerhalb der Parteiorganisationen war Waizenegger einer der maßgeblichen Akteure im Kreis Saulgau, sowohl in ärztlicher als auch in politischer Hinsicht. Allein aufgrund dessen wäre er schon als ‚Aktivist' und massiver Förderer des Nationalsozialismus belastet gewesen. Im Hinblick auf das Verhalten von Waizenegger trat dies alles aber in den Hintergrund. Als „gefürchtete und intolerante Parteigrösse"[186] wurde er von Zeugen im Spruchkammerverfahren beschrieben. Diese Vorwürfe wurden durch sein Vorgehen gegen den vormals der Zentrumspartei angehörigen Bürgermeister von Ertingen, Anton Koch, untermauert.[187] Zusammen mit weiteren lokalen Parteifunktionären denunzierte Waizenegger Koch wiederholt. Dabei setzte er sich für die Absetzung des Bürgermeisters beim Gaupersonalamt ein. Nachdem dies zunächst erfolglos geblieben war, schreckte er nicht davor zurück, Koch im Februar 1939 gewaltsam aus seinen Amtsräumen zu entfernen und ihn zu zwingen, seinen Posten zur Verfügung zu stellen.[188]

Dies sollte aber nur den Anfang darstellen, denn auch bei den Novemberpogromen 1938 trat Waizenegger als einer der maßgeblichen Akteure der Region in Erscheinung. Nachdem schon in der Nacht vom 9. auf den 10. November versucht worden war, die Synagoge im oberschwäbischen Buchau (seit 1963 Bad Buchau) anzuzünden, war Waizenegger in der darauffolgenden Nacht persönlich vor Ort und einer der Mitverantwortlichen dafür, dass die Synagoge ein zweites Mal in Brand gesetzt wurde.[189]

Nach Kriegsbeginn hatte er sich zunächst auf eigenen Antrag nach Lublin in das damalige Generalgouvernement versetzen lassen und war dort als Distriktsarzt tätig. Ausschlaggebend dafür waren wohl vor allem persönliche Gründe, denn Waizenegger, der zu diesem Zeitpunkt sechs Kinder hatte, führte ein außereheliches Verhältnis mit einer Frau aus Saulgau. Diese zog zunächst mit ihm ins Generalgouvernement und später nach Wien. Waizenegger sollte ihr nur kurze Zeit später folgen, denn im Juli 1944 beging er Fahnenflucht, wurde aber kurze Zeit später in Wien verhaftet. Im Nachkriegsprozess wollte er glaubhaft machen, dass seine Verhaftung aufgrund von Widerstandshandlungen erfolgt sei. Wie wenig dies der Wahrheit entsprach, wird al-

184 Die genaue Tätigkeit wird in diesem Fall nicht ausgeführt. Im Bereich der DAF gab es neben dem Gesundheitswalter noch zahlreiche weitere Positionen wie beispielsweise den Berufswalter, Jugendwalter und Propagandawalter. Zum schematischen Aufbau und den verschiedenen Aufgabengebieten siehe auch das Organisationshandbuch der NSDAP. Ley (1943).

185 LABW StAS, Wü 13 T 2 Bü 2684/114.

186 LABW StAS, Wü 13 T 2 Bü 2684/114, o. Pag.

187 Zum Verfahren siehe LABW StAS, Wü 65/31 T 3–5 Bü 981.

188 LABW StAS, Wü 13 T 2 Bü 2684/114.

189 Mohn (1970); http://www.alemannia-judaica.de/synagoge_buchau.htm (letzter Zugriff: 9.11.2022).

lein schon dadurch deutlich, dass er mit der Auflage, zu seiner Dienststelle im Generalgouvernement zurückzukehren, kurze Zeit später aus dem Gefängnis entlassen wurde. Mit dem Vorrücken der Roten Armee im Januar 1945 setzte sich Waizenegger aber erneut ab. Nach Kriegsende landete er im Internierungslager Dachau, von wo aus er im März 1948 ebenfalls fliehen konnte. Im Oktober 1950 ging er mit seiner inzwischen dritten Frau zurück nach Saulgau.[190] Dort wurde er am 5. Dezember 1950 erneut verhaftet und vor der Großen Strafkammer des Landgerichts Ravensburg aufgrund seiner Beteiligung bei der Brandstiftung der Synagoge verurteilt.

Dem Zeitgeist entsprechend fiel der Richterspruch äußerst milde aus, denn Waizenegger sollte für nur sieben Monate ins Gefängnis. Er verbrachte aber keinen einzigen Tag mehr in Haft, sondern wurde noch am Tag der Urteilsverkündung auf freien Fuß gesetzt.[191] Die Haftstrafe wurde später zudem in eine Bewährungsstrafe umgewandelt.[192]

Ein ähnlich mildes Urteil stand auch in seinem Entnazifizierungsverfahren in Aussicht, zumindest wenn es nach dem Kreisuntersuchungsausschuss Saulgau gegangen wäre. Dieser hatte vorgeschlagen, Waizenegger nur als „Minderbelasteten einzustufen, mit der Begründung, dass er sich bei Kriegsbeginn aus der Parteiarbeit zurückgezogen habe und für politisch Verfolgte eingesetzt habe“[193]. Allerdings beruhten fast alle Entlastungsmomente auf den Selbstaussagen von Waizenegger und diese erschienen in den Augen der Spruchkammer unglaubwürdig, denn:

> Die Kammer kann jedoch nicht annehmen, dass schon im Jahre 1939 eine politische Gesinnungsänderung der Grund für die Niederlegung seiner Ämter im Reich und sein Bestreben, ins Generalgouvernement zu kommen gewesen ist sondern ist der Auffassung, dass ihn in erster Linie oder sogar ausschließlich seine privaten und familiären Verhältnisse dazu bewogen haben, seinen Aufenthaltsort zu wechseln.[194]

Auch den weiteren Behauptungen von Waizenegger über angebliche Widerstandshandlungen und eine Gegnerschaft zum Nationalsozialismus wurde kein Glauben geschenkt, da er keinerlei Beweise vorlegen konnte.[195]

Dass noch im Mai 1951, zu einem Zeitpunkt, als die Spruchkammern vielfach zu den berühmt-berüchtigten ‚Mitläuferfabriken‘ geworden waren, das Urteil gefällt wurde, Waizenegger zu den Belasteten zu zählen, spricht für die besondere Schwere seiner Schuld. Zudem wurden insgesamt sechs Sühnemaßnahmen gegen ihn verhängt. Die ersten fünf waren bis zum 30. Juni 1953 befristet und umfassten den Verlust der Wähl-

---

190 Nachdem seine erste Ehe 1946 aufgrund Ehebruchs geschieden worden war, heiratete er seine Wiener Bekanntschaft.

191 LABW StAS, Wü 29/1 T 1–11 Bü 6891.

192 *Bundesgesetzblatt* (1949), Teil I, S. 37 f.

193 LABW StAS, Wü 13 T 2 Bü 2684/114, o. Pag.

194 LABW StAS, Wü 13 T 2 Bü 2684/114, o. Pag.

195 LABW StAS, Wü 13 T 2 Bü 2684/114.

barkeit sowie des Wahlrechts und untersagten Waizenegger, bis dahin ein öffentliches Amt zu bekleiden oder als „Lehrer, Erzieher, Prediger, Verleger, Schriftsteller oder Rundfunkkommentator"[196] tätig zu sein. Ebenfalls ausgeschlossen waren eine leitende Position im öffentlichen Dienst oder eine Stelle als verbeamteter Arzt. Die Approbation wurde ihm hingegen nicht entzogen. Allerdings sollte ihm, um sich nicht erneut im Kreis Saulgau niederlassen zu können, dort keine Kassenzulassung erteilt werden. Zudem hatte er seine Ansprüche auf eine „Pension, Rente oder Vergütung, die aus öffentlichen Mitteln"[197] bezahlt werden würde, verloren. Auf eine Geldbuße und einen Vermögenseinzug wurde mit Blick auf seine finanzielle Situation sowie die Internierungshaft verzichtet.[198]

Nach dem Urteil ließ Waizenegger durch seinen Rechtsanwalt Einspruch erheben. Wie wenig berechtigt dieser war, wird allein durch den Umstand deutlich, dass weder Waizenegger noch sein Anwalt eine Begründung für den Einspruch liefern konnten und auch nicht zu der Verhandlung erschienen. Letztlich wurde das Urteil in allen Punkten bestätigt.[199]

Wie unglaubwürdig die Behauptungen von Waizenegger hinsichtlich angeblicher Hilfeleistungen zugunsten politisch Verfolgter während seiner Zeit im Generalgouvernement waren, zeigte sich, als die Staatsanwaltschaft Ludwigsburg Mitte der 1960er Jahre Ermittlungen gegen ihn aufgrund von Tötungen von Kranken und Juden in Polen aufnahm. Waizenegger hatte sich zu diesem Zeitpunkt allerdings erneut von der Demokratie abgewandt und war ins franquistische Spanien ausgewandert.[200]

Ebenfalls bei der Verfolgung von Juden hervorgetan hatte sich der 1880 geborene und in Hechingen ansässige praktische Arzt Theodor Johannsen. 1932 in die NSDAP eingetreten, hatte er maßgeblich deren Wahlkampf unterstützt und war dabei auch als Parteiredner tätig gewesen. Infolge seines Einsatzes wurde er zeitweise zum Kreisleiter ernannt. Er war zweifellos einer der Ärzte, welche die „Gewaltherrschaft wesentlich gefördert"[201] hatten. Da Johannsen aber in den letzten Kriegstagen verstorben war, konnte das Spruchkammerverfahren nur posthum[202] durchgeführt werden. Dabei wurde er als Belasteter verurteilt, von der normalerweise damit zwangsläufig einhergehenden Vermögensbeschlagnahme sah man aber aufgrund der Verhältnisse der Hinterbliebenen ab.[203]

---

196 LABW StAS, Wü 13 T 2 Bü 2684/114, o. Pag.
197 LABW StAS, Wü 13 T 2 Bü 2684/114, o. Pag.
198 LABW StAS, Wü 13 T 2 Bü 2684/114.
199 LABW StAS, Wü 13 T 2 Bü 2684/114.
200 LABW StAL, EL 317 III Bü 871.
201 LABW StAS, Wü 13 T 2 Bü 2652/177, o. Pag.
202 Ein weiteres Verfahren, das posthum stattfand, war das von Alfred Gastpar. Dieser war 1944 verstorben und das Verfahren wurde letztlich eingestellt, da er nicht als Belasteter oder Minderbelasteter eingereiht worden wäre. LABW StAL, EL 902/20 Bü 78397.
203 LABW StAS, Wü 13 T 2 Bü 2652/177, o. Pag.

Auffällig bei der Entnazifizierung in Süd-Württemberg sind die starken Bemühungen der verantwortlichen Medizinalbeamten im Staatssekretariat, Dobler und Huwald, die sich wiederholt dafür einsetzten, dass Ärzte eine mildere Strafe erhielten. Dies traf aber nicht nur auf die Verfahren von Mitläufern und Minderbelasteten zu, selbst Medizinern höherer Belastungsstufen wurde es durch ihre tatkräftige Mithilfe wieder ermöglicht, als Arzt tätig zu sein. Nachdem Dobler freiwillig seine Stellung im Staatssekretariat aufgegeben hatte, setzte er diese Politik in der Ärztekammer, deren Präsident er 1949[204] geworden war, fort. Letztlich trug er durch seine Initiativen und Eingaben dazu bei, dass die Ergebnisse der ohnehin schon problematischen Entnazifizierung der süd-württembergischen Ärzteschaft noch kritischer gesehen werden müssen.

16.12 Die Entnazifizierung der Ärzteschaft in Nord-Württemberg

Aufgrund der besonderen Situation, die aus der Besatzung Stuttgarts durch die Franzosen und deren verzögerte Übergabe der Stadt an das US-Militär resultierte[205], verlief die Entnazifizierung in Nord-Württemberg zunächst teilweise nach französischem Muster, bevor die amerikanische Militärregierung versuchte, eine gewisse Einheitlichkeit zu schaffen. Für die praktische Umsetzung des Vorgehens gegenüber der Ärzteschaft mitverantwortlich war der schon von den Franzosen als „Land Commissioner of Public Health“[206] bzw. später als Referent für das Gesundheitswesen im Innenministerium tätige Walter Gerlach. Dieser war während der NS-Zeit fast ausschließlich in Berlin als praktischer Arzt tätig gewesen und nie in die NSDAP oder den NSDÄB eingetreten.[207] Für die Stuttgarter Ärzteschaft und ihre Entnazifizierung relevant war auch der neue Leiter des städtischen Gesundheitswesens, Eugen Winter.[208] Dieser war schon 1937 aus Dresden nach Stuttgart gekommen und ebenfalls nicht in der Partei oder dem Ärztebund gewesen.[209] Während Gerlach immerhin bis August 1947 im Ministerium verblieb, war Winter keine zwei Monate im Amt.[210] In dieser Zeit waren zahlreiche Klagen gegen ihn aufgelaufen, unter anderem wegen seiner Entnazifizierungspolitik. Sie war in den Augen vieler Ärzte zu scharf, weshalb er „nicht sonderlich

204 O. V.: Wahlergebnis (1949).

205 Für Stuttgart hatten bis dahin aufgrund der vorhergehenden Besetzung durch französische Truppen deren Entnazifizierungsrichtlinien gegolten. Henke (1981), S. 27.

206 Ellerbrock (2004), S. 124.

207 BArch Berlin, R 9345.

208 LABW HStAS, EA 2/150 Bü 463.

209 Christ (2020), S. 39; BArch Berlin, R 9345.

210 Winter stolperte über seine Vergangenheit; so war er schon einmal wegen Betrugs verurteilt gewesen. Christ (2020), S. 40.

viel Vertrauen bei der Ärzteschaft“[211] genoss. Dabei hielt er sich augenscheinlich nur an die zunächst vorgegebenen, rigorosen Richtlinien der Militärregierung. Die Nachfolge von Winter trat Robert Eugen Gaupp an.[212] Dieser war trotz seiner Rolle bei der Verbreitung von Rassenhygiene und Eugenik nicht in die NSDAP eingetreten und galt deshalb als unbelastet.[213]

Fortan beklagte sich Gaupp regelmäßig über die Aufforderungen der amerikanischen Besatzungsbehörden und versuchte sich gegen deren Anordnung, zahlreiche belastete Ärzte zu entlassen, zu sperren.[214] Er begründete dies damit, dass andernfalls die ärztliche Versorgung der Bevölkerung gefährdet sei[215] und er „schweres Unrecht“[216] gegenüber den Medizinern vermeiden wolle. Dabei bezog er sich wiederholt auf die von der Militärregierung ausgegebene Richtlinie, dass die medizinische Versorgung der Zivilbevölkerung und der Militärangehörigen als Erstes sicherzustellen sei.[217]

Gaupp machte wiederholt deutlich, dass er die Entnazifizierung als unnötig erachtete. So forderte er, dass „den amerikanischen Besatzungstruppen klar zum Bewußtsein gebracht wird, daß Parteimitglied sein rein gar nichts bedeutet für die seelische Beschaffenheit, die sittliche Qualität und die ärztliche Haltung“[218]. Hatte er nach dem Ersten Weltkrieg noch gefordert, dass „nur ein scharfes Messer das Krebsgeschwür sittlicher Fäulnis aus dem Organismus des Volkes herausschneiden kann“[219], so war er nach 1945 offensichtlich nicht daran interessiert, dieselbe Radikalität bei der ‚Reinigung‘ der Ärzteschaft an den Tag zu legen.

Wenig erfreut über das Wirken von Gaupp zeigte sich auch der für die „Public Health Branch“[220] in Württemberg-Baden zuständige Lieutenant Colonel Philip R. Beckjord[221] und schenkte dessen Ausführungen wiederholt keinen Glauben. Dementsprechend konnte Gaupp auch zeitweilige Massenentlassungen wie beispielsweise durch den Widerruf vorläufiger Arbeitsgenehmigungen im Februar 1946 nicht verhindern.[222]

Gaupp unterminierte aber in der Folge auch mit Rückendeckung des Stuttgarter Oberbürgermeisters Arnulf Klett[223] die Entnazifizierung auf anderen Wegen. So stell-

---

211 Christ (2020), S. 40. Für die Personalakte von Winter siehe StA Stgt, 212/2 Bü 578.
212 StA Stgt, 2019 Bü 129.
213 Zu seinen Verbindungen und seiner Haltung zum Nationalsozialismus siehe auch Leins (1991).
214 StA Stgt, 2019 Bü 129.
215 Zu der Argumentation von Gaupp siehe auch Ellerbrock (2004), ab S. 143 und Jütte (1995), S. 413.
216 StA Stgt, 2019 Bü 129.
217 Ellerbrock (2004), S. 138.
218 Zit. n. Ellerbrock (2004), S. 145.
219 Zit. n. Ellerbrock (2004), S. 145.
220 Ellerbrock (2004), S. 140.
221 Reinisch (2013), S. 210 f. Siehe auch https://www.med-dept.com/unit-histories/324th-medical-battalion/ (letzter Zugriff: 9.11.2022).
222 Ellerbrock (2004), S. 144 und 150.
223 Ellerbrock (2004), S. 48.

te er sich wiederholt als Gutachter für Ärzte bei ihren Spruchkammerverfahren zur Verfügung und kam dabei in keiner einzigen eingesehenen Akte zu einer negativen Einschätzung. Insbesondere den Rassenhygienikern und Eugenikern unter den Medizinern bescheinigte er, dass sie auf dem Boden der Wissenschaft geblieben wären und sich nicht an pseudowissenschaftlicher NS-Forschung beteiligt bzw. deren Forderungen unterstützt hätten. Aufgrund seines Status und seiner vermeintlich nicht vorhandenen Verbindung zum Nationalsozialismus[224] wurde Gaupps Gutachten von den Kammern großes Gewicht beigemessen. So sagte er auch bei den ihm persönlich bekannten Robert Ritter und Ernst Rüdin zu deren Gunsten aus.[225] Durch sein Verhalten war er nicht nur mitverantwortlich, dass in der ‚Euthanasie' involvierte Mediziner wie Lempp und Eyrich wieder in ihre alten Stellungen kamen, sondern sorgte auch dafür, dass eine ganze Reihe weiterer nationalsozialistischer Ärzte ohne größere Schwierigkeiten durch ihre Entnazifizierungsverfahren kommen konnten.[226] Das Stuttgarter Gesundheitsamt wurde nach 1945 geradezu zum Inbegriff personeller Kontinuität, die sich über die Zäsur von 1945 hinaus fortsetzte. So kam neben Lempp auch Walter Saleck, was allein schon in Anbetracht seiner formalen Belastung als SS-Obersturmbannführer[227] bemerkenswert ist, wieder in seine ursprüngliche Stellung als Leiter des Amtes.[228] Aber auch im restlichen städtischen Gesundheitswesen hatten die alten nationalsozialistischen Seilschaften Bestand. Auch hier wurden in den Entnazifizierungsverfahren dieselben Argumentationsmuster benutzt. Insbesondere die vermeintlich unmittelbar drohende Gefahr einer ärztlichen Unterversorgung der Bevölkerung wurde beständig bemüht. Tatsächlich wies aber wenig darauf hin, dass ein Mangel an Ärzten herrschte – im Gegenteil, durch zurückkehrende Mediziner aus dem Militär und Flüchtlingsärzte sollte es binnen weniger Monate zu einem Überschuss kommen.[229] Durch seine neue Aufgabe setzte Gaupp also auch nach 1945 seine unheilvolle Rolle für die württembergische Ärzteschaft fort. Entsprechend negativ muss die Gesamtbeurteilung seiner Person auch in dieser Hinsicht ausfallen.

Letztlich bewahrheitete sich dadurch auch die schon früh geäußerte Prognose von Beckjord, der 1946 konstatierte, dass zwar die meisten nationalsozialistischen Mediziner im öffentlichen Gesundheitswesen entlassen seien, dies aber nicht so bleiben würde. Nachfolgende Versuche, die Entwicklung zu korrigieren, wie die Widerrufung von befristeten Arbeitsgenehmigungen, führten letztlich nur zu einer immer bürokratischeren Entnazifizierung, deren Resultate immer weiter hinter dem betriebenen Aufwand zurückblieben.[230] Abseits des öffentlichen Gesundheitssektors wurde die

224 Ellerbrock (2004), S. 121.
225 Ellerbrock (2004), S. 153.
226 LABW StAL, EL 920/20 Bü 67492.
227 LABW StAL, EL 920/20 Bü 67492.
228 Ausführlicher zu Saleck: Marquart (2015), S. 72–79, hier insbes. S. 77; Müller (2019).
229 Ellerbrock (2004), S. 149.
230 Ellerbrock (2004), S. 140 f.

Entlassung nationalsozialistischer Ärzte weniger konsequent verfolgt. Zahlreiche ehemalige Medizinalbeamte bemühten sich deshalb nun um eine Kassenzulassung oder versuchten eine Privatpraxis aufzubauen.

16.13 Standespolitisch relevante Ärzte und ihre Entnazifizierung in Nord-Württemberg

Für die neugebildeten ärztlichen Vereinigungen waren die verschiedenen Entnazifizierungsgruppen unter anderem bei der Frage der Kassenzulassung relevant und wurden genutzt, um eine Reihenfolge festzulegen. Zwar wurde in der anfänglich chaotischen Situation der ersten Nachkriegsmonate eine nicht ausreichende medizinische Grundversorgung vielfach herbeigeredet, aber letztlich gingen die Warnungen weit über die tatsächlich auftretenden Probleme hinaus – zumal mit zunehmender Rückkehr der Militärärzte und den zahlreichen Flüchtlingsärzten vor allem in den Städten die Standesvereinigungen mehr und mehr ein Überangebot wahrnahmen. Durch die Entnazifizierung bot sich somit auch die Möglichkeit, unerwünschte Konkurrenz aus dem Arztberuf zumindest temporär fernzuhalten. Denunziationen unter Medizinern waren keine Seltenheit.[231]

Wesentlich bedeutsamer für die Entnazifizierungsverfahren waren die zunehmend häufiger angeforderten Einschätzungen der neuen Ärztekammer. Schon nach der Besetzung Stuttgarts durch die Franzosen waren von diesen ärztliche ‚Prüfungskomitees' zur Beurteilung der Ärzteschaft geschaffen worden. Mit dem „Zentrale[n] Prüfungs-Komitee"[232] existierte zudem eine Berufungsinstanz in Stuttgart. Diese war unter anderem mit Karl Ehrlich, Hermann Gundert und Hans Neuffer besetzt.[233] Mit Inkrafttreten des Gesetzes zur Befreiung von Nationalsozialismus und Militarismus vom 5. März 1946 wurden diese Komitees zwar schon wieder abgeschafft[234], aber die Ärztekammer weiterhin zur Beurteilung von Medizinern um Auskunft gebeten[235]. Die Beantwortung oblag dabei einem eigens geschaffenen Entnazifizierungs-Komitee innerhalb der Standesvereinigung.

Anfänglich waren diese Beurteilungen meist sehr scharf formuliert und bescheinigten allen standespolitisch tätigen Ärzten der NS-Zeit, auch ‚Aktivisten' gewesen zu sein, denn, so die Argumentation, wer unter Eugen Stähle arbeiten konnte, musste „überzeugter Nationalsozialist"[236] gewesen sein. Mit zunehmender Zeit begann man

---

231 BÄ NW, Protokolle und Notizen über Sitzungen.
232 Gundert (1946), S. 10.
233 Gundert (1946), S. 10.
234 Gundert (1946), S. 20.
235 Siehe auch Neuffer (1946).
236 LABW StAL, EL 902/20 Bü 29285.

aber diese Ansicht zu relativieren, und so berichtete Neuffer bei einer gemeinsamen Sitzung mit der Ärztekammer Württemberg-Süd, dass einige Urteile hatten abgewandelt werden müssen. Er betonte aber die „grosse Sachlichkeit"[237], mit der dabei verfahren worden sei, und lobte explizit das neue Spruchkammerverfahren: „Ich habe den Eindruck, dass wir mit diesem Spruchkammerverfahren der Wahrheitsfindung näher kommen."[238]

Die Konsequenzen aus dieser ‚Wahrheitsfindung' lehnte man allerdings ab. Als Anfang 1947 die Wahlen zur Ärztekammer anstanden, wurde deutlich, wie schwer belastet allein die Stuttgarter Ärzteschaft in den Augen der Besatzungsbehörden war. Von 801 erfassten Medizinern waren nur 323 wählbar, 348 hatten das Wahlrecht, waren aber selbst nicht wählbar, und 130 waren gar nicht wahlberechtigt. Dabei zeigte sich auch, dass nicht nur Männer aktiv den Nationalsozialismus unterstützt hatten. Auch eine ganze Reihe von Ärztinnen hatte das Wahlrecht verloren.[239] Allerdings fällt auf, dass viele dieser als besonders belastet geltenden 130 Mediziner später wieder zu maßgeblichen Rollen in der Standespolitik kamen, darunter beispielsweise Otto Speidel oder Alfred Reisner, die Mitglieder der Bezirks-[240] bzw. der Landesärztekammer wurden und teils in Ausschüssen sowohl auf Landes- als auch auf Bundesebene saßen[241]. Über den Umstand, dass bei der Wahl 1947 aber gerade einmal 40 Prozent der Stuttgarter Ärzteschaft überhaupt für eine Position in der Standesvereinigung in Frage kamen, zeigte sich Neuffer wenig erfreut. Er appellierte in der Folge an alle nicht wählbaren und gänzlich von der Wahl ausgeschlossenen Mediziner, dass sie sich nicht abwenden sollten:

> Daß bei dieser Wahl für die Ämter in der Organisation nur Ärzte gewählt werden können, die vom Gesetz zur Befreiung von Nationalsozialismus und Militarismus nicht betroffen oder entlastet sind, ist bedauerlich. Dieser Passus mußte in die Wahlordnung aufgenommen werden, die im Dezember vorigen Jahres vom Innenministerium genehmigt worden ist. Wir hätten gewünscht, daß hierin eine Lockerung eintreten könnte.[242]

Vor allem bei den Medizinalbeamten hatte die Einschränkung auf unbelastete Ärzte für Probleme gesorgt. Ursprünglich hatten aus diesem Kreis sechs Kandidaten zur Ärztekammerwahl aufgestellt werden sollen. Aufgrund der Belastungen waren aber alle bis auf einen nicht zugelassen worden.[243] Diese Einschränkungen waren jedoch

---

237 BÄ NW, Protokolle und Notizen über Sitzungen, o. Pag.
238 BÄ NW, Protokolle und Notizen über Sitzungen, o. Pag.
239 Auszählung einer 37-seitigen Liste unter StA Stgt, 202 Bü 385.
240 Villinger (1959); BÄ NW, Protokolle und Notizen über Sitzungen.
241 Landesärztekammer Baden-Württemberg/Wiesing/Seidler (2002) und StA Stgt, 202 Bü 385.
242 Neuffer (1947), S. 73.
243 StA Stgt, 202 Bü 385.

weniger auf Betreiben der Militärregierung als des Innenministeriums erfolgt.[244] Derartige Vorgänge waren ein erheblicher Faktor dafür, dass sich die Beziehung zwischen der zuständigen Abteilung im Ministerium und der Ärztekammer in den ersten Jahren wiederholt schwierig gestaltete.

Trotz der großen Zahl an belasteten Medizinern bemühte man sich, den Eindruck einer Kollektivschuld der Ärzteschaft möglichst weit von sich zu weisen. Auch beim im September 1947 in Stuttgart stattfindenden Württembergischen Ärztetag wurde deshalb das Narrativ weiterverbreitet, dass nur eine verschwindend geringe Anzahl unter ihnen an den NS-Medizinverbrechen beteiligt gewesen wäre.[245] Die Publikationen des Heidelberger Privatdozenten Alexander Mitscherlich[246] lieferten dabei die häufig reproduzierte Zahl der angeblich nur 350 verbrecherischen Ärzte. Das „Diktat der Menschenverachtung" war in diesem Zuge auch in einer ausreichend großen Menge erworben worden, „um jedem Arzt im Landesbezirk Nord-Württemberg ein Exemplar übergeben zu können"[247]. Darüber hinaus wurden aber keine Anstalten gemacht, sich mit der NS-Vergangenheit tiefergehend auseinanderzusetzen, und man bemühte sich, das Thema aus der Öffentlichkeit herauszuhalten. Dabei war man sehr wohl auch über die Ermittlungen im kommenden Grafeneck-Prozess informiert – war die Ärztekammer doch um eine Einschätzung zu den Inhaftierten Stähle und Mauthe gebeten worden. Deren Spruchkammerverfahren waren bis zum Prozessende ausgesetzt, da geplant war, dass diese danach vor einer zentralen Spruchkammer behandelt werden sollten. Der zuständige öffentliche Kläger hatte seine Ermittlungen parallel zu den Voruntersuchungen im Grafeneck-Prozess aufgenommen und befragte dabei sowohl die Ärztekammer als auch zahlreiche weitere Mediziner. Die Stellungnahme der Kammer enthielt aber wenig Erhellendes. Neben einer Auflistung der Tätigkeiten von Stähle in Partei und ärztlichen Vereinigungen wurden vor allem Auszüge aus dessen erster Vernehmung vom 26. Juni 1945 zitiert. Das abschließende Urteil des Vorstands der Ärztekammer lautete, „daß Stähle nicht nur ein fanatisch-aktivistischer Nationalsozialist war, der kompromißlos für die Ideen Hitlers eingetreten ist, sondern auch zu der Gruppe der Kriminellen gehört, die vom ordentlichen Gericht abzuurteilen sind"[248]. Als 1948 auch um eine Stellungnahme zu Mauthe gebeten wurde, sah sich die Ärztekammer außerstande, nähere Angaben zu machen, und beließ es bei den Worten, dass „über Dr. Mauthe nichts weiter bekannt [sei], als dass er als Obermedizinalrat im Innenministerium Mitarbeiter des Dr. Stähle war"[249].

---

244 Beckjord hatte sich dahingehend geäußert, dass die Militärregierung „der Beschränkung der Ärztekammervertreter auf völlig unbelastete Ärzte […] neutral gegenüber[stehe]" und sich nicht in die Wahl einzumischen gedenke. Zit. n. Scharpff (1947), S. 75.

245 Scharpff (1947).

246 Siehe auch Freimüller (2007).

247 O. V. (1947), S. 69.

248 LABW StAL, EL 905 Bü 253, Pag. 2/5.

249 LABW StAL, EL 905 Bü 253, Pag. 53.

Detaillierte Angaben zur Person Stähle konnte erwartungsgemäß Karl Berner beitragen. Dieser war bis 1933 einer der einflussreichsten Stuttgarter Standespolitiker gewesen, bevor er zur Zielscheibe zahlreicher von Stähle initiierter Attacken geworden war. Da Berner vor 1933 kein Mitglied einer politischen Partei gewesen war, aber öffentlich mit kommunistischen Ideen sympathisiert hatte, wurde er im eigenen Spruchkammerverfahren schnell entlastet. Nach Kriegsende wurde er zum Obermedizinalrat ernannt und war als ärztlicher Berichterstatter der Landesversicherungsanstalt Württemberg tätig.[250] Zu Stähle befragt, wollte Berner seine persönlichen Auseinandersetzungen mit diesem nicht thematisiert wissen und teilte mit, „dass ich aber meine eigene Angelegenheit nicht für so wichtig halte, dass sie gegenüber den übrigen Verbrechen dieses Menschen stark ins Gewicht fällt“[251].

Er kritisierte aber mit deutlichen Worten, dass Stähle seinen Professorentitel, den er 1943 nachweislich nur aufgrund seiner ‚Parteiverdienste‘ erhalten hatte, weiterhin führte. Großen Anstoß nahm Berner auch am Verhalten von Stähle im Internierungslager: „Ich habe leider auch im Interniertenlager IV in Mergentheim feststellen müssen, dass man ihn dort noch als ‚Professor Stähle‘ sein Unwesen treiben liess, sodass er sogar als Sprecher der Internierten auftreten durfte.“[252] Ähnliches wurde von anderen Stellen bestätigt. Berner bemerkte auch, dass ein normales Spruchkammerverfahren für Stähle nicht angemessen sei und „er in die Gesellschaft der Aerzte gehöre, die z. Zt. in Nürnberg verhandelt und abgeurteilt werden“[253]. Damit äußerte auch er den Vorwurf, dass viele nationalsozialistische Verbrecher zu leicht davonkämen; nicht umsonst hieß es vielfach: „Die Kleinen hängt man, die Großen lässt man laufen.“[254]

Wie schwierig sich die Entnazifizierung für diejenigen gestaltete, die an ihr mitwirkten, wusste auch Gundert. In einem Referat zum Neuaufbau der Berufsorganisationen und der Arbeit des Entnazifizierungskomitees berichtete er, wie diese Tätigkeit vielfach „den Beteiligten Haß und Rache eingetragen“[255] hätte. Unter der Führung von Gundert gab es auch das Bestreben, deutlich belasteten Ärzten kaum Einflussmöglichkeiten zu gewähren. Beispielsweise wurden nur Beiträge von unbelasteten Medizinern im neu geschaffenen *Württembergischen Ärzteblatt* zugelassen.[256]

Aber schon 1948 wurde spürbar, dass sich die Stimmung wandelte und immer mehr versucht wurde, die belasteten Ärzte zu rehabilitieren. Unter der Ägide von Neuffer lockerte man zunächst die Wahlordnung deutlich, so dass eine erheblich größere Zahl von Medizinern wählbar war bzw. wählen durfte. Allerdings wollte auch Neuffer verhindern, dass allzu stark belastete Ärzte in die Standesvereinigungen drängen

250 LABW StAL, EL 902/20 Bü 40541; Trifels Adreßbuch GmbH (1948).
251 LABW StAL, EL 905 Bü 253, Pag. 2/13.
252 LABW StAL, EL 905 Bü 253, Pag. 2/13.
253 LABW StAL, EL 905 Bü 253, Pag. 2/13.
254 Felbick (2015), S. 251.
255 Zit. n. Scharpff (1947), S. 75.
256 Schriftleitung (1946).

konnten: „Wahlrecht haben bei uns alle bis auf die Aktivisten. Wählbar sind nur die Unbelasteten und Mitläufer. Wir wollen einen Minderbelasteten nicht als Präsidenten der Ärztekammer bekommen."[257] Die zunehmende Herabstufung von Belasteten und Minderbelasteten zu Mitläufern und somit die Wandlung der Spruchkammern zu den berüchtigten ‚Mitläuferfabriken' ermöglichte jedoch einer großen Zahl von Ärzten, wieder standespolitisch in Erscheinung zu treten. Wie sehr diese Praxis Einfluss auf die Entnazifizierung von Medizinern aus Nord-Württemberg hatte, wird anhand einiger Fallbeispiele deutlich.

Einer der Ärzte, der sowohl von der tatkräftigen Mithilfe alter Seilschaften als auch der laxer werdenden Entnazifizierungspolitik profitierte, war Alfred Bosler. Der 1890 geborene Bosler war vor allem als lautstarker Befürworter der Eugenik aufgefallen. Seine dahingehende Beschäftigung hatte er nach eigenen Angaben im Jahr 1922 begonnen und er vertrat seine Ansichten zunehmend auch in der ärztlichen Öffentlichkeit, gipfelnd in einer Veranstaltung der württembergischen Ärztekammer im November 1932. Nach der Machtübergabe trat Bosler im Mai 1933 in die NSDAP und in der Folge auch in den NSDÄB und die HJ ein. 1935 wurde er Kreisbeauftragter des Rassenpolitischen Amtes und trug maßgeblich dazu bei, die rassenhygienischen Lehren im Kreis Backnang weiterzuverbreiten.[258] Seinen Sohn, der später ebenfalls Arzt werden sollte, hatte er zudem auf eine ‚Nationalpolitische Lehranstalt' (Napola)[259] geschickt. Nach Ende des Zweiten Weltkrieges erhielt er zunächst Praxisverbot und eine Wiederzulassung wurde vom Innenministerium im November 1945 nicht befürwortet. Dabei wurde sowohl von Bosler als auch vom Backnanger Bürgermeister Stimmung dafür gemacht, die Praxis schnellstmöglich wieder eröffnen zu können. Dazu legte man der Spruchkammer auch eine Liste mit angeblich mehr als 4000 Unterschriften Backnanger Bürger vor, die sich für Bosler eingesetzt hätten.

In seinem Spruchkammerverfahren im Jahr 1947 wurde er zwar formal als Belasteter angesehen und eine Befragung von Vertretern der politischen Parteien in Backnang hatte ergeben, „dass der Betroffene weit und breit als fanatischer Nazi bekannt gewesen sei"[260]. Im Hinblick auf seine eugenischen Forschungen war zudem ein Gutachten der kassenärztlichen Vereinigung angefordert worden. Der zuständige Verfasser, der geschäftsführende Arzt Franz Koebner, kam dabei zu dem Schluss, dass Bosler nach

---

257 BÄ NW, Protokolle und Notizen über Sitzungen, o. Pag.

258 So eröffnete er die Ausstellung „Volk und Rasse" in Backnang mit den Worten: „Der Rassegedanke ist das Kernstück der nationalsozialistischen Weltanschauung. Wir alle, die wir als Aerzte und Lehrer Mitarbeiter und Mitarbeiterinnen des rassepolitischen Amtes sind, haben die Aufgabe, die Rassenkunde tiefer in die Bevölkerung hineinzutragen, besonders aber die Jugend als Trägerin des Rassengutes mit allen den Aufgaben und Zielen der Weitergabe des besten Erbes aus langer Ahnenreihe vertraut zu machen." LABW StAL, EL 902/3 Bü 562, o. Pag.

259 Dabei handelte es sich um Internate, deren Zweck die Heranbildung des nationalsozialistischen ‚Führernachwuchses' war. Siehe beispielsweise Gelhaus/Hülter (2003).

260 LABW StAL, EL 902/3 Bü 562, o. Pag.

1933 „den Boden der wissenschaftlichen Sachlichkeit verlassen und sich auf pseudowissenschaftliche Wege vorgefasster Meinungen begeben habe“[261]. Auf Vorschlag von Bosler wurde aber mit Gaupp ein zweiter Gutachter hinzugezogen. Erwartungsgemäß kam dieser zu einem positiveren Ergebnis und bescheinigte Bosler, dass seine Schriften keine politischen Inhalte hätten und dass er ihn aus seiner Tübinger Zeit kenne und er damals ein „guter und humaner, pflichttreuer Arzt“[262] gewesen sei. Die Kammer schenkte in der Folge fast ausschließlich dem Gutachten von Gaupp Glauben. Wie stark die Entscheidungsfindung antisemitisch motiviert war, wird dadurch deutlich, dass dem Gutachten von Koebner mit explizitem Verweis auf dessen jüdische Herkunft in den entscheidenden Teilen nicht zugestimmt wurde. Darüber hinaus hielt man Bosler zugute, dass er nach 1933 kaum noch publiziert hatte. Dies war aber keineswegs freiwillig geschehen. Nachdem Bosler seit Anfang der 1930er Jahre an seiner Habilitationsschrift zu eugenischen Themen gearbeitet hatte, erlitt er wohl infolge der Belastung einen psychischen Zusammenbruch. Dieser äußerte sich darin, dass er „nachts unter Ausserachtlassung aller gesellschaftlichen Formen bis ins Schlafzimmer des Ortsgruppenleiters [vordrang] und versuchte, dort abgelehnt, dann fernmündliche Verbindung mit der Reichskanzlei bezw. Hitler zu erreichen“[263]. Bosler war daraufhin vier Wochen lang stationär in der Göppinger Privatklinik Christophsbad behandelt worden und hatte erst nach einem Vierteljahr seine ärztliche Arbeit wiederaufnehmen können. Nach diesem Vorfall kam seine Publikationstätigkeit fast vollständig zum Erliegen.[264]

Letztlich stufte die Spruchkammer Bosler als Minderbelasteten ein, da selbst dessen Rechtsanwalt nicht genügend Gründe gefunden hatte, um eine Einordnung als Mitläufer zu beantragen. Mit dem Urteil ging eine Bewährungszeit und als Sühnemaßnahmen die Ableistung von 90 Tagen Sonderarbeiten und ein Vermögenseinzug von 25 Prozent einher. Dem vom öffentlichen Kläger geforderten Arbeitslager entging Bosler aber. Ein Berufungsverfahren änderte am Ergebnis wenig, nur die Geldstrafe wurde geringfügig vermindert. Nach Ablauf der Bewährungszeit wurde Bosler im Dezember 1949 zum Mitläufer herabgestuft.[265] Wie wenig die Standeskollegen sich um seine nationalsozialistische Vergangenheit kümmerte, wird auch dadurch deutlich, dass Bosler 1951 zum Vorstand der Kreisärzteschaft Backnang gewählt wurde.[266] Im Hinblick auf die Eugenik zeigte er sich auch nach 1945 keineswegs geläutert, verteidigte diese gegen

261 LABW StAL, EL 902/3 Bü 562, o. Pag.
262 LABW StAL, EL 902/3 Bü 562, Pag. 16.
263 LABW StAL, EL 902/3 Bü 562, Pag. 35.
264 LABW StAL, EL 902/3 Bü 562.
265 LABW StAL, EL 902/3 Bü 562, Pag. 165.
266 O. V.: Vorstandswahlen (1951).

Kritik und beschrieb die Entschließung der württembergischen Ärztekammer von 1932 als grundsätzlich positiv.[267]

Nachdem Bosler nach 1933 kaum noch publizistisch hervorgetreten war, hatte diese Rolle zunehmend der als Leiter des Rassenpolitischen Amtes in Württemberg tätige Karl-Ludwig Lechler übernommen. Die beiden kannten sich persönlich und Bosler bescheinigte Lechler, dass dieser zwar „ein gläubiger Nazi aber doch ein grundanständiger Mensch war“[268]. Lechler, der schon 1931 in die NSDAP eingetreten war, hatte es neben seiner Tätigkeit im Rassenpolitischen Amt bis zum Gauamtsleiter gebracht. Hinzu kamen Mitgliedschaften in SA und NSDÄB.[269] Das Entnazifizierungsverfahren gegen ihn musste allerdings posthum durchgeführt werden, da er sich am 3. Juli 1943 im ukrainischen Saporischschja das Leben genommen hatte.[270] Aufgrund der besonderen Schwere der Belastung wurde das Verfahren trotzdem durchgeführt, mit dem Ziel der Einziehung seines Vermögens.[271] Schon kurz nach Kriegsende war das Wirken von Lechler zudem einer größeren Öffentlichkeit bekanntgemacht worden. Die *Stuttgarter Zeitung* publizierte ein Schreiben von ihm, in dem er drastischere Maßnahmen gegen die jüdische Bevölkerung gefordert hatte.

Da posthum durchgeführten Verfahren keine besondere Dringlichkeit beigemessen wurde, begann der Prozess erst Anfang 1948. Dabei wurde durch den Rechtsanwalt von Lechlers Frau versucht, den Suizid als Widerstandshandlung bzw. Abwendung vom Nationalsozialismus darzustellen. Allerdings gab es dafür keine Hinweise, denn Zeugen hatten ausgesagt, dass Lechler aufgrund der Kriegsentwicklung verzweifelt gewesen sei und sich deshalb das Leben genommen hätte.[272]

Zu dieser Einschätzung kam auch die Kammer und konstatierte: „Nach alledem musste der Versuch der Verteidigung, den Selbstmord des B[etroffenen] als eine einer Austrittserklärung aus der NSDAP gleichzusetzenden Handlung zu beweisen, als gescheitert angesehen werden.“[273]

---

267 „Nach den Mißgriffen und Verbrechen der sogenannten nationalsozialistischen Rassenpolitik ist leider und ganz zu Unrecht auch die Eugenik in Mißkredit geraten.“ Bosler (1954), S. 36.

268 LABW StAL, EL 902/3 Bü 562, Pag. 52.

269 LABW StAL, EL 902/20 Bü 78070, Pag. 1.

270 LABW StAL, EL 905/4 Bü 2876.

271 „Da nach dem Ergebnis der Ermittlungen der Verdacht begründet ist, dass der Verstorbene Betroffene [sic!] als Hauptschuldiger oder Belasteter anzusehen ist, ordne ich hiermit gemäss Art. 37 des Befreiungsgesetzes die Durchführung des Verfahrens zur ganzen oder teilweisen Einziehung des Nachlasses an. Die Klageschrift ist den Erben des Verstorbenen zuzustellen. Diese haben dieselben Rechte, die dem Betroffenen zustehen würden.“ LABW StAL, EL 902/20 Bü 78070, Pag. 14.

272 „Nach dieser Aussage hat der B[etroffene] also nicht aus den ihm von der Verteidigung unterstellten Motiven, sondern aus Verzweiflung über den wahrscheinlichen Verlust des Krieges und die hieraus für ihn als Parteimann vorauszusehenden Konsequenzen, seinem Leben ein Ende gemacht.“ LABW StAL, EL 902/20 Bü 78070, o. Pag.

273 LABW StAL, EL 902/20 Bü 78070, o. Pag.

Lechler wurde entsprechend posthum als Belasteter eingestuft. Die Entscheidung über die Sühnemaßnahmen traf man zu diesem Zeitpunkt aber noch nicht. Eine Berufung der Witwe wurde abgelehnt. Letztlich sah man aber von einem Vermögenseinzug aufgrund ihrer finanziellen Situation ab. Die Begründung für diese Entscheidung mutet jedoch in Anbetracht der Rolle von Lechler als eines Hauptideologen der nationalsozialistischen Rassenpolitik in Württemberg mehr als fragwürdig an: „Auch war nicht festzustellen, dass der Betr. der nat.soz. Gewaltherrschaft ausserordentliche Unterstützung gewährt hätte."[274]

Auch die weiteren Spruchkammerverfahren gegen zweifellos überzeugte nationalsozialistische Ärzte ergaben in Nord-Württemberg fast immer überaus milde Urteile. So auch im Fall des langjährigen Stellvertreters von Stähle in den ärztlichen Standesvereinigungen, Hermann Feldmann. Dieser war im Januar 1931 in die NSDAP und 1933 in den NSDÄB eingetreten. Als Vorsitzender der Stuttgarter Bezirksvereinigung und des Zulassungsausschusses der KVD sowie als Geschäftsführer der Versorgungskasse hatte Feldmann zeitweise so viel Einfluss auf die württembergische Ärzteschaft wie wenig andere gehabt. Zudem war er für einige Jahre Stadtrat in Stuttgart.[275] Darüber hinaus war er mit seinem Eintritt 1931 ein besonders frühes Mitglied der SS und hatte es dort bis zum Rang eines Standartenführers gebracht.[276] Aufgrund seiner Rolle in der Standespolitik wurde mit Beginn seines Entnazifizierungsverfahrens Anfang 1946 auch die Ärztekammer Nord-Württemberg um Auskunft gebeten. Deren Urteil fiel wenig schmeichelhaft aus:

> Herr Feldmann ist seit 1931 Mitglied der NSDAP und der SS. Sein politisches und menschliches Verhalten decken sich durchaus mit den aus diesen Daten zu ziehenden Schlüssen. Er war unter anderem an der Ausscheidung der den Nazis nicht genehmen demokratischen Ärzte beteiligt und wies sich allein hierdurch als aktiver Nationalsozialist aus. Sein unsoziales Verhalten wird von Komiteemitgliedern betont. Dass er auch extremer Militarist war, fügt sich nur in den Rahmen des Obigen ein. Als Arzt ist er für die Zukunft nicht tragbar.[277]

Gundert beschrieb Feldmann zudem als Antisemiten, der besonders bei der Verdrängung der jüdischen Ärzte in den Jahren 1933 und 1934 aktiv gewesen sei.[278] Aufgrund neuer amerikanischer Entnazifizierungsrichtlinien kam es aber zunächst zu keinem Verfahren. Feldmann wurde stattdessen vom April 1946 bis Mai 1947 interniert.[279] In seinem deshalb spät stattfindenden Spruchkammerverfahren wurde er „an sich als

274 LABW StAL, EL 902/20 Bü 78070, Pag. 88.
275 LABW StAL, EL 902/20 Bü 19083.
276 LABW StAL, EL 904/6 Bü 8784.
277 LABW StAL, EL 902/20 Bü 19083, Pag. 47.
278 LABW StAL, EL 902/20 Bü 19083, Pag. 49.
279 LABW StAL, EL 904/7 Bü 417; LABW StAL, EL 902/20 Bü 19083.

Minderbelasteter"[280] eingestuft, allerdings „sofort in die Gruppe 4 der Mitläufer eingereiht"[281]. Zudem erhielt er keinerlei Bewährungsfrist oder Sühnemaßnahmen. Aufgrund seines angeblich schlechten Gesundheitszustands wurde Feldmann zudem als verhandlungsunfähig eingestuft. Als Gründe für die milde Beurteilung wurden zahlreiche ‚Persilscheine' angeführt.[282] Hinzu kam der Umstand, dass sich Feldmann nach Konflikten aus der Standespolitik zurückgezogen hatte.[283] Ohne dort noch einmal in Erscheinung zu treten, starb er 1951 in Stuttgart-Degerloch.[284]

Ähnlich milde wurde auch Karl Reimold, ab 1937 die rechte Hand von Stähle, beurteilt. Dieser war formal zwar weniger belastet, da er erst 1933 in die NSDAP eingetreten und nur von 1934 bis 1936 in der SA gewesen war. Allerdings hatte Reimold sein Einkommen während der NS-Zeit derart steigern können, dass er als offensichtlicher „Nutznießer"[285] angesehen werden musste. Zudem hatte er freiwillig mehrere rassenpolitische Vorträge gehalten.

Als er im November 1946 zunächst als Minderbelasteter eingestuft wurde, erhob Reimold weder dagegen noch gegen die Geldbuße von 20.000 Reichsmark (RM) Einspruch. Offenkundig konnte er mit dem Urteil leben.[286] Anderer Ansicht war man im Ministerium für politische Befreiung. Dieses ließ das Spruchkammerurteil aufheben und forderte eine neuerliche Prüfung, verbunden mit der Rückfrage, ob Reimold nicht doch als ‚Aktivist' anzusehen sei.[287] Im erneuten Verfahren sagten vor allem in der NS-Zeit standespolitisch aktive Ärzte wie Heinrich Braun, Otto Speidel oder Hermann Steng[288] aus. Erwartungsgemäß fielen alle Stellungnahmen zugunsten von Reimold aus. Letztlich wurde dessen Einstufung als Minderbelasteter erneut bestätigt. In der Begründung äußerte sich die zuständige Richterin höchst wohlwollend über Reimold. Seinen und den meisten der Zeugenaussagen zu seinen Gunsten wurde Glauben geschenkt, obwohl diese nicht bewiesen, wenn nicht gar widerlegt worden waren. Beispielsweise hatte Reimold angeführt, dass er mehrfach jüdischen Ärzten geholfen hätte. Einer der Mediziner, denen diese Hilfe zuteilgeworden sei, der Ludwigsburger Lungenfacharzt Ludwig Elsas, konnte aber nichts Derartiges bestätigen. Er gab zu Protokoll, dass er vor 1933 mit Reimold befreundet gewesen sei, dieser aber dann

---

280 LABW StAL, EL 902/20 Bü 19083, Pag. 38.
281 LABW StAL, EL 902/20 Bü 19083, Pag. 38.
282 „Der Auskunft der Ärztekammer Nordwürtt.-Nordbaden, der Betroffene sei Aktivist und Militarist gewesen, kann nur geringer Beweiswert zugestanden werden, da trotz Anfrage von Seiten der Spruchkammer keinerlei Einzelheiten mitgeteilt werden konnten." LABW StAL, EL 902/20 Bü 19083, Pag. 37.
283 LABW StAL, EL 902/20 Bü 19083, Pag. 30 und 34.
284 O. V.: Mitgliederbewegungen (1951).
285 LABW StAL, EL 902/15 Bü 17863, o. Pag.
286 LABW StAL, EL 902/15 Bü 17863, Pag. 223–225.
287 LABW StAL, EL 902/15 Bü 17863, Pag. 237.
288 Dieser war kurz vor Kriegsende nach dem Umzug der Ärztekammer nach Schnait mit der Führung der Geschäfte betraut worden und hatte deshalb die Rolle als Stellvertreter von Reimold übernommen. LABW StAL, EL 902/15 Bü 17863.

mit „wehenden Fahnen“[289] übergegangen sei und sich danach wiederholt negativ über die jüdischen Ärzte ausgelassen hätte.

Aufgrund seiner Position und seiner schon auf die Zeit vor dem Ersten Weltkrieg zurückgehenden Freundschaft mit Stähle wurde Reimold auch zu einer möglichen Mitwisserschaft bei der ‚Aktion T4‘ befragt. Wie viele andere wollte auch er davon nichts gewusst haben, obwohl andere Ärzte aussagten, dass Reimold sehr wohl davon Kenntnis gehabt hätte. Nach der Bestätigung des ursprünglichen Urteils profitierte er von der zunehmend laxer werdenden Entnazifizierungspolitik, denn nur fünf Monate später wurde er zum Mitläufer herabgestuft.[290]

Dem im Rahmen der Entnazifizierung von Reimold befragten Braun ging es in seinem eigenen Verfahren ähnlich. Der ehemalige Leiter der KVD Württemberg war zunächst am 30. Januar 1946 als ‚Aktivist‘ eingestuft und mit einem Berufsverbot belegt worden. Braun war schon vor 1933 standespolitisch aktiv gewesen. Beispielsweise war er ab 1932 dritter Vorsitzender des WAV. Nach 1933 war Braun zudem Stellvertreter von Feldmann in der Stuttgarter Bezirksvereinigung, bevor er nach dessen Abgang die Leitung übernahm. In die NSDAP war er erst nach der Machtübergabe eingetreten, in den NSDÄB ein Jahr später. Auch in seinem Fall hatte die Ärztekammer Nord-Württemberg eine sehr negative Auskunft gegeben, diese später aber revidiert.[291] Ähnlich sah es mit seiner Beurteilung im Fortgang des Entnazifizierungsverfahrens aus. So sagten einige Mitglieder der neuen Ärztekammer und auch Karl Berner zugunsten von Braun aus und bescheinigten ihm, kein Antisemit gewesen zu sein. Sie beschrieben ihn auch darüber hinaus als sachlich und korrekt gebliebenen Mediziner. Als Beleg wurden unter anderem die noch Anfang 1933 im *Korrespondenzblatt* abgedruckten Geburtstagsglückwünsche von Braun an den jüdischen Arzt Julius Bär herangezogen.[292] Im Gegensatz zu anderen Medizinern gab Braun zu, dass er und standespolitisch aktive Ärzte wie Reimold und Speidel über die ‚Euthanasie‘ Bescheid gewusst und keine Einwände dagegen vorgebracht hatten. So fasste er den gemeinsamen Standpunkt folgendermaßen zusammen: „Wir waren keine grundsätzlichen Gegner der Sache, hätten es selber aber abgelehnt, irgendetwas damit zu tun zu haben.“[293] Dieser Umstand wurde keinem der drei Ärzte in ihren Verfahren negativ ausgelegt. Letztlich entnazifizierte man Braun im November 1947 als Mitläufer und er erhielt aufgrund seiner wirtschaftlichen Situation nur eine Geldstrafe von 2.000 RM.[294]

---

289 LABW StAL, EL 902/15 Bü 17863, Pag. 224.

290 LABW StAL, EL 902/15 Bü 17863.

291 „Unter Berücksichtigung all dieser Gesichtspunkte und unter voller Würdigung der einzelnen Tatbestände hat die Kammer festgestellt, daß die erste Auskunft der Ärztekammer […] auf einem Irrtum beruhen müssen [sic!], oder aber, daß diese Auskünfte auf persönliche Differenzen zurückzuführen sind.“ LABW StAL, EL 902/20 Bü 29285, Pag. 97.

292 LABW StAL, EL 902/20 Bü 29285; Braun (1933).

293 LABW StAS, Wü 29/3 T 1 Bü 1756/02a/03, Pag. 12.

294 LABW StAL, EL 902/20 Bü 29285.

Fast identisch lief das Verfahren gegen den unter Braun als geschäftsführender Arzt in der KVD-Landesstelle tätigen Speidel. Zunächst als ‚Aktivist' eingestuft und vom Entnazifizierungskomitee der Ärztekammer sehr negativ beurteilt[295], wurde er 1948 in die Kategorie der Mitläufer eingeordnet. Er war ebenfalls erst nach der Machtübergabe in die NSDAP und den NSDÄB eingetreten. Darüber hinaus war er aber SA-Mitglied und hatte es dort bis zum Rang eines Hauptsturmführers gebracht. Zudem war er aus der Kirche ausgetreten.[296]

Bei Speidel besonders bemerkenswert ist weniger der Verlauf seines Spruchkammerverfahrens als vielmehr sein späterer Werdegang. Während Feldmann, Braun oder Reimold standespolitisch nach 1945 nicht mehr aktiv waren, wurde Speidel gar bei der Ärztekammer angestellt.[297] Anfang der 1960er Jahre trat zudem die Kassenärztliche Vereinigung Nord-Württembergs an ihn mit der Bitte heran, die eigene Geschichte aufzuarbeiten. Wenig verwunderlich ist dann, dass Speidel bei seiner Bearbeitung keinerlei Problembewusstsein für die ärztliche Rolle während der NS-Zeit erkennen ließ und sich fast ausschließlich wirtschaftlichen Fragen widmete.[298]

Ebenfalls einen näheren Blick verdient die Entnazifizierung von Theodor Dobler. Dieser war zunächst in Süd-Württemberg als unbelastet[299] eingestuft und gar zum Leiter der Abteilung des Gesundheitswesens beim Tübinger Staatssekretariat ernannt worden. Nach seinem freiwilligen Ausscheiden[300] wurde er zunächst Stellvertreter und später Vorsitzender der süd-württembergischen Ärztekammer. Zudem war er aufgrund der kollegialen Beziehungen zwischen den beiden Kammern schon zu dieser Zeit Mitglied des Ausschusses der nord-württembergischen Ärztekammer.[301]

Nachdem er wieder nach Schorndorf gegangen war, musste er aber auch durch das dortige Spruchkammerverfahren. Dabei forderte der öffentliche Kläger eine Einreihung in die Gruppe der Minderbelasteten. Als Gründe dafür wurden unter anderem seine Tätigkeit als stellvertretender Kreisamtsleiter im Amt für Volksgesundheit von 1933 bis 1936, seine Mitgliedschaft in der NSDAP ab Juni 1940 sowie im NSDÄB und der HJ ab 1933 angeführt. In seinem Meldebogen hatte Dobler hingegen keine

---

295 „Dr. Speidel war als ärztlicher Geschäftsführer der Kassenärztlichen Vereinigung Deutschlands – Landesstelle Württemberg – die rechte Hand des Ministerialrats Stähle. Unter der Führung eines Nationalsozialisten von so eindeutig aktiver Haltung, wie sie von Dr. Stähle repräsentiert wurde, konnte eine in ihrem Charakter an sich fachliche Funktion im Dritten Reich nur durch einen überzeugten und nach aussen als solcher in Erscheinung tretenden Nationalsozialisten wahrgenommen werden. Dr. Speidel entsprach nach der Auffassung des Entnazifizierungskomitees (siehe Beurteilung vom 28.12.1945) und des Vorstandes der Ärztekammer eindeutig diesen ihm gestellten Bedingungen, was er durch die Handhabung seines Amtes ständig bewiesen hat." LABW StAL, EL 902/20 Bü 97094, o. Pag.

296 LABW StAL, EL 902/20 Bü 97094.

297 BÄ NW, Delegiertenversammlung (Wahlperiode 1949–1951 und 1951–1955).

298 Speidel (1962), ab S. 63.

299 LABW StAL, EL 902/25 Bü 1401; LABW StAS, Wü 13 T 2 Bü 2512/081.

300 LABW StAS, Wü 40 T 2 Bü 207.

301 LABW StAL, EL 902/25 Bü 1401.

NSDAP- und HJ-Mitgliedschaften angegeben, aber stattdessen, dass er während der NS-Zeit im Krieg durch eine Strafversetzung wegen mangelhafter nationalsozialistischer Einstellung benachteiligt worden sei. In der Selbsteinschätzung gab er an, dass er sich „durch persönlichen Einsatz gegen die Partei entlastet“[302] sähe. Im Verlauf der Ermittlungen erklärte er, dass er seine Stellung im Amt für Volksgesundheit automatisch als damaliger Vereinsvorsitzender des Schorndorfer ärztlichen Vereins erhalten hätte und dass das Amt „die seitherigen standesberuflichen Aufgaben der ärztlichen Bezirksvereinigung“[303] übernommen hätte. Erscheint schon die automatische Verknüpfung der Ämter eines ärztlichen Vereins mit denen der Parteieinrichtung des Amtes für Volksgesundheit unwahrscheinlich, so ist die Übernahme der standesberuflichen Aufgaben durch das Amt vollends unglaubwürdig. Ein lokaler ärztlicher Verein und das der NSDAP angeschlossene Amt für Volksgesundheit, welches die Zielsetzung hatte, rassenpolitische Vorstellungen auf Kreisebene umzusetzen, waren völlig unterschiedliche Einrichtungen mit ganz verschiedenen Aufgabengebieten.

Da die Kammer seiner Argumentation nicht folgte, revidierte er seine Angaben und wollte plötzlich nie stellvertretender Leiter gewesen sein und zudem nur vermutet haben, dass das Amt für Volksgesundheit die Aufgaben des ärztlichen Vereins übernehmen würde.[304] Dass er tatsächlich stellvertretender Amtsleiter gewesen war, belegen allerdings die Daten der Reichsärztekammerkartei.[305] Ähnlich verworren schilderte Dobler die Umstände um seine angebliche NSDAP-Mitgliedschaft. So sei er nie eingetreten und die Mitgliedsbeiträge ohne seine Einwilligung eingezogen worden. Dabei stand seine Aussage gegen die des ehemaligen Blockleiters und weiterer Zeugen. Eine Anfrage beim Berlin Document Center ergab eine eingetragene Mitgliedschaft, deren Korrektheit Dobler aber weiterhin bestritt.[306] Gleiches galt für seine Tätigkeit bei der HJ. So wollte er nie HJ-Bannarzt gewesen sein, allerdings habe er die ärztliche Versorgung der Jugendlichen trotzdem übernommen. Dass er öffentlich in HJ-Uniform aufgetreten war, begründete er damit, dass er dadurch Ruhe bekommen und dem Werben für einen Partei- oder SA-Eintritt zukünftig entgehen wollte. Zudem behauptete er, dass auch Ärzte, die nicht in der HJ gewesen seien, bei öffentlichen Auftritten deren Uniform getragen hätten.[307] In Anbetracht zahlreicher Verfahren vor der NSDAP-Parteigerichtsbarkeit aufgrund unberechtigten Tragens von Uniformen oder anderer Abzeichen war das ein höchst unwahrscheinlicher Vorgang. Endgültig als Lüge offenkundig wird die Aussage von Dobler dadurch, dass in einem offiziellen Dokument ein Foto von ihm in Uniform mit Stempel vom 28. Dezember 1936 und seiner Tätigkeit als

302 LABW StAL, EL 902/25 Bü 1401, Pag. 1.
303 LABW StAL, EL 902/25 Bü 1401, Pag. 2.
304 LABW StAL, EL 902/25 Bü 1401.
305 BArch Berlin, R 9345.
306 LABW StAL, EL 902/25 Bü 1401. In der Reichsärztekammerkartei ist der Eintrag an dieser Stelle aufgrund einer Überbelichtung bei der Aufnahme nicht zweifelsfrei lesbar. BArch Berlin, R 9345.
307 LABW StAL, EL 902/25 Bü 1401.

HJ-Unterbannarzt festgehalten ist.[308] Dies deckt sich mit den Angaben der Reichsärztekammerkartei.[309] Das Dokument lag der Spruchkammer aber wohl nicht vor, findet sich doch diesbezüglich keine Erwähnung in der Verfahrensakte.

Das stellte aber noch nicht das Ende der zweifelhaften Aussagen von Dobler dar; so erklärten Zeugen, dass seine Strafversetzung nicht aufgrund mangelnder nationalsozialistischer Einstellung, sondern im Kontext von Lebensmittelunterschlagungen erfolgt war. Ein zu dieser Sachlage befragter Arzt wollte keine klare Stellung dazu beziehen, äußerte sich aber vielsagend: „Ob der Betroffene Lebensmittel usw. aus Lazarettbeständen für sich verwendet habe, wolle er nicht bejahen und nicht verneinen. Dies könnte vorgekommen sein. Es sei damals so gemunkelt worden."[310]

Zudem sind wohl auch die von Dobler selbst weiterverbreiteten Umstände um die Übergabe Tübingens an das französische Militär[311], für die er später zahlreiche Ehrungen erhielt, an einigen Stellen zumindest ausgeschmückt[312]. Denn nachdem sich Dobler selbst als Retter der Stadt dargestellt hatte, gab es einige Stimmen, die seiner Darstellung widersprachen[313], und zudem existieren Hinweise darauf, dass sein Verhalten bei der Übergabe keineswegs so einwandfrei gewesen war[314].

Die Spruchkammer kam trotz der zahlreichen Ungereimtheiten und Unwahrheiten zu dem Schluss, Dobler zu entlasten. Das Verfahren wirft aber kein günstiges Licht auf dessen Verhalten in der NS-Zeit und den ersten Nachkriegsjahren. Mögen seine Verdienste um die spätere Standespolitik – er wurde unter anderem erster Präsident des neugegründeten Hartmannbundes[315] – auch unbestreitbar sein, der Weg dahin und die daraufhin von ihm und anderen betriebene Legendenbildung[316] erscheinen in Anbetracht der geschilderten Vorgänge zumindest fragwürdig.

Bei vielen in der unmittelbaren Nachkriegszeit standespolitisch tätigen Ärzten lagen die Fälle hingegen einfacher. Neuffer war nur NSDÄB-Anwärter gewesen und hatte darüber hinaus keine relevanten Mitgliedschaften gehabt.[317] Bei seinem Stellvertreter Paul Schwoerer stand nicht einmal eine Anwärterschaft zu Buche.[318]

---

308 Anlass war die Verleihung der Goldenen Militär-Verdienstmedaille. LABW HStAS, M 709 Bü 266.

309 BArch Berlin, R 9345.

310 LABW StAL, EL 902/25 Bü 1401, Pag. 30.

311 Siehe auch Schönhagen (1991), S. 368–373.

312 LABW StAL, EL 902/25 Bü 1401.

313 Sannwald (1995), S. 198.

314 So hatte er die Meldung an die Franzosen unterlassen, dass sich doch noch deutsche Truppen in der Stadt aufhielten. Sannwald (1995), S. 198.

315 Deneke (2000), S. 632.

316 So erhielt er die Würde als Ehrensenator der Universität Tübingen, die Benennung einer Straße nach ihm und die Paracelsus-Medaille. UA Tüb, UAT 596 Bü 2932; siehe https://www.tuepedia.de/wiki/Doblerstraße (letzter Zugriff: 9.11.2022).

317 LABW StAL, EL 901/20 Bü 686; BArch Berlin, R 9345.

318 LABW StAL, EL 901/24 Bü 16; BArch Berlin, R 9345.

Insgesamt lässt sich beim Blick auf diese Beispiele und zahlreiche weitere eingesehene Spruchkammerakten konstatieren, dass die Entnazifizierung in Nord-Württemberg selbst bei offenkundig belasteten Ärzten meist in milden und nachsichtigen Urteilen endete. Die sehr bürokratische Durchführung stieß dabei vielfach an ihre Grenzen. Aufgrund der mitunter sehr akribischen Arbeit von Mitarbeitern der zuständigen Special Branch wurden viele Meldebogenfälschungen aufgedeckt, aber selbst in Fällen, in denen dies geschah, hatte das nur selten ernsthafte Konsequenzen für die Ärzte. Aufwand und Ertrag im Sinne eines Fernhaltens belasteter Mediziner aus maßgeblichen Rollen im Gesundheitswesen und in den Standesvereinigungen standen letztendlich in einem schlechten Verhältnis.

16.14 Die Auseinandersetzung mit der nationalsozialistischen Vergangenheit in den 1950er Jahren in Baden-Württemberg

In ärztlichen Kreisen hatten die Entnazifizierungsmaßnahmen mit fortschreitender Zeit immer vehementeren Widerstand hervorgerufen und Forderungen nach einer Beendigung derselben waren an der Tagesordnung. Als Anfang der 1950er Jahre durch Beschlüsse wie das ‚131er'-Gesetz[319] eine Rückkehr von belasteten Beamten in den Staatsdienst ohne größere Hindernisse wieder ermöglicht worden war, sah auch die Ärzteschaft die Auseinandersetzung mit ihrer NS-Vergangenheit fürs Erste als beendet an. An der Entnazifizierung wurde in den folgenden Jahren kein gutes Haar gelassen und sie als „unsinnige Maßnahme"[320] und Schikane abgekanzelt[321]. Es wurde gar als ‚Verdienst' von Gaupp angesehen, dass dieser die Maßnahmen von Anfang an unterlaufen und so dazu beigetragen hatte, dass eine Vielzahl von Ärzten weitestgehend unbeschadet durchgekommen war.[322]

In diesem Kontext setzte auch eine spürbare Verharmlosung[323] der NS-Vergangenheit ein, die bei personellen Entscheidungen schnell nur noch eine untergeordnete Rolle spielte. Auch bei der Anstellung von nichtärztlichen Mitarbeitern zeigte man in den Standesvereinigungen keine Berührungsängste mit Kandidaten mit erheblicher nationalsozialistischer Belastung. So erwog man im Vorstand der nord-württembergischen Ärztekammer 1953 die Einstellung des ehemaligen SS-Richters Horst-Gerhard Bender als Rechtsberater für die Kassenärztliche Vereinigung. Seiner Vergangenheit war man sich wohl bewusst, hieß es doch: „Bender möchte weg von den Betriebs-

---

319 *Bundesgesetzblatt* (1951), Teil I, S. 307–322.
320 Schröder (1952), S. 1.
321 O. V. (1954).
322 Neuffer (1955).
323 So finden sich Vergleiche wie dieser zur Ernährungssituation der Bundesrepublik: „[…] als ganz Deutschland heute unter Ernährungsverhältnissen lebt, die denen im Theresienstädter Konzentrationslager entsprechen". O. V.: Buchbesprechungen (1949), S. 69.

krankenkassen. Bender ist bisher nicht in den Staatsdienst übernommen worden, weil er SS-Richter war."[324] Laut Protokoll sprach sich niemand gegen eine Anstellung von Bender aus, er wurde allgemein befürwortet und Neuffer ermächtigt, mit ihm zu verhandeln. Nach diesen Gesprächen wurde aber ohne Nennung von Gründen Abstand von einer Beschäftigung genommen und die Entscheidung fiel stattdessen auf den Landgerichtsrat Dopfer.[325]

Auch bei der Aus- und Weiterbildung zeigte man keine Bedenken, Referenten wie Otmar Freiherr von Verschuer einzuladen[326] oder teils schwer belastete Ärzte die Veranstaltungen durchführen zu lassen[327]. In den verschiedenen Standesvereinigungen selbst fanden sich neben einer zunehmenden Zahl von belasteten Medizinern auch solche, die sich während der NS-Zeit stark antisemitisch und menschenverachtend geäußert hatten.[328]

Eine besondere Quelle im Hinblick auf den Umgang mit der Vergangenheit stellen die veröffentlichten Artikel in den Standeszeitschriften zu Jubiläen (Geburtstage, Doktorjubiläum) oder Nachrufe dar. Wenn diese Art von Text auch nicht der richtige Platz für eine kritische Auseinandersetzung mit der NS-Zeit ist, so erscheint es doch genauso ungerechtfertigt, wenn unkritische und unreflektierte Lobeshymnen veröffentlicht wurden, die an nationalsozialistischen Medizinverbrechen beteiligte Ärzte in das Licht eines idealisierten Arzttums rückten. So wurden auch bei verurteilten Kriegsverbrechern und KZ-Ärzten entweder nur lobende Worte gefunden oder die Mediziner gar als Opfer der Umstände oder im Falle der Nachkriegsprozesse als Opfer einer ungerechtfertigten Siegerjustiz dargestellt. Eine Entlassung nach 1945 wurde häufig als „höhere Gewalt"[329] bezeichnet, ohne dass man dabei einen Zusammenhang mit den schuldhaften Handlungen der beschriebenen Persönlichkeiten herstellte. Vielfach blendete man die NS-Zeit als solche sowie die Rolle des Betroffenen in den Beschreibungen aber auch völlig aus, während die Nachkriegsjahre als Leidensphase dargestellt wurden und man beispielsweise den Wiederaufbau einer Praxis trotz Sühnemaßnahmen wie etwa Berufsverbot als große Leistung erwähnte. Die zugrundelie-

---

324 BÄ NW, Vorstandsprotokolle Januar 1952 – März 1955, o. Pag.

325 BÄ NW, Vorstandsprotokolle Januar 1952 – März 1955.

326 O. V.: Ärztliche Fortbildungstage (1956); O. V.: Bericht (1956).

327 O. V. (1957).

328 Beispielsweise hatte sich der Oberarzt Walter Münz in seinem Kriegstagebuch unter anderem folgendermaßen geäußert: „Unverständlich ist mir, dass man noch immer Juden herumlaufen lässt, denn sie sind die Hauptschuldigen. Auch heute noch zünden sie die Häuser an, heute wurde der Brunnen meines alten Quartiers mit Petroleum vergiftet. Stündlich werden Trupps von Juden verhaftet u. erschossen, aber es sind noch welche da." DTA, 1546–1T. Siehe auch O. V. (1958) und Thebal-Verlag (1959), S. 19.

329 Beispielsweise die Entlassung von Willy Usadel an der Universität Tübingen. Usadel war für mehr als 500 Zwangssterilisationen mit- bzw. hauptverantwortlich. Ärztl. Kreisverein Freudenstadt (1952), S. 103, und https://www.ns-akteure-in-tuebingen.de/biografien/bildung-forschung/willy-usadel (letzter Zugriff: 9.11.2022).

genden Ursachen blieben außen vor, als hätte es sie gar nicht gegeben.[330] Wie schon in den 1920er Jahren sahen sich viele Ärzte als Opfer äußerer Umstände, in die sie in ihren Augen meist schuldlos geraten waren. Dass dabei offenkundige Nationalsozialisten unbehelligt blieben und viele von ihnen sogar wieder in wichtige Positionen in den Ärztevereinigungen kommen konnten, unterstreicht das Bild eines Standes, der sich nach 1945 lange in einer Verdrängung bzw. Verleugnung seiner Vergangenheit befand. So blieb es bei öffentlichen Verlautbarungen, dass man sich von diesen Medizinern distanzieren würde[331], die Realität war hingegen eine andere. Auch die baden-württembergische Ärzteschaft der 1950er Jahre stellt hier keine Ausnahme dar und es finden sich einige unrühmliche Beispiele in ihrem Umgang mit nationalsozialistisch belasteten Kollegen.

So muss es in Anbetracht seiner Rolle bei der ‚Kindereuthanasie' doch verwundern, wie Karl Lempp 1954 „für seine großen Verdienste um die Betreuung gesunder und kranker Kinder und in Anbetracht seiner fruchtbaren Lehrtätigkeit"[332] zum Professor ernannt werden konnte – oder dass 1953 der ehemalige WAV-Vorsitzende und wohl Prototyp eines ‚Märzgefallenen'[333], Wilhelm Dörfler, ausgerechnet von dem maßgeblich an der Verdrängung jüdischer Ärzte beteiligten ehemaligen geschäftsführenden Arzt des WAV, Paul Sperling[334], für eine Paracelsus-Medaille vorgeschlagen werden konnte. Aber auch Neuffer bewies in diesem Zusammenhang kein gutes Gespür für den Umgang mit der NS-Vergangenheit, schlug er doch im selben Jahr mit Karl Haedenkamp einen Arzt für die Ehrung vor, der sich dem Nationalsozialismus über alle Maßen angedient und entscheidend bei der NS-Gesundheitspolitik mitgewirkt hatte.[335]

16.15 Die Nürnberger Prozesse und der Umgang der Bundesärztekammer mit Kriegsverbrechern

Auch auf Bundesebene setzte man sich in großem Umfang für Ärzte ein, die sich an Medizinverbrechen beteiligt hatten. Dies traf selbst auf diejenigen zu, die im Rahmen der Nürnberger Prozesse angeklagt und verurteilt worden waren. Der erste der zwölf Nach-

330 Beispielsweise O. V.: Dr. Wilhelm Dörfler (1959) und O. V.: 50jähriges Doktorjubiläum (1959).
331 BArch Koblenz, B 417 Bü 532; LÄK B-W, Film 58 Ordner 691.
332 Schiller (1960), S. 282.
333 Falter (1998).
334 Auch dessen Nachruf aus dem Jahr 1974 erwähnt sein Handeln in der NS-Zeit mit keinem Wort und bei der Beschreibung seines beruflichen Werdegangs werden 23 Jahre unkommentiert übersprungen. Siehe https://www.aerzteblatt.de/archiv/167981/Paul-Sperling (letzter Zugriff: 9.11.2022).
335 BArch Koblenz, B 417 Bü 532. Insbesondere bei der ‚Ausschaltung' jüdischer und nicht arischer Ärzte hatte sich Haedenkamp hervorgetan. Zu Biographie und Wirken von Karl Haedenkamp siehe vor allem Schwoch (2001).

folgeprozesse hatte sich mit den zahlreichen Medizinverbrechen befasst. Allerdings waren, wie in vielen anderen Gerichtsverfahren, nur einige Verantwortliche greifbar. Ein großer Teil hatte sich durch Suizid der Strafverfolgung entzogen oder war untergetaucht. Letztlich standen von Dezember 1946 bis August 1947 23 Angeklagte vor Gericht.[336]

Unter diesen waren vor allem Ärzte, die sich bei Verbrechen in Konzentrationslagern schuldig gemacht hatten, darunter auch zahlreiche Mediziner aus Baden und Württemberg, beispielsweise der gebürtige Freiburger Waldemar Hoven oder der aus Konstanz stammende Siegfried Handloser. In sieben Fällen wurde die Todesstrafe ausgesprochen, neunmal eine Haftstrafe und siebenmal kam es zum Freispruch.[337]

Die wiedererrichteten Ärztekammern der drei westlichen Besatzungszonen hatten nach ersten Treffen in Bad Nauheim beschlossen, dass eine Gruppe von Ärzten[338] als Prozessbeobachter anwesend sein und einen Bericht verfassen sollte. Vom Wunsch nach einer objektiven Schilderung war aber wenig zu spüren, lautete die Vorgabe doch, „alles zu tun, um den Begriff der Kollektivschuld von der Ärzteschaft in der Presse und der Öffentlichkeit abzuwenden“[339]. Der federführende Mitscherlich beklagte sich schon während des Prozesses darüber, dass ihm seitens der Ärztekammern kaum Unterstützung gewährt werden würde. Nachdem er seinen Bericht verfasst hatte und dieser zur Veröffentlichung bereit gewesen wäre, sei ihm das gänzlich verweigert worden. Daraufhin ging Mitscherlich eigene Wege und publizierte den Bericht unter dem Titel „Das Diktat der Menschenverachtung. Eine Dokumentation. Der Nürnberger Ärzteprozeß und seine Quellen“[340] in einer Auflage von 25.000 Exemplaren. Dieses Vorgehen sorgte für großen Unmut in ärztlichen Kreisen, auch bei der Ärztekammer Nord-Baden. In einer Sitzung Ende Juni 1947 musste sich Mitscherlich rechtfertigen:

> Von den Ärztekammern habe er keinerlei Unterstützung erhalten. Die Tatsachenberichte, die er verschiedenen medizinischen Zeitschriften angeboten habe, seien von diesen aus verschiedenen Gründen nicht angenommen worden. Daraufhin habe er sich entschlossen, allerdings ohne Befragen der Ärztekammer, seine Berichte in der vorliegenden Form erscheinen zu lassen. (Auflage 25000) Er habe die Ärztekammer gebeten, die entsprechende Zahl ihres Bedarfes anzufordern, nachdem das Buch erschienen war. Es sei von seiten der Ärztekammer nichts erfolgt. Herr Dr. Oelemann habe ein Exemplar erhalten und sich geäußert, er wolle das Buch auf seinen Osterurlaub mitnehmen und lesen.[341]

---

336 Die kompletten Prozessunterlagen (ca. 250.000 Seiten) sind online einsehbar unter https://exhibits.stanford.edu/virtual-tribunals/feature/taube-archive-of-the-international-military-tribunal-imt-at-nuremberg-1945-1946 (letzter Zugriff: 9.11.2022).

337 Zu den verschiedenen Aspekten des Prozesses siehe insbesondere den Sammelband „Vernichten und Heilen“ von Ebbinghaus/Dörner (2002).

338 Die Ärzte waren Alexander Mitscherlich, Fred Mielke und Alice von Platen-Hallermund. Siehe auch Peter (2015).

339 Jachertz (1997), S. 275 f. Zur Debatte in der Öffentlichkeit siehe auch Forsbach (2015).

340 Mitscherlich/Mielke (1947).

341 BÄ NW, Protokolle und Notizen über Sitzungen, o. Pag.

Der Vorsitzende der Ärztekammer Nord-Baden, Alois Geiger, hatte zwar Verständnis für Mitscherlich geäußert, bemängelte zusammen mit vielen anderen Standespolitikern aber die Art und Weise der Herausgabe. Insbesondere wurde kritisiert: „Das Buch des Herrn Dr. Mitscherlich, sei aber in der jetzigen Form geeignet, die gesamte deutsche Ärzteschaft soweit sie sich an den Verbrechen nicht beteiligt hat, in ein falsches Licht zu setzen."[342]

Zudem war die erste Auflage des Buches binnen kürzester Zeit vergriffen gewesen; so hatte die Karlsruher Ärzteschaft nur durch Zufall fünf Exemplare in die Hände bekommen. Daraufhin in der Presse aufgekommene Vorwürfe, dass die Mediziner versuchen würden, das Ganze zu „Unterschlagen u. Vertuschen"[343], wies man in Nord-Baden aber weit von sich. Allerdings verlangte man von Mitscherlich, ein neues Vorwort zu verfassen, woraufhin man sich zumindest bei der Ärztekammer Nord-Baden besänftigt zeigte und konstatierte: „In der jetzigen Form könne man das Buch jedem in die Hand geben."[344] Auch die 1949 nachfolgende Publikation „Wissenschaft ohne Menschlichkeit"[345] ereilte dasselbe Schicksal wie der erste Bericht von Mitscherlich[346]. Erst die Neuauflage aus dem Jahr 1960, nun unter dem Titel „Medizin ohne Menschlichkeit"[347], erreichte in einer größeren Zahl die Öffentlichkeit[348].

Einer der zweifelhaften Verdienste der Publikation von Mitscherlich ist das Verfestigen des Narrativs, dass nur etwa 350 von mehr als 90000 Ärzten[349] an Medizinverbrechen beteiligt gewesen wären. Damit hatte Mitscherlich seinen Auftrag, den Vorwurf der Kollektivschuld von der Ärzteschaft abzuwenden, gewissermaßen erfüllt. Denn seitens der Arbeitsgemeinschaft der westdeutschen Ärztekammern kam man zu der Einschätzung: „Der Prozeßverlauf hat [...] einwandfrei erwiesen, daß die ärztlichen Berufskörperschaften völlig unbeteiligt waren."[350]

In der Folge zeigten die Standesvereinigungen keine Bemühungen, sich kritisch mit ihrer NS-Vergangenheit auseinanderzusetzen – ganz im Gegenteil, man bemühte sich, möglichst viele Ärzte zu rehabilitieren. Dies traf auch auf die in den Nürnberger Ärzteprozessen für schuldig Befundenen zu. Während die zum Tode Verurteilten alle am 2. Juni 1948 in der speziell für Kriegsverbrecher genutzten Justizvollzugsanstalt Landsberg durch den Strang hingerichtet wurden, saß kein einziger der teils zu lebensläng-

---

342 BÄ NW, Protokolle und Notizen über Sitzungen, o. Pag.
343 BÄ NW, Protokolle und Notizen über Sitzungen, o. Pag.
344 BÄ NW, Protokolle und Notizen über Sitzungen, o. Pag.
345 Mitscherlich/Mielke (1949).
346 Im Vorwort der vorliegenden Neuauflage heißt es, dass die ersten 10.000 Stück nur für die westdeutschen Ärztekammern bestimmt gewesen seien – eine Darstellung, die wohl nachträglich eingefügt wurde und sich nicht mit den Schilderungen Mitscherlichs deckt. Siehe dazu auch Hartmann (2007).
347 Mitscherlich/Mielke (1960).
348 Jachertz (1997), S. 278.
349 Mitscherlich/Mielke (2009), S. 17.
350 Zit. n. Jachertz (1997), S. 278.

licher Haft Verurteilten seine Strafe vollständig ab. Die meisten wurden Anfang der 1950er Jahre vorzeitig aus dem Gefängnis entlassen, der letzte ursprünglich zu lebenslanger Haft Verurteilten, Gerhard Rose, kam im Juni 1955 frei.[351] Die Standesvereinigungen machten keine Anstalten, sich von diesen Tätern zu distanzieren, stattdessen wurde vielfach versucht, ihnen wieder eine Tätigkeit als Arzt zu ermöglichen. So setzte sich unter anderem der Freiburger Ordinarius für Innere Medizin, Ludwig Heilmeyer, im Rahmen eines Gutachtens für den eigentlich zu 15 Jahren Haft verurteilten Wilhelm Beiglböck ein. Nach dessen Freilassung verschaffte Heilmeyer ihm eine Stellung an der Universität[352] Freiburg[353].

Zusammen mit der Deutschen Gesellschaft für Innere Medizin (DGIM)[354] engagierte sich auch die Bundesärztekammer für die Rehabilitierung von Ärzten, die als Kriegsverbrecher verurteilt waren. So unterstützte der Vorstand der Arbeitsgemeinschaft der westdeutschen Ärztekammern im Oktober 1953 ein Gesuch um Freilassung der in Landsberg inhaftierten Siegfried Handloser, Gerhard Rose und Oskar Schröder. Dabei wurde beschlossen, „die zuständigen deutschen Stellen zu bitten, sich erneut für eine möglichst baldige Freilassung aller noch inhaftierten Ärzte einzusetzen. Die zuständigen Stellen sollen um Angabe der Namen aller Ärzte, die sich noch als sog. Kriegsverbrecher in Haft befinden, gebeten werden."[355]

Ein Jahr später sprach sich die Arbeitsgemeinschaft zugunsten des aufgrund von Giftgasversuchen angeklagten Internisten Otto Bickenbach aus. Dieser war nicht in Nürnberg vor Gericht gestanden, da er im März 1947 verhaftet und nach Frankreich überstellt worden war. Dort war er für seine Verbrechen im Konzentrationslager (KZ) Natzweiler-Struthof zunächst 1952 von einem Militärgericht zu lebenslanger Zwangsarbeit verurteilt worden. Der Richterspruch war später aufgehoben worden und als 1954 ein erneuter Prozess vor einem französischen Militärgericht drohte, sah sich die Arbeitsgemeinschaft veranlasst, einer Entschließung der DGIM unter maßgeblicher Mitwirkung von Neuffer[356] beizutreten:

> Die Deutsche Gesellschaft für innere Medizin, vereinigt auf ihrem Jahreskongress in München am 25. April 1954, wünschte ihre Aufmerksamkeit auf das Interesse hinzulenken, das sie dem Fall des Professor Bickenbach widmet, der in Deutschland in den Kreisen der Medizin und der Forschung als untadeliger ernster und jeder niedrigen Handlung unfähiger Wissenschaftler bekannt war. Sie gibt ihrem Vertrauen Ausdruck, dass die französische

351 Siehe auch die Kurzbiographien in Ebbinghaus/Dörner (2001), S. 617–645.
352 Zur Geschichte der Entnazifizierung an den Universitäten in Freiburg, Heidelberg und Tübingen siehe beispielsweise Paletschek (2002); Eckart (2006), S. 625–1042; Schleiermacher (2007); Hofer (2007).
353 Siehe insbesondere Steger/Jeskow (2021).
354 Forsbach/Hofer (2015) und Forsbach/Hofer (2018).
355 BArch Koblenz, B 417 Bü 532, o. Pag.
356 „Der Vorstand billigt nachträglich die nachstehende Erklärung Prof. Neuffers zu dieser Frage, die den zuständigen Stellen übermittelt wurde." BArch Koblenz, B 417 Bü 532, o. Pag.

> Gerichtsbarkeit die ausserordentliche Situation richtig einschätzen wird, in der sich Prof. Bickenbach zum Handeln gezwungen sah.[357]

Später befürwortete die Arbeitsgemeinschaft ein „Gnadengesuch um Freilassung"[358] zugunsten von Bickenbach.

Wie wenig man sich um die tatsächlichen Verbrechen kümmerte und wie sehr man darauf bedacht war, nach außen hin das Bild eines ethisch hochstehenden Ärztestandes zu verteidigen, zeigt auch ein Beispiel aus dem Jahr 1958. Vor dem Hintergrund der Begnadigung[359] des zeitweise in Baden tätigen Hans Bodo Gorgass[360] stellte Kraske eine Anfrage an die Bundesärztekammer. Dabei wurde deutlich, dass er sich weniger an der Begnadigung störte als an der Tatsache, dass ein verurteilter Kriegsverbrecher wieder ärztlich tätig sein könnte:

> In einem offenen Brief, in dem der hessische Ministerpräsident Dr. Zinn die von ihm ausgesprochene Begnadigung des Herrn Gorgass, der seinerzeit wegen ‚Mordes in mindestens 1000 Fällen' zum Tode verurteilt worden war, rechtfertigt, findet sich der Satz ‚Andere Ärzte, die nicht weniger schlimmes und vielleicht noch viel schlimmeres begangen haben als Gorgass üben seit Jahren wieder unangefochten ihren ärztlichen Beruf aus'. Ich habe zu der Entscheidung des Herrn Ministerpräsidenten gar nichts zu sagen und habe auch nichts gegen die Begnadigung eines Besessenen, vom Hitler-Wahn Berauschten. Ich hätte aber Einwände dagegen zu machen, dass ein Mann, der in mindestens 1000 Fällen kaltblütig mit der Benzinspritze Menschen vom Leben zum Tode gebracht hat, als Arzt weiter arbeitet. Es scheint mir deswegen nicht uninteressant nachzuforschen, wie weit Ärzte, die vielleicht noch schlimmeres begangen haben als der jetzt Begnadigte, seit Jahren wieder unangefochten ihren ärztlichen Beruf ausüben. Vielleicht haben Sie die Güte, dies als kleine Anfrage über die Landesärztekammer nach Köln weiterzureichen.[361]

Letztlich wurde im Gespräch zwischen Kraske und einem Vertreter der Bundesärztekammer beschlossen, „daß es wohl am zweckmäßigsten wäre, keine offiziellen Schritte in diesen Angelegenheiten zu unternehmen"[362]. Die Sorge, dass durch einen solchen Vorgang die nationalsozialistische Vergangenheit erneut in den Fokus der Öffentlichkeit rücken könnte, führte dazu, dass auch Kraske stumm blieb und letztlich auch die Bundesärztekammer einen Arzt unbehelligt ließ, der sich des Mordes in mindestens 1000 Fällen schuldig gemacht hatte.[363] Stattdessen versteckte man sich hinter Ausflüch-

---

357 BArch Koblenz, B 417 Bü 532, o. Pag.
358 BArch Koblenz, B 417 Bü 532, o. Pag.
359 Durch den hessischen Ministerpräsidenten und Justizminister Georg August Zinn.
360 Klee (2016), S. 192 f.
361 LÄK B-W, Film 66 Ordner 773.
362 LÄK B-W, Film 66 Ordner 773.
363 Klee (2016), S. 192 f.

ten, dass man als Standesvereinigung für derlei nicht zuständig wäre und die Strafverfolgung Sache der Justiz sei.

16.16 Der Verbleib zahlreicher Täter

Aber die Justiz zeigte vielfach keine besonderen Bemühungen bei der Verfolgung der Täter. Eines der frappierendsten Beispiele für das Versagen der Entnazifizierung und der Justiz ist unzweifelhaft der Fall von Aribert Heim.[364] Nach seiner Internierung war er von der Spruchkammer in Neckarsulm als Mitläufer eingestuft und das Verfahren aufgrund einer Weihnachtsamnestie sofort eingestellt worden.[365] Die Urteilsfindung hatte dabei überwiegend auf den Aussagen von Heim selbst basiert. In der Folge konnte er ohne Probleme in Baden ärztlich tätig sein. So war er ab 1954 als Facharzt für Frauenkrankheiten und Geburtshilfe in Baden-Baden niedergelassen.[366] Erst 1962 wurde aufgrund von Ermittlungen ein Haftbefehl gegen ihn erlassen, Heim wurde allerdings gewarnt und konnte fliehen.[367] Zeitweise war er einer der meistgesuchten Kriegsverbrecher der Welt, konnte aber bis zu seinem Tod nicht gefasst werden.[368] Dabei war dies keineswegs ein Einzelfall. Neben dem im Zusammenhang mit den Grafeneck-Prozessen schon erwähnten Horst Schumann hatte sich auch der aus Donaueschingen stammende KZ-Arzt Hans Eisele seiner Verhaftung durch Flucht ins Ausland entziehen können.[369] Während Schumann später an die Bundesrepublik ausgeliefert wurde und sein Prozess in einem Justizskandal endete[370], verstarb Eisele 1967 in Ägypten[371].

Andere mussten hingegen nicht einmal fliehen und blieben lange Zeit unbehelligt, unter ihnen beispielsweise der ‚Tötungsarzt' Aquilin Ullrich. Nachdem er für kurze Zeit untergetaucht war, konnte er in Stuttgart zunächst als Assistenzarzt und ab 1952 als Facharzt für Frauenkrankheiten tätig sein.[372] 1961 wurde Ullrich zwar in Untersuchungshaft genommen, aber der Prozess endete mit einem Freispruch: „Danach musste zugunsten der Angeklagten davon ausgegangen werden, dass sie in einem unüberwindlichen Verbotsirrtum gehandelt haben. Da hiermit die Schuld entfällt, waren die Angeklagten mangels Beweises freizusprechen."[373] Dieser Freispruch wurde zwar auf-

364 Siehe insbesondere Klemp (2010), Klemp (2017) und Kulish/Mekhennet (2015).
365 LABW StAL, EL 902/12 Bü 20793.
366 Thebal-Verlag (1960), S. 24.
367 Klemp (2010).
368 Siehe dazu die „Operation Last Chance" des Simon Wiesenthal Center, beispielsweise https://www.zeit.de/politik/deutschland/2013-07/wiesenthal-kampapne-nazi-kriegsverbrecher (letzter Zugriff: 9.11.2022).
369 Klee (2016), S. 132.
370 Klee (2016), S. 570 f.
371 Klee (2016), S. 132.
372 Thebal-Verlag (1959), S. 29; Naser (2009).
373 Rüter/Mildt (2011), S. 283, zum Prozess und den Folgeprozessen S. 191–290, online einsehbar unter https://junsv.nl/home (letzter Zugriff: 9.11.2022).

gehoben, aber es sollte bis ins Jahr 1988 dauern, bis Ullrich doch noch verurteilt wurde. Allerdings kam er schon nach 20 Monaten Haft wieder auf freien Fuß.[374]

Auch andere Täter, derer die Strafverfolgung hatte habhaft werden können, konnten in der Bundesrepublik auf milde Urteile hoffen. Aufgrund geringer Strafen, zahlreicher Amnestien und einer höchst fragwürdig anmutenden Menge von ärztlichen Gutachten, die den Verurteilten Haftunfähigkeit bescheinigten, gelangten die meisten dieser Mediziner binnen kurzer Zeit wieder auf freien Fuß.[375]

Eine ganze Reihe dieser Ärzte lebte in der Folge auch unbehelligt im deutschen Südwesten. Dabei konnten sie auf in der NS-Zeit gebildete Netzwerke, die auch nach 1945 fortbestanden, bauen. Diese alten Seilschaften trugen vielfach dazu bei, dass den Tätern eine Wiederaufnahme in ärztliche Kreise ermöglicht wurde, darunter Kurt Plötner[376] und Wilhelm Beiglböck[377] in Freiburg, Curdt Runckel[378] und Josef Vonbun[379] in der Nähe von Konstanz oder Robert Neumann[380] in Reutlingen. Andere wurden nicht mehr ärztlich tätig, verbrachten aber ihren Lebensabend in Baden-Württemberg in Freiheit, wie beispielsweise Ludwig Sprauer, Arthur Schreck oder Victor Ratka.[381]

Eine umfassende Aufarbeitung der Involvierung der Ärzteschaft in die Verbrechen des Nationalsozialismus setzte vielerorts erst ein, als die Tätergeneration aus den maßgeblichen Positionen verschwunden oder verstorben war.[382]

Bibliographie

Archivalische Quellen

Bundesarchiv Berlin (BArch Berlin)
R 9345

Bundesarchiv Koblenz (BArch Koblenz)
B 417 Bü 532, Bü 1642

Landesarchiv Baden-Württemberg, Staatsarchiv Freiburg (LABW StAF)
A 1000/1 Bü 268
B 695/1 Bü 3194

---

374 Naser (2009).
375 Zu den Verteidigungsstrategien in den Nachkriegsprozessen siehe Ebbinghaus (2001).
376 Klee (2016), S. 465.
377 Klee (2016), S. 36 f.
378 Klee (2016), S. 515.
379 Zu Vonbun siehe auch Thebal-Verlag (1960), S. 59; LABW StAF, F 178 Bü 30 bis Bü 37.
380 Klee (2016), S. 433 f.
381 Klee (1986), S. 222.
382 Siehe Jachertz (1997); Jütte (2011), S. 311–320; Roelcke (2015).

C 15/1 Bü 816
C 20/1 Bü 583, Bü 758, Bü 927
C 25/8 Bü 994
C 48/1 Bü 47
D 180/2 Bü 41090, Bü 49624, Bü 63695, Bü 93635
D 180/3 Bü 518
D 180/9 Bü 501/1–15
F 30/1 Bü 1627
F 178 Bü 30 bis Bü 37

Landesarchiv Baden-Württemberg, Generallandesarchiv Karlsruhe (LABW GLAK)
69 Bü 12, Bü 44
240 Zugang 1987–53 Bü 829
309 Zugang 1987–54 Bü 1563
465c Bü 23739
465f Bü 1930
465o Bü 8389
465r Bü 3816
465t Bü 263
481 Bü 533

Landesarchiv Baden-Württemberg, Staatsarchiv Ludwigsburg (LABW StAL)
EL 317 III Bü 871
EL 901/20 Bü 686
EL 901/24 Bü 16
EL 902/3 Bü 562
EL 902/12 Bü 20793
EL 902/15 Bü 17863
EL 902/20 Bü 19083, Bü 29285, Bü 40541, Bü 78070, Bü 78397, Bü 97094
EL 902/25 Bü 1401
EL 904/6 Bü 8784
EL 904/7 Bü 417
EL 905 Bü 253
EL 905/4 Bü 2876
EL 920/20 Bü 67492

Landesarchiv Baden-Württemberg, Staatsarchiv Sigmaringen (LABW StAS)
Wü 13 T 2 Bü 1184/101, Bü 1624/027, Bü 1624/052, Bü 2408/094, Bü 2512/081, Bü 2527/078, Bü 2643/207, Bü 2643/284, Bü 2652/177, Bü 2684/114
Wü 29/1 T 1–11 Bü 6891
Wü 29/3 T 1 Bü 1756/02/10, Bü 1756/02a/03
Wü 40 T 2 Bü 207
Wü 40 T 29 Bü 183
Wü 42 T 60 Bü 149
Wü 65/31 T 3–5 Bü 981

Landesarchiv Baden-Württemberg, Hauptstaatsarchiv Stuttgart (LABW HStAS)
E 151/54 Bü 5
EA 1/121 Bü 162
EA 2/150 Bü 463, Bü 602
M 709 Bü 266

Stadtarchiv Stuttgart (StA Stgt)
202 Bü 385
212/2 Bü 578
2019 Bü 129

Landesärztekammer Baden-Württemberg (LÄK B-W)
Film 58 Ordner 691
Film 66 Ordner 773

Bezirksärztekammer Nord-Württemberg (BÄ NW)
Delegiertenversammlung (Wahlperiode 1949–1951 und 1951–1955)
Protokolle und Notizen über Sitzungen Länderrat der US-Zone, Allgemeine Sitzungen in Nord-Württemberg, Ärztekammer Baden (US), Ärztekammer Württemberg-Hohenzollern, Arbeitsgemeinschaft der Ärztekammern in der US-Zone
Vorstandsprotokolle Januar 1952 – März 1955

Deutsches Tagebucharchiv Emmendingen (DTA)
1546–1T
2176-R

Universitätsarchiv Tübingen (UA Tüb)
UAT 596 Bü 2932

Periodika

Ärzteblatt für Baden-Württemberg 11 (1956)–15 (1960)
Ärzteblatt für Südwestdeutschland 7 (1940)
Ärzteblatt für Württemberg und Baden 2 (1935)–4 (1937)
Bundesgesetzblatt (1949–1951)
Deutsches Ärzteblatt 60=62 (1933)–64=66 (1937)
Medizinisches Korrespondenz-Blatt für Württemberg 103 (1933)
Regierungsblatt für das Land Württemberg-Hohenzollern, Beilagen (1947–1949)
Südwestdeutsches Ärzteblatt 2 (1947)–10 (1955)
Württembergisches Ärzteblatt 1 (1946)
Ziel und Weg 3 (1933)

Gedruckte Quellen

Ärztl. Kreisverein Freudenstadt: Zur Erinnerung an Prof. Dr. med. Willy Usadel. In: Südwestdeutsches Ärzteblatt 7 (1952), S. 102 f.

Bosler, Alfred: Buchbesprechung. Für und wider die Sterilisierung aus eugenischer Indikation. In: Südwestdeutsches Ärzteblatt 9 (1954), S. 36.

Braun, Heinrich: 70. Geburtstag. In: Medizinisches Korrespondenz-Blatt für Württemberg 103 (1933), S. 28.

Dobler, Theodor: Bericht aus Tübingen. In: Württembergisches Ärzteblatt 1 (1946), S. 5–8.

Dobler, Theodor: Rückblick auf die Arbeit der Ärztekammer Württemberg-Hohenzollern. In: Südwestdeutsches Ärzteblatt 5 (1950), S. 137–139.

Gmelin, Walter: Frauenstudium und Familienpolitik. In: Deutsches Ärzteblatt 60=62 (1933), S. 508–511.

Gmelin, Walter: Vorschlag für einen rassenhygienischen Schulungskurs. In: Medizinisches Korrespondenz-Blatt für Württemberg 103 (1933), S. 206.

Gmelin, [Walter]: Zur Sterilisierungsfrage! In: Ziel und Weg 3 (1933), S. 116–118.

Gundert, Hermann: Entnazifizierung. In: Württembergisches Ärzteblatt 1 (1946), S. 10, 20.

Kraske, Hans: Wahlergebnis. In: Südwestdeutsches Ärzteblatt 9 (1954), S. 178 f.

Ley, Robert: Das Organisationshandbuch der NSDAP. 7. Aufl. München 1943.

Mitscherlich, Alexander; Mielke, Fred: Das Diktat der Menschenverachtung. Eine Dokumentation. Der Nürnberger Ärzteprozeß und seine Quellen. Heidelberg 1947.

Mitscherlich, Alexander; Mielke, Fred: Wissenschaft ohne Menschlichkeit. Medizinische und eugenische Irrwege unter Diktatur, Bürokratie und Krieg. Heidelberg 1949.

Mitscherlich, Alexander; Mielke Fred: Medizin ohne Menschlichkeit. Dokumente des Nürnberger Ärzteprozesses. Frankfurt/Main 1960.

Mitscherlich, Alexander; Mielke, Fred: Medizin ohne Menschlichkeit. Dokumente des Nürnberger Ärzteprozesses. 17. Aufl. Frankfurt/Main 2009.

Neuffer, Hans: Tätigkeitsbericht. In: Württembergisches Ärzteblatt 1 (1946), S. 66–70.

Neuffer, Hans: Der Kampf der Ärzteschaft um die Freiheit ihres Berufes. In: Südwestdeutsches Ärzteblatt 2 (1947), S. 72–74.

Neuffer, Hans: 10 Jahre Ärztekammer Nordwürttemberg. In: Südwestdeutsches Ärzteblatt 10 (1955), S. 172–176.

O. V.: Anordnung über die Errichtung der Aerztekammern und Aerztlichen Bezirksvereinigungen. In: Ärzteblatt für Württemberg und Baden 3 (1936), S. 147.

O. V.: Das Diktat der Menschenverachtung. In: Südwestdeutsches Ärzteblatt 2 (1947), S. 69.

O. V.: Buchbesprechungen. In: Südwestdeutsches Ärzteblatt 4 (1949), S. 69.

O. V.: Wahlergebnis. In: Südwestdeutsches Ärzteblatt 4 (1949), S. 29 f.

O. V.: Mitgliederbewegungen der Ärztekammer Nord-Württemberg e. V. vom 1. April bis 30. Juni 1951. In: Südwestdeutsches Ärzteblatt 6 (1951), S. 147 f.

O. V.: Vorstandswahlen in den Kreisärzteschaften. In: Südwestdeutsches Ärzteblatt 6 (1951), S. 122 f.

O. V.: Wahlen in der Landesärztekammer Baden. In: Südwestdeutsches Ärzteblatt 6 (1951), S. 214 f.

O. V.: Friedrich Langbein zum Gedächtnis. In: Südwestdeutsches Ärzteblatt 9 (1954), S. 45 f.

O. V.: Ärztliche Fortbildungstage. In: Ärzteblatt für Baden-Württemberg 11 (1956), S. 81 f.

O. V.: Bericht über den 2. Fortbildungstag der Bezirksärztekammer Nordwürttemberg. In: Ärzteblatt für Baden-Württemberg 11 (1956), S. 141–145.

O. V.: Liste der zur fachärztlichen Weiterbildung zugelassenen Stellen im Bereich der Landesärztekammer Baden-Württemberg. In: Ärzteblatt für Baden-Württemberg 12 (1957), S. 275–281.

O. V.: Ergebnis der Neuwahl zur Delegiertenversammlung der Bezirksärztekammer. In: Ärzteblatt für Baden-Württemberg 13 (1958), S. 264–268.

O. V.: 50jähriges Doktorjubiläum des Dr. med. Reinhold Stierlin in Gaildorf. In: Ärzteblatt für Baden-Württemberg 14 (1959), S. 122.

O. V.: Dr. Wilhelm Dörfler tot. In: Ärzteblatt für Baden-Württemberg 14 (1959), S. 98 f.

Pychlau, Waldemar: Baden. In: Deutsches Ärzteblatt 64=66 (1937), S. 580.

Pychlau, Waldemar: Josef Haal †. In: Deutsches Ärzteblatt 64=66 (1937), S. 73.

Reimold, Karl u. a.: Ministerialrat Dr. Eugen Stähle wird am 17. November dieses Jahres 50 Jahre alt. In: Ärzteblatt für Südwestdeutschland 7 (1940), S. 290–292.

Scharpff, Walther: Der Württembergische Ärztetag in Stuttgart. In: Südwestdeutsches Ärzteblatt 2 (1947), S. 75–79.

Schiller, Maria: Nachruf. In: Ärzteblatt für Baden-Württemberg 15 (1960), S. 282 f.

Schriftleitung: Aufsätze für das Württembergische Ärzteblatt. In: Württembergisches Ärzteblatt 1 (1946), S. 64.

Schröder, Albrecht: Hans Neuffer am 18. Januar 60 Jahre alt. In: Südwestdeutsches Ärzteblatt 7 (1952), S. 1–3.

Speidel, Otto: Württembergs ärztliche Organisationen im Wandel der Zeit. Stuttgart 1962.

Stähle, Eugen: Gautagung des Amtes für Volksgesundheit des NSD-Ärztebundes. In: Ärzteblatt für Württemberg und Baden 2 (1935), S. 33.

Thebal-Verlag (Hg.): Ärzte-Adressbuch Nord- und Südwürttemberg 1951. Stuttgart 1951.

Thebal-Verlag (Hg.): Ärzte-Adressbuch Nordbaden. Band A der Gesamtausgabe Baden-Württemberg 1954. Stuttgart 1954.

Thebal-Verlag (Hg.): Ärzte-Adressbuch Nordwürttemberg. Band C der Gesamtausgabe Baden-Württemberg 1959/60. Stuttgart 1959.

Thebal-Verlag (Hg.): Ärzte-Adressbuch Südbaden. Band B der Gesamtausgabe Baden-Württemberg 1959/60. Stuttgart 1960.

Trifels Adreßbuch GmbH (Hg.): Verzeichnis der praktizierenden Ärzte, Apotheker, Tierärzte, Zahnärzte in Württemberg. Stuttgart 1948.

Villinger, Bernhard: Bericht über die Arbeit der vor vier Jahren errichteten Landesärztekammer Baden-Württemberg. In: Ärzteblatt für Baden-Württemberg 14 (1959), S. 1–5.

Werner, Hanns: Tagung der ärztlichen Bezirksvereinigung III Crailsheim der Reichsärztekammer in Aalen am 13. Februar 1937 sowie des Amtes für Volksgesundheit im Bereich der Verwaltungsstellen Aalen, Ellwangen, Schwäbisch Hall und Schwäbisch Gmünd. In: Ärzteblatt für Württemberg und Baden 4 (1937), S. 133 f.

Literatur

Benzler, Susanne; Pereis, Joachim: Justiz und Staatsverbrechen. Über den juristischen Umgang mit der NS-„Euthanasie". In: Loewy, Hanno; Winter, Bettina (Hg.): NS-„Euthanasie" vor Gericht. Fritz Bauer und die Grenzen juristischer Bewältigung. (= Wissenschaftliche Reihe des Fritz-Bauer-Instituts 1) Frankfurt/Main 1996, S. 15–34.

Borgstedt, Angela: Entnazifizierung in Karlsruhe 1946 bis 1951. Politische Säuberung im Spannungsfeld von Besatzungspolitik und lokalpolitischem Neuanfang. Diss. Karlsruhe 2000.

Christ, Verena: Täter von Grafeneck. Vier Ärzte als Angeklagte im Tübinger ‚Euthanasie'-Prozess 1949. (= Contubernium 88) Stuttgart 2020.

Deneke, Johann F. Volrad: 100 Jahre Hartmannbund. Partner des Fortschritts. Bonn; Berlin 2000.

Ditfurth, Jutta: Feuer in die Herzen. Plädoyer für eine ökologische linke Opposition. Düsseldorf 1994.

Ebbinghaus, Angelika: Strategien der Verteidigung. In: Ebbinghaus, Angelika; Dörner, Klaus (Hg.): Vernichten und Heilen. Der Nürnberger Ärzteprozeß und seine Folgen. Berlin 2001, S. 405–438.

Ebbinghaus, Angelika; Dörner, Klaus (Hg.): Vernichten und Heilen. Der Nürnberger Ärzteprozeß und seine Folgen. Berlin 2001.

Eckart, Wolfgang U. (Hg.): Die Universität Heidelberg im Nationalsozialismus. Heidelberg 2006.

Ellerbrock, Dagmar: „Healing democracy". Demokratie als Heilmittel. Gesundheit, Krankheit und Politik in der amerikanischen Besatzungszone 1945–1949. Bonn 2004.

Falter, Jürgen W.: Die „Märzgefallenen" von 1933. Neue Forschungsergebnisse zum sozialen Wandel innerhalb der NSDAP-Mitgliedschaft während der Machtergreifungsphase. In: Geschichte und Gesellschaft 24 (1998), H. 4, S. 595–616.

Fehlauer, Heinz: NS-Unterlagen aus dem Berlin Document Center und die Debatte um ehemalige NSDAP-Mitgliedschaften. In: Historical Social Research 35 (2010), H. 3, S. 22–35.

Felbick, Dieter: Schlagwörter der Nachkriegszeit 1945–1949. Berlin 2015.

Forsbach, Ralf: Die öffentliche Diskussion der NS-Medizinverbrechen in Deutschland seit 1945. Kollektivschuld, Vergangenheitsbewältigung, Moralismus. In: Braese, Stephan; Groß, Dominik (Hg.): NS-Medizin und Öffentlichkeit. Formen der Aufarbeitung nach 1945. Frankfurt/Main 2015, S. 97–132.

Forsbach, Ralf; Hofer, Hans-Georg: Die Deutsche Gesellschaft für Innere Medizin in der NS-Zeit. Ausstellung aus Anlass des 121. Kongresses der Deutschen Gesellschaft für Innere Medizin 18.–21. April 2015 in Mannheim. Wiesbaden 2015.

Forsbach, Ralf; Hofer, Hans-Georg: Internisten in Diktatur und junger Demokratie. Die Deutsche Gesellschaft für Innere Medizin 1933–1970. Berlin 2018.

Frei, Norbert: Vergangenheitspolitik. Die Anfänge der Bundesrepublik und die NS-Vergangenheit. München 1996.

Freimüller, Tobias: Alexander Mitscherlich. Gesellschaftsdiagnosen und Psychoanalyse nach Hitler. Göttingen 2007.

Geden, Oliver: Rechte Ökologie. Umweltschutz zwischen Emanzipation und Faschismus. Berlin 1996.

Gelhaus, Dirk; Hülter, Jörn-Peter: Die NS-Ausleseschulen als Grundpfeiler des NS-Regimes. Würzburg 2003.

Grohnert, Reinhard: Die Entnazifizierung in Baden 1945–1949. Konzeption und Praxis der „Epuration" am Beispiel eines Landes der französischen Besatzungszone. (= Veröffentlichungen der Kommission für Geschichtliche Landeskunde in Baden-Württemberg, Reihe B 123) Stuttgart 1991.

Hachmeister, Lutz: Die Rolle des SD-Personals in der Nachkriegszeit. Zur nationalsozialistischen Durchdringung der Bundesrepublik. In: Wildt, Michael (Hg.): Nachrichtendienst, politische Elite und Mordeinheit: der Sicherheitsdienst des Reichsführers SS. Hamburg 2003, S. 347–369.

Hartmann, Fritz: Vom „Diktat der Menschenverachtung" 1946 zur „Medizin ohne Menschlichkeit" 1960. Zur frühen Wirkungsgeschichte des Nürnberger Ärzteprozesses. (= Medizinethische Materialien 161) 3. Aufl. Bochum 2007.

Henke, Klaus-Dietmar: Politische Säuberung unter französischer Besatzung. Die Entnazifizierung in Württemberg-Hohenzollern. (= Schriftenreihe der Vierteljahrshefte für Zeitgeschichte 42) Stuttgart 1981.

Henke, Klaus-Dietmar: Die Trennung vom Nationalsozialismus. Selbstzerstörung, politische Säuberung, „Entnazifizierung", Strafverfolgung. In: Henke, Klaus-Dietmar (Hg.): Politische Säuberung in Europa. Die Abrechnung mit Faschismus und Kollaboration nach dem Zweiten Weltkrieg. München 1991, S. 21–83.

Heusterberg, Babette: Personenbezogene Unterlagen aus der Zeit des Nationalsozialismus. In: Herold-Jahrbuch N. F. 5 (2000), S. 147–186.

Hofer, Hans-Georg: Zwischen Reinigung und Reintegration. Die Freiburger Universitätsmedizin nach 1945. In: Oehler-Klein, Sigrid; Roelcke, Volker (Hg.): Vergangenheitspolitik in der universitären Medizin nach 1945. Institutionelle und individuelle Strategien im Umgang mit dem Nationalsozialismus. (= Pallas Athene 22) Stuttgart 2007, S. 249–276.

Jachertz, Norbert: Phasen der „Vergangenheitsbewältigung" in der deutschen Ärzteschaft nach dem Zweiten Weltkrieg. In: Jütte, Robert (Hg.): Geschichte der deutschen Ärzteschaft. Organisierte Berufs- und Gesundheitspolitik im 19. und 20. Jahrhundert. Köln 1997, S. 275–288.

Jütte, Robert: Gesundheitswesen. In: Lersch, Edgar; Poker, Heinz H.; Sauer, Paul (Hg.): Stuttgart in den ersten Nachkriegsjahren. Stuttgart 1995, S. 398–421.

Jütte, Robert: Medizin und Nationalsozialismus. Bilanz und Perspektiven der Forschung. 2. Aufl. Göttingen 2011.

Klee, Ernst: Was sie taten – Was sie wurden. Ärzte, Juristen und andere Beteiligte am Kranken- oder Judenmord. Frankfurt/Main 1986.

Klee, Ernst: „Euthanasie" im Dritten Reich. Die „Vernichtung lebensunwerten Lebens". Komplett überarbeitete Neuauflage. Frankfurt/Main 2010.

Klee, Ernst: Das Personenlexikon zum Dritten Reich. Frankfurt/Main 2016.

Klemp, Stefan: KZ-Arzt Aribert Heim. Die Geschichte einer Fahndung. Münster 2010.

Klemp, Stefan: Dr. Aribert Heim: Deutsche und österreichische Strafverfolger fanden ihn nicht. In: Proske, Wolfgang (Hg.): Täter, Helfer, Trittbrettfahrer. Bd. 7: NS-Belastete aus Nordbaden + Nordschwarzwald. Gerstetten 2017, S. 125–143.

Klöckler, Jürgen: Entnazifizierung im französisch besetzten Südwestdeutschland. Das Verfahren der „auto-épuration" in Baden und Württemberg-Hohenzollern. In: Schuster, Walter; Weber, Wolfgang (Hg.): Entnazifizierung im regionalen Vergleich. Linz 2004, S. 511–528.

Kuckuck, Christoph: Entnazifizierung: Ein Volk vor Gericht. In: GEO. Der Neubeginn: Deutschland zwischen 1945 und 1949. Hamburg 2005, S. 120–137.

Kulish, Nicholas; Mekhennet, Souad: Dr. Tod. Die lange Jagd nach dem meistgesuchten NS-Verbrecher. München 2015.

Landesärztekammer Baden-Württemberg; Wiesing, Urban; Seidler, Eduard (Hg.): Fünfzig Jahre verfasste Ärzteschaft Baden-Württemberg. Stuttgart 2002.

Leins, Claudia: Robert Eugen Gaupp. Leben und Werk. Diss. Tübingen 1991.

Leßau, Hanne: Entnazifizierungsgeschichten. Die Auseinandersetzung mit der eigenen NS-Vergangenheit in der frühen Nachkriegszeit. Göttingen 2020.

Link, Gunther: Eugenische Zwangssterilisation und Schwangerschaftsabbrüche im Nationalsozialismus. Dargestellt am Beispiel der Universitätsfrauenklinik Freiburg. Frankfurt/Main 1999.

Maier, Roland: Hermann Mattheiß. Leiter der politischen Polizei in Württemberg 1933 bis 1934. In: Abmayr, Hermann (Hg.): Stuttgarter NS-Täter. Vom Mitläufer bis zum Massenmörder. Stuttgart 2009, S. 114–119.

Makowski, Christine Charlotte: Eugenik, Sterilisationspolitik, „Euthanasie“ und Bevölkerungspolitik in der nationalsozialistischen Parteipresse. Husum 1996.

Marquart, Karl-Horst: „Behandlung empfohlen“. NS-Medizinverbrechen an Kindern und Jugendlichen in Stuttgart. Stuttgart 2015.

Melzer, Jörg: Vollwerternährung. Diätetik, Naturheilkunde, Nationalsozialismus, sozialer Anspruch. Stuttgart 2003.

Möhler, Rainer: Politische Säuberung im Südwesten unter französischer Besatzung. In: Düwell, Kurt; Matheus, Michael (Hg.): Kriegsende und Neubeginn. Westdeutschland und Luxemburg zwischen 1944 und 1947. (= Geschichtliche Landeskunde 46) Stuttgart 1997, S. 175–192.

Mohn, Joseph: Der Leidensweg unter dem Hakenkreuz. Aus der Geschichte von Stadt und Stift Buchau. Bad Buchau 1970.

Müller, Roland: Prof. Dr. Walter Saleck. Zweifacher Direktor des Städtischen Gesundheitsamtes. In: Proske, Wolfgang (Hg.): Täter, Helfer, Trittbrettfahrer. Bd. 10: NS-Belastete aus der Region Stuttgart. Gerstetten 2019, S. 398–411.

Naser, Gerhard: Aquilin Ullrich. Arzt und Mordgehilfe. In: Abmayr, Hermann (Hg.): Stuttgarter NS-Täter. Vom Mitläufer bis zum Massenmörder. Stuttgart 2009, S. 108–113.

Niethammer, Lutz: Die Mitläuferfabrik. Die Entnazifizierung am Beispiel Bayerns. 2. Aufl. Berlin; Bonn 1982.

Ostler, Fritz: Das Gesetz zur Befreiung von Nationalsozialismus und Militarismus vom 5. März 1946 und sein Vollzug. Persönliche Erfahrungen und Erinnerungen. In: Neue Juristische Wochenschrift 49 (1996), H. 13, S. 821–825.

Paletschek, Sylvia: Entnazifizierung und Universitätsentwicklung in der Nachkriegszeit am Beispiel der Universität Tübingen. In: Vom Bruch, Rüdiger (Hg.): Wissenschaften und Wissenschaftspolitik. Bestandsaufnahmen zu Formationen, Brüchen und Kontinuitäten im Deutschland des 20. Jahrhunderts. Stuttgart 2002, S. 393–408.

Peter, Jürgen: Die von Alexander Mitscherlich, Fred Mielke und Alice von Platen-Hallermund vorgenommene Dokumentation des Nürnberger Ärzteprozesses. In: Braese, Stephan; Groß, Dominik (Hg.): NS-Medizin und Öffentlichkeit. Formen der Aufarbeitung nach 1945. Frankfurt/Main 2015, S. 17–56.

Pohl, Christiane; Treffeisen, Jürgen: Hauptschuldige, Mitläufer, Entlastete. Spruchkammern in Nordbaden 1946–1951. In: Badische Heimat. Mein Heimatland. Zeitschrift für Landes- und Volkskunde, Natur-, Umwelt- und Denkmalschutz 92 (2012), H. 3, S. 567–570.

Raberg, Frank (Hg.): Die Protokolle der Regierung von Württemberg-Hohenzollern. Bd. 1: Das Erste und Zweite Staatssekretariat Schmid: 1945–1947. Stuttgart 2004.

Reinisch, Jessica: The Perils of Peace. The Public Health Crisis in Occupied Germany. Oxford 2013.

Roelcke, Volker: Zwischen Standesehre und Selbstreflexion. Zur zögerlichen Thematisierung von medizinischem Fehlverhalten im Nationalsozialismus durch die Bundesärztekammer, circa 1985–2012. In: Braese, Stephan; Groß, Dominik (Hg.): NS-Medizin und Öffentlichkeit. Formen der Aufarbeitung nach 1945. Frankfurt/Main 2015, S. 133–176.

Rüter, Christiaan F.; Mildt, Dirk Welmoed de (Hg.): Justiz und NS-Verbrechen. Sammlung (west-)deutscher Strafurteile wegen nationalsozialistischer Tötungsverbrechen 1945–2012. Bd. 47: Die vom 05.10.1985 bis zum 27.05.1989 ergangenen Strafurteile, Lfd. Nr. 898–908. Amsterdam 2011.

Sannwald, Wolfgang (Hg.): Einmarsch, Umsturz, Befreiung. Das Kriegsende im Landkreis Tübingen Frühjahr 1945. Tübingen 1995.

Schick, Christa: Die Internierungslager. In: Broszat, Martin; Henke, Klaus-Dietmar; Woller, Hans (Hg.): Von Stalingrad zur Währungsreform. Zur Sozialgeschichte des Umbruchs in Deutschland. München 1988, S. 301–326.

Schleiermacher, Sabine: Die universitäre Medizin nach dem Zweiten Weltkrieg. Institutionelle und persönliche Strategien im Umgang mit der Vergangenheit. In: Oehler-Klein, Sigrid; Roelcke, Volker (Hg.): Vergangenheitspolitik in der universitären Medizin nach 1945. Institutionelle und individuelle Strategien im Umgang mit dem Nationalsozialismus. (= Pallas Athene 22) Stuttgart 2007, S. 21–42.

Schönhagen, Benigna: Tübingen unterm Hakenkreuz. Eine Universitätsstadt in der Zeit des Nationalsozialismus. (= Beiträge zur Tübinger Geschichte 4) Diss. Stuttgart 1991.

Schramm, Luise: Evangelische Kirche und Anti-AKW-Bewegung: Das Beispiel der Hamburger Initiative kirchlicher Mitarbeiter und Gewaltfreie Aktion im Konflikt um das AKW Brokdorf 1976–1981. Göttingen 2017.

Schreiber, Carsten: Elite im Verborgenen. Ideologie und regionale Herrschaftspraxis des Sicherheitsdienstes der SS und seines Netzwerks am Beispiel Sachsens. (= Studien zur Zeitgeschichte 77) München 2008.

Schwamm, Christoph; Bezirksärztekammer Südbaden (Hg.): Medizingeschichte im Südwesten. Eine kritische Chronik der Bezirksärztekammer Südbaden. Stuttgart 2021.

Schwoch, Rebecca: Ärztliche Standespolitik im Nationalsozialismus. Julius Hadrich und Karl Haedenkamp als Beispiele. (= Abhandlungen zur Geschichte der Medizin und der Naturwissenschaften 95) Husum 2001.

Steger, Florian; Jeskow, Jan: Ludwig Heilmeyer. Eine politische Biographie. Stuttgart 2021.

Tregenza, Michael: Aktion T4. Le secret d'État des nazis. L'extermination des handicapés physiques et mentaux. Paris 2011.

Vollnhals, Clemens; Schlemmer, Thomas (Hg.): Entnazifizierung. Politische Säuberung und Rehabilitierung in den vier Besatzungszonen. München 1991.

Internet

https://exhibits.stanford.edu/virtual-tribunals/feature/taube-archive-of-the-international-military-tribunal-imt-at-nuremberg-1945-1946 (letzter Zugriff: 9.11.2022).

https://junsv.nl/home (letzter Zugriff: 9.11.2022).

https://web.archive.org/web/20170205144753/https://www.swp.de/schwaebisch_hall/lokales/schwaebisch_hall/ns-zeit_-182-bewohner-des-gottlob-weisser-hauses-fallen-euthanasie-zum-opfer-10004820.html (letzter Zugriff: 2.1.2023).

https://www.aerzteblatt.de/archiv/167981/Paul-Sperling (letzter Zugriff: 9.11.2022).

http://www.alemannia-judaica.de/synagoge_buchau.htm (letzter Zugriff: 9.11.2022).

https://www.bpb.de/geschichte/nationalsozialismus/ns-zwangsarbeit/227269/begriffe (letzter Zugriff: 9.11.2022).

https://www.bundesarchiv.de/zwangsarbeit/haftstaetten/index.php?tab=27 (letzter Zugriff: 9.11.2022).

https://www.leo-bw.de/en-GB/themenmodul/sudwestdeutsche-archivalienkunde/archivalien gattungen/akten/inhaltliche-unterscheidung/entnazifizierungsakten-sudbaden (letzter Zugriff: 9.11.2022).

https://www.leo-bw.de/en-GB/themenmodul/sudwestdeutsche-archivalienkunde/archivalien gattungen/akten/inhaltliche-unterscheidung/entnazifizierungsakten-wurttemberg-hohenzollern (letzter Zugriff: 9.11.2022).
https://www.med-dept.com/unit-histories/324th-medical-battalion/ (letzter Zugriff: 9.11.2022).
https://www.ns-akteure-in-tuebingen.de/biografien/bildung-forschung/willy-usadel (letzter Zugriff: 9.11.2022).
https://www.tuepedia.de/wiki/Doblerstraße (letzter Zugriff: 9.11.2022).
http://www.verfassungen.de/bw/wuerttemberg-baden/befreiungsgesetz46.htm (letzter Zugriff: 9.11.2022).
http://www.verfassungen.de/de45-49/kr-direktive24.htm (letzter Zugriff: 9.11.2022).
http://www.verfassungen.de/de45-49/kr-direktive38.htm (letzter Zugriff: 9.11.2022).
https://www.zeit.de/politik/deutschland/2013-07/wiesenthal-kampapne-nazi-kriegsverbrecher (letzter Zugriff: 9.11.2022).

17. Die badischen und württembergischen Standesvereinigungen
Vom Neuaufbau zur Landesärztekammer (1945–1955)

17.1 Die Entwicklung im Kammerbereich Nord-Baden

Am 6. Dezember 1945 fand in der Reichspostdirektion in Karlsruhe auf Einladung des „Senior Public Health Officer"[1] der Militärregierung in Nord-Baden ein Treffen statt, welches für die zukünftige Entwicklung und die personelle Ausrichtung der dortigen Ärzteschaft wegweisend sein sollte. Dazu waren neben dem Medizinalreferenten der Landesverwaltung, Josef Hamacher, 17 Ärzte sowie jeweils ein Vertreter der Zahnärzte und der Dentisten geladen. Gesprächsthema Nr. 1 war der Wiederaufbau einer Standesorganisation unter Berücksichtigung der Entnazifizierungsrichtlinien. Im Rahmen der Gespräche zwischen den Vertretern der Ärzteschaft, Hamacher und Lieutenant Richard Q. Petitfils[2] als Vertreter der Militärregierung wurde festgehalten, dass nur Mediziner der niedrigsten Belastungsstufe Teil der neu zu errichtenden Ärztekammer sein dürften[3]. Belastete Ärzte sollten zwar an den Versammlungen teilnehmen dürfen, aber kein Wahlrecht erhalten. Alois Geiger, der zu diesem Zeitpunkt die Leitung der sich neu formierenden badischen Ärzteschaft innehatte, sprach sich dafür aus, den Kreis noch enger zu fassen und nur vollkommen entlastete Mediziner zu erlauben. Dies hätte sich aber insbesondere in den ländlichen Kreisen als kaum umsetzbar erwiesen, waren doch dort kaum unbelastete Ärzte zu finden, die auch noch bereit zu standespolitischer Arbeit waren. Bei der Debatte wurden auch Fälle von ungleicher

1 Anfänglich hatte diese Rolle in Baden der Major John W. Winebrenner inne, im Dezember übernahm First Lieutenant Richard Q. Petitfils diese Aufgabe. Schöntag (1994), S. 529.

2 Deputy Chief Public Health Officer unter Lieutenant Colonel Philip R. Beckjord. Schöntag (1994), S. 525.

3 „Kammervertreter: Kein politisch belasteter Arzt darf in die Ärztekammer eintreten; das schließt die Ärzte der Gruppe B und C aus. Nur Ärzte der Gruppe A können an der Leitung der Ärztekammer teilnehmen." LABW GLAK, 481 Bü 533, o. Pag.

Behandlung im Rahmen der Entnazifizierung diskutiert. Hamacher wies die Vertreter der Ärzteschaft in diesem Zusammenhang darauf hin, dass sie sowohl die Mittel als auch die Pflicht dazu hätten, die Eignung der Kandidaten selbst zu überprüfen. Um dies umsetzen zu können, sollte zeitnah eine Wahlordnung erstellt werden, welche unter anderem die verschiedenen Rechte je nach Entnazifizierungsurteil umfassen würde.[4]

Bis zur offiziellen Gründung der Ärztekammer in Nord-Baden sollten nach Genehmigung durch die Landesverwaltung folgende 18 Ärzte sowie je ein Vertreter der Zahnärzte und der Dentisten die interimistische Standesvereinigung bilden:[5]

Tab. 19 Die Besetzung der vorläufigen Standesvereinigung in Nord-Baden (1945)

Barber, Oskar	Mannheim
Bartz, Oskar	Mannheim
Burger, Werner	Karlsruhe
Dörner, Fritz	Buchen
Dörzenbach, Franz	Mosbach
Geiger, Alois	Karlsruhe
Graf, Karl	Heidelberg
Hommel, Wilhelm	Pforzheim
Jelito, Fritz	Mannheim
Preller, Gerhard	Pforzheim
Rist, Otto	Karlsruhe
Ruef, Herbert	Pforzheim
Schmich, Otto	Bruchsal
Spiegel, Nico	Sinsheim
Spinner[6]	Tauberbischofsheim

4 LABW GLAK, 481 Bü 533.

5 LABW GLAK, 481 Bü 533. Die Nichtnennung von Vornamen in den Quellen erschwert die eindeutige Zuordnung der Ärzte. Die Vornamen wurden nach Möglichkeit aus Ärzteblättern, Adressbüchern und Archivbeständen kompiliert. Zudem sind an den Universitäten beschäftigte Ärzte nicht in den Adressbüchern aufgelistet. In einigen Fällen musste außerdem auch auf die vor der Zäsur von 1945 liegenden und daher als veraltet anzusehenden Angaben der Reichsärztekammerkartei zurückgegriffen werden. Mitunter gelang eine Zuordnung aufgrund zahlreicher Faktoren (Fluktuation in der Nachkriegszeit, mehrere Ärzte mit demselben Nachnamen, lückenhafte Daten etc.) nicht. Maßgeblich waren die verfügbaren Ärzte-Adressbücher aus den Jahren 1948 bis 1960, beispielsweise Trifels Adreßbuch GmbH (1948); Thebal-Verlag: Nord-Baden (1951); Thebal-Verlag: Nord- und Südwürttemberg (1951); Thebal-Verlag: Nordbaden (1954); Thebal-Verlag: Nordwürttemberg (1954); Thebal-Verlag: Südbaden (1954); Thebal-Verlag: Südwürttemberg (1954); Thebal-Verlag: Nordwürttemberg (1959); Thebal-Verlag: Südwürttemberg (1959); Thebal-Verlag: Nordbaden (1960); Thebal-Verlag: Südbaden (1960).

6 Der einzige auffindbare Arzt dieses Nachnamens in Baden ist Alois Spinner, gemeldet aber in Mannheim. In der gesamten RÄK-Kartei findet sich ebenfalls nur noch ein weiterer Arzt mit diesem Nachnamen,

Stengel, Hanfried	Heidelberg
Wysocki, Konstantin	Heidelberg
Zacharias, Friedrich[7]	Sinsheim

Am 13. März 1946 konnte in einer Sitzung der als Ärztevorkammer bezeichneten Vereinigung die Annahme der Wahlordnung vermeldet werden.[8] Eine Wahlperiode sollte zwei Jahre dauern und für je 40 Ärzte sollte es einen Delegierten geben. Nur drei Wochen später erteilte die Landesverwaltung ihre Zustimmung und die Wahl konnte zeitnah abgehalten werden. Insgesamt 20 Delegierte aus acht Kreisärzteschaften waren zu bestimmen. Schon am 19. Juni 1946 konnte die konstituierende Sitzung der neuen Kammer stattfinden und die erste gewählte Ärztekammer nach dem Zweiten Weltkrieg ihre Arbeit aufnehmen. Sie setzte sich aus folgenden Medizinern zusammen:[9]

Tab. 20 Die Besetzung der Ärztekammer in Nord-Baden (1946)

Barber, Oskar	Mannheim
Brdizca, Georg	Buchen
Brilmayer, Wilhelm	Karlsruhe-Bruchsal
Funk, Gerhard	Tauberbischofsheim
Geiger, Alois	Karlsruhe-Bruchsal
Graf, Karl	Heidelberg
Jelito, Fritz	Mannheim
Krieger, Klaus	Mosbach
Marx[10]	Mannheim
Preller, Gerhard	Pforzheim
Rees, Theophil	Karlsruhe-Bruchsal
Reiners, Johanna	Karlsruhe-Bruchsal
Rist, Otto	Karlsruhe-Bruchsal
Seubert, Robert	Mannheim
Spannagel, Theodor	Heidelberg

nämlich Arnold Spinner (Sudetenland). Eine eindeutige Zuordnung ist nicht möglich. BArch Berlin, R 9345.

7 Zeitweise als Amtsarzt in Sinsheim tätig. LABW GLAK, 446 Sinsheim Bü 613.

8 LABW GLAK, 481 Bü 533.

9 BÄ NW, Protokolle und Notizen über Sitzungen.

10 Vor Beginn des Zweiten Weltkrieges sind in Mannheim zwei jüdische Ärzte dieses Nachnamens gemeldet, Paul und Otto Marx. In den Akten der Bezirksärztekammer Nord-Baden findet sich zudem ein Streitfall zwischen einem Arzt dieses Namens und der Kammer. Ob es sich dabei um das Kammermitglied Marx handelt, muss offenbleiben. LABW GLAK, 69 Bü 104.

Spatze, Hanns	Pforzheim
Spiegel, Nico	Sinsheim
Stützel, Wilhelm	Heidelberg
Wieland, Clara	Mannheim
Wysocki, Konstantin	Heidelberg

Zum Ersten Vorsitzenden der neuen Ärztekammer wurde einstimmig Geiger gewählt.[11] Im Ministerium des Innern ging man davon aus, dass alle Mediziner geprüft und als „politisch völlig unbelastet"[12] eingestuft worden waren[13]. Dass dies nicht in jedem Fall korrekt war, zeigte sich einige Monate später, als der Vorsitzende der Sinsheimer Ärzteschaft verhaftet und seines Postens enthoben wurde.[14]

Mit der Wiedererrichtung der Kammer war der Wiederaufbau des Gesundheitswesens und der Standesvereinigung aber bei weitem noch nicht abgeschlossen. Vor allem die Forderungen der Besatzungsbehörden stellten die Verantwortlichen in der Kammer wiederholt vor große Schwierigkeiten.

Insbesondere die Militärregierung erachtete einen Zusammenschluss der Ärzteschaften in der amerikanischen Zone von Baden und Württemberg sowie eine Angleichung der rechtlichen Bestimmungen als wünschenswert. Das Ziel sollte eine vereinfachte und effizientere Gesundheitsverwaltung sein.[15] Entsprechend lautete eine der Vorgaben an die Ärzteschaften in Nord-Baden und Nord-Württemberg: „Alle wichtigen Verordnungen (Wahlordnung, Aerzte-, Niederlassungs-, Standes-, Facharzt- und Zulassungsordnung für Kassen) müssen gemeinsam ausgearbeitet werden."[16] Schon am 23. Juni 1946 fand aus diesem Grund eine gemeinsame Besprechung der Vorstände der beiden Ärzteschaften statt. Aufgrund der komplexen Gemengelage um Entnazifizierung, Wiederaufbau des Gesundheitswesens und der Standesvereinigungen sowie der wenige Tage zuvor erfolgten Konstitution der Ärztekammer in Nord-Baden sollten aber zunächst separate Kammern in Württemberg-Baden bestehen bleiben. Über einen Zusammenschluss wollte man zu einem späteren Zeitpunkt entscheiden.[17]

Bis dahin sollte in Nord-Baden aber eine enge Zusammenarbeit mit der Ärzteschaft Nord-Württembergs erfolgen. Zu diesem Zweck wurde beschlossen, zukünftig die Protokolle der Ärztekammersitzungen mit dem nord-württembergischen Pendant

11 BÄ NW, Protokolle und Notizen über Sitzungen.

12 LABW GLAK, 481 Bü 533, o. Pag.

13 LABW GLAK, 481 Bü 533; BÄ NW, Protokolle und Notizen über Sitzungen.

14 „Herr Dr. Geiger schildert die Vorsprache bei Oberst Becjord [sic!] bei der Militärregierung Stuttgart, wobei dieser ihm erklärte, dass unter den Kammermitgliedern Badens US-Zone sich Hauptschuldige befänden." BÄ NW, Protokolle und Notizen über Sitzungen, o. Pag. Siehe auch LABW GLAK, 465s Bü 3686.

15 LABW GLAK, 481 Bü 533.

16 LABW GLAK, 69 Bü 12, o. Pag. Siehe auch Neuffer: Tätigkeitsbericht (1946).

17 LABW GLAK, 69 Bü 12.

auszutauschen.[18] Insbesondere auf ministerieller Ebene verlief die Zusammenarbeit jedoch nicht reibungslos. Beispielsweise wurde zu einer Besprechung über den rechtlichen Status der Ärztekammern in der amerikanischen Zone im Stuttgarter Staatsministerium nur ein Vertreter der Kammer Nord-Württembergs, aber keiner aus Nord-Baden eingeladen. Als Begründung gab man an, dass die Existenz der nord-badischen Kammer im Ministerium nicht bekannt gewesen sei. Erwartungsgemäß machte sich in Anbetracht derartiger Vorfälle erster Unmut über die Ungleichbehandlung durch die in Stuttgart sitzenden Behörden breit. Vielfach wurden die Unterschiede zwischen den ärztlichen Vereinigungen als zu groß angesehen, um gemeinsame gesetzliche Vorgaben umsetzbar erscheinen zu lassen. Entsprechend dominierten Einzelverordnungen, die in einem rechtlichen Flickwerk resultierten, anstatt eine einheitliche Regelung geschaffen zu haben.[19]

In Anbetracht dieser Probleme entschied man sich in Nord-Baden gegen eine eigene Gesetzesinitiative und stimmte für die Übernahme des württembergischen Ärztekammergesetzes vom 3. August 1925. Positive Erfahrungen aus Württemberg und die Tatsache, dass das Gesetz deutlich vor der NS-Zeit entstanden und unter diesem Gesichtspunkt nicht zu beanstanden war, sprachen dafür. Binnen kurzer Zeit fiel die Entscheidung für die Übernahme, welche Mitte 1947 beschlossen wurde.[20]

Nachdem in Nord- und Süd-Württemberg schon ein Jahr zuvor ein eigenes Ärzteblatt herausgegeben worden war, wurde in Nord-Baden ebenfalls die Veröffentlichung einer eigenen Zeitschrift erwogen. Da dies mit einigem Aufwand verbunden gewesen wäre, befürwortete man stattdessen die Herausgabe eines gemeinsamen Blattes der drei Ärzteschaften in der amerikanischen Besatzungszone.

Mit Beginn des Jahres 1947 beteiligte sich auch die Ärzteschaft Nord-Badens an der nun unter dem Namen *Südwestdeutsches Ärzteblatt* firmierenden Zeitschrift.[21] Diese blieb in den Anfangsjahren aber sehr stark von nord-württembergischen Themen und Autoren dominiert. Wilhelm Metzger, seit Ende 1946 Schriftleiter[22], erhielt im Zuge dieser Erweiterung des Adressatenkreises Unterstützung von Vertretern der hinzugekommenen Ärzteschaften. Für Nord-Baden waren dies anfänglich Theophil Rees[23] und ab März 1947 Fritz Jelito[24].

---

18 BÄ NW, Protokolle und Notizen über Sitzungen.
19 BÄ NW, Protokolle und Notizen über Sitzungen.
20 BÄ NW, Protokolle und Notizen über Sitzungen; LABW GLAK, 69 Bü 44; LABW GLAK, 481 Bü 533.
21 BÄ NW, Protokolle und Notizen über Sitzungen.
22 Metzger (1946).
23 Hinzu kamen Theodor Dobler für Süd-Württemberg und Carl Oelemann für Groß-Hessen. Schriftleitung: Zum Geleit! (1947).
24 Siehe dazu das Impressum auf der jeweiligen Titelseite der Zeitschrift.

17.2 Die geplante Landesärztekammer Nord-Württemberg-Nord-Baden

Nachdem schon 1946 in einer gemeinsamen Sitzung der Ärztekammern der amerikanischen Zone[25] die Bildung eines Landesausschusses der Ärzteschaften von Groß-Hessen, Bayern, Württemberg und Nord-Baden (US-Zone) beschlossen worden war[26], wurden 1947 die Planungen für eine gemeinsame Kammer in Württemberg-Baden zunehmend konkreter. Ein erster Entwurf hatte vorgesehen, dass die Kammer aus nur neun Vertretern der Ärzteschaften bestehen sollte, fünf aus Nord-Württemberg und vier aus Nord-Baden. Entscheidungen sollten nur mit einer Zweidrittelmehrheit möglich sein, der Präsident immer ein Delegierter aus Württemberg sein und sein Stellvertreter aus Baden kommen.[27] Erwartungsgemäß fiel die Reaktion auf diesen Entwurf in Baden nicht besonders positiv aus und es wurde stattdessen eine paritätische Besetzung gefordert. Allerdings erklärte sich die nord-badische Kammer aus „Zweckmässigkeitsgründen“[28] damit einverstanden, die Präsidentschaft einem württembergischen Vertreter zu überlassen.

Der Entwurf sah zudem vor, dass die Landesärztekammer nur als Dachorganisation fungieren sollte, während die beiden Standesvereinigungen als Bezirksärztekammern weiterbestanden. Unter der Bezeichnung „Ärztekammer Nordwürttemberg-Nordbaden“[29] sollte die neu geschaffene Einrichtung „für die Regelung gemeinsamer Fragen für beide Landesteile zuständig“[30] sein, die Bezirksärztekammern aber weitgehende Autonomie behalten[31].

Allerdings war die Entwicklung in Nord-Baden schon wesentlich weiter fortgeschritten als in Nord-Württemberg. Dort waren die Kammerstatuten noch nicht durch den Landtag verabschiedet worden, und da dies erfahrungsgemäß einige Zeit in Anspruch nehmen würde, schienen „alle Fragen, die sich mit der Konstituierung der Landesärztekammer befassen, nicht akut“[32] für die Entwicklung in Nord-Baden. Ein weiteres Problem für die Zukunft war ein limitierendes Element des Entwurfs, denn

---

25 Über die US-Zone hinaus hatten die ersten Tagungen in Bad Nauheim stattgefunden, aus denen die Arbeitsgemeinschaft der westdeutschen Ärztekammern hervorgehen sollte. BÄ NW, Protokolle und Notizen über Sitzungen. Siehe beispielsweise Gerst (2007).

26 Koebner: Sozialversicherungsreform (1946).

27 LABW GLAK, 69 Bü 44.

28 „Mit Nordwürttemberg wurde bereits vereinbart, dass der Präsident dieser Kammer ständig aus Zweckmässigkeitsgründen von der Kammer Nordwürttemberg gestellt wird, dafür hat aber der Vorsitzende der Ärztekammer Nordbaden paritätische Vertretung in der Kammer sowie ein Abstimmungsverhältnis von 2/3-Mehrheit verlangt. Es bleibt abzuwarten, ob sich die Kammer Nordwürttemberg diesem Vorschlag anschließt.“ BÄ NW, Protokolle und Notizen über Sitzungen, o. Pag.

29 BÄ NW, Protokolle und Notizen über Sitzungen, o. Pag.

30 BÄ NW, Protokolle und Notizen über Sitzungen, o. Pag.

31 „Praktisch wird allerdings der Grossteil der Fragen in den Bezirksärztekammern behandelt werden, weil die Verhältnisse in den beiden Landesteilen auf dem Gebiete der ärztlichen Organisationen zum Teil recht verschieden liegen.“ LABW GLAK, 481 Bü 533, o. Pag.

32 BÄ NW, Protokolle und Notizen über Sitzungen, o. Pag.

eine Ausdehnung auf weitere Kammern, beispielsweise Süd-Württemberg oder Süd-Baden, war aufgrund rechtlicher Beschränkungen durch die Militärregierung ausgeschlossen.[33] Gegen regelmäßige Besprechungen oder die Teilnahme von Gästen an den Sitzungen wurde aber nichts eingewendet.[34]

Sowohl in Nord-Baden als auch in Nord-Württemberg rechnete man in Bälde mit einer Entscheidung zugunsten der gemeinsamen Kammer.[35] Damit alle rechtlichen Anforderungen eingehalten werden würden, verlangte die Militärregierung allerdings Neuwahlen nach den neuen Statuten.[36] Aufgrund der unterschiedlichen Wahlperioden in den beiden Ärzteschaften wurde der Termin hierfür aber erst auf den Oktober 1948 gelegt.[37] Trotzdem kündigte man die konstituierende Sitzung für die neue Dachorganisation schon für den 20. März 1948 in Stuttgart an. Um handlungsfähig zu sein, wurden mit Geiger, Rist, Jelito und Wysocki die badischen Vertreter schon benannt.[38]

Allerdings sollte die Gründung der Landesärztekammer plötzlich zur Nebensächlichkeit werden, denn es drohte eine weitaus schwerwiegendere Organisationsänderung. Sowohl Nord-Baden als auch Nord-Württemberg hatten die Mitteilung der Militärregierung erhalten, dass bei berufsständischen Vereinigungen keine Zwangsmitgliedschaft bestehen dürfte.[39] In den Augen der Militärregierung wurde dies als undemokratisches Element angesehen und stand damit auch im Widerspruch zu der intendierten Entfernung von nationalsozialistischen und militaristischen Elementen aus der deutschen Nachkriegsgesellschaft.[40] Einwände, dass dies eine Besonderheit berufsständischer Vereinigungen sei, wurden abgewiesen.[41] Stattdessen vermutete man, dass die Ärzteschaften eine quasi kartellartige Machtposition anstrebten und gar nicht als Partner mit Krankenkassen, Ministerialbehörden oder Versicherungsanstalten zusammenarbeiten wollten.[42]

Mit der Mitteilung einher ging die Aufforderung an die Kammern, ihre Organisationsform möglichst umgehend in die von eingetragenen Vereinen und damit auf Ba-

---

33 „Nach Mitteilung der Militärregierung Württ/Baden vom 4. Juni 1947 ist die Ausweitung beruflicher Vereinigungen über die Ländergrenzen hinaus durch Vorschriften der Militärregierung verboten." LABW GLAK, 69 Bü 44, o. Pag.

34 LABW GLAK, 69 Bü 44.

35 Neuffer: Tätigkeitsbericht (1946).

36 BÄ NW, Protokolle und Notizen über Sitzungen.

37 LABW GLAK, 69 Bü 44.

38 BÄ NW, Protokolle und Notizen über Sitzungen.

39 BÄ NW, Protokolle und Notizen über Sitzungen.

40 Ellerbrock (2004), S. 232 f.

41 So hieß es auch von amerikanischer Seite: „Die ethischen Aufgaben der Ärzteschaft [...] sind genügend bekannt, aber sie rechtfertigen nicht den Status einer Körperschaft des öffentlichen Rechts." Zit. n. Ellerbrock (2004), S. 231.

42 Ellerbrock (2004), S. 228–233.

sis einer freiwilligen Mitgliedschaft zu ändern.[43] Die Direktive existierte schon seit einem Jahr, allerdings hatte sich bis dato niemand um ihre Umsetzung gekümmert.[44] Der drohende Verlust des Status als Körperschaft des öffentlichen Rechts[45] sorgte für wütende Proteste[46] und Eingaben[47] bei der Militärregierung. Hans Neuffer als Vorsitzender der Arbeitsgemeinschaft verweigerte zunächst die Umsetzung und verlangte eine schriftliche Anordnung seitens des Office of Military Government for Germany (U.S.) (OMGUS) und bemühte sich um persönliche Kontaktaufnahme mit dessen Leitung unter General Lucius D. Clay.[48] Geiger verwies zudem auf die Regelungen in der französischen Zone Badens und wollte sich dem Vorgehen anschließen und erst einmal abwarten.[49] Um die Zufriedenheit der Ärzteschaft mit der bisherigen Organisationsform zu betonen, wurde von allen Ärzteschaften in der amerikanischen Zone mit Ausnahme von Bayern eine Urabstimmung über die „zukünftige Form der Berufsvertretung“[50] durchgeführt.

Wie schon bei der Urabstimmung der 1920er Jahre wollte man das gewünschte Ergebnis dadurch erreichen, dass keine Antwort automatisch eine Zustimmung zu dem von den Kammervertretern gewünschten Punkt bedeuten sollte. Zudem wurde darüber diskutiert, gezielt Ängste zu schüren – zum einen innerhalb der Ärzteschaft, dass eine Aufsicht durch ein Ministerium weitaus negativer sei als eine Ärztekammer, zum anderen bei Besatzungsbehörden, „dass das Chaos die Ärzte dem Kommunismus in die Arme treibt“[51].

Da sich die Militärregierung laut Beckjord besonders daran störte, dass keine Niederlassungsfreiheit herrschte, hoffte man zudem, durch eine Freigabe zumindest den Mitgliedszwang erhalten zu können. Denn, so die Einschätzung des Vertreters aus Nord-Baden: „Wenn wir die Zwangsmitgliedschaft nicht mehr haben, sind wir am Ende.“[52] Insbesondere Karl Haedenkamp legte in der Debatte ein mangelhaftes Demokratieverständnis an den Tag, forderte er doch, nur in denjenigen Ärzteschaften die Abstimmung abzuhalten, in denen ein positiver Ausgang zu erwarten sei. In Nord-Baden wurden zudem große Bedenken gegen eine Freigabe der Niederlassung gehegt und deshalb zusätzlich „eine Sicherung gegenüber den vielen Ärzten, die aus der Ostzone kommen“[53], gefordert. In einer Sitzung der Ärztekammer Nord-Baden wurde

43 Neuffer u. a. (1947).
44 BÄ NW, Protokolle und Notizen über Sitzungen.
45 Zur Entstehungsgeschichte des Begriffs der „Körperschaft des öffentlichen Rechts“ siehe auch Endrös (1985).
46 BÄ NW, Protokolle und Notizen über Sitzungen.
47 Neuffer u. a. (1947).
48 BÄ NW, Protokolle und Notizen über Sitzungen; Neuffer u. a. (1947).
49 BÄ NW, Protokolle und Notizen über Sitzungen.
50 Neuffer: Ein Wort (1948), S. 13.
51 BÄ NW, Protokolle und Notizen über Sitzungen, o. Pag.
52 BÄ NW, Protokolle und Notizen über Sitzungen, o. Pag.
53 BÄ NW, Protokolle und Notizen über Sitzungen, o. Pag.

in diesem Zusammenhang auch die mangelhafte Mitarbeit der jüngeren Mediziner bei standespolitischen Aufgaben scharf kritisiert und befürchtet, dass sich diese gegen eine Ärztekammer aussprechen könnten:

> Das Interesse der jungen Kollegen an den zunftmässigen Angelegenheiten ist deprimierend. Wenn man den jungen Kollegen mit einem Vorschlag kommt, der ihre wirtschaftliche Lage verbessern könnte, ist alles begeistert; wenn sie aber etwas tun sollen, so ist das Interesse weg. Ich bin überzeugt, dass ein grosser Teil, trotz unserer dauernden Aufklärung contra Ärztekammer sein wird.[54]

Derartige Befürchtungen erwiesen sich als unbegründet, wurden doch für Nord-Württemberg 99,1 Prozent und für Nord-Baden 97,2 Prozent Zustimmung für die Beibehaltung der bisherigen Form vermeldet.[55] Einfluss auf die amerikanische Position hatte das Ergebnis aber nicht. Zwar signalisierten sowohl das Innenministerium als auch Beckjord Verständnis für die ärztlichen Positionen, machten aber beide wenig Hoffnung auf eine Zurücknahme der Anordnung.[56] Letztlich erwiesen sich alle Interventionsversuche als wirkungslos und die beiden Ärztekammern mussten sich als privatrechtliche Vereinigungen mit freiwilliger Mitgliedschaft neugründen.[57]

Aber auch die Befürchtungen, dass sich nun große Teile der Ärzteschaft der Aufsicht der Kammern durch Nichteintritt in die Vereine entziehen könnten, erwiesen sich als unbegründet. So trat in Nord-Baden der weitaus größte Teil der Mediziner in den neuen Verein ein.[58] Allerdings konnte die geplante Gruppenversicherung ohne Pflichtmitgliedschaft nicht durchgeführt werden, weshalb die Versorgungsfrage für einige Zeit ungelöst bleiben sollte.[59]

Eine der größten Sorgen blieb aber der Einfluss dieser Entwicklung auf das Recht zur Selbstbestimmung, denn mit dem neuen Status wäre theoretisch eine Verschiebung der Rechte und Pflichten von der Ärzteschaft auf die Gesundheitsabteilungen der zuständigen Ministerien einhergegangen. Obwohl in Nord-Baden sowohl das Arbeits- als auch das Innenministerium sich im Vorfeld in einem Kompetenzkonflikt um die gesundheitspolitischen Arbeitsgebiete befunden hatten, zeigte man dort wenig Interesse an einer Übernahme allzu vieler ärztlicher Belange:

> Die Gesundheitsbehörden vertreten jedoch übereinstimmend den Standpunkt, der Ärzteschaft im Sinne der Erziehung zur echten Demokratie auch weiterhin die Behandlung

54 BÄ NW, Protokolle und Notizen über Sitzungen, o. Pag.

55 Nord-Baden hatte eine dritte Option (bedingtes Ja). Auf diese waren 55 Prozent entfallen, die in den 97 inkludiert sind. In Hessen und Bremen sprachen sich 98,6 bzw. 94 Prozent für die Beibehaltung aus. Neuffer: Ein Wort (1948).

56 BÄ NW, Protokolle und Notizen über Sitzungen.

57 LABW GLAK, 481 Bü 533.

58 LABW GLAK, 69 Bü 44.

59 O. V. (1956).

> aller Berufsfragen weitgehend zu überlassen und sich mehr auf eine Berufsaufsicht zu beschränken. Die Verantwortung des einzelnen Arztes erfährt dadurch eine wesentliche Erweiterung.[60]

Trotzdem bemühte sich die Ärztekammer Nord-Baden umgehend um eine Wiederherstellung ihrer alten Rechte und strengte eine Klage vor dem Verwaltungsgerichtshof an. Bis zur Entscheidung sollten aber einige Jahre vergehen.[61]

Nachdem an eine Landesärztekammer zunächst einmal nicht mehr zu denken war, herrschte zumindest an der Spitze der Ärztekammer Nordbaden e. V. personelle Kontinuität und sowohl bei der Wahl 1949[62] als auch drei Jahre später wurden Geiger und sein Stellvertreter Rist wiedergewählt[63].

Erst nachdem 1952 die Entscheidung vor dem Verwaltungsgerichtshof zugunsten der Ärztekammer gefallen war und diese ihren Status als Körperschaft des öffentlichen Rechts wiedererhalten hatte[64], bekamen auch die Pläne für eine Landesärztekammer neuen Auftrieb. Mit der Gründung von Baden-Württemberg stellte sich die Situation auch auf rechtlicher Ebene neu dar und ohne Aufsicht durch Besatzungsbehörden hoffte man auf eine schnelle Lösung dieser Frage. Dabei sollte die Ärztekammer Nord-Baden unter der Führung von Geiger maßgeblichen Anteil an der Entwicklung haben.[65]

17.3 Die Entwicklung im Kammerbereich Nord-Württemberg

Aufgrund der Verortung[66] in derselben Besatzungszone war die Entwicklung der nordwürttembergischen Standesvereinigung in den ersten Nachkriegsjahren in vielen Punkten ähnlich wie in Nord-Baden gelaufen.

Nachdem die Ärztekammer schon im August 1944 aufgrund der Zerstörung des Ärztehauses durch einen Luftangriff am 25. Juli 1944 nach Schnait im Remstal verlegt worden war[67], hatte der dort ansässige Hermann Steng die Position als stellvertretender Leiter von Karl Reimold übernommen. Steng sollte es auch sein, der die Ge-

60 LABW GLAK, 481 Bü 533, o. Pag.
61 Hämmerle (1952).
62 O. V.: Wahlergebnis (1949), S. 104.
63 O. V.: Ärztekammer-Wahl (1952).
64 Hämmerle (1952).
65 BÄ NW, Delegiertenversammlung (Wahlperiode 1949–1951 und 1951–1955).
66 Mit einigen Ausnahmen durch die Nachwirkungen der anfänglich französischen Besatzung Stuttgarts.
67 Auch andere ärztliche Einrichtungen hatten verlegt werden müssen, so beispielsweise die Private Verrechnungsstelle, die Ende 1944 nach Beutelsbach umgezogen war. Neuffer: Tätigkeitsbericht (1946).

schäftsstelle in Schnait trotz der Auflösung der Ärztekammer durch Stähle[68] nach dem Krieg zunächst weiterführte.

Neben dem Wiederaufbau des städtischen Gesundheitswesens begannen in Stuttgart auch erste Bestrebungen zu einer Reorganisation der Standesvereinigungen im nördlichen Teil des nun getrennten Württemberg. Schon im August und September 1945 fanden erste ärztliche Versammlungen in Stuttgart statt. Zunächst war der Facharzt für Nerven- und Geisteskrankheiten[69] Alfons Häberle vom neuen Direktor der Abteilung für das Gesundheitswesen im Innenministerium, Walter Gerlach, mit der Organisation beauftragt worden[70].

Am 30. September wurde in einer dieser Versammlungen die ärztliche Vereinigung für Württemberg gegründet.[71] Dabei wurde zunächst der praktische Arzt Karl Ehrlich zum Vorsitzenden der KV ernannt.[72] Als Geschäftsführer der KV beschäftigte man trotz erheblicher Bedenken den schon in den 1920er Jahren in dieser Funktion im Württembergischen Aerzteverband tätig gewesenen Franz Koebner.[73] Letzterer war gleichzeitig auch der einzig hauptamtlich Beschäftigte der Standesvertretung.[74] Ehrlich wurde zudem Vorsitzender der „vorläufigen Kammerorganisation"[75]. Sein Stellvertreter wurde Manfred Breuninger.[76] Nach den späteren Schilderungen von Neuffer gab es in der Anfangszeit erhebliche Probleme, weitere unbelastete Mediziner zu finden, die bereit waren, bei standespolitischen Tätigkeiten mitzuwirken.[77] Letzt-

---

68 Stähle soll dabei sowohl die Ärztekammer als auch die Kassenärztliche Vereinigung durch einen einfachen Telefonanruf aufgelöst haben. Der Vorgang wird allerdings nirgends näher ausgeführt, weshalb der genaue Ablauf dieser Auflösung offenbleiben muss. Ehrlich (1946); Neuffer: Tätigkeitsbericht (1946); LÄK B-W, Film 62 Ordner 732.

69 LÄK B-W, Film 62 Ordner 732.

70 „Auf seine Veranlassung hat Herr Dr. Häberle im August 1945 die sog. politisch unbelasteten Kollegen zusammengerufen, die zum Vorsitzenden der vorläufigen Kammerorganisation Herrn Kollegen Ehrlich gewählt haben." Neuffer (1955), S. 172; Ehrlich (1946).

71 „Nach dem Abgang der nationalsozialistischen Leiter der Kassenärztlichen Vereinigung Deutschlands, Landesstelle Württemberg, Dr. med. Stähle und Dr. med. Speidel, ist die genannte Vereinigung ohne gesetzliche Vertretung. [...] In Berücksichtigung der Stellungnahme der Ärzteschaft, die in einer Versammlung zur Gründung einer ärztlichen Vereinigung Württembergs am 30. September 1945 in Stuttgart den Ärzten Dr. Karl Ehrlich in Stuttgart und Dr. Franz Koebner in München ihr Vertrauen zum Ausdruck brachte, wird im Einvernehmen mit dem Wirtschaftsministerium Dr. Ehrlich mit der Leitung und Dr. Koebner mit der Geschäftsführung der Kassenärztlichen Vereinigung Deutschlands, Landesstelle Württemberg, kommissarisch betraut." StA Stgt, 202 Bü 385, o. Pag.

72 Neuffer: Tätigkeitsbericht (1946).

73 „Es fanden auch zwei größere Ärzteversammlungen unter seiner Leitung in der Alexanderstraße statt, bei denen vor allem die Frage eines neuen geschäftsführenden Arztes beraten und schließlich auf Vorschlag von Herrn Dr. Gerlach trotz damals schon bestehender erheblicher Bedenken Herr DDr. Koebner [sic!] gewählt wurde. Es war damals einfach niemand anders zu finden, der für diese Aufgabe bereit gewesen wäre." Neuffer: Tätigkeitsbericht (1946), S. 66.

74 Neuffer: Tätigkeitsbericht (1946).

75 Neuffer (1955), S. 172.

76 Ehrlich (1946).

77 Neuffer: Tätigkeitsbericht (1946).

lich erklärten sich neben den schon Genannten noch die Ärzte Helmuth Blersch, Otto Götz, Hermann Gundert, Wilhelm Metzger, Albrecht Schröder und Wilhelm Sevin zur ehrenamtlichen Mitarbeit bereit. Später kamen noch Karl Lohse und die einzige Ärztin in der vorläufigen Ärztekammer, Ilse Reinhardt[78], hinzu[79].

Da große Teile der Infrastruktur zerstört waren, gestaltete sich die Anfangszeit recht chaotisch. Aufgrund der Bombardierung des Ärztehauses in Stuttgart-Mitte an der Ecke Keplerstraße/Kriegsbergstraße mussten neue Räumlichkeiten gefunden werden. Dies gelang durch die Anmietung zweier Gebäude in Degerloch.[80] Am 1. November 1945 konnte in den durch den Krieg nur teilweise beschädigten Räumlichkeiten in der Jahnstraße die Arbeit aufgenommen werden.[81]

Die personelle Besetzung sollte in der Anfangszeit häufigen Veränderungen unterliegen; so musste aufgrund einer langwierigen Erkrankung von Ehrlich zunächst ab Anfang Dezember Gundert die Aufgabe als Vorsitzender vorläufig übernehmen[82], bevor er ab Februar 1946 diese Position auch offiziell einnahm[83]. Die Leitung der KV Württemberg behielt hingegen Ehrlich zunächst noch inne.[84] Gundert sparte in seiner neuen Rolle nicht mit Kritik an seinem Stand. Dabei hob er das Geltungsbedürfnis und den Hochmut der Ärzteschaft, welche in seinen Augen maßgeblich dazu beigetragen hatten, dass ein ganzer Berufsstand in derartigem Umfang sich dem Nationalsozialismus angedient hatte, hervor: „Wer sich der Hybris verschrieben hat, nimmt auch am Sturz teil."[85] Er äußerte sich auch sehr deutlich zu der Frage, inwiefern sich die Ärzteschaft während der NS-Zeit schuldig gemacht hatte:

> An dem Zusammenbruch des Deutschen Reiches und Volkes hatte und hat die Arzteschaft [sic!] den Anteil, den sie sich erwarb und den sie verdient. Von dem babylonischen Turmbau des Dritten Reiches sind uns wie damals geblieben Ruinen im wirklichen und bildlichen Sinne und eine babylonische Sprachverwirrung ebenfalls in jedem Sinne.[86]

Das Chaos der Nachkriegsmonate zeigte sich insbesondere bei Fragen der Zulassung. Zahlreiche geflohene oder vertriebene Mediziner sowie die sukzessive zurückkehrenden Militärärzte erschwerten die Situation zusehends. Waren 1938 noch über 400

---

78 https://www.stuttgarter-nachrichten.de/inhalt.truemmerfrauen-der-kommunalpolitik-milchspeisung-und-gleichberechtigung.fdf9c71d-0f65-4777-837f-2f9db0f93502.html (letzter Zugriff: 16.11.2022) und http://www.umbreitfilm.de/filme/hundert.htm (letzter Zugriff: 16.11.2022).

79 Neuffer: Tätigkeitsbericht (1946).

80 Dietrich (1997), S. 22.

81 Neuffer (1955).

82 Ehrlich (1946).

83 Neuffer: Tätigkeitsbericht (1946).

84 Deren Reorganisation gestaltete sich ebenfalls nicht einfach; so „lagen äußerst verwirrte Verhältnisse vor", was insbesondere zahlreiche Probleme bei den Abrechnungen zur Folge hatte und den Unmut vieler Ärzte hervorrief. Koebner: Bericht (1946), S. 8.

85 Gundert: Wo stehen wir Ärzte? (1946), S. 23.

86 Gundert: Wo stehen wir Ärzte? (1946), S. 23.

Ärzte im Bezirk Stuttgart gemeldet gewesen, war deren Zahl Ende 1944 auf nur noch 170 gesunken. Nur ein Jahr später waren es schon wieder deutlich mehr als 300. Eine derart starke Fluktuation stellte die sich reorganisierende Standesvereinigung erwartungsgemäß vor erhebliche Probleme.[87] Ein Lösungsansatz, der auch in anderen Landesteilen in Baden und Württemberg erwogen wurde, war die nur stark eingeschränkte Zulassung von Ärztinnen. Allerdings zeigte sich die Militärregierung mit derartiger Ungleichbehandlung nicht einverstanden und ließ dies die vorläufige Ärztekammer auch spüren.[88]

Im April wurde ein Entwurf für eine „Verordnung über die Berechtigung einer Ärztekammer Württemberg-Nord"[89] nur unter der Prämisse genehmigt, dass diese Regelung fallengelassen wurde[90]. Es war vorgesehen, dass pro 50 Ärzten ein Delegierter zu wählen war, pro Bezirksvereinigung aber mindestens ein Delegierter. Hinzu kam ein Vertreter der süd-württembergischen Kammer als festes Mitglied. Darüber hinaus war gesichert, dass verschiedene Gruppierungen wie die Kassenärztliche Vereinigung, die Medizinalbeamten, die Krankenhausärzte, die Jungärzte und die Ärztinnen repräsentiert waren.[91] Bis zu einer offiziellen Anerkennung der Ärztekammer und des Vorstandes sollten noch einige personelle Änderungen eintreten. Eine davon betraf den geschäftsführenden Arzt Koebner. Unter dessen Leitung war es zwar gelungen, ab April 1946 unter dem Titel *Württembergisches Ärzteblatt* wieder eine Standeszeitschrift herauszugeben[92], allerdings wurde seine Arbeit in anderen Bereichen als unzureichend beurteilt. Letztlich führte dies zu einer erneut nicht einvernehmlich verlaufenden Trennung im August 1946.[93] Mit Egon Burmester war schon im März ein Nichtarzt für die Verwaltungstätigkeiten angestellt worden, dieser sollte nun die Geschäftsführung für einige Zeit übernehmen.[94] Ebenfalls zu Konflikten kam es mit dem bisherigen stellvertretenden Vorsitzenden Breuninger, die so weit gingen, dass dieser im August

---

87 StA Stgt, 202 Bü 385.

88 „Daß wir das Doppelverdienen ärztlicher Eheleute aus sozialen Gründen nicht zulassen wollen, hat gar nicht seinen [des zuständigen Offiziers der amerikanischen Besatzungsbehörden, Oberstleutnant Robert H. Culver – A. P.] Beifall. Diese Bestimmung sei sofort aufzuheben, und es sei dies in der Zeitung bekannt zu machen. [...] Es komme nur darauf an, daß der Arzt nicht politisch belastet sei; eine ledige Ärztin oder eine Arztfrau sei, wenn sie unbelastet sei, einem männlichen Arzt vorzuziehen." Zit. n. Ellerbrock (2004), S. 152.

89 Neuffer: Tätigkeitsbericht (1946), S. 67.

90 Ilse Reinhardt kommentierte diese Entwicklung kritisch: „In allen Besatzungszonen übrigens war es die Besatzungsmacht, die, wie Herr Kollege Neuffer so freundlich sagte, die Höflichkeit besaß, diese Beschränkungen der ärztlichen Berufsausübung durch Frauen, auch durch verheiratete Frauen, aufzuheben. Wir freuen uns zwar über diese ‚Höflichkeit', aber doch höchstens mit einem lachenden Auge. Das andere Auge jedenfalls weint, denn es ist uns ein großer Kummer, daß wir diese uns einzig gerecht erscheinende Regelung nicht unseren Männern verdanken." Reinhardt (1946), S. 88.

91 StA Stgt, 202 Bü 385.

92 Koebner: Zu neuem Beginn! (1946).

93 Neuffer: Tätigkeitsbericht (1946).

94 Dietrich (1997), S. 142.

freiwillig von seinen Positionen zurücktrat.[95] Neuffer beschrieb in einem Bericht zur Tätigkeit der Standesorganisation die Arbeit als mit „allerlei Spannungen“[96] belastet, die aufgrund der „Unerfahrenheit in der Materie“[97] gelegentlich zu „dramatischen Explosionen geführt“[98] hätten. Aufgrund der Voraussetzung, keine NS-Belastung zu haben, bestand die Kammer aus Ärzten, von denen kaum einer standespolitisch nennenswerte Erfahrung vorzuweisen hatte.

Die Ärztekammer Nord-Württemberg setzte sich aus folgenden 30 Mitgliedern zusammen:[99]

Tab. 21 Die Besetzung der Ärztekammer in Nord-Württemberg (1946)

Bauer, Ludwig	Leonberg
Benz, Ottmar	Aalen
Blersch, Helmuth	Stuttgart
Cremer, Matthias	Heilbronn
Dobler, Theodor	Vertreter Süd-Württembergs
Ebers, Norbert	Gmünd
Ehrlich, Karl	Stuttgart
Elsas, Ludwig	Ludwigsburg
Fraas, Ernst	Künzelsau
Gerhard, Albrecht	Esslingen
Gerlach, Wolfgang	Hall
Gundert, Hermann	Stuttgart
Haag, Karl	Göppingen
Haas, Ernst	Böblingen
Hartmann, Wilhelm	Backnang
Herrmann, Theodor	Heilbronn
Ketterer, Erwin	Mergentheim
Lohse, Karl	Stuttgart
Magenau, Otto	Crailsheim
Majer, Hermann	Öhringen
Metzger, Wilhelm	Stuttgart
Neuffer, Hans	Stuttgart
Palm, Carl	Ulm

95 Neuffer: Tätigkeitsbericht (1946); Schriftleitung: Notiz (1946).
96 Neuffer: Tätigkeitsbericht (1946), S. 69.
97 Neuffer: Tätigkeitsbericht (1946), S. 69.
98 Neuffer: Tätigkeitsbericht (1946), S. 69.
99 Neuffer: Tätigkeitsbericht (1946).

Reinhardt, Ilse	Stuttgart
Rieger, Wolfgang	Vaihingen an der Enz
Schröder, Albrecht	Stuttgart
Schwoerer, Paul	Waiblingen
Siegert, Fritz	Nürtingen
Stoß, Ludwig	Ulm
Walz, Werner	Heidenheim

Den Vorstand bildete neben Gundert und Neuffer, als Vorsitzendem bzw. Stellvertreter, die Schriftführerin Reinhardt. Hinzu kamen die Ärzte Blersch, Ehrlich, Lohse und Metzger sowie als Beisitzer Häberle und Sevin.[100] Metzger hatte zudem die Schriftleitung des *Württembergischen Ärzteblattes* übernommen. Für die Zeitschrift war festgehalten worden, dass bis zum Abschluss der Entnazifizierung nur Beiträge von unbelasteten Ärzten veröffentlicht werden sollten.[101]

Neben der Entnazifizierung und der Neuorganisation der ärztlichen Vereinigungen beschäftigte die Ärzteschaft ein weiteres Thema in immer größerem Maße. Eine geplante Sozialversicherungsreform rief größten Unmut hervor.[102] Mehrere Versammlungen Mitte des Jahres 1946 befassten sich fast ausschließlich mit diesem Thema. Am 28. Juni kam es zu einer öffentlichen Protestkundgebung der Mediziner.[103] Neuffer äußerte sich auch im Rundfunk zur Haltung der Ärzteschaft. Anfang September war eine Sitzung des Sachverständigenausschusses beim Länderrat geplant. Nachdem diese durch das Nichterscheinen der Vertreter der Arbeitsministerien aber nicht hatte stattfinden können, wurde der Ton zwischen den Streitparteien zunehmend rauer. Die Folge waren lautstarke Proteste aus der Ärzteschaft, die sich dabei sowohl an die deutschen als auch die amerikanischen Stellen richteten.[104] Das Thema sollte auch im Folgejahr von großer Bedeutung sein. Auf einer Sitzung der Ärztekammer Süd-Württembergs äußerte sich Neuffer zu neuen Entwürfen der Reform. Diese hätten bestenfalls kosmetische Änderungen mit sich gebracht und er blieb bei seiner Einschätzung: „Nur unsachliche Menschen sind für diese Reform der Sozialversicherung."[105] Dabei ging es seiner Ansicht nach um „Leben oder Sterben unseres Ärztestandes"[106]. In diesem Kontext wurde die Arbeit der Ärztekammer wiederholt betont: „[S]ie schränkt zwar die Freiheit der Berufsausübung ein, bekämpft aber eine materielle Berufsauffassung und erzieht die Berufsangehörigen zu dem notwendigen ethisch und moralisch einwandfreien Ver-

100 Neuffer: Tätigkeitsbericht (1946).
101 Schriftleitung: Aufsätze (1946).
102 Gundert: Protest (1946).
103 LÄK B-W, Film 62 Ordner 732.
104 Neuffer: Rundfunk-Mitteilung (1946).
105 BÄ NW, Protokolle und Notizen über Sitzungen, o. Pag.
106 BÄ NW, Protokolle und Notizen über Sitzungen, o. Pag.

halten."[107] Dass ihr direkter Vorgänger vor 1945 dem in keiner Weise gerecht geworden war, wurde mit keinem Wort thematisiert. Die Selbststilisierung als Opfer der Politik hatte also auch nach 1945 Bestand.

Besser verlief zumindest die Zusammenarbeit mit den anderen Ärzteschaften der amerikanischen Zone. Mit Beginn des Jahres 1947 einigten sich die Kammern in Württemberg, Nord-Baden und Hessen auf die gemeinsame Herausgabe einer Standeszeitschrift, das *Südwestdeutsche Ärzteblatt*. Die Schriftleitung hatte weiterhin Wilhelm Metzger inne, er wurde aber nun von Theodor Dobler, Carl Oelemann und Theophil Rees als Vertreter der beteiligten Ärzteschaften unterstützt.[108] Die Redaktion und auch die mitwirkenden Mediziner der anderen Kammern sollten in der Folgezeit häufiger wechseln.[109] Mit Blick auf Baden-Württemberg waren somit alle Ärzteschaften mit Ausnahme der süd-badischen vertreten.[110]

Am engsten gestaltete sich die Zusammenarbeit zwischen den beiden württembergischen Ärztekammern unter der Leitung von Neuffer und Dobler. 1947 wurden zwei Württembergische Ärztetage[111] veranstaltet, der erste in Tübingen und einige Monate später in Stuttgart. Dort hatten sich am 17. September mehr als 800 Mediziner eingefunden.[112] Eines der bestimmenden Themen war die unsichere Rechtslage der nord-württembergischen Ärztekammer. Diese war nicht als rechtlicher Nachfolger der Ärztekammer Württemberg-Hohenzollern anerkannt worden und hatte deshalb den Status einer Körperschaft des öffentlichen Rechts erhalten. Aufgrund dieser Komplikationen hatte auch die gewünschte Berufsgerichtsbarkeit nicht genehmigt werden können. Deren Bedeutung war insbesondere im Hinblick auf die beständig steigende Zahl der in Württemberg ansässigen Ärzte betont worden – diese war im September 1947 auf mehr als 2700 angewachsen. Dafür mitverantwortlich war die große Zahl der ‚Flüchtlingsärzte', die allein unter den 1600 Kassenärzten mehr als 15 Prozent ausmachten.[113] Als provisorische Lösung wurde am 6. August 1947 vom Württembergisch-Badischen Ministerrat eine Entschließung (Ermächtigung) verkündet, welche den nord-württembergischen Standesvereinigungen u. a. die Berechtigung zur Einrichtung einer Berufsgerichtsbarkeit so lange zugestand, bis eine gesetzliche Regelung verabschiedet worden war.[114]

Insbesondere beim Ärztetag in Stuttgart trat die gewachsene Bedeutung von Neuffer für die württembergischen Mediziner zutage, war er doch als Redner sehr präsent,

---

107 Neuffer: Brauchen wir eine Ärztekammer? (1947), S. 25.
108 Schriftleitung: Zum Geleit! (1947).
109 So übernahm ab August Karl Erhard Weiss für wenige Monate die Schriftleitung, bevor Albrecht Schröder langfristig zum Nachfolger wurde. Schriftleitung: Wechsel (1947); Schriftleitung (1951).
110 Neuffer: Bezirks-Ärztekammer (1947).
111 Dobler (1947).
112 O. V.: Württembergischer Ärztetag (1947).
113 Scharpff (1947).
114 Bezirks-Ärztekammer Nord-Württemberg (1947).

während Gundert mehr und mehr in den Hintergrund trat. So hatte Neuffer unter anderem das „Gelöbnis der Ärzteschaft“[115] verlesen, das von jedem neuen Arzt abgelegt werden und in dem die Mediziner an ihre ethischen Grundsätze erinnert werden sollten. Ein weiterer Vortrag hatte den „Kampf der Ärzteschaft um die Freiheit ihres Berufs“[116] zum Inhalt.

Die Gründe für den schon im Vorfeld spürbaren Führungswechsel wurden spätestens bei den am 5. Oktober stattfindenden Wahlen für die nun als Bezirks-Ärztekammer Nord-Württemberg bezeichnete Standesvereinigung offenkundig. Gundert trat aufgrund einer Erkrankung nicht mehr an und an seiner statt wurde Neuffer gewählt. Dessen Stellvertreter wurde der Waiblinger Paul Schwoerer. Reinhardt behielt ihre Position als Schriftführerin, während Blersch Rechnungsführer wurde. Der Rest des Vorstandes bestand aus Eva Bock, Albrecht Gerhard, Karl Haag, Theodor Herrmann, Otto Jakober, Erich Knospe, Rudolf Reichle und Albrecht Schröder. Das neu genehmigte Berufsgericht bestand aus Robert Gaupp, Walter Scharpff und Hermann Steng. Am 15. November 1947 fand die erste Sitzung der neuen Kammer statt.[117]

Allerdings sollte dieser Zustand von kurzer Dauer sein, war doch schon im Vorfeld deutlich geworden, dass die Militärregierung die Organisationsform der Ärztekammern mit ihrer obligatorischen Mitgliedschaft ablehnte. Die Haltung der amerikanischen Stellen in dieser Frage war schon geraume Zeit bekannt gewesen.[118] Aber erst als die Militärregierung eine Änderung gefordert hatte, waren auch in Nord-Württemberg Gegenmaßnahmen ergriffen worden. Neben Eingaben, Vorsprachen bei Lieutenant Colonel Beckjord und Stellungnahmen der deutschen Ministerien[119] wurde, wie bereits beschrieben, Anfang 1948 eine Urabstimmung unter den Ärzteschaften der amerikanischen Zone (ausgenommen Bayern) durchgeführt. Von 2948 im Kammerbezirk Nord-Württemberg ansässigen Medizinern hatten 2659 abgestimmt. 2600 stimmten für die bisherige Form der Ärztekammer und 23 waren dagegen.[120] Auch darüber hinaus gab es 1948 organisationsrechtliche Veränderungen; so wurde der Name der Kammer unabhängig von ihrer Form erneut geändert. Nun bezeichnete man sich als Ärztekammer Nord-Württemberg.[121] Zudem gründeten die angestellten Ärzte einen Ableger des Marburger Bundes in Württemberg. Erster Vorsitzender wurde Jakober, sein Stellvertreter war Karl Eugen Zimmerle.[122]

---

115 O. V.: Gelöbnis (1947), S. 56; Scharpff (1947), S. 76.
116 Zit. n. Scharpff (1947), S. 78.
117 O. V.: Wahlergebnis (1947).
118 LÄK B-W, Film 62 Ordner 732; BÄ NW, Protokolle und Notizen über Sitzungen.
119 Neuffer u. a. (1947).
120 Neuffer: Ein Wort (1948).
121 O. V.: Beschlüsse (1948).
122 In der Folge wechselte der Vorsitz häufiger. So hatten auch Zimmerle, Erich Anhegger und Walter Windmiller zeitweise den Vorsitz inne. LABW StAL, EL 402/0 Bü 218.

Auch in der KV gab es größere Veränderungen. Diese war bis dato organisatorisch nicht klar von der Ärztekammer abgegrenzt gewesen. Mit der Änderung des Rechtsstatus der Kammer wurde beschlossen, dass sich dies nicht auch auf die KV auswirken sollte, weshalb man sich für eine Trennung entschied. Bei der Abstimmung am 4. September 1948 wurden auch hier Neuffer zum Vorsitzenden und Schwoerer zum Stellvertreter gewählt.[123] Nur einen Monat später folgten erneut Wahlen in der Ärztekammer. Dabei wurden auch die laut Wahlordnung vorgesehenen Vertreter verschiedener Interessensgruppen (nicht niedergelassene Ärzte, Ärztinnen, ‚Flüchtlingsärzte', leitende Krankenhausmediziner und Vertreter der Landesuniversität) hinzugewählt. Der engere Vorstand setzte sich nun aus Hans Neuffer, Paul Schwoerer, Erich Knospe, Erika Kopka-Jellinghaus, Theodor Dobler, Walter Pflüger und Otto Jakober zusammen, während Ottmar Benz, Fritz Glökler, Ilse Reinhardt, Albrecht Schröder und Werner Walz im erweiterten Vorstand saßen. Darüber hinaus wurden sechs weitere Ausschüsse besetzt.[124]

Keine zwei Wochen nach den Wahlen fand am 16. und 17. Oktober 1948 der 51. Deutsche Ärztetag, der erste seit 1931, in Stuttgart statt.[125] Neben Fragen nach dem Umgang mit der NS-Vergangenheit und einem Vortrag von Neuffer zu dem Thema „Der Arzt, seine Berufung und seine Berufsvertretung"[126] standen vor allem wirtschaftliche Aspekte auf der Tagesordnung[127]. Neben den Auswirkungen einer Sozialversicherungsreform hatten die Standesorganisationen ab Mitte des Jahres aber auch mit den Effekten der am 20. Juni 1948 wirksam werdenden Währungsreform zu kämpfen. Diese hatte nicht nur auf das Honorar massive Auswirkungen, sondern auch für eine Entwertung des angesammelten Kapitals der Fürsorge- und Versorgungseinrichtungen gesorgt.[128]

Das Jahr 1949 sollte nicht weniger ereignisreich für die nord-württembergische Ärzteschaft werden. Zunächst gab es eine Änderung in der Standeszeitschrift. Mit Beginn des Jahres sollte die hessische Ärzteschaft nicht mehr unter den Herausgebern des *Südwestdeutschen Ärzteblattes* vertreten sein. Dafür hatte man sich in Süd-Baden ausgesprochen, ebenfalls die Standeszeitschrift zu beziehen und bei ihr mitzuwirken. Diese Aufgabe übernahm für Süd-Baden zunächst der Präsident der dortigen Kammer, Hans Kraske.[129] Damit konnten nun alle vier Ärzteschaften in Baden und Württemberg ein gemeinsames Ärzteblatt beziehen. Die vier Schriftleiter trafen sich in unregelmäßigen Abständen und planten ein 14-tägiges Erscheinen des Blattes. Wirtschaftliche und technische Probleme hatten dem bisher entgegengestanden.[130]

---

123 O. V.: Kassenärztliche Vereinigung (1948); O. V.: Zusammensetzung (1948).
124 O. V.: Zusammensetzung (1948).
125 Mielke (1948).
126 Neuffer: Der Arzt (1948), S. 73.
127 O. V.: Kassenärztliche Vereinigung (1948); Mielke (1948).
128 Friedrich Langbein (1949); O. V.: Beschlüsse (1948).
129 Schriftleitung (1951).
130 Schriftleitung (1949).

Am 4. März 1949 bekam die Ärztekammer die Bestätigung dessen, was sich seit Monaten abgezeichnet hatte: Sie verlor die erst eineinhalb Jahre zuvor erhaltenen Rechte einer Körperschaft des öffentlichen Rechts wieder.[131] Dies bedeutete einen erheblichen Rückschlag im Hinblick auf die Bemühungen, nach 1945 erneut eine schlagkräftige Standesvertretung zu schaffen. Schon im September 1948 war der Befehl der Militärregierung Württemberg-Baden ergangen, dass etliche die Ärztekammer unmittelbar betreffende gesetzliche Grundlagen keine Anwendung mehr finden sollten. Für die tatsächliche Umsetzung dieses Befehls bedurfte es allerdings eines Erlasses durch das Innenministerium. Dieser war im Februar 1949 fertiggestellt und der Ärztekammer am 4. März zugestellt worden. Damit war klar, dass alle Proteste und Gegenvorschläge der Ärzteschaft ihre Wirkung verfehlt hatten. Der Kammer wurde für die Umsetzung der geforderten Anpassungen zunächst eine Frist bis zum 30. Juni zugestanden.[132]

Wenn auch höchst unzufrieden mit diesem Ausgang, so zeigte man sich doch vorbereitet.[133] Denn schon am 16. März hatte man sich in einer Vorstandssitzung auf die Neugründung als eingetragener Verein verständigt. Zukünftig sollte die Kammer unter der Bezeichnung „Ärztekammer Nord-Württemberg e. V." firmieren. Die Satzung sollte zeitnah auf einer außerordentlichen „Vollversammlung der Ärztekammer zusammen mit allen Stellvertretern und Vorsitzenden der Kreisärzteschaften"[134] ausgearbeitet werden. Ohne den Status als Körperschaft des öffentlichen Rechts besaß die Ärztekammer keine Hoheitsrechte mehr und neben der obligatorischen Mitgliedschaft entfielen insbesondere die Strafbefugnisse der Berufsgerichte, so dass diese kaum noch über wirksame Maßnahmen zur Disziplinierung von ärztlichem Fehlverhalten verfügten.[135] Am 14. Mai wurde beim zuständigen Amtsgericht die Eintragung in das Vereins-Register beantragt.[136]

Die konstituierende Sitzung der neuen Kammer fand am 23. Juli 1949 statt.[137] Dabei zeigte sich, dass ihr nur wenige Ärzte tatsächlich den Rücken gekehrt hatten. Nur 35 Mediziner hatten sich explizit dagegen entschieden, die enorme Mehrheit von 3181 Ärzten hatte sich hingegen zur Mitgliedschaft gemeldet.[138] Letztlich traten laut Neuffer 95 bis 98 Prozent der Ärzte Nord-Württembergs freiwillig ein.[139] Auch die Neuwahl verlief ohne Probleme bei einer Wahlbeteiligung von 71,7 Prozent. Insgesamt waren 64 Delegierte bestimmt worden. Von diesen sprachen sich 63 für Neuffer als Präsi-

---

131 Siehe dazu den Befehl der Militärregierung Württemberg-Baden vom 23. September 1948, dessen Umsetzung durch das Innenministerium im Februar und März 1949 erfolgt war. Neuffer (1949).
132 Neuffer (1949).
133 Schimmelpfennig (1949).
134 Neuffer (1949), S. 54.
135 Schimmelpfennig (1949).
136 LABW StAL, FL 300/31 IV Bü 120.
137 BÄ NW, Delegiertenversammlung (Wahlperiode 1949–1951 und 1951–1955).
138 Hämmerle (1949).
139 Neuffer (1955).

denten aus. Der neue Gesamtvorstand setzte sich zusammen aus Hans Neuffer, Paul Schwoerer, Erich Knospe, Gerhard Hämmerle, Ilse Reinhardt, Eugen Nübel, Otto Jakober, Werner Röken, Albrecht Schröder, Werner Walz und Siegfried Häußler.[140]

Obwohl die Kassenärztliche Vereinigung von der Änderung des rechtlichen Status der Kammer nicht direkt betroffen gewesen war, hatte sie 1949 aber ganz eigene Probleme. Neben den Krankenkassen als quasi natürlichem Gegenpol ärztlicher Interessen sorgten verschiedene ärztliche und bürgerliche Gruppierungen für Konflikte. Vor allem wurden einerseits sezessionistische Tendenzen unter den Medizinern und andererseits die Einmischung Dritter in Zulassungsfragen moniert. In einem nicht näher genannten württembergischen Ort hatte beispielsweise die Bürgerschaft das Recht eingefordert, den zur Kasse zuzulassenden Arzt selbst bestimmen zu dürfen. Dies wurde als Affront und direkter Angriff auf den Status der Ärzteschaft gewertet. Neuffer umschrieb die Situation als „Gewitter“[141], welches nicht vom Staat käme, „sondern von unten“[142]. Zudem hatte sich die KV mit zahlreichen Klagen über eine zu geringe Honorierung zu befassen. Unter den Ärzten, die sich besonders unzufrieden zeigten, waren viele, die am 20. Mai 1949 den Hartmannbund wieder ins Leben riefen.[143] Zum ersten Präsidenten wurde Theodor Dobler gewählt. Die Beziehung zwischen dem Hartmannbund und den Ärztekammern sollte sich in den nächsten Jahren überaus kompliziert darstellen.

1949 wurde rückblickend als „ein Jahr großer Unruhe“[144] in der Geschichte der Kammer wahrgenommen. Wesentlich ruhiger verlief der Anfang des Jahres 1950; dieser war geprägt von zahlreichen organisatorischen Arbeiten wie der Neufassung der Satzung und der Geschäfts- und Ehrenratsordnung. „Eine sehr lebhafte Erörterung“[145] hatte es bei den Debatten um eine Reform der Studien- und Approbationsordnung gegeben[146]. Mit zunehmender Zeit schien man sich mit der neuen Situation arrangiert zu haben, Forderungen nach einer Wiedererlangung des Status als Körperschaft des öffentlichen Rechts wurden zwar immer wieder geäußert, aber ohne konkrete Aussicht auf Erfolg standen andere Fragen im Fokus.[147]

Größere Bedeutung wurde der ärztlichen Weiterbildung beigemessen und regelmäßige Fortbildungstage in Stuttgart eingeführt. 1951 fanden beispielsweise von April bis Juli an vier Samstagen ganztägige Vortragsveranstaltungen statt. Dabei wurden Referenten aus dem ganzen deutschsprachigen Raum eingeladen.[148] Aber 1951 war auch

140 Hämmerle (1949).
141 Neuffer (1949), S. 55.
142 Neuffer (1949), S. 55.
143 LÄK B-W, Film 62 Ordner 732.
144 Neuffer (1955), S. 174.
145 Neuffer (1955), S. 174.
146 Neuffer (1955).
147 O. V.: Revision (1952).
148 Beispielsweise O. V.: Ärztliche Fortbildungstage (1951).

ein Wahljahr und dabei zeigte sich, wie wenig die nationalsozialistische Vergangenheit noch eine Rolle spielte. Bei den Vorstandswahlen zu den Kreisärzteschaften wurde beispielsweise in Backnang der sowohl formal als auch ideologisch belastete Alfred Bosler zum Vorsitzenden gewählt. Aber auch in anderen Kreisen waren ehemalige NSDAP-Mitglieder wieder in Führungspositionen gelangt.[149]

Ähnliches zeigte sich auch bei der nachfolgenden Ärztekammerwahl. Insgesamt 3194 wahlberechtigte Mediziner waren dazu aufgerufen. Mit 73 Prozent fiel die Wahlbeteiligung etwas höher aus, als dies 1949 der Fall gewesen war.[150] 67 Delegierte waren direkt zu wählen gewesen[151], zudem konnten noch drei bis acht weitere Vertreter laut Kammersatzung hinzugewählt werden. Neben Vertretern der verbeamteten Ärzte und des Stuttgarter Gesundheitsamtes[152] kamen jeweils ein Delegierter der süd-württembergischen Kammer und der Universität Tübingen, die ebenfalls stimmberechtigt waren, hinzu. Mit 68 von 70 abgegebenen Stimmen wurde Neuffer als Vorsitzender bestätigt. Bei der Wahl seines Stellvertreters kam es hingegen zu einer Kampfabstimmung zwischen Häußler und Schwoerer. Während der Sitzung sprachen sich namhafte Delegierte für Schwoerer und gegen Häußler aus, mit der Begründung, dass es „mit der Begeisterung allein“[153] nicht getan sei. Letztlich entschied Schwoerer das Votum mit 46 gegen 20 Stimmen für sich. Bei den Positionen der Rechnungs- und Schriftführer sowie der Vertreterin der Ärztinnen fielen die Wahlen wieder eindeutig aus.[154] Der Vorstand setzte sich zusammen aus Hans Neuffer, Paul Schwoerer, Erich Knospe, Gerhard Hämmerle, Roswitha Doch, Karl Zimmerle, Werner Röken, Nikolaus Busch, Karl Osterhage, Theodor Dobler und Helmuth Merkel.[155] Häußler war hier knapp nicht in den Vorstand gewählt worden.[156]

Häußler, der sich stark im Hartmannbund engagierte und später auch dessen Präsident werden sollte, sorgte mit seinen Positionen auch in der Folge immer wieder für größere Diskussionen in den Versammlungen der Kammer. Aber auch überregional bestimmten Konflikte mit Vertretern des Hartmannbundes immer wieder die Schlagzeilen der ärztlichen Presse. So kam es auf dem 54. Deutschen Ärztetag in München zu

149 O. V.: Vorstandswahlen (1951); BArch Berlin, R 9345.
150 BÄ NW, Delegiertenversammlung (Wahlperiode 1949–1951 und 1951–1955).
151 Die Namen eines jeden Delegierten wurden zunehmend nicht mehr im Ärzteblatt veröffentlicht, sondern man beschränkte sich auf die Bekanntgabe der Vorstände. Die Delegierten-Namen wurden per Rundschreiben der Ärzteschaft mitgeteilt. O. V.: Ergebnis (1951).
152 Weitere Hinzugewählte waren Herbert Graner als Vertreter des Vereins der beamteten Ärzte Nord-Württemberg, Albrecht Schröder als Delegierter des *Südwestdeutschen Ärzteblattes* und Maria Schiller als Vertreterin des Städtischen Gesundheitsamtes Stuttgart. O. V.: Ergebnis (1951); BÄ NW, Delegiertenversammlung (Wahlperiode 1949–1951 und 1951–1955).
153 BÄ NW, Delegiertenversammlung (Wahlperiode 1949–1951 und 1951–1955), o. Pag.
154 BÄ NW, Delegiertenversammlung (Wahlperiode 1949–1951 und 1951–1955).
155 O. V.: Ergebnis (1951).
156 BÄ NW, Delegiertenversammlung (Wahlperiode 1949–1951 und 1951–1955).

einem monatelangen „Ärztekrach“[157] aufgrund von Auseinandersetzungen zwischen Vertretern der KV und des Hartmannbundes[158].

Mit großem Interesse wurde auch die Volksabstimmung vom 9. Dezember 1951 in der nord-württembergischen Ärzteschaft verfolgt. Das Ergebnis war in den einzelnen Abstimmungsgebieten zwar sehr heterogen ausgefallen, aber eine Wiederherstellung der alten Aufteilung zwischen Baden und Württemberg war endgültig vom Tisch.[159] Dementsprechend wurden erneut Überlegungen für eine landesweite Kammer angestellt. Noch lauter wurden diese Stimmen, als die nord-badische Kammer ihren Status als Körperschaft des öffentlichen Rechts wiedererlangen konnte.[160] Ziel war ein neues Ärztekammergesetz, mit dem eine solide rechtliche Grundlage für eine Landesärztekammer geschaffen werden könnte.[161] Zu diesem Zweck wurde 1952 ein Ausschuss gebildet. Aus finanzieller Sicht gestaltete sich dieses Jahr erfreulich für die Ärzteschaft; so wurde die lange geforderte Erhöhung der Mindestsätze der gültigen Preußischen Gebührenordnung erreicht. Teilweise wurden diese um bis zu 50 Prozent angehoben und damit lange geäußerte ärztliche Forderungen erfüllt. Mit einem Erweiterungsbau auf dem Grundstück in der Jahnstraße in Stuttgart-Degerloch trug man auch der wachsenden Bedeutung der KV Rechnung. Zudem wurde die schon viele Jahre virulente Suchtproblematik angegangen und eine offizielle Beratungsstelle für süchtige Ärzte eingerichtet. Damit einher gingen zunehmende Bemühungen, den Betroffenen einen Ausweg anzubieten, anstatt mit repressiven Mitteln wie einem Approbationsentzug zu drohen.[162] Grund für größere Festivitäten bot der 60. Geburtstag von Neuffer. Dessen Bedeutung über die Grenzen des Ärztestandes hinaus wurde sowohl durch die zahlreichen Gratulationen aus Politik und Gesellschaft als auch durch die Verleihung des Professorentitels und die Ernennung zum Ehrensenator der Universität Tübingen deutlich.[163]

Neuffer war auch in der Folgezeit als Vermittler und einendes Element innerhalb der Ärzteschaft gefragt. Beispielsweise kam es erneut zu Verstimmungen zwischen Kammer und Hartmannbund, nachdem im Ärzteblatt berichtet worden war, dass Letzterer „auffällig gewirkt“[164] habe und dass zu viel „zum Fenster hinausgeredet worden“[165] sei. 1953 und 1954 dominierten die immer konkreter werdenden Planungen für

157 Schröder (1951), S. 202.

158 LÄK B-W, Film 62 Ordner 732.

159 https://www.baden-wuerttemberg.de/de/unser-land/geschichte/entstehung-des-suedweststaats/ (letzter Zugriff: 16.11.2022).

160 Die nord-badische Ärztekammer war aber nicht die einzige Kammer, die ihren Status zurückerhielt. Hämmerle (1952).

161 Neuffer (1955); Hämmerle (1952).

162 Neuffer (1955); Hämmerle (1952).

163 Schröder (1952); Mayer (1952).

164 BÄ NW, Delegiertenversammlung (Wahlperiode 1949–1951 und 1951–1955), o. Pag.

165 BÄ NW, Delegiertenversammlung (Wahlperiode 1949–1951 und 1951–1955), o. Pag.

die Landesärztekammer die Arbeit, und auch hier waren größere und kleinere Reibereien an der Tagesordnung.[166]

17.4 Die Entwicklung im Kammerbereich Süd-Baden

Die Trennung Badens in einen amerikanisch besetzten Norden und einen durch das französische Militär besetzten Süden war für Süd-Baden auch standespolitisch gesehen eine Zäsur. Vor 1945 war die ärztliche Standespolitik in Baden vor allem von den Vertretern aus Mannheim und Karlsruhe dominiert gewesen. Mit der Eigenständigkeit ging ein enormer Bedeutungszuwachs der Freiburger Ärzteschaft einher. Zunächst in Baden-Baden verortet, wurde Ende 1945 Freiburg zum Zentrum des neuen Landes Baden bestimmt.[167] In den Folgejahren kamen die wichtigsten süd-badischen Standespolitiker vor allem aus dieser Stadt.

Beim Wiederaufbau der ärztlichen Standesorganisation[168] stellte sich zunächst vor allem die Frage nach geeigneten Persönlichkeiten. Eine personelle Kontinuität stand in Anbetracht der Vorgaben der Militärregierung nicht zur Debatte. Ein erster unbelasteter Mediziner, der sich der Reorganisation der ärztlichen Vereinigung annahm, war der Augenarzt Alexander Roesen. Wie Alois Geiger in Nord-Baden versah Roesen zunächst nebenamtlich die Stelle eines Medizinalreferenten in der Abteilung für das Gesundheitswesen der Militärregierung (Section Santé Publique).[169] Damit war er Schnittstelle zwischen Ärzteschaft und der französischen Militärregierung. Schon nach kurzer Zeit wurde aber deutlich, dass die Referentenstelle hauptamtlich besetzt werden müsste. Hierfür wurde der praktische Arzt Friedrich Pitsch ausgewählt. Dieser stand aufgrund seiner offen pazifistischen Einstellung und seiner Zugehörigkeit zu einer Freimaurerloge nicht im Verdacht, sich in der NS-Zeit belastet zu haben. Darüber hinaus war er 1940 von einem in seiner Praxis angestellten Hilfskassenarzt denunziert worden.[170] Pitsch entschied sich, die Stelle als Leiter des Gesundheitswesens im Ministerium des Innern[171] anzunehmen, obwohl er sich inzwischen eine weitaus einträglichere Praxis aufgebaut hatte[172].

Pitsch und Roesen waren in der Anfangszeit die maßgeblichen Mediziner bei der Errichtung einer neuen süd-badischen Ärztekammer. Nach kurzer Zeit stieß Hans

166 Neuffer (1955).
167 Siehe beispielsweise Matz (2003).
168 Zur Geschichte der Bezirksärztekammer Süd-Baden siehe Schwamm/Bezirksärztekammer Südbaden (2021).
169 LABW StAF, F 30/1 Bü 1627.
170 LABW StAF, D 180/2 Bü 652.
171 LABW StAF, C 20/1 Bü 758.
172 LABW StAF, F 30/1 Bü 1627.

Kraske hinzu.[173] Dieser war seit 1. August 1945 Chefarzt im städtischen Krankenhaus in Emmendingen[174] und wurde bis zu den ersten offiziellen Wahlen kommissarischer Leiter der neuen Standesvereinigung[175].

Neben der Entnazifizierung war das Jahr 1946 bestimmt von den Bestrebungen, funktionierende organisatorische Strukturen aufzubauen. Örtlicher Ausgangspunkt war die Villa Cremona[176] des 1939 verstorbenen Bankiers Oscar Mez[177]. Die Villa war von Roesen kurz vor Kriegsende als Ausweichquartier für seine Klinik genutzt worden.[178] Zunächst standen der Kammer, der Freiburger Bezirksvereinigung und der Abrechnungsstelle nur drei Räume zur Verfügung. Rückblickend monierte Kraske zudem, dass „sich damals nur ein sehr kleiner Kreis von Ärzten ernsthaft an der Diskussion über Aufbau und Satzung beteiligt“[179] hätte.

Trotz dieser Schwierigkeiten konnte am 31. Juli 1946 durch Anordnung der Militärregierung die Errichtung von Landesärztekammer, Landeszahnärztekammer und Landesapothekerkammer als Körperschaften des öffentlichen Rechts verkündet werden. Vor allem Probleme mit der Niederlassung und die Überfüllung des ärztlichen Berufs wurden als maßgebliche Gründe für die Schaffung der Kammern angeführt: „Eine reibungslose Tätigkeit kann nur bei einwandfreiem Arbeiten der Standesaufsicht und der Berufsgerichtsbarkeit erwartet werden.“[180] Bis zu einer in Arbeit befindlichen gesetzlichen Regelung sollte aber noch etwas Zeit vergehen. Am 14. August fand die offizielle „Eröffnung der Ärzte-, Zahnärzte- u. Apothekerkammern von Mittel- und Südbaden“[181] statt[182]. In seiner Eröffnungsrede ließ Pitsch die vergangenen Monate und Jahre Revue passieren. Er erinnerte die versammelten Vertreter der Heilberufe an ihre Rolle während der NS-Zeit. Zwar reproduzierte auch er das Narrativ, dass sich nur wenige Ärzte aktiv im Nationalsozialismus hervorgetan hätten[183], kritisierte aber insbesondere diejenigen, die sich widerstandslos den Machthabern untergeordnet und dadurch das System mitgetragen hatten: „Anders verhält es sich allerdings mit der großen Zahl derjenigen, die ahnungslos der deutschen Unfähigkeit politisch zu denken,

173 O. V. (1973).
174 LABW StAF, C 25/8 Bü 994.
175 LABW StAF, C 5/1 Bü 1012.
176 http://www.alt-freiburg.de/villa_cremona.htm (letzter Zugriff: 16.11.2022).
177 https://www.badische-zeitung.de/ein-herrliches-haus-voller-musik--186595618.html (letzter Zugriff: 16.11.2022).
178 Schwamm/Bezirksärztekammer Südbaden (2021), S. 70.
179 Zit. n. O. V.: 1. Abgeordnetenversammlung (1951), S. 216.
180 LABW StAF, C 5/1 Bü 1012, o. Pag.
181 LABW StAF, C 20/1 Bü 758, o. Pag.
182 Schriftleitung: Notiz (1946).
183 „Nur wenige Angehörige der akademischen Heilberufe in unserem Lande sind nationalsozialistische, politische Aktivisten gewesen, und es waren dies meistens solche, die ihren Beruf verfehlt hatten.“ LABW StAF, C 20/1 Bü 758, o. Pag.

ihren Tribut zahlten, die, wie die meisten Deutschen, den Extremen sich hingebend, nicht zu unterscheiden vermochten, was möglich und was unmöglich ist."[184] Diese Ärzte trugen in den Augen von Pitsch Schuld an den Zuständen der Nachkriegszeit: „Was wir heute durchmachen müssen ist die Folge mißleiteten [sic!] Autoritätsglaubens, kritikloser Annahme politischer Dogmen, die sich auf unseren Minderwertigkeitsgefühlen aufbauen."[185] Er äußerte aber die Hoffnung, dass die Ärzteschaft daraus ihre Lehren ziehen[186] und sich zukünftig nicht von nationalistischen Ideologien verführen lassen würde: „Es ist eigenartig, und es hat schließlich zu den größten Verirrungen geführt, daß sich auch der Arzt mit dem Begriff Deutschland personifizierte im Dritten Reich. Es gibt kein nationales Arzttum, sondern das Arzttum muß immer übernational sein."[187]

Die Zusammenarbeit mit Pitsch sollte sich als überaus positiv für die Bestrebungen der süd-badischen Ärzteschaft herausstellen. Dementsprechend wurde dessen Tod 1952 als großer Verlust wahrgenommen.[188]

Die erste Versammlung der neuen Kammer fand am 16. November 1946 statt und hatte 16 Teilnehmer. Neben Kraske als kommissarischem Leiter waren dies Friedrich Pitsch, Alexander Roesen, Eddy Schacht, Max Hedinger, Walter Spranger, Willy Studer, Bernhard Dietrich, Herbert Freudemann, Josef Kirner, Fritz Edelmann sowie fünf Verwaltungsfachleute. Wichtigste Themen waren die Niederlassungsfrage und die schnell anwachsende Zahl an Ärzten in Süd-Baden. Zudem wurde die Verteidigung ärztlicher Rechte gegenüber allzu großen staatlichen Eingriffen sowie eine Hochhaltung ärztlicher Werte betont.[189]

Bis zur ersten Ärztekammerwahl sollte allerdings noch fast ein Jahr vergehen. Grund dafür waren chaotische Zustände in der Verwaltung[190] und die mehrfach geänderten Entnazifizierungsrichtlinien, die eine personelle Kontinuität erheblich erschwerten. Erst am 8. November 1947 war der Interimszustand beendet und der erste gewählte Vorstand der süd-badischen Kammer mit Kraske an der Spitze und Oscar Meroth als seinem Stellvertreter konnte verkündet werden.[191]

---

184 LABW StAF, C 20/1 Bü 758, o. Pag.

185 LABW StAF, C 20/1 Bü 758, o. Pag.

186 „Sie werden vielleicht nicht verstehen können, daß ich bei der heutigen Gelegenheit auf diese Dinge zu sprechen komme. Aber es müssen solche Selbstverständlichkeiten immer wieder, sine ira et studio, erörtert werden. Es geht nicht gegen unsere Ehre, uns zu bemühen, uns selbst zu erkennen, auf daß wir aus dem Vergangenen und der Gegenwart heilsame Lehren ziehen." LABW StAF, C 20/1 Bü 758, o. Pag.

187 LABW StAF, C 20/1 Bü 758, o. Pag.

188 Aber auch außerhalb der Ärzteschaft hatte sich Pitsch offenkundig großer Beliebtheit erfreut, wie zahlreiche Beileidsbekundungen und Nachrufe, beispielsweise von Vertretern der anderen Heilberufe, bezeugen. Landesärztekammer Baden (1953); LABW StAF, F 30/1 Bü 1627.

189 Schwamm/Bezirksärztekammer Südbaden (2021), S. 81.

190 O. V.: Wahlen (1951).

191 Schwamm/Bezirksärztekammer Südbaden (2021), S. 218.

Tab. 22 Die Besetzung Ärztekammer in Süd-Baden (1947)

Baumgartner, Werner	Konstanz
Edelmann, Fritz	Lörrach
Fähndrich, Wilhelm	Baden-Baden
Freudemann, Herbert	Offenburg
Haas, Walter	Konstanz
Häßler, Johann	Villingen
Janssen, Sigurd	Universität Freiburg
Katz, Friedrich	Offenburg
Kirner, Josef	Waldshut
Kraske, Hans	Freiburg
Meroth, Oscar	Villingen
Müller, Christian	Baden-Baden
Müller, Hermann	Waldshut
Studer, Willy	Freiburg
Van de Loo, Heinrich	Freiburg

Auch für den neugewählten Vorstand war die dringlichste Frage, wie das Problem des starken Zustroms an Ärzten nach Süd-Baden gelöst werden könnte.[192]

Insbesondere die nicht zur Kasse zugelassenen Mediziner zeigten sich aber unzufrieden mit der neuen Standesvereinigung. So verfassten 400 Jungärzte einen Notaufruf und positionierten sich vor allem gegen die zahlenmäßig vielfach nach Baden emigrierten Ärzte aus ehemals preußischen Gebieten. In einem an diverse staatliche Stellen gerichteten Schreiben wandten sich auch nicht näher identifizierte „Freunde der moralischen Aufrüstung"[193] gegen die Ärztekammer. Darin wurde als eine der Ursachen für die schlechte Situation der jungen Mediziner „die ebenfalls preußisch eingestellte Ärztekammer, die eine grosse Mitschuld an der Überfremdung und dem Notstand durch ihre grosszügige Zulassung der Nichtbadener trägt"[194], ausgemacht. In dem Notaufruf wurden neben zahlreichen Klagen auch Lösungsvorschläge gemacht. Diese richteten sich neben den nichtbadischen Ärzten auch gegen Ärztinnen. So forderte man unter anderem: „Die Herausgabe einer Verfügung, die die Ausübung des ärztlichen Berufes durch verheiratete Frauen untersagt, wenn der Ehemann beruflich tätig ist und ein ausreichendes Einkommen hat."[195] Dieselben Versuche hatte es schon

192 O. V.: 1. Abgeordnetenversammlung (1951).
193 LABW StAF, C 5/1 Bü 1013, o. Pag.
194 LABW StAF, C 5/1 Bü 1013, o. Pag.
195 LABW StAF, C 5/1 Bü 1013, o. Pag.

in Nord-Baden und Nord-Württemberg gegeben. Sowohl Kammer als auch Gesundheitsverwaltung bemühten sich um die Schaffung von neuen Stellen, konnten aber nur überschaubare Fortschritte vermelden.[196]

Größeren Erfolg hatte die Kammer bei der Frage nach einem Ärzteblatt für Süd-Baden. Man entschied sich für den Bezug und die Mitwirkung am *Südwestdeutschen Ärzteblatt* und rückte dadurch zumindest in dieser Hinsicht mit den anderen Ärzteschaften zusammen.[197] Durch den Wegfall der hessischen Mediziner war die Zeitschrift damit de facto zum baden-württembergischen Ärzteblatt geworden.

Positiv verlief auch die Arbeit im Hinblick auf ein „Landesgesetz über Kammern für Ärzte, Zahnärzte, Apotheker und Dentisten“[198]. Nach mehreren Überarbeitungen konnte das Ministerium des Innern Ende 1948 einen Entwurf vorlegen. Diesem wurde am 16. Februar 1949 von der Landesregierung in ihrer 71. Sitzung zugestimmt.[199] Am 27. Mai wurde das Gesetz vom Landtag beschlossen, womit die süd-badische Ärztekammer nun auch rechtliche Sicherheit hatte.[200] Tendenzen, den Kammern der Heilberufe ihren Status als Körperschaften des öffentlichen Rechts zu entziehen, hatte es in der französischen Besatzungszone nicht gegeben. Im Gegensatz zu den Amerikanern war den Franzosen diese Art der Gesundheitsverwaltung nicht fremd und erschien entsprechend auch nicht rechtswidrig bzw. undemokratisch.[201]

Das Bild der Ärztekammern nach 1945 zeigte sich in rechtlicher Hinsicht als heterogener Flickenteppich, der dem Zustand vor 1933 ähnelte. Eigene Regelungen der Länder oder innerhalb der Besatzungszonen dominierten das Bild. Um von vornherein keine Verbindung mit NS-Recht zu haben, orientierte man sich vielfach an Gesetzen, die schon vor 1933 gegolten und sich bewährt hatten. Dasselbe galt auch für die Ehrengerichtsordnung, die sich eng an der schon 1906 für ganz Baden eingeführten Regelung orientierte.[202] Aufgrund ihres Umfangs wurde sie erst einige Monate nach dem Kammergesetz am 1. Dezember 1949 beschlossen.[203] Wie sehr die Berufsgerichtsbarkeit benötigt wurde, zeigte sich allein dadurch, dass in den nächsten anderthalb Jahren 55 Ehrengerichtsverfahren behandelt werden mussten.[204]

Andernorts nahm die Zahl der Verfahren rapide ab. Mit dem Ende der Entnazifizierungsmaßnahmen und dem Auslaufen zahlreicher durch die Spruchkammern verhängter Bewährungsstrafen drängten zusehends wieder nationalsozialistisch belastete Ärzte in die Standespolitik. Erschwerend kam hinzu, dass sich nur wenige in den Ver-

---

196 LABW StAF, C 5/1 Bü 1013.
197 O. V.: Bezug (1949).
198 LABW StAF, C 5/1 Bü 1012, o. Pag.
199 LABW StAF, C 5/1 Bü 1012.
200 *Badisches Gesetz- und Verordnungsblatt* 4 (1949), S. 267 f.
201 Siehe auch Schwamm/Bezirksärztekammer Südbaden (2021), S. 92.
202 LABW StAF, C 5/1 Bü 1012.
203 *Badisches Gesetz- und Verordnungsblatt* 4 (1949), S. 508–513.
204 O. V.: 1. Abgeordnetenversammlung (1951).

einigungen engagieren wollten und besonders belastete Mediziner, die über standespolitische Erfahrung verfügten, ohne großes Aufheben wieder integriert wurden. So wird auch die wieder zunehmende Aktivität des ehemaligen Vorsitzenden der Freiburger Ärzteschaft und nach 1945 zeitweise inhaftierten Eduard Eschbacher erklärbar. Dieser hatte nach dem Tod von Josef Haal die Leitung der Bezirksvereinigung übernommen und war zusammen mit dem als Praxis-Stellvertreter von Haal beschäftigten Bernhard Villinger Ende der 1930er Jahre zur standespolitisch bedeutendsten Persönlichkeit in Freiburg geworden. Anfang der 1950er Jahre sollte dies erneut der Fall werden. Die im Sommer 1951 stattfindende Ärztekammerwahl markierte die Rückkehr von Eschbacher und Villinger an die Spitze der Freiburger Ärzteschaft, nun allerdings in umgekehrter Reihenfolge. Aber auch andernorts zeigte sich, wie sehr es zur neuen Normalität geworden war, dass belastete Mediziner wieder standespolitischen Einfluss nehmen konnten. Sowohl unter den Vorsitzenden der Bezirksvereinigungen, den Delegierten als auch in zahlreichen Fachausschüssen fand sich eine Vielzahl ehemaliger NSDAP-Mitglieder wieder. Mit der Wahl 1951 war die Quote an zumindest formal durch ihren Eintritt in die NSDAP oder ihr angeschlossene Organisationen belasteten Ärzten sprunghaft angestiegen und betrug beispielsweise für den Vorstand der südbadischen Ärztekammer über 60 Prozent.[205] Die Urteile im Rahmen der Entnazifizierungsverfahren spielten keine Rolle mehr und man hatte mit der NS-Zeit zumindest nach außen hin abgeschlossen. Intern aufkeimende Fragen zur Vergangenheitsbewältigung kamen zwar mitunter auf, es wurde aber sorgsam darauf geachtet, dass diese nicht in die Öffentlichkeit gerieten und für negative Presse hätten sorgen können.[206] Dies lag nicht zuletzt am neuen und alten Präsidenten der Ärztekammer. Kraske bemühte sich darum, Konflikte möglichst zu vermeiden, und wenn dies nicht gelang, sie doch zumindest intern zu klären: „Mir aber liegt es, Unruhe zu vermeiden und Unordnung zu beseitigen. Meine Aufgabe war es, zu bewahren und zu halten."[207] Nicht in der Ärzteschaft für Konflikte sorgte hingegen die Frage, ob Baden und Württemberg in ihren alten Grenzen wiederhergestellt oder ob ein vereinter Südweststaat gegründet werden sollte. Eine erste Probeabstimmung hatte gezeigt, dass einzig Süd-Baden mehrheitlich gegen die Vereinigung in einem gemeinsamen Staat war.[208] Daran hatte sich im Süden Badens auch mehr als ein Jahr später noch nichts geändert und nur 37,8 Prozent der Wähler stimmten für den Südweststaat.[209] In den drei anderen Abstim-

---

205 Schwamm/Bezirksärztekammer Südbaden (2021), S. 91.

206 LÄK B-W, Film 66 Ordner 773.

207 Zit. n. O. V.: 1. Abgeordnetenversammlung (1951), S. 218.

208 O. V. (2006).

209 https://www.landeskunde-baden-wuerttemberg.de/gruendung-baden-wuerttembergs#c85026 (letzter Zugriff: 16.11.2022).

mungsgebieten fiel das Votum allerdings deutlich zugunsten eines Zusammenschlusses aus. Im Vorfeld war jedoch ausgehandelt worden, dass es nicht in allen Landesteilen der Zustimmung bedurfte, sondern es ausreichen sollte, wenn in drei der vier für den Zusammenschluss gestimmt werden würde.[210]

Erwartungsgemäß machte sich in Süd-Baden das Gefühl breit, dass man gegen seinen Willen in eine neue Partnerschaft gezwungen werden würde. Auch innerhalb der Ärzteschaft wurde dies vielfach so empfunden. Entsprechend befeuerten die Pläne für eine baden-württembergische Landesärztekammer die Sorgen vor einem Verlust der erst gewonnenen Souveränität zusätzlich.[211] Allerdings hatte die Landesregierung deutlich gemacht, dass sie keine vier Ärztekammern mit unterschiedlicher Ausprägung (rechtliche Grundlagen, Satzungen etc.) akzeptieren würde.[212]

17.5 Die Entwicklung im Kammerbereich Süd-Württemberg

In Süd-Württemberg gelang der Wiederaufbau einer funktionsfähigen Standesvereinigung ohne große Schwierigkeiten. Maßgeblich dafür verantwortlich waren zwei Faktoren bzw. zwei ärztliche Persönlichkeiten. Beide galten als unbelastet und boten in den Augen der französischen Militärregierung am meisten Gewähr für einen demokratischen Neuaufbau der organisierten Ärzteschaft. Dabei handelte es sich zum einen um Theodor Dobler, der zum Direktor des Gesundheitswesens ernannt worden war. Ein erheblicher Faktor hierfür war seine Rolle bei der Übergabe von Tübingen. Die zweite Person war der ehemalige Vorsitzende der württembergischen Ärztekammer, Friedrich Langbein. Dieser war nie in die NSDAP eingetreten und auch sonst nach 1933 nicht mehr standespolitisch aktiv gewesen, weshalb er auch schon im September 1945 zum Vorsitzenden des ärztlichen Vereins in Reutlingen und des lokalen Zulassungsausschusses ernannt worden war.[213] Auf Betreiben von Dobler erklärte sich die Gesundheitsabteilung der Militärregierung zudem im November mit der Bildung eines vorläufigen Ärztekammer-Ausschusses einverstanden.

Einem Schreiben Doblers vom 7. Dezember 1945 nach setzte sich der Ausschuss folgendermaßen zusammen:[214]

---

210 https://www.baden-wuerttemberg.de/de/unser-land/geschichte/entstehung-des-suedweststaats/ (letzter Zugriff: 16.11.2022).

211 Beispielsweise Schwamm/Bezirksärztekammer Südbaden (2021), S. 93 f.

212 BÄ NW, Vorstandsprotokolle Januar 1952 – März 1955.

213 LABW StAS, Wü 40 T 29 Bü 183.

214 LABW StAS, Wü 40 T 29 Bü 180.

Tab. 23 Die Besetzung des vorläufigen Ärztekammer-Ausschuss in Süd-Württemberg (1945)

Albrecht, Walther	Universität Tübingen
Bihl, Konrad	Rottweil
Bippus, Adolf	Ravensburg
Camerer, Paul[215]	Freudenstadt
Dopfer, Hans	Sigmaringen
Grauer, Hugo	Tübingen
Haldenwang, Otto	Balingen
Haßlinger, Nikolaus[216]	Friedrichshafen
Huwald, Walter	Tübingen
Langbein, Friedrich	Pfullingen
Langreder, Wilhelm[217]	Tübingen
Rapp, Karl	Biberach

Im Vergleich zu einem fünf Tage zuvor an die Militärregierung gerichteten Schreiben hatte es noch einige Änderungen gegeben: Drei Ärzte[218] waren gestrichen oder ersetzt worden. Zudem war als Vertreter der KV Württemberg der Stuttgarter Manfred Breuninger als Mitglied geplant.[219]

Den Vorsitz hatte Langbein inne, sein Stellvertreter wurde Huwald, der gleichzeitig Vertreter der Medizinalbeamten war. Albrecht saß für die medizinische Fakultät der Universität Tübingen im Ausschuss, Langreder für die Jungärzte. Die anderen waren alle die jeweiligen Vertreter ihrer Kreisvereinigungen.

Binnen kürzester Zeit wurde der Ausschuss zudem um weitere Mediziner erweitert. Ende Januar war beispielsweise Artur Walder aus Schömberg hinzugekommen. Zudem war Fritz Polzien[220] zum geschäftsführenden Arzt ernannt worden. Auf ihn sollte nach kurzer Zeit Walther Gärtner[221] folgen[222].

---

215 In der Quelle fälschlicherweise Kammerer geschrieben.

216 In der Quelle Hasslinger, sonst Haßlinger. Siehe auch LABW StAS, Wü 40 T 29 Bü 208.

217 Als Vertreter der Jungärzte in der Kammer. Langreder war zu diesem Zeitpunkt an der Universitäts-Frauenklinik in Tübingen beschäftigt. Langreder (1949).

218 Dies waren der als Vertreter für den Kreis Nagold vorgeschlagene Eugen Bilger, der anstatt Haßlinger aufgeführte Willy Mißmahl aus Riedlingen sowie Josef Zander, der ursprünglich als Delegierter der Jungärzte angedacht gewesen war. Während bei Mißmahl und Bilger ihre NSDAP-Mitgliedschaften Ursache für die Änderungen gewesen sein könnten, müssen bei Zander andere Gründe ausschlaggebend gewesen sein. BArch Berlin, R 9345.

219 LABW StAS, Wü 40 T 29 Bü 180.

220 Siehe auch LABW StAS, Wü 13 T 2 Bü 2095/013.

221 BÄ NW, Protokolle und Notizen über Sitzungen. Siehe auch Schmid (1952).

222 Basierend auf Teilnehmerliste in BÄ NW, Protokolle und Notizen über Sitzungen.

Schon früh entschied man sich in Süd-Württemberg, wieder den Kontakt zur in der amerikanischen Zone liegenden nord-württembergischen Ärzteschaft herzustellen. Am 23. Januar 1946 nahmen mit Hermann Gundert und Manfred Breuninger zwei Vertreter aus Nord-Württemberg an einer Arbeitstagung des Ärztekammer-Ausschusses teil. Dabei wurden sowohl die Grundlage für ein neues Ärztekammergesetz als auch die Neuauflage des Ärzteblattes diskutiert.[223]

Dies gelang zeitnah und schon in der ersten Ausgabe im April 1946 berichtete Dobler ausführlich über die seit Kriegsende ergriffenen Maßnahmen in Süd-Württemberg. Besonderer Fokus lag auf der Aus- und Weiterbildung der während des Krieges überhastet approbierten jungen Ärzte. Dieselbe Problematik hatte sich schon nach dem Ersten Weltkrieg ergeben. Diese oft notapprobierten Ärzte hatten manchmal erhebliche theoretische und praktische Lücken und ihre Berufserfahrung beruhte mitunter nur auf ihrer Tätigkeit im Militärdienst. Um dieses Problems Herr zu werden, wurden spezielle Ausbildungskurse eingeführt, deren Bestehen Voraussetzung für eine Niederlassung in Süd-Württemberg war. Zudem war der Wiederaufbau einer ärztlichen Versorgungskasse in Angriff genommen worden.[224]

Am 23. Juli 1946 wurde dem bis dato vorläufigen Kammerausschuss durch eine Anordnung auch die rechtliche Grundlage gegeben. Wieder in Kraft getreten war zudem die alte Ehrengerichtsordnung aus dem Jahr 1928.[225] Zudem war Dobler inzwischen von seinem Posten als Direktor des Gesundheitswesens zurückgetreten und stattdessen stellvertretender Präsident der Ärztekammer geworden. Damit hatte er quasi die Rollen mit Huwald getauscht, der die ehemalige Position von Dobler übernahm.[226] In der Kammer war Huwald aber weiterhin vertreten. Auch darüber hinaus hatte es einige personelle Veränderungen, die überwiegend auf die Entnazifizierung zurückzuführen waren, gegeben.[227]

Ein weiterer wichtiger Punkt, der Ende September 1946 besprochen wurde, war die Bildung von ärztlichen Kreisvereinen. Langbein sprach sich zudem dafür aus, dass zukünftig mindestens eine Ärztin als Delegierte in der Ärztekammer vertreten sein sollte. Dazu sollten neben den 17 in den Kreisvereinen gewählten Delegierten zusätzlich sieben Vertreter über eine Landesliste bestimmt werden, um hier Interessensgruppen wie die Jungärzte, Krankenhausmediziner und die Ärztinnen[228] berücksichtigen zu können[229]. Zum Abschluss wurde noch die Möglichkeit einer offiziellen Zusammenarbeit mit der nord-württembergischen Ärzteschaft besprochen. Allerdings musste Neuffer

---

223 BÄ NW, Protokolle und Notizen über Sitzungen.
224 Friedrich Langbein (1946); BÄ NW, Protokolle und Notizen über Sitzungen.
225 BÄ NW, Protokolle und Notizen über Sitzungen.
226 LABW StAS, Wü 80 T 1–2 Bü 134.
227 BÄ NW, Protokolle und Notizen über Sitzungen.
228 In Süd-Württemberg war schon 1947 und damit weit vor dem „Deutschen Ärztinnenbund" ein „Ärztinnenverband in Württemberg" gegründet worden. LABW StAS, Wü 40 T 29 Bü 361; O. V. (1950).
229 BÄ NW, Protokolle und Notizen über Sitzungen.

hier die schlechte Nachricht überbringen, dass die Militärregierung in Nord-Württemberg eine Kooperation mit Ärztekammern anderer Besatzungszonen untersagt hatte. Entsprechend müsse die Zusammenarbeit sich auf die private Ebene beschränken. Zumindest die regelmäßige Teilnahme an den Tagungen der jeweils anderen Ärzteschaften wurde für die Zukunft festgehalten.[230] Neben der schon bestehenden Kooperation mit der nord-württembergischen Kammer bemühte man sich in Süd-Württemberg zunehmend auch, den Kontakt zur süd-badischen Ärzteschaft herzustellen. Dies resultierte in der Gründung einer eigenen Arbeitsgemeinschaft.[231]

Wie in anderen Ärzteschaften hatte sich auch die süd-württembergische Standesorganisation in der unmittelbaren Nachkriegszeit vielfach mit der ungeregelten Niederlassung von Medizinern aus anderen deutschen Ländern auseinanderzusetzen. Auch in Süd-Württemberg wurde vor allem der Zuzug von Ärzten aus dem Norden Deutschlands als Problem ausgemacht. Dies führte regelmäßig zu Konflikten zwischen Medizinern, aber auch mit den Behörden. Insbesondere das Verhalten einiger Landräte war der Kammer ein Dorn im Auge. So kam es immer wieder vor, dass diese den eigentlich vorgesehenen Weg zur Zulassung missachteten. Dabei wurden auch bestehende Konflikte zwischen den Kreisniederlassungsausschüssen und dem zentralen Niederlassungsausschuss in Tübingen ausgenutzt, meist dadurch, dass die rangniedrigere Instanz übergangen oder deren Entscheidung ignoriert wurde. Einer dieser Fälle sollte einen späteren Präsidenten der Landesärztekammer betreffen. Dabei handelte es sich um Bernhard Degenhard[232], der in Eberhardzell im Landkreis Biberach zugelassen worden war. Degenhard hatte sich dabei in den Augen des Kreisniederlassungsausschusses alles andere als korrekt verhalten:

> Auf Grund der Prüfung nach den obengenannten Punkten hat der Kreisniederlassungsausschuss in nachfolgenden Fällen den Antrag auf Zulassung abgelehnt: 1. Im Fall Degenhard – Eberhardszell [sic!] –, weil der Bewerber nicht wahrheitsgetreue Angaben gemacht, wilde Praxis betrieben und diese trotz Verwarnung durch das Gesundheitsamt weiter ausgeübt, also illegal gehandelt hat. Als Norddeutscher, gebürtig von Essen, unter das Rückführungsgesetz fallend, in seine Heimat zurückkehren muss. [sic!][233]

Da Degenhard zudem die Verwarnung des Gesundheitsamtes ignoriert hatte, wurde als Strafe ein „Entzug der Berechtigung zur Berufsausübung in Württemberg-Süd auf eine bestimmte Zeit“[234] gefordert. Trotz der Ablehnung des Kreisniederlassungsausschusses hatte der zentrale Niederlassungsausschuss in Tübingen Degenhard nachträglich zugelassen. Dagegen wurde entsprechend scharfer Protest erhoben, „weil man

230 BÄ NW, Protokolle und Notizen über Sitzungen.
231 O. V.: Wahlergebnis (1949), S. 29 f.
232 Beispielsweise O. V. (1970).
233 BÄ NW, Protokolle und Notizen über Sitzungen, o. Pag.
234 BÄ NW, Protokolle und Notizen über Sitzungen, o. Pag.

sonst solche als Belohnung dafür ansehen müsse, dass sie trotz der Verwarnung durch das Gesundheitsamt wilde Praxis weiter ausgeübt, somit illegal gehandelt und sich strafbar gemacht haben; dazu komme noch bei Degenhard [...] ein unehrenhaftes Verhalten [...]."[235] Nennenswerte Folgen hatten die Proteste allerdings nicht. Degenhard verblieb im Kreis Biberach und wurde binnen kurzer Zeit auch standespolitisch aktiv.[236]

Der Beginn des Jahres 1947 war von den Vorbereitungen auf die erste demokratische Ärztekammerwahl seit anderthalb Jahrzehnten bestimmt. Als Wahltermin war der 19. Februar avisiert worden[237], allerdings kam es unter anderem aufgrund von Unstimmigkeiten mit der Militärregierung zu einer Verschiebung. So hatte diese einige namhafte Standespolitiker aufgrund ihrer nationalsozialistischen Vergangenheit als nicht wählbar abgelehnt. Unter ihnen waren beispielsweise mit Konrad Bihl und Herbert Graner zwei Gründungsmitglieder der bisherigen Ärztekammer. Dabei zeigte sich, wie gründlich die Entnazifizierung in den ersten beiden Jahren geplant gewesen war. Bihl wurde augenscheinlich aufgrund seiner Mitgliedschaft im NSKK und Graner wegen seines Anwärterstatus für die NSDAP abgelehnt. Letztlich wurde die Wahl zunächst verschoben.[238]

Damit stand fest, dass zum Württembergischen Ärztetag am 19. April in Tübingen noch nicht die neugewählte Kammer präsentiert werden konnte. Im Vergleich zu den Großveranstaltungen der 1920er Jahre wurde deutlich, dass die Zeit für ausgiebige Festivitäten noch nicht wieder gekommen war. Ein stark verkürztes Programm beschränkte sich auf wenige allgemeine, überwiegend mit organisatorischen Themen befasste Vorträge.[239] Trotzdem erschien eine derart große Zahl an Ärzten, dass das Auditorium der Universität Tübingen kaum ausreichte, um alle aufzunehmen.[240] Eine Abendveranstaltung war nicht vorgesehen und zum gemeinsamen Mittagessen mussten Essensmarken bereitgehalten werden.[241]

---

235 BÄ NW, Protokolle und Notizen über Sitzungen, o. Pag.

236 Beispielsweise wurde Degenhard bei den Wahlen Ende 1948 zum ersten Ersatzmann der Biberacher Kreisvereinigung gewählt und 1949 in den lokalen Ehrenrat berufen. Zudem war er auch im Hartmannbund als Vorsitzender des Kreisvereins und als Delegierter der Landesversammlung aktiv. O. V.: Wahlergebnis (1949), S. 29 f.; Dobler: Zusammensetzung (1949); Schmieder (1950).

237 Ärztekammer Württemberg-Süd (1946).

238 Weder im *Südwestdeutschen Ärzteblatt* noch in den einsehbaren Unterlagen der Bezirksärztekammer Süd-Württemberg findet sich eine Bekanntmachung eines Wahlergebnisses. Aufgrund der vielfachen Änderungen in der Entnazifizierungspolitik erscheint es möglich, dass die Wahl aufgrund der damit einhergehenden Komplikationen ausgesetzt bzw. um mehr als ein Jahr verschoben wurde und die von der Militärregierung genehmigten Kammermitglieder bis dahin ihre Tätigkeit fortführten. LABW StAS, Wü 2 T 1 Bü 1473.

239 StA Stgt, 202 Bü 385.

240 Dobler (1947).

241 StA Stgt, 202 Bü 385.

Das restliche Jahr über hatten sich die Standesvereinigungen vor allem mit den Folgen der Entnazifizierung zu befassen, hinzu kamen Auseinandersetzungen bei den Niederlassungen und dem Wiederaufbau einer ärztlichen Alters- und Invalidenversorgung.[242] Mit zunehmender Zeit zeichnete sich die Wachablösung von Langbein durch Dobler ab.[243] Dementsprechend war es auch keine Überraschung, als Langbein nicht mehr zu den Neuwahlen im Dezember 1948 antrat. Dobler wurde als einer von acht Ärzten über die Landesliste gewählt, und da die Zahl der Kreisvereinigungen auf 16 reduziert worden war, setzte sich die neue Kammer zunächst aus 24 Medizinern zusammen.[244]

Tab. 24 Die Besetzung der Ärztekammer in Süd-Württemberg (1948)

Bihl, Konrad	Rottweil
Boesmann, Georg	Tuttlingen
Bohnet, Else	Tübingen
Borck, Hans-Ludwig	Pfullingen
Breuer, Kurt	Freudenstadt
Brocher, Tobias	Schussenried
Dobler, Theodor	Tübingen
Dörfler, Wilhelm	Biberach
Dopfer, Hans	Sigmaringen
Dordt, Karl	Horb
Gärtner, Walther	Ebingen
Heni, Felix	Tübingen
Kohler, Hans	Schwenningen
Kordhanke, Wilhelm	Ehingen
Kretschmer, Ernst	Tübingen
Leuze, Erich	Laupheim
Lohner, Hanns[245]	Tettnang
Mißmahl, Willy	Riedlingen
Reuther, Karl	Freudenstadt

242 BÄ NW, Delegiertenversammlung (Wahlperiode 1949–1951 und 1951–1955).
243 Während im *Südwestdeutschen Ärzteblatt* noch von Langbein als amtierendem Präsidenten gesprochen wird, schildert Dobler selbst in einem Rückblick, dass er schon 1947 den Vorsitz „aus der Hand des greisen" Langbein übernommen hätte. LÄK B-W, Film 62 Ordner 732, o. Pag.; O. V.: Wahlergebnis (1949), S. 29 f.
244 Viele der Delegierten der Kreise wurden auch als Abgeordnete zur KV gewählt. O. V.: Wahlergebnis (1949), S. 29 f.
245 Vermutlich, da im Ärzteblatt als Lehner zu finden. Allerdings ist der einzige Arzt mit annähernd diesem Namen im Kreis Tettnang Hanns Lohner.

Schnabel, Hans	Weingarten
Seeger, Siegfried	Calw
Vogt, Eduard	Isny
Wezel, Ernst	Laichingen
Zander, Josef	Tübingen

Die konstituierende Sitzung der neuen Kammer fand am 12. Januar 1949 statt. Während der Sitzung wurden mit den Herren Hugo Grauer und Erwin Grundler zwei weitere Mitglieder zur Kammer hinzugewählt. Zudem war mit dem Medizinalrat Josef Daniels ein neuer Vertreter des Innenministeriums anwesend. Huwald war sechs Tage vor der Sitzung an einer schweren Erkrankung gestorben.[246] Die Vorstandswahlen ergaben Dobler als neuen Präsidenten und Hans-Ludwig Borck als seinen Stellvertreter. Als drittes Vorstandsmitglied und gleichzeitig Vertreter der nicht niedergelassenen Ärzte wurde der an der Universität Tübingen als Pädiater tätige Erwin Grundler gewählt. In den erweiterten Vorstand kamen zudem Wilhelm Dörfler, Professor Heinrich Gottron, Konrad Bihl, Else Bohnet, Willy Mißmahl, Josef Zander und Walther Gärtner. Insbesondere die Wahl von Dörfler und Mißmahl fällt dabei ins Auge. Dörfler war 1933 mit wehenden Fahnen zum Nationalsozialismus übergegangen und hatte sich dabei als glühender Verehrer von Adolf Hitler und dessen Ideologie hervorgetan. Mißmahl war ebenfalls schon 1933 in NSDAP und NSDÄB eingetreten.[247] Dies hinderte die süd-württembergische Ärzteschaft nicht daran, diese und andere belastete Mediziner nach 1945 wieder in wichtige Positionen in den Standesvereinigungen zu wählen.[248] Auch beim Blick auf weitere Delegierte in den Kreisvereinigungen und deren Stellvertreter fällt auf, dass eine NS-Vergangenheit 1949 offenkundig keinerlei Hindernis für eine standespolitische Tätigkeit war.

Mitte 1949 konnte zudem die Wiedereinführung der Ehrengerichte vermeldet werden. Dem übergeordneten Ehrengericht, dem Dobler, Kretschmer und Kohler als ärztliche Beisitzer angehörten, wurden sechs lokale Ehrenräte untergeordnet. Diese waren für jeweils zwei bis drei Kreise zuständig und umfassten ebenfalls drei ärztliche Beisitzer.[249]

Am 8. März 1950 erhielten die süd-württembergischen Heilberufe durch ein Kammergesetz eine neue rechtliche Grundlage. Bis dato hatte die Existenz der Ärztekammer auf einer Rechtsanordnung vom Juli 1946, welche wiederum auf ein Gesetz von

246 Dobler: Nachruf (1949); O.V.: Wahlergebnis (1949), S. 29 f.
247 LABW StAS, Wü 13 T 2 Bü 2523/488.
248 Neben seiner Vorstandsmitgliedschaft war Dörfler auch in den erweiterten Vorstand der KV von Süd-Württemberg und zum Leiter der KV im Kreis Biberach gewählt worden, zudem saß er im Fürsorge- und Versorgungsausschuss. Neben seiner Position im erweiterten Vorstand war Mißmahl außerdem im Ausschuss für ärztliche Fortbildung. O.V.: Wahlergebnis (1949), S. 29 f.
249 Dobler: Zusammensetzung (1949).

1925 zurückging, basiert. In insgesamt 61 Paragraphen wurde im neuen Kammergesetz auf die veränderten Anforderungen an die vier Heilberufe (Ärzte, Tierärzte, Zahnärzte und Apotheker) eingegangen.[250] Weiterhin ungelöst blieb aber die Frage der Versorgung. Hier wurde ebenfalls an einem neuen Gesetz gearbeitet. Die Versorgung war auch eines der vorherrschenden Themen bei dem am 21. Oktober 1950 in Tübingen abgehaltenen Württembergischen Ärztetag. Da es auch um die Frage der Beitragshöhe ging, war das Interesse in der Ärzteschaft entsprechend groß und statt der ursprünglich 300 angemeldeten Mediziner erschienen mehr als 600. Nachdem Dobler inzwischen wieder nach Schorndorf zurückgekehrt war und damit nun in den Bereich der nord-württembergischen Kammer fiel, begrüßte an seiner statt Borck als neuer Präsident der Ärztekammer Süd-Württemberg die Teilnehmer. Borck war es auch, dem die Aufgabe zufiel, über den Entwurf des neuen Versorgungsgesetzes zu berichten. Als Beitragssatz waren acht Prozent vom Bruttoeinkommen veranschlagt worden. Erwartungsgemäß sorgte dies für lebhafte Debatten und Forderungen nach einem niedrigeren Satz. Von den Beiträgen sollten ein Sterbegeld, eine Rentenversorgung für den Fall der Invalidität, eine Witwenrente und eine Rente für Kinder finanziert werden. Zudem war ein Anschluss der nord-württembergischen Ärzteschaft an die Versorgungskasse mittelfristig geplant. Bei der nachfolgenden Abstimmung wurde der Entwurf trotz der Beitragshöhe mit nur drei Gegenstimmen angenommen.[251]

Nachdem Borck aufgrund des Umzugs von Dobler Präsident der Ärztekammer geworden war, wurde er bei den nächsten Wahlen am 12. Januar 1952[252] in seinem Amt bestätigt. Sein Stellvertreter wurde Mißmahl, Hans Dopfer vervollständigte den Vorstand.[253] Bei den Leitern der Kreisvereinigungen hatte es größere Veränderungen gegeben, zahlreiche ältere Ärzte hatten zunehmend der jüngeren Generation Platz gemacht. Auch in der Standespolitik wurde deutlich, dass in Ärztefamilien der Sohn oftmals nicht nur in der Praxis auf den Vater folgte, sondern dies auch in den Standesvereinigungen tat. So war im Landkreis Biberach Wilhelm Dörfler nicht mehr zur Wahl angetreten, stattdessen aber sein Sohn Hans. Dieser wurde zum ersten Stellvertreter des neuen Vorsitzenden Degenhard gewählt. Auch in Pfullingen war statt Friedrich Langbein nun sein Sohn Albrecht standespolitisch aktiv geworden und zweiter Stellvertreter im Kreis.[254]

Am 1. April 1952 war für Süd-Württemberg geschafft, was für die anderen Ärzteschaften noch ein weiter Weg sein sollte: Die Versorgungsanstalt für Ärzte, Zahnärzte, Tierärzte und Dentisten in Württemberg-Hohenzollern war ins Leben gerufen worden. Wie problematisch die Entstehungsgeschichte gewesen war, wird auch daran er-

250 O. V.: Gesetz (1951).
251 Albrecht Langbein (1950).
252 O. V.: Wahl (1952).
253 Albrecht Langbein (1952).
254 Schmieder (1950).

kennbar, dass im Vorfeld vermieden worden war, zu sehr in der Standespresse über das Thema zu berichten.[255] Offenkundig waren die öffentlichen Auseinandersetzungen bei der Gründung der alten Versorgungskasse noch sehr präsent. Auch dieses Mal war Langbein der Initiator gewesen. Kurz nach Ende des Zweiten Weltkrieges hatte er mit dem Wiederaufbau der Versorgungseinrichtungen begonnen.[256] Dass es nun sechs Jahre später zu einer eigenständigen Lösung[257] als Körperschaft des öffentlichen Rechts gekommen war, war auch sein Verdienst. Nachdem das Gesetz über die Versorgungsanstalt am 2. August 1951 verabschiedet worden war, erfolgte am 8. Mai 1952 auch die nachträgliche Genehmigung der Satzung durch das Innenministerium.[258]

Damit hatte Langbein den erfolgreichen Abschluss eines seiner wichtigsten Projekte, das er über seine gesamte standespolitische Schaffenszeit hinweg verfolgt hatte, noch miterlebt. Mit ihm verstarb am 5. März 1954 im Alter von 84 Jahren einer der wirkmächtigsten Standespolitiker der württembergischen Ärzteschaft. Sein Sohn sollte bis zum geschäftsführenden Arzt der süd-württembergischen Kammer aufsteigen.[259]

17.6 Die Gründung der Landesärztekammer Baden-Württemberg

Nach Ende des Zweiten Weltkrieges war die historische Trennung der Ärzteschaften in Baden und Württemberg durch die Aufteilung der Besatzungszonen schon vielerorts aufgelöst worden. Insbesondere die beiden Ärzteschaften in der amerikanischen Zone waren sich auch aufgrund des Bestrebens der US-Militärregierung, eine einheitliche Regelung zu verwirklichen, nähergekommen. Die beiden Ärzteschaften der französischen Besatzungszone standen zwar ebenfalls im Austausch, hatten aber sehr unterschiedliche Wege genommen. Auch in der Frage der rechtlichen Grundlagen gab es große Gegensätze; so hatten sowohl Süd-Baden als auch Süd-Württemberg eigene Kammergesetze. In der amerikanischen Zone hatte besonders die Frage um die obligatorische Mitgliedschaft zu einer Kammer, die von den US-Behörden als undemokratisch empfunden wurde, für große Konflikte gesorgt. Dementsprechend stellte sich die Lage nach der Gründung des neuen Südweststaates einigermaßen verworren dar. Beispielsweise hatte Süd-Württemberg schon früh ein eigenes Kammergesetz, wohingegen in Nord-Baden und Nord-Württemberg die Kammern nicht einmal mehr Körperschaften des öffentlichen Rechts, sondern nur noch eingetragene Vereine waren.[260]

---

255 „[W]as wir bisher, zur Vermeidung von Störungen von außen, vermieden hatten." Borck (1952), S. 129.
256 Friedrich Langbein (1946); Friedrich Langbein (1950).
257 Knospe (1950).
258 Borck (1952).
259 Albrecht Langbein (1955).
260 BÄ NW, Delegiertenversammlung (Wahlperiode 1949–1951 und 1951–1955).

Nach der Vereinigung von Baden und Württemberg stellte sich auch für die Ärzteschaften die Frage, ob und in welcher Form die Zusammenlegung der Standesvereinigungen von Vorteil sein könnte. Ein Anstoß ging vom Vorsitzenden der nordbadischen Ärztekammer, Alois Geiger, aus. Dieser war an Neuffer, der damals auch Präsident der Arbeitsgemeinschaft der westdeutschen Ärztekammern[261] war, mit seinem Anliegen herangetreten.[262] Daraufhin wurde eine erste Zusammenkunft mit je einem Vertreter der vier Ärztekammern und der jeweiligen KV beschlossen.[263] Zum ersten Treffen der führenden Standespolitiker kam es am 22. März 1952 in Freudenstadt.[264] Dabei wurden vor allem grundlegende Fragen wie die Rechtsform und die Aufgabenteilung der zukünftigen Standesvertretung erörtert. Schnell einigte man sich auf den Status einer Körperschaft des öffentlichen Rechts als bestmögliche Lösung. Größeren Diskussionsbedarf gab es im Hinblick auf die Trennung von Kammer und KV. Süd-Baden wollte seine Form, in der die KV in die Kammer integriert war, beibehalten, während dies von den Vertretern der anderen Ärzteschaften als nicht umsetzbar abgelehnt wurde. Der Plan umfasste die Schaffung einer gemeinsamen Legislative in Form einer Landesärztekammer, während die bisherigen vier Kammern als zukünftige Bezirksärztekammern und Exekutive fungieren sollten. Jede Bezirksärztekammer sollte anteilig nach der Größe der von ihr vertretenen Ärzteschaft Delegierte in die Landesärztekammer entsenden. Zum weiteren Vorgehen wollte man einen vorläufigen Kammerausschuss nach demselben Verfahren bilden. Als Schlüssel wurde ein Mitglied je 750 Ärzte angesetzt. Dies bedeutete 1952, dass Nord-Württemberg vier, Nord- und Süd-Baden je drei und Süd-Württemberg zwei Mediziner in den Ausschuss entsandte.[265] Insgesamt war somit ein zwölfköpfiger Ausschuss entstanden, der einen Entwurf ausarbeiten und auch gegenüber der Landesregierung vertreten sollte. Den Vorsitz hatte Neuffer, sein Stellvertreter war Kraske. Zudem waren zwei Kommissionen gebildet worden, die sich mit der Ausarbeitung von Gesetzesentwürfen für die Landesärztekammer und eine neue Versorgungskasse befassen sollten.[266] Die Kommission für den Gesetzesentwurf setzte sich aus Kraske für Süd-Baden, Geiger für Nord-Baden, Borck für Süd-Württemberg und Dobler für Nord-Württemberg, Klaus Holldack für den Marburger Bund

261 Zur Geschichte der Bundesärztekammer siehe Jachertz (1997) und https://www.bundesaerztekammer.de/fileadmin/user_upload/BAEK/75_Jahre/BAEK_Jubilaeumsbroschuere.pdf (letzter Zugriff: 16.11.2022).

262 „Prof. Neuffer stellt die Frage, ob die Anwesenden damit einverstanden sind, dass in der Frage Südweststaat und ärztliche Berufsorganisationen etwas unternommen wird. An Prof. N. ist die Anregung herangetragen worden, eine Zusammenkunft der Kammerpräsidenten und KV-Vorsitzenden von Nord-Württemberg, Süd-Württemberg, Nord- und Süd-Baden herbeizuführen. Diese Anregung ging von Dr. Geiger, Karlsruhe aus. Prof. N. würde für diese Zusammenkunft Freudenstadt vorschlagen." BÄ NW, Delegiertenversammlung (Wahlperiode 1949–1951 und 1951–1955), o. Pag.

263 BÄ NW, Delegiertenversammlung (Wahlperiode 1949–1951 und 1951–1955).

264 BÄ NW, Vorstandsprotokolle Januar 1952 – März 1955.

265 BÄ NW, Delegiertenversammlung (Wahlperiode 1949–1951 und 1951–1955).

266 O. V.: Ärztekammerausschuß (1952).

sowie Johannes Krahn, dem geschäftsführenden Arzt der nord-württembergischen Kammer, und dem Oberlandesgerichtsrat Josef Bumiller[267] zusammen. Zudem war Oberregierungsrat a. D. Karl Häußler aus Karlsruhe bei den meisten Sitzungen als Gast anwesend.[268]

Nachdem sich bei der Vereinigung von Baden und Württemberg erhebliche Spannungen, vor allem zwischen Süd-Baden und den anderen Bezirken, ergeben hatten, wurde Ähnliches auch bei den kommenden Verhandlungen der Ärzteschaften erwartet.[269] Um die Bemühungen besser zu koordinieren und auch in der Öffentlichkeit Lobbyarbeit zu betreiben, beschloss man die Schaffung einer gemeinsamen Pressestelle. Um zudem gegenüber der Politik größeres Gewicht zu haben, wurden auch die anderen drei Heilberufe (Tierärzte, Zahnärzte und Apotheker) über die Besprechungen informiert und es war geplant, diese zukünftig miteinzubeziehen.[270]

Nach weiteren Treffen des Ausschusses, die alle in Freudenstadt stattfanden, nahm die zukünftige Gesamtvertretung der badischen und württembergischen Ärzteschaften zunehmend Gestalt an. So einigte man sich grundsätzlich darauf, dass jede der vier Standesorganisationen einen Delegierten für 200 Ärzte in die Kammer entsenden sollte. Damit war aber klar, dass Nord-Württemberg, welches die mit Abstand größte Ärzteschaft hatte, am meisten Vertreter stellen würde. Bei den Verhandlungen kam es deshalb wiederholt zu Verstimmungen; so wurde mehrfach über „Widerstand von Süd-Württemberg und Nord-Baden"[271] berichtet. Geiger stellte klar, dass er nicht weiter an den Verhandlungen mit dem Innenministerium teilnehmen würde, wenn er nur als „Befehlsempfänger"[272] behandelt werden sollte. Als Reaktion auf diese Drohung unterstellte ihm die nord-württembergische Seite „partikularistische Tendenzen"[273].

Größere Fortschritte hatte aber die Kommission zur Schaffung eines Kammergesetzes machen können und den zuständigen Ministerien einen ersten Entwurf vorgelegt. Im Gegensatz zur Entwicklung in den 1920er Jahren gab es daran wenig auszusetzen und der Entwurf ging binnen kurzer Zeit an die verfassungsgebende Landesversammlung. Am 21. Oktober 1953 wurde das Gesetz über die öffentliche Berufsvertretung der Ärzte, Zahnärzte, Tierärzte, Apotheker und Dentisten verabschiedet.[274] Wie von den Ärzteschaften gewünscht, sollten die bisherigen vier Kammern in Form von Bezirksärztekammern als Untergliederung bestehen bleiben.[275]

---

267 LABW StAS, Wü 13 T 2 Bü 2076/076; LABW StAS, Wü 13 T 2 Bü 2531/089.
268 LÄK B-W, Film 13 Ordner 144.
269 BÄ NW, Delegiertenversammlung (Wahlperiode 1949–1951 und 1951–1955).
270 BÄ NW, Delegiertenversammlung (Wahlperiode 1949–1951 und 1951–1955).
271 BÄ NW, Vorstandsprotokolle Januar 1952 – März 1955, o. Pag.
272 BÄ NW, Vorstandsprotokolle Januar 1952 – März 1955, o. Pag.
273 BÄ NW, Vorstandsprotokolle Januar 1952 – März 1955, o. Pag.
274 O. V. (1953).
275 Krahn (1954).

Mit dem Gesetz war eine große Hürde auf dem Weg zur Landesärztekammer genommen, allerdings bestanden noch zahlreiche offene Fragen. Neben einer Satzung musste eine Wahlordnung geschaffen und mit den Vorbereitungen der Wahlen in den vier Ärzteschaften begonnen werden.[276] Dazu wurde eine statistische Erfassung in jeder Kreisvereinigung angefordert. Insgesamt hatten die vier Kammern knapp 9800 Mitglieder. Mit Abstand am größten war Nord-Württemberg mit 3392 Ärzten in 20 Kreisvereinigungen. Nord-Baden und Süd-Baden lagen fast gleichauf mit 2495 bzw. 2422 Medizinern in acht bzw. 21 Kreisen. Zahlenmäßig das Schlusslicht bildete Süd-Württemberg mit 1498 Ärzten in 17 Kreisen. Sowohl die größte als auch die kleinste Kreisärzteschaft lagen in Nord-Württemberg. Mit Abstand am größten war erwartungsgemäß Stuttgart mit 1146 Mitgliedern, wohingegen der Kreis Künzelsau nur 24 Ärzte zählte.[277]

Neben den Wahlvorbereitungen und den Arbeiten an der Satzung wurden Anfang 1954 auch schon erste Personalien vorab geklärt. So sollte der bisherige ärztliche Geschäftsführer der Ärztekammer Nord-Württemberg, Krahn[278], diese Position zukünftig auch bei der Landesärztekammer übernehmen[279]. Am 24. März konnte die Wahlordnung im *Südwestdeutschen Ärzteblatt* veröffentlicht werden. Darin wurde unter anderem die Aufteilung der Wahlbezirke und die Besetzung des Landeswahlausschusses festgehalten. Erstere orientierten sich an den vier Regierungsbezirken (Stuttgart, Karlsruhe, Freiburg und Tübingen). Die Leitung hatte der Vorsitzende des vorläufigen Kammerausschusses inne, diesem zur Seite stehen sollte je ein weiteres Ausschussmitglied aus den vier Bezirken.[280] Neben Neuffer als Vorsitzendem setzte sich der Landeswahlausschuss aus Borck, Geiger, Kraske und Schwoerer zusammen. Darüber hinaus wurde für jeden Wahlbezirk noch ein Bezirkswahlausschuss bestimmt; diesem saß in allen Fällen auch der jeweilige Vorsitzende der Kammer vor.[281]

Das Wahlsystem sah keine Direktwahl der Mitglieder der Landesärztekammer durch die baden-württembergische Ärzteschaft vor. In einem ersten Wahlgang wurden im jeweiligen Bezirk die Delegierten für die Bezirksärztekammer bestimmt. Dabei wurden sowohl die Vertreter für den jeweiligen Wahlkreis gewählt als auch weitere Delegierte über eine separate Bezirksliste. Letztere entsprachen sozusagen den früheren Landeslisten, welche es beispielsweise auch zuvor schon in Süd-Württemberg gegeben hatte. Während die Delegierten der Wahlkreise nach einem Schlüssel von einem

276 BÄ NW, Vorstandsprotokolle Januar 1952 – März 1955.

277 LÄK B-W, Film 13 Ordner 144.

278 Diese Tätigkeit übte er in Zusammenarbeit mit Friedrich Möbius aus. BÄ NW, Protokolle und Notizen über Sitzungen; BÄ NW, Vorstandsprotokolle Januar 1952 – März 1955.

279 BÄ NW, Vorstandsprotokolle Januar 1952 – März 1955.

280 O. V.: Anordnung (1954).

281 O. V.: Erste Bekanntmachung (1954).

Vertreter je 80 wahlberechtigter Ärzte gewählt wurden, galt bei der Bezirksliste ein Verhältnis von 1:300.[282]

Dieser erste Wahlgang auf dem Weg zur neuen Landesärztekammer fand in allen vier Bezirken am 10. Juli 1954 statt.[283] Bei der Wahlbeteiligung zeigte sich ein deutliches Nord-Süd-Gefälle.[284] Während in Nord-Baden und -Württemberg 72,7 bzw. 68,3 Prozent der berechtigten Ärzte ihre Stimme abgegeben hatten, lag die Quote in Süd-Baden nur bei 51,2 Prozent, das Schlusslicht bildete Süd-Württemberg mit nur 48,8 Prozent.[285]

Nachdem es zu keinen Wahlanfechtungen gekommen war, wurden die Ergebnisse im August auch in der Standeszeitschrift veröffentlicht. Die neue Bezirksärztekammer Nord-Württemberg setzte sich aus 47 Vertretern, die über die Wahlkreise gewählt worden waren, und den zwölf Bezirksdelegierten zusammen. In Süd-Württemberg ergaben sich so 24 Vertreter der Wahlkreise und fünf Delegierte über die Bezirksliste. In Nord- und Süd-Baden waren es 35 und neun bzw. 33 und acht Vertreter in der jeweiligen Bezirksärztekammer. Unter den insgesamt 173 Bezirksdelegierten befanden sich lediglich sechs Ärztinnen. In Nord-Baden war als einziger Bezirksärztekammer keine Frau vertreten.[286]

Diese Bezirksdelegierten sollten nach einem Schlüssel von einem Vertreter pro 200 wahlberechtigter Ärzte in ihrem Wahlbezirk die Mitglieder für die Landesärztekammer wählen. Hinzu kam noch je ein Vertreter der drei Universitäten mit medizinischen Fakultäten.[287] Dies bedeutete, dass Nord-Württemberg 19 Kammermitglieder zu wählen hatte, Süd-Württemberg acht, Nord-Baden 14 und Süd-Baden zwölf. Zuzüglich der Universitätsvertreter sollte die erste baden-württembergische Landesärztekammer 56 Mitglieder haben.[288]

Die Wahl fand je nach Bezirk am 23., 24. und 27. Oktober 1954 statt. Nach offizieller Verkündung des Ergebnisses[289] setzte sich die erste Landesärztekammer für die Wahlperiode 1955 bis 1959 aus folgenden Delegierten zusammen:

---

282 So ergaben sich im Hinblick auf die annähernd 10000 wahlberechtigten Ärzte in Baden-Württemberg 34 Bezirksdelegierte (zwölf in Nord-Württemberg, fünf in Süd-Württemberg, neun in Nord-Baden und acht in Süd-Baden). Bei Resten von mehr als 40 (Wahlkreis) bzw. 150 (Bezirk) wurde aufgerundet. O. V.: Anordnung (1954); O. V.: Zweite Bekanntmachung (1954).

283 O. V.: Zweite Bekanntmachung (1954).

284 Politische Zusammenhänge bzw. daraus eine Ablehnung bzw. Befürwortung der Landesärztekammer abzulesen, ist dahingehend unwahrscheinlich. Während sich Süd-Baden sowohl gegen den Südweststaat ausgesprochen als auch lautstarke Kritik an der Landesärztekammer geäußert hatte, war in Süd-Württemberg in beiden Punkten das Gegenteil der Fall. Auch zwischen Nord-Baden und -Württemberg hatte es bei dieser Frage größere Unterschiede gegeben. Außerdem war damals ein deutliches West-Ost-Gefälle bei der Wahlbeteiligung zur Volksabstimmung ablesbar gewesen.

285 LÄK B-W, Film 13 Ordner 147.

286 Neuffer: Wahlergebnis (1954); Borck (1954); Geiger (1954); Kraske (1954).

287 O. V.: Anordnung (1954).

288 Krahn (1954).

289 LÄK B-W, Film 13 Ordner 147; Neuffer: Ergebnis (1954).

Tab. 25 Die Delegierten der Landesärztekammer (1955)

Wahlbezirk Nord-Baden	
Fackert, Siegfried	Mannheim
Geiger, Alois	Karlsruhe
Holldack, Klaus	Heidelberg
Linke, Adolf	Heidelberg
Ludwig, Günter	Heidelberg
Maiwald, Dietrich	Neckarhausen
Martin, Rudolf	Karlsruhe
Preller, Gerhard	Pforzheim
Reich, Friedrich	Tauberbischofsheim
Schmid, Franz	Heidelberg
Streitenberg, Hubert	Karlsruhe
Trill, Wilhelm	Mannheim
Walter, Hanns	Mannheim
Wysocki, Konstantin	Heidelberg

Wahlbezirk Süd-Baden	
Baumgartner, Werner	Konstanz
Edelmann, Fritz	Steinen
Eschbacher, Eduard	Freiburg
Haas, Franz	Villingen
Haller, Hans	Nonnenweier
Kessler, Karl	Oberkirch
Kraske, Hans	Emmendingen
Meroth, Oscar	Donaueschingen
Reimling, Egon	Freiburg
Schareck, Dieter	Freiburg
Steim, Hugo	Freiburg
Villinger, Bernhard	Freiburg

Wahlbezirk Nord-Württemberg	
Anhegger, Erich	Esslingen
Brammer, Hans	Stuttgart
Dobler, Theodor	Schorndorf
Dreiss, Friedrich	Göppingen

Häußler, Siegfried	Altbach am Neckar
Heyde, Markus	Haubersbronn
Knospe, Erich	Esslingen
Landenberger, Fritz	Esslingen
Leder, Gerhard	Öhringen
Mayer, Manfred	Stuttgart
Mühlhäuser, Hermann	Geislingen an der Steige
Neuffer, Hans	Stuttgart-Degerloch
Reisner, Alfred	Stuttgart
Röken, Werner	Stuttgart
Ruthardt, Max	Ulm
Sauer, Reinhard	Stuttgart
Seyffer, Friedrich	Stuttgart
Welsch, Maria	Ludwigsburg
Zimmerle, Karl	Göppingen

Wahlbezirk Süd-Württemberg-Hohenzollern	
Bauer, Hans	Tübingen
Bihl, Konrad	Rottweil
Borck, Hans-Ludwig	Pfullingen
Degenhard, Bernhard	Eberhardzell
Frohn, Paul	Tuttlingen
Funk, Bernhard	Ravensburg
Schramm, Albert	Tübingen
Zenner, Berthold	Tübingen

Vertreter der medizinischen Fakultäten	
Gottron, Heinrich	Universität Tübingen
Plügge, Herbert	Universität Heidelberg
Sarre, Hans	Universität Freiburg

Wie schon bei den Bezirksärztekammern war der Anteil der Ärztinnen überaus gering. Mit Maria Welsch stand eine einzige weibliche Delegierte 55 männlichen gegenüber. Im Hinblick auf die nationalsozialistische Vergangenheit muss festgehalten werden, dass die neue Landesärztekammer zahlreiche ehemalige NSDAP-Mitglieder in ihren Reihen hatte. Mehr als 20 der 56 Delegierten und damit knapp ein Drittel der Kammer waren zweifelsfrei in der Partei gewesen.[290] Sie waren zwar bis zu diesem Zeitpunkt nur in den seltensten Fällen in eine Führungsposition in der Kammer gelangt, aber dass eine NS-Belastung kein Hindernis mehr darstellte, wurde zunehmend offensichtlicher. Auf lokaler Ebene hatte sich dies in den Kreisärzteschaften schon deutlich gezeigt, aber auch in der Landesärztekammer sollten ehemalige NSDAP-Mitglieder in den kommenden Jahren wieder Führungspositionen einnehmen.

Zunächst standen aber ganz praktische standespolitische Fragen im Fokus. Neben den Vorstandswahlen in den vier Bezirksärztekammern, deren Vorsitzende automatisch zur Landesärztekammer dazugehören sollten, musste eine neue Satzung verfasst werden. Erst nachdem dies abgeschlossen war, konnten die Wahlen zum Vorstand und zu den weiteren Ausschüssen erfolgen. Als weiterführende Schritte waren die Ausarbeitung von einheitlichen Berufs- und Facharztordnungen geplant sowie die Wahl der Mitglieder der Berufsgerichte in den jeweiligen Bezirken und dem übergeordneten Landesberufsgericht.[291]

Als Körperschaft des öffentlichen Rechts unterstand die Landesärztekammer dem Innenministerium, welches die verschiedenen Statuten zu genehmigen hatte.[292] Die Satzung war auch eines der Hauptthemen bei der ersten Vollversammlung der neugewählten Kammer am 15. Dezember 1954 im Stuttgarter Ärztehaus. Die Wahl des Vorstands und weiterer Ausschüsse sollte erst zu einem späteren Zeitpunkt stattfinden.[293]

Diese Vorarbeiten sollten bis weit ins Jahr 1955 hinein andauern. Mit der Genehmigung der Satzung durch das Innenministerium war am 3. Februar zumindest eine weitere Hürde genommen.[294]

Am Morgen des 18. Mai war es dann so weit, die zweite konstituierende Vollversammlung der Landesärztekammer Baden-Württemberg konnte im Bad Cannstatter Kursaal abgehalten werden. Nach einer Begrüßung durch Neuffer erfolgten die Wahlen zum Vorstand und zu den verschiedenen Ausschüssen. Erwartungsgemäß wurde Neuffer zum Vorsitzenden und Kraske zu seinem Stellvertreter gewählt. Der erste Vorstand der Landesärztekammer und die Ausschüsse setzten sich zusammen aus:

---

290 Insgesamt konnten 33 der 56 Delegierten in der Reichsärztekammerkartei aufgefunden werden. Unter den 23 restlichen sind zahlreiche Ärzte, die so jung waren, dass sie entweder kurz vor Kriegsende oder nach dem Krieg ihre Approbation erhalten hatten und entsprechend nicht in der Kartei erfasst sind. Bei einzelnen Fällen waren die Karteikarten zudem nicht vorhanden bzw. aufgrund ihres schlechten Überlieferungszustands nicht verfilmt worden. BArch Berlin, R 9345.

291 Krahn (1954).

292 Krahn (1954).

293 O. V.: Abschluß (1955); Villinger (1959).

294 O. V.: Satzung (1955).

Tab. 26 Der Vorstand und die Ausschüsse der Landesärztekammer (1955)

Vorstand der Landesärztekammer	
Borck, Hans-Ludwig	Pfullingen
Degenhard, Bernhard	Eberhardzell
Dobler, Theodor[295]	Schorndorf
Geiger, Alois	Karlsruhe
Haller, Hans	Nonnenweier
Kraske, Hans (Stv.)	Emmendingen
Landenberger, Fritz	Esslingen
Mayer, Manfred	Stuttgart
Neuffer, Hans (Vorsitz)	Stuttgart-Degerloch
Schareck, Dieter	Freiburg
Zimmerle, Karl	Göppingen

Umlageausschuss	
Edelmann, Fritz	Steinen
Häußler, Siegfried	Altbach am Neckar
Knospe, Erich (Vorsitz)	Esslingen
Martin, Rudolf	Karlsruhe
Reimling, Egon	Freiburg
Schmid, Franz	Heidelberg
Schramm, Albert	Tübingen

Ärztliche Beisitzer für das Landesberufsgericht[296]	
Brügger, Heinrich	Wangen
Brammer, Hans	Stuttgart
Villinger, Bernhard	Freiburg

Facharztanerkennungsausschuss[297]	
Holldack, Klaus (Stv.)	Heidelberg
Reisner, Alfred (Vorsitz)	Stuttgart

295 Am 18. Mai war diese Position noch vakant, da kein Nachfolger für Neuffer in der Bezirksärztekammer Nord-Württemberg gewählt worden war. Dies erfolgte elf Tage später. O. V.: Notiz (1955).

296 Zu diesem Zeitpunkt noch als Vorschlag an das Innenministerium. Stellvertretende Beisitzer waren Paul Schwoerer, Albrecht Schröder und Burkhard Lewerenz. O. V.: Abschluß (1955).

297 Weitere Mitglieder sollten später benannt werden.

Fortbildungsausschuss[298]	
Neuffer, Hans (Vorsitz)	Stuttgart-Degerloch

Versorgungsausschuss	
Bauer, Hans	Tübingen
Bihl, Konrad	Rottweil
Knospe, Erich	Esslingen
Maiwald, Dietrich	Neckarhausen
Martin, Rudolf	Karlsruhe

Nach der Sitzung fand am Abend im Kleinen Kursaal ein Empfang zur Feier der endgültigen Konstituierung der Landesärztekammer statt. Zahlreiche Prominenz aus Politik und Ärzteschaft war vertreten und nach einer Begrüßungsansprache von Neuffer machte auch Ministerpräsident Gebhard Müller mit einer Rede seine Aufwartung. Nach der Feier gab es aber keine Ruhepause für die standespolitischen Entscheidungsträger, zahlreiche Problemfelder von personellen Fragen über die Sozialversicherung bis hin zu den ständig schwelenden Versorgungsfragen standen in der ersten Wahlperiode auf der Agenda.[299]

Bibliographie

Archivalische Quellen

Bundesarchiv Berlin (BArch Berlin)
R 9345

Landesarchiv Baden-Württemberg, Staatsarchiv Freiburg (LABW StAF)
C 5/1 Bü 1012, Bü 1013
C 20/1 Bü 758
C 25/8 Bü 994
D 180/2 Bü 652
F 30/1 Bü 1627

---

298 Weitere Mitglieder sollten später benannt werden.
299 Schon in seiner Begrüßungsansprache hatte Neuffer die Sozialversicherungsreform stark kritisiert: „Die Entwicklung der sozialen Krankenversicherung – so notwendig und gut sie dem Grunde nach ist – behindert in ihrer jetzigen Form den Arzt in der Entfaltung seiner eigentlichen ärztlichen Kunst, weil in ihr auf das Vertrauensverhältnis zwischen Krankem und Arzt nicht genügend Rücksicht genommen ist […]." O. V.: Abschluß (1955), S. 127.

Landesarchiv Baden-Württemberg, Generallandesarchiv Karlsruhe (LABW GLAK)
69 Bü 12, Bü 44, Bü 104
446 Sinsheim Bü 613
465 s Bü 3686
481 Bü 533

Landesarchiv Baden-Württemberg, Staatsarchiv Ludwigsburg (LABW StAL)
EL 402/0 Bü 218
FL 300/31 IV Bü 120

Landesarchiv Baden-Württemberg, Staatsarchiv Sigmaringen (LABW StAS)
Wü 2 T 1 Bü 1473
Wü 13 T 2 Bü 2076/076, Bü 2095/013, Bü 2523/488, Bü 2531/089
Wü 40 T 29 Bü 180, Bü 183, Bü 208, Bü 361
Wü 80 T 1–2 Bü 134

Stadtarchiv Stuttgart (StA Stgt)
202 Bü 385

Landesärztekammer Baden-Württemberg (LÄK B-W)
Film 13 Ordner 144, Ordner 147
Film 62 Ordner 732
Film 66 Ordner 773

Bezirksärztekammer Nord-Württemberg (BÄ NW)
Delegiertenversammlung (Wahlperiode 1949–1951 und 1951–1955)
Protokolle und Notizen über Sitzungen Länderrat der US-Zone, Allgemeine Sitzungen in Nord-Württemberg, Ärztekammer Baden (US), Ärztekammer Württemberg-Hohenzollern, Arbeitsgemeinschaft der Ärztekammern in der US-Zone
Vorstandsprotokolle Januar 1952 – März 1955

Periodika

Ärzteblatt für Baden-Württemberg 14 (1959)
Deutsche Medizinische Wochenschrift 74 (1949)
Deutsches Ärzteblatt 67 (1970), 70 (1973)
Badisches Gesetz- und Verordnungsblatt 4 (1949)
Südwestdeutsches Ärzteblatt 2 (1947)–10 (1955)
Württembergisches Ärzteblatt 1 (1946)

Gedruckte Quellen

Ärztekammer Württemberg-Süd: Wahlen zur Ärztekammer Württemberg-Süd. In: Württembergisches Ärzteblatt 1 (1946), S. 92.

Bezirks-Ärztekammer Nord-Württemberg: Ermächtigung der Ärztekammer. In: Südwestdeutsches Ärzteblatt 2 (1947), S. 80.

Borck, Hans-Ludwig: Die Versorgungsanstalt für Ärzte, Zahnärzte, Tierärzte und Dentisten in Württemberg-Hohenzollern. In: Südwestdeutsches Ärzteblatt 7 (1952), S. 129–131.

Borck, Hans-Ludwig: Wahlergebnis. In: Südwestdeutsches Ärzteblatt 9 (1954), S. 174 f.

Dobler, Theodor: 1. Württembergischer Ärztetag. In: Südwestdeutsches Ärzteblatt 2 (1947), S. 21 f.

Dobler, Theodor: Nachruf. In: Südwestdeutsches Ärzteblatt 4 (1949), S. 4.

Dobler, Theodor: Zusammensetzung des Ehrengerichtes und der Ehrenräte. In: Südwestdeutsches Ärzteblatt 4 (1949), S. 117 f.

Ehrlich, Karl: Bericht aus Nord-Württemberg. In: Württembergisches Ärzteblatt 1 (1946), S. 4 f.

Geiger, Alois: Wahlergebnis. In: Südwestdeutsches Ärzteblatt 9 (1954), S. 175–177.

Gundert, Hermann: Protest der württembergisch-badischen Ärzteschaft. In: Württembergisches Ärzteblatt 1 (1946), S. 62.

Gundert, Hermann: Wo stehen wir Ärzte? In: Württembergisches Ärzteblatt 1 (1946), S. 23 f.

Hämmerle, Gerhard: Bericht über die 1. (konstituierende) Delegierten-Versammlung der Ärztekammer Nord-Württemberg E. V. am 23. Juli 1949. In: Südwestdeutsches Ärzteblatt 4 (1949), S. 157 f.

Hämmerle, Gerhard: Bericht über die 11. Sitzung des Vorstandes der Ärztekammer Nord-Württemberg E. V., am 20. Nov. 1952. In: Südwestdeutsches Ärzteblatt 7 (1952), S. 260.

Knospe, Erich: Zur Frage der Altersversorgung der Ärzte Nord-Württembergs. In: Südwestdeutsches Ärzteblatt 5 (1950), S. 7 f.

Koebner, Franz: Bericht über das kassenärztliche Abrechnungswesen seit 1. November 1945. In: Württembergisches Ärzteblatt 1 (1946), S. 8.

Koebner, Franz: Sozialversicherungsreform. Gemeinsame Sitzung der Ärztekammern aus der amerikanischen Zone. In: Württembergisches Ärzteblatt 1 (1946), S. 42 f.

Koebner, Franz: Zu neuem Beginn! In: Württembergisches Ärzteblatt 1 (1946), S. 1 f.

Krahn, Johannes: Aus der Tätigkeit des Vorläufigen Kammerausschusses der Landesärztekammer Baden-Württemberg. In: Südwestdeutsches Ärzteblatt 9 (1954), S. 229–231.

Kraske, Hans: Wahlergebnis. In: Südwestdeutsches Ärzteblatt 9 (1954), S. 178 f.

Landesärztekammer Baden: Zum 23. Mai. In: Südwestdeutsches Ärzteblatt 8 (1953), S. 112 f.

Langbein, Albrecht: Ärztetag in Tübingen. In: Südwestdeutsches Ärzteblatt 5 (1950), S. 239 f.

Langbein, Albrecht: Bericht über die gemeinsame Sitzung der bisherigen und der neugewählten Ärztekammer Württemberg-Hohenzollern. In: Südwestdeutsches Ärzteblatt 7 (1952), S. 57.

Langbein, Albrecht: Bericht über die letzte Sitzung der Landesärztekammer Württemberg-Hohenzollern am 11. März 1955 und die erste Sitzung der Bezirksärztekammer Südwürttemberg-Hohenzollern am 12. März 1955 in Saulgau. In: Südwestdeutsches Ärzteblatt 10 (1955), S. 93 f.

Langbein, Friedrich: Die Versorgungseinrichtungen der württ. Ärzte nach dem zweiten Weltkrieg. In: Württembergisches Ärzteblatt 1 (1946), S. 2–4.

Langbein, Friedrich: Was nun? In: Südwestdeutsches Ärzteblatt 4 (1949), S. 38 f.

Langbein, Friedrich: Der derzeitige Stand der ärztlichen Versorgungsfrage in Württemberg-Hohenzollern. In: Südwestdeutsches Ärzteblatt 5 (1950), S. 161–163.

Langreder, Wilhelm: Welche Fötalreflexe haben eine intrauterine Aufgabe? In: Deutsche medizinische Wochenschrift 74 (1949), H. 21, S. 661–666.

Mayer, Manfred: Ehrung des Präsidenten des Deutschen Ärztetages, Dr. med. Hans Neuffer, Stuttgart, anläßlich seines 60. Geburtstages. In: Südwestdeutsches Ärzteblatt 7 (1952), S. 27 f.
Metzger, Wilhelm: Wechsel in der Schriftleitung. In: Württembergisches Ärzteblatt 1 (1946), S. 64.
Mielke, Fred: Bericht über den 51. Deutschen Ärztetag. In: Südwestdeutsches Ärzteblatt 3 (1948), S. 61–64.
Neuffer, Hans: Rundfunk-Mitteilung zur Reform der Sozialversicherung vom Standpunkt des Arztes. In: Württembergisches Ärzteblatt 1 (1946), S. 62–64.
Neuffer, Hans: Tätigkeitsbericht. In: Württembergisches Ärzteblatt 1 (1946), S. 66–70.
Neuffer, Hans: Bezirks-Ärztekammer Nord-Württemberg. In: Südwestdeutsches Ärzteblatt 2 (1947), S. 2.
Neuffer, Hans: Brauchen wir eine Ärztekammer? In: Südwestdeutsches Ärzteblatt 2 (1947), S. 25.
Neuffer, Hans: Der Arzt, seine Berufung und seine Berufsvertretung. In: Südwestdeutsches Ärzteblatt 3 (1948), S. 73–77.
Neuffer, Hans: Ein Wort zur Lage. In: Südwestdeutsches Ärzteblatt 3 (1948), S. 13–15.
Neuffer, Hans: Zur Lage der Ärztekammer Nord-Württemberg und Kassenärztlichen Vereinigung Landesstelle Württemberg. In: Südwestdeutsches Ärzteblatt 4 (1949), S. 53–56.
Neuffer, Hans: Ergebnis der Wahl zur Landesärztekammer Baden-Württemberg. In: Südwestdeutsches Ärzteblatt 9 (1954), S. 247 f.
Neuffer, Hans: Wahlergebnis. In: Südwestdeutsches Ärzteblatt 9 (1954), S. 170 f.
Neuffer, Hans: 10 Jahre Ärztekammer Nordwürttemberg. In: Südwestdeutsches Ärzteblatt 10 (1955), S. 172–176.
Neuffer, Hans u. a.: Eingabe der Heilberufe. In: Südwestdeutsches Ärzteblatt 2 (1947), S. 83–85.
O. V.: Gelöbnis. In: Südwestdeutsches Ärzteblatt 2 (1947), S. 56.
O. V.: Wahlergebnis. In: Südwestdeutsches Ärzteblatt 2 (1947), S. 91 f.
O. V.: Württembergischer Ärztetag. In: Südwestdeutsches Ärzteblatt 2 (1947), S. 67.
O. V.: Beschlüsse der Vollversammlung der Ärztekammer Nord-Württemberg vom 4.8.1948. In: Südwestdeutsches Ärzteblatt 3 (1948), S. 35 f.
O. V.: Kassenärztliche Vereinigung Landesstelle Württemberg (US-Zone). In: Südwestdeutsches Ärzteblatt 3 (1948), S. 47 f.
O. V.: Zusammensetzung der Ärztekammer Nord-Württemberg, des Vorstandes und der Ausschüsse auf Grund der Neuwahlen. In: Südwestdeutsches Ärzteblatt 3 (1948), S. 85 f.
O. V.: Bezug des Südwestdeutschen Ärzteblattes. In: Südwestdeutsches Ärzteblatt 4 (1949), S. 52.
O. V.: Wahlergebnis. In: Südwestdeutsches Ärzteblatt 4 (1949), S. 29 f., 104.
O. V.: Deutscher Ärztinnenbund gegründet. In: Südwestdeutsches Ärzteblatt 5 (1950), S. 194.
O. V.: 1. Abgeordnetenversammlung nach den Neuwahlen am 15. September 1951. In: Südwestdeutsches Ärzteblatt 6 (1951), S. 215–218.
O. V.: Ärztliche Fortbildungstage in Stuttgart 1951. In: Südwestdeutsches Ärzteblatt 6 (1951), S. 56.
O. V.: Ergebnis der auf der 1. Delegiertenversammlung der Ärztekammer Nord-Württemberg E. V. am 18. Juli 1951 vorgenommenen Wahlen. In: Südwestdeutsches Ärzteblatt 6 (1951), S. 165 f.
O. V.: Gesetz über die öffentliche Berufsvertretung der Ärzte, Zahnärzte, Tierärzte, Apotheker und Dentisten (Kammergesetz) vom 8. März 1950. In: Südwestdeutsches Ärzteblatt 6 (1951), S. 12–18.
O. V.: Vorstandswahlen in den Kreisärzteschaften. In: Südwestdeutsches Ärzteblatt 6 (1951), S. 122 f.
O. V.: Wahlen in der Landesärztekammer Baden. In: Südwestdeutsches Ärzteblatt 6 (1951), S. 214 f.
O. V.: Ärztekammerausschuß Baden-Württemberg. In: Südwestdeutsches Ärzteblatt 7 (1952), S. 166 f.

O. V.: Ärztekammer-Wahl. In: Südwestdeutsches Ärzteblatt 7 (1952), S. 103 f.
O. V.: Revision des Rechtsstatus der Ärztekammern gefordert. In: Südwestdeutsches Ärzteblatt 7 (1952), S. 175 f.
O. V.: Wahl der Landes- und Kreisvertreter der Ärztekammer Württemberg-Hohenzollern. In: Südwestdeutsches Ärzteblatt 7 (1952), S. 35 f.
O. V.: Kammergesetz für Baden-Württemberg. In: Südwestdeutsches Ärzteblatt 8 (1953), S. 227–233.
O. V.: Anordnung des vorläufigen Kammerausschusses der Landesärztekammer über die erste Wahl zur Landesärztekammer (Wahlordnung) vom 24.3.1954. In: Südwestdeutsches Ärzteblatt 9 (1954), S. 69–73.
O. V.: Erste Bekanntmachung über die Durchführung der Wahl zur Landesärztekammer 1954. In: Südwestdeutsches Ärzteblatt 9 (1954), S. 94–96.
O. V.: Zweite Bekanntmachung über die Durchführung der Wahl zur Landesärztekammer 1954. In: Südwestdeutsches Ärzteblatt 9 (1954), S. 117.
O. V.: Abschluß der Konstituierung der Landesärztekammer Baden-Württemberg am 18. Mai 1955. In: Südwestdeutsches Ärzteblatt 10 (1955), S. 125–127.
O. V.: Notiz. In: Südwestdeutsches Ärzteblatt 10 (1955), S. 164.
O. V.: Satzung der Landesärztekammer Baden-Württemberg. In: Südwestdeutsches Ärzteblatt 10 (1955), S. 32–35.
O. V.: 10 Jahre Ärztekammer Nordbaden. In: Südwestdeutsches Ärzteblatt 11 (1956), S. 47.
O. V.: Dr. med. Bernhard Degenhard feiert 65. Geburtstag. In: Deutsches Ärzteblatt 67 (1970), S. A 2567.
O. V.: Professor Hans Kraske 80 Jahre. In: Deutsches Ärzteblatt 70 (1973), S. A 518.
Reinhardt, Ilse: Die Ärztin in der Standesorganisation. In: Württembergisches Ärzteblatt 1 (1946), S. 88.
Scharpff, Walther: Der Württembergische Ärztetag in Stuttgart. In: Südwestdeutsches Ärzteblatt 2 (1947), S. 75–79.
Schimmelpfennig, Heinz-Oscar: Die neue „Ärztekammer Nord-Württemberg e. V.". In: Südwestdeutsches Ärzteblatt 4 (1949), S. 90–95.
Schmid, Ernst: Nachruf. In: Südwestdeutsches Ärzteblatt 7 (1952), S. 149.
Schmieder, Friedrich: Hartmannbund. In: Südwestdeutsches Ärzteblatt 5 (1950), S. 21.
Schriftleitung: Aufsätze für das Württembergische Ärzteblatt. In: Württembergisches Ärzteblatt 1 (1946), S. 64.
Schriftleitung: Notiz. In: Württembergisches Ärzteblatt 1 (1946), S. 70.
Schriftleitung: Wechsel in der Schriftleitung. In: Südwestdeutsches Ärzteblatt 2 (1947), S. 71.
Schriftleitung: Zum Geleit! In: Südwestdeutsches Ärzteblatt 2 (1947), S. 1.
Schriftleitung: In eigener Sache. In: Südwestdeutsches Ärzteblatt 4 (1949), S. 119.
Schriftleitung: Unser Weg. Rückblick und Ausblick. In: Südwestdeutsches Ärzteblatt 6 (1951), S. 1.
Schröder, Albrecht: 54. Deutscher Ärztetag am 6. und 7. Oktober in München. In: Südwestdeutsches Ärzteblatt 6 (1951), S. 199–202.
Schröder, Albrecht: Hans Neuffer am 18. Januar 60 Jahre alt. In: Südwestdeutsches Ärzteblatt 7 (1952), S. 1–3.
Thebal-Verlag (Hg.): Ärzte-Adressbuch Nord-Baden 1951. Stuttgart 1951.
Thebal-Verlag (Hg.): Ärzte-Adressbuch Nord- und Südwürttemberg 1951. Stuttgart 1951.
Thebal-Verlag (Hg.): Ärzte-Adressbuch Nordbaden. Band A der Gesamtausgabe Baden-Württemberg 1954. Stuttgart 1954.

Thebal-Verlag (Hg.): Ärzte-Adressbuch Nordwürttemberg. Band C der Gesamtausgabe Baden-Württemberg 1954. Stuttgart 1954.
Thebal-Verlag (Hg.): Ärzte-Adressbuch Südbaden. Band B der Gesamtausgabe Baden-Württemberg 1954. Stuttgart 1954.
Thebal-Verlag (Hg.): Ärzte-Adressbuch Südwürttemberg. Band D der Gesamtausgabe Baden-Württemberg 1954. Stuttgart 1954.
Thebal-Verlag (Hg.): Ärzte-Adressbuch Nordwürttemberg. Band C der Gesamtausgabe Baden-Württemberg 1959/60. Stuttgart 1959.
Thebal-Verlag (Hg.): Ärzte-Adressbuch Südwürttemberg. Band D der Gesamtausgabe Baden-Württemberg 1959/60. Stuttgart 1959.
Thebal-Verlag (Hg.): Ärzte-Adressbuch Nordbaden. Band A der Gesamtausgabe Baden-Württemberg 1959/60. Stuttgart 1960.
Thebal-Verlag (Hg.): Ärzte-Adressbuch Südbaden. Band B der Gesamtausgabe Baden-Württemberg 1959/60. Stuttgart 1960.
Trifels Adreßbuch GmbH (Hg.): Verzeichnis der praktizierenden Ärzte, Apotheker, Tierärzte, Zahnärzte in Württemberg. Stuttgart 1948.
Villinger, Bernhard: Bericht über die Arbeit der vor vier Jahren errichteten Landesärztekammer Baden-Württemberg. In: Ärzteblatt für Baden-Württemberg 14 (1959), S. 1–5.

Literatur

Dietrich, Susanne: 50 Jahre Bezirksärztekammer Nordwürttemberg. Chronik. Stuttgart 1997.
Ellerbrock, Dagmar: „Healing democracy". Demokratie als Heilmittel. Gesundheit, Krankheit und Politik in der amerikanischen Besatzungszone 1945–1949. Bonn 2004.
Endrös, Alfred: Entstehung und Entwicklung des Begriffs „Körperschaft des öffentlichen Rechts". Wien; Köln; Graz 1985.
Gerst, Thomas: 60 Jahre Bundesärztekammer. Knirschen beim Zusammenschluss. In: Deutsches Ärzteblatt 104 (2007), S. A 2915–2917.
Jachertz, Norbert (Hg.): Gestalten statt verwalten. Aufgaben und Selbstverständnis der Bundesärztekammer 1947–1997. Köln 1997.
Matz, Klaus-Jürgen: Das Land Baden 1945–1952. In: Schaab, Meinrad; Schwarzmaier, Hansmartin (Hg.): Handbuch der baden-württembergischen Geschichte. Bd. 4: Die Länder seit 1918. Stuttgart 2003, S. 477–517.
O. V.: Südweststaat. Wer oder was ist das? In: Statistisches Monatsheft Baden-Württemberg H. 9 (2006), S. 53 f.
Schöntag, Wilfried: Office of Military Government for Württemberg-Baden. In: Weisz, Christoph (Hg.): OMGUS-Handbuch. Die amerikanische Militärregierung in Deutschland 1945–1949. (= Quellen und Darstellungen zur Zeitgeschichte 35) München 1994, S. 455–596.
Schwamm, Christoph; Bezirksärztekammer Südbaden (Hg.): Medizingeschichte im Südwesten. Eine kritische Chronik der Bezirksärztekammer Südbaden. Stuttgart 2021.

Internet

http://www.alt-freiburg.de/villa_cremona.htm (letzter Zugriff: 16.11.2022).

https://www.baden-wuerttemberg.de/de/unser-land/geschichte/entstehung-des-suedwest staats/ (letzter Zugriff: 16.11.2022).

https://www.badische-zeitung.de/ein-herrliches-haus-voller-musik--186595618.html (letzter Zugriff: 16.11.2022).

https://www.bundesaerztekammer.de/fileadmin/user_upload/BAEK/75_Jahre/BAEK_Jubilaeumsbroschuere.pdf (letzter Zugriff: 16.11.2022).

https://www.landeskunde-baden-wuerttemberg.de/gruendung-baden-wuerttembergs#c85026 (letzter Zugriff: 16.11.2022).

https://www.stuttgarter-nachrichten.de/inhalt.truemmerfrauen-der-kommunalpolitik-milchspeisung-und-gleichberechtigung.fdf9c71d-0f65-4777-837f-2f9db0f93502.html (letzter Zugriff: 16.11.2022).

http://www.umbreitfilm.de/filme/hundert.htm (letzter Zugriff: 16.11.2022).

18 Die Landesärztekammer Baden-Württemberg (1955–1960)

18.1 Personelle Fragen und erste Schritte

Am Anfang der ersten Wahlperiode der Landesärztekammer (LÄK) standen vor allem personelle Fragen auf der Agenda. Da der Präsident der Kammer nicht zeitgleich den Vorsitz in einer der vier Bezirksärztekammern innehaben sollte[1], musste in Nord-Württemberg neu gewählt werden[2]. Dies geschah am 29. Juni 1955 und wie erwartet trat Theodor Dobler die Nachfolge von Hans Neuffer an. Zum stellvertretenden Vorsitzenden wurde Hugo Schad gewählt.[3] Zum Dank für seine Verdienste erhielt Neuffer die Ehrenpräsidentenwürde der nord-württembergischen Bezirksärztekammer.[4] Zu seiner Verabschiedung wurden ihm zahlreiche Worte der Anerkennung überbracht, besonders aber das Lob des Vertreters der nicht niedergelassenen Ärzte, Karl Zimmerle, stach hervor:

> Wir haben unter der Führung von Prof. Neuffer stets die Auffassung gehabt, dass wir in der Ärzteschaft zusammengehören, in der auch der Nachwuchs seinen Platz hat. Diese Auffassung, wie sie Prof. Neuffer hier vertreten hat, ist nirgends so vertreten. An anderen Orten ist es sogar schon zu Kampfabstimmungen gekommen. Für diese Zusammenarbeit danken wir Prof. Neuffer von Herzen. Was uns die Zukunft hier bringt, ist das Verdienst der Vergangenheit![5]

Mit fast einem Drittel der gesamten Ärzteschaft waren die nicht niedergelassenen Ärzte zahlenmäßig eine der größten Gruppen mit einer oft aber nur sehr schwachen Lobby innerhalb der Standesvereinigung. Daher erscheint es umso bemerkenswerter,

---

1 Dem Vorstand der jeweiligen Bezirksärztekammer sollte der Präsident der Landesärztekammer aber weiterhin angehören. BÄ NW, Vorstandsprotokolle Januar 1952 – März 1955.
2 Erst im März war Neuffer einstimmig neu gewählt worden. O.V.: Konstituierung (1955).
3 LÄK B-W, Film 62 Ordner 732; BÄ NW, Delegiertenversammlung ab Dezember 1955.
4 O.V.: Notiz (1955); O.V.: 10 Jahre (1955).
5 LÄK B-W, Film 62 Ordner 732, o. Pag.

dass sich die Konflikte in Nord-Württemberg im Gegensatz zu beispielsweise Süd-Baden in engen Grenzen gehalten hatten. Wenig Einigkeit bestand in Süd-Baden auch im Hinblick auf die Wahl des Vorsitzenden der Bezirksärztekammer. Bei den Neuwahlen 1955 setzte sich Hans Kraske mit 21 zu 16 Stimmen nur denkbar knapp gegen seinen bisherigen Stellvertreter Oscar Meroth durch. Dessen Position nahm für diese Wahlperiode Hans Haller ein.[6] In Nord-Baden und Süd-Württemberg wurden Alois Geiger bzw. Hans-Ludwig Borck als Präsidenten bestätigt.[7]

Uneinig war man sich auch bei der Frage, ob eine Übernahme der süd-württembergischen Form der Versorgungskasse („Erstreckung des Tübinger Versorgungsgesetzes")[8] für das ganze Land angestrebt werden sollte. Im Kammergesetz vom 21. Oktober 1953 war die Schaffung von Versorgungseinrichtungen als Aufgabe der Ärztekammern festgehalten worden.[9] Allerdings hatte die schon 1952 auf Basis des Gesetzes über die Versorgungsanstalt für Ärzte, Zahnärzte, Tierärzte und Dentisten vom 2. August 1951 erfolgte Gründung der Tübinger Einrichtung Tatsachen geschaffen[10], die eine landesweite Regelung erschwerten, weshalb eine ‚Erstreckung' des süd-württembergischen Gesetzes als einfachste Lösung angesehen wurde. Noch im April 1954 war in den drei anderen Kammer-Bezirken eine Urabstimmung abgehalten worden, um ein Stimmungsbild innerhalb der Ärzteschaft zu erhalten.[11] Das Ergebnis war denkbar knapp gewesen[12] und eine erneute Spaltung befürchtet worden, weshalb das Vorhaben zunächst nicht weiterverfolgt wurde[13].

Mit der Errichtung der Landesärztekammer sollten sich nun auch die neugewählten Delegierten auf einer Vollversammlung im Dezember 1955 dazu äußern.[14] Für den Fall einer Zweidrittelmehrheit für die Übernahme sollten erneut Beratungen mit dem Landtag über das Tübinger Gesetz geführt werden. Allerdings konnte auch in der Landesärztekammer diese Mehrheit nicht erreicht werden, denn von 51 anwesenden Delegierten stimmten 26 dafür und 20 dagegen bei fünf Enthaltungen.[15] Bemerkenswerterweise wurde das Abstimmungsverhalten eines jeden im Ärzteblatt veröffentlicht. Neuffer sowie jeder der vier Vorsitzenden der Bezirksärztekammern hatten dafür votiert, insbesondere

6 LÄK B-W, Film 62 Ordner 732. Siehe auch O. V.: Wahl der Bezirksärztekammer Südbaden (1955).

7 Langbein (1955); O. V.: Wahl der Bezirksärztekammer Nordbaden (1955); LÄK B-W, Film 62 Ordner 731.

8 Beispielsweise Schriftleitung (1953), S. 138.

9 O. V. (1953).

10 „Durch unser Kammergesetz ist die Regierung verpflichtet Versorgungseinrichtungen zu schaffen." LÄK B-W, Film 58 Ordner 691, o. Pag.

11 Grieger/Walter (1954); BÄ NW, Delegiertenversammlung (Wahlperiode 1949–1951 und 1951–1955).

12 54 Prozent hatten dafür, 41 Prozent dagegen gestimmt, der Rest hatte sich enthalten: Villinger (1959). Zu den Kritikern siehe vor allem Schriftleitung (1953), Hämmerle (1953), Maiwald (1954) und Ritzmann (1954).

13 BÄ NW, Vorstandsprotokolle Januar 1952 – März 1955; BÄ NW, Delegiertenversammlung (Wahlperiode 1949–1951 und 1951–1955).

14 LÄK B-W, Film 58 Ordner 689.

15 Villinger (1959).

Vertreter des Hartmannbundes hatten sich dagegen ausgesprochen.[16] In Anbetracht dieser Stimmungslage wurden zunächst keine weiteren Schritte unternommen.

Ohne größere Auseinandersetzungen konnte Anfang 1956 eine Berufs- und Facharztordnung verabschiedet werden. Die Genehmigung durch das Innenministerium erfolgte nur wenige Wochen später.[17] Zudem feierte das Ärzteblatt ein Jubiläum und zehn Jahre nach dem ersten Erscheinen des *Württembergischen* bzw. *Südwestdeutschen Ärzteblattes* wurde die Zeitschrift zum 1. April 1956 in *Ärzteblatt für Baden-Württemberg* umbenannt.[18]

18.2 Innere und äußere Konflikte – Hans Neuffer tritt zurück

Der Rest des Jahres sollte vor allem von den schon lange bestehenden Konflikten[19] mit dem Hartmannbund bestimmt sein. Den vorläufigen Höhepunkt erreichten die Auseinandersetzungen mit diesem, nachdem er zahlreiche ärztliche Vereinigungen (Facharztverbände, Marburger Bund u. v. m.), aber auch Assistenten und Studierende dazu aufgefordert hatte, einen neuen Ärztevereinsbund zu gründen.[20]

Zur Eskalation war es gekommen, als der Hartmannbund sich in Vertragsverhandlungen zwischen der Bundesärztekammer und dem Bundesministerium für Verteidigung eingeschaltet hatte.[21] In der Sitzung der LÄK vermuteten Neuffer und weitere Delegierte Ambitionen, das Angebot der Ärztekammern unterbieten und sich als neue Gesamtvertretung der Mediziner ins Spiel bringen zu wollen. Neuffer wähnte eine „zunehmende Kette von Dissonanzen mit dem Hartmannbund“[22] und Dobler sah das Ganze als „ein Symptom, dass etwas krank ist in unserer Ärzteschaft“[23]. Dass die Auseinandersetzung zunehmend auf eine persönliche Ebene geriet, verärgerte insbesondere Dobler, der in der Folge auch Neuffer deutlich kritisierte:

> Wenn es nicht gelingt, dass die wirklich und entscheidend verantwortlichen Männer, Herr Prof. Neuffer und Herr [Friedrich, A. P.] Thieding sich einmal grundsätzlich mit allem Ernst der Verantwortung vor der Gesamtärzteschaft einigen und wirklich eine Gesamtlinie führen können, so wird das Feuer, das unter der Asche glimmt, immer wieder auflodern.[24]

---

16 O. V.: Keine 2/3-Mehrheit (1956). In geheimer Abstimmung innerhalb der Bezirksärztekammer Nord-Württemberg war die Ablehnung der ‚Erstreckung‘ noch deutlich stärker ausgefallen. Hier hatten sich 30 dagegen und nur 22 dafür ausgesprochen. BÄ NW, Delegiertenversammlung ab Dezember 1955.
17 O. V.: Berufsordnung (1956).
18 Neuffer (1956). Siehe auch Schriftleitung (1956).
19 Siehe beispielsweise Bihl (1951).
20 LÄK B-W, Film 58 Ordner 689.
21 LÄK B-W, Film 58 Ordner 689. Siehe auch BArch Koblenz, B 417 Bü 503; O. V.: Minister Blank (1956).
22 LÄK B-W, Film 58 Ordner 689, o. Pag.
23 LÄK B-W, Film 58 Ordner 689, o. Pag.
24 LÄK B-W, Film 58 Ordner 689, o. Pag.

Auch in der Folge versuchte Dobler, immerhin der erste Präsident des Hartmannbundes, zunehmend einen Spagat zwischen seiner Position dort und seiner Rolle als Vorsitzender der Bezirksärztekammer Nord-Württemberg. So kritisierte er beide Seiten, sprach sich aber dafür aus, dem Hartmannbund die Verhandlungen mit dem Verteidigungsministerium zu überlassen. Andere wie Hans Haller kündigten an, ihre Ämter im Hartmannbund aus Protest ganz niederzulegen. Neuffer seinerseits sah kaum eine Chance für produktive Gespräche mit Thieding und zeigte sich insbesondere über dessen Forderung verärgert, dass die Ärztekammern „auf ihre Aufgabe zurückgedreht werden, d. h. auf Ethik und Fortbildung“[25]. Derartige Ansinnen lehnte er rundweg ab und konnte dabei auf die Unterstützung der Landesärztekammer zählen. Diese vertrat einstimmig die Auffassung, „dass die Bundesärztekammer die Vertretung der Gesamtärzteschaft in der Bundesrepublik ist [und] auch weiterhin in allen Angelegenheiten, die über den Zuständigkeitsbereich eines Landes hinausgehen, die beruflichen Belange der Ärzteschaft zu wahren hat“[26].

Die Auseinandersetzung hinterließ aber insbesondere bei Neuffer Spuren, bot er doch – nicht zum ersten Mal[27] – seinen Rücktritt an: „Er sei jederzeit bereit zurückzutreten, wenn er im Wege stehe.“[28] Zwar versuchten zahlreiche Delegierte, Neuffer noch in der Sitzung von einem solchen Schritt abzuhalten, aber der Gedanke schien sich zunehmend bei diesem festgesetzt zu haben. Denn schon im September 1956 legte er „aus gesundheitlichen Gründen“[29] den Vorsitz der Landesärztekammer nieder. Zudem kritisierte er, „daß die landsmannschaftlichen Unterschiede in unserem Lande so groß sind, daß eine wirksame Vertretung unserer Interessen nicht gegeben ist“[30]. Aufgrund der Konflikte um den „Stuttgarter Zentralismus“[31] standen Vorschlägen, erneut einen Vertreter aus Nord-Württemberg zum Präsidenten der Kammer zu wählen, große Bedenken gegenüber. Insbesondere Haller war der Ansicht, dass Dobler „im Augenblick nicht der richtige Mann sei“[32], und sprach sich für Villinger oder alternativ für den als nord-württembergische Alternative zu Dobler ins Spiel gebrachten Fritz Landenberger aus.

Auch aus diesem Grund hatte Neuffer zunächst Kraske als seinen Nachfolger vorgeschlagen. Dieser hatte aber „mit aller Entschiedenheit abgelehnt“[33] und auf seine

25 LÄK B-W, Film 58 Ordner 689, o. Pag. Siehe auch O. V.: Zur Frage (1956).
26 LÄK B-W, Film 58 Ordner 689, o. Pag.
27 Schon 1950 hatte Neuffer bei einer Debatte um die Haushaltsplanung der Ärztekammer Nord-Württemberg seinen Rücktritt angedroht: „Wenn die Delegierten-Versammlung glaubt, dass der Vorstand die Gelder der Kammer verschwendet, treten wir zurück. Das muss einmal offen gesagt werden.“ BÄ NW, Delegiertenversammlung (Wahlperiode 1949–1951 und 1951–1955), o. Pag.
28 LÄK B-W, Film 58 Ordner 689, o. Pag.
29 BÄ NW, Vorstandsprotokolle 11.–27. Sitzung von 1957, o. Pag.
30 LÄK B-W, Film 58 Ordner 689, o. Pag.
31 LÄK B-W, Film 58 Ordner 689, o. Pag.
32 LÄK B-W, Film 58 Ordner 689, o. Pag.
33 LÄK B-W, Film 58 Ordner 689, o. Pag.

Arbeitsbelastung und Gesundheit verwiesen. Stattdessen war von süd-badischen Vertretern Bernhard Villinger ins Spiel gebracht worden. Da nicht der Vorsitzende und sein Stellvertreter aus der gleichen Bezirksärztekammer kommen sollten, stellte auch Kraske sein Amt zur Verfügung. Letztlich einigte man sich auf eine Konstellation mit Villinger an der Spitze und Dobler als dessen Stellvertreter. Bis zur Neuwahl sollten aber noch einige Wochen vergehen, da die nächste Vollversammlung der Landesärztekammer erst für den 8. Dezember anberaumt war und eine Vorverlegung als nicht praktikabel angesehen wurde. Bis dahin sollte Neuffer den Vorsitz innehaben, aber beurlaubt sein. In der Bundesärztekammer stellte sich die Situation ähnlich dar, auch hier hatte Neuffer seine Position zur Verfügung gestellt, war aber gebeten worden, mindestens bis zum nächsten Ärztetag im Juni 1957 den Vorsitz zu behalten.[34]

Wie zerrüttet das Verhältnis zwischen Neuffer und einigen seiner baden-württembergischen Standeskollegen war, wurde deutlicher, je näher sein Abschied rückte. So sah sich Neuffer genötigt, einen an Borck adressierten Brief von diesem bei der Vollversammlung verlesen zu lassen. In dem Schreiben drückte er seine Enttäuschung über die Vorgänge innerhalb der baden-württembergischen Ärzteschaft aus und bat darum, von einer Abschiedsfeier für ihn abzusehen:

> Aus Äusserungen, die Herr Kollege Dobler gemacht hat, entnehme ich, dass innerhalb des Vorstandes der Landesärztekammer die Absicht besteht, die früher vom Vorstand und der Vollversammlung beschlossene Zusammenfassung der Ärzte in Baden-Württemberg in der Landesärztekammer weitgehend einzuschränken. Das schmerzt mich tief, weil damit mein ganzes seitheriges berufspolitisches Bemühen, zu einer möglichst geschlossenen Einheit der Ärzteschaft zu kommen umgestossen wird. [...] Sie werden es verstehen, wenn ich unter diesen Umständen bitte, von einer Abschiedsfeier abzusehen. Ich möchte mich ganz still zurückziehen.[35]

Innerhalb der Landesärztekammer äußerte man Bedauern über diesen Schritt, aus zahlreichen Wortmeldungen von Delegierten ging aber deutlich hervor, wie tief das Zerwürfnis mancherorts tatsächlich war. Von Villinger versprach man sich, dass er ein „Mann des Ausgleichs"[36] sei und für ein Zusammenwachsen der Ärzteschaft sorgen könnte. Auf der fünften Vollversammlung der Landesärztekammer am 8. Dezember 1956 wurde der Wahlvorschlag Villinger/Dobler angenommen und der Wechsel vollzogen.[37] Mit Neuffer trat jemand ab, der die Standespolitik sowohl auf Landes- als auch Bundesebene für ein Jahrzehnt bestimmt hatte wie kaum ein anderer. Dabei hatte er eine derartige Tätigkeit zunächst gar nicht angestrebt, hatte er doch 1947 noch von sich

34 LÄK B-W, Film 58 Ordner 689.
35 LÄK B-W, Film 58 Ordner 689, o. Pag.
36 LÄK B-W, Film 58 Ordner 689, o. Pag.
37 O. V.: Wahl (1956).

selbst gesagt, dass er „wie der Blinde zur Ohrfeige in die Ärztekammer gekommen“[38] sei. Dass ihm die Rolle als führender Standespolitiker persönlich immer wieder zugesetzt hatte, wurde durch seine wiederholten Rücktrittsandrohungen deutlich. Zudem wehrte er sich mehrfach vehement gegen Vorwürfe aus den Reihen der Ärzteschaft, dass „an der Arbeit der Berufsvertretung nur die sonst unfähigen Ärzte Interesse hätten“[39], und forderte stattdessen, „daß jeder Arzt eine Zeitlang einen Teil seiner Arbeitskraft für die Standesvertretung einsetzt“[40]. Im Zuge seiner Amtsniederlegung wandte er sich auch in einer später veröffentlichten Ansprache an die Ärzteschaft und forderte darin, vor allem gegen die tiefer werdenden Risse unter den Standesgenossen anzukämpfen.[41]

Weiterhin begleiten sollte ihn der Konflikt mit dem Hartmannbund, sah sich Neuffer doch 1960 noch zu einer öffentlichen Richtigstellung genötigt. Darin verwahrte er sich gegen Presseveröffentlichungen des Bundes, in denen suggeriert wurde, dass er sich befürwortend für ihn eingesetzt hätte. In seiner Stellungnahme warf Neuffer dem Hartmannbund vor, dass dieser von „verbandsegoistischem Denken und ideologisch begründeten Wunschvorstellungen beeinflußt“[42] sei, weshalb er schon früh ausgetreten sei, und dass er auch weiterhin eine „Mitgliedschaft in diesem Verband nicht empfehlen kann“[43].

Konflikte um wirtschaftliche Fragen

Villinger sah sich indes nach seiner Wahl vor ganz andere Konflikte gestellt. Mit dem Rücktritt von Neuffer war die Kritik an der Landesärztekammer als Dachorganisation keineswegs verstummt. Insbesondere die gestiegenen Kosten für die Standesvertretung stießen zahlreichen Ärzten sauer auf, die eine Herabsetzung des Beitrags oder Ermäßigungen forderten. Die Tendenz, vor allem bei finanziellen Fragen lautstarke Kritik zu äußern, hatte schon Neuffer zuvor beanstandet, insbesondere dass vor allem „die Ärzte dazu neigen, zu erklären, sie nagten am Hungertuch“[44].

In Süd-Baden hatten die Klagen derartige Ausmaße angenommen, dass sich Kraske zu einem offenen Brief genötigt sah. Dabei sparte er nicht an Kritik gegenüber dem Gebaren seiner Standeskollegen. So bescheinigte er deren Protesten, dass diese an „pathetischer Bemühung nichts zu wünschen übrig lassen“[45] würden. Tatsächlich war den

---

38 Neuffer (1947), S. 74.
39 Neuffer (1947), S. 74.
40 Neuffer (1947), S. 74.
41 Neuffer (1957).
42 Neuffer (1960), S. 177.
43 Neuffer (1960), S. 177. Siehe auch O. V.: Den Hartmannbund verlassen (1960).
44 BArch Koblenz, B 417 Bü 1726, o. Pag.
45 Kraske (1956), S. 235.

Vertretern der Standesvereinigung alles Mögliche vorgehalten worden. Die Vorwürfe reichten von einer Diktatur der Kammer bis hin zu einer Verletzung der Menschenrechte durch dieselbe. Kraske warf in seiner Reaktion auf diese Klagen zahlreichen süd-badischen Ärzten vor, sich nicht mit der politischen Entwicklung in Baden-Württemberg abfinden zu können und dass sie deshalb auch beständig gegen die Landesärztekammer opponieren würden. Insbesondere bei der Frage der Beitragshöhe befand er, dass „die Kirche im Dorf bleiben"[46] sollte. Bei insgesamt 10593 Ärzten in der Kammer hatten die Ausgaben fast exakt eine Million DM betragen.[47] Zwar hatte die Neuorganisation der Standesvereinigung Mehrkosten von knapp 50 Prozent mit sich gebracht, aber der mit weitem Abstand größte Posten waren die Verwaltungskosten der Bezirksärztekammern mit 648.300 DM, gefolgt von der Abgabe von 100.000 DM zur Finanzierung der Bundesärztekammer. Die Einstellung neuer Mitarbeiter sowie Reisekosten und Berufsgerichtsbarkeit bildeten die nächstgrößeren Posten. Zum Abschluss seiner Stellungnahme forderte Kraske wiederholt die Ärzteschaft auf, sachliche und nicht nur inhaltsleere Kritik zu äußern.[48]

Noch höher schlugen die Wellen, als erneut die vorgesehene Beitragshöhe von sieben Prozent des Bruttoeinkommens bei der Versorgungskasse angesprochen wurde.[49] Dabei gingen die Ansichten der Delegierten der Bezirksärztekammern und größerer Teile der Ärzteschaft mitunter erheblich auseinander. Gerade in Nord-Württemberg, besonders in Stuttgart und Ulm, war die Gegnerschaft zur Schaffung einer Versorgungskasse nach Tübinger Vorbild groß. Trotzdem setzten sich im März 1957 50 von 58 Delegierten der Bezirksärztekammer Nord-Württemberg dafür ein, dass erneut ein Versuch unternommen werden sollte, die ‚Erstreckung' des Tübinger Versorgungsgesetzes zu erreichen. Allerdings sollte es an nord-württembergische Verhältnisse angepasst werden. Um die Angelegenheit mit mehr Nachdruck vorantreiben zu können, forderten Teile der Ärzteschaft zudem die erneute Durchführung einer Urabstimmung.[50]

Auch auf der sechsten Vollversammlung der Landesärztekammer im April in Baden-Baden war die Versorgungskasse eines der bestimmenden Themen. Dabei zeigte sich, dass in Nord-Württemberg, Nord-Baden und Süd-Baden erhebliche Unterschiede im Hinblick auf die Behandlung des Themas bestanden. In Nord-Württemberg hatten sich inzwischen alle bis auf die Stuttgarter Kreisärzteschaft für eine ‚Erstreckung' ausgesprochen. Geiger merkte an, dass in Nord-Baden kein abschließendes Meinungsbild verfügbar sei, und Villinger berichtete, dass man in Süd-Baden eine Regelung im

46 Kraske (1956), S. 235.
47 LÄK B-W, Film 58 Ordner 689.
48 Kraske (1956).
49 Bihl (1957).
50 Dobler (1957).

Bereich der Kassenärztlichen Vereinigung gefunden habe, die „jederzeit in eine Versorgungsregelung auf Kammerebene überführt werden kann“[51].

18.3 Die verschobene Landesärztekammerwahl

Gerade diese Unterschiede und der Wunsch der Bezirksärztekammern, für jeden Bezirk eine angepasste Regelung zu schaffen, waren dem Innenministerium ein Dorn im Auge. Dessen Vertreter teilte entsprechend mit, dass es verwaltungsrechtlich zweifelhaft sei, dass bei einer ‚Erstreckung' größere Änderungen vorgenommen werden könnten. Nach einer mehrstündigen Debatte wurde die Angelegenheit vertagt und eine weitere Vollversammlung im November 1957 anberaumt.[52]

Dort einigte man sich auf die Errichtung von selbständigen Versorgungsanstalten für jede Bezirksärztekammer mit eigenen Satzungen[53] und die Schaffung einer Dachorganisation. 44 von 51 Delegierten stimmten dafür, einen entsprechenden Antrag an das Innenministerium zu richten. Zudem wurde auf der Versammlung eine neue Wahlordnung beraten und ebenfalls dem Ministerium zur Genehmigung vorgelegt, denn mit Juni 1958 endete die Wahlperiode.[54]

Mit der Einweihung des Ärztehauses in Stuttgart-Degerloch am 28. Januar hatte das Jahr 1958 mit einem positiven Anlass begonnen[55], insgesamt sollte es sich in mehrerlei Hinsicht aber als „unglückliches Jahr“[56] herausstellen. Denn sowohl der Antrag zur Schaffung separater Versorgungsanstalten als auch die Wahlordnung wurden vom Ministerium nicht angenommen.[57] In beiden Fällen gab es mitunter erhebliche Änderungswünsche bzw. Vorbehalte seitens der Behörde. Bei der Bezirksärztekammer Nord-Württemberg fühlte man sich deshalb zunehmend gegängelt und es wurde moniert: „Der Antrag der LÄK ist im Innenministerium in einer Art und Weise behandelt worden, dass man daraus nur eine geringe Achtung für die Ärzteschaft herauslesen kann.“[58] Dies empfand man als besonders problematisch, da die Frage der Altersversorgung von den Medizinern als „sehr brennend“[59] beurteilt und der Druck aus der Ärzteschaft auf die Standesvereinigungen immer größer wurde. Insbesondere die Zusammenarbeit mit dem für die Kammern zuständigen Regierungsdirektor Hans Mayser wurde als äußerst unbefriedigend angesehen. In einer Aussprache im Juli listete

51 Zit. n. Mayer (1957), S. 118.
52 Mayer (1957).
53 BÄ NW, Vorstandsprotokolle 28.–40. Sitzung von 1958.
54 Villinger (1959).
55 Schriftleitung (1958).
56 BÄ NW, Delegiertenversammlung ab Dezember 1955, o. Pag.
57 Villinger (1959); LÄK B-W, Film 58 Ordner 691.
58 BÄ NW, Delegiertenversammlung ab Dezember 1955, o. Pag. Siehe auch Dobler (1958).
59 BÄ NW, Delegiertenversammlung ab Dezember 1955, o. Pag.

Dobler mehr als ein halbes Dutzend Vorgänge auf, bei denen es nach Erachten der LÄK „nicht möglich ist, klare Entscheidungen vom Innenministerium zu erhalten“[60]. Nachdem drei Monate später kaum etwas passiert war, erklärte Dobler, dass er deshalb einen Brief an den Herrn Minister geschickt hätte, „der hart an Beamtenbeleidigung grenzt“[61].

Diese Probleme führten letztlich dazu, dass die Versorgungsfrage zunächst ungelöst blieb. Aber auch die Genehmigung der Wahlordnung war nicht rechtzeitig erfolgt, so dass die Wahl zur Landesärztekammer nicht wie geplant abgehalten werden konnte. Sehr zur Verärgerung der Kammer hatte auf einer extra einberufenen Vollversammlung am 4. Juni die Verlängerung der Wahlperiode bis 31. Dezember beschlossen werden müssen.[62]

Nachdem die Wahlen zu den Bezirksärztekammern Ende Oktober erfolgt waren[63], erstattete Villinger zum Abschluss der Wahlperiode Bericht über die Arbeit der LÄK. Insgesamt hatten neun Vollversammlungen, 27 Vorstandssitzungen, 30 Ausschusssitzungen und fünf Verhandlungen des Landesberufsgerichts stattgefunden. Neben einer ausführlichen Abhandlung über die mühselige Arbeit bei der Versorgungsfrage wurde auch auf erfolgreiche Projekte eingegangen. Dazu gehörte die Schaffung einer zentralen Ärztekartei für Baden-Württemberg. Dies war nicht immer reibungsfrei abgelaufen, weshalb mehrfach die Meldepflicht im Ärzteblatt angemahnt und dazu ein Urteil gegen eine Ärztin „wegen berufsunwürdigen Verhaltens durch hartnäckige Verletzung ihrer Meldepflicht“[64] öffentlichkeitswirksam veröffentlicht worden war. Letztlich verlief die Einrichtung der Kartei aber weitgehend erfolgreich und von mehr als 11000 Medizinern waren auf diese Art Anfang 1959 10350 erfasst worden.[65]

Im Januar 1959 konnte die Zusammensetzung der neuen Landesärztekammer verkündet werden:[66]

Tab. 27 Die Delegierten der Landesärztekammer (1959)

Wahlbezirk Süd-Baden	
Baumgartner, Werner	Konstanz
Eschbacher, Eduard	Freiburg
Finck, Werner	Freiburg
Furtwängler, Erika	Freiburg

60 LÄK B-W, Film 13 Ordner 140, o. Pag.
61 BÄ NW, Delegiertenversammlung ab Dezember 1955.
62 Villinger (1959).
63 Für die Ergebnisse siehe O. V. (1958); Dopfer (1958); Narr (1958); Eglin u. a. (1958); Rossel (1958); Borck/Averdung (1959); O. V.: Wahlergebnis (1959); LÄK B-W, Film 13 Ordner 147.
64 Berensmann (1958), S. 236.
65 Villinger (1959).
66 Bogenrieder (1959); BÄ SW, Film Nr. 9 ÄK-32.02 und ÄK-121.01.

Haas, Franz	Villingen
Haller, Hans	Nonnenweier
John, Ferdinand[67]	Schopfheim
Kessler, Karl	Oberkirch
Kraske, Hans	Emmendingen
Müller, Christian	Rastatt
Schareck, Dieter	Lörrach
Steim, Hugo	Freiburg
Villinger, Bernhard	Freiburg

Wahlbezirk Nord-Württemberg	
Auer, Walter	Stuttgart-Untertürkheim
Benz, Ottmar	Aalen
Dobler, Theodor	Schorndorf
Doch, Roswitha	Stuttgart-Nord
Hämmerle, Gerhard	Kornwestheim
Häußler, Siegfried	Altbach am Neckar
Landenberger, Fritz	Esslingen
Mayer, Manfred	Stuttgart-Ost
Muck, Hermann	Schwäbisch Gmünd
Mühlhäuser, Hermann	Geislingen
Reisner, Alfred	Stuttgart-Nord
Röken, Werner	Stuttgart-Degerloch
Ruthardt, Max	Ulm
Schad, Hugo	Backnang
Schwoerer, Paul	Waiblingen
Seyffer, Friedrich	Stuttgart-Ost
Siebert, Heinz	Göppingen
Stechele, Ulrich	Heilbronn
Teller, Eberhard	Stuttgart-West
Vescovi, Gerhard	Stuttgart-Nord
Windmiller, Walter	Ulm

67 Im Ärzteblatt fälschlicherweise als Ferdinand Hohn geführt.

Wahlbezirk Süd-Württemberg	
Bauer, Hans	Calw-Wimberg
Bihl, Konrad	Rottweil
Borck, Hans-Ludwig	Pfullingen
Degenhard, Bernhard	Kirchtellinsfurt
Frohn, Paul	Tuttlingen
Funk, Bernhard	Ravensburg
Nikolowski, Wolfgang	Tübingen
Schmid, Ernst	Ebingen
Schramm, Albert	Tübingen

Wahlbezirk Nord-Baden	
Flächer, Hans	Waibstadt
Geiger, Alois	Karlsruhe
Ital, Heinz[68]	Mannheim
Kunz, Anton	Heidelberg
Maiwald, Dietrich	Neckarhausen
Martin, Rudolf	Karlsruhe
Matter, Hans Jakob	Heidelberg
Paeslack, Volkmar	Heidelberg
Preller, Gerhard	Pforzheim
Rist, Otto	Karlsruhe
Schichardt, Herbert	Mannheim
Schmerbeck, Franz	Karlsruhe
Werner, Hubertus	Mannheim
Wysocki, Konstantin	Heidelberg

Vertreter der medizinischen Fakultäten	
Gottron, Heinrich	Universität Tübingen
Krauß, Hermann	Universität Freiburg
Plügge, Herbert	Universität Heidelberg

Insgesamt setzte sich die Landesärztekammer damit aus 60 Delegierten zusammen. Der Anteil der weiblichen Mitglieder blieb weiterhin verschwindend gering, nur zwei Ärztinnen waren in die Kammer gewählt worden. Beim Blick auf die nationalsozia-

68 Im Ärzteblatt fälschlicherweise als Heino geführt.

listische Vergangenheit setzt sich fort, was sich schon 1955 gezeigt hatte: Diese stellte kein Hindernis für eine Mitgliedschaft und Führungsrolle in der Ärzteschaft dar. Mindestens 20 der 60 Delegierten waren in der NSDAP gewesen.[69] Im Gegensatz zu 1955 waren sie aber nun auch vielfach wieder in leitenden Positionen, zudem waren inzwischen auch ehemalige SS-Mitglieder vertreten. Neben dem Freiburger Chirurgen Hermann Krauß war dies der im nord-badischen Waibstadt tätige Hans Flächer, der sich freiwillig zur Waffen-SS gemeldet hatte.[70] Derartige Fragen beeinflussten die Standespolitik höchstens am Rande.[71]

Zunächst standen die Wahlen zum Vorstand und den verschiedenen Ausschüssen in der Landesärztekammer auf der Tagesordnung. An der personellen Zusammensetzung veränderte sich mit einer Ausnahme wenig. Sowohl Villinger als auch Dobler wurden in ihren Positionen als Präsident und Stellvertreter bestätigt. Als Rechnungsführer wurde Haller und als Schriftführer Degenhard gewählt. Zudem waren die jeweiligen Präsidenten der Bezirksärztekammern automatisch im Vorstand vertreten. Hier gab es in Nord-Baden einige Unruhen, denn Geiger wollte nicht mehr zur Wahl zum Präsidenten der nord-badischen Kammer antreten. Aus seiner Erklärung ging deutlich hervor, dass es innerhalb der Ärzteschaft „zur Zeit eine starke Uneinigkeit“[72] gab und er deshalb auch den Vorsitz der Karlsruher Standesorganisation nicht mehr bekleiden wollte. Die Suche nach einem Nachfolger gestaltete sich schwierig, nacheinander lehnten Hubertus Werner, Konstantin Wysocki und Ernst Hinsenkamp ab. Nachdem Geiger sich auch auf erneute Bitte nicht hatte umstimmen lassen, blieb als Kandidat nur noch der an der Universitäts-Kinderklinik in Heidelberg tätige Professor Franz Schmid. Obwohl dieser als Einziger sich zur Kandidatur bereit erklärte, erhielt er nur 29 von 47 Stimmen. Einige hatten sich enthalten, andere Ärzte gewählt, die schon im Vorfeld abgelehnt hatten.[73] Ähnlich gestaltete sich die Wahl des Stellvertreters.[74] Nach diesem schwierigen Start sollte Schmid die Präsidentschaft immerhin sieben Jahre lang innehaben.[75] Infolge des Ausscheidens von Geiger nahm Schmid auch im Vorstand der Landesärztekammer den Platz von Geiger ein.[76] Letztlich setzten sich der Vorstand und die Ausschüsse aus folgenden Ärzten zusammen:

---

69 BArch Berlin, R 9345.

70 LABW GLAK, 465 c Bü 2223; LABW GLAK, 465s Bü 4033; LABW GLAK, 466/24 Bü 269; LABW GLAK, 446 Sinsheim Bü 1000.

71 BÄ NW, Vorstandsprotokolle 28.–40. Sitzung von 1958.

72 LÄK B-W, Film 62 Ordner 731, o. Pag.

73 LÄK B-W, Film 62 Ordner 731.

74 Von sieben Ärzten lehnten alle bis auf Rudolf Martin eine Kandidatur ab; dieser wurde mit 34 von 47 Stimmen gewählt. LÄK B-W, Film 62 Ordner 731.

75 Siehe auch H. R. (1997).

76 O. V.: Ärzteschaft (1959).

Tab. 28 Der Vorstand und die Ausschüsse der Landesärztekammer (1959)

Vorstand der Landesärztekammer	
Auer, Walter	Stuttgart-Untertürkheim
Borck, Hans-Ludwig	Pfullingen
Degenhard, Bernhard	Kirchtellinsfurt
Dobler, Theodor	Schorndorf
Haller, Hans	Nonnenweier
Ital, Heinz	Mannheim
Mayer, Manfred	Stuttgart-Ost
Kraske, Hans	Emmendingen
Röken, Werner	Stuttgart-Degerloch
Schmid, Franz	Heidelberg
Villinger, Bernhard	Freiburg

Umlageausschuss	
Martin, Rudolf	Karlsruhe
Paeslack, Volkmar	Heidelberg
Schad, Hugo (Vorsitz)	Backnang
Schareck, Dieter	Lörrach
Schichardt, Herbert	Mannheim
Schramm, Albert	Tübingen
Siebert, Heinz	Göppingen

Ärztliche Beisitzer für das Landesberufsgericht[77]	
Brammer, Hans	Stuttgart
Brügger, Heinrich	Stuttgart
Schwoerer, Paul	Waiblingen

Facharztanerkennungsausschuss[78]	
Reisner, Alfred (Vorsitz)	Stuttgart-Nord
Wysocki, Konstantin (Stv.)	Heidelberg

77 Zu diesem Zeitpunkt noch als Vorschlag an das Innenministerium. Stellvertretende Beisitzer waren Christian Müller, Eugen Schröder und Hubertus Werner. O. V.: Ärzteschaft (1959).

78 Weitere Mitglieder sollten später benannt werden.

Fortbildungsausschuss	
Borck, Hans-Ludwig	Pfullingen
Dobler, Theodor	Schorndorf
Goette, Kurt	Freiburg
Linke, Adolf	Heidelberg
Villinger, Bernhard (Vorsitz)	Freiburg

18.4 Die Lösung der Versorgungsfrage

Auch 1959 war die Versorgungsfrage das dominierende Thema. Nachdem zahlreiche Vertreter der Ärzteschaft beim Innenministerium vorstellig geworden waren und Druck ausgeübt hatten, war noch im Dezember des Vorjahres ein Referentenentwurf bei der Kammer eingegangen. In einer Vorstandssitzung der LÄK wurde der Entwurf alles andere als wohlwollend aufgenommen. In diesem war vorgesehen, dass die in Süd-Württemberg festgeschriebene Beitragshöhe von sieben Prozent auf die anderen drei Bezirke übertragen werden sollte. Insbesondere in Nord-Württemberg erklärte man dies für „unannehmbar"[79] und sah drei, höchstens vier Prozent als akzeptabel an. Zudem wurde in dem Entwurf nicht der Forderung nach eigenständigen Versorgungsanstalten in den jeweiligen Bezirken entsprochen, sondern eine landesweite Lösung skizziert. Mit dieser Variante erklärte sich auch der süd-württembergische Vertreter Bihl nicht einverstanden. Als Ergebnis der Sitzung wurde festgehalten, dass ein Entwurf mit den Wünschen der Ärzteschaft erstellt und dem Innenministerium überreicht werden sollte. Die Übergabe des neuen Entwurfs erfolgte am 30. Januar 1959.[80]

Nach einer Besprechung mit Ministerialdirektor Max Fetzer rückte man im Vorstand der Landesärztekammer zumindest von der Forderung nach vier separaten Versorgungsanstalten zunehmend ab, mit Ausnahme der nord-württembergischen Vertreter. Dabei geriet insbesondere Dobler immer mehr in die Kritik, dem vorgeworfen wurde, sich auf die ablehnende Haltung der nord-württembergischen Ärzteschaft zu versteifen und keine Kompromissfähigkeit zu zeigen.[81] Dobler forderte wiederholt eine eigene Versorgungsanstalt für Nord-Württemberg mit einer deutlich geringeren Beitragshöhe. Innerhalb des Vorstands sank zunehmend die Zuversicht, eine Einigung zu finden, mit der sich alle Beteiligten zufrieden erklären könnten. Insbesonde-

79 LÄK B-W, Film 58 Ordner 691, o. Pag.
80 LÄK B-W, Film 58 Ordner 691.
81 „Wir versuchen in stundenlangen Verhandlungen mit der Versorgungsanstalt Punkt für Punkt herauszugreifen, wo der Haken sitzt. Herr Dobler, Sie konzentrieren sich darauf: ‚meine Herren in Nordwürttemberg wollen das nicht'. Das machen Sie seit Jahren so. Daraus kann man nur schließen, dass Sie die Versorgung prinzipiell nicht wollen." LÄK B-W, Film 58 Ordner 691, o. Pag.

re Kraske zeigte sich mehr und mehr frustriert und brachte eine Entscheidung über die Köpfe der zahlreichen Gegner hinweg ins Spiel und „dass etwas, was mit Druck geführt wird, seine Nützlichkeit auch denen klar macht, die zunächst widerstrebt haben“[82]. Aufgrund der festgefahrenen Situation wurde auch eine Annahme des zuvor als unannehmbar abgelehnten Entwurfs des Innenministeriums diskutiert, da einige Delegierte befürchteten, dass das Ministerium demnächst über die Köpfe der Ärzteschaft hinweg vollendete Tatsachen schaffen könnte.[83] Borck sprach in diesem Zusammenhang von einem Gesetzesvorschlag, „der wesentlich schlechter ist als alles, was Sie bei einem Arrangement unter uns Ärzten bekommen können, daran ist kein Zweifel“[84].

Im Hinblick auf die besonderen Widerstände in Stuttgart wurde 1959 erneut eine Umfrage in der dortigen Ärzteschaft durchgeführt. 1481 Mediziner waren per Fragebogen aufgerufen, ihre Meinung kundzutun, 870 taten dies auch. Nur 52,8 Prozent gaben für sich und ihre Angehörigen an, eine ausreichende Vorsorge treffen zu können, 42,5 Prozent verneinten dies. Dabei zeigte sich, wie gespalten die Ärzteschaft war. 49,4 Prozent sprachen sich für eine Alters-, Invaliden- und Hinterbliebenenversorgung mit Pflichtmitgliedschaft aus, 48,5 Prozent waren dagegen. Selbst bei der Frage, ob eine eigene Versorgungsanstalt für Nord-Württemberg geschaffen werden sollte, teilten sich die Pro- und Contra-Lager mit 46,5 Prozent gegenüber 45,2 Prozent fast gleichmäßig auf. Einzig eine von der Regierung errichtete Versorgungsanstalt wurde mit 68,3 Prozent abgelehnt.[85]

Ganz anders stellte sich die Situation beispielsweise in Nord-Baden dar. Dort hatten sich bei einer Ende 1959 durchgeführten Umfrage 84,9 Prozent der Ärzte für eine berufsständische Versorgung ausgesprochen. 1563 Mediziner bzw. 56 Prozent hatten an der Umfrage teilgenommen. Dabei war die Befürwortung über alle Alters- und ärztliche Gruppen (Kassenärzte, niedergelassene, angestellte und verbeamtete Ärzte) hinweg gegeben.[86] Damit hatte sich die Stimmung im Vergleich zur Urabstimmung von 1954 deutlich zugunsten einer Versorgung gedreht.[87] Das Abstimmungsergebnis sollte als Sonderdruck den anderen drei Bezirksärztekammern und dem Innenministerium zugehen und dadurch die Dringlichkeit des Versorgungsproblems nochmals verdeutlichen.[88] Nach diesen erneuten Erhebungen sprach sich die Landesärztekammer am 12. Dezember mit 47 gegen sechs Stimmen für eine ‚Erstreckung‘ aus.[89] Dabei sah man

82 LÄK B-W, Film 58 Ordner 691, o. Pag.
83 „Dr. B[orck] meint, daß es nur ein Akt der Courtoisie sei, wenn die Regierung überhaupt die betroffenen Berufsstände fragt, denn sie habe auch das Recht, ohne zu fragen eine Versorgung einzurichten.“ LÄK B-W, Film 58 Ordner 691, o. Pag.
84 LÄK B-W, Film 58 Ordner 691, o. Pag.
85 O. V.: Wahlen (1959); BÄ NW, Vorstandsprotokolle 1.–10. Sitzung von 1959.
86 Schmid (1960).
87 Schmid (1960); BÄ NW, Vorstandsprotokolle 11.–20. Sitzung von 1959–1960.
88 BÄ NW, Vorstandsprotokolle 11.–20. Sitzung von 1959–1960.
89 BÄ NW, Vorstandsprotokolle 21.–26. Sitzung von 1960–1961.

sich gezwungen, mehr und mehr die Position des Innenministeriums anzunehmen und vom Wunsch nach separaten Versorgungsanstalten abzurücken. Nach diesem Ergebnis konnte das Ministerium am 25. Januar 1960 dem Kabinett einen Gesetzentwurf vorlegen. Aus Zeitmangel sollte die Behandlung des Gesetzes aber nicht mehr in der Legislaturperiode (Ende 31. März 1960) erfolgen. Überdies wurden Forderungen nach einer erneuten Urabstimmung abgelehnt. Kraske wies in diesem Zusammenhang darauf hin, „dass wir ein plebiszitäres Element weder im Kammergesetz noch in unserer Kammersatzung kennen und deshalb die Notwendigkeit einer Urabstimmung nicht einzusehen vermögen“[90]. Zudem wollte er die Stuttgarter Ärzteschaft und ihr Abstimmungsverhalten „nicht als verbindlich für das ganze Land“[91] gesehen wissen.

Es sollte bis zum 23. November 1960 dauern, bis das Kabinett über den Entwurf beraten und diesem zugestimmt hatte.[92] Er sah vor, dass das am 2. August 1951 in Württemberg-Hohenzollern verabschiedete Gesetz mit einigen Änderungen[93] zukünftig auch in den drei anderen Regierungsbezirken gelten sollte[94]. Damit waren mehr als 15 Jahre vergangen, bis die Ärzteschaft nach Ende des Zweiten Weltkrieges diese Frage hatte klären können. Hierbei wurde mehr als einmal deutlich, dass wirtschaftliche Fragen die größten Konflikte unter den Standeskollegen auslösten. Dies sollte sich Anfang der 1960er Jahre bei den Debatten über eine Reform der Sozialversicherung wiederholen. Auch hier wurde erneut eine drohende Spaltung der Ärzteschaft wahrgenommen und auch die Konflikte mit dem Hartmannbund flammten in bis dato ungekanntem Maße auf.[95]

Bibliographie

Archivalische Quellen

Bundesarchiv Berlin (BArch Berlin)
R 9345

Bundesarchiv Koblenz (BArch Koblenz)
B 417 Bü 503, Bü 1726

---

90 BÄ NW, Vorstandsprotokolle 11.–20. Sitzung von 1959–1960, o. Pag.
91 BÄ NW, Vorstandsprotokolle 11.–20. Sitzung von 1959–1960, o. Pag.
92 O. V.: Versorgungsanstalt (1960); O. V.: Vollversammlung (1960), S. 312.
93 BÄ NW, Vorstandsprotokolle 21.–26. Sitzung von 1960–1961; O. V.: Gesetz (1960).
94 BÄ NW, Vorstandsprotokolle 21.–26. Sitzung von 1960–1961. Siehe auch *Gesetzblatt für Baden-Württemberg* (1961), S. 207 und 299.
95 Siehe beispielsweise O. V.: Stellungnahme (1960); Villinger (1960); O. V.: Entschließungen (1960); Bauer u. a. (1960); O. V.: Warum „Schicksalsgemeinschaften“? (1960); O. V.: Zusammenschluß (1960); O. V.: Vollversammlung (1960), S. 75 f.; O. V.: Erklärung (1960); Neuffer (1960); O. V.: Den Hartmannbund verlassen (1960). Siehe auch LÄK B-W, Film 58 Ordner 692 und Film 59 Ordner 693.

Landesarchiv Baden-Württemberg, Generallandesarchiv Karlsruhe (LABW GLAK)
446 Sinsheim Bü 1000
465 c Bü 2223
465 s Bü 4033
466/24 Bü 269

Landesärztekammer Baden-Württemberg (LÄK B-W)
Film 13 Ordner 140, Ordner 147
Film 58 Ordner 689, Ordner 691, Ordner 692
Film 59 Ordner 693
Film 62 Ordner 731, Ordner 732

Bezirksärztekammer Nord-Württemberg (BÄ NW)
Vorstandsprotokolle Januar 1952 – März 1955
Vorstandsprotokolle 11.–27. Sitzung von 1957
Vorstandsprotokolle 28.–40. Sitzung von 1958
Vorstandsprotokolle 1.–10. Sitzung von 1959
Vorstandsprotokolle 11.–20. Sitzung von 1959–1960
Vorstandsprotokolle 21.–26. Sitzung von 1960–1961
Delegiertenversammlung (Wahlperiode 1949–1951 und 1951–1955)
Delegiertenversammlung ab Dezember 1955

Bezirksärztekammer Süd-Württemberg (BÄ SW)
Film Nr. 9 ÄK-32.02, ÄK-121.01

Periodika

Ärzteblatt für Baden-Württemberg 11 (1956)–15 (1960)
Gesetzblatt für Baden-Württemberg (1961)
Südwestdeutsches Ärzteblatt 2 (1947)–11 (1956)

Gedruckte Quellen

Bauer, Roland u.a.: Schicksalsgemeinschaft baden-württembergischer Ärzte. In: Ärzteblatt für Baden-Württemberg 15 (1960), S. 28.

Berensmann, Rolf-Detlev: Zur Meldepflicht des Arztes bei der Bezirksärztekammer. In: Ärzteblatt für Baden-Württemberg 13 (1958), S. 236 f.

Bihl, Konrad: Wer gegen wen? Eine Klarstellung! In: Südwestdeutsches Ärzteblatt 6 (1951), S. 222–224.

Bihl, Konrad: Was bedeutet die beabsichtigte Erstreckung des Tübinger Versorgungsgesetzes? In: Ärzteblatt für Baden-Württemberg 12 (1957), S. 110–112.

Bogenrieder, Alfons: Bekanntmachung des Landeswahlleiters. In: Ärzteblatt für Baden-Württemberg 14 (1959), S. 19–21.

Borck, Hans-Ludwig; Averdung, Wilhelm: Bericht über die erste Vollversammlung am 30. November 1958. In: Ärzteblatt für Baden-Württemberg 14 (1959), S. 14 f.
Dobler, Theodor: Das ärztliche Versorgungsproblem auf Kammerebene in Baden-Württemberg. In: Ärzteblatt für Baden-Württemberg 12 (1957), S. 108–110.
Dobler, Theodor: Bericht über die Arbeit der Bezirksärztekammer Nordwürttemberg. In: Ärzteblatt für Baden-Württemberg 13 (1958), S. 255–261.
Dopfer: Ergebnis der Neuwahl zur Delegiertenversammlung der Bezirksärztekammer. In: Ärzteblatt für Baden-Württemberg 13 (1958), S. 264–268.
Eglin u. a.: Bekanntmachung des Bezirkswahlausschusses Nordbaden. In: Ärzteblatt für Baden-Württemberg 13 (1958), S. 271–273.
Grieger, Hans; Walter, Hanns: Zur Versorgungsfrage. Nach der Abstimmung. In: Südwestdeutsches Ärzteblatt 9 (1954), S. 159–161.
H. R.: Professor Dr. Franz Schmid †. In: Bayerisches Ärzteblatt 52 (1997), S. 50.
Hämmerle, Gerhard: Bericht über die 14. Sitzung des Vorstandes der Ärztekammer Nord-Württemberg E. V. am 9. Juli 1953. In: Südwestdeutsches Ärzteblatt 8 (1953), S. 180 f.
Kraske, Hans: Offener Brief an die südbadischen Ärzte. In: Ärzteblatt für Baden-Württemberg 11 (1956), S. 235 f.
Langbein, Albrecht: Bericht über die letzte Sitzung der Landesärztekammer Württemberg-Hohenzollern am 11. März 1955 und die erste Sitzung der Bezirksärztekammer Südwürttemberg-Hohenzollern am 12. März 1955 in Saulgau. In: Südwestdeutsches Ärzteblatt 10 (1955), S. 93 f.
Maiwald, Dietrich: Ärztlicher Nachwuchs und Ärzteversorgung. In: Südwestdeutsches Ärzteblatt 9 (1954), S. 50–52.
Mayer, Manfred: 6. Vollversammlung am 24. April 1957 in Baden-Baden. In: Ärzteblatt für Baden-Württemberg 12 (1957), S. 117 f.
Narr: Wahlergebnis. In: Ärzteblatt für Baden-Württemberg 13 (1958), S. 269 f.
Neuffer, Hans: Der Kampf der Ärzteschaft um die Freiheit ihres Berufes. In: Südwestdeutsches Ärzteblatt 2 (1947), S. 72–74.
Neuffer, Hans: Verehrte Kolleginnen und Kollegen! In: Ärzteblatt für Baden-Württemberg 11 (1956), S. 69.
Neuffer, Hans: Die Ärzteschaft hat nur eine Zukunft, wenn sie jede Art von Separation überwindet. In: Ärzteblatt für Baden-Württemberg 12 (1957), S. 2.
Neuffer, Hans: Erklärung. In: Ärzteblatt für Baden-Württemberg 15 (1960), S. 177.
O. V.: Kammergesetz für Baden-Württemberg. In: Südwestdeutsches Ärzteblatt 8 (1953), S. 227–233.
O. V.: 10 Jahre Ärztekammer in Nordwürttemberg. In: Südwestdeutsches Ärzteblatt 10 (1955), S. 172–177.
O. V.: Konstituierung der Bezirksärztekammer Nordwürttemberg. In: Südwestdeutsches Ärzteblatt 10 (1955), S. 91.
O. V.: Notiz. In: Südwestdeutsches Ärzteblatt 10 (1955), S. 164.
O. V.: Wahl der Bezirksärztekammer Nordbaden. In: Südwestdeutsches Ärzteblatt 10 (1955), S. 94.
O. V.: Wahl der Bezirksärztekammer Südbaden. In: Südwestdeutsches Ärzteblatt 10 (1955), S. 95.
O. V.: Berufsordnung der Landesärztekammer Baden-Württemberg. In: Ärzteblatt für Baden-Württemberg 11 (1956), S. 170–175.
O. V.: Keine 2/3-Mehrheit für die Erstreckung des Tübinger Versorgungsgesetzes. In: Südwestdeutsches Ärzteblatt 11 (1956), S. 3.
O. V.: Minister Blank empfing Professor Neuffer. In: Südwestdeutsches Ärzteblatt 11 (1956), S. 32.

O. V.: Wahl des Präsidenten der Landesärztekammer. In: Ärzteblatt für Baden-Württemberg 11 (1956), S. 270.
O. V.: Zur Frage der Vertretung der Gesamtärzteschaft in der Bundesrepublik. In: Ärzteblatt für Baden-Württemberg 11 (1956), S. 115.
O. V.: Wahl der Bezirksdelegierten zur Landesärztekammer Baden-Württemberg. In: Ärzteblatt für Baden-Württemberg 13 (1958), S. 246–248.
O. V.: Ärzteschaft des Kreises Groß-Stuttgart. In: Ärzteblatt für Baden-Württemberg 14 (1959), S. 122 f.
O. V.: Wahlen zur Landesärztekammer. In: Ärzteblatt für Baden-Württemberg 14 (1959), S. 64–66.
O. V.: Wahlergebnis. In: Ärzteblatt für Baden-Württemberg 14 (1959), S. 21 f.
O. V.: Den Hartmannbund verlassen. In: Ärzteblatt für Baden-Württemberg 15 (1960), S. 205.
O. V.: Entschließungen des Außerordentlichen Deutschen Ärztetages. In: Ärzteblatt für Baden-Württemberg 15 (1960), S. 27.
O. V.: Erklärung der Landesärztekammer Baden-Württemberg. In: Ärzteblatt für Baden-Württemberg 15 (1960), S. 147 f.
O. V.: Gesetz über die Versorgungsanstalt für Ärzte, Zahnärzte, Tierärzte und Dentisten. In: Ärzteblatt für Baden-Württemberg 15 (1960), S. 297 f.
O. V.: Stellungnahme der Ärzteschaft zur Reform der sozialen Krankenversicherung. In: Ärzteblatt für Baden-Württemberg 15 (1960), S. 3 f.
O. V.: Versorgungsanstalt für Ärzte, Zahnärzte und Tierärzte. In: Ärzteblatt für Baden-Württemberg 15 (1960), S. 292–297.
O. V.: Vollversammlung der Landesärztekammer Baden-Württemberg. In: Ärzteblatt für Baden-Württemberg 15 (1960), S. 75 f., 312.
O. V.: Warum „Schicksalsgemeinschaften"? In: Ärzteblatt für Baden-Württemberg 15 (1960), S. 29 f.
O. V.: Zusammenschluß der ärztlichen Organisationen in Württemberg. In: Ärzteblatt für Baden-Württemberg 15 (1960), S. 33.
Ritzmann, H.: Nach der Abstimmung. In: Südwestdeutsches Ärzteblatt 9 (1954), S. 253–256.
Rossel, Clemens: Wahlergebnis. In: Ärzteblatt für Baden-Württemberg 13 (1958), S. 274–276.
Schmid, Franz: Die Meinungsbefragung über die Altersversorgung in Nordbaden. In: Ärzteblatt für Baden-Württemberg 15 (1960), S. 20 f.
Schriftleitung: Zum Flugblatt Dr. Maiwald und Genossen gegen die Erstreckung des Tübinger Versorgungsgesetzes. In: Südwestdeutsches Ärzteblatt 8 (1953), S. 138 f.
Schriftleitung: 10 Jahre Südwestdeutsches Ärzteblatt. In: Südwestdeutsches Ärzteblatt 11 (1956), S. 1 f.
Schriftleitung: Einweihung des neuen Ärztehauses in Degerloch am 28. Januar 1958. In: Ärzteblatt für Baden-Württemberg 13 (1958), S. 26–29.
Villinger, Bernhard: Bericht über die Arbeit der vor vier Jahren errichteten Landesärztekammer Baden-Württemberg. In: Ärzteblatt für Baden-Württemberg 14 (1959), S. 1–5.
Villinger, Bernhard: Bruch in der deutschen Ärzteschaft? In: Ärzteblatt für Baden-Württemberg 15 (1960), S. 25 f.

Fazit

Zentrale Themen der Weimarer Zeit

Notapprobierte Ärzte und ‚Ärzteschwemme'

Auch für die Ärzteschaft in Baden und Württemberg stellte der Erste Weltkrieg eine große Zäsur dar. Das Kriegsende brachte dabei eine ganze Reihe von Problemen für die Ärzteschaft mit sich. Zunächst war vor allem die Frage der zu Tausenden aus dem Krieg zurückkehrenden Ärzten zu klären.

Während sich die Wiedereingliederung arrivierter und weitestgehend unversehrt aus dem Krieg zurückgekehrter Ärzte noch recht einfach gestaltete, lag die Situation bei den zahlreichen kriegsversehrten Ärzten anders. Hier bot insbesondere der Staatsdienst einen Ausweg und so fand unter den Medizinalbeamten und Anstaltsärzten eine größere Zahl dieser Ärzte ein Auskommen.

Am schwierigsten gestaltete sich aber die Lage der jungen und häufig erst im Kriegsverlauf approbierten Ärzte. Aufgrund des enormen Bedarfs an medizinischem Personal im Weltkrieg hatten Tausende von angehenden Ärzten eine sogenannte Notapprobation erhalten, um sofort für den Militärdienst verfügbar zu sein. Sie hatten damit aber ihr Studium nicht regulär abschließen können. Vor allem sie drängten nun auf einen schwierigen Arbeitsmarkt, denn eine derart große Zahl an Ärzten wurde im zivilen Leben schlicht nicht benötigt.

Insbesondere im Bereich der Kassenzulassung kam es zu erheblichen Konflikten, da die Zahl der Zulassungsanträge die Zahl der freien Stellen bei weitem überstieg. Insbesondere in den Großstädten existierten Wartelisten, auf denen Ärzte nicht selten Jahre zubrachten, bis sie eine Zulassung erhielten. Die Standesvereinigungen bemühten sich zwar, dass anderweitig Stellen geschaffen wurden, beispielsweise im Staatsdienst, in Krankenanstalten oder an Universitätskliniken. Andererseits achteten sie aber auch darauf, dass der Zugang zur Kassenpraxis eingeschränkt wurde, um deren Lukrativität nicht zu gefährden.

Die Maßnahmen richteten sich dabei vor allem gegen die jüngeren und oftmals notapprobierten Ärzte. Mit der Begründung, dass es diesen an praktischer Erfahrung aufgrund ihres häufig nicht regulär abgeschlossenen Studiums mangele, wurden zeitintensive Fortbildungskurse abgehalten, deren Teilnahme obligatorisch war. Infolge der wirtschaftlichen Krisen der Weimarer Zeit veröffentlichten die ärztlichen Standesvereinigungen zudem wiederholt Warnungen, in denen vom Medizinstudium abgeraten wurde.

Reform der Standesvereinigungen

Aber auch an anderer Stelle kriselte es in der Ärzteschaft. Bedingt durch den Ersten Weltkrieg waren jegliche Reformbemühungen sowohl von staatlicher Seite als auch innerhalb der Standesvereinigungen zum Erliegen gekommen. Aufgrund der neuen Realität waren aber Reformen dringend notwendig. Dabei sollte sich sowohl in Baden als auch in Württemberg zeigen, dass weder die ärztlichen Standesvereinigungen noch die für das Gesundheitswesen zuständigen Ministerien sich darin hervortaten, Probleme zeitnah und effizient zu lösen.

Als hinderlich erwies es sich dabei, dass sowohl in Baden als auch in Württemberg jeweils zwei ärztliche Standesvereinigungen existierten. Während sich die Aerztliche Landeszentrale und der Esslinger Delegiertenverband mit wirtschaftlichen Fragen befassen sollten, waren die badische Ärztekammer und der Ärztliche Landesausschuss für standespolitische Fragen wie Fortbildung, Wissenschaft, aber auch die sittliche und ethische Hochhaltung des Standes zuständig. In der Praxis funktionierte diese Aufgabenteilung aber nur selten, insbesondere die Kommunikation zwischen den Organisationen gestaltete sich zeitraubend und ineffizient. Deshalb wurde sowohl in Baden als auch in Württemberg in den 1920er Jahren über eine ‚Verschmelzung' der ärztlichen Vereinigungen diskutiert. Letztlich kam es nicht dazu, stattdessen wurde darauf geachtet, dass die Positionen in den Vereinigungen verstärkt in Personalunion besetzt wurden.

Im Hinblick auf die Reform der Standesvereinigungen hatte die badische Ärzteschaft zudem den Vorteil, dass dort schon seit 1906 eine Ärztekammer existierte. In Württemberg waren dahingehende Bemühungen durch den Ersten Weltkrieg zum Erliegen gekommen, sollten aber nun wiederaufgenommen werden. Als besonders bedeutsam wurde dabei die Schaffung einer eigenen Berufsgerichtsbarkeit angesehen. Denn um die Hochhaltung der Standesehre war es nach Ansicht vieler Ärzte schlecht bestellt. Standesunwürdige Verhaltensweisen, wie Betrug durch falsche oder überhöhte Abrechnungen oder die damals noch verbotenen Werbemaßnahmen für die eigene Praxis sowie unzulässige Behandlungen von Patienten anderer Ärzte wurden in Fachkreisen häufig moniert. Ohne Ärztekammer mit Mitgliedschaftspflicht und den ihr angeschlossenen Ehrengerichten fehlten den Standesvereinigungen aber die notwendigen Mittel, um diese Verfehlungen sanktionieren zu können.

Die Verhandlungen mit den zuständigen Behörden über ein Ärztekammergesetz gestalteten sich aber derartig langwierig, dass sich der Vorgang bis ins Jahr 1925 ziehen sollte, sehr zum Missfallen großer Teile der Ärzteschaft.

Ärztliche Versorgungseinrichtungen

Ebenfalls lange Zeit ohne Lösung blieb die Frage der ärztlichen Versorgungseinrichtungen. Dies lag aber weniger an den Behörden als an der Ärzteschaft selbst. Während sich die Mehrheit der Ärzte für viele standespolitische Themen nur wenig interessierte, änderte sich dies grundlegend, sobald der eigene Geldbeutel betroffen war. Nachdem es schon bei der Zahlung der Mitgliedsbeiträge der Standesvereinigungen immer wieder zu Streitigkeiten kam und insgesamt eine schlechte Zahlungsmoral festgestellt wurde, eskalierte die Situation im Hinblick auf eine mögliche Alters-, Invaliden und Hinterbliebenenversorgung mit Pflichtmitgliedschaft und festen Beitragssätzen.

Die Regelung dieser Frage sollte durch die Ärzteschaft selbst erfolgen, die Angelegenheit in die Hände von Versicherungsexperten zu geben oder gar eine Versicherungsgesellschaft zu beauftragen, wurde als nicht notwendig abgelehnt.

Hinsichtlich der Art und des Umfangs der Versorgung herrschte hingegen nur selten Einigkeit. Die Trennlinien verliefen dabei vor allem zwischen den ärztlichen Generationen. Insbesondere ältere Ärzte, von denen viele ihre Rücklagen infolge der Hyperinflation verloren hatten, setzten sich für eine umfangreichere und damit kostspieligere Versorgung ein, wohingegen die jüngeren Ärzte mehrheitlich eine kostengünstige und nur auf das Notwendigste reduzierte Form der Absicherung befürworteten.

Die Konflikte um diese Frage spitzten sich umso mehr zu, je schlechter sich die wirtschaftliche Gesamtsituation der Ärzteschaft darstellte. Während sich die Debatten in dieser Frage in der badischen Ärzteschaft noch im Rahmen einer meist konstruktiven Auseinandersetzung bewegten, führte sie in Württemberg zu einer Spaltung der Ärzteschaft mit Folgen bis in die Zeit des Nationalsozialismus. So stimmte bei einer Urabstimmung, einem Element das bis dahin gar nicht in der Satzung vorgesehen gewesen war, mehr als ein Viertel der württembergischen Ärzte gegen den von den führenden Standespolitikern um Friedrich Langbein eingeschlagenen Weg. Auch nachdem bei einer eigens einberufenen Hauptversammlung eine Entscheidung herbeigeführt worden war, kehrte hier keine Ruhe ein. Neben Eingaben beim zuständigen Ministerium des Innern waren Klagen und Vorwürfe ein ständiger Begleiter bei dieser Angelegenheit.

Die Auswirkungen der Weltwirtschaftskrise sorgten erneut dafür, dass die Auseinandersetzungen großen Raum einnahmen, denn auch die Versorgungskasse der württembergischen Ärzteschaft hatte erhebliche Verluste zu verkraften, ein Umstand, der den Verantwortlichen der Standesvereinigungen zur Last gelegt wurde. Nachdem es 1932 zu einem Skandal um den zuständigen Buchhalter und den geschäftsführenden Arzt des Stuttgarter ärztlich-wirtschaftlichen Vereins, Karl Berner, gekommen war, nutzten in der NS-Zeit zahlreiche Gegner der Versorgungskasse ihre neugewonnene Macht, um alte Rechnungen zu begleichen. Ein unrühmlicher Höhepunkt stellte dabei die erste Hauptversammlung dar, auf der augenscheinlich völlig enthemmte Ärzte forderten, dass Berner im Konzentrationslager auf dem Heuberg interniert werden sollte.

Standespolitik und Politisierung der Ärzteschaft

Aufgrund der Besetzung der Führungspositionen in Personalunion konzentrierte sich die standespolitische Entscheidungsgewalt in der Weimarer Zeit auf relativ wenige Ärzte.

Ein Umstand, der aber auch der geringen Attraktivität standespolitischer Arbeit geschuldet war. So gehörte es zu einem häufig geäußerten Vorwurf, dass die Standespolitik nur die nicht erfolgreichen Ärzte anziehen, und es sich ohnehin nur um eine bessere Verwaltungstätigkeit handeln würde.

Ganz im Gegensatz zu dieser Wahrnehmung hatte sich die Standespolitik in der Weimarer Zeit mit einer Vielzahl von parallel existierenden Problemfeldern zu befassen und dabei richtungsweisende Entscheidungen zu treffen. Neben dem Überangebot an Ärzten waren es vor allem die ständigen Auseinandersetzungen um die Reform der ärztlichen Standesvereinigungen und die Versorgungseinrichtungen, welche die Standespolitik in den ersten Jahren nach Ende des Ersten Weltkrieges beschäftigten. Hinzu kamen die fast schon dauerhafte politische und wirtschaftliche Krisensituation der Weimarer Republik und eine daraus resultierende zunehmende politische Radikalisierung. Denn auch wenn die Ärzteschaft sich selbst gerne als unpolitisch darzustellen versuchte, war dies weder in der Weimarer Zeit noch danach der Fall. Große Teile der Ärzteschaft sahen sich von den politischen Entscheidungsträgern kaum wahrgenommen oder unterstellten diesen gar, ärztefeindlich eingestellt zu sein. Vor allem den sozialdemokratischen Parteien wurde dieser Vorwurf im Zuge der Auseinandersetzungen zwischen Ärzteschaft und Krankenkassen gemacht. Aber auch die Debatte um eine Heranziehung der Ärzteschaft zur Gewerbesteuer sorgte für erhebliche Konflikte, wurde doch neben den drohenden finanziellen Einbußen die Gleichsetzung der Ärzte mit Gewerbetreibenden als große Beleidigung empfunden. In der Weimarer Zeit sah sich die Ärzteschaft ohnehin beständig in der Rolle des weitestgehend machtlosen Opfers, welches zum Spielball der Regierungsparteien und der Krankenkassen geworden war.

Eine Folge dieser Konflikte waren Aufforderungen von Standespolitikern, dass sich die Ärzte politisch stärker engagieren müssten, um zukünftig die Politik aktiver mitbestimmen zu können. Dabei zeigte sich schnell, dass die Ärzteschaft zwar überwiegend konservativ eingestellt war, sich aber darüber hinaus keineswegs auf eine Richtung einigen konnte. Politisch moderaten Ärzten stand eine zunehmend größer werdende Zahl entgegen, die radikal nationalistische und autoritäre Ansichten propagierten. Die häufigen wirtschaftlichen und politischen Krisen der Weimarer Zeit trugen dazu bei, dass sich der Kreis der unzufriedenen Ärzte beständig vergrößerte. Mit der Gründung des Nationalsozialistischen Deutschen Ärztebundes (NSDÄB) existierte zudem ab Ende 1930 auch in Baden und Württemberg ein Sammelbecken für diese Ärzte.

Eugenik und Rassenhygiene

Aber auch in einer anderen Frage wurden in der deutschen Ärzteschaft radikale Positionen zunehmend salonfähig. Nachdem schon Ende des 19. Jahrhunderts Eugenik und Rassenhygiene Einzug in wissenschaftliche Debatten gehalten hatten, befeuerte die Niederlage des Ersten Weltkrieges diese Entwicklung weiter.

Auch in den badischen und württembergischen Ärzteschaften wurden diese Themen ausführlich diskutiert. Neben schon bestehenden Vereinigungen wie der Gesellschaft für Rassenhygiene wurden neue Fachgesellschaften wie beispielsweise die Badische Gesellschaft für Eugenik gegründet. Insbesondere die negative Eugenik und daraus abgeleitet Maßnahmen wie die Sterilisation großer Bevölkerungsgruppen, auch unter Zwang, waren Themen, die in der Ärzteschaft zunehmend auf breite Zustimmung stießen.

Insbesondere die württembergische Ärzteschaft trat bei der Debatte im negativen Sinne besonders hervor. Auf Initiative von Friedrich Langbein fand eine eigens zu eugenischen Fragestellungen und Maßnahmen einberufene Vollversammlung der Ärztekammer statt. Unter welchen Bedingungen die dortigen Debatten geführt wurden, zeigte sich dadurch, dass Redner mit einer kritischen Haltung zu den propagierten Maßnahmen vom Publikum mundtot gemacht worden waren. Die Veranstaltung stellt dabei nur ein weiteres Indiz dar, dass es um die viel bemühte Standesehre schon zu diesem Zeitpunkt nicht gut bestellt war und vormals als standesunwürdige empfundene Verhaltensweisen inzwischen geduldet wurden. Letztlich resultierte die Versammlung in einer Entschließung an die württembergische Staatsregierung, in der Sterilisationen gegen den Willen der Betroffenen explizit als zulässige Vorgehensweise genannt wurden. Unter den Befürwortern waren eine ganze Reihe von Ärzten, die in der Zeit des Nationalsozialismus bei der Umsetzung des ‚Gesetzes zur Verhütung erbkranken Nachwuchses' (GzVeN) mitverantwortlich für Tausende Zwangssterilisationen sein sollten.

Unmittelbar nach der Machtübergabe waren die Standesvereinigungen maßgeblich daran beteiligt, dass rassenhygienisches Gedankengut weiterverbreitet wurde. Die Ärzteschaft trug die der nationalsozialistischen ‚Gesundheitsführung' zugrunde liegende Ideologie, ohne Bedenken zu äußern, mit. Kritische Ärzte, die es in der Weimarer Zeit durchaus noch gegeben hatte, blieben entweder stumm oder arrangierten sich mit der neuen Realität.

Zentrale Themen der Zeit des Nationalsozialismus

Die Rolle der Standesvereinigungen und ihre Politik

Nicht nur auf dem Gebiet der Eugenik hatten die Positionen der Ärzteschaft erhebliche Gemeinsamkeiten mit nationalsozialistischen Standpunkten. Die Hoffnung, als ‚Gesundheitsführer' in der neuen nationalsozialistischen Gesundheitspolitik bisher ungekannte Bedeutung erlangen zu können, bediente die Sehnsucht großer Teile der Ärzteschaft danach, mehr zu sein als ‚nur' Arzt.

Aber auch in wirtschaftlicher Hinsicht versprachen sich viele Ärzte Vorteile im nationalsozialistischen System. Insbesondere wurde darauf spekuliert, dass der Einfluss der Krankenkassen eingeschränkt werden würde und dadurch die häufig als herabwürdigend empfundenen Auseinandersetzungen mit diesen im neuen Gesundheitswesen der Vergangenheit angehören würden.

Der Wille großer Teile der Ärzteschaft, sich den neuen Machthabern unterzuordnen, zeigte sich dann auch im Zuge der ‚Gleichschaltung'. Diese lief bei den ärztlichen Standesvereinigungen vielfach in vorauseilendem Gehorsam ab, sodass vielmehr von einer Selbstgleichschaltung gesprochen werden muss. Sowohl in Baden als auch in Württemberg übernahmen solche Ärzte die Führung, die zuvor standespolitisch keinen Einfluss gehabt hatten und höchstens durch ihre radikalen Positionen aufgefallen waren. Dabei wurde das Führungspersonal der ärztlichen Vereinigungen sowohl in Baden als auch in Württemberg fast vollständig ausgetauscht. In der großen Mehrheit wurden die freigewordenen Positionen an Ärzte des NSDÄB übergeben, dabei wurde weniger auf fachliche Kompetenz als auf die möglichst langjährige Verbundenheit zu nationalsozialistischen Vereinigungen geachtet.

Die Vorgänge in der badischen Ärzteschaft stellten insofern eine Besonderheit dar, als dass zunächst nicht, wie sonst üblich, der Obmann des NSDÄB die Führung der Ärzteschaft übernahm. Stattdessen hatte sich mit Leopold Schütz ein Arzt, wohl nicht zuletzt aufgrund verwandtschaftlicher Beziehungen zum bisherigen Vorsitzenden der Ärztekammer, eigenmächtig in Stellung gebracht, sehr zum Missfallen des NSDÄB-Vorsitzenden und späteren Reichsärzteführers Gerhard Wagner. Schütz zeigte sich in der Folge als besonders fanatischer Antisemit und trieb vor allem die Ausgrenzung jüdischer Ärzte voran. Dabei handelte er derart eigenmächtig, dass er in zunehmenden Konflikt mit der Führung des NSDÄB sowohl auf regionaler als auch auf Reichsebene geriet. Nach wenigen Monaten wurde er durch Theodor Pakheiser, den Obmann des NSDÄB, ersetzt. Schütz war dabei nicht der einzige nationalsozialistische Arzt in Baden, der aufgrund fehlender Unterordnung unter den Parteiapparat aus der ärztlichen Standespolitik verdrängt wurde.

Pakheiser zeigte sich in der Folge nicht weniger radikal, tat sich aber als anerkannter Rassenhygieniker vor allem bei der Umsetzung des GzVeN hervor. Mit seiner Berufung in den Stab von Rudolf Heß im Jahr 1936 erhielt die badische Ärzteschaft mit Waldemar Pychlau einen neuen ‚Führer'. Dieser zeigte sich vor allem rhetorisch als besonders glühender Anhänger des Nationalsozialismus, erwies sich darüber hinaus aber als eher schwache Führungspersönlichkeit. Zudem schaffte er sich innerhalb der Ärzteschaft zahlreiche Feinde, gipfelnd in einer versuchten Vergiftung seiner Person im Jahr 1944.

In Württemberg kam es zu keinen derartigen Ereignissen. Mit Eugen Stähle hatte der Obmann des NSDÄB die Führungsrolle übernommen und diese auch für die gesamte NS-Zeit inne. Stähle zeigte sich ebenfalls als fanatischer Antisemit und trieb die Ausgrenzung und Vertreibung der jüdischen Ärzte maßgeblich voran. Zudem nutzte auch er seine Position, um alte Rechnungen zu begleichen. Darüber hinaus ordnete sich Stähle entsprechend dem ‚Führer-Prinzip' der Reichsärzteführung unter und setzte deren Anordnungen ohne erkennbare Bedenken oder Eigeninitiative um.

Erkennbarer Widerstand gegen die neuen Machthaber lässt sich innerhalb der badischen und württembergischen Ärzteschaften nicht finden. Zu viele Ärzte ordneten sich bereitwillig unter, identifizierten sie sich doch mit ihrer hervorgehobenen Rolle in der nationalsozialistischen Gesundheitspolitik. Der ausgeprägte Opportunismus vieler Ärzte zeigte sich auch in Baden und Württemberg unter anderem durch die nach der Machtübergabe massenhaft erfolgenden Eintritte in die NSDAP und den ihr angeschlossenen Organisationen. Die nationalsozialistische Führung bemühte sich ihrerseits, die Ärzte durch Gewährung weiterer Privilegien an sich zu binden. Mit der Schaffung der kassenärztlichen Vereinigungen und der Reichsärztekammer wurden zentrale standespolitische Forderungen der Ärzteschaft erfüllt. Die verbesserten wirtschaftlichen Perspektiven taten ihr Übriges, sodass sich auch in Baden und Württemberg die Ärzteschaft den nationalsozialistischen Machthabern geradezu andiente und auch über die Zeit des Nationalsozialismus loyal blieb.

Statistische Erhebungen zur badischen und württembergischen Ärzteschaft

Die Verbundenheit der Ärzteschaft mit dem NS-System spiegelte sich auch darin wider, das von allen akademischen Berufen sich die Ärzte am aktivsten in der NSDAP und den ihr angeschlossenen Parteiorganisationen zeigten. So ergab eine Auswertung der Reichsärztekammerkartei, dass mit 47,2 Prozent fast die Hälfte der Ärzte in Baden und Württemberg Parteimitglieder waren und damit spürbar über dem für das Reich ermittelten Durchschnitt von 44,8 Prozent.

Insbesondere die württembergische Ärzteschaft sticht bei der Frage der Parteizugehörigkeit mit 52,0 Prozent im Vergleich zu Baden mit 42,0 Prozent nochmals deutlich hervor. Diese Unterschiede sind zum Teil darauf zurückzuführen, dass Württemberg protestantisch geprägt war, während in Baden der Katholizismus vorherrschte. Denn Anhänger des Protestantismus hatten meist geringere Berührungsängste mit der nationalsozialistischen Ideologie, als dies bei ihren katholischen Pendants der Fall war.

Beim Blick auf die Geschlechter wird noch deutlicher, wie nationalsozialistisch durchdrungen vor allem die männliche Ärzteschaft war. So beträgt der Anteil der Parteimitglieder unter den männlichen Ärzten in Württemberg 62,4 Prozent und in Baden 51,4 Prozent. Bei den Ärztinnen unterscheiden sich die Zahlen hingegen kaum. Mit zusammen 12,7 Prozent war etwa jede Achte in Baden und Württemberg Parteimitglied.

Auch beim Blick auf die Mitgliedschaft im NSDÄB übertrifft die württembergische Ärzteschaft mit 38,6 Prozent sowohl den Reichsdurchschnitt mit 31,0 Prozent als auch die badische Ärzteschaft mit 25,1 Prozent. Auch beim Blick auf weitere nationalsozialistische Parteiorganisationen ist diese Tendenz feststellbar, einzig in der Schutzstaffel

(SS) ist der Anteil der badischen Ärzte mit 7,8 gegenüber 6,1 Prozent in Württemberg größer.

Wie stark die Ärzteschaft in Baden und Württemberg mit dem nationalsozialistischen System verflochten war, wird deutlich, wenn die Mitgliedschaften in der NSDAP und ihren Parteiorganisationen zusammenfassend betrachtet werden. 75,7 Prozent aller Ärzte in Baden und Württemberg waren Mitglied oder Anwärter in mindestens einer Parteiorganisation oder in der NSDAP selbst. Damit übertreffen sie den Reichsdurchschnitt von 69,2 Prozent erheblich. Auch hier zeigt sich die württembergische Ärzteschaft mit 80,1 Prozent gegenüber 70,7 Prozent in Baden als noch stärker dem nationalsozialistischen System zugewandt.

Zwangssterilisationen und die Rolle des staatlichen Gesundheitswesens

Nachdem in den letzten Jahren der Weimarer Republik schon Forderungen nach negativen eugenischen Maßnahmen immer lauter geworden waren, fanden diese im Erlass des GzVeN binnen weniger Monate nach der Machtübergabe ihren Niederschlag. Eng verknüpft mit der Umsetzung des Gesetzes war eine Umstrukturierung des staatlichen Gesundheitswesens. Dabei zeigten sich die Amtsärzte an den neugeschaffenen Gesundheitsämtern vielfach als willige Vollstrecker der nationalsozialistischen Anordnungen. Bei der Durchsicht der Erbgesundheitsakten entsteht der Eindruck, dass es neben den überzeugten Nationalsozialisten unter diesen Ärzten viele gab, die ihre Arbeit als reine Verwaltungstätigkeit betrachteten, bei der moralische Bedenken keinen Platz hatten.

Aufgrund dieser Haltung ist es auch wenig verwunderlich, dass es bei den Amtsärzten verhältnismäßig wenige personelle Veränderungen gegeben hatte. Dies lag zum einen an ihrer ohnehin schon konservativen Einstellung als auch dem verschwindend geringen Anteil an jüdischen oder ‚nicht-arischen' Ärzten im Staatsdienst. Vielfach traten die Amtsärzte nach 1933 der NSDAP bei, aber auch diejenigen, die nicht der Partei angehörten, zeigten sich keineswegs zurückhaltender bei der Umsetzung des GzVeN.

Aber auch beim Rest der Ärzteschaft waren Skrupel nur selten zu finden. Einer der wenigen Gründe für eine zurückhaltende Einstellung zur nationalsozialistischen Sterilisierungspolitik war ökonomischer Natur, wurde doch befürchtet, größere Teile der Patientenschaft durch allzu viele Anzeigen zu verlieren. Andere Ärzte hatten diese Bedenken hingegen nicht und meldeten gar die eigene Verwandtschaft.

Keinerlei Zurückhaltung war auch bei der Frage, wer Sterilisationen vornehmen sollte, erkennbar. Viele Ärzte rissen sich geradezu darum, die notwendige Genehmigung (‚Ermächtigung') zu erhalten. Wurde diese nicht erteilt, empfanden Ärzte dies mitunter als schwere Kränkung und Geringschätzung der eigenen Fähigkeiten.

Meldungen über Widerstand gegen das Gesetz lassen sich in Baden und Württemberg nur selten finden. Entgegen mancher Befürchtung in den zuständigen Ministerien regte sich weder in ärztlichen noch in religiösen Kreisen spürbarer Widerstand. So waren es fast immer die Betroffenen selbst oder deren Angehörige, die sich den

Anordnungen widersetzten. Diese wurden nicht selten durch die Anwendung von Gewalt oder Drohungen bis zu einer möglichen Einweisung in ein Konzentrationslager umgesetzt.

In Baden wurde insbesondere unter der Ägide von Theodor Pakheiser die Umsetzung des GzVeN besonders radikal betrieben. Dabei kam es wiederholt zu Todesfällen, beispielsweise durch Ärzte, die Sterilisationen ohne die Genehmigung und die notwendigen Fachkenntnisse durchgeführt hatten. Zudem wurden Mitglieder der Erbgesundheitsgerichte dazu angehalten, sich beim Verdacht zu laxer Urteile gegenseitig zu melden. In diesem Umfeld der Denunziation fielen die Urteile entsprechend noch stärker im nationalsozialistischen Sinne aus. Letztlich wurden in Baden mindestens 14000 Menschen im Rahmen des GzVeN sterilisiert. In Württemberg wurde die Umsetzung zunächst weniger radikal betrieben, trotzdem wurden auch hier mehr als 10000 Menschen Opfer der nationalsozialistischen Sterilisationspolitik.

Nach 1945 wurde das Gesetz jahrzehntelang nicht als nationalsozialistisches Unrecht anerkannt und den Opfern damit eine Entschädigung verwehrt. Ganz im Gegenteil, schon kurz nach Kriegsende wurden aus ärztlichen Kreisen erneute Forderungen für eine gesetzliche Regelung im Hinblick auf Zwangssterilisationen aus eugenischen Erwägungen heraus geäußert.

Verfolgung und Vertreibung jüdischer und ‚nicht-arischer' Ärzte

Ein weiteres dunkles Kapitel in der Geschichte der verfassten Ärzteschaften in Baden und Württemberg stellt der Umgang mit den jüdischen und ‚nicht-arischen' Ärzten dar. Anfang 1933 waren unter der badischen Ärzteschaft etwa 240 jüdische Ärzte, in Württemberg belief sich ihre Zahl auf knapp 150.

Auch in den Standesvereinigungen waren jüdische Ärzte in bedeutenden Positionen vertreten. Zuvor als anerkannte Experten und auch aufgrund ihres standespolitischen Engagements geschätzt, wurden diese Ärzte nach der Machtübergabe ohne erkennbaren Widerstand von ihren ehemaligen Kollegen fallen gelassen. Im Rahmen der in vorauseilendem Gehorsam erfolgten Selbstgleichschaltung mussten die jüdischen Ärzte ihre Positionen aufgeben, auf Unterstützung von deutschen Kollegen mussten sie dabei nicht hoffen.

Die neue Führung der Standesvereinigungen tat sich sowohl in Baden als auch in Württemberg besonders bei der Ausgrenzung und Vertreibung der jüdischen Ärzte hervor. In Baden wurde diese maßgeblich durch Leopold Schütz vorangetrieben, dessen erste Amtshandlungen sich gegen die jüdischen Ärzte richteten und der dabei selbst den reichsweiten Entwicklungen vorausgriff. In Württemberg zeigte sich Eugen Stähle durch seine zahlreichen Hetzreden als nicht weniger fanatischen Antisemiten.

Auch an den Universitäten wurde die Vertreibung der jüdischen Ärzte mit großer Radikalität durchgeführt. Dies betraf dabei fast nur badische Ärzte, waren in Tübingen doch ohnehin kaum jüdische Ärzte aufgrund des schon vor 1933 vorherrschenden Antisemitismus vertreten. An den badischen Universitäten lassen sich zumindest einzelne Beispiele von deutschen Ärzten finden, die sich für ihre jüdischen Kollegen einzusetzen versuchten, letztlich aber erfolglos.

Viele dieser international anerkannten Experten verließen infolge ihrer sich zunehmend verschlechternden Situation das ‚Deutsche Reich' und fanden oftmals eine Möglichkeit, ihre Forschungen wiederaufzunehmen. Der Verlust dieser wissenschaftlichen Größen sollte die deutsche Medizin um viele Jahre zurückwerfen.

Wie sie verließen viele weitere jüdische Ärzte in den ersten Jahren der nationalsozialistischen Herrschaft ihre badische bzw. württembergische Heimat. Die meisten von ihnen gingen in die Vereinigten Staaten oder nach Palästina. Insbesondere jüngere Ärzte hatten dabei bessere Chancen, wieder ärztlich tätig sein zu können. Für die vielen älteren Ärzte waren die Aussichten hingegen schlecht, neben der vielfach bestehenden Sprachbarriere machte ihnen insbesondere das erneute Ablegen der ärztlichen Prüfung große Sorgen und trug dazu bei, dass sie ihre Heimat nicht verließen. Einige von ihnen sahen keinen anderen Ausweg als den Suizid.

Für die verbliebenen Ärzte wurde die Situation dabei immer kritischer, wurden doch fortlaufend neue gegen jüdische und ‚nicht-arische' Ärzte gerichtete Gesetze und Verordnungen erlassen. Einen traurigen Höhepunkt stellten die Novemberpogrome 1938 dar. In Baden und Württemberg wurden in der Folge auch viele jüdische Ärzte in Konzentrationslagern interniert und teils ermordet.

Die erste der systematischen Deportationen von Juden in Konzentrations- und später Vernichtungslager begann am 22. Oktober 1940 in Baden. Dabei wurden mehr als 5600 badische Juden in einem Lager im französischen Gurs interniert, unter ihnen zahlreiche badische Ärzte. In Württemberg begannen erste Deportationen am 1. Dezember 1941. Sowohl unter den jüdischen Ärzten in Baden als auch in Württemberg gibt es Beispiele dafür, dass sich Ärzte trotz der Möglichkeit, diesen Deportationen zu entkommen, dafür entschieden, mit in die Lager zu gehen, um dort ärztliche Hilfe leisten zu können. Viele von ihnen wie beispielsweise Johanna Maas bezahlten dies mit ihrem Leben. Reichsweit wurden 2000 jüdische Ärzte im Rahmen der nationalsozialistischen Vernichtungspolitik ermordet, damit war ihr jeder Vierte zum Opfer gefallen. Von den überlebenden jüdischen Ärzten verblieben die wenigsten in Deutschland. Nur wenige zuvor Emigrierte kehrten später zurück.

Viele der badischen und württembergischen Ärzte blieben ob dieses Unrechts stumm und nahmen die Verfolgung ihrer Standeskollegen stillschweigend hin, einige beteiligten sich gar aktiv daran, beispielsweise durch Denunziationen oder versuchten sich noch wirtschaftlich zu bereichern.

‚Euthanasie' und weitere Medizinverbrechen

Im Hinblick auf die sogenannte ‚Aktion T4' und weitere nationalsozialistische Medizinverbrechen wurde neben den Akten vor allem die zahlreich vorhandene Forschungsliteratur unter dem Gesichtspunkt der Mitwirkung von Ärzten, insbesondere der in den Ministerien zuständigen Medizinalbeamten, gesichtet. Während in

Württemberg mit Eugen Stähle ein überzeugter Anhänger der ‚Euthanasie' saß, der diese auch nach Kriegsende noch zu verteidigen versuchte, hatte in Baden mit Ludwig Sprauer ein Arzt die Leitung der Gesundheitsabteilung inne, der in seinem Nachkriegsprozess als ängstlich und obrigkeitshörig beschrieben wurde.

Insgesamt fielen mindestens 10654 Menschen der systematischen Ermordungen in der ‚Tötungsanstalt' Grafeneck zum Opfer. Dabei waren badische und württembergische Ärzte von der Bearbeitung der Meldebögen bis hin zur Ermordung beteiligt. Ebenso wurde die nachfolgende dezentrale ‚Euthanasie' sowie die gezielte Ermordung von Kindern im Rahmen der sogenannten ‚Kindereuthanasie' im Hinblick auf die daran beteiligten Ärzte beleuchtet.

Bei der Durchsicht der im Staatsarchiv Sigmaringen befindlichen Unterlagen zum Grafeneck-Prozess wird deutlich, dass auch die wichtigsten standespolitisch aktiven Ärzte in Württemberg über die ‚Aktion' Bescheid wussten. Dabei äußerten sie sich dahingehend, dass sie selbst mit der Mordaktion nichts zu tun haben wollten, deren Zweck aber guthießen.

Zentrale Themen der Nachkriegszeit

Die ‚Euthanasie'-Prozesse und der Verbleib der Täter

Bei all den betrachteten Verbrechen wird deutlich, dass nur wenige der Täter sich später vor Gericht zu verantworten hatten und dabei eine nennenswerte Strafe erhielten. Manche entzogen sich durch Suizid, andere fielen im Zweiten Weltkrieg, vielen gelang es, sich ins Ausland abzusetzen und die Verbliebenen erhielten oftmals geringfügige Strafen bzw. ihre Strafen wurden erheblich reduziert oder sie wurden begnadigt. Um diese Vorgänge genauer zu untersuchen, wurde ein Blick auf die beiden ‚Euthanasie'-Prozesse in Freiburg und Tübingen geworfen.

Offenkundig wird dabei, dass sich unter den Angeklagten weder die Planer der ‚Aktion' noch die für die Ermordung verantwortlichen ‚Tötungsärzte' befanden. Während in Freiburg mit Ludwig Sprauer zumindest dem für Baden verantwortlichen Medizinalbeamten der Prozess gemacht werden konnte, verstarb Eugen Stähle noch vor Beginn des württembergischen Prozesses.

Berechtigterweise äußerte Generalstaatsanwalt Karl Siegfried Bader auch sein Bedauern darüber, dass im Grunde genommen nur Täter von untergeordneter Bedeutung vor Gericht stehen würden. Während Sprauer seine Mitwirkung durch zahlreiche Lügen und vorgeschobene Gründe zu verschleiern bzw. kleinzureden versuchte, rechtfertigte der mit ihm angeklagte Medizinalrat Arthur Schreck die Krankenmorde auch während des Prozesses. Schreck hatte sich sowohl als Anstaltsarzt in leitender Funktion als auch als Gutachter an der Ermordung von Erwachsenen und auch von Kindern beteiligt. Anfänglich zu einer Zuchthausstrafe von elf bzw. zwölf Jahren verurteilt, waren sowohl Sprauer als auch Schreck nur wenige Monate inhaftiert, bevor sie aufgrund angeblicher Haftunfähigkeit entlassen worden waren. Dabei spielten für sie günstige ärztliche Gutachten eine maßgebliche Rolle.

Auch im Tübinger Prozess zeigte sich dieses Schema, so erhielten zwar drei der vier angeklagten Ärzte Haftstrafen. Aber sowohl dem ehemaligen Leiter der Anstalt in Zwiefalten, Alfons Stegmann, als auch Otto Mauthe wurde durch ärztliche Gutachten Haftunfähigkeit attestiert. Während Ersterer seine Haft erst gar nicht antreten musste, kam Mauthe schon nach zwei Wochen wieder frei. Martha Fauser, Nachfolgerin von Stegmann in Zwiefalten, wurde die Untersuchungshaft angerechnet, weshalb sie ebenfalls sofort freikam. Landesjugendarzt Max Eyrich wurde gar freigesprochen und infolge des Urteils gelang es ihm auch nach dem Krieg wieder dieselbe Position wie im Nationalsozialismus einzunehmen.

Ärztliche Unterstützungsnetzwerke trugen nach Ende des Zweiten Weltkrieges auch in Baden und Württemberg maßgeblich dazu bei, dass zahlreiche Täter nur geringe Strafen zu befürchten hatten oder sich diesen gar vollständig entziehen konnten. Dabei wurden selbst in verurteilten Kriegsverbrechern immer noch in erster Linie Standeskollegen gesehen.

Entnazifizierung

Nicht minder ernüchternd sind die Fälle ärztlicher Unterstützung durch günstige Gutachten oder Falschaussagen bei den im Rahmen der Entnazifizierung stattfindenden Spruchkammerverfahren.

Dabei wirkte sich die Trennung von Baden und Württemberg in zwei Besatzungszonen auch auf die Entnazifizierung der Ärzteschaft aus. Anfänglich noch durch Massenentlassungen gekennzeichnet, verwandelten sich die Spruchkammern auch in Baden und Württemberg immer mehr in die viel zitierten ‚Mitläuferfabriken'.

Anhand zahlreicher Fallbeispiele aus den durch die Besatzungszonen getrennten Ärzteschaften (Nord-Baden und Nord-Württemberg, Süd-Baden und Süd-Württemberg) wurden die Verfahren der bedeutendsten ärztlichen Standespolitiker der NS-Zeit und einiger besonders einflussreicher nationalsozialistischer Ärzte analysiert.

Auffallend ist, dass trotz ihres mitunter erheblichen Einflusses kaum einer der im Nationalsozialismus standespolitisch relevanten Ärzte im Rahmen der Entnazifizierung in die höchsten Belastungskategorien eingestuft worden war. Unter denjenigen, bei denen dies überhaupt zur Debatte gestanden hatte, waren Leopold Schütz und Eugen Stähle. Beide verstarben allerdings, bevor ihre Verfahren abgeschlossen worden waren.

Unter den als ‚Minderbelastete' und ‚Mitläufer' eingestuften Ärzten konnten die meisten darauf hoffen, dass ihre Urteile in den zahlreichen Berufungsverfahren mit der Zeit sukzessive abgemildert wurden. In zunehmendem Umfang fanden dabei auch die als ‚Persilscheine' bezeichneten Schreiben mit entlastendem Charakter Berücksichtigung. Auch hier wird deutlich, wie erheblich die ärztliche Unterstützung untereinander ausfallen konnte, wenn es darum ging, sich den Strafen der Entnazifizierung zu entziehen. Dabei wurde in den entlastenden Schreiben auch vor offenkundigen Lügen nicht zurückgeschreckt, hatten die zwar unter Eid stehenden Zeugen doch kaum Strafen zu befürchten.

Eine besonders negative Rolle spielte auch hier der in dieser Zeit als Gesundheitsreferent und Leiter des städtischen Gesundheitsamtes in Stuttgart beschäftigte Robert Eugen Gaupp. Er wirkte durch seine Gutachten tatkräftig daran mit, dass zahlreiche Ärzte mit teils erheblicher Belastung milde Urteile erhielten und in der Folge wieder ärztlich oder gar standespolitisch tätig sein konnten. Aber auch andere in der Gesundheitsverwaltung tätige Ärzte bemühten sich häufig nach Kräften, dass die Entnazifizierung für die Ärzteschaft so glimpflich wie möglich ablief.

Neben Fällen von zeitweiligem Berufsverbot kamen so die meisten Ärzte mit Geldstrafen wie einem Einkommens- oder Vermögenseinzug davon. Dies führte dazu, dass oft versuchte wurde, diese zu verschleiern. Dabei wird auch in Baden und Württemberg offenkundig, dass viele Ärzte erhebliche wirtschaftliche Vorteile aus dem nationalsozialistischen System gezogen hatten.

Die Standesvereinigungen zeigten dabei kein Interesse an der Aufarbeitung ihrer NS-Vergangenheit, hatten doch große Teile der Ärzteschaft der NSDAP oder den ihr angeschlossenen Organisationen angehört. Dabei wurde die Zeit des Nationalsozialismus rückblickend als großes Unglück angesehen, an dem die Ärzteschaft aber ohne große Schuld gewesen sei, nun aber unberechtigterweise besonders durch die Behörden verfolgt werden würde. In den 1950er Jahren wurde die Entnazifizierung der Ärzteschaft als Schikane und unsinnige Maßnahme abgetan.

Der Wiederaufbau der Standesvereinigungen und die Gründung der Landesärztekammer

Bedingt durch die verschiedenen Besatzungszonen waren sowohl die badische als auch die württembergische Ärzteschaft in einen amerikanisch besetzten Norden und einen französisch besetzten Süden getrennt. Nach den vielfach chaotischen Zuständen der unmittelbaren Nachkriegsmonate begann der Aufbau neuer Standesvereinigungen. Dabei wurde von den Besatzungsbehörden anfänglich scharf darauf geachtet, dass hier nur unbelastete Ärzte beteiligt waren. Dies änderte sich aber sowohl in Baden als auch in Württemberg binnen weniger Jahre und selbst im Nationalsozialismus besonders aktive Ärzte fanden wieder den Weg in standespolitische Führungspositionen.

Bemerkenswert ist dabei, dass sich die Ärzteschaft weniger gegen die Wiederaufnahme nationalsozialistisch belasteter Ärzte sträubte, als weiblichen Ärzten einen festen Platz in ihren Reihen einzuräumen. Aufgrund des Überangebots an Ärzten war erneut eine eingeschränkte Zulassung von Ärztinnen diskutiert worden. Diese Überlegungen wurden letztlich nur auf Druck der Besatzungsbehörden fallen gelassen.

Das Verhältnis zu Letzteren war aber auch in anderer Hinsicht schwierig, verlangten doch die sich neu konstituierenden Standesvertretungen bald wieder ihre alten Rechte. Dabei widersprach insbesondere die Zwangsmitgliedschaft in den Ärztekammern dem amerikanischen Verständnis, sahen diese doch derartige Strukturen als undemokratisch an. Dies führte dazu, dass sowohl die nord-württembergische als auch die nord-badische Kammer zeitweise ihren Status als Körperschaft des öffentlichen Rechts verloren. Letztlich waren die Auswirkungen aber geringer als erwartet und die große Mehrheit der Ärzte schloss sich auch den als eingetragene Vereine neugegründeten Kammern an.

Nachdem in den ersten Jahren die Entnazifizierung und der Wiederaufbau der Standesorganisationen zu den dominierenden standespolitischen Themen gehört hatten, standen bald wieder andere Themen wie die Frage der ärztlichen Versorgungseinrichtungen und der Kampf gegen zahlreiche Aspekte der Sozialversicherungsreform auf der Agenda.

Im Zuge des 1952 erfolgten Zusammenschlusses der nach Ende des Zweiten Weltkrieges existierenden Länder Baden, Württemberg-Baden und Württemberg-Hohenzollern wurde auch eine Zusammenlegung der ärztlichen Standesvereinigungen in einer Landesärztekammer erwogen. Die Verhandlungen gestalteten sich dabei vielfach schwierig, befürchteten die anderen Ärzteschaften doch eine zu große Dominanz der zahlenmäßig größten Ärzteschaft in Nord-Württemberg und einen Stuttgarter Zentralismus. Letztlich einigte man sich doch, bot doch eine Vereinheitlichung der unterschiedlichen Regelungen in den vier Ärzteschaften für alle Seiten Vorteile. Bei der im Oktober 1954 gewählten und im Mai 1955 konstituierten Landesärztekammer wird aber auch deutlich, dass zehn Jahre nach Ende des Zweiten Weltkrieges wieder eine erhebliche Zahl an Ärzten mit nationalsozialistischer Vergangenheit ihren Weg in die Standespolitik gefunden hatte.

Die erste Wahlperiode der Landesärztekammer war bestimmt von Auseinandersetzungen um die Versorgungskasse und einen für Hans Neuffer immer persönlicher werdenden Konflikt mit dem Hartmannbund. Nicht zuletzt aufgrund dieser und weiterer Konflikte innerhalb der Ärzteschaft erklärte Neuffer 1956 seinen Rücktritt. Mit Bernhard Villinger trat ein Arzt seine Nachfolge an, der sich ohne Probleme mit den nationalsozialistischen Machthabern hatte arrangieren können.

Abkürzungsverzeichnis

a. D.	außer Dienst
ÄK	Ärztekammer
ÄLV	Ärztlicher Landesverein
ÄLZ	Aerztliche Landeszentrale
ÄMB	Ärztliche Mitteilungen aus und für Baden
ÄSW	Ärzteblatt für Südwestdeutschland
ÄVB	Ärztevereinsbund
ÄVD	Aerztliches Vereinsblatt für Deutschland
ÄWB	Ärzteblatt für Württemberg und Baden
BDM	Bund Deutscher Mädel
CDU	Christlich Demokratische Union Deutschlands
DÄB	Deutsches Ärzteblatt
DAF	Deutsche Arbeitsfront
DDP	Deutsche Demokratische Partei
DGIM	Deutsche Gesellschaft für Innere Medizin
DM	Deutsche Mark
DNVP	Deutschnationale Volkspartei
DVP	Deutsche Volkspartei
EDV	Esslinger Delegiertenverband
EGG	Erbgesundheitsgericht
EGOG	Erbgesundheitsobergericht
Gekrat	Gemeinnützige Krankentransport GmbH
Gestapo	Geheime Staatspolizei
GzVeN	Gesetz zur Verhütung erbkranken Nachwuchses
HJ	Hitlerjugend
KPD	Kommunistische Partei Deutschlands
KV	Kassenärztliche Vereinigung
KVD	Kassenärztliche Vereinigung Deutschlands
KWI	Kaiser-Wilhelm-Institut
KZ	Konzentrationslager
LÄK	Landesärztekammer
LVA	Landesversicherungsanstalt
MKB	Medizinisches Korrespondenz-Blatt für Württemberg
NS	Nationalsozialismus

NSDÄB	Nationalsozialistischer Deutscher Ärztebund
NSDAP	Nationalsozialistische Deutsche Arbeiterpartei
NSDStB	Nationalsozialistischer Deutscher Studentenbund
NSF	NS-Frauenschaft
NSFK	Nationalsozialistisches Fliegerkorps
NSKK	Nationalsozialistisches Kraftfahrerkorps
NSV	Nationalsozialistische Volkswohlfahrt
OAA	Oberamtsarzt
OMGUS	Office of Military Government for Germany (U. S.)
Preugo	Preußische Gebührenordnung
RAG	Reichsarbeitsgemeinschaft Heil- und Pflegeanstalten
RÄK	Reichsärztekammer
RÄO	Reichsärzteordnung
RM	Reichsmark
RMK	Reichs-Medizinal-Kalender
RVO	Reichsversicherungsordnung
SA	Sturmabteilung
SD	Sicherheitsdienst
SPD	Sozialdemokratische Partei Deutschlands
SS	Schutzstaffel
TU	Technische Universität
USPD	Unabhängige Sozialdemokratische Partei Deutschlands
VK	Versorgungskasse
VSB	Völkisch-sozialer Block
WAV	Württembergischer Aerzteverband
WBWB	Württembergischer Bauern- und Weingärtnerbund
Zentrum	Deutsche Zentrumspartei